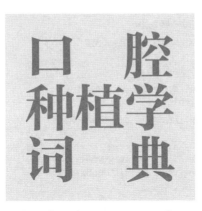

口腔种植学词典

Dictionary of Implant Dentistry

顾 问	邱蔚六　刘宝林　于世凤　王　兴　周学东
主 审	王　兴
副主审	（以姓氏拼音为序）
	冯海兰　高　岩　李铁军　林　红　刘洪臣　孟焕新
	邱立新　束　蓉　谭包生　张志勇　章锦才　周　磊
主 编	宿玉成
副主编	（以姓氏拼音为序）
	陈　江　陈卓凡　耿　威　宫　苹　韩雨亭　胡文杰
	季　平　李　刚　李翠英　李德华　满　毅　欧阳翔英
	施　斌　宋应亮　王　璐　王　瞳　王佐林　吴轶群
	周延民　周永胜

人民卫生出版社
·北京·

图书在版编目（CIP）数据

口腔种植学词典 / 宿玉成主编 . 一北京：人民卫
生出版社，2020.12
ISBN 978-7-117-30565-5

Ⅰ. ①口… Ⅱ. ①宿… Ⅲ. ①种植牙－口腔外科学－
词典 Ⅳ. ①R782.12-61

中国版本图书馆 CIP 数据核字（2020）第 186097 号

人卫智网　www.ipmph.com　医学教育、学术、考试、健康，
　　　　　　　　　　　　　购书智慧智能综合服务平台
人卫官网　www.pmph.com　人卫官方资讯发布平台

书　　名　口腔种植学词典　Kouqiang Zhongzhixue Cidian
主　　编　宿玉成
出版发行　人民卫生出版社（中继线 010-59780011）
地　　址　北京市朝阳区潘家园南里 19 号
邮　　编　100021
E－mail　pmph @ pmph.com
购书热线　010-59787592　010-59787584　010-65264830
印　　刷　三河市宏达印刷有限公司（胜利）
经　　销　新华书店
开　　本　889×1194　1/32
印　　张　27
字　　数　1078 千字
版　　次　2020 年 12 月第 1 版
印　　次　2021 年 1 月第 1 次印刷
标准书号　ISBN 978-7-117-30565-5
定　　价　208.00 元

编 者 （以姓氏拼音为序）

安娜	班宇	蔡潇潇	曹烨	曹颖光	常晓峰
陈波	陈江	陈宁	陈陶	陈德平	陈泽涛
陈卓凡	程辉	邓悦	邓春富	邸萍	董强
董广英	杜良智	段妍	范芹	范震	冯青
付钢	付丽	高岩	高永波	戈怡	葛林虎
耿威	宫苹	顾新华	韩劼	韩雨亭	何东宁
何福明	何家才	和璐	侯建霞	胡文杰	胡秀莲
黄翠	黄宝鑫	黄元丁	黄远亮	季平	蒋瑞芳
焦婷	兰晶	李刚	李江	李钧	李保泉
李斌斌	李春艳	李翠英	李德超	李德华	李良忠
李述军	李树春	李志鹏	廖红兵	林潇	林海燕
林雪峰	刘倩	刘泉	刘健如	刘静明	刘云松
柳忠豪	路瑞芳	马国武	马若晗	满毅	孟存芳
孟培松	孟维艳	莫安春	牟永斌	倪以亮	牛光良
欧国敏	欧阳翔英	皮雪敏	彭玲燕	秦海燕	曲哲
任贵云	单兆臣	邵龙泉	盛立远	沈铭	施斌
史久慧	宋应亮	宿玉成	孙瑶	汤春波	汤晓飞
唐志辉	童昕	汪霞	王翠	王凤	王昊
王林	王璐	王瞳	王恩博	王海丞	王慧明
王丽萍	王鹏来	王仁飞	王佐林	温波	吴东
吴高义	吴轶群	伍颖颖	武明彤	夏海斌	谢秋菲
谢伟丽	谢志刚	谢志坚	徐莉	徐欣	徐淑兰
许舒宇	薛毅	晏奇	杨成	杨生	杨国利
易颖煜	殷丽华	于皓	于晓潜	余占海	袁泉
张健	张磊	张玺	张宇	张立强	张思佳
张玉峰	赵颖	赵宝红	赵保东	赵静辉	郑园娜
周麟	周延民	周永胜	朱正宏	邹德荣	左军

分组编者名单 (各组以姓氏拼音为序)

第一组:相关系统性疾病、生物学、药理学

组长:陈 江

编者:陈 江 邓 悦 葛林虎 宿玉成 王 璐 谢志刚
　　　徐淑兰 周 麟 邹德荣 左 军

第二组:相关解剖生理学、相关病理解剖学

组长:季 平

编者:常晓峰 陈 宁 陈 陶 杜良智 付 钢 季 平
　　　宿玉成 王 瞳 薛 毅 杨 成 张玉峰

第三组:相关组织病理学

组长:李翠英

编者:陈泽涛 高 岩 李斌斌 李翠英 宿玉成 汤晓飞
　　　王 瞳 王海丞

第四组:相关放射线诊断学

组长:李 刚

编者:程 辉 李 刚 李 钧 马若晗 孟存芳 宿玉成
　　　王 璐 王鹏来

第五组:相关材料学(含种植体系统和支抗系统)

组长:满 毅

编者:韩雨亭 黄远亮 李述军 满 毅 孟培松 盛立远
　　　沈 铭 宿玉成 温 波 伍颖颖 赵 颖 赵宝红

第六组:相关生物力学

组长:陈卓凡

编者:陈卓凡 冯 青 韩雨亭 黄宝鑫 兰 晶 林海燕
　　　宿玉成 张 磊

第七组:种植外科学(种植体植入)

组长:王佐林

编者:邓春富 范 震 何东宁 宿玉成 汤春波 王 瞳
　　　王恩博 王佐林 许舒宇 殷丽华 赵静辉

第八组:种植外科学(引导骨再生及颧种植)

组长:吴轶群

编者:胡秀莲　李良忠　李志鹏　马国武　宿玉成　童　昕
　　　王　凤　王　瞳　吴轶群　余占海　易颖煜

第九组:种植外科学(生物制剂应用)

组长:周延民

编者:付　丽　李德超　刘　泉　牟永斌　秦海燕　宿玉成
　　　孙　瑶　王　林　王　瞳　郑园娜　周延民

第十组:种植外科学(自体骨增量)

组长:李德华

编者:段　妍　何家才　李德华　莫安春　曲　哲　宿玉成
　　　王慧明　王　瞳　王仁飞　赵保东

第十一组:种植外科学(上颌窦底提升)

组长:宿玉成

编者:陈　波　顾新华　黄元丁　李树春　单兆臣　宿玉成
　　　王　璐　谢志坚　杨国利

第十二组:种植修复学(基本修复)

组长:宋应亮

编者:韩雨亭　林雪峰　刘云松　史久慧　宋应亮　宿玉成
　　　王丽萍　夏海斌　袁　泉　张　宇　张思佳

第十三组:种植修复学(牙列缺失修复及技工工艺)

组长:宫　苹

编者:班　宇　蔡潇潇　曹颖光　邸　萍　范　芹　宫　苹
　　　韩雨亭　黄　翠　邵龙泉　宿玉成　谢伟丽

第十四组:相关颌学

组长:周永胜

编者:曹　烨　董　强　韩雨亭　焦　婷　李保泉　李春艳
　　　孟维艳　宿玉成　谢秋菲　周永胜

第十五组:种植美学

组长:施　斌

编者:韩雨亭　施　斌　宿玉成　唐志辉　吴　东　徐　欣
　　　晏　奇　杨　生

第十六组:数字化种植

组长:耿　威

编者:高永波　耿　威　韩雨亭　何福明　李　江　林　潇
　　　柳忠豪　欧国敏　宿玉成　于　皓　张　健

第十七组: 相关牙周病学

组长:欧阳翔英

编者:安　娜　韩　劼　和　璐　侯建霞　刘健如　欧阳翔英
　　　宿玉成　王　璐　徐　莉

第十八组:种植体周疾病

组长:胡文杰

编者:董广英　胡文杰　路瑞芳　任贵云　宿玉成　王　翠
　　　王　璐　于晓潜

第十九组:相关交叉学科

第一分组

组长:王　瞳

编者:廖红兵　倪以亮　牛光良　宿玉成　王　昊　王　瞳
　　　吴高义　朱正宏

第二分组

组长:王　璐

编者:陈德平　戈　怡　刘　倩　刘静明　皮雪敏　宿玉成
　　　王　璐　张　玺

第三分组

组长:韩雨亭

编者:韩雨亭　蒋瑞芳　倪以亮　彭玲燕　宿玉成　汪　霞
　　　武明彤　张立强

刘宝林序

自从 Brånemark 教授提出的骨结合理论奠定了现代口腔种植学的基础后,口腔种植学作为一门具有划时代意义的新兴学科,其高速发展令人瞩目。口腔种植修复彻底更新了传统口腔修复学的内容和理念,解决了传统口腔修复长期以来难以解决的问题,改善了患者的生存与生活质量,也深刻地影响了口腔医学的发展与未来。

在我国,口腔种植起步较晚,但普及和发展极为迅速。开展规范化的口腔种植技术培训、培养更多口腔种植专业人才,是中国口腔种植事业发展的关键。宿玉成教授带领的团队,十数年如一日奋战在口腔种植专业教育与培训战线,在大量的基础研究和临床经验基础上,出版了亲自主刀的多项手术视频教材,于 2006 年建立的 BITC(北京口腔种植学院)举办了 217 期 BITC 口腔种植培训课程(国家继续教育项目)、23 次全国巡讲、连续 8 年的 BITC 口腔种植大奖赛等。于 2017 年建立了 BITC.globle(BITC 线上教育大平台),开展口腔种植学的线上交流、培训与教育。目前,BITC 已经成为业界学术交流的重要平台,蜚声国内外。宿玉成教授先后三部重要著作——《现代口腔种植学》(2004 年)《口腔种植学》(第 2 版)(2014 年)、《口腔种植外科手术经典》(2017 年),对国内口腔种植学的发展产生了深远影响,在世界舞台上为中国口腔种植赢得了赞誉。今天,由他主编、历经 2 年艰苦编写而成的《口腔种植学词典》,又是一部超越性的鸿篇巨著,阅之可感可叹,可喜可誉!

作为主审之一,我也亲历了《口腔种植学词典》的编撰过程,本词典有几个突出的特点。第一,这是首部由我国口腔医学专家原创著述的口腔种植学专业词典,开国内之先河,同时也是世界上为数不多的口腔种植学专业词典中之佼佼者。第二,词典编委会专家阵容济济,前所未有。既有老一辈口腔种植事业的先行者数十人担任顾问,又有百余名奋战在一线的中青年学术领军人物,各展所长,砥砺编写。如此所成之著作,可谓是兼容并蓄,博采众长。第三,本词典的学术精神是严谨求实的。编写过程中召开了 11 次审稿会逐字逐句审议,宿玉成教授的团队更是不畏繁难进行了大量的严谨的学术研究比对。这种精神难能可贵,值得赞誉!第四,本词典内容涵盖全面,不局限于狭义的"口腔种植学",充分体现了口腔种植学的多学科交叉属性。第五,在给出标准词条、标准概念的同时,还将旧术语、不标准用语等也一并收录并加以标识、注明、辨析,实为口腔种植学历史发展演进过程的一个详尽记录。历史证明，一个学科的发展，必须以科学的基础理论和实践经验为依据。以认识论和实践论的观点来看，汲取学科发展的规律、经验和教训，对学科的发展、开拓和创新，不仅极为有益而且极为必要。

《口腔种植学词典》的问世，是我国口腔种植学发展达到的一个新的高度。相信《口腔种植学词典》必能够有益于广大读者，有益于我国口腔种植学的未来！

空军军医大学口腔医学院教授 刘宝林

2020 年 8 月于西安

于世凤序

口腔种植学是当代口腔医学的一项重大革命性进步。在 Brånemark 教授奠定骨结合理论后,经过五六十年的发展,口腔种植现已成为修复牙缺失的主要手段之一,以其良好的效果被广大患者誉为"人类的第三副牙齿"。在我国,口腔种植发展迅速,学习口腔种植知识、开展口腔种植治疗业务、拓展口腔治疗领域,是许多口腔医师和学生的愿望。

当下,对于口腔种植学这一新兴学科,我国的口腔临床医学教育体系还未作出适应性的结构调整。国内口腔种植专业教育的相对滞后,与我国口腔种植的高速发展和迅速普及是不匹配的。众所周知,一个学科的发展最重要的因素之一是专业人才队伍的建设,而人才必须依靠不断地学习来培养和造就。学科专业教材、专著的编写,则是学科发展和人才培养的基础工程。迄今为止,口腔种植相关的著述、译著虽多,但本科生、研究生可选用且适用的教科书或规划教材仍相当局限。并且,国内口腔种植学专业术语尚无统一标准,尤其是国际通行的英文专业词汇的中文译名众说不一,既不利于学生的学习、培训,也不利于国内外的学术交流。编写一部口腔种植学专业词典,将专业术语作一统一、规范,为学生学习提供准确的参考和指导,是广大口腔医师和学生的学习热情的迫切需要,也是口腔种植学科发展的迫切需要。

《口腔种植学词典》正是这样一部词典。主编宿玉成教授深耕口腔种植学数十年,医教研均深有造诣。他的著作《现代口腔种植学》在 2004 年一经推出即成为口腔种植学界的必读书,十年间 6 次印刷,印数过万,惠及了全国口腔种植领域的工作者。2014 年出版的《口腔种植学》(第 2 版)更是一本涵盖现代口腔种植最新发展、理论和技术的巨著,目前已重印 6 次,对我国口腔医学起到了巨大而深远的影响。2017 年出版的《口腔种植外科手术经典》将其口腔种植外科的临床经验,以多媒体的方式奉献于读者。2018 年起,他率领由全国 180 名专家组成的编委会,历时 2 年,编写了我国第一本原创的《口腔种植学词典》,全面、系统地对口腔种植学及所涉及的相关学科的词条、概念进行了严谨、准确的总结和荟萃。可以说,这是一本我国口腔种植学界承前启后的著作,是在《口腔种植学》等数十部作品的基础上勤奋研究、积累、提升而达到的又一个新的里程碑。

《口腔种植学词典》学术严谨、内容丰富,将可为口腔种植工作者在科学研究、学术交流和临床应用方面提供帮助,同时可供口腔医学本科生、口腔种植专业研究生及住院医师(专科医师)规范化培训学习选用。对于口腔医学其他分支学科或相关学科的工作者,这本词典亦可提供有益的参考。相信《口腔种植学词典》将会为口腔种植学带来进一步的普及和发展,为更多的患者带来福音。

北京大学口腔医学院教授

2020 年 8 月于北京

王兴序

在口腔医学发展的历史进程中，20 世纪中叶发展成熟起来的口腔种植学无疑是一颗璀璨的明星，它不仅为缺失牙的患者带来了福音，为他们提供了形态、功能、舒适均类似于真牙的"第三副牙齿"，同时也不断改变着口腔医学的面貌，促进了口腔医学的进步与发展。目前，口腔种植治疗正在以惊人的速度在我国发展与普及。在这样的发展形势下，进一步健康、规范的发展好我国的口腔种植事业就成为我们不可推卸的历史责任。

进入 21 世纪以来，在口腔种植领域不断涌现出大量的新知识、新技术、新产品，与口腔种植相关的研究成果、著述文献也呈井喷之势。由此导致专业术语更新快、不统一，甚至存在混乱，而作为具有重要参考意义的、专业的口腔种植学词典却屈指可数。因此，为了我国口腔种植学教育、研究及临床的健康规范发展，便于国内以及国内外同行之间的合作与交流，我们急需一本既符合国际规范又结合中国实际情况的专业口腔种植学词典。

实际上口腔种植学所涉之深、之广，专业词典著述编撰之繁、之难，非跨学科通力合作不能成其全功。2018 年宿玉成教授携手人民卫生出版社组成"口腔种植学词典编委会"，组织了专门的工作机构，经过 2 年的艰辛努力，集中了全国口腔医学界 180 名专家的智慧和力量，搜集了国内外各类口腔医学辞书、参考文献，召开了11 次专家审定会议，逐条逐字地推敲、争论，最终完成了这本词典近 8 000 条词条的编辑任务。他们的敬业精神、科学严谨的工作态度都令我非常感动，也让我肃然起敬！在此，我衷心地祝贺我国第一部原创的口腔种植学专业词典的诞生！由衷地感谢为这本词典编撰付出心血的每一位口腔医学工作者！感谢人民卫生出版社为我国口腔种植学发展所做的这一意义非凡的基础性工作！

《口腔种植学词典》的出版，对学科发展意义深远。专业学术词典是人类智慧之瑰宝，是学术传承之舟楫。其承载着知识、经验、探索和教训，担负着责任和规范，蕴含着启示和方向，是学术发展生生不息的基石。一部专业学术词典的出现，标志着学科发展走向成熟和规范。本词典既是对迄今以来口腔种植学学术领域的一次严谨、准确、全面的总结和梳理，也是当今我国口腔种植发展的迫切需要，将会对我国口腔种植事业健康、规范发展起到极大的推进作用，为口腔种植学的人才培养、学术研究和学科建设提供有力的支持和帮助。《口腔种植学词典》将在学术交流、科学研究和临床工作中为读者起到实用的助力和参考。

我相信这本《口腔种植学词典》将成为我国口腔种植工作者不可或缺的工具书,会为我国口腔种植事业的发展做出巨大贡献。

中华口腔医学会名誉会长

2020 年 8 月于北京

俞光岩序

口腔种植学的创立和发展是口腔医学领域中一个具有里程碑意义的重大进展,其以全新的理念和技术实现了牙列缺损缺失修复效果的跨越式提升,极大地提高了患者的生活质量。同时,口腔种植学深刻地改变了口腔医学的传统观念,促进了口腔修复学、口腔颌面外科学、牙周病学和口腔正畸学等多个学科理念的更新和技术的更替,推动了口腔医学的全面发展和进步。

与欧美等发达国家相比,我国的口腔种植事业起步较晚,但经过几代学者的知识和技术的引进、消化吸收、改进和创新,口腔种植学已经成为当今我国口腔医学领域中发展最为迅速、推广最为普遍的临床学科。但也应该看到,目前我国口腔种植治疗与发达国家仍有相当的差距,尚不能满足我国众多牙列缺损缺失患者治疗的需求。因此,我国口腔种植事业的发展任重道远,每一位口腔种植专业工作者均肩负着时代的责任。对于学界而言,加强学术交流,培养更多的口腔种植专业人才,推出更多的专业水平高、实用性强的专业教材、专著则是非常重要的。

中华口腔医学会一直以来对口腔种植学的学科发展建设予以高度重视。曾于2012年推出了为期3年的"口腔种植主题年"活动,有力地促进了我国口腔种植的推广和规范。学会组织专家为国家卫生健康委制定并积极推行口腔种植专业行业标准和技术管理规范,引导口腔种植健康有序、规范发展。学会大力支持和促进口腔种植专业委员会的建设,鼓励举办国内外学术研讨会,普及规范化专业继续教育培训,增进学术交流。通过一系列举措,我国的口腔种植事业保持着良好的发展态势,口腔种植领域成果斐然,群星璀璨,呈现出一派欣欣向荣的景象。

随着学科的发展,涌现出不少新的科学术语和专业名词,对其名称和概念有的容易达成共识,有的则存在异议,需要通过专家充分讨论,加以统一,达成共识,以便于学术交流和科学规范,这是一项非常必要和重要的基础性工作。基于此,由中华口腔医学会口腔种植专业委员会主任委员宿玉成教授牵头作为主编,组织180位专家,历经2年,编写了《口腔种植学词典》。这是我国第一本口腔种植学专业词典,收录了口腔种植学及相关学科近8 000条词条,全面地涵盖了口腔种植学领域中的专业名词,恰当地诠释了其概念,并充分体现了口腔种植学的多学科交叉特色,无疑会对口腔种植学的学术交流和行业规范起到重要的促进作用。

《口腔种植学词典》是口腔医学的重要工具书之一，适用于全体口腔医学专业工作者，特别是与口腔种植相关的专业工作者，将成为他们的案头书、必读书。在《口腔种植学词典》编辑完成、即将付梓之际，谨表示衷心祝贺，并将这本词典推荐给我们的口腔医学同行。

中华口腔医学会会长　俞光岩

2020 年 8 月于北京

前　言

　　过去的三四十年间,口腔种植学蓬勃发展、日新月异,新词汇、新技术、新概念不断涌现。口腔种植学是涉及诸多学科的新兴学科,文献浩瀚、交流频繁。因此,出版一部专业术语统一、准确、规范和涵盖面广泛的口腔种植学词典,对学科的健康发展迫在眉睫。经过笔者与人民卫生出版社的多次磋商,在我国口腔医学界多位前辈和同行的鼎力支持下,编辑委员会耗时2年,终于完成了此作。

　　《口腔种植学词典》的成书过程历经了三个阶段。第一阶段,独立撰写阶段。56家院校和医疗机构的162名编委分为19个专题组,经过概念梳理、文献查询、编委撰写词条、副主编审改、主编审改、审稿会定稿的流程,共撰写词条2 690条。第二阶段,英文相关词典的词条纳入阶段。经过文献查询、借鉴相关英文词典、参考相关行业标准,共撰写词条5 274条。第三阶段,与国内既有的口腔医学词典的词条比对阶段。在此,对参与本词典撰写的所有专家与编委表示衷心的感谢! 感谢大家付出的辛苦与贡献!

　　本词典成稿之后,四位作序专家在百忙之中审读全稿并提出了宝贵的修改意见,在此对四位审稿专家的严谨治学和大力支持表示衷心的感谢!

　　本词典的编撰,充分体现了口腔种植学的多学科属性。既收录了口腔种植学的词条,也收录了其他学科中与口腔种植学相关的词条。收录范围与目前多本英文版经典口腔种植学词典相当。

　　本词典的编撰,与相关的中文词典和英文词典的释义进行了严谨的学术比对,对常见的误用或不甚准确的既有词条进行了订正,并对其中的词条进行了说明和辨析,尽量与国际通行的学术用语保持一致,在学术上具有可交流性与延续性。

　　本词典的编撰,对词条的释义尽量保持中立与准确。由此,无法完全避免某些词条的释义与既往释义之间存在差异。希望读者谅解,不当之处敬请广大读者、同行不吝批评与斧正。

　　词典的撰写工作可谓是旷日持久、卷帙浩繁。笔者笔耕愈久,愈觉口腔种植学所涉深邃、广泛。不足之处,敬请广大读者提出宝贵意见,可于再版时修正、补足。

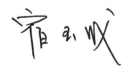

2020 年 8 月 20 日于北京

使用说明

词条收录范围

  本词典收录了口腔种植学的词条，以及其他学科中与口腔种植学相关的词条，以充分体现口腔种植学的多学科属性。收词范围与目前多本英文版经典口腔种植学词典相当。

词条排列顺序

  1. 词典正文词条以汉语拼音为序，依据《新华字典》（商务印书馆．新华字典．11版．北京：商务印书馆，2011．）排列。词条首字相同的，以第2个字的音序、字序排列，以此类推。

  2. 含有外国人名的词条，外国人名的译名以译名规范为准，统一以译名的汉语拼音音序、字序排入词典正文词条。

  3. 词条中出现阿拉伯数字、罗马数字、希腊字母、英文字母等，以其相应顺序排列。

词条内容

  1. 词典正文词条的内容包括词条名称、汉语注音、外文及释义，依据《新华字典》（商务印书馆．新华字典．11版．北京：商务印书馆，2011．）和《现代汉语词典》（中国社会科学院语言研究所词典编辑室编．现代汉语词典．7版．北京：商务印书馆，2016．）。

  2. 同一词条有多条不同释义时，以"①②"等序号分隔。同一词条有多个相对应的英语词汇或短语条目时，英语词汇或短语之间以","分隔。英语词汇或短语的通用简写或首字母缩写以"( )"表示。

  3. 对于含义较为广泛的词条，在释义时以口腔种植学及相关口腔医学领域为优先，并尽可能与其英文含义相对应、一致。

  4. 部分词条附有与之意义有参考价值的参见词条。

例：

> **穿牙槽嵴上颌窦底提升**
> chuān yá cáo jí shàng hé dòu dǐ tí shēng
> transalveolar technique for sinus floor elevation, transalveolar technique
> 预备种植窝至上颌窦底，通过此入路抬起窦底黏骨膜并植入骨增量材料，增加窦底骨高度，同期植入种植体。
> 参见：骨凿技术、球囊技术、水压技术。

部分词条的释义部分标注"【同】"字样，表示此词条为"【同】"后指出的词条的同义词条。

例：

> **腭前孔**
> è qián kǒng
> anterior palatine foramen
> 【同】"切牙孔"。

此例中，"腭前孔"为"切牙孔"的同义词条。

词条的引用

对于同义的词条，以全国科学技术名词审定委员会公布的相关学科名词及中华人民共和国国家标准为正名，即首选术语。未列入其内的，以人民卫生出版社出版国家级规划教材为主要依据，参考国内、外知名医学词典（具体见附录：相关参考资料），原则上以通用者（广泛使用者）为正名。在一定范围内使用的称谓或提法作为同义词条列入词条。对个别的误用或不甚准确的既有词条亦进行了说明、辨析和订正。在此需要说明的是，对于同一个概念，不同的学科领域、不同的专业机构和不同的地区等，可能会优先选择不同的词条，本词典对于正名及同义词条的划分仅作参考。

参考国内、外知名医学词典，部分词条在释义内容中指出其为以下类别：

过时的术语：过往使用过、现在已不再推荐使用的术语，其所指的含义已更新，当前已有更适当、准确的通行术语。

俚语：口语中的俗称或通行面窄的方言词，并不能适当、准确、正式地表示所指称的概念。

非标准术语：多见于非正式场合使用的，且与正词或通行的术语在用字或表达方式存在差异的不准确的称谓。

例：

> **上颌窦提升**
>
> shàng hé dòu tí shēng
>
> sinus lift, sinus elevation
>
> "上颌窦底提升"的非标准术语。
>
> 参见：上颌窦底提升。

数字及计量单位

除个别词条在国际上的通行写法使用其他序号体系外，词典正文中的度量衡、时间、百分率、药物剂量和其他表示数量的数字，皆采取阿拉伯数字，计量单位采用法定计量单位名称及符号。

词条查找方式释例

以查找"引导骨再生"这一词条为例。首先在目录中查得"Y"开头的词条条目自 573 页起始，在该部分以"引""导""骨"的拼音、字序即可查得该词。

例：

> **引导骨再生**
>
> yǐn dǎo gǔ zài shēng
>
> guided bone regeneration (GBR)
>
> 在骨缺损区，利用屏障膜维持空间并阻挡增殖较快的上皮细胞和成纤维细胞长入，保证增殖速度较慢的成骨细胞优势增长而形成骨。通常，在屏障膜下方植入自体骨和 / 或其他骨增量材料。
>
> 参见：屏障膜、骨增量材料。

也可在索引中以"引""导""骨"的拼音、字序直接查得该词条位于 632 页。

目　录

A

阿贝瓣
ā bèi bàn
Abbe flap
【同】"唇转位瓣"。

阿加曲班
ā jiā qǔ bān
argatroban
抑制血液凝固的凝血酶抑制剂,预防或治疗肝素引起的血小板减少症。

阿克恩
ā kè ēn
arcon
【同】"阿克恩咬合架"。

阿克恩𬭁架
ā kè ēn hé jià
arcon articulator, arcon
仅为中文文献对"阿克恩咬合架"的释义与表达。
参见:阿克恩咬合架。

阿克恩型咬合架
ā kè ēn xíng yǎo hé jià
arcon type articulator
【同】"阿克恩咬合架"。

阿克恩咬合架
ā kè ēn yǎo hé jià
arcon articulator, arcon
髁球位于下颌体、髁导位于上颌体、构造方式与人体颞下颌关节一致的咬合架。术语的英文"arcon"为"articulator(咬合架)"和"condyle(髁)"的缩略语结合。英文亦描述为"condylar articulator

(髁式咬合架)"。

阿仑膦酸钠
ā lún lìn suān nà
alendronate sodium
为长效双膦酸盐类骨吸收抑制剂,常用于治疗绝经后妇女的骨质疏松或变形性骨炎。因可导致药物相关性颌骨坏死,使用此类药物为种植治疗的风险因素之一。

阿莫西林
ā mò xī lín
amoxicillin
属 β- 内酰胺类抗生素,又称羟氨苄青霉素,口服后迅速吸收且完全,对革兰氏阳性球菌和杆菌、革兰氏阴性杆菌等均有抗菌作用,主要用于敏感菌所致的呼吸道、尿路、胆道、胃肠道和口腔感染等。对于有细菌性心内膜炎风险、对青霉素类抗生素不过敏的患者,在口腔侵入性治疗前可预防性应用。

阿片
ā piàn
opioid
吗啡样中枢性镇痛药,用于治疗中至重度疼痛。

阿奇霉素
ā qí méi sù
azithromycin
抑制细菌蛋白质合成的氮杂环丁烷类抗生素,对多种革兰氏阳性、革兰氏阴性和厌氧菌均有效。常用于治疗轻至中度感染,可口服和静脉注射。

阿替卡因

ā tì kǎ yīn

articaine

含噻吩环的酰胺类局部麻醉药。

阿替卡因肾上腺素注射液

ā tì kǎ yīn shèn shàng xiàn sù zhù shè yè

articaine hydrochloride and epinephrine tartrate injection

常用于口腔局部麻醉的复方制剂注射液,含有 4% 的盐酸阿替卡因和 1/100 000 浓度的酒石酸肾上腺素,具有血管收缩作用。

阿托品

ā tuō pǐn

atropine

为拮抗 M 胆碱受体的抗胆碱药。临床主要用于解除平滑肌痉挛,抑制腺体分泌,解除迷走神经对心脏的抑制,使心率加快、瞳孔散大、眼压升高。适用于心脏复苏、治疗感染性休克、解救有机磷酸酯类中毒等。

阿昔洛韦

ā xī luò wéi

acyclovir

为化学合成的一类核苷类抗病毒药,对 I 型、II 型单纯疱疹病毒和带状疱疹病毒有效。局部应用可治疗单纯性角膜炎、单纯疱疹和带状疱疹,口服或静脉给药可治疗单纯疱疹脑炎、免疫缺陷患者单纯疱疹病毒感染等。

埃布纳生长线

āi bù nà shēng zhǎng xiàn

incremental lines of Von Ebner

【同】"叠盖线"。

埃斯特兰德手术

āi sī tè lán dé shǒu shù

Estlander's operation

以芬兰医生外科埃斯特兰德(Jakob August Estlander)命名的唇瓣转移手术,即从下唇取三角形组织瓣转移到上唇。

埃希格夹板

āi xī gé jiā bǎn

Essig splint

不锈钢丝围绕牙唇面和舌面的连续结扎,用于稳定骨折或复位受累的牙及牙槽骨。

癌

ái

cancer

最常见的一类恶性肿瘤,起源于上皮组织。

癌基因

ái jī yīn

oncogene

由原癌基因发生点突变,基因扩增、重排等基因突变转化而来,可刺激细胞过度增殖。

癌相关性下颌骨不连续性缺损

ái xiāng guān xìng xià hé gǔ bù lián xù xìng quē sǔn

cancer-related discontinuity defects of the mandible

下颌肿瘤切除造成的缺损,需要在切除同期或分期进行血管化或游离骨移植的大面积重建。

癌症

ái zhèng

cancer

泛指所有恶性肿瘤,具有细胞分化和增殖异常、浸润性和转移性等生物学特征。

艾克斯卡环

ài kè sī qiǎ huán

Akers clasp

由波尔克·依·埃克斯(Polk E. Akers)于 1928 年发明的卡环,为铸造的圆环形卡环。卡环方向通常远离缺牙区。如果其指向无牙区,则称为反向艾克斯卡环。

艾滋病

ài zī bìng

AIDS

【同】"获得性免疫缺陷综合征"。

安德鲁斯桥

ān dé lǔ sī qiáo

Andrews bridge

带有固位连接杆的固定局部义齿。连接杆可以支持可摘局部义齿,通常用于修复前牙缺失的牙列缺损。连接杆的垂直壁可为可摘局部义齿提供固位力。

安德森夹板

ān dé sēn jiā bǎn

Anderson splint

骨性牵引夹板的别称。将销钉插入骨折的近端和远端,通过连接于销钉的外板实现复位。

安德森矫治器

ān dé sēn jiǎo zhì qì

Andersen appliance

被用作口腔周围肌肉力量的被动传递器的矫治器,有时也起刺激口周肌肉的作用。属于正畸矫治器中的肌激动器,通过诱导或引导口腔肌群以改善牙位置和颌关系。

安德伍德间隔

ān dé wǔ dé jiàn gé

Underwood septum

【同】"上颌窦间隔"。

安氏 I 类错𬌗

ān shì yī lèi cuò hé

Angle's class I malocclusion

上、下颌第一磨牙为中性关系的错𬌗,即上颌第一恒磨牙的近中颊尖位于同侧下颌第一恒磨牙的颊沟处,而其余牙的𬌗关系有异常表现。

安氏 II 类错𬌗

ān shì èr lèi cuò hé

Angle's class II malocclusion

上、下颌第一磨牙为远中关系的错𬌗,即上颌第一恒磨牙的近中颊尖位于同侧下颌第一恒磨牙颊沟的近中。

安氏 II 类 1 分类错𬌗

ān shì èr lèi yī fēn lèi cuò hé

class II, division 1 malocclusion

安格尔(Angle)于 1899 年提出的错𬌗畸形分类法中,以上颌第一恒磨牙为基准,下牙弓及下颌处于相对远中的位置关系,同时伴有上颌切牙唇向倾斜的错𬌗畸形。

安氏 II 类 2 分类错𬌗

ān shì èr lèi èr fēn lèi cuò hé

class II, division 2 malocclusion

安格尔(Angle)于 1899 年提出的错𬌗畸形分类法中,以上颌第一恒磨牙为基准,下牙弓及下颌处于相对远中的位置关系,同时伴有上颌切牙舌向倾斜的错𬌗畸形。

安氏Ⅲ类错𬌗

ān shì sān lèi cuò hé

Angle's class Ⅲ malocclusion

上、下颌第一磨牙为近中关系的错𬌗,即上颌第一恒磨牙的近中颊尖位于同侧下颌第一恒磨牙颊沟的远中。

安氏错𬌗分类

ān shì cuò hé fēn lèi

Angle Classfication of maloccusion

由安格尔(Angle EM)于1899年提出的错𬌗分类系统,以牙尖交错位的第一磨牙为基础,根据前后向颌关系分为四大类,目前第四类已不再使用。

安氏错𬌗分类Ⅰ类

ān shì cuò hé fēn lèi yī lèi

Angle's classification of malocclusion class I

下颌相对上颌为正常近远中关系。上颌第一恒磨牙近中颊尖咬合于下颌第一恒磨牙颊沟。

安氏错𬌗分类Ⅱ类

ān shì cuò hé fēn lèi èr lèi

Angle's classification of malocclusion class Ⅱ

下颌牙弓位于上颌牙弓后面的𬌗关系;下颌第一磨牙位于中性𬌗位置的远中。

安氏错𬌗分类Ⅲ类

ān shì cuò hé fēn lèi sān lèi

Angle's classification of malocclusion class Ⅲ

下颌牙弓位于上颌牙弓前面的𬌗关系;下颌第一磨牙位于中性𬌗位置的近中。

安氏法则

ān shì fǎ zé

Ante's Law

欧文·安特(Irwin H. Ante)于1928年定义的义齿修复法则。即:在固定义齿中,固位基牙的骨内牙根表面积总和应等于或大于被修复缺失牙的骨内牙根表面积总和;在可摘义齿中,固位基牙的骨内牙根表面积和支持软组织的黏膜表面积应等于或大于被修复缺失牙的骨内牙根表面积总和。

安慰剂

ān wèi jì

placebo

为表面上类似于某种有效药物的无活性替代物质,本身没有任何治疗作用,在对照研究中用于确定有效药物的作用以排除偏倚影响,或对长期服用某种药物有心理依赖的人具有替代和安慰作用。

安装

ān zhuāng

install

设备的就位和组装过程。

氨基己酸

ān jī jǐ suān

aminocaproic acid

为抑制纤溶酶原激活剂的氨基酸,能竞争性地阻抑纤溶酶原在纤维蛋白上吸附,抑制其激活,使之不能发挥纤溶作用。适用于不同原因引起的纤溶活性过高所致的出血。可作为术前用药以减少术中出血。

氨基聚糖

ān jī jù táng

glycosaminoglycan (GAG)

【同】"糖胺聚糖"。

氨基糖苷类

ān jī táng gān lèi

aminoglycosides

一类从链霉菌中提取的抗生素,如链霉素、庆大霉素等,抑制细菌核糖体的蛋白质合成,对需氧革兰氏阴性杆菌有效,可与青霉素协同作用。

鞍基

ān jī

saddle

"义齿基托"的过时术语、俚语。是指:①支持人工牙的义齿基托,适应承托区的黏膜形态,并替代性恢复缺失的口腔软组织的正常轮廓。②义齿覆盖软组织的基托。

参见:义齿基托。

鞍式桥体

ān shì qiáo tǐ

saddle pontic

"盖嵴"的过时术语、俚语。

参见:盖嵴。

按扣固位体

àn kòu gù wèi tǐ

button implant

在软组织与骨表面之间植入的种植体,为义齿提供附加的固位力。

参见:黏膜内固位体。

按扣式附着体

àn kòu shì fù zhuó tǐ

stud-type attachment

【同】"球附着体"。

暗视

àn shì

scotopic vision

在光线暗淡或黑暗时的视觉暗适应。第一阶段主要由视锥细胞视色素的合成增加有关,第二阶段为暗适应的主要阶段,与视杆细胞中视紫红质的合成增强有关。相对光谱视觉灵敏度的最大值移至510nm。

暗视野显微术

àn shì yě xiǎn wēi shù

dark-field microscopy

一种通过特殊的密度调节使光只能从外围进入,从而将微生物等物体间接地照亮并在黑暗背景下发光的显微镜成像技术。

凹版

āo bǎn

intaglio

在硬质材料表面雕刻以形成浮雕图案,可用于凹版印刷。

凹坑状骨吸收

āo kēng zhuàng gǔ xī shōu

osseous crater resorption

是指牙槽间隔的嵴顶骨吸收,其中央部分(或与龈谷相应部分)的骨破坏重于颊舌侧,形成弹坑状或火山口状缺损。

凹面

āo miàn

intaglio surface

在口腔医学,是指义齿或其他修复体的组织面,其轮廓由印模决定。

凹陷状颌骨

āo xiàn zhuàng hé gǔ

concave alveolar bone

特指剩余牙槽骨严重吸收并伴有基骨丧失时，在矢状面上所形成的凹陷状骨弓轮廓。是考伍德 - 豪厄尔分类中最严重的牙槽嵴吸收类型。

奥克西塔兰纤维

ào kè xī tǎ lán xiān wéi

oxytalan fibers

为耐酸水解性纤维，以微细的纤维束形式广泛分布于牙周膜中，在邻近牙骨质处数量多，与牙体长轴平行排列。通常认为该纤维可通过调节血管壁张力起到调节牙周血流的作用。

奥利里指数

ào lì lǐ zhǐ shù

O'Leary Index

菌斑显示剂所显示牙、种植体或修复体表面的菌斑占比。

B

巴比妥

bā bǐ tuǒ

barbiturate

一种从巴比妥酸中提取的镇静催眠药物。

巴勒格综合征

bā lè gé zōng hé zhēng

Baillarger's syndrome

【同】"耳颞综合征"。

巴氏刷牙法

bā shì shuā yá fǎ

Bass toothbrushing method

查尔斯·C·巴斯（Charles C. Bass）提出的以清除龈沟附近和邻间隙菌斑为重点的刷牙方法。

拔出强度

bá chū qiáng dù

pullout strength

【同】"脱位强度"。

拔牙

bá yá

extraction, tooth extraction

用牙挺和/或拔牙钳以及其他机械装置从颌骨内拔出牙的过程。

拔牙后种植体植入

bá yá hòu zhòng zhí tǐ zhí rù

implant placement after extraction

【同】"即刻种植"。

拔牙前模型

bá yá qián mó xíng

pre-extraction cast

在拔牙之前通过印模或口内扫描制作的模型。

拔牙位点种植

bá yá wèi diǎn zhòng zhí

implant placement in post-extraction sites

【同】"即刻种植"。

拔牙位点保存

bá yá wèi diǎn bǎo cún

extraction site preservation

在拔牙窝内即刻植入骨增量材料、创口表面覆盖胶原膜或移植的黏膜的外科程序，以期达到减少牙槽窝愈合过程中的牙槽窝骨壁吸收和软组织塌陷的目的。

拔牙窝

bá yá wō

extraction socket

牙拔除之后，在牙槽突中留下的开放性空腔。

拔牙窝移植物

bá yá wō yí zhí wù

extraction socket graft

泛指植入拔牙窝的任何材料，例如自体骨、骨代用品、胶原、可吸收性胶原膜和结缔组织等。

参见：生物-胶原技术。

拔牙窝愈合

bá yá wō yù hé

extraction socket healing

【同】"牙槽窝愈合"。

拔牙窝种植
bá yá wō zhòng zhí
implants in extraction sockets
【同】"即刻种植"。

把手
bǎ shǒu
lug
物体上突出之处,通常用于支撑或与物体相连。

白斑
bái bān
leukoplakia
口腔中不易脱落的非特异性白色斑块,病因不明。

白蛋白
bái dàn bái
albumin
是主要的血浆蛋白,在肝脏中合成,负责维持大部分血浆胶体渗透压和物质转运。

白垩粉
bái è fěn
whiting
纯白色碳酸钙粉末,用于抛光牙科材料或牙表面。

白垢
bái gòu
materia alba
【同】"软垢"。

白光
bái guāng
white light
多种电磁频率的光混合而成的肉眼看来无色的光。将光谱中三原色的光(蓝、红、绿)可以按一定比例混合得到白光。光谱中所有可见光的混合也是白光。

白光扫描
bái guāng sǎo miáo
white-light scanning
利用白光干涉法对物体表面进行的三维数字化扫描。

白光扫描仪
bái guāng sǎo miáo yí
white-light scanner
一种利用白光干涉法对物体表面进行三维数字化扫描的设备。

白介素
bái jiè sù
interleukin (IL)
一组由多种淋巴细胞和非淋巴细胞产生的多功能细胞因子,主要功能为参与细胞间信息交换、参与免疫应答和介导炎症反应等。

白介素 -1
bái jiè sù yī
interleukin-1 (IL-1)
主要由巨噬细胞和单核细胞产生的一种白细胞介素,存在两种主要形式,即 IL-1α 和 IL-1β,能促进免疫应答、参与炎症反应、促进伤口愈合以及刺激造血功能等。

白介素 -2
bái jiè sù èr
interleukin-2 (IL-2)
某些辅助性 T 细胞对感染做出反应时产生的淋巴因子,可使感染部位 T

细胞大量增加,并刺激自然杀伤细胞(NK 细胞)、B 淋巴细胞和巨噬细胞增殖,达到免疫增强作用。也可用于肿瘤治疗。

白介素 -4

bái jiè sù sì

interleukin-4 (IL-4)

是由活化的 T 淋巴细胞产生的细胞因子。其主要作用是调节 IgE 和嗜酸性粒细胞介导的免疫反应。该因子可刺激 B 细胞合成免疫球蛋白 IgE,是 T 细胞(尤其是辅助 T 细胞 Th2)生长和分化的因子,是巨噬细胞的生长因子,同时可以刺激内皮细胞一些黏附分子的表达。

白介素 -6

bái jiè sù liù

interleukin-6 (IL-6)

由激活的 T 细胞、成纤维细胞、巨噬细胞和其他细胞产生的淋巴因子。诱导 B 细胞分化、成熟和骨髓瘤细胞生长;激活并诱导 T 细胞增殖,刺激免疫球蛋白和血浆蛋白的合成。

白介素 -8

bái jiè sù bā

interleukin-8 (IL-8)

单核细胞、内皮细胞和其他作为中性粒细胞趋化剂和催化剂的细胞产生的趋化因子,可能在炎症时对中性粒细胞的溢出起作用。

白蜡

bái là

white wax

自蜜蜂蜂巢提纯、漂白的蜡,用作药物制剂中的增硬剂。

白榴石

bái liú shí

leucite

具有高热膨胀系数的钾铝硅酸盐晶体,有助于增加陶瓷的弯曲强度。

白塞综合征

bái sài zōng hé zhēng

Behçet's syndrome

为慢性多系统疾病,以血管炎为主要病理基础,临床特征为复发性口腔和生殖器溃疡及眼部虹膜炎,还可累及胃肠道、皮肤和中枢神经系统等。

白三烯

bái sān xī

leukotrienes

一组由二十个包含至少两个氧分子和三个双键的羧酸组成的炎症生物介质,经花生四烯酸酯氧化酶途径代谢产生。

白色美学

bái sè měi xué

white esthetic

是指牙及种植修复体的冠部形态和色泽与周围牙列协调一致,通常用视觉量表评价修复体的美学效果。

参见:种植修复美学指数、白色美学评分。

白色美学评分

bái sè měi xué píng fēn

white esthetic score (WES)

贝尔瑟(Belser)等于 2009 年提出的美学区单颗牙缺失种植修复体的美学评价指数,包括修复体形状、尺寸、颜色、表面纹理和透明度 5 项指标,每项评分为"2-1-0",最高分为 10 分。

白(色)念珠菌病

bái sè niàn zhū jūn bìng

albicans

常见的口腔机会性感染,主要由口腔中常驻的白(色)念珠菌感染引起,其临床表现多样。

白(色)念珠菌

bái sè niàn zhū jūn

Candida albicans

为芽殖的、似酵母的真菌,为致病性最强的念珠菌,通常情况下无害地存在于呼吸道、胃肠道、口腔和女性生殖道黏膜以及皮肤表面,在某些情况下可引起感染。

白细胞

bái xì bāo

leukocyte

是血液中一类能进行偏移运动的有核细胞,分为两大类:粒状白细胞(嗜碱性粒细胞、嗜酸性粒细胞和中性粒细胞)和非粒状白细胞(淋巴细胞和单核细胞)。

白细胞毒素

bái xì bāo dú sù

leukotoxin

可由某些细菌(如伴放线聚集杆菌)产生的破坏白细胞的细胞毒素,属膜损伤毒素,对人的中性粒细胞、单核细胞和淋巴细胞有毒性,还具有强烈的抗原性,可引发免疫反应进而造成牙周组织破坏。

白细胞介素

bái xì bāo jiè sù

interleukin (IL)

【同】"白介素"。

白细胞黏附缺陷病

bái xì bāo nián fù quē xiàn bìng

leukocyte adhesion deficiencies

一类罕见的常染色体隐性遗传疾病,白细胞黏附分子表达水平低,伴有细胞活化通路缺陷。临床表现为反复性致命性细菌性感染、进展性牙周炎和白细胞增多症,无脓肿形成。

白血病

bái xuè bìng

leukemia

为造血组织常见的肿瘤性疾病,以白细胞及其前体的异常增殖为特征,伴有疲劳、虚弱、发热、淋巴结肿、脾大和大量组织出血的倾向。口腔病变包括牙龈增生、严重龈炎和坏死。

白血病相关性龈炎

bái xuè bìng xiāng guān xìng yín yán

leukemia-associated gingivitis

由于白血病的存在,牙龈对菌斑的炎症反应发生变化或加重,引起牙龈出血和增生。其病理机制可能归因于白细胞浸润。

拜尔比层

bài ěr bǐ céng

Beilby layer

为高度抛光金属的分子无序表面层,是通过一系列粗糙度逐渐降低的磨料抛光,形成的一种相对无划痕的金属微晶表面。

败血症

bài xuè zhèng

septicemia

与血液中病原微生物或其毒素的存在和持续存在有关的系统性疾病。

扳机点

bān jī diǎn

trigger point, trigger spot

某个固定的局限性皮肤或黏膜过度敏感点或区域,稍加触碰立即引起疼痛发作并扩散至其他区域。

扳机区

bān jī qū

trigger area

【同】"扳机点"。

扳紧余量

bān jǐn yú liàng

wrenching allowance

手旋合后用于扳紧所需的有效螺纹长度。扳紧时,其容纳两配合螺纹工件间的相对运动。

扳手

bān shǒu

wrench

向物体施加扭力的工具。

斑

bān

macule

解剖学上的斑点或增厚,通过颜色或其他特征可与周围区分开,例如黄斑。

斑疹

bān zhěn

macula

与周围组织颜色明显不同的小斑点病变,但通常不隆起、不凹陷。

瘢痕

bān hén

scar, cicatrix

机体在修复创伤或疾病造成的组织破坏过程中,形成的纤维结缔组织增生,取代了原先因受伤或疾病而破坏的正常组织,有较强的韧性。在显微镜下观察,以肉芽组织的过度胶原增生为特征。

瘢痕挛缩

bān hén luán suō

cicatricial contraction

由瘢痕收缩所致的体表完整性、组织器官的正常结构破坏,进而形成的各种严重畸形和功能障碍。

瘢痕性类天疱疮

bān hén xìng lèi tiān pào chuāng

cicatricial pemphigoid (CP)

抗基底膜抗体沉积的自身免疫病,特征是上皮下疱脱皮后可形成瘢痕,病程较长,主要发生于口腔黏膜和眼结膜,好发于 50 岁以上的患者。

板层骨

bǎn céng gǔ

lamellar bone

是成熟皮质骨和骨小梁的主要组成形式,由多层骨板规则排列而成,骨板内有大量 3~5μm 宽的矿化胶原纤维平行排列。

板纹蜡

bǎn wén là

carding wax

按标准尺寸、色度等排列人工牙的基蜡。

半侧上颌骨切除

bàn cè shàng hé gǔ qiē chú

hemi-maxillectomy

切除半侧上颌骨的外科手术。

半导体激光

bàn dǎo tǐ jī guāng

semiconductor laser

以半导体作为工作物质的激光。

半贵金属合金

bàn guì jīn shǔ hé jīn

semi-precious metal alloy

非标准术语。是指由贱金属和贵金属制成的合金,无明确的成分比之分。

半厚瓣

bàn hòu bàn

partial-thickness flap, split thickness flap

不含骨膜的上皮和部分结缔组织瓣。

半间隔骨缺损

bàn jiān gé gǔ quē sǔn

hemiseptal defect

有相邻牙根或种植体存在时的垂直型骨缺损,牙槽间隔的一侧为垂直向骨缺损,另一侧与牙根或种植体相接触。

半解剖式牙

bàn jiě pōu shì yá

semi-anatomical teeth

牙尖斜度小于 20 度,𬌗面形态改良的人工牙。

半精密附着体

bàn jīng mì fù zhuó tǐ

semi-precision attachment

①技工室制作的固定或可摘局部义齿的刚性金属阳型,与嵌入铸造修复体内的阴型相适配,允许具有一定程度的动度。②带有塑料部件的附着体通常亦被称为半精密附着体,即使塑料部件是预成的。

半精密支托

bàn jīng mì zhī tuō

semi-precision rest

与修复体冠内预备区相适合的固定或可摘局部义齿的刚性金属支托。

半抗原

bàn kàng yuán

hapten

为相对较小的亲脂性非蛋白分子,只有通过与载体蛋白结合才具备抗原作用,引起免疫反应。

半可调节𬌗架

bàn kě tiáo jié hé jià

semi-adjustable articulator

仅为中文文献对"半可调节咬合架"的释义与表达。

参见:半可调节咬合架。

半可调节咬合架

bàn kě tiáo jié yǎo hé jià

semi-adjustable articulator

是可以重现正中关系位、铰链开闭口运动和近似模拟多个方向下颌运动的咬合架,可以调节的参数主要包括前伸髁导斜度、侧方髁导斜度和切导斜度。

半桥粒

bàn qiáo lì

hemidesmosome

位于上皮细胞基底面上的特殊连接体结构,形态学上为桥粒结构的一半。结合上皮与牙、种植体、基台或修复体表面通过半桥粒实现上皮附着。电镜下见细胞膜内有致密物形成的附着斑,其中有张力细丝附着并折返胞质,介导上皮细胞与细胞外基质的黏附。

参见:桥粒。

半切术

bàn qiē shù

hemisection

纵向断开多根牙(特别是下颌磨牙)的牙冠和根分叉,部分拔出、部分用作修复体的基牙。

半舌切除术

bàn shé qiē chú shù

hemiglossectomy

切除半侧舌的外科手术。

半透明参数

bàn tòu míng cān shù

translucency parameters

考虑边缘效应的半透明牙科材料的光学系数测量值。

半透明性

bàn tòu míng xìng

translucency

①是指物体介于不透明和全透明之间。②用来描述牙的美学特征,是影响修复体美观的重要因素之一。

半脱位

bàn tuō wèi

subluxation

颞下颌关节的髁自关节窝不完全脱位或错位。

半月板

bàn yuè bǎn

meniscus

泛指位于关节腔内两个骨结构之间的纤维结缔组织,其作用是减少关节面的摩擦和磨损。

半月板切除术

bàn yuè bǎn qiē chú shù

meniscectomy

膝关节半月板的切除手术。

半月裂

bàn yuè liè

semilunar hiatus

筛窦前下方的深半月槽,前组筛窦、上颌窦和额鼻管(有时)通过筛漏斗向此处引流。

半月神经节

bàn yuè shén jīng jié

semilunar ganglion

【同】"三叉神经节"。

伴放线放线杆菌

bàn fàng xiàn fàng xiàn gǎn jūn

Actinobacillus actinomycetem-comitans

【同】"伴放线聚集杆菌"。

伴放线聚集杆菌

bàn fàng xiàn jù jí gǎn jūn

Aggregatibacter actinomycetem-comitans

革兰氏阴性发酵性短杆菌,属聚集杆菌属,为哺乳动物正常菌群,与牙周感染密切相关。

伴有全身疾病的牙周炎

bàn yǒu quán shēn jí bìng de yá zhōu yán

periodontitis associated with systemic diseases

是一组伴有全身性疾病,且牙周支持组织严重、广泛而迅速破坏的牙周炎类型。

伴增生性骨膜炎的慢性骨髓炎

bàn zēng shēng xìng gǔ mó yán de
màn xìng gǔ suǐ yán

chronic osteomyelitis with proliferative periostitis

好发于青少年、具有明显骨膜反应的慢性非化脓性骨髓炎亚型，又称盖瑞（Garré）骨髓炎。临床表现为无痛性颌骨肿胀，质地坚硬。放射性检查表现为密质骨增生。组织病理学特点是骨膜下皮质骨反应性新骨形成，伴硬化性骨髓炎，不形成脓肿，无骨坏死发生。

邦威尔三角

bāng wēi ěr sān jiǎo

Bonwill triangle

以连接下颌中切牙的切缘接触点（或下颌剩余牙槽嵴的中线）到双侧髁（通常为其中点）和从一侧髁到另一侧髁的连线所围成的边界约为 10 厘米（4英寸）的等边三角形。

包埋

bāo mái

invest, investing, embedment

①包围、包裹或嵌入包埋材料之中。②在加工、焊接或铸造之前，包埋材料完全或部分包裹修复体和蜡型等物体的过程。③铸造时将陶瓷粉末与水混合后包埋玻璃陶瓷铸件的工艺，可防止铸件变形和限制收缩。

包埋材

bāo mái cái

investment

用于包围修复体的材料，用于铸造、成模或在焊接过程中维持金属部件之间的关系。

包扎

bāo zā

pack

用敷料保护创面和 / 或防止出血的过程。

薄骨壁表型

báo gǔ bì biǎo xíng

thin-wall phenotype

天然牙唇侧骨壁厚度 <1mm。

薄膜咬合纸

báo mó yǎo hé zhǐ

shim stock

为聚酯薄膜（8~12μm），在调𬌗与调邻接区时标记和确认天然牙、人工牙或修复体的接触点。

薄体瓷

báo tǐ cí

opaque porcelain

【同】"不透明瓷"。

薄龈 - 弧线形龈缘牙周生物型

báo yín hú xiàn xíng yín yuán yá zhōu
shēng wù xíng

thin-scalloped periodontal biotype

【同】"薄龈生物型"。

薄龈表型

báo yín biǎo xíng

thin gingival phenotype

【同】"薄龈生物型"。

薄龈生物型

báo yín shēng wù xíng

thin gingiva biotype

附着龈薄而窄，厚度 <1.0mm。通常对应三角形牙冠、高弧线形龈缘、细长龈

乳头,牙槽窝唇侧骨板较薄,邻面接触区较小、靠近冠方。此类型易发生唇侧骨板吸收和龈缘退缩。

饱和度
bǎo hé dù
chroma, saturation
是指色调的深浅,即色调浓度的高低,最低为零,即无色。

保护性肌肉共同收缩
bǎo hù xìng jī ròu gòng tóng shōu suō
protective muscle co-contraction
【同】"肌夹板"。

保留龈乳头切口
bǎo liú yín rǔ tóu qiē kǒu
papilla-sparing incision
不包括龈乳头的黏骨膜瓣切口,避免破坏龈乳头的结构、附着和位置,常用于美学区种植手术。

保守手术
bǎo shǒu shǒu shù
conservative surgery
旨在保留或以最小的风险清除病灶或受损的组织、器官的手术设计。

保守治疗
bǎo shǒu zhì liáo
palliative
【同】"姑息治疗"。

暴露
bào lù
exposure
①显露或外露的状态或行为。②正常的外科程序(如暴露种植体、暴露固位螺钉和暴露不可吸收性屏障膜等)、异常的手术预后(如创口暴露、屏障膜暴露和种植体暴露等)或辐射暴露等。

暴露种植体
bào lù zhòng zhí tǐ
uncovery, implant exposure, implant reopening, implant uncovering
【同】"二期手术"。

暴食症
bào shí zhèng
bulimia
以暴饮暴食、自己诱发呕吐或应用泻药等行为为特征的饮食失调。这种威胁生命的疾病会导致严重的牙腐蚀,口腔表现常作为该疾病的第一个征象被发现。

爆发
bào fā
eruption
突然出现或变得可见。

爆裂
bào liè
crack, burst
物体突然破裂。

爆裂型骨折
bào liè xíng gǔ zhé
blowout fracture
眶底骨折类型的特殊表述,是指外伤力量导致眶内压力突然增加而发生的眶底骨折。

爆裂音
bào liè yīn
click, clicking

①两个硬物迅速接触或断开时发出的短暂而尖锐的声音。②下颌骨骨折瞬间发出的短暂而尖锐的声音。

杯状细胞

bēi zhuàng xì bāo

goblet cell

黏膜上皮中具有分泌黏液功能的细胞，为单细胞分泌腺。形似高脚酒杯，底部狭窄，核深染，顶部膨大，充满了含有黏蛋白的黏原颗粒，有润滑和保护上皮的作用。

贝内特侧移

bèi nèi tè cè yí

lateral Bennett shift, Bennett side shift

【同】"贝内特运动"。

贝内特角

bèi nèi tè jiǎo

Bennett angle

【同】"侧方髁道斜度"。

贝内特运动

bèi nèi tè yùn dòng

Bennett movement

在下颌侧方运动过程中，由于髁沿关节窝的侧斜面滑行所引起的下颌侧方运动。

贝佐德 - 布鲁克效应

bèi zuǒ dé bù lǔ kè xiào yìng

Bezold-Brücke effect

色调明显变化引起亮度变化的效应。

被动的

bèi dòng de

passive

未激活或运行的，不活跃的，惰性的。

被动就位

bèi dòng jiù wèi

passive fit

以不产生应力的方式将一个部件适配于另一个部件。种植修复程序中，要求基台或修复体在无应力状况下达到精确就位。

被动萌出

bèi dòng méng chū

dental passive eruption, passive eruption

文献上的解释略有差异。①继发于牙釉质上皮附着分离、牙龈边缘根向迁移到釉牙骨质界处（或略微冠方）而引起的牙暴露。②在没有炎症表现的状态下，随年龄增长出现的临床牙冠长度的增加。

被动性

bèi dòng xìng

passivity

①对可摘义齿而言，在就位之后不承担咀嚼压力时，牙、组织和义齿不活动的性质或状态。②对种植体而言，是指其金属表面氧化层的特性，在生理条件下不会分解。

被动追踪

bèi dòng zhuī zōng

passive tracking

光学追踪定位技术之一。在导航手术中，被追踪装置反射光线，手术导航仪的立体摄像机进行实时空间位置测量和精确定位。

被覆黏膜

bèi fù nián mó

lining mucosa

为主要的保护性黏膜,是覆盖舌腹、唇内侧面、颊、软腭、口底以及部分牙槽骨的口腔黏膜的统称。被覆黏膜的特点包括:上皮较咀嚼黏膜厚,上皮无角化;固有层一般较咀嚼黏膜厚,胶原含量少。上皮与结缔组织交界较为平坦,结缔组织乳头较为短粗;有较疏松的黏膜下层,并含有多少不等的小唾液腺;柔韧性较高,可抵抗拉伸,有一定的活动度。

背散射

bèi sǎn shè

backscatter, backscattering

通过180°的角度偏转辐射或粒子。

背散射电子成像

bèi sǎn shè diàn zǐ chéng xiàng

backscattered electron (BSE) imaging

应用电子获得的表面高分辨率成像,类似可见光的光镜成像。与光镜相比,其优点为成像的放大率更高和景深更大。该技术通常采用10kV或更高的加速电压,探测高能电子从标本表面的反向散射完成成像。对于表面细节的成像,使用较低的加速电压以减少电子束的穿透、散射和对标本的损害。

背压气孔

bèi yā qì kǒng

back pressure porosity

【同】"闭塞气孔"。

倍他米松

bèi tā mǐ sōng

betamethasone

是可口服、外用或吸入性的糖皮质激素,半衰期长。通过与类固醇细胞质

受体相互作用,从而诱导抗炎作用。可用于治疗银屑病、湿疹、接触性皮炎、瘙痒症和口腔溃疡性炎症性病变等多种疾病。

本体感觉

běn tǐ gǎn jué

proprioception

【同】"本体感受"。

本体感受

běn tǐ gǎn shòu

proprioception

对身体或器官的移动和空间定向的感知。

本体感受器

běn tǐ gǎn shòu qì

proprioceptor

分布于肌、肌腱和关节囊的感觉神经末梢及内耳迷路的感受器,介导与身体或器官移动和空间定向的信号。

苯巴比妥

běn bā bǐ tuǒ

phenobarbital (PB)

长效巴比妥类镇静催眠药,对中枢神经系统具有抑制作用,随剂量不同而具有镇静、催眠、抗惊厥作用,并可抗癫痫。

苯妥英钠

běn tuǒ yīng nà

phenytoin, diphenylhydantoin

对大脑皮层运动区有高度选择性抑制作用,适用于治疗复杂部分性癫痫发作(颞叶癫痫、精神运动性发作)、单纯部分性发作(局限性发作)、全身强直阵挛性发作和癫痫持续状态,也有抗心

律失常和抗三叉神经痛作用。与牙龈增生有关。

苯扎溴铵

běn zhā xiù ǎn

benzalkonium bromide

属季铵类阳离子表面活性广谱杀菌剂,对各种革兰氏阳性和革兰氏阴性细菌有杀菌作用,对芽孢、结核杆菌和铜绿假单胞菌无效,对真菌和某些病毒有效。对皮肤和黏膜无刺激性,主要用于皮肤、黏膜、伤口、物品表面和室内环境消毒。不能用于对医疗器械的灭菌处理。

崩瓷

bēng cí

porcelain fracture

金属烤瓷或全瓷修复体因内聚破坏所发生的瓷断裂或脱落。破坏内聚的原因包括外部应力、设计或制造缺陷、应力残留以及瓷与基底热膨胀系数不相容等。

鼻 - 鼻窦炎

bí bí dòu yán

rhinosinusitis, nasosinusitis

【同】"鼻窦炎"。

鼻孢子菌病

bí bāo zǐ jūn bìng

rhinosporidiosis

在免疫抑制人群中由鼻孢子菌引起的疾病。鼻孢子菌为念珠菌属,可导致口腔真菌病,可能在获得性免疫缺陷综合征(AIDS)患者或其他免疫力差的患者中引起口腔感染(鹅口疮)。念珠菌属是口腔正常菌群的成员,为机会性病原体。

鼻重建

bí chóng jiàn

nasal reconstruction

用赝复体修复因手术、创伤或先天性因素导致的鼻缺损。

鼻唇沟

bí chún gōu

nasolabial sulcus

是由鼻面沟与唇面沟组成,为鼻外侧与面部相连出的凹沟,往下外方延伸至口角外侧面。

鼻道 - 窦口复合体

bí dào dòu kǒu fù hé tǐ

ostiomeatal complex

【同】"窦口 - 鼻道复合体"。

鼻底提升

bí dǐ tí shēng

subnasal elevation

向鼻腔提升鼻底黏骨膜以增加上颌前部骨高度的外科技术,已很少使用。

鼻窦

bí dòu

paranasal sinus

与鼻腔相通的含气空腔,位于鼻腔周围的颌面骨(上颌骨、额骨、蝶骨及筛骨)内的含气空腔,左右对称排列,包括额窦、筛窦、蝶窦和上颌窦。其内表面被覆黏膜,血管丰富。

参见:额窦、筛窦、蝶窦、上颌窦。

鼻窦息肉

bí dòu xī ròu

antral polyp

多房的、悬垂的、不规则形状的水肿性赘生物,常与鼻窦炎有关。

鼻窦炎

bí dòu yán

rhinosinusitis, nasosinusitis, sinusitis

由细菌、病毒、真菌、过敏或自身免疫引起的鼻窦炎症。

鼻额管

bí é guǎn

nasofrontal duct

【同】"额鼻管"。

鼻腭管

bí è guǎn

nasopalatine canal

【同】"切牙管"。

鼻腭管囊肿

bí è guǎn náng zhǒng

nasopalatine duct cyst

为发育性非牙源性囊肿，源自鼻腭管内胚胎残留物。

鼻腭神经

bí è shén jīng

nasopalatine nerve

翼腭神经的分支，属上颌神经终末分支之一。穿过蝶腭孔，分布于鼻中隔，自切牙孔穿出，分布于硬腭前部及上颌前牙腭侧组织。

鼻腭神经阻滞麻醉

bí è shén jīng zǔ zhì má zuì

block anesthesia of nasopalatine nerve

是将麻药注入切牙孔周围或切牙管内以麻醉鼻腭神经的麻醉方法。麻醉范围为上颌前牙腭侧的牙龈、腭侧黏骨膜和牙槽突等骨性结构。临床主要用于该区域牙槽外科和种植外科手术等。

鼻根点

bí gēn diǎn

nasion (N)

骨性标志点，为额鼻缝与正中矢状面的交点。

鼻骨

bí gǔ

nasal bone

成对的颌面部骨，位于上颌骨额突之间，参与构成鼻背部的骨性支持。

鼻后外侧动脉

bí hòu wài cè dòng mài

posterior lateral nasal artery

蝶腭动脉的分支，靠近或位于上颌窦内壁，供应上颌窦的内壁和后壁。它是上颌窦的三个主要供血动脉之一。

参见：眶下动脉、上牙槽后动脉。

鼻棘下点

bí jí xià diǎn

subspinale

【同】"上牙槽座点"。

鼻尖点

bí jiān diǎn

pronasale

软组织标志点，为鼻尖部的最突点。

鼻颏位片

bí kē wèi piān

Waters' projection

【同】"华特位片"。

鼻面沟

bí miàn gōu

nasofacial sulcus

鼻外侧的长凹陷。

鼻旁窦

bí páng dòu

paranasal sinus

【同】"鼻窦"。

鼻切迹

bí qiē jì

nasal notch

是上颌骨前面的内界,构成梨状孔的侧缘和下缘。

鼻缺损

bí quē sǔn

nasal defect

因外伤、肿瘤或感染等原因造成的鼻组织不同程度的残缺,分为全鼻缺损和部分鼻缺损两类。

鼻塞音

bí sè yīn

denasality

鼻腔通道被阻塞时的声音质量,完全没有鼻音散发和鼻腔共鸣,因而听起来好像在感冒。

鼻湍流

bí tuān liú

nasal turbulence

①被迫通过鼻腔小开口的空气,使开口上方的分泌物在移动时产生"沙沙"声。②是指在阻力状态下通过鼻腔的空气。

鼻托

bí tuō

nasion relator

为可调平均值面弓的部件,将其置于鼻根点-蝶鞍点连线和软组织轮廓的交叉点以稳定面弓。

鼻牙槽骨塑形

bí yá cáo gǔ sù xíng

nasoalveolar molding (NAM)

又称鼻-牙槽骨塑形。是在婴儿唇腭裂手术之前,将裂开的口唇聚拢,保持腭裂两侧骨段位置的塑形方法,并有利于哺乳和吞咽。所使用的是预成的器具或个性化设计的修复体,会一直应用到手术修复之前。

鼻咽

bí yān

nasopharynx

为咽的上部,位于鼻后方,高于软腭,向前经鼻后孔通鼻腔,向下自鼻后孔延伸至软腭水平。

鼻赝复体

bí yàn fù tǐ

nasal prosthesis

用于修复鼻缺损的人工假体。

鼻翼

bí yì

ala nasi

是指鼻外侧软骨形成的翼状突起,构成鼻外壁。

鼻翼耳屏线

bí yì ěr píng xiàn

ala-tragus line

一侧鼻翼下缘到同侧耳屏上缘的连线,其与𬌗平面平行,与眶耳平面的交角约为10°。

鼻音

bí yīn

nasality

鼻腔共振产生的语音质量,尤其在鼻

腔共振过度时。

鼻音不足

bí yīn bù zú

hyponasality

由于鼻腔内空气共振不足而产生的声音特征。通常是由于鼻咽或鼻腔阻塞引起的"m""n""ng"音的改变。

鼻音缺乏

bí yīn quē fá

hyponasality

【同】"鼻塞音"。

鼻支撑器

bí zhī chēng qì

nasal stent

为鼻内可摘修复体,用于支撑鼻腔,增加鼻腔的容积和通过的气流,以减轻打鼾。

鼻中隔扣

bí zhōng gé kòu

nasal septal button

【同】"鼻中隔修复体"。

鼻中隔塞

bí zhōng gé sāi

nasal septal plug

【同】"鼻中隔修复体"。

鼻中隔修复体

bí zhōng gé xiū fù tǐ

nasal septal prosthesis

插入鼻内、堵塞鼻中隔穿孔的修复体。

比较

bǐ jiào

comparing

①估计、度量或记录事物之间的相似性或差异性。②将一个对象与标准控制对象进行比较,并描绘它们之间的各种差异的软件特性。常用于比较个性化精确复制对象的尺寸、形状、角度和细节的能力。例如,学生准确复制标准全冠预备的能力。

比例绘图仪

bǐ lì huì tú yí

pantograph

用于将平面图形按比例复制的工具。

比例极限

bǐ lì jí xiàn

proportional limit

在弹性变形阶段,金属材料所承受的应力和应变保持正比的最大应力。

比色

bǐ sè

shade selection, tooth color selection, dental shade selection

①用相对参照物来确定理想颜色及其相关属性的方法与过程。②用相对参照物(余留牙、比色板或预设的颜色)来确定修复体颜色及其相关属性的方法与过程。

比色板

bǐ sè bǎn

shade guide

由瓷粉或树脂制成的若干标准色片,用于天然牙或修复体的比色。

比色仪

bǐ sè yí

chromatometer, chromatoptometer, chromometer, chromoptometer

①用于感知和测定颜色的仪器。②用相对参照物来确定修复体颜色及其相关属性的仪器。

闭合弧
bì hé hú
arc of closure
下颌闭合时,下颌中切牙的近中切点在正中矢状面形成的圆形或椭圆形弧线。

闭合式印模
bì hé shì yìn mú
closed tray impression
【同】"非开窗式印模"。

闭合托盘印模
bì hé tuō pán yìn mú
closed tray impression
【同】"非开窗式印模"。

闭合性刮治
bì hé xìng guā zhì
closed curettage
以不翻瓣方式进行牙周刮治的治疗方法。
参见:刮治。

闭孔器
bì kǒng qì
obturator, section
颌面部赝复体的一部分,用于闭合先天性开口或后天性开口。

闭孔赝复体修整
bì kǒng yàn fù tǐ xiū zhěng
obturator prosthesis modification
修整或更改现有的闭孔赝复体,如修整基托以减轻组织压力、增加边缘封闭或有利于摘戴。

闭口后期弹响
bì kǒu hòu qī tán xiǎng
late closing click
在下颌闭合结束之前,颞下颌关节发出的"咔哒"声,发生于关节盘自前移位置滑向关节窝和髁之间的初始位置时。

闭口力
bì kǒu lì
closure force
肌肉在咀嚼时产生的力。
参见:咀嚼力。

闭口运动
bì kǒu yùn dòng
closing movement
下颌运动使下颌与上颌的垂直向距离逐渐减小的过程。

闭口早期弹响
bì kǒu zǎo qī tán xiǎng
early closing click
在下颌后退运动开始时,颞下颌关节发出的"咔哒"声。

闭塞气孔
bì sè qì kǒng
occluded gas porosity
模具中的气体不能逸出而在铸件中产生的孔隙。

闭锁
bì suǒ
atresia
体内天然腔隙的缺失或关闭。也指因退化而造成的身体某一结构的缺失。

避孕药相关性龈炎
bì yùn yào xiāng guān xìng yín yán
oral contraceptive-associated gingivitis
是指牙龈对菌斑的炎症反应因口服避孕药而明显或加重。

边
biān
edge
①多边形的一个边。②边可以定义模型的形状，也可以被用来转换模型。③边由两个末端的端点定义。交汇、顶点、边和面都是定义多边形对象形状的组成部分。④物体、区域或表面的外部界限。⑤离某事物中心最远的地方或部分。⑥切割工具的缝刃。

边缘
biān yuán
border, margin
①物体的最边沿。②面的边界。③冠、嵌体或其他修复体的外缘。

边缘的
biān yuán de
marginal
关于边缘或边界的，或与其有关的。

边缘封闭
biān yuán fēng bì
border seal
义齿边缘与牙槽黏膜接触所建立的物理屏障，创造有利于义齿固位的负压，并防止液体、气体和食物进入其中。

边缘骨丧失
biān yuán gǔ sàng shī
marginal bone loss

种植体周围牙槽嵴吸收所导致的垂直向骨丧失。

边缘骨吸收
biān yuán gǔ xī shōu
marginal bone resorption
种植体周围牙槽嵴的生理性和病理性骨吸收。

边缘光顺
biān yuán guāng shùn
edge smoothing
【同】"光顺"。

边缘嵴
biān yuán jí
marginal ridge
牙体结构的一个组成部分，为形成殆面边缘、与近中/远中面交界处的牙釉质隆起。

边缘塑形
biān yuán sù xíng
border molding
通过软组织的功能或对其施加的手法来塑形印模材料的边缘，复制软组织的轮廓和维度，以确定基托的边缘位置。
参见：软组织塑形。

边缘位置
biān yuán wèi zhì
border position
边缘运动的最外缘位置。

边缘性龈炎
biān yuán xìng yín yán
marginal gingivitis
【同】"慢性龈炎"。

边缘龈

biān yuán yín

marginal gingiva

【同】"龈缘"。

边缘运动

biān yuán yùn dòng

border movement

在骨、韧带、肌等解剖结构的限制下，下颌在给定平面上所做的最大限度的运动。

边缘组织退缩

biān yuán zǔ zhī tuì suō

marginal tissue recession

【同】"牙龈退缩"。

边缘组织运动

biān yuán zǔ zhī yùn dòng

border tissue movements

在制取义齿印模边缘时，活动附近肌肉和黏膜的动作。

编织骨

biān zhī gǔ

woven bone

胚胎期和幼儿的骨质结构形式（也见于成人骨愈合过程中），内含编织状不规则交错的胶原纤维和未钙化的有机骨基质，缺乏骨板和定向排列的胶原纤维，以后逐渐改建成板层骨。

扁平苔藓

biǎn píng tái xiǎn

lichen planus

常见的慢性黏膜皮肤病，属于免疫反应介导的炎症性疾病。常累及皮肤、口腔黏膜和生殖器黏膜。口腔病变常见、表现多样，最常见呈口腔黏膜白色网纹或白色斑块。病因不明，但常与精神压力、药物、感染等有关。

扁平牙周生物型

biǎn píng yá zhōu shēng wù xíng

flat periodontal biotype

【同】"厚龈生物型"。

扁平龈缘生物型

biǎn píng yín yuán shēng wù xíng

flat gingival biotype

【同】"厚龈生物型"。

变白

biàn bái

blanching

①压迫导致的软组织血供减少呈白色的过程，随着压力的释放，逐渐恢复红色。②修复体戴入过程中牙或种植体周围软组织由于压迫导致的软组织血供减少呈白色的过程。

变速离心

biàn sù lí xīn

variable speed centrifugation

根据物质的沉降系数或浮力密度的差别，利用逐渐改变旋转速度所产生的变化的离心力进行物质的分析、分离、浓缩和提纯。

变态反应

biàn tài fǎn yìng

allergy

【同】"超敏反应"。

变形

biàn xíng

deformation

①物体形状的改变或失真。②一类结

构性缺陷,特征是由不间断的机械力所导致的机体结构或部位的异常形式或位置。

变形性
biàn xíng xìng

flexibility

物体在载荷作用下弹性变形的性质。

变形性骨炎
biàn xíng xìng gǔ yán

osteitis deformans

为原因不明的骨骼疾病,其特征表现为长骨的增厚和弯曲以及颅骨和颌骨的增大。放射线检查可见棉毛样表现。

变应原
biàn yìng yuán

allergen

【同】“过敏原”。

标本
biāo běn

specimen

①用于病理检查的组织,或用于研究其结构的正常组织、器官或生物体。②经过各种处理的动物、植物和矿物等实物,可以长久保存,用于示范、教育、鉴定、考证及其他各种研究。

标称种植体长度
biāo chēng zhòng zhí tǐ cháng dù

nominal implant length

写在制造商标签上的种植体长度。

标称种植体直径
biāo chēng zhòng zhí tǐ zhí jìng

nominal implant diameter

写在制造商标签上的种植体直径。

标记钻
biāo jì zuàn

marking bur

种植窝预备位点的骨表面定位钻。

标准
biāo zhǔn

standard

①质量或成就水准。②为其他类似事物所制定或建立的应遵循的度量或模型。③在比较评估中的度量、规范或模型。

标准差
biāo zhǔn chā

standard deviation (SD)

为总体各单位标准值与其平均数离差平方的算术平均数的平方根,反映一个数据集的离散程度。

标准观察者
biāo zhǔn guān chá zhě

standard observer

具有视觉反应机制的假设观察者,具有国际照明委员会(CIE)在1931年定义的量热特性,代表具有正常色觉的人群。

标准光源
biāo zhǔn guāng yuán

standard light source

光谱功率分布已知的参考光源。

标准化
biāo zhǔn huà

standardization, standardize

为共同和重复使用制订的条款。①物质或程序标准的制订。②与标准进行比较或相符。③使任何制剂达到指定的质量或成分标准。

标准基台
biāo zhǔn jī tái

standard abutment

与种植体 - 基台连接相匹配的原厂预成基台。"标准基台"的含义只代表制造商为其特定品牌种植体提供的适配基台产品。

标准色
biāo zhǔn sè

primary colors

【同】"原色"。

标准施照体
biāo zhǔn shī zhào tǐ

standard illuminant, standard light source

国际照明委员会（CIE）为统一颜色测量时的照明所规定的光源，根据相对功率分布曲线定义光源的种类。

标准误
biāo zhǔn wù

standard error (SE)

均数抽样分布的离散程度及衡量均数抽样误差大小的尺度。

标准细分曲面语言
biāo zhǔn xì fēn qū miàn yǔ yán

standard tessellation language (STL)

描述三维物体表面几何形状的文件格式，广泛应用于快速成型和计算机辅助制造。

标准镶嵌语言
biāo zhǔn xiāng qiàn yǔ yán

standard tessellation language (STL)

【同】"标准细分曲面语言"。

标准直径种植体
biāo zhǔn zhí jìng zhòng zhí tǐ

standard-diameter implant

体部直径约为 4.0mm 的骨内根形种植体。

表层皮片
biǎo céng pí piàn

epidermal skin graft, razor-thin graft, Ollier-Thiersch graft

【同】"刃厚皮片"。

表面变化
biǎo miàn biàn huà

surface alteration

通过加法或减法表面处理，改变种植体表面特征。

表面处理
biǎo miàn chǔ lǐ

surface treatment

对种植体表面结构或化学性质的修改，旨在改变表面特性，包括加法或减法处理。

表面粗糙度
biǎo miàn cū cāo dù

surface roughness

种植体纹理表面的定性和定量特征，可以通过触针轮廓仪进行二维确定（R 值），或通过共聚焦激光扫描仪进行三维确定（S 值）。

参见：种植体表面特征、R 值、S 值。

表面活性剂
biǎo miàn huó xìng jì

surfactant

表 27

是指在表面发挥作用的试剂,可降低两种液体或液体与固体之间界面的表面张力。

表面结合

biǎo miàn jié hé

surface bonding

泛指在种植体体部进行添加的表面处理。

表面轮廓匹配

biǎo miàn lún kuò pǐ pèi

surface contour matching

【同】"表面匹配"。

表面麻醉

biǎo miàn má zuì

superficial anesthesia, topical anesthesia

将局部麻醉药直接应用于黏膜、角膜或皮肤表面的麻醉方法。

表面能

biǎo miàn néng

surface energy

【同】"表面自由能"。

表面匹配

biǎo miàn pǐ pèi

surface matching

是指从两幅待匹配的三维图像中提取表面模型,利用计算机优化算法寻求模型间的几何变换,获得匹配后图像之间最小差异度的方法。

表面生物活性陶瓷

biǎo miàn shēng wù huó xìng táo cí

surface bioactive ceramic

【同】"生物活性陶瓷"。

表面因子

biǎo miàn yīn zǐ

hageman factor

启动内源性凝血途径的活性因子。接触被损坏的血管内皮表面后被激活为凝血因子 XII a,通过激活因子 XI 启动内源性凝血途径并参与激活激肽和纤维蛋白溶解途径。

表面张力

biǎo miàn zhāng lì

surface tension

水等液体会产生使表面尽可能缩小的力,就像液滴形成球形一样,是液体分子的内聚现象。

表面转位细菌

biǎo miàn zhuǎn wèi xì jūn

surface translocating bacteria (STB)

可滑动运动的革兰氏阴性杆菌,可以存在于牙菌斑中,包括直肠弯曲菌、侵蚀艾肯菌和二氧化碳嗜纤维菌。

表面自由能

biǎo miàn zì yóu néng

surface free energy

恒温恒压条件下,增加单位面积时系统自由能的增量,或形成单位新表面所需的恒温可逆功。单位为焦耳/米^2。

表皮

biǎo pí

epidermis

被覆于皮肤浅层的角化的复层鳞状上皮,主要含有分层排列的角质形成细胞,以及散在分布于角质形成细胞之间的少数非角质形成细胞(包括黑素细胞、朗格汉斯细胞和梅克尔细胞)。表皮包括基底层、棘层、颗粒层、透明层和角质层等五层结构。

表皮葡萄球菌

biǎo pí pú táo qiú jūn

Staphylococcus epidermidis

排列成葡萄状的革兰氏阳性有氧球菌,直径约1.0μm,无鞭毛,不能运动。常在龈上菌斑中检出。

表皮生长因子

biǎo pí shēng zhǎng yīn zǐ

epidermal growth factor (EGF)

是促有丝分裂的多肽,为胚胎发生的必需生长因子,能够调节细胞尤其是上皮细胞的生长、存活、迁移、凋亡、增殖和分化,在创口愈合中亦起到重要作用。

表皮脱落

biǎo pí tuō luò

exfoliation

皮肤最外层的无活性上皮细胞脱落。

表皮细胞

biǎo pí xì bāo

epidermal cell

包括角质形成细胞和极少量的非角质形成细胞,位于皮肤的外层。

表型

biǎo xíng

phenotype

由遗传和环境影响决定的生物体上的个体表达。

丙泊酚

bǐng bó fēn

propofol

为烷基酚类的短效静脉麻醉药,用于全身麻醉的诱导和维持。

丙交酯糖苷共聚物

bǐng jiāo zhǐ táng gān gòng jù wù

polyglactin

①以乳酸为主要原料的聚合物。②由纯化丙交酯和糖苷制成的多股编织材料,用于制造可吸收缝合线、膜或网。

丙酸杆菌属

bǐng suān gǎn jūn shǔ

Propionibacterium spp.

革兰氏阳性厌氧杆状细菌,主要见于乳酪、乳制品、皮肤和龈下菌斑。

丙烯酸树脂

bǐng xī suān shù zhī

acrylic resin

丙烯酸或甲基丙烯酸甲酯聚合生成的热塑性树脂,为牙科树脂的主要成分。

丙烯酸树脂饰面

bǐng xī suān shù zhī shì miàn

acrylic resin veneer

用丙烯酸树脂覆盖牙或修复体表面,形成色泽自然的外观。

丙烯酸酯冠

bǐng xī suān zhǐ guān

acrylic crown

泛指丙烯酸酯类材料制作的牙冠。

丙烯酸酯类修复体

bǐng xī suān zhǐ lèi xiū fù tǐ

acrylic restoration

泛指丙烯酸酯类材料制作的修复体。

丙型肝炎

bǐng xíng gān yán

Hepatitis C (HCV)

一种主要通过血液、性和母婴传播的

肝炎类型,由丙型肝炎病毒引起,可导致肝脏炎症坏死。约 50% 的急性感染患者发展为慢性肝炎。

丙型色盲
bǐng xíng sè máng

tritanopia

色盲的一类,红色 - 蓝色和绿色 - 黄色的刺激相混淆。常由视网膜疾病所导致,但可以遗传。

并发症
bìng fā zhèng

complication

①是指由某种疾病所引起的新的疾病或症状。②在某种疾病治疗过程之中新产生的疾病或症状,是当前的医疗技术水平无法完全避免的。

并列
bìng liè

juxtaposition

【同】"并置"。

并置
bìng zhì

juxtaposition

两件事或两件物体邻接、连续或并行排列。

并置性骨生长
bìng zhì xìng gǔ shēng zhǎng

appositional bone growth

【同】"同位性骨生长"。

病变
bìng biàn

lesion

组织的任何病理性变化、创伤性间断

或部分的功能丧失。

病毒
bìng dú

virus

一类微小(15~300nm)的病原微生物,其特征在于缺乏独立代谢,在宿主活细胞内才能复制并具有致病能力。病毒可根据其基因组(DNA 或 RNA)进行分类。

病毒性牙龈病
bìng dú xìng yá yín bìng

gingival diseases of viral origin

波及牙龈的口腔黏膜急性病毒感染,特征为发红、多疱、易破溃,并形成溃疡。

病毒学
bìng dú xué

virology

对病毒 - 宿主生物系统的研究。

病理𬌗
bìng lǐ hé

pathogenic occlusion

能够引起口颌系统功能紊乱甚至病理性改变的非正常𬌗。

病理性充血
bìng lǐ xìng chōng xuè

pathological hyperemia

各种病理状态下器官或局部组织的充血。

病理性骨折
bìng lǐ xìng gǔ zhé

pathologic fracture

【同】"自发性骨折"。

病理性牙移位

bìng lǐ xìng yá yí wèi

pathologic dental migration

与疾病过程相关的牙自原来位置的移动。

病历

bìng lì

case history

对患者疾病的发生与病史、疾病的发展与转归以及检查、诊断、治疗等医疗活动过程的详细记录。对采集的资料加以归纳、整理与综合分析,是诊断和治疗疾病的依据,并且对医疗、预防、教学、科研和医院管理等都有重要的作用。

病例

bìng lì

case

非标准术语、俚语。是指:①一个患者。②特定的疾病实例。有时被不正确地用于指代处于某种病程的患者。

病例报告

bìng lì bào gào

case report

对一位患者或一群患者的诊断、治疗和预后的描述性研究报告。

病例对照研究

bìng lì duì zhào yán jiū

case-control study

是"由果推因"的回顾性和观察性研究,主要研究疾病与危险因素的关联性。通常是通过比较一组阳性症状的患者(实验组)和一组没有阳性症状的患者(对照组)来确定可能导致某种疾病的因素。

病例系列

bìng lì xì liè

patient series, case series

①对一系列具有特定诊断和治疗的患者进行分析,不涉及对照组。②英文"case series"是英文"patient series"的非标准术语。

病史

bìng shǐ

patient history, case history

①患者的医疗和牙科病史记录。②收集的有关患者个人、家庭和环境因素等数据,以及可能对分析、诊断和治疗疾病有用的任何其他信息。③英文"case history"是英文"patient history"的非标准术语。

病损

bìng sǔn

lesion

【同】"病变"。

病态

bìng tài

pathosis

①疾病。②当前的疾病状态。

病因

bìng yīn

etiologic factors

①疾病或病变的起因或促进因素,包括体内、体外因素。②与疾病的起因、改变或延续相关的广义生物学因素。

病因学

bìng yīn xué

etiology

①引起疾病或失调的原因或起源因

素。②对致病因素的研究或理论。③研究疾病起因的学科。

病原体
bìng yuán tǐ

pathogen

可引起疾病的任何微生物。

病灶
bìng zào

nidus

疾病起始的中心点或集中位置。

波长
bō cháng

wave length

两个相邻波峰（或相同相位）之间的距离。

波塞特边缘运动
bō sài tè biān yuán yùn dòng

Posselt's envelope of motion

【同】"边缘运动"。

波塞特运动图形
bō sài tè yùn dòng tú xíng

Posselt's figure

在边缘运动中，切点在矢状面的投影。参见：边缘运动。

玻璃化
bō li huà

vitrification

在高温下陶瓷逐渐熔化成为无定形玻璃状材料的过程。

玻璃离子
bō li lí zǐ

glass ionomer

由酸溶性玻璃、聚丙烯酸和水经过酸碱反应凝固后形成的具有粘接性能的材料。

玻璃渗透陶瓷
bō li shèn tòu táo cí

glass-infiltrated dental ceramics

烧结成多孔状并随后用玻璃浸渗的牙科陶瓷。

玻璃碳
bō li tàn

vitreous carbon

具有玻璃状无定形结构的生物材料，曾用于制作种植体或种植体涂层。

玻璃陶瓷
bō li táo cí

glass-ceramic

是由玻璃结晶而成的陶瓷材料，由晶相和部分玻璃相组成。

玻璃纤维
bō li xiān wéi

polyglass

是树脂 - 陶瓷复合材料，可用作直接修复材料或 CAD/CAM 间接修复材料。

剥离
bō lí

denudation

①从任何表面去除覆盖物的过程。②手术或疾病脱除外层（上皮）的过程。③在牙周手术中，常指去除覆盖骨表面的所有软组织。

剥离子
bō lí zǐ

elevator

分离全厚皮瓣或全厚黏骨膜瓣的外科手术器械。依据不同的手术部位,有不同的外形设计。

剥脱性龈炎
bāo tuō xìng yín yán
desquamative gingivitis
游离龈和附着龈的弥漫性炎症,可见表皮剥脱。可能是一个或多个囊泡糜烂性病变的表现,也可能与更年期或应激有关。

伯力量规
bó lì liáng guī
Boley gauge
为游标卡尺式滑动量规,用于测量厚度和线性维度。

泊松比
bó sōng bǐ
Poisson's ratio
材料受轴向载荷作用时,在其比例极限范围内,横向应变与轴向应变之比的绝对值,为表征材料横向变形特性的参数。

铂箔
bó bó
platinum foil
为高熔点的贵金属箔,通常适用于各种焊接程序的介质和瓷修复体的内衬基底。

箔
bó
foil
锤打或轧制成的非常薄的柔韧性金属片,材料通常是金、铂或锡,包括金箔、铂箔和锡箔。

补偿曲线
bǔ cháng qū xiàn
compensating curve, compensating curvature
①为实现平衡𬌗,人工牙𬌗面和切缘排列而成的前后向的曲线(从正中面观)和中外侧的曲线(从冠状面观)。②人工牙排列成的弧线。在可摘全口义齿修复中,以防止由髁导和切导产生的在下颌侧方和前伸运动中义齿的脱位。

补体
bǔ tǐ
complement
【同】"补体系统"。

补体系统
bǔ tǐ xì tǒng
complement system
是一组存在于人和动物体液中及细胞表面、经活化后可介导免疫和炎症反应的蛋白质,包括30多种可溶性蛋白和膜结合蛋白。

哺乳动物胶原酶
bǔ rǔ dòng wù jiāo yuán méi
mammalian collagenase
降解自体胶原蛋白的蛋白水解酶。参与组织修复或胚胎发育过程中的胶原降解。

不典型骨组织增生
bù diǎn xíng gǔ zǔ zhī zēng shēng
osseous dysplasia
为良性纤维骨性病变,又称之为骨结构不良。在颌骨内,活髓牙根尖区的牙槽骨先是被纤维性结缔组织所替代,然后被骨样组织所替代。

不对称

bù duì chèn

asymmetry

通常也称为非对称。是指：①没有对称性、两侧不是镜像关系，如身体两侧相应部位或器官的非镜像关系。②双侧面部特征的不和谐关系。③上颌牙和下颌牙在闭口或功能运动时的不和谐关系。

不对称性

bù duì chèn xìng

asymmetrical

用于描述事物的非对称特征。

不对称运动

bù duì chèn yùn dòng

asymmetry of movement

是指下颌在侧方开口和闭口运动过程中的不对称现象，尤其是从冠状面上观察。

不翻瓣拔牙

bù fān bàn bá yá

flapless extraction

不翻开患牙周围黏骨膜，保持周围软组织结构完整的拔牙方式。

不翻瓣手术

bù fān bàn shǒu shù

flapless surgery

【同】"不翻瓣种植手术"。

不翻瓣种植手术

bù fān bàn zhòng zhí shǒu shù

flapless implant surgery

不翻软组织瓣，或只去除种植窝冠方牙槽嵴顶部分软组织的种植体植入程序。

不间断缝合

bù jiān duàn féng hé

uninterrupted suture

【同】"连续缝合"。

不可复性关节盘移位

bù kě fù xìng guān jié pán yí wèi

disc displacement without reduction, disk displacement without reduction

颞下颌关节盘在静止时已沿前 - 内方向移位、下颌运动时亦不能恢复正常位置的关节盘移位。

不可见光谱

bù kě jiàn guāng pǔ

invisible spectrum

除可见光外的其他所有人眼所不能感知的波长的电磁波，包括无线电波、微波、红外线、紫外线、X 射线、γ 射线和远红外线等。

不可逆性水胶体

bù kě nì xìng shuǐ jiāo tǐ

irreversible hydrocolloid

由海藻酸溶胶组成的水胶体，因不可逆化学反应而形成不溶性海藻酸钙，是固化后具有弹性的印模材料。

不可逆性印模材料

bù kě nì xìng yìn mú cái liào

irreversible impression materials

凝固之后不能再恢复到原有形态的印模材料。

不可调节𬌗架

bù kě tiáo jié hé jià

nonadjustable articulator

仅为中文文献对"不可调节咬合架"的释义与表达。

参见:不可调节咬合架。

不可调节咬合架

bù kě tiáo jié yǎo hé jià

nonadjustable articulator

只能重现牙尖交错位的咬合架,可以模拟下颌垂直向的开闭口运动,但不能模拟下颌的前伸及侧方运动。

不可吸收的

bù kě xī shōu de

nonabsorbable, nonresorbable

在体内不随时间延长而降解和不被机体生物活性所吸收的材料特性。

不可吸收性缝合线

bù kě xī shōu xìng féng hé xiàn

nonresorbable suture

不能被体内蛋白酶消化分解或水解作用吸收的外科缝合线,包括丝线、尼龙线和乙烯基线、棉线和金属线等。

不可吸收性缝线

bù kě xī shōu xìng féng xiàn

nonresorbable suture

【同】“不可吸收性缝合线”。

不可吸收性屏障膜

bù kě xī shōu xìng píng zhàng mó

nonresorbable membrane

具有生物惰性、生物不可降解特点的屏障膜,包括膨体聚四氟乙烯膜、钛加强膨体聚四氟乙烯膜、钛膜和微孔滤膜等。需要二次手术将膜取出。

不全角化

bù quán jiǎo huà

parakeratinization, parakeratosis

角化黏膜上皮的角化层细胞中仍含有浓缩、未消失的细胞核的现象。常见于牙龈或某些黏膜病变。

不透明

bú tòu míng

opaque, opacity

是指物体能吸收和／或反射所有的光,并阻止任何光传输。

不透明瓷

bú tòu míng cí

opaque porcelain

用于金属基底的第一层瓷,以建立金属和瓷之间的结合并掩盖金属氧化层的深色,为修复体提供主体颜色来源。

不透明调节瓷

bú tòu míng tiáo jié cí

opaque modifier

有色饰瓷,可与不透明牙本质瓷按比例混合使用,以增加所需颜色的饱和度。

不透明牙本质瓷

bú tòu míng yá běn zhì cí

opaque dentin

增加不透明性的改良体瓷,用于需要减少透光性的位置,以模拟天然牙的解剖学特征。

不完整螺纹

bù wán zhěng luó wén

incomplete thread

牙底形状完整、牙顶因与工件圆柱表面相交而形状不完整的螺纹。

不稳定

bù wěn dìng

instability

是指种植体植入之后种植体与种植窝

缺乏机械啮合作用。

参见：初始稳定性。

不协调

bù xié tiáo

incoordination

不能平稳、可控和对称动作的运动。

不锈钢

bù xiù gāng

stainless steel

含有至少 12% 的铬，以及镍、锰、碳、氮等元素的铁基合金。

布尔对象

bù ěr duì xiàng

Boolean object

在计算机图形学中，布尔是两个对象结合的复合物，称为操作对象。用于建模过程中无缝连接对象和切割孔洞，包括合并、相交和减法等三种操作方式。合并是把两个物体合并成一个连续的表面。相交是利用两个操作对象的重叠体积创建一个对象。减法或差分是最常见的操作，即一个操作对象作为一个工具在另一个操作对象上切割孔洞。

布尔二进制变量

bù ěr èr jìn zhì biàn liàng

Boolean

以乔治·布尔（George Boole）命名的计算机二进制逻辑（具有两个可能的值，分别为"true"和"false"），可以识别一个单词关联的搜索关系，与文献数据库的搜索相关。

布尔规则

bù ěr guī zé

Bull rule, BULL

为上颌颊尖、下颌舌尖英文"buccal of the upper, lingual of the lower (cusps)"的首字母缩写，适用于斯凯勒（Schuyler）的正常相关牙列的调𬌗规则，即调整为在最大牙尖交错位时下颌颊尖和上颌舌尖接触，而上颌颊尖和下颌舌尖不接触。

布朗分类

bù lǎng fēn lèi

Brown classification

布朗（Brown）等于 2000 年提出的上颌骨缺损分类。①按垂直缺损的范围分为 4 类。1 类：不伴有口腔上颌窦瘘的上颌骨缺损，包括牙槽突缺损及单纯硬腭缺损；2 类：上颌骨低位切除后缺损，包括牙槽突及上颌窦壁，但不包括眶底；3 类：上颌骨高位切除后缺损，包括眶底；4 类：根治性上颌骨切除导致的缺损，包括眼球。②根据水平缺损或腭部缺损的范围又可将 2~4 类缺损附加 a、b、c 三类。a 类：单侧牙槽突和硬腭缺损；b 类：双侧牙槽突和硬腭缺损；c 类：整个牙槽突和硬腭缺损。

布仑马克桥

bù lún mǎ kè qiáo

Brånemark bridge

【同】"复合式种植修复体"。

布伦斯基和赫利模型

bù lún sī jī hé hè lì mó xíng

Brunski and Hurley model

预测多颗种植体支持的修复体中每个种植体负荷及其力矩的模型。

布罗德里克𬌗平面分析仪

bù luó dé lǐ kè hé píng miàn fēn xī yí

Broadrick occlusal plane analyzer

是指附着在咬合架的上颌元件上部的平面样结构。该技术包含使用蒙森球面理论来确定𬌗平面,即使用圆规在布罗德里克分析仪上作两个半径为4英寸的相交圆弧,旋转中心分别位于尖牙牙尖和第二磨牙的远中颊尖处,其相交点再作为旋转中心,绘制出半径为4英寸的弧,这个弧决定了𬌗平面。

布洛芬
bù luò fēn

ibuprofen

为非甾体类抗炎药,通过抑制环氧化酶干扰前列腺素的合成,具有解热镇痛作用。

布美他尼
bù měi tā ní

bumetanide

强效袢类利尿药,高效、速效和低毒。为呋塞米衍生物,适应证同呋塞米。

参见:呋塞米。

布瑟剥离子
bù sè bō lí zǐ

Buser elevator

由丹尼尔·布瑟(Daniel Buser)设计的种植外科用黏骨膜剥离子,尖锐端用于精细剥离牙间乳头,宽圆端用于从骨面剥离黏骨膜。

部分覆盖固位体
bù fen fù gài gù wèi tǐ

partial-coverage retainer

固定局部义齿的组成部分,是使用如铸造金属合金、陶瓷或树脂等材料包绕经过预备的剩余牙体以修复缺失结构的人工替代物,通过机械或粘接固位。

部分覆盖冠
bù fen fù gài guān

partial-coverage crown

用铸造金属合金、陶瓷或树脂等材料将部分的剩余牙结构覆盖以修复牙体缺损的人工替代物,通过机械或粘接固位。

部分覆盖修复体
bù fen fù gài xiū fù tǐ

partial-coverage restoration

泛指高嵌体、部分覆盖固位体和四分之三冠等覆盖部分牙冠的修复体。

参见:高嵌体、部分覆盖固位体、四分之三冠。

部分冠
bù fen guān

partial crown

覆盖部分牙冠表面的修复体。

部分缺牙
bù fen quē yá

partial anodontia

【同】"牙列缺损"。

部分饰面冠
bù fen shì miàn guān

partial veneer crown

非标准术语。为天然牙的部分冠和冠的部分饰面的总称。

部分脱位
bù fen tuō wèi

partial dislocation

是指关节盘移位,导致严重的盘-髁复合体功能受损。

部分牙列托盘

bù fen yá liè tuō pán

partial arch tray

用于制取牙列局部印模的托盘。

C

擦伤
cā shāng
excoriate, excoriation, abrasion
与硬物摩擦所导致的皮肤表面损伤。

材料反应
cái liào fǎn yìng
materials response
材料在生物环境作用下发生的性能改变,如蜕变和降解。

采血
cǎi xuè
blood sampling
经静脉或动脉采取血液标本的过程。

采血管
cǎi xuè guǎn
blood sampling tube
无菌封闭的一次性负压真空玻璃管或塑料管,可定量采血。

采血针
cǎi xuè zhēn
blood sampling needle
用于采集血样并与采血管配套使用的一次性无菌器械,由针头和针杆组成。

彩度
cǎi dù
chroma, saturation
【同】"饱和度"。

彩虹色
cǎi hóng sè
iridescent

由干涉、折射或衍射产生的颜色。

参考架
cān kǎo jià
reference frame
在导航手术为避免导航定位跟踪偏差而设计的刚性参考定位装置,是虚拟数据和现实解剖位置一一对应的关键结构。该装置在术中相对于患者的术区位置不能改变,往往固定在术区附近的骨或牙等硬组织上。

参考平面
cān kǎo píng miàn
plane of reference
为其他平面定位的参照平面,具有给定标志点。

参考平面定位器
cān kǎo píng miàn dìng wèi qì
reference plane locator
面弓系统的部件之一,用于将患者的参考平面转移到咬合架上。

参考扫描
cān kǎo sǎo miáo
reference scan
扫描诊断蜡型或尚未被预备的牙列等对象的技术,可用于制作个性化模板。

残余囊肿
cán yú náng zhǒng
residual cyst
发生于颌骨的牙源性囊肿,相关牙拔除后仍留在颌骨内,可能为根尖周囊肿或含牙囊肿。

残余脓肿

cán yú nóng zhǒng

residual abcess

由先前炎症残留物引起的持续性脓性病变,影像学检查常见透射影像。

侧壁开窗上颌窦底提升

cè bì kāi chuāng shàng hé dòu dǐ tí shēng

lateral window technique for sinus floor elevation, lateral window technique

在上颌窦外侧壁开骨窗,获得进入上颌窦的入路,剥离并抬起上颌窦底及其周围黏骨膜,植入骨增量材料,增加窦底骨高度,同期或分阶段植入种植体。

参见:上颌窦底提升。

侧方关系

cè fāng guān xì

lateral relation

"侧方颌关系"的过时术语。

参见:侧方颌关系。

侧方𬌗间记录

cè fāng hé jiān jì lù

lateral interocclusal record

下颌在做右侧或左侧侧方运动时与对颌牙或牙弓的𬌗关系记录,用于评估对侧侧方髁道和倾斜度。

侧方颌关系

cè fāng hé guān xì

lateral mandibular relation

①中文文献释义:下颌在保持一侧上颌与下颌牙接触时,向该侧移动过程中的上颌与下颌之间的位置关系。②英文文献释义:下颌与上颌在正中矢状面的左侧或右侧的位置关系。

侧方髁道

cè fāng kē dào

lateral condylar path

下颌侧方运动时非工作侧髁在关节腔内的运动路径。

侧方髁道斜度

cè fāng kē dào xié dù

lateral condylar inclination

下颌做侧方运动时,非工作侧髁向前内方运动(前后运动)轨迹与正中矢状面的夹角。

侧方咬合记录

cè fāng yǎo hé jì lù

lateral checkbite

"侧方𬌗间记录"的俚语。是指将可硬化材料置于切端或𬌗面制成的牙或颌骨之间的位置关系记录。

侧方运动

cè fāng yùn dòng

lateral movement

过时的术语。是指在矢状面上向右或向左的运动。

侧副韧带

cè fù rèn dài

collateral ligaments

【同】"副韧带"。

侧后移

cè hòu yí

lateroretrusion

工作侧髁的侧向和向后运动。

侧貌轮廓记录

cè mào lún kuò jì lù

profile record

人体面部侧貌轮廓的记录。

侧面轮廓
cè miàn lún kuò

profile

① 从侧面观察时，物体或结构的外形轮廓。② 从侧面观察时，人体面部的轮廓。

侧前伸
cè qián shēn

lateroprotrusion

是指下颌髁的在前伸运动时，包含侧向移动。

侧切牙
cè qiē yá

lateral incisor

第二颗切牙，位于中切牙与尖牙之间。

侧韧带
cè rèn dài

collateral ligaments

【同】"副韧带"。

侧上移
cè shàng yí

laterosurtrusion

工作侧髁的侧向和向上移动。

侧突
cè tū

lateral protrusion

【同】"侧前伸"。

侧位头颅测量片
cè wèi tóu lú cè liáng piān

lateral cephalometric projection

使用头颅定位仪拍摄的侧位头颅片，用于测量和分析颅面部结构之间的相对位置关系，尤其是颅底与面部结构之间的相对位置关系。俗称侧位头影测量片或定位侧位头影测量片。

侧位头颅片
cè wèi tóu lú piān

lateral cephalograph, lateral skull projection, lateral cephalogram

从侧向显示颅及面部骨骼结构的口外放射线片。

侧下移
cè xià yí

laterodetrusion

工作侧髁的侧向和向下运动。

侧向贝内特位移
cè xiàng bèi nèi tè wèi yí

lateral Bennett shift

【同】"贝内特运动"。

侧向的
cè xiàng de

lateral

① 正中矢状面左侧或右侧的任何位置。② 表示远离身体或结构正中面或中线的位置。

侧向力
cè xiàng lì

lateral force

在口腔医学中，指轴向力以外的力，即未沿轴向的力。

侧向移位
cè xiàng yí wèi

lateral side shift

"下颌侧移"的非标准术语。

参见：下颌侧移。

侧向运动
cè xiàng yùn dòng

laterotrusion

工作侧髁在水平面上的运动。该术语可与髁在其他平面的运动结合使用。

侧牙周脓肿
cè yá zhōu nóng zhǒng

periodontal abcess

【同】"牙周脓肿"。

侧移
cè yí

side-shift

"下颌侧移"的非标准术语。

参见：下颌侧移。

测量杆
cè liáng gǎn

measuring pin

【同】"深度测量尺"。

测试试管
cè shì shì guǎn

test tube

由玻璃或塑料等材料制成的管状容器，可用于常温或加热条件下少量试剂或物质的化学反应。

测试种植体
cè shì zhòng zhí tǐ

implant try-in, trial-fit gauge

用于测量种植窝的种植体体部替代体。

测试组
cè shì zǔ

test group

【同】"试验组"。

测斜仪
cè xié yí

clinometer

【同】"倾斜仪"。

层
céng

lamina

在解剖学中，是指较大复合结构（如骨或组织）中的薄层板样结构。

层粘连蛋白
céng zhān lián dàn bái

laminin

由至少15个成员组成的异源三聚体糖蛋白家族，是由多种类型细胞合成的细胞外基质成分，在各种动物的胚胎及成体组织中构成基膜结构，还与糖胺聚糖结合，是基底膜中IV型胶原与周围基质结合的桥梁，与细胞的黏着、迁移等重要功能有关。

差异描图
chā yì miáo tú

difference mapping

提供比较两个或多个对象及其差异能力的计算机软件功能。例如，比较和量化由于磨损或腐蚀引起的牙形态随时间的改变。

差异治疗计划
chā yì zhì liáo jì huà

differential treatment planning

对患者进行风险 - 效益评估之后，从各种可行方案中确定最合适的治疗方案时，评估牙科医生角度和患者角度考量差异的过程。

插入

chā rù

insertion, insert

在口腔医学中,是指将材料植入组织内的行为。

插销固位修复体

chā xiāo gù wèi xiū fù tǐ

cross-pinned restorations

【同】"横向螺钉固位修复体"。

衩口

chà kǒu

vent

接近种植体根尖部位的体部开口设计,允许组织向内生长,以增加固位力、稳定性和抗旋转性。

掺铒钇铝石榴石激光

chān ěr yǐ lǚ shí liú shí jī guāng

Er: YAG laser

【同】"铒激光"。

掺铒钇铝石榴石牙科激光

chān ěr yǐ lǚ shí liú shí yá kē jī guāng

Er: YAG dental laser

【同】"铒激光"。

掺钕钇铝石榴石激光

chān nǚ yǐ lǚ shí liú shí jī guāng

Nd: YAG laser

【同】"钕激光"。

掺钕钇铝石榴石牙科激光

chān nǚ yǐ lǚ shí liú shí yá kē jī guāng

Nd: YAG dental laser

【同】"钕激光"。

掺杂剂

chān zá jì

dopant

是指加入其他材料(例如牙科修复材料)以改变其机械性能的成分,例如氧化锆中加入少量氧化钇之后使其更加稳定。

产黑色素拟杆菌

chǎn hēi sè sù nǐ gǎn jūn

Bacteroides melaninogenicus

【同】"产黑色素普氏菌"。

产黑色素普氏菌

chǎn hēi sè sù pǔ shì jūn

Prevotella melaninogenicus

普雷沃菌属中最常见的细菌。

颤动线

chàn dòng xiàn

vibrating line

上颌腭后部的一条假想线,为划分活动和非活动组织的标志,发"啊"音时出现轻微的颤动现象。对上颌全口义齿的设计具有参考意义。

长焦距平行投照技术

cháng jiāo jù píng xíng tóu zhào jì shù

distant paralleling technique

【同】"平行投照技术"。

长石

cháng shí

feldspar

①指一组矿物,主要是钠、钾、钙或钡的硅铝酸盐,是几乎所有结晶岩的基本成分。②一类硅酸铝晶体矿物,含有钠、钾、钙或钡,是许多口腔科陶瓷

的主要成分。

长石瓷
cháng shí cí
feldspathic porcelain, feldspathic ceramics
由天然长石构成的陶瓷。

长石性
cháng shí xìng
feldspathic
与长石有关的或含有长石的,尤其是陶瓷釉质。

长遮线筒技术
cháng zhē xiàn tǒng jì shù
long-cone technique
【同】"平行投照技术"。

长正中
cháng zhèng zhōng
long centric
①依据英文文献:下颌可自由闭合至正中关系或其稍前方,而不改变前牙的垂直距离。②依据中文文献:从后退接触位向牙尖交错位的 0.5~1mm 移动范围内,双侧后牙均匀对称接触、无偏斜。

长正中咬合
cháng zhèng zhōng yǎo hé
long centric articulation
"牙尖接触区"的非标准术语。
参见:牙尖接触区。

长轴
cháng zhóu
longitudinal axis
【同】"矢状轴"。

常规负荷
cháng guī fù hè
conventional loading
种植体植入后,3~6 个月之间戴入最终种植修复体,修复体与对颌存在功能性𬌗接触。种植体愈合期间不进行即刻或早期负荷。

肠胃给药
cháng wèi gěi yào
enteral administration
通过胃肠道或口腔黏膜,例如口服、直肠或舌下吸收药物的任何给药方式。

肠线
cháng xiàn
catgut suture, surgical gut, catgut
为可吸收缝线,用作手术缝线或结扎线。提取自羊肠等哺乳动物的胶原蛋白,可被机体组织吸收。

场景文件
chǎng jǐng wén jiàn
scene file
该文件格式包括严格定义的语言或数据结构,作为对虚拟场景的描述,包含几何、视点、纹理、照明和阴影信息。场景文件中包含的数据会传送到渲染程序进行处理,并输出为数字图像或栅格图像文件。

超短种植体
chāo duǎn zhòng zhí tǐ
extra-short implant
是指骨内部分长度≤5mm 的种植体。

超快激光切割
chāo kuài jī guāng qiē gē
ultrafast laser cutting

利用激光脉冲宽度小于 10 皮秒的激光束作为热源的热切割方法。

超敏反应

chāo mǐn fǎn yìng

hypersensitivity

机体受到某些抗原刺激时,出现的生理功能紊乱或组织细胞损伤等异常的适应性免疫应答。

超前镇痛

chāo qián zhèn tòng

preemptive analgesia

在疼痛刺激之前用药理学措施进行干预,其目的是在感受伤害的机制被触发之前将其抑制。

超亲水的

chāo qīn shuǐ de

superhydrophilic, super-hydrophilic

具有超亲水性、固体表面与水的接触角接近于 0°。

超亲水性

chāo qīn shuǐ xìng

superhydrophilicity

由表面化学组成和微观几何结构决定的固体表面极易被浸润的特性,水滴在该表面的接触角接近于 0°。

超声

chāo shēng

ultrasonic, supersonic

【同】"超声波"。

超声波

chāo shēng bō

ultrasonic wave

频率超过 20kHz 的机械振动波,不能被人耳所听见。

超声波扫描仪

chāo shēng bō sǎo miáo yí

ultrasound scanner

以超声波为被探测信息的载体,提取生物组织器官的内部信息,并通过计算机处理技术等手段进行即刻成像的设备。

超声刺激

chāo shēng cì jī

ultrasound stimulation

通过深度加热组织来治疗软组织功能紊乱的物理疗法。1.5MHz 的脉冲声波以 $30mW/cm^2$ 的强度对骨折或骨折延期愈合和 / 或骨不连有很好的疗效,而对刺激下颌骨缺损愈合或垂直牵引成骨无明显效果。

超声定位系统

chāo shēng dìng wèi xì tǒng

ultrasound tracking system

被动追踪定位装置的类型之一,在导航手术中通过超声射极装置追踪并定位头颅与手术器械的相对空间位置。

超声骨刀

chāo shēng gǔ dāo

ultrasonic device

是一类利用超声频率下刀头的微振动进行骨切割与磨削的外科手术器械。通常频率为 24~29kHz,水平振幅为 60~200μm,可以实现微创的骨切割,对软组织的损伤轻微。

超声骨外科

chāo shēng gǔ wài kē

ultrasonic bone surgery

【同】"压电骨外科"。

超声洁牙机

chāo shēng jié yá jī

ultrasonic scaler

在超声波范围内振动(约18 000~45 000cps)的洁牙机,伴随着水流,去除牙、种植体、基台或修复体表面的菌斑、牙石及其他沉积物。

超声追踪系统

chāo shēng zhuī zōng xì tǒng

ultrasound tracking system

【同】"超声定位系统"。

超微结构

chāo wēi jié gòu

ultrastructure, fine structure

是指构成机体的最小元素的排列。这个层级的结构超出了光学显微镜的分辨能力,仅在超显微镜和电子显微镜下可见。

超硬人造石

chāo yìng rén zào shí

high-strength dental stone

【同】"高强度牙科石膏"。

沉降效应

chén jiàng xiào yìng

settling effect

①相邻接触面不完全光滑时,载荷所导致的物体下沉。②施加预紧力之后,因负荷所导致的基台或修复体下沉。

衬里细胞

chèn lǐ xì bāo

lining cells

【同】"骨衬细胞"。

成本 - 效果分析

chéng běn xiào guǒ fēn xī

cost-effectiveness analysis (CEA)

根据花费的金钱成本和临床有效性来对两种或更多治疗的比较研究,结果常采用获得每个临床结果而投入的资金为单位。

成本 - 效益分析

chéng běn xiào yì fēn xī

cost-benefit analysis (CBA)

用于衡量解决方案所产生经济效益与所需成本之间关系的研究。

成本分析

chéng běn fēn xī

cost analysis

对与价值相关因素进行的调查研究。

成功标准

chéng gōng biāo zhǔn

success criteria, success criterion

为确定数据是否能够满足其目标和成功要求所设立的条件(如种植成功标准)。

成功率

chéng gōng lǜ

success rate

①获得成功的概率、比例。②完成一项研究或治疗并达到既定成功标准的病例的百分比。

参见:累积成功率。

成功种植体

chéng gōng zhòng zhí tǐ

implant success

符合预定的美学和功能性成功标准的种植体状态。

成骨不良

chéng gǔ bù liáng

compromised osteogenesis

骨增量术后并发症之一,是指骨密度和 / 或外形轮廓等结果偏离了预期的临床目标。这将导致种植治疗的美学并发症和影响骨结合。

成骨促进

chéng gǔ cù jìn

osteopromotion

【同】"引导骨再生"。

成骨区

chéng gǔ qū

regenerate

特指牵引成骨的牵引区,在逐渐分离的骨段间形成新骨。

成骨细胞

chéng gǔ xì bāo

osteoblast

为生成骨组织的主要功能细胞,来源于间充质干细胞,分布在骨组织表面。成骨细胞合成胶原蛋白和糖蛋白、分泌无机盐,形成骨基质,并参与骨钙化、调控骨吸收,从而在骨形成和骨改建中起到关键作用。活跃的成骨细胞为立方形,成骨功能相对静止时变成成骨衬细胞或包埋在骨基质中的骨细胞。

参见:骨衬细胞、骨细胞。

成骨细胞生长因子

chéng gǔ xì bāo shēng zhǎng yīn zǐ

osteoblast growth factors

是由间充质母细胞分化而来的单核分化细胞分泌,与骨形成相关,影响骨基质和促进骨样基质内矿物质沉积酶的分泌。

成品基台

chéng pǐn jī tái

stock abutment

【同】"预成基台"。

成品托盘

chéng pǐn tuō pán

stock tray

是由金属或树脂等材料预制而成的印模托盘,通常有不同的尺寸和形状可供选择。

成人牙周炎

chéng rén yá zhōu yán

adult periodontitis

【同】"慢性牙周炎"。

成人龈囊肿

chéng rén yín náng zhǒng

adult gingival cyst

发生于成年人的牙龈囊肿,较罕见,通常无痛,起源于牙板。它常被分类为骨外实性的根侧囊肿。

成人语音辅助赝复体

chéng rén yǔ yīn fǔ zhù yàn fù tǐ

adult speech aid prosthesis

封闭腭裂(或瘘)以改善成年腭裂患者语音功能的修复体。

成体干细胞

chéng tǐ gàn xì bāo

adult stem cell

存在于组织或器官中、有进一步分化潜能的细胞,具有自我更新的能力,并能分化成所来源组织的主要类型的特化细胞。

成纤维细胞

chéng xiān wéi xì bāo

fibroblast

①是来源于中胚层间充质细胞的扁平、细长的结缔组织细胞,两端有细胞质突起,能够分化为成软骨细胞、成胶原细胞或成骨细胞,并与形成胶原纤维和结缔组织的细胞间质有关,是疏松结缔组织和致密结缔组织中最主要的细胞成分。②是牙周膜中数量最多的细胞。

成纤维细胞生长因子

chéng xiān wéi xì bāo shēng zhǎng yīn zǐ

fibroblast growth factor (FGF)

具有促进成纤维细胞和中胚层衍生细胞有丝分裂特性的生长因子家族(已鉴定出二十余种蛋白),对血管与神经再生、创口愈合以及肿瘤生长有重要作用。其中 FGF-2 在再生治疗(尤其是软组织再生)中起重要作用。

成像指南

chéng xiàng zhǐ nán

imaging guide

通过 CBCT 扫描以确定手术位点的所有硬组织信息,包括骨量、密度、特殊解剖结构以及是否存在其他病变等。

成牙本质细胞

chéng yá běn zhì xì bāo

odontoblast

在牙髓的牙本质层中发现的神经嵴起源的结缔组织细胞,负责牙本质沉积。

成牙性

chéng yá xìng

odontogenic

【同】"牙源性"。

成长

chéng zhǎng

development

增长和分化的过程。

承托区

chéng tuō qū

stress-bearing area, stress-bearing region

是能够支持义齿的上颌或下颌区域,包括下颌弓上的剩余牙槽嵴、颊棚区、磨牙后垫和上颌弓的剩余牙槽嵴和腭部。

承载牙侧

chéng zài yá cè

load flank

螺纹副中承受外部轴向载荷的牙侧。

迟萌牙列

chí méng yá liè

delayed dentition

乳牙列或恒牙列的第一颗牙的萌出明显迟于正常预期时间(这一时间在人类乳牙列约为第 13 个月之后,恒牙列约为第 7 年之后)。

持续性萌出

chí xù xìng méng chū

continuous eruption

贯穿一生的牙萌出概念,当牙遇到功能性阻力时也不会停止。

持针器

chí zhēn qì

needle holder

夹持缝针、缝线和打结的手术器械。

匙形义齿

chí xíng yì chǐ

spoon denture

过时的术语。是指具有匙形腭侧树脂基托的无卡环上颌临时可摘局部义齿，基托仅限于腭侧的中央部分，不接触牙舌侧面，通常用于牙周治疗间期。

尺寸公差

chǐ cùn gōng chā

tolerance of dimension

【同】"公差"。

尺寸稳定性

chǐ cùn wěn dìng xìng

dimensional stability

材料或物质在受到各种环境变化（包括湿度、温度和应力等）时保持其形状和尺寸的能力。

齿垢密螺旋体

chǐ gòu mì luó xuán tǐ

Treponema denticola

人、动物体内共生或寄生的厌氧性螺旋体，被认为是慢性牙周炎和种植体周围炎的可能病因。常用暗视野显微镜或荧光显微镜检视。

齿镊

chǐ niè

toothed forceps

工作端有齿的手术镊，分为粗齿与细齿，夹持牢固但对组织有一定损伤。

齿音

chǐ yīn

dental consonant

用舌头抵住前牙发出的语音，例如，"d""t""th"。

齿状的

chǐ zhuàng de

dentate

①有牙、尖锥形或锯齿样突起的。②有多层硬组织的解剖突起。

冲洗

chōng xǐ

irrigation, sluice

①种植窝预备过程中用生理盐水冷却手术钻并冲走骨碎屑。②用溶液冲洗术区。

参见：外冲洗、内冲洗。

冲牙器

chōng yá qì

dental water jet

通过泵体加压产生高频脉冲水流的设备，用以清除牙、种植体、基台或修复体表面非黏附性菌斑、软垢和食物残渣，辅助牙刷与牙线进行口腔卫生维护。

充填

chōng tián

packing

将材料填入模具或预备好的洞型。

充填器

chōng tián qì

plugger, filler, filling device

①口腔治疗操作过程中用于取材、输送并压实充填材料的器械。②在种植手术中用于输送并压实骨移植材料的器械。

充填式牙尖

chōng tián shì yá jiān

plunger cusp

【同】"嵌塞式牙尖"。

充血
chōng xuè

hyperemia

器官或组织动脉输入的血量增多的总称,可分为生理性充血和病理性充血。临床表现为器官和组织体积增大,发生于体表的充血表现为局部组织颜色鲜红、温度增高。镜下表现为局部细动脉及毛细血管扩张充血。

参见:生理性充血、病理性充血。

虫胶基托
chóng jiāo jī tuō

shellac base

过时的术语。用虫胶片(一类树脂材料片)制作的上颌或下颌模型记录基托。

重衬
chóng chèn

reline

【同】"义齿重衬"。

重叠
chóng dié

lap, overlap

①覆盖、折叠或置于其上。②相重复的部分。

重叠盖线
chóng dié gài xiàn

imbrication lines

【同】"叠盖线"。

重复应力
chóng fù yìng lì

alternating stress

【同】"交变应力"。

重建
chóng jiàn

reconstruction, rehabilitation

①形态与功能的恢复。②用人工替代体将解剖结构的缺损、缺失或畸形修复至先前或正常的形态与功能状态。

重建固定板
chóng jiàn gù dìng bǎn

reconstructive plate

用于颌骨骨折内固定的接骨板,强度高,可承载功能性负荷,主要用于不稳定的、不规则的、粉碎性的、大跨度的下颌骨骨折或缺损的固定。

重建外科
chóng jiàn wài kē

reconstructive surgery

①使用外科手术程序将身体某个部位恢复或纠正为更正常的外观或功能状态。②改善因先天性缺陷、创伤、感染、肿瘤或疾病导致有缺陷或异常的身体部位。③为恢复功能或美学的解剖结构重建。

重上咬合架程序
chóng shàng yǎo hé jià chéng xù

remount procedure

修复体制作完成后重新上咬合架对𬌗进行精细调整的过程,有利于分析和实现平衡的𬌗关系。

重上咬合架导板
chóng shàng yǎo hé jià dǎo bǎn

remount index

对上颌牙列𬌗面的最终位置记录,有利于修复体重上咬合架后对𬌗关系的精细调整,多用于全口义齿。

重上咬合架记录
chóng shàng yǎo hé jià jì lù
remount record
上颌牙列𬌗面最终位置的记录,固定
在咬合架的下颌部分,引导全口义齿
重新上咬合架,用于精细调整𬌗关系。

重上咬合架记录导板
chóng shàng yǎo hé jià jì lù dǎo bǎn
remount record index
【同】"重上咬合架导板"。

重上咬合架模型
chóng shàng yǎo hé jià mó xíng
remount cast
通过口内戴有可摘局部义齿制取的皮
卡印模所灌制的带义齿石膏模型,重
新上咬合架,用于精细调𬌗。

重新定位
chóng xīn dìng wèi
repositioning
改变下颌相对于上颌的位置关系,通
常会改变天然牙或人工牙的𬌗关系。

重新定位𬌗板
chóng xīn dìng wèi hé bǎn
repositioning splint
非标准术语。是指用于临时或永久改变
下颌相对于上颌的位置关系的𬌗板。

重组 DNA
chóng zǔ DNA
recombinant DNA
①在实验室中通过结合多种来源的
遗传物质产生的脱氧核糖核酸序列。
②基因工程脱氧核糖核酸,将来自两

种不同来源(通常是不同物种)的遗传
物质相结合并进行了修饰。

重组人骨形态发生蛋白
chóng zǔ rén gǔ xíng tài fā shēng dàn bái
recombinant human bone morphogenetic protein (rhBMP)
通过重组 DNA 技术生产的骨形态发
生蛋白。

重组人血小板衍生生长因子
chóng zǔ rén xuè xiǎo bǎn yǎn shēng shēng zhǎng yīn zǐ
recombinant human platelet-derived growth factor (rhPDGF)
【同】"基因重组人类血小板衍生生长
因子"。

出盒
chū hé
devest
去除包埋材料以取出铸件或修复体的
过程。

出孔
chū kǒng
vent
①任何开口或出口。②排出脓液的开
口。③泄殖腔孔。

出射剂量
chū shè jì liàng
transit dose
【同】"透过剂量"。

出血
chū xuè
hemorrhage, bleeding

血液从循环系统(血管或心脏)中溢出，或血液向组织内、体腔内或体外流失的过程。

出血性骨囊肿
chū xuè xìng gǔ náng zhǒng
hemorrhagic bone cyst
【同】"单纯性骨囊肿"。

出血性囊肿
chū xuè xìng náng zhǒng
hemorrhagic cyst
【同】"单纯性骨囊肿"。

出血性渗出液
chū xuè xìng shèn chū yè
hemorrhagic exudate
是指以含有大量红细胞为主要特征的渗出液。

出血指数
chū xuè zhǐ shù
bleeding index (BI)
约翰·E·马扎(John E. Mazza)提出的龈沟或牙周袋探诊后出血的评估指标，分为 0~5 级：0= 牙龈健康，无炎症及出血；1= 牙龈颜色有炎症性改变，探诊不出血；2= 探诊有点状出血；3= 探诊出血沿龈缘扩散；4= 出血流满并溢出龈沟；5= 自发出血。

初级骨
chū jí gǔ
primary bone
【同】"编织骨"。

初模型
chū mó xíng
preliminary cast

由初印模灌注而成的模型，用于诊断和 / 或制作个别托盘。

初期创口关闭
chū qī chuāng kǒu guān bì
primary wound closure
【同】"初期关闭"。

初期的
chū qī de
incipient
①在初期阶段或开始发生或发展的。
②开始即存在的。

初期关闭
chū qī guān bì
primary closure wound
通过软组织瓣完全覆盖术区并无张力紧密贴合与对位，实现手术创口关闭，以期获得一期愈合。
参见：一期愈合。

初期愈合
chū qī yù hé
healing by primary intention
【同】"一期愈合"。

初期种植体失败
chū qī zhòng zhí tǐ shī bài
primary implant failure
【同】"早期种植体失败"。

初始骨接触
chū shǐ gǔ jiē chù
primary bone contact
种植体植入种植窝之后，与种植窝骨壁骨组织的直接接触，由此获得种植体初始稳定性。
参见：初始稳定性。

初始殆接触

chū shǐ hé jiē chù

initial occlusal contact

下颌闭合时与对颌牙的最早接触。

初始稳定性

chū shǐ wěn dìng xìng

primary stability

种植体植入种植窝之后,与种植窝骨壁机械啮合(初始骨接触)所获得的种植体稳定性,随着时间的推移和骨改建的发生,种植体初始稳定性逐渐降低,继发稳定性逐渐升高。

初印模

chū yìn mú

preliminary impression, primary impression

① 为诊断、设计和/或制作个性化托盘所制取的阴模。② 英文"primary impression"是英文"preliminary impression"的非标准术语。

除蜡

chú là

wax elimination, wax burnout

【同】"失蜡"。

锄形洁治器

chú xíng jié zhì qì

hoe scaler

手用洁治器的类型之一。工作端的外形如锄,左右成对,用于去除牙面的龈上菌斑和牙石以及浅在的龈下牙石。

杵臼关节

chǔ jiù guān jié

enarthrosis

一根骨的球状端与另一根骨的窝状端相配合,以球窝为解剖特征的关节,如髋关节。

触发点

chù fā diǎn

trigger point, trigger spot

【同】"扳机点"。

触发区

chù fā qū

trigger area

【同】"扳机点"。

触觉技术

chù jué jì shù

haptic technology, haptics

是利用触觉,通过力、震颤或运动产生触觉反馈的技术。

触诊

chù zhěn

palpation

【同】"扣诊"。

穿根管钉

chuān gēn guǎn dīng

endodontic pin

【同】"根管内种植体"。

穿骨的

chuān gǔ de

transosteal

描述物体穿过骨的内层和外层骨板,进入或穿过口腔黏膜。

穿骨种植体

chuān gǔ zhòng zhí tǐ

transosseous implant, transosteal dental implant, transosteal implant

①穿透双侧皮质骨、贯穿牙槽骨的种植体。②从下颌下缘至牙槽嵴顶完全垂直向穿透下颌骨体部的种植体，即穿下颌骨种植体。

穿孔
chuān kǒng
perforation
①通过钻孔或打孔形成穿过或进入某物的孔。②手术、外伤和感染等因素造成的软组织裂开，例如上颌窦黏骨膜穿孔。

穿黏膜的
chuān nián mó de
transmucosal, permucosal
①描述穿出口腔黏膜的。②描述一体式种植体或软组织水平种植体穿出骨内，位于牙槽嵴冠方的穿黏膜结构。③描述将种植体平台与口腔内连接的各种结构（如种植体基台）或软组织通道。

穿黏膜封闭
chuān nián mó fēng bì
permucosal seal
结合上皮在牙或种植体周围龈沟底部所形成的组织学屏障与密封，使牙或种植体周的结缔组织与外部口腔环境相隔开，防止化学和细菌等炎性因子进入到组织内。
参见：上皮附着、结合上皮。

穿黏膜负荷
chuān nián mó fù hè
transmucosal loading
潜入式愈合种植体通过表面覆盖的软组织所承受的压力，通常来自于种植体植入之后的愈合期内使用的临时可摘义齿。

穿黏膜附着
chuān nián mó fù zhuó
transmucosal attachment
【同】"种植体周软组织附着"。

穿黏膜基台
chuān nián mó jī tái
permucosal extension
【同】"愈合帽"。

穿黏膜金柱附着体
chuān nián mó jīn zhù fù zhuó tǐ
gold cylinder attachment, cylinder-to-transmucosal element
是指用金合金制造的附着体穿黏膜部件。

穿黏膜愈合
chuān nián mó yù hé
transmucosal healing
【同】"非潜入式愈合"。

穿皮钛种植体
chuān pí tài zhòng zhí tǐ
titanium skin-penetrating implant
【同】"穿皮种植体"。

穿皮赝复体
chuān pí yàn fù tǐ
epithesis
泛指通过穿皮种植体支持和固位的颌面部赝复体。

穿皮种植体
chuān pí zhòng zhí tǐ
percutaneous implant, skin-penetrating implant

植入在眶、鼻和耳周围骨的种植体,穿过皮肤支持颅颌面赝复体,或用于颌面部骨折与矫形治疗时作为临时固位体。与穿透湿润表面的牙龈或黏膜不同,在穿皮部位保持足够的清洁卫生存在难度。穿皮种植体的构型设计与穿黏膜牙种植体相同或不同。

穿颧种植

chuān quán zhòng zhí

zygomatic implant approach

【同】"颧种植"。

穿上皮的

chuān shàng pí de

transepithelial

穿透或穿过上皮的。

穿上皮基台

chuān shàng pí jī tái

transepithelial abutment

俚语。是指穿出黏膜与修复体相连接的基台。

穿通管

chuān tōng guǎn

perforating canal, Volkmann's canal

密质骨中与骨表面长轴近似垂直走行的连接骨和骨膜的管道,内含血管、神经与少量结缔组织,在骨外表面的开口为滋养孔,在骨内与哈弗斯系统相沟通,并与骨髓腔相连接。

穿通纤维

chuān tōng xiān wéi

perforating fiber

牙周膜成纤维细胞产生的胶原纤维,与牙根表面垂直,两端分别埋入牙骨质和牙槽骨。

穿下颌骨种植体

chuān xià hé gǔ zhòng zhí tǐ

transmandibular implant, staple bone implant, mandibular staple implant

①垂直向穿过颏孔间下颌骨下缘和剩余牙槽嵴顶的种植体系统,由位于颏孔间下骨下缘下方的弓形板、固位钉、种植体和基台所组成,为下颌无牙颌全牙弓修复体的支持与固位方式之一。②英文"mandibular staple"为英文"transmandibular implant"的过时术语。

穿牙槽嵴上颌窦底提升

chuān yá cáo jí shàng hé dòu dǐ tí shēng

transalveolar technique for sinus floor elevation, transalveolar technique

预备种植窝至上颌窦底,通过此入路抬起窦底黏骨膜并植入骨增量材料,增加窦底骨高度,同期植入种植体。

参见:骨凿技术、球囊技术、水压技术。

穿龈的

chuān yín de

transgingival

【同】"穿黏膜的"。

穿龈角

chuān yín jiǎo

emergence angle

由种植体长轴与基台或修复体之间形成的角度。

参见:穿龈轮廓。

穿龈轮廓

chuān yín lún kuò

emergence profile

①牙或修复体的轴向轮廓,范围从龈沟底向冠方延伸,穿过龈缘,直至牙或

修复体唇颊面的外形高点。其对维持牙或修复体周软组织的健康和美学形态至关重要。②泛指时,包括牙或修复体的唇颊侧、邻面和腭侧穿龈轮廓。

穿龈愈合
chuān yín yù hé
transmucosal healing
【同】"非潜入式愈合"。

传染的
chuán rǎn de
infectious
①能引起感染的。②由感染引起或能通过感染传播的。

传统法颧种植
chuán tǒng fǎ quán zhòng zhí
classical approach
为颧种植的传统术式。术中暴露颧骨的前外侧面,在上颌窦壁开约10mm×5mm骨窗,分离并抬起上颌窦黏骨膜以显示种植体的植入路径,种植体穿过窦内植入颧骨,穿出点偏腭侧。

传统义齿
chuán tǒng yì chǐ
conventional denture, traditional denture
是指有别于种植体支持和固位的义齿,是由牙和/或黏膜支持和固位的义齿。

窗宽
chuāng kuān
window width
CT 图像显示过程中,为显示特定组织结构所设定放大的灰度范围的上下限之差。

窗位
chuāng wèi
window level
CT 图像显示过程中,所放大的灰度范围的中心灰度值。

创口
chuāng kǒu
wound
手术或创伤造成的活体组织的连续性中断。

创口初期关闭
chuāng kǒu chū qī guān bì
wound primary closure
【同】"初期关闭"。

创口关闭
chuāng kǒu guān bì
wound closure
用缝线缝合等方式复位软组织瓣以关闭创口。

创口裂开
chuāng kǒu liè kāi
wound dehiscence
因血供不足、张力过大、感染、术后过度水肿或干扰性愈合等因素所导致的手术切口的不完全愈合,表现为手术切口部分或全部、一层或全层裂开。

创伤
chuāng shāng
trauma
①物理及化学因素所导致的组织结构完整性破坏或功能障碍。②由身体的生理性损害、强烈的情绪或刺激对个

体所造成的心理活动异常。

创伤重建
chuāng shāng chóng jiàn

trauma reconstruction

通过种植、骨和软组织移植等外科和修复手段,重新恢复缺失牙、牙槽嵴和/或其他颌面部结构及功能。

创伤𬌗
chuāng shāng hé

traumatic occlusion

可造成牙、牙周组织、颞下颌关节和肌肉等口腔结构损伤的𬌗关系。

创伤性的
chuāng shāng xìng de

traumatogenic

描述能够造成创口或伤害的。

创伤性放射性骨坏死
chuāng shāng xìng fàng shè xìng gǔ huài sǐ

osteoradionecrosis secondary to trauma

原辐射区受到任何创伤所诱发的继发性骨坏死,包括种植手术、拔牙和骨折等创伤。

创伤性𬌗
chuāng shāng xìng hé

traumatogenic occlusion

"创伤𬌗"的过时术语。

参见:𬌗创伤。

创伤愈合
chuāng shāng yù hé

wound healing

恢复机体受创伤组织完整性的自然过程,大致经历炎症、增生和组织愈合这三个相互关联的阶段。

床
chuáng

bed

①用于睡眠或休息等的家具。②外科手术中接受移植的受区。

垂直骨缺损
chuí zhí gǔ quē sǔn

vertical bone defects

①牙或种植体周骨壁的垂直向缺损。②剩余牙槽嵴的垂直向骨高度降低。

垂直骨丧失
chuí zhí gǔ sàng shī

vertical bone loss

牙和/或种植体之间的牙槽间隔、唇颊侧或舌腭侧的嵴顶发生垂直向或斜行骨吸收,与牙根或种植体表面之间形成一定角度的骨缺损,牙槽嵴高度不降低。通常形成骨下袋。

垂直骨增量
chuí zhí gǔ zēng liàng

vertical bone augmentation

增加受植区垂直向骨高度、修复垂直骨缺损的骨增量程序。

垂直距离
chuí zhí jù lí

vertical dimension

①任意选择的两个解剖学标志点或标记点之间的垂直高度,这些点通常位于中线上。②牙咬合或静止状态时面部的垂直高度。③在有针对性的言语行为期间,牙切端之间和/或𬌗面之间,或试蜡堤的𬌗面之间的可用距离。

垂直距离降低
chuí zhí jù lí jiàng dī

vertical dimension decrease

过时的术语。指改变牙、义齿基托、软组织或骨组织以降低咬合时上颌与下颌牙弓之间的距离。

垂直距离增加
chuí zhí jù lí zēng jiā

vertical dimension increase

过时的术语。指通过改变牙、义齿基托、软组织或骨组织以增加咬合时上颌与下颌牙弓之间的距离。

垂直切口
chuí zhí qiē kǒu

vertical incision

与牙槽嵴顶水平切口或沟内切口相延续的冠根向附加切口,有利于翻黏骨膜瓣、充分暴露术区以及黏骨膜瓣移动和无张力复位。

垂直误差
chuí zhí wù chā

vertical error

①被测量对象在垂直方向上测量值与真实值之间的差异。②在导板外科和导航外科中,种植体的实际植入位置与设计位置之间的垂直向差异。

垂直向的
chuí zhí xiàng de

vertical

①与水平向相垂直的方向、位置或维度。②冠根向的。

垂直向覆盖
chuí zhí xiàng fù gài

vertical overlap, overbite

①是指牙尖交错位时,上颌前牙切缘盖过下颌前牙切缘、上颌后牙颊尖盖过下颌后牙颊尖的垂直距离。②"覆𬌗(overbite)"为"垂直向覆盖(vertical overlap)"的俚语。
参见:水平向覆盖。

垂直向骨高度
chuí zhí xiàng gǔ gāo dù

vertical bone height

用于植入种植体的剩余牙槽嵴的垂直向可用骨高度,通常受到鼻底、上颌窦底、下颌管和颏孔等解剖学结构的限制。

垂直向骨缺损
chuí zhí xiàng gǔ quē sǔn

vertical bone defects

【同】"垂直骨缺损"。

垂直向骨丧失
chuí zhí xiàng gǔ sàng shī

vertical bone loss

【同】"垂直骨丧失"。

垂直向深覆盖
chuí zhí xiàng shēn fù gài

deep vertical overlap

是指上颌前牙的过度的垂直向覆盖。

垂直牙槽骨牵引
chuí zhí yá cáo gǔ qiān yǐn

vertical alveolar distraction

沿冠根方向的牙槽骨牵引成骨,目的是增加牙槽骨高度。

锤造
chuí zào

swage

【同】"锻造"。

纯度
chún dù
fineness
纯金在金合金中的比例。

纯富血小板纤维蛋白
chún fù xuè xiǎo bǎn xiān wéi dàn bái
pure platelet-rich fibrin (P-PRF)
【同】"乏白细胞 - 富血小板纤维蛋白"。

纯富血小板血浆
chún fù xuè xiǎo bǎn xuè jiāng
pure platelet rich plasma (P-PRP)
【同】"乏白细胞 - 富血小板血浆"。

纯钛
chún tài
pure titanium (pTi)
无杂质的钛元素。
参见：工业纯钛。

纯性
chún xìng
fine
①无杂质。②金属中，其成分中具有规定比例的纯金属，以千分之几表示。

唇
chún
lip
含肌纤维的软组织器官，其上界为鼻底，下界为颏唇沟，外界为两侧的唇面沟，横行的口裂将唇分为上唇和下唇。

唇侧的
chún cè de
facial

牙或其他口腔结构邻近（或朝向）唇 /颊的一面。

唇侧骨板
chún cè gǔ bǎn
labial plate
【同】"颊侧骨壁"。

唇侧骨壁
chún cè gǔ bì
labial wall
【同】"颊侧骨壁"。

唇侧骨壁表型
chún cè gǔ bì biǎo xíng
facial bone-wall phenotype
描述天然牙唇侧骨壁厚度的术语。

唇侧夹板
chún cè jiá bǎn
labial splint
一类塑料或金属或两者兼有的装置，外形与牙弓外侧面相一致，用于下颌或面部创伤治疗。

唇侧翼
chún cè yì
labial flange
义齿基托的唇侧前庭延伸部分，位于唇与剩余牙槽嵴之间。

唇成形术
chún chéng xíng shù
cheiloplasty
唇的整形手术。

唇皲裂
chún cūn liè
cheilosis

发生于唇和口角的裂缝,常与核黄素缺乏或人体维生素 B 族、维生素 A 摄入量不足有关。

唇的
chún de
labial
①属于或关于口唇或唇的。②牙表面朝向口唇的。

唇腭裂
chún è liè
cleft lip and palate
唇裂与腭裂同时发生的发育畸形,伴有或不伴有牙槽突裂及颌裂。

唇峰
chún fēng
Cupid's bow point
上唇唇弓与人中嵴相接的隆起点。

唇杆
chún gǎn
labial bar
【同】"唇杆连接体"。

唇杆连接体
chún gǎn lián jiē tǐ
labial bar connector
位于牙弓唇侧的大连接体。

唇弓
chún gōng
Cupid's bow
"丘比特弓"的俚语。

唇红
chún hóng
vermilion zone, red zone
【同】"唇红区"。

唇红区
chún hóng qū
vermilion zone, red zone
口唇呈红色区域,是体表毛细血管最丰富的部位之一,固有层乳头中含许多毛细血管袢,血色可透过菲薄的角化上皮使其呈红色。

唇红缘
chún hóng yuán
vermilion border
上唇皮肤和唇红区的交界处。

唇颊龈沟
chún jiá yín gōu
vestibular sulcus
【同】"前庭沟"。

唇裂
chún liè
cleft lip, lip cleft
在面部形态发育过程中:①球状突与上颌突部分联合或未联合所导致的完全性或非完全性、单侧或双侧的上颌唇部裂隙,伴有或不伴有切牙与尖牙之间的牙槽突裂或腭裂。②双侧球状突在中线处部分联合或未联合所导致的完全性或非完全性的上唇正中裂隙。③双侧下颌突部分联合或未联合所导致的完全性或非完全性的下唇正中裂隙。

唇裂畸形
chún liè jī xíng
cheiloschisis
先天性唇裂。
参见:唇裂。

唇裂修复术

chún liè xiū fù shù

cheilorrhaphy

唇裂畸形的外科矫正手术。

参见：唇裂。

唇面的

chún miàn de

facial

【同】"唇侧的"。

唇面沟

chún miàn gōu

labiofacial sulcus

上唇与颊部之间的斜行凹陷。

唇黏膜

chún nián mó

labial mucosa

口腔黏膜衬覆唇内侧的部分，属于被覆黏膜。唇黏膜无角化，上皮较厚。固有层为致密的结缔组织，其乳头短而不规则。黏膜下层较厚，与固有层无明显界限，含小唾液腺、脂肪，深部附着于口轮匝肌。唇黏膜前部与唇红缘延续。

唇黏膜皱褶

chún nián mó zhòu zhě

mucolabial fold

唇前庭黏膜与上颌或下颌牙槽黏膜之间的反折线。

唇疱疹

chún pào zhěn

herpes labialis

由单纯疱疹病毒引起的唇部复发性感染疾病，特征是水泡破裂之后留下溃疡。

唇前庭

chún qián tíng

labial vestibule

口腔前庭的一部分，一侧为牙、牙龈和牙槽嵴（缺牙时为剩余牙槽嵴），另一侧为颊系带之前的唇部。

参见：口底前庭。

唇舌向的

chún shé xiàng de

orofacial, labiolingual

上颌与下颌前牙或前牙区口腔结构的唇 - 舌方向的。

唇舌向骨宽度

chún shé xiàng gǔ kuān dù

orofacial bone width

是指上颌前部剩余牙槽嵴顶的唇舌向宽度。

唇舌向距离

chún shé xiàng jù lí

orofacial dimensions, orofacial distance, buccolingual dimensions, buccolingual distance

剩余牙槽嵴顶的唇舌向骨宽度。

唇舌向维度

chún shé xiàng wéi dù

orofacial dimensions, buccolingual dimensions

【同】"唇舌向距离"。

唇舌向位置

chún shé xiàng wèi zhì

orofacial position, buccolingual position

种植体平台在唇侧骨壁与舌 / 腭侧骨壁之间的位置。

唇外展隙

chún wài zhǎn xì

labial embrasure

朝向唇侧的楔外展隙。

唇系带

chún xì dài

labial frenum

上颌或下颌中线处连接唇和牙槽突的黏膜皱襞。

唇线

chún xiàn

lip line

为口唇静止或唇肌收紧时上唇下缘的轮廓线,当进行修复的功能和美学设计时,可作为剩余牙槽嵴与𬌗平面走行的参考标志,对确定𬌗平面、指导修复体美学和功能设计具有参考价值。

参见:下唇线。

唇向错位

chún xiàng cuò wèi

labioversion

牙位置在正常牙弓形状之外的唇向偏离。

唇炎

chún yán

cheilitis

发生在唇部的炎症。

唇支撑板

chún zhī chēng bǎn

lip splint

放在唇之间的、有助于增加上唇和下唇之间张开度的装置。用于唇的外科手术,或因化学、电因素等导致的唇运动严重受限或挛缩时。

唇珠

chún zhū

labial tubercle, tubercle of the upper lip, procheilon, vermilion tubercle

为唇红区的突起,位于人中下方、上唇中线增厚处。

唇转位瓣

chún zhuǎn wèi bàn

Abbe flap

下唇全厚的带蒂三角瓣,适用于上唇或下唇中间全层缺损的修复。

唇转位手术

chún zhuǎn wèi shǒu shù

lip switch operation

是指同一个患者上、下唇之间的唇转移手术。

瓷

cí

ceram, porcelain

①由长石、二氧化硅和其他次要成分融合而成的材料,具有化学和生物化学稳定性(如高耐腐蚀性)、高硬度和脆性、低导热和导电性等性能,在高温下烧制而成。②可以作为修复体、基台和种植体的制造材料。有时也被用作人工合成的骨移植材料和具有生物相容性的种植体表面涂层。

瓷崩裂

cí bēng liè

porcelain fracture

【同】"崩瓷"。

瓷边缘

cí biān yuán

porcelain margin

陶瓷材料延伸至牙预备体的边缘线，在该区域内无可见的金属结构。

瓷的
cí de
ceramic
属于或与陶瓷应用相关的。

瓷对接边缘
cí duì jiē biān yuán
porcelain butt margin
【同】"瓷边缘"。

瓷高嵌体
cí gāo qiàn tǐ
ceramic onlay
由陶瓷材料制成的冠内修复体，可以覆盖一个或多个牙尖，粘接固位于天然牙。

瓷冠
cí guān
ceramic crown
①完全用陶瓷材料制作，并粘接于天然牙的固定修复体。②完全用陶瓷材料制作，并粘接或螺钉固定于种植体、基台或基底上的全瓷固定修复体。

瓷基台
cí jī tái
ceramic abutment
①由陶瓷材料制作的基台，包括预成瓷基台或 CAD/CAM 瓷基台。②基台材料为瓷，与种植体的连接可以为瓷或其他金属。

瓷紧缩
cí jǐn suō
porcelain condensation
通过振动或吸干除去多余水分以提高牙科陶瓷密度的过程。

瓷蜡工艺
cí là gōng yì
porcelain wax technique
将体瓷和蜡的混合物（重量比约为 6∶1）涂到代型上，以获得金瓷修复体瓷边缘的最佳密合程度。

瓷嵌体
cí qiàn tǐ
ceramic inlay
由陶瓷材料制成的冠内修复体，不覆盖任何牙尖，通常依靠粘接固位于天然牙。

瓷熔附氧化锆修复体
cí róng fù yǎng huà gào xiū fù tǐ
porcelain-fused-to-zirconia restoration
【同】"氧化锆修复体"。

瓷饰面
cí shì miàn
porcelain veneer
在口腔修复学中，是指连接于基底之上的瓷层。

瓷套冠
cí tào guān
porcelain jacket crown
【同】"瓷冠"。

瓷贴面
cí tiē miàn
porcelain laminate veneer
为薄的、依靠粘接固位的陶瓷修复体，可修复牙的唇颊面和部分邻面，通常用于美学修复。

瓷学

cí xué

ceramics

①有关陶瓷的人工制造和使用的科学,尤指生物陶瓷混合物。②在口腔医学中,常指用陶瓷或与其他材料结合制作牙修复体的科学与艺术。

瓷修复体

cí xiū fù tǐ

ceramic prosthesis, ceramic restoration

基牙或种植体支持的、完全由陶瓷材料制作的修复体,可以体现天然牙的表面特征。

瓷专家

cí zhuān jiā

ceramist

①精通陶瓷的专家。②在口腔医学中,是指专门研究牙科陶瓷艺术和科学的技工室技术人员。

磁共振成像

cí gòng zhèn chéng xiàng

magnetic resonance imaging (MRI)

是利用强外磁场使人体中的氢原子核即氢质子(1H)在特定射频脉冲作用下产生共振现象的医学成像技术,对软组织的分辨率优于 X 射线成像技术。事实上,"磁共振成像"为"核磁共振成像(NMR imaging)"的简称。

磁基台

cí jī tái

magnetic abutment

是指磁性附着体系统中由衔铁组成的圆柱形或圆锥形基台。与其相配套的磁铁则镶嵌于义齿组织面,依据两者产生的磁性吸引力来固位覆盖义齿。

磁通密度

cí tōng mì dù

magnetic flux density

单位为 T(特斯拉),在给定距离处通过磁导介质的磁场强度的度量。

磁性

cí xìng

magnet

特定金属或磁性合金之间的吸引力或排斥力。

磁性附着体系统

cí xìng fù zhuó tǐ xì tǒng

magnetic attachment system

依靠稀土材料磁性(例如钐钴合金和铁磁合金等)固位,而非机械性固位的附着体系统。通常将磁铁镶嵌于义齿基托组织面中,将衔铁作为磁基台安装在种植体上。

雌激素

cí jī sù

estrogen

由脊椎动物的卵巢、睾丸、胎盘或肾上腺皮质所产生的十八碳固醇类激素。绝大部分哺乳动物的主要雌激素是17β- 雌二醇,其他重要的雌激素有雌三醇和雌酮,具有促进蛋白质合成代谢、促进氮平衡、调节女性副性器官和第二性征的生长和维持等作用。在口腔科中与激素性、青春期和更年期脱屑性龈炎有关。

次级键

cì jí jiàn

secondary bonds

除典型的强化学键外,依靠氢键以及弱共价键和范德华作用力相结合的各种分子内和分子间作用力的总称。

次声波
cì shēng bō

infrasonic wave

频率在 0.000 1~20Hz 范围内的机械振动波,不能被人耳所听到。

次要结果
cì yào jié guǒ

secondary outcome

【同】"次要结局指标"。

次要结局指标
cì yào jié jú zhǐ biāo

secondary outcome

一项试验研究中除主要结局指标外也有意义的结局指标。

刺激
cì jī

stimulate, stimulation

①激发功能活动。②刺激的行为或过程。

刺激物
cì jī wù

stimulus, irritant

能引起组织功能紊乱或器官损伤或其他特定功能反应的药物或物质。

刺激性
cì jī xìng

stimulatory

能够刺激或引起刺激的能力。

刺痛
cì tòng

lancinating pain

是指刺激皮肤、黏膜和肌而感到剧烈疼痛。通常为间歇性的烧灼样、刀割样锐痛。

丛
cóng

plexus

分支网络或缠结,主要指神经、淋巴或静脉。

粗种植体
cū zhòng zhí tǐ

wide-diameter implant

体部直径约 5.0mm 或大于 5.0mm 的种植体。

促成骨性
cù chéng gǔ xìng

osteopromotive

生物制剂、生长因子或移植材料在加入骨诱导性移植材料后具有增强骨诱导能力的性质。

促进剂
cù jìn jì

accelerator

①增加物质或物体发生某些反应速率的试剂。②加速化学反应的物质。③加速神经与肌肉反应和运动的物质。④促进橡胶硫化和聚合反应的任何化学物质。

促凝血酶原激酶原
cù níng xuè méi yuán jī méi yuán

prothromboplastin

外源性凝血途径的凝血因子之一,为热稳定血浆蛋白。可由组织凝血活酶激活,形成 F Ⅶ a,激活 FX 转变为 FXa。

促凝血球蛋白原

cù níng xuè qiú dàn bái yuán

accelerator globulin

为调节凝血因子,在凝血/抗凝中起着双重关键作用。它作为凝血酶原酶复合物形成中 FXa 的关键辅助因子,在钙和磷脂表面将凝血酶原转化为凝血酶,参与凝血过程,也参与抗凝血中 F Ⅷ的失活。

醋酸纤维素

cù suān xiān wéi sù

cellulose acetate

为醋酸的酯类,在口腔医学中用于制作临时修复体的透明预成冠。

醋酸乙烯酯 - 乙烯共聚物

cù suān yǐ xī zhǐ yǐ xī gòng jù wù

vinyl acetate-ethylene copolymers (PVAc-PE)

为通用高分子聚合物,用于热成型。

催化剂

cuī huà jì

catalyst, accelerant

加速引起化学反应,而不进入反应或被反应改变的物质。

催唾剂

cuī tuò jì

sialagogue

促进唾液分泌和流出的物质或制剂。

脆性

cuì xìng

brittle, brittleness

①容易破碎的,与韧性相反。②容易断裂或失效的。③当材料超过比例极限时所发生的断裂。

脆性破坏

cuì xìng pò huài

brittle failure

【同】"疲劳"。

错𬌗

cuò hé

malocclusion

任何非正常的𬌗或上颌与下颌的位置关系。

错角化

cuò jiǎo huà

dyskeratosis

【同】"角化不良"。

错位

cuò wèi

malalignment

①未对准位置。②不在一直线、不同轴性或排列不齐。

锉

cuò

file

用于细微平整骨、金属、木制和皮制品等表层的条形、多刃的手工工具。

D

打磨机

dǎ mó jī

grinder

用于平整物体表面的机械设备。

大径

dà jìng

major diameter

与外螺纹牙顶或内螺纹牙底相切的假想圆柱或圆锥的直径。对圆锥螺纹,不同螺纹轴线位置处的大径是不同的。

大颗粒喷砂酸蚀种植体表面

dà kē lì pēn shā suān shí zhòng zhí tǐ biǎo miàn

sandblasted large-grit acid-etched implant surface (SLA)

为不规则纹理的粗糙种植体表面。在特定的压力和时间控制下,通过高速气流将研磨介质材料喷射在种植体表面,产生凹陷,形成不规则的粗糙表面,然后用酸性溶液清洗。由此增加骨 - 种植体接触(BIC),提高骨结合率。

大连接体

dà lián jiē tǐ

major connector

可摘局部义齿中连接左右两侧义齿部件的结构,包括腭杆、舌杆、舌板、唇杆等。

大疱

dà pào

bulla

为局限性隆起的皮肤病变,含有液体,直径超过 5 毫米。

大疱性类天疱疮

dà pào xìng lèi tiān pào chuāng

bullous pemphigoid (BP)

好发于老年人的自身免疫性表皮下大疱病,为张力性水疱,疱破溃之后形成大面积的创面,病程虽长,但预后良好。

大笑

dà xiào

full smile

非常愉悦的纵情欢笑,调动最多的表情肌,常伴发欢喜的或欢快的声音的表现。

大直径种植体

dà zhí jìng zhòng zhí tǐ

large diameter implant

【同】"粗种植体"。

代谢综合征

dài xiè zōng hé zhēng

metabolic syndrome, metabolic syndrome X

包括以下至少三种的组合:腹部肥胖、高甘油三酯血症、高密度脂蛋白低、高血压和空腹血糖高,与患糖尿病和心血管疾病的风险增加有关。

代型

dài xíng

die

用于后续蜡型、修复体制作的单个预备体的模型,是工作模型的一部分。

代型间隙剂

dài xíng jiàn xì jì

die spacer

是用在终模型的代型上以创造空间的制剂。

代用的

dài yòng de

succedaneous

描述与代替或更换相关的。

代用品

dài yòng pǐn

substitute

可以替代其他类似属性的药物或材料。

带蒂瓣

dài dì bàn

pedicle flap

蒂与基部组织相连以保持血供的全厚或半厚软组织瓣,包括带蒂皮瓣、带蒂黏膜瓣和带蒂黏骨膜瓣等。可以旋转、侧向或垂直向移动,覆盖邻近的手术区域,或增强软组织外形。

带蒂移植物

dài dì yí zhí wù

pedicle graft

【同】"带蒂瓣"。

带孔人工牙

dài kǒng rén gōng yá

diatoric

带孔状或沟槽状机械固位结构的人工牙,从而在不同材料的基托上固位。

带旋髂深动脉髂骨瓣

dài xuán qià shēn dòng mài qià gǔ bàn

deep circumflex iliac flap

【同】"髂骨瓣"。

带状疱疹

dài zhuàng pào zhěn

Varicella zoster (shingles, herpes zoster)

由水痘 - 带状疱疹病毒引起的传染病。在皮肤或口腔黏膜上,通常沿所涉及的单侧感觉神经出现疼痛性丘疹或疱疹,可有发烧和不适等全身表现。

袋

dài

pocket

在口腔医学中,指增深的牙龈沟。

袋状瓣

dài zhuàng bàn

envelope flap

①沿游离龈缘做龈沟内切口,或沿剩余牙槽嵴顶做一字形切口,不做垂直切口,形成信封状或袋状的瓣,常用于植入结缔组织。②在上颌硬腭黏膜上做一字形切口,不做垂直切口,形成信封状或袋状的瓣,常用于切取不带上皮的结缔组织瓣。

戴维斯冠

dài wéi sī guān

Davis crown

过时的术语。通常是指由根管内的桩支持的一个与牙的根面直接接触的人工瓷冠。后来进行了改良,使用金质铸件增加了牙根和人工牙之间的适合度。

戴牙

dài yá

fitting, delivery, placement, insertion

将修复体戴入口内并进行适配性调整的过程。

单侧的

dān cè de

unilateral

仅在一侧的。

单侧骨膜下种植体

dān cè gǔ mó xià zhòng zhí tǐ

unilateral subperiosteal implant

用于支持单侧牙列缺损的固定或可摘修复体的骨膜下种植体。

单侧局部义齿

dān cè jú bù yì chǐ

unilateral partial denture

仅在牙弓一侧的可摘局部义齿,不具有跨牙弓两侧的大连接体。

单侧连续悬吊缝合

dān cè lián xù xuán diào féng hé

unilateral continuous sling suture

为连续悬吊缝合的方式之一。通常适用于多牙位点的手术区,只需要缝合单侧龈瓣(颊侧或舌侧)或颊、舌两侧龈瓣复位高度不一致时,可将颊、舌侧瓣分别固定于各自的水平,缝线在近、远中两端的牙上环绕,以加强悬吊作用避免龈瓣张力过大,并于进针同侧打结。

单纯疱疹病毒

dān chún pào zhěn bìng dú

herpes simplex viruses

人类最普遍的传染性病毒,是具有二十面体核衣壳的双链 DNA 病毒,可引起人类组织的急性感染、反复感染或潜伏存在。单纯疱疹病毒Ⅰ型通常引起口腔病变,Ⅱ型通常引起生殖器病变。

单纯性骨囊肿

dān chún xìng gǔ náng zhǒng

simple bone cyst

①通常为单腔的、囊性的、通常无症状的骨损害,中空或充满液体(血液或血清),缺乏上皮衬里。在放射线检查中,表现为无阻射边界的骨内透射影像。空腔成因尚有争议,被认为是由创伤引起的非真正的囊肿。②在牙根周围形成的良性空骨腔,或充满液体的骨腔,缺乏上皮衬里,牙通常为活髓。

单纯性骨折

dān chún xìng gǔ zhé

simple fracture

线性、闭合性骨折。

单纯性龈炎

dān chún xìng yín yán

simple gingivitis

【同】"慢性龈炎"。

单核细胞

dān hé xì bāo

monocyte

血液中体积最大的血细胞,是机体防御系统的重要组成部分之一。来源于骨髓中的造血干细胞,从骨髓进入血液时仍然尚未成熟,转运到肺和肝等组织后发育为成熟的巨噬细胞。

单核细胞趋化蛋白 -1

dān hé xì bāo qū huà dàn bái yī

monocyte chemotactic protein-1 (MCP-1)

是能够直接诱导嗜碱性粒细胞释放组

胺的细胞因子,在单核细胞和 T 淋巴细胞等的募集和激活过程中起关键作用,与炎症和血管生成有关。

单颗颧种植体技术
dān kē quán zhòng zhí tǐ jì shù

single zygomatic implant

每侧颧骨只植入一颗颧种植体的种植技术。

单颗牙缺失
dān kē yá quē shī

single tooth loss

缺失一颗牙的牙列缺损。

单颗牙缺牙间隙
dān kē yá quē yá jiàn xì

single tooth space

一颗牙缺失的间隙。

单螺钉测试
dān luó dīng cè shì

one-screw test

用于测试多个螺钉固位修复体的被动就位情况。在修复体的一末端拧紧螺钉,通过临床检查和 / 或放射检查修复体的另一端是否适配。

单色视觉
dān sè shì jué

monochromatic vision

无法区别颜色的视觉。

单体
dān tǐ

monomer

①可以发生聚合的化合物。②是指任何可以与类似分子结合形成聚合物的分子。③在牙科树脂产品中,该术语适用于液体,通常是指单体的混合液。

单位负荷
dān wèi fù hè

unit load

①骨的横截面或表面上的单位面积所承载的负荷。②在连续多颗种植体修复的情况下施加给单颗种植体的负荷。

单线螺纹
dān xiàn luó wén

single-start thread

只有一个起始点的螺纹。对于单线螺纹,其螺距等于导程。

单牙种植体
dān yá zhòng zhí tǐ

single-tooth implant

用于单颗牙缺失修复的种植体和种植修复体。

单一的
dān yī de

monolithic

物体全层的化学与物理性质均相同。

单一平面
dān yī píng miàn

monoplane

用以形容义齿人工牙排成一个平面(内外和前后均为平的)的排牙方式。

单一平面𬌗
dān yī píng miàn hé

monoplane occlusion

人工牙后牙𬌗面无牙尖高度(即零度牙)的𬌗排列方式。

单一平面咬合

dān yī píng miàn yǎo hé

monoplane articulation

人工牙排列为一平面的排牙方式。

蛋白聚糖

dàn bái jù táng

proteoglycan (PG)

黏多糖与结缔组织细胞外基质中的蛋白质链结合。

蛋白质

dàn bái zhì

protein

构成生命基础的一类具有特定立体结构和生物活性的大分子,由核酸编码的氨基酸所形成的肽链经加工和自主折叠形成。作用包括酶促催化、运输和储存、协调运动、产生和传递神经冲动、调节生长分化、免疫和机械支持。

蛋白质微阵列

dàn bái zhì wēi zhèn liè

protein microarray

【同】"蛋白质芯片技术"。

蛋白质芯片技术

dàn bái zhì xīn piàn jì shù

protein chip technology

将高度密集排列的蛋白质分子作为探针点阵固定在固相支持物上制成芯片,从而实现对受体、配体或抗原等生物活性物质进行高效快捷的测试和分析的技术。

蛋白质印迹

dàn bái zhì yìn jì

western blot

利用抗体对经过凝胶电泳分离后转移和固定到膜型材料上的蛋白质分子进行检测的技术,可检测样品中特异性蛋白质的存在和进行半定量分析。

蛋白质组学

dàn bái zhì zǔ xué

proteomics

本词派生于"protein"和"genomics",是以细胞、组织或机体在特定时间和空间上表达的所有蛋白质为研究对象,分析细胞内动态变化的蛋白质组成、表达水平与修饰状态,揭示蛋白质之间的相互作用及其调控规律的学科。

淡彩义齿基托

dàn cǎi yì chǐ jī tuō

tinted denture base

义齿基托着色以模拟口腔软组织的自然外观。

弹坑状龈缺损

dàn kēng zhuàng yín quē sǔn

gingival crater

牙间乳头的凹陷缺损,尤其是发生于牙周坏死性疾病或食物嵌塞。

氮杂环丁烷

dàn zá huán dīng wán

azalide

新一代大环内酯衍生物,具有更好的药代动力学特点,如组织穿透性和抗多种革兰氏阳性和革兰氏阴性杆菌的有效性。

参见:阿奇霉素

dāo pán

cutterhead

数控车床上夹持车刀刀柄的装置。

刀片

dāo piàn

blade

具有一个或多个锋利切割刃的扁平切割工具。

导板

dǎo bǎn

guide

引导物体运动路径的装置。

导板固位钉

dǎo bǎn gù wèi dīng

guide pin, anchor pin of guide

固定数字化外科导板的钉或针,不带有螺纹。

导板固位螺钉

dǎo bǎn gù wèi luó dīng

guide screw, anchor screw of guide

固定数字化外科导板的螺钉,带有螺纹。

导板固位针

dǎo bǎn gù wèi zhēn

guide pin, anchor pin of guide

【同】"导板固位钉"。

导板外科

dǎo bǎn wài kē

guided surgery

①在外科导板控制或引导下的外科手术。②利用专业的计算机软件(如DICOM、STL、VRML、OBJ 等)的设计和虚拟手术中,制作数字化外科导板,由此确定种植体植入位置,引导种植窝预备和种植体植入。③在外科导

板的控制和引导下,进行牙槽嵴修整或截骨的外科操作。

导程

dǎo chéng

lead

最邻近的两同名螺纹与中径线相交两点间的轴向距离。可理解为一个点沿着在中径圆柱或中径圆锥上的螺旋线旋转一周所对应的轴向位移。

导程角

dǎo chéng jiǎo

lead angle

【同】"升角"。

导航

dǎo háng

navigation

准确确定位置、制订计划及遵循所计划的路线的过程和活动。

导航手术

dǎo háng shǒu shù

navigation guided surgery

【同】"导航外科"。

导航外科

dǎo háng wài kē

navigation surgery

①外科机器人或外科导航仪引导下的外科手术。②利用运动追踪技术,在显示器的三维重建图像上显示手术器械与解剖结构的实时匹配,由此定位并引导手术操作。③种植窝预备过程中,在显示器的三维重建图像上实时显示钻在颌骨中三维位置与轴向,引导钻按照预先计划的路径进行种植窝预备。

导平面

dǎo píng miàn

guiding plane, guiding surface, guide plane

①基牙或 / 和种植体上部结构的两个或多个垂直平行面，用于引导可摘局部义齿、覆盖义齿或可摘颌面部修复体的摘戴。②𬌗堤𬌗面形成的平面，用于在正中关系中定位下颌位置。③英文"guide plane"是英文"guiding plane"的过时术语。

导线

dǎo xiàn

guide line

【同】"观测线"。

导向面

dǎo xiàng miàn

guiding planes, guiding surfaces

【同】"导平面"。

导向盘

dǎo xiàng pán

guide table

位于咬合架前部的部件，可以是个性化制作的或机械调整的。切导针置于其上。

导向外科导板

dǎo xiàng wài kē dǎo bǎn

pilot surgical guide

种植外科导板的类型之一，只引导种植窝预备的方向。

导向外科模板

dǎo xiàng wài kē mú bǎn

pilot surgical templete

【同】"导向外科导板"。

导向钻

dǎo xiàng zuàn

pilot drill

种植窝预备时用于确定种植窝长轴方向和深度的旋转切割钻，切割刃锋利并有深度标志。

导向钻外科导板

dǎo xiàng zuàn wài kē dǎo bǎn

pilot surgical guide

【同】"导向外科导板"。

导向钻外科模板

dǎo xiàng zuàn wài kē mú bǎn

pilot surgical templete

【同】"导向外科导板"。

导向钻种植窝预备

dǎo xiàng zuàn zhòng zhí wō yù bèi

pilot osteotomy

用导向钻确定种植窝的方向，后续进行种植窝的序列预备。

岛状瓣

dǎo zhuàng bàn

island flap

含有一条知名血管的带蒂瓣，游离成岛状，转位灵活。

倒凹

dào āo

undercut

①泛指物体表面在某一脱位方向上低于轮廓高点的部分。②基牙观测线以下的牙体部分，为可摘局部义齿的卡环提供固位。③剩余牙槽嵴轮廓的根方凹陷，可能导致开窗式骨缺损，或导致传统义齿试戴时难以就位。④牙体直接修复中为预防充填物脱落所预备

的固位形。

倒凹区
dào āo qū

infrabulge

从颈部到卡环引导线、观测线或轮廓高点的牙冠表面。

倒凹区卡环
dào āo qū qiǎ huán

infrabulge clasp

可摘局部义齿固位卡环的类型之一，从颈部或倒凹方向进入固位倒凹进行固位。

倒充填
dào chōng tián

retrofilling

反向根充，基本临床程序为翻黏骨膜瓣、暴露根尖（通常需要开骨窗）、清创、根尖切除、根管倒预备和倒根充。

倒角
dào jiǎo

chamfer angle

①预备斜切表面与一个原始表面之间的夹角。②预备斜切表面与预备基牙的垂直分量形成的角度。③种植体基台的肩台平面与其长轴形成的角度。

倒篮状种植体
dào lán zhuàng zhòng zhí tǐ

inverted basket

【同】"中空篮状种植体"。

倒置牙尖
dào zhì yá jiān

inverted cusp tooth

过时的术语。是指非解剖式后牙瓷修复体，将牙尖的位置设计为圆形凹陷。

道
dào

meatus

泛指体内任何天然开口或通道。

等长收缩
děng cháng shōu suō

isometric contraction, isometric muscle contraction

增加肌肉张力（如咬牙）时肌肉长度保持不变的肌肉收缩形式。

等高线
děng gāo xiàn

contour, contour line

在地形图上沿高程相等的各点所连成的闭合曲线。

等剂量线
děng jì liàng xiàn

isodose lines

由等剂量点连成一条线的图形曲线，多条等剂量线组成等剂量图。

等离子喷涂
děng lí zǐ pēn tú

plasma spray

①材料表面强化和改性技术之一。由直流电驱动的等离子电弧作为热源，将瓷或金属等材料加热到熔融或半熔融状态，并以高速喷涂在工件表面而形成附着牢固的表面层。②在种植体表面进行的钛或羟基磷灰石等离子喷涂，形成数十微米的涂层，可以提高骨-种植体接触的面积并改善生物学性能。

等离子喷涂种植体

děng lí zǐ pēn tú zhòng zhí tǐ

plasma-sprayed implant

带有等离子钛浆喷涂（TPS）或羟基磷灰石（HA）表面的种植体。

等离子喷涂柱状种植体

děng lí zǐ pēn tú zhù zhuàng zhòng zhí tǐ

plasma-sprayed cylinder

带有等离子钛浆喷涂（TPS）或羟基磷灰石（HA）表面的中空圆柱状无螺纹种植体。

等离子体电解

děng lí zǐ tǐ diàn jiě

plasma electrolysis

【同】"微弧氧化"。

等离子体电解阳极处理

děng lí zǐ tǐ diàn jiě yáng jí chǔ lǐ

plasma electrolytic anode treatment

【同】"微弧氧化"。

等密度离心

děng mì dù lí xīn

isopycnic centrifugation

利用颗粒的浮力密度差进行分离的离心技术。在离心管中制备由顶部到底部高浓度差的密度梯度溶液，将要分离的样本放在密度梯度液表面或混悬于梯度液中，通过离心使不同密度的颗粒或上浮或下沉到与各自密度相同的介质区带时，颗粒不再移动，形成一系列区带，从而得到不同密度的颗粒。

等渗

děng shèn

isotonia

溶液的两个元素之间或两个不同的溶液之间的渗透压相等。

等渗的

děng shèn de

isotonic

①表示溶液可以在没有水净流的情况下穿过半透性细胞膜、滋养机体细胞。②表示与其他溶液具有相同张力的溶液，例如生理盐溶液和血清。

等渗溶液

děng shèn róng yè

isotonic solution

是指渗透压与血液渗透压相等的溶液。

等张

děng zhāng

isotonia

张力或活跃度相同的状态。

等张的

děng zhāng de

isotonic

保持统一的张力，例如描述肌肉的正常收缩和运动。

等张溶液

děng zhāng róng yè

isotonic solution

【同】"等渗溶液"。

等张收缩

děng zhāng shōu suō

isotonic contraction, isotonic muscle contraction

肌长度缩短而肌张力没有明显变化的肌收缩。

镫骨脱位

dèng gǔ tuō wèi

luxation of the stapes

直接的外耳道损伤或间接的头部外伤、气压伤所导致的镫骨前庭脱位。拔牙和穿牙槽嵴上颌窦底提升时的敲击也是偶发病因。临床表现有眩晕、眼震、耳鸣、感觉神经性听力损失等耳蜗前庭症状。

低𬌗

dī hé

infraocclusion

𬌗面低于正常𬌗平面且缺少𬌗接触区的错𬌗。

低磷酸酯酶症

dī lín suān zhǐ méi zhèng

hypophosphatasia

对先天性代谢异常的家族性疾病,血清和骨骼中缺乏碱性磷酸酶,导致骨和牙骨质发育不良。

低密度

dī mì dù

hypodense

是对放射线平片或 CT 图像中呈现的偏黑色区域的描述。反映被照物体在厚度相同的条件下吸收的 X 射线较少。

低能量激光治疗

dī néng liàng jī guāng zhì liáo

low-energy laser therapy, low-level laser therapy, low-power laser therapy

可用于刺激细胞功能的激光疗法。不同于外科手术中用于切割、凝血和汽化组织的高能量激光,低水平刺激激光不产生热效应。

低强度激光

dī qiáng dù jī guāng

low-intensity laser

【同】"低能量激光治疗"。

低位笑线

dī wèi xiào xiàn

low smile line

是指大笑时不显露或仅显露上颌前牙的牙冠,不暴露上颌前牙龈缘、龈乳头和附着龈。此类患者美学风险显著降低。

底径

dī jìng

root diameter

与螺纹牙底相切的假想圆柱或圆锥直径。是外螺纹的小径或内螺纹的大径。

抵抗力

dǐ kàng lì

resistance

①反对或反抗力。②生物体抵抗的微生物或毒素的天然能力。③惰性材料抵抗化学或机械破坏作用的能力。

地方性病因

dì fāng xìng bìng yīn

local etiologic factors

可能与疾病的起因、变化和 / 或延续有关的地方性的环境影响。

地方性的

dì fāng xìng de

endemic

特定的地点或地区或人群中的特征。

地方性因素

dì fāng xìng yīn sù

local contributing factor

一个地方性事件,可影响疾病的表现方式。

地卡因
dì kǎ yīn

dicainum

【同】"丁卡因"。

地塞米松
dì sài mǐ sōng

dexamethasone

属长效糖皮质激素,具有抗炎、抗过敏、抗风湿及免疫抑制作用,用于过敏性与自身免疫性炎症性疾病。

地图样舌
dì tú yàng shé

geographic tongue

以舌背浅层上皮局限性剥脱为特征的慢性疾病。

地西泮
dì xī pàn

diazepam

长效苯二氮䓬类镇静催眠药,具有镇静、催眠、抗焦虑、抗惊厥及中枢性肌肉松弛作用。术前用药可缓解焦虑和紧张。

第二次手术
dì èr cì shǒu shù

reentry

两阶段外科程序中的第二次手术。

第二副牙列
dì èr fù yá liè

permanent dentition, secondary dentition

【同】"恒牙列"。

第二阶段种植手术
dì èr jiē duàn zhòng zhí shǒu shù

second stage dental implant surgery

就骨膜下种植体而言,第一阶段种植手术只是在术中制取印模以制作种植体,第二阶段种植手术是再次暴露术区,植入种植体。

第二类错𬌗
dì èr lèi cuò hé

class II malocclusion

【同】"安氏Ⅱ类错𬌗"。

第二类杠杆
dì èr lèi gàng gǎn

class two lever

阻力点位于力点和支点之间的杠杆。

第三类错𬌗
dì sān lèi cuò hé

class Ⅲ malocclusion

【同】"安氏Ⅲ类错𬌗"。

第三类杠杆
dì sān lèi gàng gǎn

class three lever

力点位于支点和阻力点之间的杠杆。

第一阶段种植手术
dì yī jiē duàn zhòng zhí shǒu shù

first stage dental implant surgery

就骨膜下种植体而言,是指种植体植入的最初手术程序。目的是在术中制取印模以制作种植体。

第一类错𬌗
dì yī lèi cuò hé

Class I malocclusion

【同】"安氏Ⅰ类错𬌗"。

第一类杠杆

dì yī lèi gàng gǎn

class one lever

支点位于力点和阻力点之间的杠杆。

第一色盲

dì yī sè máng

protanopia

【同】"红色盲"。

蒂

dì

pedicle

①组织与组织或肿瘤相连的狭窄基部。②软组织瓣中，未切断的、带有血供的、与供区相连的狭窄基部。

参见：带蒂瓣。

癫痫

diān xián

epilepsy

多种病因引起的脑部神经元高度同步化异常放电所致的以发作性、短暂性、重复性和刻板性为特征的慢性脑部疾病。

点彩

diǎn cǎi

stippling

①附着龈上的橘皮状凹痕外观，形成于上皮钉突进入结缔组织乳头的胶原纤维束，是健康牙龈的特征。②义齿基托的唇面和颊面模仿天然牙龈点彩的粗糙化处理。

点对点转换

diǎn duì diǎn zhuǎn huàn

fiducial based paired point transformation

利用虚拟空间和现实空间上一系列对应点(至少3个点)作为基准点，在虚拟空间和现实空间之间建立转换矩阵，以寻求对应点在两个坐标系间均方根误差最小。

点画

diǎn huà

stipple

①制作多个小点共同形成均匀或柔和渐变的阴影。②在义齿上模拟制作附着龈的点彩外观。

点角

diǎn jiǎo

point angle

①三个壁在同一点的交汇处所形成的角。②是指牙冠或髓腔三个表面的交汇处。

点结构光扫描

diǎn jié gòu guāng sǎo miáo

dot structured light scanning

三维扫描测量技术之一。是通过点状投射光到物体表面，由线阵列电荷耦合元件摄像机获取被凹凸表面调制而产生的变形光栅条纹，在软件中计算出各空间点的高度信息，得到空间三维坐标，通过软件分析和处理生成三维图像。

点磨

diǎn mó

spot grinding

【同】"调𬌗"。

点云

diǎn yún

point cloud

被测量对象外表面在三维坐标系统中的一组顶点。这些顶点由 X、Y 和 Z 坐标定义，三维扫描仪可以自动测量对象表面上的大量点，以数据文件输出。

碘伏
diǎn fú

iodophor

碘与表面活性剂聚维酮（聚乙烯吡咯烷酮）相结合而成的松散络合物，有广谱抗微生物作用，对细菌、芽孢、真菌、衣原体、支原体及病毒均有效。适用于皮肤、黏膜表面和创口消毒。

电磁波
diàn cí bō

electromagnetic wave

能量的物理存在形式之一。电场和磁场变化形成的电磁场，以特定频率"振荡波"的形式在空间内发射，行进方向与磁场、电场互相垂直。

电磁波谱
diàn cí bō pǔ

electromagnetic spectrum

从伽马射线到无线电波的波长范围。人眼对波长在 380~760 纳米之间的电磁波敏感。

电镀
diàn dù

electroplating

①用电解法在物体表面镀上一薄层金属的过程。②在工作代型上镀薄金属层。

电荷耦合元器件
diàn hé ǒu hé yuán qì jiàn

charge coupled device (CCD)

使用高感光度的半导体材料制成的感光器件，可以将光信号转变成电信号，然后通过模数转换器芯片将电信号转换成数字信号。

电化学腐蚀
diàn huà xué fǔ shí

corrosion

电化学腐蚀金属、陶瓷或聚合物等材料表面的过程。可在金属表面形成一层氧化物或盐，影响材料的性能，如强度、外观和渗透性等。

电火花技术
diàn huǒ huā jì shù

electric discharge method (EDM)

在流体介质中使用电感应接触腐蚀来熔化和去除工件表层的技术。

电火花蚀刻
diàn huǒ huā shí kè

spark erosion

【同】"电火花技术"。

电极
diàn jí

electrode

在电化学池中能传导电子或传递信号的器件，正极为阳极，负极是阴极。

电解抛光
diàn jiě pāo guāng

electropolishing

通过电解去除物体表面的薄层金属以产生光亮表面的过程。

电解阳极火花
diàn jiě yáng jí huǒ huā

anode spark electrolysis

【同】"微弧氧化"。

电镜

diàn jìng

electron microscope (EM)

【同】"电子显微镜"。

电离辐射

diàn lí fú shè

ionizing radiation

是指能从原子或分子中置换电子从而产生离子的任何辐射,包括宇宙射线、X射线和来自放射性物质的辐射。而非电离辐射包括紫外线、热辐射、无线电波和微波。

电外科学

diàn wài kē xué

electrosurgery

用金属仪器或针在局部施加高频交流电,从而在一定范围内对组织进行切割或改性的方法。

电子

diàn zǐ

electron

稳定的带负电荷的基本粒子,存在于每个中性原子中,质量约为9.11×10^{-31}克(相当于$0.511 \mathrm{MeV}$),电荷约为$-e(-1.602 \times 10^{-19}$库仑)。带相等但相反电荷的粒子称为正电子。

电子伏特

diàn zǐ fú tè

electron volt (eV)

一个用来量度微观粒子能量的单位,等于电子在真空中通过1伏特的电位差的电场中所获得的能量,即$1 \mathrm{eV} \approx 1.602 \times 10^{-19} \mathrm{J}$。

电子狗

diàn zǐ gǒu

dongle

【同】"加密狗"。

电子加速器

diàn zǐ jiā sù qì

electron accelerator

在放射疗法中用来增加电子能量的仪器。

电子面弓

diàn zǐ miàn gōng

electronic facebow

通过传感器记录前伸、侧方运动时下颌切点或髁运动轨迹的面弓,并利用计算机软件进行分析和处理,将获得的个性化数据转移到咬合架上。

电子内镜

diàn zǐ nèi jìng

electronic endoscope

通过微型图像传感器把光信号转变为电信号的医用电子光学内镜,可插入体腔和脏器内腔直接进行观察、诊断、治疗。信号信息经图像处理器还原为图像并显示在监视器的屏幕上,不会发生光纤内镜的光线损失,成像清晰度更高。

电子能谱

diàn zǐ néng pǔ

electron spectroscopy

采用光子(电磁辐射)或粒子(电子、离子和原子等)照射或轰击材料,使材料中电子受到激发而发射,测量这些电子的产额(强度)对其能量的分布,从而获得材料表面或界面信息的研究方法。

电子束熔融

diàn zǐ shù róng róng

electron beam melting (EBM)

金属增材制造技术之一。通过在高真空中使用高能电子束逐层熔化金属粉末进行快速物体成型。

电子束熔融快速成型

diàn zǐ shù róng róng kuài sù chéng xíng

electron beam melting rapid prototyping (EBM RP)

【同】"电子束熔融"。

电子显微镜

diàn zǐ xiǎn wēi jìng

electron microscope (EM)

以波长较短的电子束来代替可见光的显微镜,由镜筒、真空装置和电源柜三部分组成。与光学显微镜相比,电子显微镜具有更高的放大倍数和分辨率。包括扫描电子显微镜和透射电子显微镜等多种类型。

凋亡

diāo wáng

apoptosis

细胞死亡的形态学模式,表现为细胞皱缩、染色体浓缩、胞质小泡形成和细胞分裂成膜包裹的小体,进而被吞噬消除。

雕刻面

diāo kè miàn

cameo surface

被抛光的可摘义齿的可视外表面,从义齿边缘向𬌗面延伸,包括基托与人工牙的唇颊面和舌腭面,也被称为"义齿抛光面"。

迭代重建

dié dài chóng jiàn

iterative reconstruction

用非线性逆算法生成数据点不完整的三维图像,例如用于 CBCT 图像中。

叠盖线

dié gài xiàn

imbrication lines

牙本质形成过程中矿化沉积变化形成的线。

叠加组合

dié jiā zǔ hé

stack

修复体、基台与种植体垂直向排列并组合在一起。

碟形骨吸收

dié xíng gǔ xī shōu

saucer-like bone resorption

围绕种植体颈部周围骨的垂直向骨吸收,呈浅碟形。通常用于描述为建立结缔组织附着所发生的生物学骨改建。

碟形手术

dié xíng shǒu shù

saucerization

通过外科刮治等方法开放封闭的或引流不畅的骨髓腔的手术,旨在促进骨感染区域引流。

蝶鞍

dié ān

sella turcica

垂体窝和鞍背的合称。垂体窝几何中心(蝶鞍点)为骨性头颅测量标志点之一。

蝶鞍点

dié ān diǎn

sella, sella turcica (S)

侧位头颅测量放射线片上的标志点之一,为蝶鞍影像的中心。

蝶窦

dié dòu

sphenoidal sinus

位于蝶骨体内的一对鼻窦,由内板隔为左右两腔,在同一侧向前开口于蝶筛隐窝,与鼻腔的上鼻道连通。

蝶腭动脉

dié è dòng mài

sphenopalatine artery

上颌动脉的分支,发自翼腭窝段,出蝶腭孔,分布于鼻腔外侧壁、鼻窦及鼻中隔。

蝶骨

dié gǔ

sphenoid bone

形似蝴蝶的不规则骨,内含蝶窦,开口于蝶筛隐窝。蝶骨位于颅底中央,居额骨、颞骨和枕骨之间。其翼突下部前面与上颌体下部的后面相连,形成翼突上颌缝。

蝶下颌韧带

dié xià hé rèn dài

sphenomandibular ligament

颞下颌关节囊外韧带之一,位于下颌支内侧,起自蝶骨角棘,止于下颌支的下颌小舌和下颌孔下缘。

丁卡因

dīng kǎ yīn

tetracaine

属酯类局部麻醉药,穿透力强,吸收迅速,常用于黏膜表面麻醉。

丁酰苯类

dīng xiān běn lèi

butyrophenones

药理作用与吩噻嗪类相似,是一类强效抗精神病、抗焦虑药。代表药物有氟哌啶醇和氟哌利多。

丁型肝炎

dīng xíng gān yán

Hepatitis D, Delta h.

由丁型肝炎病毒和乙型肝炎病毒共同感染引起的传染病,主要通过输血和血制品传播。HDV 和 HBV 重叠感染后可促使肝损害加重,易发展为慢性活动性肝炎、肝硬化和重型肝炎。

钉

dīng

pin

带有一个锥形尖端的小金属圆柱。

钉洞

dīng dòng

pinhole

基牙预备时,在牙本质上预备的 1~2 毫米的孔,用于提供固位和抗力。

钉固位体

dīng gù wèi tǐ

pinledge

带有插入牙预备体钉洞中的固位钉的部分冠或固位体。

钉固位修复体

dīng gù wèi xiū fù tǐ

pin-retained restoration

用于修复牙被广泛破坏的修复体,部分依赖于螺纹状或粘接固位的牙本质钉来获得固位和抗力形。

钉固位铸造金属核

dīng gù wèi zhù zào jīn shǔ hé

pin-retained cast metal core

粘接固位的铸造锥形钉,通过与核相结合并插入预备的钉洞以固位冠修复体。通常用于修复大面积牙体缺损的活髓牙,之后在该金属核上制作冠外修复体。

钉突

dīng tū

epithelial pegs

【同】"上皮突"。

钉型种植体

dīng xíng zhòng zhí tǐ

staple implant

【同】"穿下颌骨种植体"。

顶点

dǐng diǎn

vertex

是两条或多条线的交接点。多点相连可以创建一个三维多边形模型。

顶骨外板

dǐng gǔ wài bǎn

parietal outer plate

颅骨扁平骨的骨外层,由密质骨构成,可以用于骨移植的供骨区。

顶角

dǐng jiǎo

point angle

【同】"点角"。

顶径

dǐng jìng

crest diameter

与螺纹牙顶相切的假想圆柱或圆锥的直径。它是外螺纹的大径或内螺纹的小径。

定标

dìng biāo

calibration

【同】"校准"。

定位瓣

dìng wèi bàn

positioned flap

可以向根方、冠方或侧方移动到新位置的带蒂瓣。

定位构件

dìng wèi gòu jiàn

orientation index

记录相邻结构之间三维位置的模具和构件。

定位记录

dìng wèi jì lù

positional record

非标准术语。是指使用口内和口外法获得特定下颌位置的记录。

定位夹

dìng wèi jiā

orientation jig

将部件从模型转移到口内时,用于维持准确位置关系的装置。

定位校准

dìng wèi jiào zhǔn

registration, co-registration

【同】"校准"。

定位片

dìng wèi piān

localization film

带阻射标志物拍摄的放射线片,用于定位体内正常或病理性结构相对于外部标志物的位置。

定位柱

dìng wèi zhù

positioning cylinder

在非开窗式印模中,插入印模帽的定位装置。

定位钻

dìng wèi zuàn

guide drill

用于穿透皮质骨、确定种植窝位置的球钻或棱钻。

定向杆

dìng xiàng gǎn

guide pin

【同】"方向指示杆"。

定向装置

dìng xiàng zhuāng zhì

device orientation

牵引成骨时,用于控制牵引器牵引方向的装置,通常被牵引骨段在解剖轴线上移动。

定心钻

dìng xīn zuàn

spot drill

用于加工初始孔的钻,并可形成倒角孔径的钻,钻尖顶角等于或大于最终钻孔的微钻顶角。

定植

dìng zhí

colonization

是指形成同一类型的微生物群落的过程,例如细菌在牙、种植体、基台或修复体表面的定植。

锭剂

dìng jì

troche

【同】"含片"。

动关节

dòng guān jié

diarthrosis, diarthrodial joint

可进行自由活动的关节,结构上属于滑膜关节。

动脉

dòng mài

artery

将氧合血液从心脏传递到身体各个部位的血管,管壁较厚,收缩性和弹性较强。

动脉皮瓣

dòng mài pí bàn

arterial flap

【同】"轴型皮瓣"。

动脉粥样硬化

dòng mài zhōu yàng yìng huà

atherosclerosis

为主要影响主动脉及其主要分支、冠状动脉和较大的大脑动脉的退行性疾病,其特征是含有胆固醇和脂质的粥样硬化斑块沉积在大中型动脉管壁的最内层。动脉病变包括血管腔狭窄、小动脉变脆弱致破裂、动脉粥样硬化斑块增加和血栓。

动态负荷
dòng tài fù hè
dynamic loading
①在非常短暂的时间内物体所受到的急剧变化的外力。②种植体、基台或修复体负荷的不断改变,例如在咀嚼运动时施加在种植体上力的大小和方向的不断变化。
参见:胡克定律。

动态关系
dòng tài guān xì
dynamic relations
过时的术语。是指一个物体相对于另一个物体的运动关系,例如下颌相对于上颌的运动关系。

动态荷载
dòng tài hè zài
dynamic loading
【同】"动态负荷"。

动态面弓
dòng tài miàn gōng
kinematic facebow
能够精确定位髁轴、复制个性化的下颌铰链轴的面弓。

动态面弓记录
dòng tài miàn gōng jì lù
kinematic facebow record
使用横向水平轴作为参考点将上颌模型与咬合架上的髁元件相关联的记录。

动态无应变牙移动
dòng tài wú yìng biàn yá yí dòng
kinematic strain-free tooth movement

某些全口义齿数字设计软件中,将牙视为一个刚性不会变形,且在运动时不与其他牙相融合的实体,使牙在其拮抗和邻牙之间进行虚拟运动。

动物模型
dòng wù mó xíng
animal model
为研究生理或病理性活动,在标准化的实验动物体中所建立的研究模型。

动物源性骨矿物质
dòng wù yuán xìng gǔ kuàng wù zhì
animal-derived bone minerals
【同】"异种移植物"。

动物源性胶原膜
dòng wù yuán xìng jiāo yuán mó
animal-derived collagen membrane
提取于动物的胶原,主要是Ⅰ型胶原的屏障膜。具备良好的组织相容性和组织整合能力。

冻干
dòng gān
freeze-drying, lyophilization
组织处理方法之一。高真空条件下将生物物质或组织标本(如血浆、血清等)快速冷冻、低温脱水,使其处于稳定的生物学状态。在此过程中组织中冻结的水直接从固态升华为气态。

洞漆
dòng qī
cavity varnish
由珂巴树脂或其他合成树脂与有机溶剂(氯仿或乙醚)组成,在窝洞预备中,有密封牙本质小管、减少微渗漏和牙髓免受修复材料热损伤的作用。

窦

dòu

sinus, antrum

①自然的骨腔,如鼻窦。②自然结构的通道或空间,如静脉窦。

窦道

dòu dào

fistula

【同】"瘘"。

窦底骨高度

dòu dǐ gǔ gāo dù

subantral residual bone height

缺牙间隙所对应的上颌窦底至剩余牙槽嵴顶之间的距离。

窦底骨增量

dòu dǐ gǔ zēng liàng

subantral augmentation

【同】"上颌窦底提升"。

窦隔

dòu gé

sinus septum

【同】"上颌窦间隔"。

窦嵴距

dòu jí jù

sinus crest distance

【同】"窦底骨高度"。

窦口 - 鼻道复合体

dòu kǒu bí dào fù hé tǐ

ostiomeatalex, ostiomeatal complex (OMC)

并非有明确边界的独立的解剖结构,一般指以筛漏斗为中心的附近区域,包括中鼻甲及其基板、钩突、筛漏斗、筛泡、前筛窦、中鼻道半月裂孔及上颌窦自然开口等结构,是筛窦、上颌窦和额窦引流和通气的最终共同通路。该部位易受鼻及鼻窦炎性病变的侵犯,而且具有易引起和加重各鼻窦慢性炎症临床表现的特点。

窦口复合体

dòu kǒu fù hé tǐ

ostiomeatal complex

【同】"窦口 - 鼻道复合体"。

独立支持式种植体

dú lì zhī chí shì zhòng zhí tǐ

free-standing implant

不与其他种植体或天然牙连接在一起的种植体,独立支持和固位修复体。

毒力

dú lì

virulence

病原微生物产生疾病的潜力。

毒力因子

dú lì yīn zǐ

virulence factor

病原微生物能使其本身在特定的宿主体内定植,并能增强其致病潜力的基因产物,构成细菌的毒力,是微生物的特定特征或能力。

毒素

dú sù

toxin

专门指由某些高等植物、动物或病原性细菌产生的、并对其他生物有剧毒的蛋白质,因其高分子量和高抗原性而与简单的化学毒物和植物生物碱不同。

毒性

dú xìng

toxicity

是指药物或毒剂造成伤害的能力,尤其是造成永久性伤害或死亡。反应可以是局部的或系统性的,反应程度取决于毒素的剂量、释放速率、给药途径、接触时间以及其特性。

杜普尼综合征

dù pǔ ní zōng hé zhēng

auriculotemporal syndrome

【同】"耳颞综合征"。

短牙弓

duǎn yá gōng

shortened dental arch (SDA)

双侧第二磨牙和/或第一磨牙(或修复体)游离缺失时的牙弓状态。

短种植体

duǎn zhòng zhí tǐ

short implant

通常是指体部长度≤6mm 的种植体。

断层成像

duàn céng chéng xiàng

tomography

【同】"体层成像"。

断层成像术

duàn céng chéng xiàng shù

tomography

【同】"体层成像术"。

断层片

duàn céng piān

tomogram, laminagraphy

在曝光过程中放射线源和胶片以平行但彼此相反的方向同步运动,摄取的头部或身体深部层次的放射线片。

断层扫描

duàn céng sǎo miáo

tomograph

【同】"体层成像"。

断层摄影术

duàn céng shè yǐng shù

tomography

【同】"体层成像术"。

断裂

duàn liè

fracture

力所导致物体结构弯曲并分离的过程、行为或状态。

断裂强度

duàn liè qiáng dù

fracture strength

材料发生断裂时所承受的应力。

断裂韧度

duàn liè rèn dù

fracture toughness

【同】"断裂韧性"。

断裂韧性

duàn liè rèn xìng

fracture toughness

①属材料的机械特性,表明其承受所施加的力而不断裂的能力。②含裂纹的构件抵抗裂纹失稳扩展的能力。

断口分析

duàn kǒu fēn xī

fractography

脆性材料的断裂力学研究。

锻造
duàn zào
swage
用锤击打金属以成型。

锻制
duàn zhì
wrought
锤击金属使其成型。

锻制卡环
duàn zhì qiǎ huán
wrought wire clasp
【同】"弯制卡环"。

堆叠
duī dié
stack
物体整齐排列成一堆。

堆蜡
duī là
waxing, waxing up
是指制作蜡型或暂义齿蜡基托轮廓的过程。

堆蜡套筒
duī là tào tǒng
waxing sleeve
为预成的可铸塑料套筒,通过堆蜡制造个性化基台或修复体基底。

堆栈
duī zhàn
stack
为数据项按序排列的数据结构,只能在被称为栈顶的一端对数据项进行插入和删除。

队列研究
duì liè yán jiū
cohort study
对某种疾病和 / 或接受某种治疗的受试者进行长期跟踪,并与另一组不受该疾病影响的受试者比较的研究。

对比度分辨率
duì bǐ dù fēn biàn lǜ
contrast resolution
低对比情况下,CT 图像对两种组织之间最小密度差异的分辨力,即可以分辨最小密度差的程度,常用百分比表示。

对比剂
duì bǐ jì
contrast medium
为增强影像观察效果而注入(或服用)人体组织或器官的化学制品(如 X 射线观察常用的碘制剂和硫酸钡等),以改变机体局部组织影像的对比度。

对侧的
duì cè de
contralateral
关于、属于或发生在相对的一侧或同侧对面的。

对侧髁
duì cè kē
contralateral condyle
【同】"非工作侧髁"。

对称螺纹
duì chèn luó wén
symmetrical thread
相邻牙侧角相等的螺纹。

对接

duì jiē

butt

①两个扁平端面接触而不覆盖,如对接接头。②种植体平台外缘与基台或修复体直径一致的连接方式。③修复体组织面与牙槽嵴黏膜表面的接触。

对接接头

duì jiē jiē tóu

butt-joint

由两个直角邻接的表面形成的接头。

对接连接

duì jiē lián jiē

butt joint, butt connection

①种植体平台直径与基台直径一致,两者外缘完全匹配的连接方式,与平台转移不同。②种植体平台直径与修复体肩台直径一致,两者外缘完全匹配的连接方式。

对接装置

duì jiē zhuāng zhì

docking device

【同】"放射锥定位器"。

对抗臂

duì kàng bì

reciprocal arm

可摘局部义齿上的卡环臂,用于拮抗同一牙上相对的卡环臂(即固位臂)产生的力。

对抗卡臂

duì kàng qiǎ bì

reciprocal clasp arm

卡环组的部件之一,抵消固位臂在取戴时的拮抗力,以对抗义齿所受的侧向力与对侧固位臂和卡环体共同稳定义齿,并防止基牙受外力作用时移位。

对刃𬌗

duì rèn hé

edge-to-edge occlusion

牙尖交错位时上颌与下颌前牙切缘相对的𬌗关系。

对刃咬合

duì rèn yǎo hé

edge-to-edge articulation, edge-to-edge bite

①牙尖交错位时上颌与下颌前牙切缘相对的咬合。②英文"edge-to-edge bite"是英文"edge-to-edge articulation"的非标准术语。

对位

duì wèi

coaptation, coadapt

将移位部分适当恢复到原来位置的过程,例如创口边缘或骨折端错位的对齐、中切牙的断裂边缘粘接到原来位置。

对乙酰氨基酚

duì yǐ xiān ān jī fēn

acetaminophen

为非阿片类镇痛解热药,是醋酸和帕米诺酚的氨基化合物,通过抑制前列腺素合成来阻断疼痛冲动的产生,可口服或直肠给药。

对照组

duì zhào zǔ

control group

一组临床研究的参与者,他们没有接受正在研究的药物或疗法(或只接受安慰剂),但其余所有方面都与实验组相同。

盾构术

dùn gòu shù

socket-shield technique

【同】"牙槽窝屏障术"。

多巴胺

duō bā àn

dopamine

去甲肾上腺素的前体。适用于治疗各种类型的休克,包括中毒性休克、心源性休克、出血性休克和中枢性休克等。

多壁骨缺损

duō bì gǔ quē sǔn

circumferential defect

牙周一个以上表面的垂直向骨丧失,如牙近中面和舌面的垂直向骨丧失。

多边形网格

duō biān xíng wǎng gé

polygon mesh

在计算机图形学中,构成三维对象的顶点、边缘和面的集合,用于定义三维计算机图形和实体建模中的多面体对象的形状。面通常由三角形、四边形或其他简单的凸多边形组成。

多层螺旋计算机体层成像

duō céng luó xuán jì suàn jī tǐ céng chéng xiàng

multislice spiral computed tomography (MSCT)

是目前通用的螺旋 CT 的类型。使用安装有多排探测器的螺旋 CT 设备,在一次旋转扫描过程中同时完成四个层面以上的容积数据采集,并重建出多个层面的图像。

多导睡眠图

duō dǎo shuì mián tú

polysomnography

在全夜睡眠过程中,连续并同步描记脑电波、眼球运动、肌张力、呼吸和心率等 10 余项指标,以帮助诊断与睡眠有关的疾病。

多动症

duō dòng zhèng

hyperactivity

运动活动过度,行为异常增强。也许与紧张或神经紊乱有关。

多尔德杆

duō ěr dé gǎn

Dolder bar

为预成的 U 形杆附着体,将基牙或基台连接为一体,为覆盖义齿提供支持和固位,义齿组织面埋入与杆适配的卡,通过摩擦力固位。杆有卵圆形和改良形两种,前者允许义齿有一定的转动,后者为刚性连接结构。

多尔德修复杆

duō ěr dé xiū fù gǎn

Dolder prosthesis bar

【同】"多尔德杆"。

多骨的

duō gǔ de

polyostotic

影响超过一个骨,与多个骨相关或与影响多个骨的。

多核巨细胞

duō hé jù xì bāo

multinuclear giant cell

由多个单核细胞或巨噬细胞融合而成

的大型细胞,细胞体积大,有多个核。常见于结核病、传染性肉芽肿、异物肉芽肿等。

多颗颧种植体技术

duō kē quán zhòng zhí tǐ jì shù

multiple zyomatic implants

每侧颧骨各植入两颗或两颗以上颧种植体的技术。

多孔表面

duō kǒng biǎo miàn

porous surface

由相互贯通的孔洞构成的规则或不规则网络结构的材料表面。

参见:等离子喷涂种植体表面。

多孔珊瑚源性羟基磷灰石

duō kǒng shān hú yuán xìng qiǎng jī lín huī shí

porous coralline hydroxyapatite

【同】"珊瑚源性羟基磷灰石"。

多孔性

duō kǒng xìng

porous

像海绵一样的质地,有允许液体或气体进入材料表面孔口的特性。

多硫化物

duō liú huà wù

polysulfide

利用硫醇键合的合成橡胶,用于牙科印模材料。

多伦多桥

duō lún duō qiáo

Toronto bridge

【同】"复合式种植修复体"。

多能造血干细胞

duō néng zào xuè gàn xì bāo

pluripotential hematopoietic stem cell (PHSC)

【同】"造血干细胞"。

多排探测器计算机体层摄影

duō pái tàn cè qì jì suàn jī tǐ céng shè yǐng

multi-detector row computed tomography (MDCT)

【同】"多层螺旋计算机体层成像"。

多平面重组

duō píng miàn chóng zǔ

multi-planar reformation (MPR)

通过后处理使一系列横断层面图像重组,获得该剖面断层的冠状层面、矢状层面等任意角度斜位层面的 2D 重组图像的过程。

多生的

duō shēng de

supernumerary

【同】"多余的"。

多态性

duō tài xìng

pleomorphism, polymorphism

广义的多态性指多种表现形式。在生物学领域,指单个生物或物种具有各种不同的结构形式、形状或形态类型的现象。

多西环素

duō xī huán sù

doxycycline

为长效半合成四环素类广谱抗生素,抗菌谱与四环素类似,但抗菌力较四环素更强。临床用于敏感菌所致的呼吸道感染如老年慢性气管炎、肺炎、麻疹肺炎及泌尿道、胆道和口腔感染的治疗。

多线螺纹
duō xiàn luó wén
multi-start thread
具有两个或两个以上起始点的螺纹。对于多线螺纹，其螺距等于导程除以线数。

多相喷射固化
duō xiàng pēn shè gù huà
multiphase jet solidification (MJS)
通过活塞挤压熔融材料使其连续地挤出喷嘴的方法来堆积原型的加工技术。

多形核白细胞
duō xíng hé bái xì bāo
polymorphonuclear leukocyte
【同】"中性粒细胞"。

多形红斑
duō xíng hóng bān
erythema multiforme
其特征为皮肤上出现"靶区"或"牛眼"样红斑病损，亦可见斑疹、丘疹、小疱和大疱等临床表现，也常发生于口腔黏膜。

多学科治疗
duō xué kē zhì liáo
multi-disciplinary treatment (MDT)
不同学科的专家针对一个具体病例进行讨论，在整合各学科意见的基础上，为患者制订和／或实施治疗方案。亦称之为多综合治疗。

多学科治疗模式
duō xué kē zhì liáo mó shì
multi-disciplinary treatment modalities (MTM)
【同】"多学科治疗"。

多学科综合治疗
duō xué kē zōng hé zhì liáo
multi-disciplinary treatment (MDT)
【同】"多学科治疗"。

多用途蜡
duō yòng tú là
utility wax
为柔软的粘性牙科蜡，在技工室使用中具有多种用途。例如，与水胶体一起使用、按照设计轮廓制作带孔托盘等。

多余的
duō yú de
supernumerary
超出常规或正常数量的。

多元回归
duō yuán huí guī
multiple regression
从多个自变量的组合预测一个因变量的值。

多中心研究
duō zhōng xīn yán jiū
multicenter study
单一方案在多个研究中心同时进行的临床试验研究。

多轴机床
duō zhóu jī chuáng
multi-axis machines
最先进的数控铣床，除了常规的三轴

(X 轴、Y 轴和 Z 轴),还增加了两个轴。水平铣床也有一个 C 轴或 Q 轴,可使水平安装工件旋转,基本上允许不对称和偏心车削。第五轴(B 轴)控制刀具本身的倾斜。当所有轴相互配合使用时,甚至可以相对容易地制作极为复杂的人体头部结构。然而,这种几何图形的编程技巧超出了大多数操作员的能力。因此,五轴铣床实际上多使用 CAM。

钝化
dùn huà

passivate, passivation

为金属或合金经强氧化剂或电化学方法氧化处理工艺,表面转化为薄而稳定的氧化层,可使其更耐腐蚀并降低与其他物质(如污染)的反应能力。

钝化表面氧化物
dùn huà biǎo miàn yǎng huà wù

passivated surface oxide

为种植体表面氧化物层,可以降低表面能,提高抗腐蚀性。可能是纯化处理的结果,也可能是随时间推移暴露于空气中的结果。

E

俄鲁宁纤维
é lǔ níng xiān wéi

eluanin fibers

牙周膜中两种不成熟的弹力纤维之一,由微细的纤维束组成,与奥克西塔兰纤维共同覆盖于胶原纤维上,构成纤维网络。

额鼻管
é bí guǎn

frontonasal duct

鼻腔侧壁上从额窦向筛漏斗的延伸管,是被覆黏膜的骨性通道。

额窦
é dòu

frontal sinus

位于眉弓后方额骨内的一对与鼻腔相通的含气空腔,左右各一,被覆黏膜与鼻腔相延续,其窦口开口于中鼻道。

额骨
é gǔ

frontal bone

位于颅的前上方,内含开口于中鼻道的额窦。额骨与顶骨、鼻骨、上颌骨、蝶骨和颧骨相交。

额外的
é wài de

supernumerary

【同】"多余的"。

额状面
é zhuàng miàn

coronal plane, frontal plane

【同】"冠状面"。

恶化
è huà

exacerbation

疾病或疾病的症状或体征趋于严重。

恶性
è xìng

malignant

①趋于逐渐恶化并导致死亡。②肿瘤的不典型增生、浸润和转移等特性。

腭
è

palate

封闭上颌弓所包围空间的骨和软组织,向后延伸至咽部,形成"口腔顶盖",并在中线处与鼻中隔和鼻底相连接。

腭凹
è āo

palatine foveola, foveae palatinae, fovea palatini

【同】"腭小凹"。

腭板
è bǎn

palatal plate

可摘局部义齿的大连接体的类型之一,覆盖腭表面的大部分区域。

腭闭合不全
è bì hé bú quán

palatal incompetence

【同】"腭咽闭合不全"。

腭部上皮移植物

è bù shàng pí yí zhí wù

epithelialized palatal graft

带上皮的腭黏膜游离或带蒂瓣。

腭侧半岛瓣

è cè bàn dǎo bàn

palatal peninsula flap

蒂位于牙槽嵴顶腭侧、切口位于种植体平台表面的半岛状黏骨膜瓣,可避免剥离龈乳头和颊侧软组织。

腭侧反折瓣

è cè fǎn zhé bàn

palatal roll flap

采取牙槽嵴顶的水平切口,切开深度仅达黏膜下层。然后锐性分离腭侧黏骨膜表层,在垂直切口末段切断表层下方组织,向内侧反折形成蒂在唇颊侧的骨膜 - 结缔组织瓣,可有效增加牙槽嵴表面的黏骨膜厚度,并改善穿龈轮廓。

腭侧沟

è cè gōu

palatal groove

牙硬组织的异常发育沟,通常见于上颌中切牙和侧切牙的腭侧。

腭侧旋转瓣

è cè xuán zhuǎn bàn

rotated palatal flap

蒂位于牙槽嵴顶水平切口腭侧的带蒂腭黏骨膜瓣,游离端向种植体的近中或远中旋转移位,重建种植体龈乳头。

腭侧指状分裂瓣

è cè zhǐ zhuàng fēn liè bàn

fingerlike split palatal flap

用以重建龈乳头的黏骨膜瓣的类型之一。水平切口位于牙槽嵴顶,在腭侧瓣中间做一垂直向切口,形成两个带蒂黏骨膜瓣,游离端分别向近中与远中旋转移位,形似分开的两个手指。

腭垂裂

è chuí liè

staphyloschisis

腭垂裂开,伴有或不伴有腭裂。

腭大孔

è dà kǒng

greater palatine foramen

为翼腭管在硬腭的开口,有腭大血管及腭前神经通过。该孔一般位于上颌第三磨牙腭侧牙槽嵴顶至腭中缝连线的中外 1/3 处。

腭大孔阻滞麻醉

è dà kǒng zǔ zhì má zuì

block anesthesia of anterior palatine nerve

【同】"腭前神经阻滞麻醉"。

腭杆

è gǎn

palatal bar

上颌可摘局部义齿的大连接体的类型之一,横跨腭部,相连接两侧义齿。

腭杆连接体

è gǎn lián jiē tǐ

palatal bar connector

【同】"腭杆"。

腭骨水平板

è gǔ shuǐ píng bǎn

horizontal plate of palatine bone

腭骨的水平部分上面光滑而凹陷,构成鼻腔底的后部。下面粗糙不平,构成硬腭的后部。

肉组成。

腭功能不全
è gōng néng bú quán
palatal insufficiency
【同】"腭咽功能不全"。

腭后部封闭
è hòu bù fēng bì
posterior palatal seal
为上颌全口义齿组织面后缘的结构设计。在生理限度内可以向软腭后部封闭区施加压力,确保义齿与软腭紧密接触,提高义齿的固位力。
参见:腭后部封闭区。

腭后部封闭区
è hòu bù fēng bì qū
posterior palatal seal area, postpalatal seal area
硬腭和软腭联合之后的软组织区域,在生理限度内义齿可对此区域施以压力,形成封闭有助于全口义齿提高固位力。
参见:腭后部封闭。

腭护板
è hù bǎn
palatal stent
由牙固位的、保护腭部手术创口愈合的可摘局部义齿修复体。

腭肌
è jī
palatal muscles
构成软腭的肌群,由腭帆提肌、腭帆张肌、腭垂肌、腭舌肌和腭咽肌等五对肌

腭扩增赝复体
è kuò zēng yàn fù tǐ
palatal augmentation prosthesis
可摘的颌面部假体,可改变与舌相邻的硬腭和 / 或软腭的形态,增进言语和吞咽时舌腭的接触,补偿由于手术、外伤、神经系统或运动缺陷导致的舌活动性受损。

腭裂
è liè
palatal cleft, cleft palatal, uranoschisis
在面部形态发育过程中,一侧侧腭突和对侧侧腭突及鼻中隔部分联合或未联合所导致的腭部纵行裂隙,伴有或不伴有颌裂。
参见:完全性腭裂、腭隐裂。

腭裂修复术
è liè xiū fù shù
palatorrhaphy
修复腭裂的外科手术。

腭裂赝复体
è liè yàn fù tǐ
cleft palate prosthesis
【同】"语音辅助赝复体"。

腭裂语音辅助赝复体
è liè yǔ yīn fǔ zhù yàn fù tǐ
cleft palate speech aid prosthesis
【同】"语音辅助赝复体"。

腭隆突
è lóng tū
torus palatinus
硬腭中线处的嵴状骨隆起。

腭前孔
è qián kǒng
anterior palatine foramen
【同】"切牙孔"。

腭前孔注射法
è qián kǒng zhù shè fǎ
anterior palatine foramen injection
【同】"鼻腭神经阻滞麻醉"。

腭前神经阻滞麻醉
è qián shén jīng zǔ zhì má zuì
block anesthesia of anterior palatine nerve
将麻药注射入腭大孔或其附近以麻醉腭前神经的麻醉方法。麻醉范围为上颌后牙腭侧黏骨膜、牙龈及牙槽突等。临床主要用于上颌前磨牙、磨牙拔除术等该区域牙槽外科和种植外科等相关手术的腭侧麻醉。

腭穹窿
è qióng lóng
palatal vault
①腭的上表面。②腭的最上端和最深处。③上颌冠状面可获得的最大腭曲线。

腭位图
è wèi tú
palatogram
在功能（通常为语音）过程中舌与上腭的接触位置和面积的图像。

腭小凹
è xiǎo āo
palatine fovea
软腭与硬腭连接处稍后方、中线两侧的凹陷，为腭腺导管的开口。

腭咽闭合
è yān bì hé
palatopharyngeal closure
吞咽和发音期间括约肌将口腔与鼻腔分隔，起到封闭作用，由软腭的中三分之一向后上、咽侧壁向内、咽后壁向前的同步运动完成。

腭咽闭合不全
è yān bì hé bù quán
palatopharyngeal incompetence, velopharyngeal deficiencies
解剖学上的软腭完整、但功能异常，导致腭咽闭合不充分。通常由于神经或肌肉疾病或创伤所导致。说话和吞咽时软腭的肌肉不能充分封闭以分隔鼻咽和口咽，可能导致发音不清以及食物或液体的鼻咽反流。

腭咽功能不全
è yān gōng néng bù quán
palatopharyngeal inadequacy, palatopharyngeal insufficiency
在吞咽或说话发音需要高口内压时，软腭与一个或多个咽壁之间缺乏有效闭合，可能会导致讲话时鼻腔漏气或鼻音过重。闭合不全可能是由于腭裂、腭功能不全或咽壁运动不足所导致。

腭咽括约肌
è yān kuò yuē jī
palatopharyngeal sphincter
咽后壁的肌纤维横带，源自咽上缩肌或腭咽肌，在吞咽时收缩时形成腭咽闭合，在腭裂患者发音时也会收缩。

腭移植物
è yí zhí wù
palatal graft

【同】"游离牙龈移植"。

腭隐裂
è yǐn liè

submucous cleft palate, occult cleft palate

先天性腭发育异常，其中软腭或硬腭的中份中胚层发育有欠缺，使得软硬腭正中的骨和肌肉组织不连续，为表面完整的黏骨膜所掩盖。

腭缘膜
è yuán mó

velum

覆盖于软腭的膜状结构。

腭中部种植体
è zhōng bù zhòng zhí tǐ

midpalatal implant

【同】"腭种植体"。

腭种植体
è zhòng zhí tǐ

palatal implant

植入于上颌硬腭中缝的种植体，用作正畸治疗的强支抗。

参见：正畸支抗种植体。

腭皱
è zhòu

palatal rugae

【同】"腭皱襞"。

腭皱襞
è zhòu bì

palatine ruga, palatal rugae

硬腭黏膜表面自切牙乳头向后、腭中缝两侧对称的横行嵴状皱褶，其隆起部分由固有层致密的纤维结缔组织构成。

儿童语音辅助赝复体
ér tóng yǔ yīn fǔ zhù yàn fù tǐ

pediatric speech aid prosthesis

临时或过渡性的颌面部假体，用于闭合婴儿或儿童的发育缺陷或手术而导致的硬腭和／或软腭缺损。

耳弓
ěr gōng

earbow

以外耳道为参考、记录上颌牙弓与外耳道及水平参考面的关系的面弓，根据外耳道和下颌骨水平轴之间的平均解剖尺寸进行转移。

参见：面弓。

耳廓
ěr kuò

auricle

位于外耳道外侧的椭圆形软骨和软组织。

耳廓缺损
ěr kuò quē sǔn

auricular defect, ear defect

外耳及其相关软硬组织的缺损，分为耳缺失和耳缺损。

耳颞综合征
ěr niè zōng hé zhēng

auriculotemporal syndrome

以进某些食物时耳周和颞区出汗和发红为特征的先天性或后天性疾病，尤其与腮腺损伤或腮腺切除术的并发症有关。

耳屏
ěr píng

antitragus

是耳廓软骨在耳轮尾前、小叶上方和耳屏后方的突出部分,耳间切迹为分割线。

耳石症

ěr shí zhèng

benign paroxysmal positional vertigo

【同】"良性阵发性位置性眩晕"。

耳赝复体

ěr yàn fù tǐ

ear prosthesis

固定或可摘式全耳或部分耳的人工假体,包括种植体支持式、粘贴式、外耳道插入以及发夹或眼镜架固位式等多种固定形式。

铒激光

ěr jī guāng

erbium laser

是以掺铒的钇铝石榴石晶体作为工作物质的激光,波长为 2 940nm,可以在水中广泛吸收。在口腔医学中,适用于牙周、种植、根管等口腔软、硬组织疾病的治疗。

二壁骨袋

èr bì gǔ dài

two-wall intrabony pocket

为"二壁骨内袋"的非标准用语。

参见:二壁骨内袋。

二壁骨内袋

èr bì gǔ nèi dài

two-wall intrabony pocket

因垂直性骨吸收形成的骨下袋,牙根或种植体只有二个面存在支持骨,其他二个面的支持骨破坏,但外周有骨壁存在。

二壁骨缺损

èr bì gǔ quē sǔn

two-wall bone defect

在种植体植入之后,两个面有骨接触,另外两个面无骨壁存在的骨缺损形态。

二重唇

èr chóng chún

double lip

因上唇黏膜增生产生一层皱褶,使嘴唇出现双重样貌。

二重感染

èr chóng gǎn rǎn

superinfection

多继发于细菌感染后,在应用抗生素过程中,发生条件致病菌或耐药性细菌的感染。

二次开窗上颌窦底提升

èr cì kāi chuāng shàng hé dòu dǐ tí shēng

secondary window opening technique for sinus floor elevation

第一次侧壁开窗上颌窦底提升术中,发生无法修补的黏骨膜穿孔或发现存在影响预后的上颌窦病变时,需要放弃本次手术,经过 3~6 个月的黏骨膜愈合之后,再次进行的侧壁开窗上颌窦底提升手术。

参见:侧壁开窗上颌窦底提升。

二硅酸锂

èr guī suān lǐ

lithium disilicate

为中等强度的玻璃陶瓷,其特征是主要围绕二硅酸锂($Li_2Si_2O_5$)晶体的二氧化硅四面体网络。

二极管激光
èr jí guǎn jī guāng
diode laser
是指波长在805~980纳米之间的固态半导体激光。

二膦酸盐
èr lìn suān yán
diphosphonate
【同】"双膦酸盐"。

二期关闭
èr qī guān bì
secondary closure
"二期愈合"的非标准术语。是指因软组织张力或缺损而无法关闭创口下的二期愈合。
参见：二期愈合。

二期手术
èr qī shǒu shù
second stage surgery, stage two surgery
是指两阶段种植中，在种植体完成骨结合之后去除种植体冠方的软组织、暴露种植体平台的手术过程，将封闭螺丝更换为愈合帽或直接启动修复程序。二期手术也是软组织移植时期之一。

二期手术的穿黏膜基台
èr qī shǒu shù de chuān nián mó jī tái
second stage permucosal abutment
【同】"愈合帽"。

二期愈合
èr qī yù hé
healing by second intention, healing by secondary intention, secondary adhesion, secondary union
是指未经关闭或裂开创口的非对位愈合，肉芽组织从创口基部和侧面向表面生长，周围的上皮爬行覆盖，可形成瘢痕。

二色性
èr sè xìng
dichromatism
①为有缺陷的色觉，其光谱仅由两个不同色调的区域组成，其间由一条无色带隔开。②只能感知三种原色中的两种的色盲，可分为红色盲、绿色盲和蓝色盲。

二色性视觉
èr sè xìng shì jué
dichromatic vision
为色觉缺陷，特征是缺乏三种视锥色素中的其中之一。

二氧化锆
èr yǎng huà gào
zirconium oxide (ZrO$_2$)
【同】"氧化锆"。

二氧化锆基台
èr yǎng huà gào jī tái
zirconia abutments
【同】"氧化锆基台"。

二氧化硅
èr yǎng huà guī
silica, silicon dioxide
化学式为SiO$_2$，以结晶、无定形和通常不纯的形式(石英、蛋白石或者沙子)存在的硅二氧化物，赋予产品不同的刚度和硬度。

F

发病
fā bìng
morbidity
①病态。②在人群中某种疾病或所有疾病的发生或流行。

发病机制
fā bìng jī zhì
pathogenesis
疾病发生和发展的机制。

发病率
fā bìng lǜ
incidence, morbidity rate
在一定时间段内某种特定疾病在处于风险人群中的新病例发生频率,病例数为分子,风险人群为分母。

发光二极管
fā guāng èr jí guǎn
light emitting diode (LED)
由电致固体发光的半导体器件。

发光体
fā guāng tǐ
illuminant
【同】"光源"。

发散
fā sàn
divergence
从一个共点向外延伸成面。

发散角
fā sàn jiǎo
divergence angle
牙体预备过程中,相对两壁的锥度之和。

发生率
fā shēng lǜ
incidence
疾病、犯罪或其他不良事件的发生频率。

发声障碍
fā shēng zhàng ài
dysphonia
是指由于不能够正常的通过声带发出声音而引起的声音障碍,例如声音嘶哑或说话困难。

发音
fā yīn
articulation
气流通过声带振动产生单纯的声音,通过口、鼻腔共振及发音器官的成形,产生不同性质、不同意义的声音,最终形成语音。

发音垂直距离
fā yīn chuí zhí jù lí
vertical dimension of speech
非传统的垂直距离测量方式。即上颌牙与下颌牙最接近的发音时(如发"s"音),在两个选定点之间测得的垂直距离。

发音间隙
fā yīn jiàn xì
speaking space
在有针对性的言语行为期间,牙切端

之间和／或殆面之间，或试蜡堤的殆面之间的空间。

发育

fā yù

development

生长和分化的有序的变化发展过程。

发育不良

fā yù bù liáng

developmental dysplasia, dysplasia, dysgenesis, dyspoiesis

①在生长过程中发生的任何生长异常或各部分之间的不协调。②在细胞或器官水平上的不正常生长模式。③成人人体细胞可逆的退行性改变，如细胞的大小、形状、方向和功能的改变导致组织结构改变，并与慢性炎症或慢性刺激有关。

发育不全

fā yù bù quán

hypoplasia, aplasia

组织或器官发育不良或不完整。

发育沟

fā yù gōu

developmental groove

在牙生长发育时，两生长叶相融合形成的浅沟。

发育畸形

fā yù jī xíng

developmental dysmorphia

邻近结构干扰引起的形态发育异常。

发育缺失

fā yù quē shī

agenesis

因胚胎发育过程中其原基出现失败而导致的器官缺失，例如肾上腺、性腺、胼胝体、卵巢等器官的缺失。

参见：发育不良。

发育性增生

fā yù xìng zēng shēng

developmental hyperplasia

组织或器官的过度生长，原因为组织中正常排列的正常细胞数量的异常增加。

发育异常

fā yù yì cháng

developmental anomaly

①由于胚胎发育不全而引起的缺陷。②生长发育相关的任何类型的结构异常，例如面部或颌骨畸形、牙结构或萌出位置异常以及功能紊乱。

发疹

fā zhěn

eruption, rash

由于疾病引起的各种皮肤损伤。

发作

fā zuò

paroxysm

①某种特定的情感或活动的突然爆发或剧烈表达。②疾病症状（如病痛）突然出现。③剧烈痉挛或抽搐。

乏白细胞 - 富血小板纤维蛋白

fá bái xì bāo fù xuè xiǎo bǎn xiān wéi dàn bái

leukocyte poor platelet-rich fibrin

不含或仅含有低浓度白细胞的富血小板纤维蛋白。

参见：富血小板纤维蛋白。

乏白细胞 - 富血小板血浆

fá bái xì bāo fù xuè xiǎo bǎn xuè jiāng

leukocyte-poor platelet-rich plasma

不含或仅含有低浓度白细胞的富血小板血浆。

参见：富血小板血浆。

乏血小板血浆

fá xuè xiǎo bǎn xuè jiāng

platelet-poor plasma (PPP)

通过差速离心从全血中获得的制剂。具有相对较高的纤维蛋白原浓度，可用于自体纤维蛋白胶的制备，用在手术中止血并使瓣黏合。

法拉尔𬤊板

fǎ lā ěr hé bǎn

Farrar device, Farrar appliance

是将下颌向前定位的𬤊装置，可用于治疗某些颞下颌关节盘疾病。

法兰克福平面

fǎ lán kè fú píng miàn

Frankfort plane (FH)

【同】"眶耳平面"。

法兰克福水平面

fǎ lán kè fú shuǐ píng miàn

Frankfort horizontal plane

【同】"眶耳平面"。

法兰克福水平线

fǎ lán kè fú shuǐ píng xiàn

Frankfort horizontal line

【同】"眶耳平面"。

法兰克福下颌平面角

fǎ lán kè fú xià hé píng miàn jiǎo

Frankfort mandibular plane angle

法兰克福平面和下颌平面相交形成的角度。

参见：法兰克福平面、下颌平面。

法医学风险分析

fǎ yī xué fēng xiǎn fēn xī

medicolegal risk analysis

依据医学和法律，分析患者受到伤害的概率。

翻瓣拔牙

fān bàn bá yá

flap extraction

翻开拔牙位点周围黏骨膜以暴露术区的拔牙方式。

翻瓣刮治

fān bàn guā zhì

open curettage

翻软组织瓣、在直视下进行的刮治。

翻瓣术

fān bàn shù

flap surgery

翻黏膜骨膜瓣，在直视下刮净龈下牙石和肉芽组织的手术，必要时可修整牙槽骨，达到消除牙周袋或使牙周袋变浅的目的。

翻开

fān kāi

reflection

翻转、折叠或牵拉黏膜或黏骨膜以暴露出下面的结构。

凡立水

fán lì shuǐ

varnish

【同】"清漆"。

反殆曲线

fǎn hé qū xiàn

reverse occlusal curve

从正面观横殆曲线反向，即凸向上。

反蒙森曲线

fǎn méng sēn qū xiàn

anti-Monson curve

【同】"普列苏尔曲线"。

反求工程

fǎn qiú gōng chéng

reverse engineering (RE)

【同】"逆向工程"。

反射

fǎn shè

reflection

从物质的界面返回光或能量波。

反射角

fǎn shè jiǎo

angle of reflection

反射光束的轴线与物体表面的垂线之间形成的角。

反射率

fǎn shè lǜ

reflectance

从表面反射的辐射能与入射的辐射能的比例，通常为反射辐射强度与标准反射强度之比。

反吞

fǎn tūn

reverse swallow

婴儿吸奶时的吞咽模式，在吞咽初期舌位于切牙之间或牙槽嵴之间。经常是在静止位置时舌仍在牙之间，可能会导致前牙开殆、颌骨畸形或功能异常。

反向曲线

fǎn xiàng qū xiàn

reverse curve

【同】"纵殆曲线"。

反向散射

fǎn xiàng sǎn shè

backscatter, backscattering

【同】"背散射"。

反向散射电子成像

fǎn xiàng sǎn shè diàn zǐ chéng xiàng

backscattered electron imaging (BSE)

【同】"背散射电子成像"。

反向形态

fǎn xiàng xíng tài

reverse architecture

牙间牙龈或牙槽嵴的顶点位于唇颊侧或舌侧龈缘中点的根方。

反斜面

fǎn xié miàn

contrabevel

①从殆面或牙体边缘形成的外斜面，其角度与产生斜面的殆面或牙体边缘的角度相反。②从殆面或预备体边缘形成的外斜面。

反咬合

fǎn yǎo hé

crossbite, reverse articulation

通常是指牙尖交错位时，下颌牙或修复体位于上颌对应牙的唇颊侧和/或上颌牙颊尖位于下颌牙中央窝的殆关系。

反咬合𬌗

fǎn yǎo hé hé

cross-bite occlusion

【同】"反咬合"。

反咬合牙

fǎn yǎo hé yá

reverse articulation teeth, cross-bite teeth

牙列后部人工牙的排列的特殊类型。在咬合时,允许上颌牙的颊尖咬在下颌牙的中央窝内。

反应性骨

fǎn yìng xìng gǔ

reactive bone

能够对负荷刺激做出生理响应的健康骨。

参见:沃夫定律。

反映全身疾病的牙周炎

fǎn yìng quán shēn jí bìng de yá zhōu yán

periodontitis as a manifestation of systemic diseases

是指作为全身性疾病表现的牙周炎,通常伴有严重而迅速的牙周组织破坏,多发生于血液和遗传疾病。

返压性气孔

fǎn yā xìng qì kǒng

back pressure porosity

牙科铸件中因铸造过程中模具内气体逸出障碍而产生的孔隙。

范德华键

fàn dé huá jiàn

van der Waals bond

是存在于中性分子或原子之间的弱碱性的电性吸引力。

范围

fàn wéi

range

衡量一个分布中数值离散程度的统计学量值。在数值分布上最高值与最低值之间的距离。

方差

fāng chā

variance

均值数据的离散程度。方差的平方根是标准差。对于钟形曲线,方差越大,分布曲线越平坦;方差越小,曲线越尖锐。

方差分析

fāng chā fēn xī

analysis of variance (ANOVA)

①评估从一个给定的总体中获得的两个或多个随机样本的平均值之间差异的统计学显著性。②比较三组或三组以上连续响应变量平均值的统计检验。

方向指示杆

fāng xiàng zhǐ shì gǎn

direction indicator

检查预备的种植窝的位置、方向以及与邻牙、对颌牙的相对位置关系的杆状器械,通常带有显示深度的标记。在相邻种植窝预备时,可以显示其平行程度。

方向指示器

fāng xiàng zhǐ shì qì

direction indicator

【同】"方向指示杆"。

方形牙弓

fāng xíng yá gōng

square arch

①英文文献释义:从𬌗面观,双侧第一前磨牙之间的距离和双侧最后一颗磨牙之间的距离基本相等,双侧尖牙之间的弧线向前突出,牙弓形态类似大写的 U 形。②中文文献释义:从𬌗面观,上颌切牙与尖牙的位置基本在一条直线上,四颗切牙切嵴排列接近于直线,从尖牙远中开始弯曲向后,牙弓形态呈方形。

方形印模帽

fāng xíng yìn mú mào

square impression coping

横截面为方形的印模帽,高度因制造商的设计而异,长面上可能有凹面或凸面设计。

方英石

fāng yīng shí

cristobalite

亦称白硅石。可用于牙科铸造,具有较高的热膨胀能力和耐热性。

方圆形牙弓

fāng yuán xíng yá gōng

square dental arch

【同】"方形牙弓"。

方圆形牙冠

fāng yuán xíng yá guān

rectangular tooth crown

【同】"矩形牙冠"。

防御细胞

fáng yù xì bāo

defense cell

①在炎症、刺激或疾病情况下起保护作用的细胞,包括浆细胞、多形核细胞和网状内皮系统的细胞。②牙周膜中的巨噬细胞、肥大细胞和嗜酸性粒细胞。在细胞介导的免疫应答中起重要作用。

仿生矿化

fǎng shēng kuàng huà

biomimetic mineralization

利用生物矿化的机制合成生物材料的过程。即在体外模拟机体环境,以有机基质材料为模板,在其表面形成无机矿化物,从而制备出具有独特微细结构特点的复合生物材料。

仿生学的

fǎng shēng xué de

biomimetic

能够复制或模仿机体解剖学结构和 / 或生理学功能的。

仿形切削

fǎng xíng qiē xiāo

copy milling

【同】"计算机数控切削"。

仿真内镜

fǎng zhēn nèi jìng

virtual endoscopy (VE)

利用计算机软件将 CT 扫描获得的图像数据进行重组,得到腔隙内表面的三维立体图像的成像方法。

放电加工

fàng diàn jiā gōng

electrical discharge machining

①通过电流使导电物体与金属表面发生物理接触而改变金属形状的过程。

②使用精确控制的放电(火花)进行金属精密雕刻的过程,通常在液体介质中进行。

放疗
fàng liáo

radiotherapy, radiation therapy

用各种放射线(包括 α 射线、β 射线、γ 射线、X 射线、高能粒子射线等)的生物学效应治疗肿瘤的局部治疗方法,亦称之为放射疗法。

放疗后骨内种植体植入
fàng liáo hòu gǔ nèi zhòng zhí tǐ zhí rù

implant placement in irradiated bone

是指在放疗过的骨内植入种植体,更易发生骨结合失败。使用长种植体、辅助高压氧治疗和固定修复可能会降低种植体失败率。

放射
fàng shè

radiation

①以波或粒子形式发射能量的过程,当放射线辐射撞击到物质时,它会被吸收(即转换)、透射或反射。②人体、器官或组织暴露于放射线下的状态或过程。

放射线导板
fàng shè xiàn dǎo bǎn

radiographic guide

【同】"放射线模板"。

放射线电影照相术
fàng shè xiàn diàn yǐng zhào xiàng shù

cineradiography

用伦琴射线和图像增强的方法拍摄连续的放射线照片并制成电影文件,使其在屏幕上显示为荧光图像的过程。在发声、咀嚼和吞咽等过程中,可以对舌、颌骨和腭部等进行观察。

放射线根尖片
fàng shè xiàn gēn jiān piàn

periapical radiograph

为口内放射线片,用于检查牙、种植体及其相关结构的状况,是牙、牙周和种植体周组织疾病诊断最常用的检查方法。

参见:分角线投照技术、平行投照技术。

放射线模板
fàng shè xiàn mú bǎn

radiographic template

带有放射线阻射标记物的放射线诊断模板,用于评估种植区的软组织和硬组织,制订种植手术方案。

放射线片
fàng shè xiàn piàn

radiograph, radiogram

通过放射线摄影,对辐射(如 X 线)敏感的胶片产生的图像或图片。

放射线片标记物
fàng shè xiàn piàn biāo jì wù

radiographic marker

【同】"放射线阻射标记物"。

放射线片修复体
fàng shè xiàn piàn xiū fù tǐ

radiographic prosthesis

用于拍放射片的修复体,代替缺失牙和牙槽嵴并含有阻射标记物,用于种植治疗的诊断、设计和临床研究。

放射线摄影

fàng shè xiàn shè yǐng

radiography

X射线或γ射线穿过人体组织并作用于影像接收器,从而记录人体内部结构的医学成像技术。

放射线束硬化伪影

fàng shè xiàn shù yìng huà wěi yǐng

beam hardening artifact

CT重建时在密质骨、牙修复体等高密度区域附近出现杯状和条纹状伪影。

放射线透射

fàng shè xiàn tòu shè

radiolucent

是指介质相对更容易被电磁辐射穿透。在放射影像中,放射线透射介质表现为从灰色到黑色的阴影。

放射线图像对比度

fàng shè xiàn tú xiàng duì bǐ dù

radiographic image contrast

被摄物体结构的密度在放射线片或图像上的可见差异。高千伏的放射线片具有较高的对比度,而低千伏则相对暗淡,但具有更多的细节特征。

放射线阻射标记

fàng shè xiàn zǔ shè biāo jì

radiopaque marker

拍片前置于体内的阻射性标志物,能在放射线片中显影,用于诊断和评估。

放射线阻射对比剂

fàng shè xiàn zǔ shè duì bǐ jì

radiopaque contrast medium

【同】"放射线阻射标记"。

放射线阻射

fàng shè xiàn zǔ shè

radiopaque

是指介质相对不易被电磁辐射穿透,吸收衰减相对较大。在放射影像中,阻射介质表现为浅色或白色的阴影。

放射线阻射标记物

fàng shè xiàn zǔ shè biāo jì wù

radiopaque marker

置入放射线模板的、已知尺寸的金属或其他放射线阻射物体,在放射线片上显影,以获得位置或尺寸信息,由此评价图像上对象的长度、角度或位置。

放射性骨和软组织损伤

fàng shè xìng gǔ hé ruǎn zǔ zhī sǔn shāng

radiation-damaged bone and soft tissues

电离放射引起的血管变化、血流减少、细胞减少和缺氧,可以导致颌骨和软组织的缺血性坏死。

放射性骨坏死

fàng shè xìng gǔ huài sǐ

osteoradionecrosis

放射线辐射导致的骨坏死,可见于头颈部恶性肿瘤放疗之后的患者。

放射性骨髓影响

fàng shè xìng gǔ suǐ yǐng xiǎng

bone marrow effects and irradiation

放疗的血管变化(血管内膜肿胀、管腔狭窄和血管栓塞)可能导致细胞减少、血流减少、血管减少和组织缺氧,一旦发生继发性感染或受到损伤,局部伤口长期不愈,细菌侵入而发生放射性骨髓炎和骨坏死。

放射性颌骨骨髓炎
fàng shè xìng hé gǔ gǔ suǐ yán
radiation osteomyelitis
在头颈部恶性肿瘤放疗引起放射性颌骨坏死的基础上，因牙源性感染、创伤性治疗或口腔卫生不佳等原因导致的继发性颌骨骨髓炎。

放射性颌骨坏死
fàng shè xìng hé gǔ huài sǐ
osteoradionecrosis
头颈部恶性肿瘤放疗电离辐射的晚期效应。电离辐射造成局部低细胞活性、低血管密度、低氧含量，导致颌骨产生自发性无菌性坏死，可继发感染形成放射性颌骨骨髓炎。

放射性坏死
fàng shè xìng huài sǐ
radionecrosis
通常是指放射线辐射导致的骨坏死。

放射性疼痛
fàng shè xìng téng tòng
projected pain, radiating pain
在介导原发性疼痛的同一条神经分布区域感觉到异位疼痛。

放射学
fàng shè xué
radiology
①研究放射能的学科。②研究放射线诊断与治疗的医学学科。

放射影像学分析
fàng shè yǐng xiàng xué fēn xī
roentgenographic interpretation
过时的术语。是指通过研究放射线片而形成结论。

放射源假体
fàng shè yuán jiǎ tǐ
radiation source prosthesis
【同】"放射源装置"。

放射源载体
fàng shè yuán zài tǐ
radiation carrier
装载并牢固定位放射源的装置，以对确定部位实施近距离的可控性放疗。

放射源装置
fàng shè yuán zhuāng zhì
radiation source device
个性化定制的装置，用于将放射源对准特定的解剖部位。

放射治疗
fàng shè zhì liáo
radiotherapy, radiation therapy
【同】"放疗"。

放射锥定位器
fàng shè zhuī dìng wèi qì
radiation cone locator
在分次放疗时，用于引导和重复放射路径的装置。

放射自显影
fàng shè zì xiǎn yǐng
autoradiography
放射性物质辐射的摄影记录。可通过将放射性物质靠近感光剂而获得。或细胞学和组织学中，通过将放射物质引入组织中，在组织表面放置感光板而获得。

非阿克恩𬭾架
fēi ā kè ēn hé jià
nonarcon articulator

仅为中文文献对"非阿克恩咬合架"的释义与表达。

参见:非阿克恩咬合架。

非阿克恩咬合架

fēi ā kè ēn yǎo hé jià

nonarcon articulator

髁球位于上颌体、髁导位于下颌体、构造方式与人体的颞下颌关节相反的咬合架。

非板层骨

fēi bǎn céng gǔ

nonlamellar bone

【同】"编织骨"。

非承载牙侧

fēi chéng zài yá cè

clearance flank

螺纹副中不承受外部轴向载荷的牙侧。

非穿龈愈合

fēi chuān yín yù hé

submerged healing

【同】"潜入式愈合"。

非典型

fēi diǎn xíng

atypia

不符合常规类型、非常规的。

非典型面部疼痛

fēi diǎn xíng miàn bù téng tòng

atypical facial pain

一种以钝痛或跳痛而非阵发性疼痛(例如三叉神经痛、舌咽痛或带状疱疹后神经痛等)为特征的疼痛综合征,分布并不遵循主要感觉神经,发生于包括第五和第九脑神经、第二和第三颈神经在内的各种神经群所支配的区域。发作持续几天到几个月不等,通常发生在口腔科或耳鼻喉科治疗之后,但对牙、鼻、鼻窦、耳和颞下颌关节的检查很少显示任何异常。可能系心理或血管病所致,亦有理论认为这并非是某一特定的疾病,而是一类病因尚未确定的症状。

非对称螺纹

fēi duì chèn luó wén

unsymmetrical thread

相邻牙侧角不相等的螺纹。

非附着性龈下菌斑生物膜

fēi fù zhuó xìng yín xià jūn bān shēng wù mó

unattached subgingival plaque biofilm

龈下菌斑生物膜的一部分,位于龈缘以下、附着性龈下菌斑的表面或直接与沟内上皮或袋内上皮接触。与牙或种植体周疾病的进展密切相关。

非刚性连接体

fēi gāng xìng lián jiē tǐ

nonrigid connector

允许固定可摘义齿的固位体与桥体之间发生有限移动的连接体。

非刚性内连接体

fēi gāng xìng nèi lián jiē tǐ

intramobile connector

种植体与基台相连接处包括一个可摘或有弹性的间置部件,用来改善或减轻向支持修复体的种植体和种植体周围骨组织传导负荷,其作用机制是希望能够模拟牙周膜动度。

非刚性内组件

fēi gāng xìng nèi zǔ jiàn

intramobile element (IME)

【同】"非刚性内连接体"。

非工作侧
fēi gōng zuò cè
nonworking-side
侧方运动时,与下颌运动方向相对的一侧。例如,向左侧运动时右侧为非工作侧。

非工作侧侧方髁道斜度
fēi gōng zuò cè cè fāng kē dào xié dù
lateral condylar inclination of nonworking side
【同】"侧方髁道斜度"。

非工作侧干扰
fēi gōng zuò cè gān rǎo
nonworking-side interference, nonworking interference
下颌侧方运动中非工作侧出现的异常𬌗接触。

非工作侧𬌗接触
fēi gōng zuò cè hé jiē chù
nonworking-side occlusal contact
与下颌骨侧方运动方向相反的一侧的牙接触,可能干扰工作侧的前牙引导或功能运动。但当建立平衡𬌗时,则需要全口义齿的非工作侧𬌗接触。

非工作侧髁
fēi gōng zuò cè kē
nonworking-side condyle
位于非工作侧的髁。

非工作侧髁道
fēi gōng zuò cè kē dào
nonworking condylar path, nonworking-side condyle path
下颌侧方运动时,非工作侧髁在关节凹内的运动路径。

非功能侧
fēi gōng néng cè
nonfunctional side
下颌侧向移动时,移开的一侧为非功能侧。

非功能尖斜面
fēi gōng néng jiān xié miàn
nonfunctional cusp bevel
①在正常𬌗中,是指上颌牙的颊尖和下颌牙的舌尖。②牙体预备的特征之一,在非中央尖区域将牙体预备为与修复体就位道呈一定角度的斜面,以保证充足的修复材料厚度。

非功能性负荷
fēi gōng néng xìng fù hè
non-functional loading, nonfunctional loading
天然牙或修复体与对颌不存在功能性𬌗接触。

非功能性髁
fēi gōng néng xìng kē
nonfunctioning condyle
"非工作侧髁"的非标准术语。
参见:非工作侧髁。

非贵金属
fēi guì jīn shǔ
nonprecious metal
【同】"贱金属"。

非胶原蛋白
fēi jiāo yuán dàn bái
non-collagenous proteins

是骨基质的组成成分之一,包括糖蛋白、蛋白聚糖、血浆源性蛋白、生长因子及其他大分子等,与胶原蛋白一同组成钙化组织的有机基质,在骨的钙化、钙离子的传递与平衡、细胞与骨基质的黏附等方面起重要作用。

非胶原基质蛋白
fēi jiāo yuán jī zhì dàn bái
noncollagenous matrix protein
伴有胶原网状结构的胶原基钙化组织的有机基质中的蛋白质。

非角质形成细胞
fēi jiǎo zhì xíng chéng xì bāo
nonkeratinocytes
正常口腔上皮和皮肤表皮中不具备角化能力的细胞的总称。这些细胞约占上皮内细胞总数的10%,包括黑素细胞、朗格汉斯细胞和梅克尔细胞。

非接触式扫描
fēi jiē chù shì sǎo miáo
non-contact scanning
是指通过激光、白光、X射线等不直接接触组织表面的方式获取口腔及颌面部软、硬组织三维形貌的扫描测量技术。

非接触式扫描仪
fēi jiē chù shì sǎo miáo yí
non-contact scanner
通过激光、白光、X射线等不直接接触组织表面的方式获取口腔及颌面部软、硬组织三维形貌的扫描仪。

非解剖式𬌗架
fēi jiě pōu shì hé jià
non-anatomic articulator
仅为中文文献对"非解剖式咬合架"的释义与表达。
参见:非解剖式咬合架。

非解剖式咬合架
fēi jiě pōu shì yǎo hé jià
non-anatomic articulator
【同】"非阿克恩咬合架"。

非解剖形牙
fēi jiě pōu xíng yá
nonanatomic teeth
𬌗面为非解剖形态的人工牙,其设计根据机械原理,而非解剖形态的复制。

非金属牙周探针
fēi jīn shǔ yá zhōu tàn zhēn
nonmetal periodontal probe
材质为非金属材料的牙周探针,通常为塑料探针、尼龙探针或树脂探针,多用于种植体周软组织状况探诊检查。

非均匀有理基样条
fēi jūn yún yǒu lǐ jī yàng tiáo
nonuniform rational basis spline (NURBS)
常用于计算机图形学的数学模型,用于分析和表示曲线和曲面,它为处理解析形状和模型形状提供了极大的灵活性和精确性。

非均质性
fēi jūn zhì xìng
anisotropy
【同】"各向异性"。

非菌斑性龈炎
fēi jūn bān xìng yín yán
nonplaque-induced gingivitis

由菌斑之外的因素引起的牙龈炎症。

非开窗式印模
fēi kāi chuāng shì yìn mú
closed tray impression
使用封闭式托盘制取的印模,印模取出后,再将印模帽回插。

非开窗托盘印模
fēi kāi chuāng tuō pán yìn mú
closed try impression
【同】"非开窗式印模"。

非开窗托盘印模帽
fēi kāi chuāng tuō pán yìn mú mào
closed try impression transfer coping
取模时从口内种植体上分离并固定到安装于阴模中的替代体上的印模帽。

非开窗托盘印模转移帽
fēi kāi chuāng tuō pán yìn mú zhuǎn yí mào
closed try impression transfer coping
【同】"非开窗托盘印模帽"。

非六边的
fēi liù biān de
nonhexed
描述种植体或基台并非通过六边形的机械设计形成连接的类型。

非埋入式愈合
fēi mái rù shì yù hé
nonsubmerged healing
【同】"非潜入式愈合"。

非埋入式种植
fēi mái rù shì zhòng zhí
nonsubmerged implant placement

【同】"非潜入式种植"。

非啮合
fēi niè hé
nonengaging
无抗旋转机械设计的种植体或基台的连接特征。

非匹配连接
fēi pǐ pèi lián jiē
non butt-joint
在种植体平台水平,种植体平台直径大于基台直径的连接方式。

非匹配连接界面
fēi pǐ pèi lián jiē jiè miàn
non butt-joint
【同】"非匹配连接"。

非潜入式愈合
fēi qián rù shì yù hé
nonsubmerged healing
①种植体植入之后,安放愈合帽建立穿黏膜通道,种植体愈合的同期进行软组织愈合,不需要二期手术暴露种植体平台。②即刻戴入修复体时通过基台建立穿黏膜通道。

非潜入式种植
fēi qián rù shì zhòng zhí
nonsubmerged implant placement
植入的种植体通过愈合帽穿出黏骨膜,进行非潜入式愈合的外科程序。

非潜入式种植体
fēi qián rù shì zhòng zhí tǐ
nonsubmerged implant, nonsubmergible implant
过时的术语。其初衷是指一体式种植

体,因为该类型的种植体设计适合于非潜入式愈合。但在后来的临床应用中一体式种植体既可选择非潜入式愈合,也可选择潜入式愈合。因此"非潜入式种植体"目前为过时的术语。

非侵袭型真菌性鼻 - 鼻窦炎
fēi qīn xí xíng zhēn jūn xìng bí bí dòu yán

noninvasive fungal rhinosinusitis

【同】"非侵袭型真菌性鼻窦炎"。

非侵袭型真菌性鼻窦炎
fēi qīn xí xíng zhēn jūn xìng bí bí dòu yán

noninvasive fungal rhinosinusitis

属于真菌性鼻窦炎。真菌感染局限于鼻窦内,窦腔黏骨膜和骨壁无侵犯。

非龋颈部病损
fēi qǔ jǐng bù bìng sǔn

noncarious cervical lesion

由负荷的生物力学因素导致的牙体硬组织的病理性缺损,被认为是远离实际负荷位置的牙釉质和 / 或牙本质发生弯曲、崩裂和化学性疲劳降解的结果。

参见:楔状缺损。

非全程外科导板
fēi quán chéng wài kē dǎo bǎn

partially guided surgical guide

种植外科导板的类型之一,是引导种植窝深度与轴向预备的外科导板。

非全程外科模板
fēi quán chéng wài kē mú bǎn

partially guided surgical template

【同】"非全程外科导板"。

非生物降解的
fēi shēng wù jiàng jiě de

nonbiodegradable

①不能在体内降解的材料特性。②代用品在植入位点保持稳定、不分解的性质。

非弹性印模材料
fēi tán xìng yìn mú cái liào

non-elastic impression materials

凝固后无弹性、无法从倒凹处完整取出的印模材料,包括印模石膏、印模膏和氧化锌 - 丁香酚印模材料等。

非特异性免疫
fēi tè yì xìng miǎn yì

non-specific immunity

【同】"固有免疫"。

非旋转轴髁
fēi xuán zhuǎn zhóu kē

nonpivoting condyle

"非工作侧髁"的非标准术语、过时的术语。

参见:非工作侧髁。

非血管化骨移植物
fēi xuè guǎn huà gǔ yí zhí wù

non-vascularized bone graft

游离移植的不带蒂块状自体骨,术中无血管吻合,因此,术后骨块缺乏直接血管供血,愈合过程依赖血管新生和再血管化,一般认为新骨通过"爬行替代"机制形成,实现颌骨缺损的修复。

非血管化游离骨移植术
fēi xuè guǎn huà yóu lí gǔ yí zhí shù

non-vascularized free bone grafting

不进行血管吻合的块状自体骨游离移植手术。

非血管化游离移植物
fēi xuè guǎn huà yóu lí yí zhí wù
nonvascularized free graft
泛指不带血管蒂、与受区不进行血管吻合的软组织和骨移植物。

非胰岛素依赖型糖尿病
fēi yí dǎo sù yī lài xíng táng niào bìng
noninsulin-dependent diabetes mellitus
【同】"2 型糖尿病"。

非原厂基台
fēi yuán chǎng jī tái
non-original abutment, non-proprietary abutment
由第三方提供的基台，种植体内的种植体 - 基台连接界面的加工数据由扫描等方式所获得。

非甾体类抗炎药
fēi zāi tǐ lèi kàng yán yào
nonsteroidal antiinflammatory drug (NSAID)
具有镇痛（非阿片类）、解热和抗炎作用的药物类别，其作用机制包括抑制花生四烯酸合成前列腺素。

非正中的
fēi zhèng zhōng de
eccentric
【同】"偏心的"。

非正中关系
fēi zhèng zhōng guān xì
eccentric relation
除正中关系之外，下颌与上颌的任何位置关系，包括前伸、侧方及后退运动过程中的所有位置关系。

非正中𬌗
fēi zhèng zhōng hé
eccentric occlusion
不处于最大牙尖交错位的𬌗。

非正中𬌗间记录
fēi zhèng zhōng hé jiān jì lù
eccentric interocclusal record
除正中关系之外，任何下颌与上颌位置关系的记录。

非正中颌关系
fēi zhèng zhōng hé guān xì
eccentric jaw relation
过时的术语。是指除正中颌关系之外，下颌对上颌的任何位置关系。

非正中颌记录
fēi zhèng zhōng hé jì lù
eccentric jaw record
【同】"非正中𬌗间记录"。

非正中记录
fēi zhèng zhōng jì lù
eccentric record
【同】"非正中𬌗间记录"。

非正中位
fēi zhèng zhōng wèi
eccentric position
下颌处于除正中关系位之外的任何位置。

非正中咬合记录
fēi zhèng zhōng yǎo hé jì lù
eccentric checkbite

"非正中殆间记录"的非标准术语。
参见:非正中殆间记录。

非轴向负荷
fēi zhóu xiàng fù hè
nonaxial loading
种植体所受的负荷方向与种植体长轴方向不一致。

肥大
féi dà
hypertrophy
由于组成细胞体积的增大,所导致的组织或器官的非肿瘤性增大。

肥大细胞
féi dà xì bāo
mast cell
来源于骨髓嗜碱性粒细胞祖细胞,细胞体积较大,呈圆形或卵圆形,细胞核小,位于细胞中央,呈圆形或椭圆形,染色浅,细胞质内充满嗜碱性分泌颗粒,可被醛复红染为紫色。

腓骨
féi gǔ
fibula
下肢骨之一,位于胫骨外后方,细长并且不直接传递体重。近心端为腓骨头,远心端为外踝,中间为腓骨体。

腓骨瓣
féi gǔ bàn
fibular flap
【同】"腓骨游离瓣"。

腓骨肌瓣
féi gǔ jī bàn
fibular flap, fibular muscle flap

【同】"腓骨游离瓣"。

腓骨肌皮瓣
féi gǔ jī pí bàn
fibular musculocutaneous flap, fibular osteomyocutaneous flap
【同】"腓骨游离瓣"。

腓骨筋膜瓣
féi gǔ jīn mó bàn
fibular fascia flap
【同】"腓骨游离瓣"。

腓骨游离瓣
féi gǔ yóu lí bàn
fibula free flap
带腓动脉血管蒂的腓骨瓣,通过游离移植重建因肿瘤、外伤和发育等因素所导致的颌骨缺损,并为种植体植入提供骨性基础。腓骨可提供足够长度的骨量,并可带有筋膜、肌肉和／或皮肤,可用于修复骨和软组织的复合缺损。

腓骨游离移植物
féi gǔ yóu lí yí zhí wù
fibula free graft, fibular bone graft with free flap
【同】"腓骨游离瓣"。

废用
fèi yòng
disuse
【同】"失用"。

废用性萎缩
fèi yòng xìng wěi suō
disuse atrophy
【同】"失用性萎缩"。

费尔德坎普 - 戴维斯 - 克莱斯算法

fèi ěr dé kǎn pǔ dài wéi sī kè lái sī suàn fǎ

Feldkamp-Davis-Kress algorithm

用于 CT 重建的反投影算法。

费尔德坎普反投影算法

fèi ěr dé kǎn pǔ fǎn tóu yǐng suàn fǎ

Feldkamp back projection

多数 CBCT 构建断层数据的标准算法。

费舍尔角

fèi shè ěr jiǎo

Fischer's angle

用颞下颌关节外侧的装置描记下颌侧方运动时，矢状面上非工作侧髁道与前伸髁道之间所形成的夹角。

费舍尔精确检验

fèi shè ěr jīng què jiǎn yàn

Fisher exact test

费舍尔（R.A.Fisher）设计的医学统计检验方法。根据所观测到的精确样本的频数分布，检测横栏与纵栏偶然列表的数据独立性（2 个水平行与 2 个垂直列，产生 4 个数据位置）。

分辨率

fēn biàn lǜ

resolution

在数字成像中，主图像中可识别的最小像素点。

分部混色

fēn bù hùn sè

partitive color mixing

与加法和减法原理共同相关的颜色混合。眼睛会忽略减色的微小点，因为这些点太小，在观察距离处无法单独分辨，最终颜色将是所用颜色的平均。

分层制作

fēn céng zhì zuò

layered manufacturing

【同】"三维打印"。

分叉

fēn chà

bifurcation

分裂成两部分或两支的部位，如牙分成两个根。

分叉髁

fēn chà kē

bifid condyle

存在较大的中央凹陷的髁异常。

分段模型法

fēn duàn mó xíng fǎ

split-cast method

①将带有导向的分段模型上咬合架的技术，以便于在同一咬合架上以相同的关系拆卸和替换模型。②检查咬合架接受或被调整上颌与下颌𬌗记录能力的方法。

分段模型上咬合架

fēn duàn mó xíng shàng yǎo hé jià

split-cast mounting

上咬合架技术之一，将牙科模型的基底开槽并根据导向就位于咬合架，可以验证上咬合架的精度，并易于拆卸和准确地更换模型。

分隔

fēn gé

separate

①从中隔开，使不相联系或互不相关。

②形成或视为一个独立的单元。

分光光度计

fēn guāng guāng dù jì

spectrophotometer

采用分光附件(如棱镜或光栅等)分光的一类光谱分析仪器的总称,可在不同波长下测定试样吸收、反射或透射等光学特性。

分光光度计比色仪

fēn guāng guāng dù jì bǐ sè yí

spectrophotometer chromatometer

利用分光光度计原理进行物体比色的比色仪,通过捕捉物体反射、散射和透射光的光谱得到数据,经过处理后转换为物体的颜色信息。

分角线投照技术

fēn jiǎo xiàn tóu zhào jì shù

bisecting-angle technique

特殊的放射线根尖片投照技术。在拍摄时,X射线中心线与被检查牙或种植体的长轴和影像接收器之间的分角线相互垂直,应用的是等分三角形原理。

分阶段骨增量

fēn jiē duàn gǔ zēng liàng

staged bone augmentation

【同】"分阶段骨增量外科程序"。

分阶段骨增量外科程序

fēn jiē duàn gǔ zēng liàng wài kē chéng xù

staged bone augmentation surgical procedures

骨增量和种植体植入在两次手术中完成的外科程序,即第一次手术只进行骨增量,在第二次手术中植入种植体。

分阶段外科程序

fēn jiē duàn wài kē chéng xù

staged surgery, staged surgical procedures

两阶段外科程序中的第二次手术。是指骨增量与种植体植入为两次手术,第一次手术为骨增量(例如牙槽嵴增量或上颌窦底提升等),第二次手术为种植体植入,可同期取出不可吸收性屏障膜或固定螺钉等生物惰性材料。

参见:两阶段手术。

分阶段外科方案

fēn jiē duàn wài kē fāng àn

staged protocol

按照治疗计划,为同一疾病的同一最终治疗目的(甚至在同一部位)在不同时间分次实施不同外科程序的外科方案,例如骨增量和种植体植入不在同一次手术中完成。

分阶段种植外科程序

fēn jiē duàn zhòng zhí wài kē chéng xù

staged implant surgical procedure

种植体植入与牙和/或软组织增量不在一次手术中完成的外科治疗方案。

分离介质

fēn lí jiè zhì

separating medium

①一类用于防止一个表面黏附到另一个表面的涂层。②涂于印模上,便于模型硬固后从印模上分离的材料。

分离器

fēn lí qì

disjunctor

使两个或两个以上部分之间可以运动

的修复体部件,如用于上颌扩弓的预
成分离器。

分泌

fēn mì

secretion

腺体产物的形成和释放。

分泌性囊肿

fèn mì xìng náng zhǒng

secretory cyst

【同】"潴留囊肿"。

分期

fēn qī

staging

①发育、生物的生命史或任何生物过
程不同阶段或时期的划分。②对进行
性疾病进行诊断或分类的特定阶段或
不同时期。

分体式基台

fēn tǐ shì jī tái

two-piece abutment

基台的类型之一,基台螺钉和基台本
体为相互独立的两个部件。

分体式预成角度基台

fēn tǐ shì yù chéng jiǎo dù jī tái

preangled abutment two piece

基台螺钉为独立附件的原厂角度
基台。

分体式种植体

fēn tǐ shì zhòng zhí tǐ

two-piece implant, two-part implant

种植体本身没有穿黏膜颈部,其穿黏
膜部分为与种植体分离的另一部件,
如基台。

分枝真杆菌

fēn zhī zhēn gǎn jūn

Eubacterium brachii

革兰氏阳性不动厌氧的多形性或短链
成对出现的球菌,发现于口腔,通常为
口腔正常菌群。

分桩冠

fēn zhuāng guān

split-dowel crown

"戴维斯冠"的过时术语。

参见:戴维斯冠。

酚磺乙胺

fēn huáng yǐ àn

etamsylate

用于预防和治疗外科手术出血过多、
血小板减少性紫癜或过敏性紫癜等。

粉末床熔合

fěn mò chuáng róng hé

powder bed fusion (PBF)

增材制造工艺之一。喷墨式打印机头
将液体以预定的图案沉积于粉末材料
层,两者结合形成固体结构,之后从粉
末床中移出,并进一步处理以产生所
需的强度、硬度或外观特性。

粉末挤压成型

fěn mò jǐ yā chéng xíng

powder extrusion molding (PEM)

将粉末材料或粉末预压坯放入挤压模
具内加压、挤出形成各种形状的坯块
或制品的加工技术。

粉末注射成型

fěn mò zhù shè chéng xíng

powder injection molding (PIM)

将粉末材料注入模具中的成型技术。

粉碎
fěn suì

comminute

①将物体破碎或粉碎成小块。②把食物切成小块。

粉碎性骨折
fěn suì xìng gǔ zhé

comminuted fracture

复杂的骨折类型,是在同一区域的多个部位发生骨粉碎和/或碎裂,外科治疗程序较为复杂。

风湿性疾病
fēng shī xìng jí bìng

rheumatic diseases

泛指影响骨、关节及其周围软组织(如肌、滑膜、腱、筋膜、神经等)的一组慢性疾病,发病机制不明,但多与自身免疫反应密切相关。

风险
fēng xiǎn

risk

遭受损害或其他不利结果的危险可能性。

风险比
fēng xiǎn bǐ

hazard ratio

在一组与另一组中一个事件发生的风险可能性的比较,主要应变量为时间。风险比率为1时说明两组的风险相同;如果风险比率为5,则说明这一组发生的概率是另一组的5倍。

风险几率
fēng xiǎn jī lǜ

hazard ratio

【同】"风险比"。

风险迹象
fēng xiǎn jì xiàng

risk indicator

纵向研究尚未证实的可能危险因素。

风险决定因素
fēng xiǎn jué dìng yīn sù

risk determinant

无法更改的危险因素,如遗传因素、性别和年龄等。

风险评估
fēng xiǎn píng gū

risk assessment

当存在暴露于特定的健康危害时,对发生不良事件的可能性进行定性或定量评估的过程。

风险因素
fēng xiǎn yīn sù

risk factor

①增加患病可能性的环境、行为或生物学因素。②通过纵向研究证实存在于发病之前的因素,如吸烟、糖尿病和病原菌等。

封闭架构
fēng bì jià gòu

closed architecture

只开放于特定公司的数字化设备或数字化工作流程的软件或硬件。

封闭螺钉
fēng bì luó dīng

closure screw, sealing screw, cover screw

封闭种植体平台的预成螺钉。在潜入

式种植的种植体愈合过程中,防止碎屑、骨和软组织进入种植体 - 基台连接区,直到被愈合帽或基台所替换。

封闭螺钉骨磨

fēng bì luó dīng gǔ mò

cover screw mill

去除螺钉表面的多余骨的旋转器械。

封闭系统

fēng bì xì tǒng

closed architecture

【同】"封闭架构"。

蜂蜡

fēng là

beeswax, bees'wax

从蜂房中提取的低熔点蜡,是许多牙科印模蜡的成分之一。

蜂窝织炎

fēng wō zhī yán

cellulitis

为弥漫性的细菌性炎症过程,通常与皮下组织疏松有关,沿筋膜面和组织间隙扩散而无明显化脓,后期可形成脓肿。

缝合

féng hé

suture, suturing

是指使用缝合线将外伤创口或手术切口分离的组织连接在一起的过程。

缝合关闭创口

féng hé guān bì chuāng kǒu

sutures for wound closure

通过缝合线使创口无张力的对位缝合、关闭创口。可采用多种缝合技术。

缝合线

féng hé xiàn

suture

手术中缝合创口的线,按其材质、直径、可否吸收及组成丝数分为多种类型。

缝合针

féng hé zhēn

suture needle

由针尖、针体和针尾三部分组成。按形状可分为直针和弯针,按针尖形态可分为圆针和角针。角针又分为正角和反角两种。

缝线

féng xiàn

suture

【同】"缝合线"。

缝针

féng zhēn

suture needle

【同】"缝合针"。

缝

fèng

raphe

①物体结合的区域。②在解剖学上,是指各个对称部分的两半的并合线或连接处,在器官或组织中表现为沟、脊或接缝,是在胚胎中两半融合的标记线。

缝隙

fèng xì

diastema, interdental cleft

在同一牙弓内相邻两颗牙之间的空隙。

缝隙腐蚀

fèng xì fǔ shí

crevice corrosion

是指一类金属材料的腐蚀现象。当结构间存在小的间隙时，介质可滞留于其中构成局部电池，从而加速材料腐蚀。

呋麻滴鼻液

fū má dī bí yè

nitrofurazone and ephedrine hydrichloride nasal drops

呋喃西林盐酸麻黄素滴鼻液的简称，由呋喃西林和盐酸麻黄素为主要成分的复方制剂，具有抗感染和血管收缩作用，用于治疗鼻窦炎、上颌窦底提升术后保持上颌窦开口通畅。

呋喃苯胺酸

fū nán běn àn suān

furosemide

【同】"呋塞米"。

呋喃西林盐酸麻黄素滴鼻液

fū nán xī lín yán suān má huáng sù dī bí yè

nitrofurazone and ephedrine hydrichloride nasal drops

【同】"呋麻滴鼻液"。

呋塞米

fū sài mǐ

furosemide

属袢利尿药，为目前临床广泛应用的高效、速效利尿药。适用于水肿性疾病、高血压、预防急性肾功能衰竭、高钾血症、高钙血症、稀释性低钠血症、抗利尿激素分泌增多症和急性药物中毒等。

敷料

fū liào

pack

用于保护组织、充填空间和／或防止出血的辅料。

敷料保护剂

fū liào bǎo hù jì

dressing

用于覆盖和保护疼痛位点、溃疡或创口的纱布或绷带。

弗格森切口

fú gé sēn qiē kǒu

Fergusson incision

【同】"韦伯 - 弗格森切口"。

弗格森术式

fú gé sēn shù shì

Fergusson operation

【同】"韦伯 - 弗格森切口"。

弗雷综合征

fú léi zōng hé zhēng

Frey's syndrome

【同】"耳颞综合征"。

扶正

fú zhèng

uprighting

【同】"直立"。

氟胞嘧啶

fú bāo mì dìng

flucytosine

为嘧啶类广谱抗真菌药，对隐球菌、念珠菌属有较强的抗菌活性，对着色真菌、少数曲霉菌感染也有一定疗效。常与两性霉素 B 合用对抗深部真菌感染。

氟化表面处理
fú huà biǎo miàn chǔ lǐ

fluoride-modifying surface treatment

种植体经过酸蚀或喷砂后,使用氢氟酸浴处理。与未经该处理的种植体相比,可增强种植体的生物机械锚固性能,增加骨结合。

氟化物修饰的表面处理
fú huà wù xiū shì de biǎo miàn chǔ lǐ

fluoride-modifying surface treatment

【同】"氟化表面处理"。

氟康唑
fú kāng zuò

fluconazole

为氟代三唑类抗真菌药。具有广谱抗真菌作用,高度选择性干扰真菌细胞色素 P-450 活性,对念珠菌属、隐球菌属抗菌活性较高,对组织胞浆菌、球孢子菌等则疗效较差。临床常用于浅、深部真菌感染的治疗。

氟美松
fú měi sōng

dexamethasone

【同】"地塞米松"。

氟羟基磷灰石
fú qiǎng jī lín huī shí

fluorohydroxyapatite (FHA)

是天然藻类碳酸钙($CaCO_3$)水热转化的产物,化学式为 $Ca_5(PO_4)_3OHxF_{1-x}$。

氟嗪酸
fú qín suān

ofloxacin

【同】"氧氟沙星"。

氟中毒
fú zhòng dú

fluorosis

表现为慢性全身性疾病,是通过饮用水、氟化水、含氟牙膏或其他途径摄入过多氟化物引起的疾病。

浮石
fú shí

pumice

为富含气体的轻而多孔的火山岩,在玻璃状熔岩快速凝固时形成。制成颗粒大小不等的抛光材料可用作天然牙、丙烯酸树脂和其他修复材料的抛光剂。

符号秩和检验
fú hào zhì hé jiǎn yàn

signed rank test

非参数形式的配对 t 检验,用于比较两个样本。

福代斯斑
fú dài sī bān

Fordyce's spots

【同】"福代斯颗粒"。

福代斯颗粒
fú dài sī kē lì

Fordyce's granules

口腔黏膜上的异位皮脂腺,为黄色突起小颗粒,无其他异常表现,超过 80% 的人可见。

福尔克曼管
fú ěr kè màn guǎn

Volkmann canal

【同】"穿通管"。

福尔马林

fú ěr mǎ lín

formalin

主要成分为 35%~40% 甲醛的水溶液。

福赛坦菌

fú sài tǎn jūn

Tannerella forsythia, Tannerella forsythensis

革兰氏阴性梭形不动球杆菌,坦氏菌属,为专性厌氧菌。常在重度牙周炎的附着丧失处的龈下菌斑中检出。

辐射暴露

fú shè bào lù

irradiation

人体、器官或组织暴露于放射线下的状态或过程。

辐射定位器

fú shè dìng wèi qì

radiation positioner, radiation shield positioner

为个性化定制装置,可在放疗过程中引导、对准目标区域和保护邻近组织不受辐射损伤。

辐射防护罩

fú shè fáng hù zhào

radiation shield

【同】"辐射屏蔽罩"。

辐射屏蔽定位器

fú shè píng bì dìng wèi qì

radiation positioner, radiation shield positioner

【同】"辐射定位器"。

辐射屏蔽罩

fú shè píng bì zhào

radiation shield

在头颈部恶性肿瘤放疗期间使用的保护装置,放射线可以被吸收或阻挡,但不能穿透,可保护邻近组织免受正电压辐射。

辐射衰减

fú shè shuāi jiǎn

attenuation of radiation

辐射的散射和吸收而引起的辐射强度的降低。电子束的衰减可导致平均束流能量的降低。

辐射吸收

fú shè xī shōu

absorption of radiation

辐射束的单个粒子或量子成分与在辐射过程中随机发生的物质亚原子之间类碰撞的相互作用。每一次相互作用都可能导致能量的部分或全部转移。

辅助修复体

fǔ zhù xiū fù tǐ

ancillary prosthesis

治疗过程中短期或因特殊需要使用的修复体,其非最终修复体。

辅助治疗

fǔ zhù zhì liáo

adjunctive treatment

在主要治疗过程中附加的辅助性治疗程序。

腐蚀

fǔ shí

corrode

①金属在其环境中发生电化学反应而

发生氧化的过程。②通过化学作用逐渐被氧化、变质或磨损。③元素在周边环境中的丢失。

腐蚀性的

fǔ shí xìng de

corrosive

倾向于或具有腐蚀性。

负荷

fù hè

loading

①施加在物体上的外部作用力。②作用于牙、关节和骨等器官和组织上的力。③直接或间接作用于种植体、基台或修复体的力。

负荷分散

fù hè fēn sàn

distribution force

施加的力量通过一个结构而分散的形式,例如负荷在种植体支持的悬臂式固定修复体上的分散。

负荷剂量

fù hè jì liàng

loading dose

在治疗开始时给予较大剂量,以便迅速达到所需的血液或组织最终浓度。

负荷角

fù hè jiǎo

loading angle

倾斜种植体𬌗力加载方向与种植体长轴所形成的角度。

负荷平台内移

fù hè píng tái nèi yí

loading platform switching

【同】"平台转移"。

负荷时机

fù hè shí jī

timing of loading

种植体植入之后戴入存在功能性𬌗接触的临时或最终种植修复体的时间,通常分类为即刻负荷、早期负荷、常规负荷和延期负荷等。

参见:即刻负荷、早期负荷、常规负荷、延期负荷。

附件螺钉

fù jiàn luó dīng

attachment screw

将修复体固定于基台的独立部件。例如,当修复就位后,附件螺钉穿过修复体进入其下方结构。

附着

fù zhuó

adherence

把两个或两个以上的表面或部件结合起来的行为或特性。

附着部件

fù zhuó bù jiàn

attachment element

为一个固位于种植体的、穿黏膜的单独部件。如果没有该单独的部件,修复体就是与该部件为一体式制作。

附着丧失

fù zhuó sàng shī

attachment loss, loss of attachment (LOA)

①牙周组织的龈沟底或袋底位置从釉牙骨质界向根方移位。②种植体周组织的黏膜沟底或袋底从基线位置向根

方移位。

附着水平
fù zhuó shuǐ píng
attachement level
牙周组织或种植体周组织在牙、种植体、基台或修复体表面的附着位置。临床上为用探诊检查测量牙、种植体、基台或修复体上的固定参考点到牙周探针尖端的相对距离。

附着体
fù zhuó tǐ
attachment
由阴型和阳型两部分结构组成的依靠摩擦力、机械力或磁性吸引力支持可摘义齿的固位系统。

附着体固位
fù zhuó tǐ gù wèi
attachment-retained
使用机械工具将修复体固位于基台或一体式种植体的穿黏膜部分。

附着体基台
fù zhuó tǐ jī tái
abutment for attachment
以摩擦力、机械力或磁性吸引力支持覆盖义齿的基台。
参见：球基台、自固位基台、磁基台。

附着体激活工具
fù zhuó tǐ jī huó gōng jù
attachment activating tool
【同】"激活工具"。

附着体选择
fù zhuó tǐ xuǎn zé
attachment selection
种植修复的步骤之一，根据种植体的角度、颌间距离、黏膜高度和所需的固位力等因素来决定在修复体中使用的附着体类型。

附着龈
fù zhuó yín
attached gingiva, alveolar gingiva
位于游离龈和牙槽黏膜之间，即游离龈沟和膜龈联合之间没有动度的牙龈，致密且经常有点彩样外观，与骨膜形成复合体，紧密附着于骨、种植体或基台表面。

附着性龈下菌斑生物膜
fù zhuó xìng yín xià jūn bān shēng wù mó
attached subgingival plaque biofilm
龈下菌斑生物膜的一部分，附着于暴露在龈沟内或牙周袋内的牙、种植体、基台或修复体表面，与牙或种植体周疾病的进展密切相关。

复发
fù fā
recurrence
已成功治疗的炎症或疾病的再次发生或发作。

复发性牙周炎
fù fā xìng yá zhōu yán
recurrent periodontitis
已被成功治疗但又复发的牙周炎。

复方阿替卡因
fù fāng ā tì kǎ yīn
articaine hydrochloride and epinephrine tartrate
【同】"阿替卡因肾上腺素注射液"。

复关节

fù guān jié

compound joint

包括三块或三块以上骨的关节。

复合骨

fù hé gǔ

composite bone

编织骨与板层骨的混合存在,为组织学上所见的编织骨与板层骨之间的过渡状态。

复合式义齿

fù hé shì yì chǐ

hybrid denture

俚语。是指由不同材料、不同类型的人工牙(瓷、塑料、复合树脂)等组成的可摘或固定义齿。

复合式种植体

fù hé shì zhòng zhí tǐ

hybrid implant

一类骨内根形种植体,在种植体体部的不同水平有不同的表面几何形态或结构设计。

复合式种植修复体

fù hé shì zhòng zhí xiū fù tǐ

hybrid implant prosthesis

金属与树脂或瓷等材料混合构成的螺钉固位的种植体支持式固定修复体。

复合树脂

fù hé shù zhī

composite resin

由双酚 A 甲基丙烯酸缩水甘油酯为基质、二氧化硅为填料以及引发体系等组合而成的牙修复材料。

复合树脂薄层贴面

fù hé shù zhī báo céng tiē miàn

composite resin laminate veneer

为粘接固位的复合树脂的薄片状修复体,用于需要美学修复牙的唇侧、切缘和部分邻接面。

复合树脂贴面

fù hé shù zhī tiē miàn

composite resin veneer

技工室制作的、将树脂层粘接于基底上的修复体。

复合修复体

fù hé xiū fù tǐ

hybrid prosthesis

俚语。是指任何不遵循传统设计的义齿,常指修复材料或修复构件的非典型混合设计,可用于固定或可摘义齿以及颌面部赝复体。

复合移植物

fù hé yí zhí wù

composite graft

联合应用的多种类骨增量材料,如自体骨 - 合成的人工骨或自体骨 - 异种骨,可以在缺损部位混合填充或在骨缺损表面分层覆盖。

复位

fù wèi

reduction

手术或手法纠正关节脱位或骨折错位,将其恢复到正常的解剖关系。

复位瓣

fù wèi bàn

replaced flap, repositioned flap

复位至原位的瓣。

复杂骨折
fù zá gǔ zhé
complicated fracture
伴发邻近结构如器官、神经或血管损伤的骨折。

复诊维护
fù zhěn wéi hù
recall maintenance
【同】"牙周维护"。

复制义齿
fù zhì yì chǐ
duplicate denture
用现有义齿复制的第二副义齿,在功能等各方面与现有义齿一致。

副鼻窦
fù bí dòu
paranasal sinus
【同】"鼻窦"。

副功能
fù gōng néng
parafunction
与咀嚼、言语或呼吸运动相关的习惯性的咬合动作(如磨牙和紧咬牙),或不良习惯(如用牙作为工具),会导致殆面磨损或殆创伤。

副功能习惯
fù gōng néng xí guàn
parafunctional habit
有害的习惯性咬合动作(如磨牙和紧咬牙),或不良习惯(如用牙作为工具)。

副冠
fù guān
secondary crown

套筒冠的外冠。

副韧带
fù rèn dài
collateral ligaments
①两束或两束以上的韧带连接在一个关节上,限制关节在一个平面内的屈伸。②在生理运动范围内限制下颌运动的成对韧带,有内侧和外侧两对盘状韧带,将关节盘连接到下颌髁的内侧和外侧。

副神经
fù shén jīng
accessory nerve
第十一对脑神经,起源于脊髓侧脊柱根部(颈段 C1 至 C5),支配胸锁乳突肌和斜方肌。一侧副神经损伤可导致该侧胸锁乳突肌瘫痪,头无力转向对侧;斜方肌瘫痪,肩部下垂、抬肩无力。

副肾素
fù shèn sù
epinephrine
【同】"肾上腺素"。

傅里叶变换红外光谱
fù lǐ yè biàn huàn hóng wài guāng pǔ
Fourier transform infrared spectrum
样品表面对入射红外光所发生的吸收反射或透射光谱经傅里叶变换后得到的光谱。

傅里叶变换红外光谱仪
fù lǐ yè biàn huàn hóng wài guāng pǔ yí
Fourier transform infrared spectrometer (FTIR)
通过测量红外光干涉图和对干涉图进

行快速傅里叶变换的方法得到红外光谱的仪器。

富白细胞 - 血小板纤维蛋白
fù bái xì bāo xuè xiǎo bǎn xiān wéi dàn bái

leucocyte- and platelet rich fibrin, L-PRF, Choukroun's PRF

含有高浓度白细胞的富血小板纤维蛋白。

参见:富血小板纤维蛋白。

富白细胞 - 血小板血浆
fù bái xì bāo xuè xiǎo bǎn xuè jiāng

leucocyte- and platelet-rich plasma (L-PRP)

含有高浓度白细胞的富血小板血浆。

参见:富血小板血浆。

富生长因子血浆
fù shēng zhǎng yīn zǐ xuè jiāng

plasma rich in growth factors (PGRF)

富含生长因子的血浆。由某些细胞,如血小板合成并释放的糖蛋白生长因子,参与伤口愈合的级联反应,例如细胞分裂、血管生成、细胞分化和组织改建。

富纤维蛋白基质
fù xiān wéi dàn bái jī zhì

fibrin-rich matrix

为创口愈合早期,由纤维蛋白凝块和纤连蛋白形成的暂时性基质,有助于单核细胞、成纤维细胞及上皮细胞迁移至愈合区域。

富血小板凝胶
fù xuè xiǎo bǎn níng jiāo

platelet-rich gel

【同】"富血小板血浆"。

富血小板纤维蛋白
fù xuè xiǎo bǎn xiān wéi dàn bái

platelet-rich fibrin (PRF)

不添加任何制剂,通过恒速离心过程使全血发生生理性聚合而获得的自体血凝块。该血凝块具有三维立体纤维网状结构,富含血小板、白细胞、生长因子及细胞因子,是第二代血小板浓缩制品。

富血小板血浆
fù xuè xiǎo bǎn xuè jiāng

platelet-rich plasma (PRP)

通过自体全血通过离心获得的血小板浓缩制品。自体血小板可释放大量的生长因子,包括血小板源性生长因子、转化生长因子 -β1、转化生长因子 -β2、胰岛素样生长因子、表皮生长因子和血管内皮细胞生长因子等,对于软组织和硬组织的愈合有重要作用。

覆盖
fù gài

overjet, horizontal overlap

是指牙尖交错位时,上颌前牙切缘盖过下颌前牙切缘、上颌后牙颊尖盖过下颌后牙颊尖的水平距离。

覆盖的
fù gài de

superjacent

位于上方或盖于上方的。

覆盖基牙
fù gài jī yá

abutment

覆盖义齿基托覆盖的治疗之后的牙或
牙根。

覆盖螺钉
fù gài luó dīng
cover screw
【同】"封闭螺钉"。

覆盖修复体
fù gài xiū fù tǐ
overlay prosthesis
"覆盖义齿"的非标准术语。
参见：覆盖义齿。

覆盖义齿
fù gài yì chǐ
overdenture, overlay denture
①覆盖在已治疗的牙和／或牙根上，并
由其参与支持的可摘局部义齿或全口
义齿。②种植体支持与固位的可摘局
部义齿或全口义齿。③种植体和／或
牙、牙根支持与固位的可摘局部义齿
或全口义齿。④英文"overlay denture"
是英文"overdenture"的非标准术语。

覆盖义齿修复体
fù gài yì chǐ xiū fù tǐ
overdenture prosthesis
【同】"种植覆盖义齿"。

覆𬌗
fù hé
overbite
"覆𬌗（overbite）"为"垂直向覆盖（vertical
overlap）"的俚语。
参见：垂直向覆盖。

G

伽马射线
gā mǎ shè xiàn

gamma ray

电磁射线的一部分,波长最短,能量最强。由高能光子组成,以光速传播。

改建
gǎi jiàn

remodel, remodeling

旧结构的重组或翻新。

改良富血小板纤维蛋白
gǎi liáng fù xuè xiǎo bǎn xiān wéi dàn bái

advanced-platelet-rich fibrin (A-PRF)

通过相对较低的离心速度获得的含有更多白细胞和细胞因子的、纤维蛋白结构更疏松的富血小板纤维蛋白。

改良盖嵴
gǎi liáng gài jí

modified ridge lap

与盖嵴式相比,桥体与牙槽嵴的重叠面缩小,仅与残余牙槽嵴唇颊侧接触。

改良𬌗型
gǎi liáng hé xíng

modified occlusal anatomy

使用非解剖式𬌗面的人工牙,以尝试控制、调整功能或非功能状态下产生的力的方向和大小。

改良菌斑指数
gǎi liáng jūn bān zhǐ shù

modified plaque index (mPI)

由安德里亚·蒙贝利(Andrea Mombelli)提出,用于评价种植体、基台和修复体表面清洁状况的菌斑指数,计分标准为:0= 无菌斑;1= 菌斑不可见,用探针尖轻划种植体光滑边缘可发现菌斑;2= 肉眼即可见菌斑;3= 大量软垢。

改良奎 - 海菌斑指数
gǎi liáng kuí hǎi jūn bān zhǐ shù

modified Quigly-Hein plaque index

用含菌斑显示剂的小棉球在邻牙之间挤压,使菌斑显示剂扩散至牙面,涂布全口牙的颊、舌面,再以清水漱口,着色区即为菌斑存在区。判定标准如下:0= 无菌斑;1= 近龈缘处牙面上有散在的斑点状菌斑;2= 近龈缘处牙面上薄的菌斑连续呈带状;3= 菌斑着色带宽于 1mm,但覆盖区小于牙面的 1/3;4= 菌斑覆盖牙面 1/3 以上,但不超过牙面 2/3;5= 菌斑覆盖牙面 2/3 以上。

改良朗格技术
gǎi liáng lǎng gé jì shù

modified Langer technique

对朗格(Langer)和朗格(Langer)提出的上皮下结缔组织移植术予以改良,利用信封法、侧向转位瓣或双层带蒂结缔组织瓣代替冠向复位瓣,覆盖游离移植瓣进行根面覆盖,可增加血供。

改良模型
gǎi liáng mó xíng

altered cast, modified cast

改良的可摘局部义齿制作技术,在支架完成后利用支架制取基托处的终印模,与现有模型拼接之后完成义齿制作的过程。

改良模型可摘局部义齿印模

gǎi liáng mó xíng kě zhāi jú bù yì chǐ yìn mú

altered cast removable partial denture impression

基托承托区的阴模,可被单独制取或在天然牙的初印模之后采用附在支架上的印模托盘或阴模进行制取。

改良提腭赝复体

gǎi liáng tí è yàn fù tǐ

palatal lift prosthesis modification

按需求改变提腭赝复体的适应性、外形或功能,以纠正组织撞击、功能缺失以及卡环适应性差等问题。

改良威德曼翻瓣术

gǎi liáng wēi dé màn fān bàn shù

modified Widman flap

从龈缘或龈缘根方 0.5~1mm 处做内斜切口,切除袋内壁上皮,不做骨修整,龈瓣复位于牙颈部,目的是使牙周袋变浅,同时避免牙根暴露。

改良龈沟出血指数

gǎi liáng yín gōu chū xuè zhǐ shù

modified sulcus bleeding index (mBI)

由安德里亚·蒙贝利(Andrea Mombelli)提出,为种植体周探诊后出血情况的评估指标,分为 0~3 级:0= 沿种植体周软组织边缘探诊后无出血;1= 探诊后有点状出血;2= 探诊后出血在沟内呈线状;3= 重度或大量出血。

改性剂

gǎi xìng jì

modifier

改良或改变给定物质颜色或性质的物质。

钙化海藻

gài huà hǎi zǎo

calcified algae

含磷酸钙的藻类,细胞壁有矿化钙盐而硬化。经过与磷铵的交换反应提取出非生物降解性的多孔含氟羟基磷灰石。

钙化软骨

gài huà ruǎn gǔ

calcified cartilage

【同】"软骨内成骨"。

钙离子

gài lí zǐ

calcium ion

【同】"钙因子"。

钙因子

gài yīn zǐ

calciumion

是促进凝血酶原或凝血酶原活化产物与反应的辅因子(即磷脂和因子 V)结合,参与活化因子 X 对凝血酶原的活化。

盖

gài

cope

①用覆盖物覆盖或装饰。②铸造模具的上半部分;义齿模具的上腔或腔侧面,与模具的上腔或下腔一起使用。

盖嵴

gài jí

ridge lap

组织面的形状适应剩余牙槽嵴,通常为凹面设计,包绕颊侧和舌侧剩余牙槽嵴表面。

盖嵴桥体
gài jí qiáo tǐ

ridge lap pontic

组织面的形状适应剩余牙槽嵴的形态、包绕颊侧和舌侧剩余牙槽嵴表面的桥体，通常为凹面设计。

盖嵴式设计
gài jí shì shè jì

ridge lap design

组织接触面适应唇颊侧、舌腭侧剩余牙槽嵴的外形。

盖嵴式设计修复体
gài jí shì shè jì xiū fù tǐ

ridge lap design restoration

【同】"盖嵴式修复体"。

盖嵴式修复体
gài jí shì xiū fù tǐ

ridge lap design restoration

具有盖嵴式设计的固定或可摘修复体。

盖林骨折
gài lín gǔ zhé

Guérin's fracture

勒福I型骨折的别名。

参见：勒福I型骨折。

盖瑞骨髓炎
gài ruì gǔ suǐ yán

Garré's osteomyelitis

【同】"伴增生性骨膜炎的慢性骨髓炎"。

盖髓
gài suǐ

pulp capping

放置材料或药物作为屏障直接或间接的保护牙髓，促进牙髓组织恢复健康。

干板放射线照相术
gān bǎn fàng shè xiàn zhào xiàng shù

xeroradiography

是利用干燥的光电过程，镀有半导体（如硒）的金属板获得放射线图像的照相技术。

干槽症
gān cáo zhèng

dry socket

在拔牙之后，由于牙槽窝感染和血凝块丢失引起的局限性牙槽骨骨炎或骨膜炎。

干法加工
gān fǎ jiā gōng

dry processing

【同】"干切削"。

干呕
gān ǒu

gag

软腭或咽部肌肉的不自主收缩所导致的类呕吐反射。

干皮病
gān pí bìng

xeroderma

由于角质层的轻微增厚和皮肤分泌减少导致的皮肤过度干燥。

干切削
gān qiē xiāo

dry milling, dry machining

在切削过程中不使用冷却润滑液体介质的加工工艺，包括不使用任何冷却润滑介质和单纯以气体射流为冷却润滑介质的两种干切削工艺。在口腔医学中，主要用于切削低预浸度的氧化锆坯料。

干扰

gān rǎo

interference

在口腔医学中,是指妨碍下颌协调运动的牙接触。

干扰素

gān rǎo sù

interferons (IFNs)

细胞因子的一个子集,为分泌性糖蛋白。分为Ⅰ型和Ⅱ型两大类,参与保护免疫系统的细胞免受病毒感染和细胞间的信号传导。

干扰素诱导蛋白 -10

gān rǎo sù yòu dǎo dàn bái shí

interferon-inducible protein-10 (IP-10)

趋化细胞因子家族的成员,对单核细胞和 T 细胞具有趋化作用,并促进 T 细胞与内皮细胞的黏附。

干扰性𬌗接触

gān rǎo xìng hé jiē chù

interceptive occlusal contact

"偏斜𬌗接触"的俚语。

参见:偏斜𬌗接触。

干燥综合征

gān zào zōng hé zhēng

Sjögren syndrome

【同】"舍格伦综合征"。

甘氨酸喷砂粉

gān ān suān pēn shā fěn

glycine sandblasting powder

用于牙周或种植体周维护的可吸收喷砂材料。

甘氨酸喷砂粉抛光

gān ān suān pēn shā fěn pāo guāng

glycine powder air polishing

用甘氨酸砂粉进行的喷砂抛光,用于对牙周或种植体周的维护,具有损伤小的特点。

肝素

gān sù

heparin

为硫酸化的葡萄糖胺聚糖,主要由肥大细胞和嗜碱性粒细胞产生,具有很强的抗凝作用。

肝细胞生长因子

gān xì bāo shēng zhǎng yīn zǐ

hepatocyte growth factor (HGF)

为多能细胞因子,主要由间充质细胞分泌,可引发多种细胞反应,包括有丝分裂、细胞运动和形态发生。

肝炎

gān yán

hepatitis

由各种疾病、药物反应和病毒等引起的肝脏炎症。常见的全身症状包括发烧、黄疸和肝脏肿大。

坩埚

gān guō

crucible

用任何耐火材料(通常是陶瓷)制成的容器,用于熔化或煅烧任何需要高温处理的物质。

坩埚成型器

gān guō chéng xíng qì

crucible former

为耐火材料容器,浇口与置于其中蜡

型相通,接受熔化的金属。

杆

gǎn

bar, rod

长度大于宽度、直的或弯曲的、截面呈圆形、半圆形或椭圆形的金属制品。

杆 - 卡附着体支持式种植覆盖义齿

gǎn qiǎ fù zhuó tǐ zhī chí shì zhòng zhí fù gài yì chǐ

bar-clip attachment and implant overdenture

【同】"杆固位种植覆盖义齿"。

杆附着体系统

gǎn fù zhuó tǐ xì tǒng

bar attachment system

种植覆盖义齿的常用附着体系统,由杆及卡组成。阳极部分是连接杆,阴极部分是位于义齿组织面内的固位卡。通过两者之间的机械嵌合与摩擦获得义齿固位力。

杆固位体

gǎn gù wèi tǐ

bar retainer

过时的术语。是指通常被置于牙舌面充当间接固位体的金属杆。

杆固位种植覆盖义齿

gǎn gù wèi zhòng zhí fù gài yì chǐ

bar implant overdenture

由杆 - 卡固位的种植体支持或混合支持式的可摘局部义齿或全口义齿。固位体包括将两颗或两颗以上种植体夹板式相连的"杆"以及附着于义齿组织面的"卡",杆 - 卡嵌合为义齿提供支持、稳定和 / 或固位。

杆连接体

gǎn lián jiē tǐ

bar connector

是长度大于宽度的金属部件,用于连接两个或多个部分的局部可摘义齿或固定局部义齿,为义齿提供支持、稳定和 / 或固位。

杆卡附着体系统

gǎn qiǎ fù zhuó tǐ xì tǒng

bar and clip attachment system

【同】"杆附着体系统"。

杆卡固位

gǎn qiǎ gù wèi

bar clip retention

种植覆盖义齿的固位方法之一,包括将种植体夹板式相连的"杆"以及附着于义齿组织面的"卡",杆 - 卡嵌合为义齿提供支持、稳定和 / 或固位。

杆式夹板

gǎn shì jiā bǎn

bar splint

①增加牙或种植体间刚性和 / 或稳定性的杆式连接结构。②固定因创伤或手术造成移位的肢体。

杆形卡环

gǎn xíng qiǎ huán

bar clasp, Roach clasp

由洛奇(Roach)于 1934 年设计的卡环。从局部可摘义齿的大连接体或义齿基托延伸出的杆状卡环臂,经过软组织,从基牙龈 - 𬌗方向接触牙冠。

杆形卡环臂

gǎn xíng qiǎ huán bì

bar clasp arm

起自义齿基托、大连接体或小连接体的卡环，由卡环臂和卡环尖组成，卡环臂穿过牙龈但不与牙龈接触，卡臂尖与牙呈指状接触。

感光过程
gǎn guāng guò chéng

photoreceptor process

是指由适当的光刺激引起视觉终端器官或其他光感受器产生反应的特定过程。

感觉迟钝
gǎn jué chí dùn

dysesthesia

为感觉器官的损伤，为自发性或诱发性的不正常的、不愉快的感觉，感觉迟钝时无痛觉。

感觉功能评估
gǎn jué gōng néng píng gū

sensory function evaluation

测试感觉功能的临床评估。

感觉过敏
gǎn jué guò mǐn

hyperesthesia

为敏感度增加的感觉异常，对外界刺激过度敏感。

感觉减退
gǎn jué jiǎn tuì

hypoesthesia

对刺激的敏感度降低，感受能力下降。

感觉图测绘
gǎn jué tú cè huì

sensory mapping

检查和划定可能感觉异常或无感觉的皮肤、黏膜或牙龈区域的过程。由此，纵向动态监测是否存在感觉障碍、丧失或改善。

感觉异常
gǎn jué yì cháng

paresthesia

病态的或变异的感觉。通常指刺痛或灼痛，可以是由神经损伤引起，也可为手术的并发症。

感染
gǎn rǎn

infection

是指由于各种病原体(细菌、真菌等)在机体内生长、繁殖、侵袭，并与机体相互作用而导致的疾患。其临床表现取决于人体防御功能的强弱和病原体数量及毒力的强弱，有清除病原体、隐性感染、显性感染、病原携带状态及潜伏性感染等类型。

干骺端
gàn hóu duān

metaphysis

长骨骨干与骺相邻之处，是长骨具有生长能力的部分。

干细胞
gàn xì bāo

stem cell

原代未分化细胞，在分裂并分化为另一细胞类型时，仍保留产生自身相同拷贝的能力。

冈宁夹板
gāng níng jiā bǎn

Gunning's splint

根据上颌或下颌的无牙颌骨弓模型制成

的夹板,以辅助骨折复位和固定。

刚度
gāng dù

rigidity

结构或构件抵抗变形的能力。

刚性
gāng xìng

rigidity

物体的刚度或不可弯曲的特性。

刚性固定
gāng xìng gù dìng

rigid fixation

临床术语。是指修复体的固位、修复体的组件连接或骨断端的固定不可弯曲、无弹性和没有可观察到活动度。

刚性连接体
gāng xìng lián jiē tǐ

rigid connector

①可摘义齿不同部分之间的连接体,制作材料无弹性。②固定修复体的固位体与桥体之间的焊接或铸造连接。

钢丝夹板
gāng sī jiā bǎn

wire splint

用合金丝弯制的夹板。通过结扎丝固定于牙列的唇颊侧,用于松动牙、颌骨骨折的固定或颌间固定与牵引。

高贵金属合金
gāo guì jīn shǔ hé jīn

high noble metal alloy

常用的牙科铸造合金。根据美国牙科协会(1984)的分类,按重量计至少含60%的贵金属(金、铂、钯、铑、钌、铱、

锇),其中金至少占 40%。

高架桥修复体
gāo jià qiáo xiū fù tǐ

high-water prosthesis

【同】"高架种植修复体"。

高架种植修复体
gāo jià zhòng zhí xiū fù tǐ

high-water implant prosthesis

复合式种植修复体的类型之一,基台的肩台平齐或高于黏膜,桥体与下方的黏膜之间留有数毫米的空间。

高矿化
gāo kuàng huà

hypermineralization

矿化组织中无机元素含量的异常增高。

高岭土
gāo lǐng tǔ

kaolin

细黏土,通常为白色,可用作陶瓷和耐火材料的填料或填充剂。

高锰酸钾
gāo měng suān jiǎ

potassium permanganate

为强氧化剂,可杀菌、抑菌。低浓度有收敛作用,高浓度有腐蚀作用。

高密度
gāo mì dù

hyperdense

是对 X 射线平片或 CT 图像中呈现的偏白色区域的描述。反映在被照物体厚度相同的条件下,该区域吸收 X 射线较多。

高嵌体

gāo qiàn tǐ

onlay

部分嵌入牙冠内,修复一个或多个牙尖及相邻𬌗面或全部𬌗面的修复体,通过摩擦或粘接固位。

高强度人造石

gāo qiáng dù rén zào shí

high-strength artificial stone

【同】"高强度牙科石膏"。

高强度牙科石膏

gāo qiáng dù yá kē shí gāo

high strength dental stone

高密度生石膏在 30% 氯化钙溶液中于高温、高压下脱水而成的具有高强度和高密度的石膏材料。在口腔医学中被用于制作模型,具有凝固后材料致密、耐磨损的特点,因膨胀系数小,故精确度高。

高熔焊料

gāo róng hàn liào

high fusing solder

约在 1 100 摄氏度(2 012 华氏度)下熔化的陶瓷焊接钎料。

高熔陶瓷

gāo róng táo cí

high fusing ceramics

一类陶瓷材料,其成熟度或熔化范围为 1 315~1 370 摄氏度(2 350~2 500 华氏度)。

高水种植修复体

gāo shuǐ zhòng zhí xiū fù tǐ

high-water implant prosthesis

【同】"高架种植修复体"。

高位唇线

gāo wèi chún xiàn

high lip line

【同】"高位笑线"。

高位笑线

gāo wèi xiào xiàn

high smile line

是指大笑时暴露上颌前牙的牙冠、龈缘、龈乳头、大部附着龈甚至牙槽黏膜。此类患者美学风险显著增加。

高血糖

gāo xuè táng

hyperglycemia

血糖浓度异常升高,为糖尿病的特征。

高血压

gāo xuè yā

hypertension

血压持续 ≥140/90mmHg。如未经控制,则为外科手术的风险因素。

高压舱

gāo yā cāng

hyperbaric oxygen chamber, hyperbaric chamber

进行高压氧疗法的医疗设备,可使患者承受超过 1 个大气压的环境气压。

高压氧疗法

gāo yā yǎng liáo fǎ

hyperbaric oxygen therapy (HBOT), hyperbaric oxygen treatment (HBOT), hyperbaric oxygenation

将患者置身于加压的封闭空间中,该空间可输送高压氧气。在种植治疗前用于头颈部放射史患者,可以降低颌骨坏死风险。

高压氧治疗创口裂开

gāo yā yǎng zhì liáo chuāng kǒu liè kāi

hyperbaric oxygen treatment for wound dehiscence

在严重的创口愈合不良的情况下使用高压氧疗。

锆

gào

zirconium (Zr)

原子序数为40,原子量为91.22的金属元素,具有高熔点和高耐腐蚀性,特别适用于合金、耐火材料和陶瓷。

戈瑞

gē ruì

gray (Gy)

电离辐射能量吸收剂量的标准单位,1戈瑞(1Gy)表示每千克物质吸收了1焦耳的辐射能量。

哥大德线性𬌗

gē dà dé xiàn xìng hé

Goddard's linear occlusion

【同】"线性𬌗"。

哥特式弓描记

gē tè shì gōng miáo jì

gothic arch tracing

用哥特式弓描记下颌运动轨迹。

哥特式弓示踪器

gē tè shì gōng shì zōng qì

gothic arch tracer

过时的术语。一个用于精确、可被验证、可重复确定正中关系位和垂直距离的装置,用以描绘出的运动轨迹图形类似于哥特式建筑的尖屋顶而命名。

革兰氏染色

gé lán shì rǎn sè

gram stain

是经过一系列步骤对细菌染色,可将细菌分为两类,革兰氏阳性菌呈紫色或蓝色,革兰氏阴性菌呈淡红色。

革兰氏阳性

gé lán shì yáng xìng

gram positive

细菌经过革兰氏染色后呈紫色的。

革兰氏阴性

gé lán shì yīn xìng

gram negative

细菌经过革兰氏染色后呈淡红色的。

格里菲思缺陷

gé lǐ fēi sī quē xiàn

Griffith flaws

与脆性材料相关的理论。即:观察到的断裂强度低于理论内聚力,应力能变化可以增加的裂纹的扩展。

隔膜

gé mó

occlusive membrane

【同】"屏障膜"。

个别托盘

gè bié tuō pán

custom tray

通过患者的初模型所制作的个性化印模托盘。

参见:初模型。

个性化基台

gè xìng huà jī tái

custom abutment

为特定的临床条件与需求所制作的基台，通常为非原厂基台。

个性化前导盘

gè xìng huà qián dǎo pán

custom anterior guide table

在确定前牙接触对下颌边缘运动的影响时，将前牙接触转移到咬合架上的装置。通过使用切导针来塑形丙烯酸树脂，从而将这些信息记录和保存。

个性化托盘

gè xìng huà tuō pán

custom tray

【同】"个别托盘"。

个性化托盘缓冲剂

gè xìng huà tuō pán huǎn chōng jì

custom tray relief

制作个性化托盘的过程中，在初模型上应用可以减少或消除预缓冲区压力、同时制取终印模的制剂。

个性化托盘间隙剂

gè xìng huà tuō pán jiàn xì jì

custom tray spacer

制作个性化托盘过程中，在初模型上应用可以为印模材料提供空间以制取终印模的制剂。

个性化义齿基托

gè xìng huà yì chǐ jī tuō

characterized denture base

可以模拟天然口腔软组织的颜色的义齿基托。

个性化印模

gè xìng huà yìn mú

custom impression

使用个性化托盘或个性化印模帽制取的印模。

个性化印模帽

gè xìng huà yìn mú mào

custom impression coping

为复制临时修复体穿龈轮廓而个别制作的印模帽，可以准确转移过渡带的轮廓。

个性化种植体基台

gè xìng huà zhòng zhí tǐ jī tái

custom dental implant abutment

泛指非预成基台，尤其是指个性化设计穿龈轮廓和修复体边缘位置的基台。

个性化铸造基台

gè xìng huà zhù zào jī tái

cast custom abutment

基于特定的临床条件与需求，使用原厂可铸造基台制作的个性化基台。

各向同性

gè xiàng tóng xìng

isotropy

材料在各个测定方向上力学性能和物理性能都相同的特性。

各向同性表面

gè xiàng tóng xìng biǎo miàn

isotropic surface

随机分布的表面纹理，因此表面在所有方向上都是相同的。

各向异性

gè xiàng yì xìng

anisotropy

材料在不同测定方向上力学性能和物

理性能不同的特性。

根
gēn
root
①基数。②计数系统的基础。③植物或建筑物的最下部。④牙骨质覆盖的牙体部分。

根部误差
gēn bù wù chā
apical error
【同】"根尖误差"。

根除
gēn chú
extirpate, extirpation
①拔出或拉出。②完全消灭或毁灭。③完全性外科切除病变组织或器官。

根端囊肿
gēn duān náng zhǒng
radicular cyst
【同】"根尖周囊肿"。

根方
gēn fāng
apical
指牙或种植体的根尖或根尖方向。

根分叉
gēn fēn chà
furcation, interfurcation
多根牙牙根的交界处。

根分叉病变
gēn fēn chà bìng biàn
furcation invasion
根分叉处骨的病理性吸收,通常为牙髓炎或牙周炎侵及根分叉区域。

根分叉病变的分类
gēn fēn chà bìng biàn de fēn lèi
classification of furcation invasions
分为三种类型。Ⅰ类:骨的初期丧失仅限于根分叉凹陷区,尚未水平向延伸。Ⅱ类:不同程度的根分叉处骨丧失,但未完全贯通。Ⅲ类:根分叉区由于骨丧失完全贯通。

根分岐
gēn fēn qí
furcation
【同】"根分叉"。

根固位
gēn gù wèi
root retention
去除天然牙的牙冠,只保留牙根(通常是根管治疗后)以支持覆盖义齿并保存牙槽嵴。

根管
gēn guǎn
root canal
牙根内的空间,内含结缔组织、神经和血管,连通髓室和根尖。

根管扩大器
gēn guǎn kuò dà qì
reamer
螺纹比根管锉稀疏的工具,用于扩大和清洁根管。

根尖
gēn jiān
apex
牙根或种植体体部的末端。

根尖刮治

gēn jiān guā zhì

apical curettage

不切除根尖,只是刮除根尖周病变或异物的外科手术。

根尖孔

gēn jiān kǒng

apical foramen

根管在牙根尖端的开口,有时存在于根尖侧面。

根尖脓肿

gēn jiān nóng zhǒng

apical abcess

【同】"根尖周脓肿"。

根尖膨胀

gēn jiān péng zhàng

apical offset

种植体根尖部少见的设计类型。目的是通过根尖部的膨胀,增加种植体根尖部的整体直径。

根尖片

gēn jiān piān

periapical radiograph

【同】"放射线根尖片"。

根尖切除术

gēn jiān qiē chú shù

apicoectomy, apical resection, apicectomy, apiectomy

切除牙根根尖部并清除根尖周病变的手术。

根尖误差

gēn jiān wù chā

apical error

是指导板外科和导航外科时,种植体根尖中心位置的实际值对设计值的偏离。

根尖纤维

gēn jiān xiān wéi

apical fibers

从根尖区牙骨质呈放射状进入牙槽窝底部骨内的一组纤维,具有固定根尖的作用。

根尖周病

gēn jiān zhōu bìng

periapical diseases

【同】"根尖周炎"。

根尖周的

gēn jiān zhōu de

periapical, periradicular

围绕牙根尖的相关结构,涉及牙周膜或牙槽骨。

根尖周刮治

gēn jiān zhōu guā zhì

periapical curettage

【同】"根尖刮治"。

根尖周囊肿

gēn jiān zhōu náng zhǒng

periapical cyst, apical periodontal cyst

具有纤维结缔组织壁和复层鳞状上皮衬里的炎性囊肿,位于死髓或根管治疗不完善的牙根尖周。

根尖周脓肿

gēn jiān zhōu nóng zhǒng

peiriapical abcess

牙髓或根尖周组织的脓性渗出物积聚的炎症状态。

根尖周肉芽肿

gēn jiān zhōu ròu yá zhǒng

periapical granuloma, apical granuloma

慢性根尖周炎的病变类型之一。根尖周的牙周膜受病源刺激物作用发生慢性、增生性、炎症性变化,根尖周正常的组织结构被破坏,形成炎症性肉芽组织。

根尖周牙骨质异常增生

gēn jiān zhōu yá gǔ zhì yì cháng zēng shēng

periapical cemental dysplasia

起因不明的疾病过程,活髓牙的根尖周骨首先被纤维结缔组织取代,而后被骨软骨样组织替代。在早期,这种异常表现为放射线透射影像,随着时间的推移,中心开始放射线阻射。本病被归类为牙源性肿瘤。

根尖周炎

gēn jiān zhōu yán

periapical periodontitis

发生于牙根尖周围组织的炎症性疾病的总称。

根尖周致密性骨炎

gēn jiān zhōu zhì mì xìng gǔ yán

periradicular condensing osteitis

当根尖周组织受到长期、轻微、缓和的刺激,而患者的机体抵抗力又很强时,根尖周部位反而表现为骨组织增生,其骨小梁结构比周围骨组织更为致密。X 射线片显示为根尖周局灶性阻射影,与正常骨分界不清。

根间

gēn jiān

interradicular

指在牙根之间。

根间隔

gēn jiān gé

interradicular septum

多根牙牙根之间的骨性分隔。

根间融合

gēn jiān róng hé

root fusion

多根牙牙根本身之间的相互融合。

根间隙

gēn jiàn xì

interradicular space

在同一牙弓中,相邻牙的牙根之间的间隙。

根间纤维

gēn jiān xiān wéi

interradicular fibers

多根牙的牙根之间的纤维组,从牙骨质进入牙根间隔骨内,有防止牙根向冠方移动的作用。

根裂

gēn liè

root dehiscence

牙根部唇侧骨板的局限性根向裂开,最常发生于前牙。

根面覆盖

gēn miàn fù gài

root submergence

用软组织覆盖牙根的过程。

根面平整

gēn miàn píng zhěng

root planing

去除粗糙的、附有牙结石或被内毒素或微生物污染的牙骨质或表面牙本质的治疗程序。

根内固定器
gēn nèi gù dìng qì
endodontic stabilizer
【同】"根管内种植体"。

根融合
gēn róng hé
root concrescence
相邻牙的牙根融合在一起。

根吸收
gēn xī shōu
root resorption
破牙骨质细胞或破骨细胞活跃而导致的、从根部开始的牙骨质或牙本质缺损，通常与殆创伤、炎症、正畸牙移动、内分泌失调或肿瘤相关，也可能是特发性吸收。

根向定位瓣
gēn xiàng dìng wèi bàn
apically positioned flap
将瓣根向移位至新的位置。

根向复位瓣
gēn xiàng fù wèi bàn
apically positioned flap
将瓣缝合在其术前位置的根方。
参见：冠向复位瓣。

根形钛种植体
gēn xíng tài zhòng zhí tǐ
titanium root-form implant
材料为工业纯钛或钛合金的骨内根形种植体。

根形种植体
gēn xíng zhòng zhí tǐ
root-form implant
植入在牙槽骨和 / 或基骨、模仿单根牙牙根形状的种植体。

根折
gēn zhé
root fracture
牙骨质所覆盖的牙体硬组织的折裂或折断。

根治手术
gēn zhì shǒu shù
radical surgery
根除病变及其所涉及的所有周围组织和邻近淋巴引流区软组织的手术。

跟随牙侧
gēn suí yá cè
following flank
在螺纹即将装配时，背对与其配合螺纹工件的牙侧。

工具
gōng jù
implement, device
为执行特定目的而开发的器具或设备。

工业纯钛
gōng yè chún tài
commericially pure titanium (CPTi)
通常用于制造种植体的生物相容性金属，由超过 99% 的钛、少量（0.18%～0.40%）的氧以及痕量小于 0.25% 的铁、碳、氢和氮等组成，具有重量轻、韧性强、耐酸碱性、抗腐蚀、稳定性高、高强度和良好弹性以及无毒、无辐射和生物惰性等优点，很容易从生物组织液中吸附蛋白质,与液体接触时表面立即钝化,是理想的种植体材料。工业纯钛有不同的典型牌号,氧气量决定了纯钛的等级。其中,美国 ASTM 将其分为一级~四级(Gr-1~Gr-4)纯钛。

工艺并发症
gōng yì bìng fā zhèng
technical complication
技工室加工的修复部件在负荷之后发生的并发症,包括瓷或树脂崩裂以及树脂基托、支架或基底折断等。

工字梁原理
gōng zì liáng yuán lǐ
I-beam principle
横截面形式为"工"字或英文"H"形的梁,其两块翼板由之间的腹板连接。该设计具有重量轻以及抗弯矩和抗剪力强的力学特点。

工作侧
gōng zuò cè
working side
侧方运动时,下颌移向的一侧。例如,向左侧运动时左侧为工作侧。
参见:非工作侧。

工作侧干扰
gōng zuò cè gān rǎo
working side interference
下颌侧方运动中工作侧出现的异常𬌗接触。

工作侧接触
gōng zuò cè jiē chù
working side contacts
在下颌侧方运动中,下颌工作侧的上

颌与下颌牙的接触。

工作侧髁
gōng zuò cè kē
working side condyle
侧方运动时,下颌移向的一侧髁。

工作侧髁道
gōng zuò cè kē dào
working side condyle path
下颌侧方运动时工作侧髁的运动轨迹。

工作𬌗
gōng zuò hé
working occlusion
过时的术语。是指下颌骨移动向一侧时,该侧牙的𬌗接触。

工作𬌗面
gōng zuò hé miàn
working occlusal surface
过时的术语。是指咀嚼时发生𬌗接触的牙表面。

工作接触
gōng zuò jiē chù
working contacts
"工作侧接触"的过时术语。
参见:工作侧接触。

工作髁
gōng zuò kē
working condyle
【同】"工作侧髁"。

工作模型
gōng zuò mó xíng
working cast, working model

"主模型"的非标准术语。
参见:主模型。

工作咬合

gōng zuò yǎo hé

working articulation, working bite

① 英文"working articulation"所表达的"工作咬合"为下颌所移向侧的𬌗接触。②英文"working bite"为"working articulation"的俚语。

工作咬合关系

gōng zuò yǎo hé guān xì

working bite relation

"工作咬合"的俚语。
参见:工作咬合。

工作印模

gōng zuò yìn mú

working impression

"终印模"的非标准术语。
参见:终印模。

公差

gōng chā

tolerance

指定数量的允许变化量,特别是机器或零件的尺寸。

公称直径

gōng chēng zhí jìng

nominal diameter, nominal size

代表螺纹尺寸的直径。

功

gōng

work

力对物体作用的空间累积物理量,为作用在物体上的力和物体在力的方向

上通过的距离乘积。

功能侧

gōng néng cè

functional side

下颌侧向移动时,所移向的一侧为功能侧。

功能记录

gōng néng jì lù

functional record

使用修复设备测量或复制下颌前伸和侧向运动范围的记录。

功能蜡

gōng néng là

functional wax

【同】"牙科印模蜡"。

功能失调

gōng néng shī tiáo

dysfunction

【同】"功能障碍"。

功能性负荷

gōng néng xìng fù hè

functional loading

牙或修复体与对颌存在𬌗接触,在正常行使咀嚼功能时所受的负荷。

功能性骨固连

gōng néng xìng gǔ gù lián

functional ankylosis

安德烈·施罗德(Andre Schroeder)于1981 年提出的描述种植体与其周围的骨组织结合状态的概念,骨组织的弹性使种植体与骨之间的连接和接触形成一个功能单位。
参见:骨结合。

功能性𬌗

gōng néng xìng hé
functional occlusion
过时的术语。是指咀嚼和吞咽时上颌和下颌牙的接触位置。

功能性𬌗夹板

gōng néng xìng hé jiā bǎn
functional occlusal splint
可控制下颌运动平面和范围的装置。

功能性𬌗协调

gōng néng xìng hé xié tiáo
functional occlusal harmony
过时的术语。是指在所有运动范围内咀嚼效率最高、无功能性劳损或创伤。

功能性咀嚼记录

gōng néng xìng jǔ jué jì lù
functional chew-in record
过时的术语。是指通过模拟咀嚼运动，用牙或描记针在对颌𬌗面上形成的下颌运动记录。

功能性髁

gōng néng xìng kē
functioning condyle
【同】"工作侧髁"。

功能性上颌窦内镜手术

gōng néng xìng shàng hé dòu nèi jìng shǒu shù
functional endoscopic sinus surgery
内镜下的上颌窦手术，治疗窦内感染、囊肿摘除、窦底提升和异物取出等。

功能性生成路径

gōng néng xìng shēng chéng lù jìng
functionally generated path
用蜡、塑料或其他材料记录的𬌗面或切缘的运动轨迹。

功能性脱位

gōng néng xìng tuō wèi
functional dislocation
在功能过程中，盘 - 髁复合体紊乱所导致的颞下颌关节的关节盘移位。

功能性下颌运动

gōng néng xìng xià hé yùn dòng
functional mandibular movements
在说话、咀嚼、打呵欠、吞咽和其他相关运动过程中，所有正常、适当或特征性的下颌运动。

功能性咬合

gōng néng xìng yǎo hé
functional articulation
咀嚼和吞咽时上颌牙和下颌牙的𬌗接触。

功能性印模

gōng néng xìng yìn mú
functional impression
在软组织受到功能性压力变形状态下取得的印模，以获得义齿在功能受压状态下的黏膜形态。

功能性正颌

gōng néng xìng zhèng hé
functional jaw orthopedics
使用可摘戴的正畸矫治器，运用患者自身肌肉力量改变颌骨位置及牙的排列。

功能运动图形

gōng néng yùn dòng tú xíng
envelope of function

咀嚼和／或发音时下颌运动路径的三维空间所构成的图形。

参见：运动图形、波塞特运动图形。

功能障碍

gōng néng zhàng ài

dysfunction

①细胞或器官功能不正常。②形态(如牙、𬌗、骨、关节)和功能(如肌肉、神经)之间的不协调，可能导致组织出现病理改变、机能异常或功能受损。

攻丝

gōng sī

tapping

①在硬质金属物体中形成螺纹。②重新形成种植体内部损坏的螺纹。

攻丝钻

gōng sī zuàn

tap drill

为螺纹设计与种植体螺纹相同的钻，用于种植窝逐级扩孔后形成与种植体螺纹相似的种植窝内壁，引导种植体植入并避免种植窝骨壁的热损伤，通常用于骨密度较高的种植位点。

汞合金

gǒng hé jīn

amalgam

在口腔医学中，是指汞、银、铜和锡的合金，其中还可能含有钯和锌等元素以改善操作性能及临床表现。

汞合金压实

gǒng hé jīn yā shí

amalgam condensation

用强力压实牙科汞合金，以去除过量的汞，并确保基质相的连续性。

共价键

gòng jià jiàn

covalent bond

两个原子或原子团的原子间通过共用电子对所形成的化学键。

共聚焦激光扫描显微镜

gòng jù jiāo jī guāng sǎo miáo xiǎn wēi jìng

confocal laser scanning microscope (CLSM)

为高分辨率的激光束光源成像显微镜，其特点是能够获取样品内选定深度上的聚焦像，如同进行光学切片。

共聚物树脂

gòng jù wù shù zhī

copolymer resin

由两种或两种以上结构重复单元构成的聚合物。在口腔医学中用来赋予某些理想的物理性质，如流动性。

共识

gòng shí

consensus

一致同意或认可。

共识性声明

gòng shí xìng shēng míng

consensus statements

根据共识性研讨会得出的一致性意见与结论，作出的公开表态或说明。

共识研讨会

gòng shí yán tǎo huì

consensus conference, consensus seminar

行业领域的专家群体针对具体问题展开公平、公开的讨论，商议对策并形成一致性意见与结论的专题研讨会。

共同就位道

gòng tóng jiù wèi dào

common path of insertion

修复体由两个或两个以上的基牙或基台共同支持时,修复体能被动就位的就位方向。通常各个基牙或基台的就位道一致。

共振

gòng zhèn

resonance

一个物理系统在特定频率下,周期性驱动力的频率和物体的固有频率相等时,以最大振幅做振动的现象。

共振频率

gòng zhèn pín lǜ

resonance frequency (RF)

系统发生共振时的频率。

共振频率分析

gòng zhèn pín lǜ fēn xī

resonance frequency analysis

是用共振频率分析仪测量并记录骨-种植体界面产生的共振频率,频率越高,种植体越稳定。

共振频率分析仪

gòng zhèn pín lǜ fēn xī yí

resonance frequency analysis device

以非侵入性方式检测种植体稳定性的仪器,通过压电陶瓷元件所测得的共振频率来确定种植体骨结合的强度。

供骨区

gòng gǔ qū

donor bone site

自体骨移植手术时的取骨区域。

供骨区并发症

gòng gǔ qū bìng fā zhèng

donor bone site complication

自体骨移植手术时供骨区出现的术中或术后并发症,例如骨折、创口裂开、血肿、感染和术后疼痛等。

供骨区感觉异常

gòng gǔ qū gǎn jué yì cháng

paresthesia of donor bone site

供骨区术后出现的局部神经损伤致支配区域感觉障碍,表现为感觉迟钝、麻木、灼烧感、主观感觉外形改变等。依据神经的损伤程度,可能是暂时性或永久性的。

供区

gòng qū

donor site

提供自体移植物(如皮肤、黏膜、结缔组织和骨等)的机体部位,包括口腔内和口腔外的区域。

佝偻病

gōu lóu bìng

rickets

因体内维生素 D 不足引起全身性钙、磷代谢失常的一类骨骼矿化障碍疾病,以骨骼发育障碍、畸形等为主要表现。主要见于 2 岁以内婴幼儿。

沟槽

gōu cáo

groove

窄长的通道或凹槽,如牙尖之间的凹槽或为了增强牙冠固位而在牙体表面制备的固位形。

沟槽附着体

gōu cáo fù zhuó tǐ

slotted attachment

"精密附着体"的非标准术语。

参见:精密附着体。

沟内切口

gōu nèi qiē kǒu

sulcular incision, intracrevicular incision

沿牙或种植体的边缘轮廓,在龈沟内切开,并直达牙槽嵴顶的切口。

沟内上皮

gōu nèi shàng pí

crevicular epithelium

非标准用语。是指龈沟或牙周袋的表面被覆的上皮,通常是非角化复层鳞状上皮。

钩状切迹

gōu zhuàng qiē jì

hamular notch

【同】"翼上颌切迹"。

姑息治疗

gū xī zhì liáo

palliative

在不能治愈的情况下,减轻疾病症状或延缓疾病的进程的治疗措施。

孤立性骨囊肿

gū lì xìng gǔ náng zhǒng

solitary bone cyst

【同】"单纯性骨囊肿"。

骨

gǔ

bone

①人和脊椎动物体内支持身体、保护内脏的坚硬、致密、稍有弹性的结缔组织,由无机矿物质和有机成分组成。②骨由骨膜、骨髓和骨基质所构成,骨基质由胶原纤维组成并富含矿物质,主要是磷酸钙(约85%)及碳酸钙(约10%)。

骨 - 种植体接触

gǔ zhòng zhí tǐ jiē chù

bone-implant contact (BIC)

骨内种植体在光学显微镜下骨基质和种植体表面的直接接触。

参见:初始骨接触、继发骨接触。

骨 - 种植体接触百分比

gǔ zhòng zhí tǐ jiē chù bǎi fēn bǐ

percentage bone-implant contact

骨与种植体接触的百分比。

骨 - 种植体接触的负荷影响

gǔ zhòng zhí tǐ jiē chù de fù hè yǐng xiǎng

effects of loading on bone-implant contact

一般认为,在生理耐受范围之内的负荷有利于刺激骨 - 种植体接触率的增加,而超过生理耐受范围则可能导致骨 - 种植体接触丧失。

骨 - 种植体界面

gǔ zhòng zhí tǐ jiè miàn

bone-implant interface

骨内种植体无活性表面与活骨之间的接触面。

骨 - 种植体界面过度负荷

gǔ zhòng zhí tǐ jiè miàn guò dù fù hè

overload and bone-implant interface

是指过度负荷会造成骨 - 种植体界面

失败的一个假设(尽管目前的科学证据有限)。

骨 - 种植体界面纤维化
gǔ zhòng zhí tǐ jiè miàn xiān wéi huà
fibrosis of bone-implant interface
种植体与骨之间为纤维结缔组织间隔,是未发生骨结合或骨结合失败的结果。

骨 γ- 羧基谷氨酸蛋白
gǔ gā mǎ suō jī gǔ ān suān dàn bái
bone gamma-carboxy-glutamic acid protein
【同】"骨钙蛋白"。

骨板
gǔ bǎn
bone lamella
呈板层状的骨组织,内含大量胶原纤维,同一层骨板内的胶原纤维平行排列,相邻骨板的纤维则相互垂直。

骨保护素
gǔ bǎo hù sù
osteoprotegerin (OPG)
又被称之为破骨细胞形成抑制因子。是肿瘤坏死因子受体超家族成员,属于可分泌型的糖蛋白,为破骨活动的抑制因子,可通过与 RANKL 竞争性结合来阻断 RANK,从而抑制破骨细胞分化、成熟并诱导其凋亡。OPG 可由 B 淋巴细胞、成骨细胞、间充质干细胞等分泌,其中 B 淋巴细胞是其主要来源。

骨保护素配体
gǔ bǎo hù sù pèi tǐ
osteoprotegerin ligand (OPGL)
【同】"破骨细胞活化因子"。

骨衬里细胞
gǔ chèn lǐ xì bāo
bone-lining cells
【同】"骨衬细胞"。

骨衬细胞
gǔ chèn xì bāo
bone lining cell
由成骨细胞活性下降转化而成的一层扁平状细胞,覆盖于成熟的、相对静止的骨表面。通常不活跃,缺乏迁移和增殖的能力,隔离了破骨细胞与钙化骨表面接触,对骨形成保护层,可维持和营养骨细胞,调控钙、磷的摄取和流失,必要时可被激活转变为活跃的成骨细胞,故又称之为骨休止期成骨细胞。

骨成形术
gǔ chéng xíng shù
osteoplasty
①通过骨移植或骨修整,重新进行骨塑形的手术。②仅修整牙槽骨外形和边缘而不破坏和去除支持性骨的牙周骨手术。

骨传导
gǔ chuán dǎo
bone conduction
通过颅骨到内耳的声音传导。

骨床预备
gǔ chuáng yù bèi
bone preparation
【同】"种植窝预备"。

骨刺激
gǔ cì jī
bone stimulation

对骨内种植体进行脉冲电磁场刺激从而激发种植体周围初期骨形成。必须在骨愈合的初期阶段（2周之内）进行，2周之后则无效。该技术目前仅被用于动物实验研究。

骨锉
gǔ cuò
bone file
用于平整骨面的手术器械，工作端呈单向平行齿条设计。

骨代用品
gǔ dài yòng pǐn
bone substitute
为骨重建中新骨形成只提供支架作用的无生命生物材料，也有助于维持骨重建区的轮廓。依据材料的性能或种类不同，具备可吸收性或不可吸收性。
参见：同种异体骨移植物、异种移植物、异质移植物。

骨单位
gǔ dān wèi
osteon
密质骨的基本结构单位。为柱状结构，由多层同心圆排列的哈弗斯骨板围绕中央管构成。横断面观察，为10~20层同心圆排列的环形骨板围绕中央管的年轮状结构；纵断面观察，为平行排列的骨板，互相连接。每个骨单位的环状骨板内含有3~6层骨陷窝，内含骨细胞。骨细胞突起所在的空间为骨小管，同一骨单位内的骨小管相互交通。中央管内走行血管和神经。

骨岛
gǔ dǎo
bone island

【同】"特发性骨硬化"。

骨的
gǔ de
oste-, osteo-
表示与一个骨或多个骨的关系或关联的组合形式。

骨发生
gǔ fā shēng
osteogenesis
【同】"骨生成"。

骨发育障碍
gǔ fā yù zhàng ài
dysostosis
不完全骨化导致骨发育异常。

骨粉输送器
gǔ fěn shū sòng qì
bone carrier
在骨移植手术中（如上颌窦底提升手术），输送颗粒状骨移植材料至受骨床的专用工具。

骨改建
gǔ gǎi jiàn
bone remodeling
骨组织通过骨的激活 - 吸收 - 生成的耦联系统，有序的自我更新原有骨组织并调整其内部结构。其目的是适应变化的机械应力，维持骨组织良好的支持功能，而骨的外形轮廓不发生变化。

骨改建单位
gǔ gǎi jiàn dān wèi
bone remodeling unit (BRU)
是指参与骨改建过程的成骨细胞和破

骨细胞群。

骨改建过程

gǔ gǎi jiàn guò chéng

remodel, remodeling, bone remodeling

①骨组织的吸收和替代这一维系骨健康的动态平衡过程,是骨组织的适应性和功能性反应。②骨的生理性改建是一个有序的过程,发生于激活、吸收和形成这一生物耦合系统(ARF)中。就组织学而言,该过程始于皮质骨,由一组破骨细胞组成的切割锥,以每天20μm 长、5μm 宽的速度形成一条隧道,直至半径达到大约 100μm 的宽度。当骨吸收停止、在短暂的间歇期之后,破骨细胞会被成骨细胞所替代。成骨细胞以每天 1μm 的速度形成新的板层骨,从而再次封闭隧道。整个切割锥的长度通常约为 1 500~1 600μm。整个过程也被称为爬行替代。相似的改建过程也发生在骨小梁,经过 4 个月以上的时间,骨表面吸收形成 60~70μm的漏斗样空腔被板层类骨质所填充。③就骨形态发生学而言,骨组织的新旧替换发生于局部的骨骼改建的基本多细胞单位(BMU)。

骨改建率

gǔ gǎi jiàn lǜ

bone remodeling rate (BRR)

被称为基本多细胞单位(BMUs)的骨组织单位的更替率,不涉及骨结构形状的改变。

骨改建最小有效应变

gǔ gǎi jiàn zuì xiǎo yǒu xiào yìng biàn

minimum effective strain for remodeling (MESr)

【同】"最小有效应变"。

骨钙蛋白

gǔ gài dàn bái

osteocalcin (BGP)

为维生素 K 依赖的钙结合蛋白,主要由成骨细胞产生,是骨中最丰富的非胶原蛋白,见于骨基质、牙本质和血液循环中。它是骨改建和矿化的标志物,在破骨细胞募集、骨基质矿化及晶体生长调节中起作用。

骨钙素

gǔ gài sù

osteocalcin (BGP)

【同】"骨钙蛋白"。

骨感知

gǔ gǎn zhī

osseoperception

骨结合种植体植入数月内所发生的特殊的感觉认知,通过所建立的外周反馈通路调整种植体的生理性整合与功能性适应。

骨干

gǔ gàn

diaphysis

长骨的中轴部,由皮质骨和骨髓腔构成。

骨高度

gǔ gāo dù

bone height

【同】"垂直向骨高度"。

骨刮治

gǔ guā zhì

bone curettage

①用刮匙刮除骨表面的软组织,为种植窝预备或骨增量做准备。②骨腔内

病变去除之后用刮匙刮除骨表面的软组织。

骨关节炎
gǔ guān jiē yán
osteoarthritis (OA)
也称之为退行性关节病,为非炎症性的退行性病变。关节软骨和关节内衬的纤维结缔组织慢性变性和破坏,导致骨刺、疼痛、僵硬、运动受限和骨形态变化,进而发展为关节髁和关节窝表面的破坏和关节盘变性、关节杂音。一般认为与关节负荷过重、关节盘移位和穿孔有关。

骨弓
gǔ gōng
bone arch
殆面观,牙槽突或剩余牙槽嵴的唇侧骨性弧线的统称,呈根样突出。

骨弓轮廓
gǔ gōng lún kuò
contour of bone arch, contour of alveolar arch
在冠状面上,牙或种植体唇侧牙槽骨的轮廓,为天然牙自然的根样凸起所形成波浪状外观,在上颌前部尤为显著。

骨核
gǔ hé
bone core
为骨活检获取的柱状骨,通常用中空钻获取(例如在种植窝预备时)。

骨化
gǔ huà
ossification

①骨或骨基质形成的过程。②纤维组织或软骨转化为骨或骨基质,即软骨内或膜内骨化。

骨化纤维瘤
gǔ huà xiān wéi liú
ossifying fibroma
为骨的良性肿瘤,生长相对较慢,通常发生于颌骨,由纤维结缔组织组成,其中可见钙化或骨化区域。

骨坏死
gǔ huài sǐ
osteonecrosis
由于血液供应受阻或中断所导致的骨组织坏死,表现为骨组织局部代谢停止、骨细胞死亡和骨结构破坏等。

骨活检
gǔ huó jiǎn
bone biopsy
【同】"骨活体检查"。

骨活体检查
gǔ huó tǐ jiǎn chá
bone biopsy
从目标区域采集骨标本进行分析和诊断的过程。

骨基质
gǔ jī zhì
bone matrix
骨的细胞间质,由嵌入无定形基质中的骨胶原纤维、非胶原蛋白和无机盐所组成。

骨激活
gǔ jī huó
bone activation

骨损伤处通过释放或产生生长因子及其他信号分子,激活邻近骨中的骨原细胞转化为成骨细胞进行原位成骨的过程。骨损伤是一个广泛的概念,包括剥离骨膜、牙拔出、种植窝预备、骨小梁对应力的反应以及骨的创伤性刺激等。

骨挤压

gǔ jǐ yā

bone condensing

用于骨密度低(如IV类骨)及骨量充足的种植位点用骨挤压器侧向挤压种植窝的技术,以提高种植窝周围骨密度,增加种植体的初始稳定性。

骨挤压器

gǔ jǐ yā qì

bone condenser

工作端为锥柱状、工作面为凸面的手术器械,可侧向挤压种植窝骨壁,但无切割作用。

骨痂

gǔ jiā

callus

在骨折愈合过程中骨断端周围形成的组织,通过渗出、纤维化和新骨形成等不同阶段参与骨折的修复。

骨痂牵引

gǔ jiā qiān yǐn

callus distraction

牵引成骨的机制。

骨胶原

gǔ jiāo yuán

bone collagen

①从同种异体或异种骨提取的矿物质与异种胶原混合而成的一类骨代用品。②去蛋白牛骨矿物质和猪I型胶原复合的块状骨代用品。

骨结构单位

gǔ jié gòu dān wèi

bone structural unit (BSU)

代表成熟骨的骨改建周期的最终结果。在皮质骨中构成骨单位,在松质骨中构成骨小梁的一个骨壁或骨团块。

骨结合

gǔ jié hé

osseointegration, osseous integration, osteointegration

是有序的活骨与负荷的种植体表面之间的结构性和功能性的直接连接,在种植体和支持骨之间没有纤维结缔组织间隔,是新骨在种植体表面的直接骨沉积。

骨结合强度

gǔ jié hé qiáng dù

strength of osseointegration

种植体与骨结合的牢固程度。

骨结合丧失

gǔ jié hé sàng shī

deosseointegration

曾经获得过骨结合,后因种植体周炎、过度负荷或其他因素而导致骨结合被破坏的状态。

骨结合种植体

gǔ jié hé zhòng zhí tǐ

osseointegrated implant

是指骨-种植体的界面能够发生骨结合的种植体,即在光镜下有序的活性骨与种植体表面直接的结构性和功能性接触。骨结合种植体简称为"种植体"。

骨开窗
gǔ kāi chuāng
fenestration
牙或种植体颊侧或舌侧的骨缺损,不累及牙槽嵴顶。

骨开裂
gǔ kāi liè
dehiscence
牙或种植体颊侧或舌侧的骨缺损,位于牙槽嵴顶,并向根方延伸。

骨科学
gǔ kē xué
osteology
关于骨及相关知识体系的科学研究。

骨科种植体
gǔ kē zhòng zhí tǐ
orthopedic implant application
用于骨科的骨结合种植体,如人工肩关节或髋关节置换。

骨块粉碎
gǔ kuài fěn suì
bone milling
用骨磨将获取的块状自体骨粉碎成较小的骨颗粒的过程。

骨块坏死
gǔ kuài huài sǐ
bone block graft necrosis
骨移植手术的移植骨块因血供不足、不稳定、暴露和细菌感染等原因发生坏死。

骨矿化沉积率
gǔ kuàng huà chén jī lù
mineral apposition rate (MAR)
每天骨矿化的宽度相对于时间的比值,反映骨矿化的速度,代表成骨细胞的活性。

骨矿物质
gǔ kuàng wù zhì
bone mineral
骨基质中的无机成分,以钙、磷离子为主,也含有多种其他元素,主要以磷酸钙(85%)、碳酸钙(10%)和氟化钙和氟化镁(5%)的形式存在。

骨矿物质含量
gǔ kuàng wù zhì hán liàng
bone mineral content (BMC)
①骨单位面积或单位体积内的矿物质含量(单位为 g/cm),反映骨强度。
②组织学:矿化骨占骨的百分比。

骨矿物质密度
gǔ kuàng wù zhì mì dù
bone mineral density (BMD)
以 cm^2 为单位,使用双能 X 射线吸收仪(DEXA)测量,用于骨骼健康的检测和骨质疏松症的诊断。

骨扩张
gǔ kuò zhāng
bone expansion
泛指用骨劈开或牵引成骨增加牙槽嵴唇舌向骨宽度的外科程序。
参见:骨劈开、牵引成骨。

骨扩张器
gǔ kuò zhāng qì
bone expander

泛指用于骨劈开或牵引成骨的专门外科器械。

骨蜡
gǔ là
bone wax
填塞小骨腔并控制其出血的医用蜡。

骨连合
gǔ lián hé
symphysis
为软骨连接的类型,将相对的骨表面与纤维软骨板相连。

骨量
gǔ liàng
bone mass
包括骨矿物质含量(BMC,单位为g/cm)和骨体积。临床上通常用骨量描述骨的体积,用骨密度来描述骨矿物质密度(BMD,单位为g/cm²)。

骨瘤
gǔ liú
osteoma
良性骨源性肿瘤。可发生于颌骨中央或周缘,分松质骨和密质骨骨瘤。

骨轮廓成形钻
gǔ lún kuò chéng xíng zuàn
bone profiler
用于种植体植入之后、精确去除种植体平台周围多余骨的旋转切割器械,由环形锯齿工作面的钻头和配套的定位杆组成。

骨螺纹成型器
gǔ luó wén chéng xíng qì
tap, bone tap
在骨中形成螺纹的工具。形成螺纹的目的是拧入相应类型的固定螺钉或在骨密度较高的种植窝中植入相应类型的种植体。

骨密度
gǔ mì dù
bone density
①骨单位面积或单位体积内的矿物质含量,反映骨的强度。②组织学:矿化骨占骨的百分比。③放射线学:是指矿化骨组织对X线的吸收量。使用亨氏单位测量的一束或多束X线照射路径中骨矿物质总量的估计值。④在种植窝预备过程中通过触觉评估骨密度,反映钙化骨和骨髓的比例,通常采用莱克霍尔姆-扎尔布骨分类(分为Ⅰ类~Ⅳ类)。

骨免疫调控
gǔ miǎn yì tiáo kòng
osteoimmunomodulation
生物材料通过调控免疫细胞的功能反应,改变局部骨免疫微环境进而调控骨再生进程的生物学性能。具有骨免疫调控性能的材料可以引导免疫细胞产生利于骨再生的免疫微环境,促进新骨形成。

骨免疫微环境
gǔ miǎn yì wēi huán jìng
osteoimmune microenvironment
骨组织中由免疫细胞及其分泌多种因子所形成的微环境。由于骨骼系统和免疫系统共用许多细胞因子并相互影响,骨免疫微环境可调控成骨和破骨过程,良好的骨免疫微环境能促进骨再生,而不适当的骨免疫微环境可能导致慢性炎症。

骨膜

gǔ mó

periosteum

被覆在除关节面外的所有骨表面的薄层致密纤维结缔组织膜，具有骨生成的潜能，分类为骨内膜和骨外膜。基于组织学结构相同。临床上常把骨外膜直接称为骨膜。

骨膜剥离器

gǔ mó bō lí qì

periosteal elevator

【同】"骨膜剥离子"。

骨膜剥离子

gǔ mó bō lí zǐ

periosteal elevator

黏骨膜切开后，将骨膜从骨面剥离的手术器械，有单端和双端两种设计。工作端可直或弯，可设计成尖形、圆形或椭圆形等多种形状。

骨膜成纤维细胞层

gǔ mó chéng xiān wéi xì bāo céng

fibroblastic layer of periosteum

骨膜两层结构的外层，密集的结缔组织网络包含胶原纤维、成纤维细胞、血管和神经。

骨膜的

gǔ mó de

periosteal

与骨膜相关的。

骨膜缝合固定

gǔ mó féng hé gù dìng

periosteal suture

利用下方和/或邻近骨膜固定移植的黏膜瓣和软组织代用品的缝合技术。

骨膜减张

gǔ mó jiǎn zhāng

periosteal release

切断骨膜纤维以增强瓣的活动性。

骨膜上浸润麻醉

gǔ mó shàng jìn rùn má zuì

supraperiosteal infiltration anesthesia

将麻醉药物注入到黏膜与骨膜之间的局部麻醉方法，主要用于牙槽外科和种植外科手术。

骨膜下骨折

gǔ mó xià gǔ zhé

subperiosteal fracture

骨折的类型之一。是指无骨膜撕裂、无移位的骨折。

骨膜下潜入式种植体

gǔ mó xià qián rù shì zhòng zhí tǐ

subperiosteal submerged implant

【同】"骨膜下种植体"。

骨膜下牙种植体

gǔ mó xià yá zhòng zhí tǐ

subperiosteal dental implant

【同】"骨膜下种植体"。

骨膜下牙种植体基台

gǔ mó xià yá zhòng zhí tǐ jī tái

subperiosteal dental implant abutment

与骨膜下种植体连为一体的穿黏膜基台，为修复体提供固位或支持。

骨膜下牙种植体上部结构

gǔ mó xià yá zhòng zhí tǐ shàng bù jié gòu

subperiosteal dental implant superstructure

与骨膜下种植体基台相匹配的修复体金属基底,位于龈上,为人工牙和/或义齿基托提供支持。

骨膜下牙种植体下部结构
gǔ mó xià yá zhòng zhí tǐ xià bù jié gòu

subperiosteal dental implant substructure

骨膜下种植体位于骨膜下的部分(种植体体部),通过穿黏膜基台为修复体提供支持。

骨膜下种植体
gǔ mó xià zhòng zhí tǐ

subperiosteal implant, circumferential subperiosteal implant

为个体化制作、植入颌骨与骨膜之间,并与颌骨表面相贴合的网状种植体。种植体与基台为一体式设计,通过骨内螺钉与骨啮合,支持和固位修复体的基台数目不等。种植体分为三种类型:①用于无牙颌的全牙弓骨膜下种植体。②用于上颌骨或下颌骨的单侧后牙区的骨膜下种植体。③圆周形骨膜下种植体,绕过余留牙或种植体。种植手术分为两次:第一次取支持骨的印模,以制作穿黏膜基台和/或上部结构的个性化种植体;第二次手术植入种植体。

骨膜炎
gǔ mó yán

periosteitis

涉及骨膜的炎症。

骨磨
gǔ mò

bone mill

将切取的块状自体骨粉碎成大小合适的颗粒状骨的研磨器械,其工作面上不同的齿形设计可以控制颗粒状骨的尺寸。

骨母细胞
gǔ mǔ xì bāo

osteoblast

【同】"成骨细胞"。

骨内
gǔ nèi

intraosseous

骨的内部,主要由骨髓和骨小梁所构成。

骨内袋
gǔ nèi dài

intrabony pocket

【同】"骨下袋"。

骨内的
gǔ nèi de

endosseous, endosteal

描述位于或被置于骨内的任何物体,如种植体。

骨内根形种植体
gǔ nèi gēn xíng zhòng zhí tǐ

endosseous root-form implant

植入剩余牙槽骨和/或基骨内的种植体,体部模仿单根牙的形态。宏观构型设计为柱状、锥状或锥柱状等,微观表面为光滑、粗糙、微粗糙、疏水或亲水表面,材料为纯钛、钛六铝四钒、钛锆或二氧化锆等,种植体表面与骨之间为骨结合、与软组织之间为生物学宽度。通常,骨内根形种植体简称为"种植体"。

参见:种植体。

骨内临时种植体

gǔ nèi lín shí zhòng zhí tǐ

endosseous provisional implant

【同】"临时种植体"。

骨内膜

gǔ nèi mó

endosteum

衬覆在髓腔内面和骨小梁表面的菲薄的结缔组织,延伸到骨的所有腔的内表面,包括中央管和穿通管。由血管、衬里细胞、骨髓基质细胞和以Ⅲ型胶原为主的网状纤维构成,有非常强的骨生成潜能。

参见:骨膜。

骨内牵引器

gǔ nèi qiān yǐn qì

endosseous distractor, intraosseous distractor

固定于骨内的牵引器,置于基骨和移动骨段之间,用于牵引成骨。

骨内缺损

gǔ nèi quē sǔn

Intrabony defect, infrabony defect

牙或种植体周两壁或三壁型骨缺损。

骨内升支种植体

gǔ nèi shēng zhī zhòng zhí tǐ

endosseous ramus implant

【同】"下颌支支架式种植体"。

骨内牙种植体

gǔ nèi yá zhòng zhí tǐ

endosteal dental implant

【同】"骨内种植体"。

骨内牙种植体基台

gǔ nèi yá zhòng zhí tǐ jī tái

endosteal dental implant abutment

【同】"种植体基台"。

骨内牙种植体基台组件

gǔ nèi yá zhòng zhí tǐ jī tái zǔ jiàn

endosteal dental implant abutment element

【同】"基台组件"。

骨内叶片状种植体

gǔ nèi yè piàn zhuàng zhòng zhí tǐ

endosseous blade implant

【同】"叶片状种植体"。

骨内种植术

gǔ nèi zhòng zhí shù

endosseous implantation

泛指植入骨内种植体的外科程序。

骨内种植体

gǔ nèi zhòng zhí tǐ

endosseous implant, endosteal implant

①嵌入、固定、整合于骨内的无机材料植入物。②泛指植入到牙槽骨和／或基骨中以支持牙修复体的种植体和植入颅面部骨骼支持赝复体的种植体。

骨内种植体基台组件

gǔ nèi zhòng zhí tǐ jī tái zǔ jiàn

endosteal implant abutment element

【同】"基台组件"。

骨内种植体临时基台

gǔ nèi zhǒng zhí tǐ lín shí jī tái

interim endosteal dental implant abutment

【同】"临时基台"。

骨劈开

gǔ pī kāi

split ridge technique, ridge splitting

用骨凿逐步劈开狭窄的牙槽嵴,增加牙槽嵴唇舌向宽度的外科技术。

骨皮质

gǔ pí zhì

cortical bone

【同】"皮质骨"。

骨片

gǔ piàn

spicule

在口腔医学中,特指拔牙造成的松动或附着于牙槽突的细小骨断片。

骨牵引器

gǔ qiān yǐn qì

bone distractor

用于牵引成骨的装置,由固定装置和牵引装置两部分组成。分为外置式骨牵引器和内置式骨牵引器。

骨牵张器

gǔ qiān zhāng qì

bone distractor

【同】"骨牵引器"。

骨前体细胞

gǔ qián tǐ xì bāo

osteoprogenitor cell

【同】"骨原细胞"。

骨强度

gǔ qiáng dù

bone strength

是指施加于骨并导致其位移且折断的极限力,也称之为极限载荷或破坏载荷。用来反映骨量和骨质量等多方面的骨骼特性,代表骨抵抗骨折的能力。

骨桥蛋白

gǔ qiáo dàn bái

osteopontin (OPN)

为骨特异性非胶原蛋白,富含唾液酸,可由成骨细胞、骨细胞及破骨细胞等细胞分泌,具有生物学基质粘接功能,参与骨组织形成和改建。

骨切除术

gǔ qiē chú shù

ostectomy

①某一骨部分或全部切除的手术。②去除病变区部分支持性骨的非再生性牙周手术。

骨缺损

gǔ quē sǔn

bone defect

导致骨轮廓变化的正常骨解剖结构的缺损。根据缺损部位和范围的差异,可伴有不同程度的局部畸形和功能障碍。

参见:垂直骨缺损、水平骨缺损。

骨热损伤

gǔ rè sǔn shāng

thermal damage of bone

当种植窝预备过程中局部温度高于47℃且超过1分钟的时间,骨可发生不可逆的变性坏死。

骨丧失

gǔ sàng shī

bone loss

骨量的生理性或病理性减少。

参见:垂直骨丧失、水平骨丧失。

骨上袋

gǔ shàng dài

suprabony pocket

①真性牙周袋,袋底位于釉牙骨质界的根方、牙槽嵴顶的冠方。②种植体周炎时发生牙槽骨吸收,种植体周黏膜沟底位于吸收后的牙槽嵴顶冠方。

参见:骨下袋。

骨上牙种植体

gǔ shàng yá zhòng zhí tǐ

eposteal dental implant

【同】"骨上种植体"。

骨上种植体

gǔ shàng zhòng zhí tǐ

eposteal implant

固定于剩余牙槽表面的种植体。骨膜下种植体为骨上种植体的类型之一,二者的主要区别在于后者更加强调用穿下颌骨的骨内固位螺钉来固定种植体框架。

骨生成

gǔ shēng chéng

osteogenesis

在骨的细胞的协同作用下,骨发生、骨再生和骨改建的机制与过程。

骨生成蛋白 -1

gǔ shēng chéng dàn bái yī

osteogenic protein 1

【同】"骨形态发生蛋白 -7"。

骨生成的属性

gǔ shēng chéng de shǔ xìng

osteogenetic

具有能够启动或激发正常成骨过程的任何生物或非生物物质的性质。

骨生成性

gǔ shēng chéng xìng

osteogenic

由成骨细胞的行为促进的骨形成和发育。

骨收集器

gǔ shōu jí qì

bone trap, bone collector, bone condenser

①带有刮取、收集作用的特殊刮骨刀。②安装于外科吸引器的吸引管中的过滤装置,在种植窝预备过程中收集骨碎屑。

骨手术

gǔ shǒu shù

osseous surgery

①通过骨切除术或骨成形术消除骨畸形的治疗性手术程序。②通过去除骨下袋的软组织成分,在骨吸收区域形成新的骨、牙周膜和牙骨质,以获得牙周的长期健康。

骨水泥

gǔ shuǐ ní

bone cement

是一类具有自凝特性、用于填充于骨与植入物之间的生物材料,可分为传统聚甲基丙烯酸甲酯骨水泥和磷酸钙骨水泥两大类。

骨水平种植体

gǔ shuǐ píng zhòng zhí tǐ

bone level implant

分体式种植体的类型之一,为平台转

移种植体,平台与骨平面平齐。与平台转移种植体不同,骨水平种植体这一概念强调在种植体植入时,种植体颈部骨无挤压的理念。

骨松质
gǔ sōng zhì

cancellous bone

【同】"松质骨"。

骨塑形
gǔ sù xíng

bone modeling, modeling

骨代谢(生成与再吸收)过程中骨骼形状或大小的变化,包括生理状态下骨生长发育的外形轮廓增大和病理状态下发生的外形轮廓缺损。

参见:骨改建。

骨髓
gǔ suǐ

medulla ossium, bone marrow

骨髓腔内的骨小梁间分布的疏松结缔组织网,充满了多种类型的细胞(如各种脂肪细胞、骨髓细胞和单核细胞等),富有血液。根据其结构不同分为红骨髓和黄骨髓。

骨髓的
gǔ suǐ de

medullary

与骨髓有关的。

骨髓间充质干细胞
gǔ suǐ jiān chōng zhì gàn xì bāo

bone marrow stem cell

存在于骨髓中的间充质干细胞,具有定向或多向分化的潜能,呈成纤维细胞样,不仅可以分化为造血基质细胞,还可以分化为骨细胞、软骨细胞、脂肪细胞和成肌细胞等。

参见:间充质干细胞。

骨髓腔
gǔ suǐ qiāng

marrow cavity

位于皮质骨之间,内含骨髓。

骨髓炎
gǔ suǐ yán

osteomyelitis

由细菌等病原微生物引起的骨的炎性病变,可能局限于骨髓或沿骨波及皮质骨、松质骨和骨膜。

骨替代品
gǔ tì dài pǐn

bone substitute

【同】"骨代用品"。

骨替代移植物
gǔ tì dài yí zhí wù

bone replacement graft

除自体骨外的任何硬组织移植材料,能够激发原本存在骨的区域的新骨形成。

参见:骨代用品。

骨突
gǔ tū

tuberosity

骨性结节或隆起,通常为肌肉或肌腱附着处。

骨外膜
gǔ wài mó

periosteum

临床上常称之为骨膜。成人骨膜由两

层组成:外层是富含血管的致密结缔组织,有许多胶原纤维束穿入于骨质,使之固着于骨质;内层由疏松排列的弹性纤维网络组成,富含成骨和破骨细胞,对骨的生长、修复和再生具有重要意义。

参见:骨膜。

骨外牵引器
gǔ wài qiān yǐn qì

extraosseous distractor

安装于上颌或下颌基骨外侧,利用千斤顶的原理牵开骨段,逐渐增加成骨距离。

骨维度探测
gǔ wéi dù tàn cè

bone sounding

在局部麻醉下,使用带橡皮塞的细针或带有尖锐喙的卡钳探查骨维度的简易术前诊断程序。细针或卡钳穿过软组织抵达骨面,评价牙槽嵴的形态和维度。

骨萎缩
gǔ wěi suō

bone atrophy

骨内部的密度降低、外部体积减小的骨吸收。

骨吸收
gǔ xī shōu

bone resorption

由生理性或病理性原因造成的局部破骨细胞分化或活性增加引起骨组织溶解破坏,骨量丢失的动态过程。该过程受多种因子调控,影像学可表现为局部骨质密度减低,骨小梁稀疏,正常骨结构破坏。

骨吸收量化
gǔ xī shōu liàng huà

resorption quantification

剩余牙槽嵴吸收的定量与分类。

参见:剩余牙槽嵴吸收。

骨吸收率
gǔ xī shōu lǜ

bone resorption rate

衡量移植骨吸收程度的指标,以百分比计。

骨吸收抑制药
gǔ xī shōu yì zhì yào

antiresorptive drugs

通过减少破骨细胞的生成或细胞活性来抑制骨吸收功能的药物。

参见:双膦酸盐。

骨细胞
gǔ xì bāo

osteocyte

是被自身分泌的骨基质包围的成骨细胞,为多突起的扁圆形,位于骨陷窝内。通过细长的细胞突起与其他骨细胞和成骨细胞突起相互联系,参与血钙稳态的调节并感知机械负荷,以进一步协调成骨细胞和破骨细胞的功能。

骨下
gǔ xià

intrabony

在骨内的,用于描述位于牙槽嵴顶根方的骨内缺损或牙周袋。

骨下袋
gǔ xià dài

infrabony pocket

①真性牙周袋,袋底位于牙槽嵴顶的根方。②种植体周炎时发生垂直骨吸收,种植体周黏膜沟底位于吸收后的牙槽嵴顶根方。

骨下缺损

gǔ xià quē sǔn

Intrabony defect, infrabony defect

【同】"骨内缺损"。

骨纤维

gǔ xiān wéi

bone fibers

①骨外膜的部分胶原纤维束穿入皮质骨形成的纤维,具有固定骨外膜的作用。②牙周膜中两端分别埋入牙骨质和牙槽骨的胶原纤维,即"沙比纤维"。

骨纤维瘤

gǔ xiān wéi liú

osteofibroma, ossifying fibroma

为良性肿瘤,多发生于青年人,常为单发性,可造成颌骨膨胀肿大,引起面部畸形和牙移位。病变处骨髓腔内成纤维细胞和成骨细胞活跃。

骨纤维异样增殖症

gǔ xiān wéi yì yàng zēng zhí zhèng

fibrous dysplasia

发生于形成骨间充质的发育畸形,病变部位缺乏成熟的骨组织。病变可分为单发型、多发型,以及奥尔布赖特综合征即多发型伴有内分泌障碍和皮肤色素沉着斑者。

骨涎蛋白

gǔ xián dàn bái

bone sialoprotein (BSP)

为骨特异性非胶原蛋白,高度硫酸化和磷酸化,富含唾液酸,主要分布于矿化的胶原基质中,是骨分化的晚期标志。

骨陷窝

gǔ xiàn wō

bone lacuna, osseous lacuna

骨基质中骨细胞胞体所在的腔隙。

骨小梁

gǔ xiǎo liáng

bone trabecula, trabeculae of bone

在松质骨内针状或片状骨组织互相交织形成的蜂房样立体网状结构,根据机械应力定向排列,内含骨髓。

骨屑团块

gǔ xiè tuán kuài

osseous coagulum

邻近术区刮取的骨屑与血液混合存在的团块,可以联合应用骨代用品。

骨形成蛋白

gǔ xíng chéng dàn bái

bone morphogenetic protein

【同】"骨形态发生蛋白"。

骨形态发生蛋白

gǔ xíng tài fā shēng dàn bái

bone morphogenetic protein (BMP)

属于转化生长因子-β(TGF-β)超家族的一员,包括多种相关蛋白,具有刺激间充质干细胞向软骨细胞和成骨细胞分化的特性,是最早发现的具有骨诱导作用的细胞因子。同时,它也是细胞生长、分化、凋亡和神经发生的多功能调节因子,在胚胎发育过程中发挥重要作用。

骨形态发生蛋白 -2

gǔ xíng tài fā shēng dàn bái èr

bone morphogenetic protein-2 (BMP-2)

属于转化生长因子 -β 超家族的多肽。与其他骨形态发生蛋白一样,在促进骨和软骨的生长发育方面具有重要作用。它参与 Hedgehog 通路、转化生长因子 -β 信号通路、细胞因子受体间通路以及心脏部位细胞分化和上皮细胞向间叶细胞转变。

骨形态发生蛋白 -4

gǔ xíng tài fā shēng dàn bái sì

bone morphogenetic protein 4 (BMP-4)

属于转化生长因子 -β 超家族的多肽。与其他骨形态发生蛋白一样,在促进骨和软骨的生长发育方面具有重要作用,尤其是牙和四肢的生长发育、骨折修复,并且参与肌肉的发育和骨的矿化。

骨形态发生蛋白 -5

gǔ xíng tài fā shēng dàn bái wǔ

bone morphogenetic protein 5 (BMP-5)

属于转化生长因子 -β 超家族的多肽。在某些癌症中 BMP-5 起重要作用。与其他骨形态发生蛋白一样,BMP-5 受信号分子 chordin 和 noggin 的抑制。BMP-5 在骨小梁网、肺、肝和视神经中表达,可能参与其发育及正常的功能代谢。

骨形态发生蛋白 -7

gǔ xíng tài fā shēng dàn bái qī

bone morphogenetic protein 7 (BMP-7)

又称为骨生成蛋白 -1,为转化生长因子 -β 超家族的成员。与其他骨形态发生蛋白相似,它在促进间充质细胞向骨和软骨的转化中起关键作用。受信号分子 noggin 的抑制。BMP-7 参与骨动态平衡,在脑、肾和膀胱中均有表达。BMP-7 可诱导调节分子 SMAD-1 以及成骨细胞分化的多种生物标志物。

骨形态发生蛋白的骨诱导性

gǔ xíng tài fā shēng dàn bái de gǔ yòu dǎo xìng

osteoinductive properties of bone morphogenetic protein

是指 BMP 家族中的蛋白,尤其是 BMP-2、BMP-4 和 BMP-7,可以通过骨诱导作用促进新骨形成,方式包括软骨内成骨或直接膜内成骨。

骨形态发生蛋白受体

gǔ xíng tài fā shēng dàn bái shòu tǐ

bone morphogenetic protein receptors (BMPR)

存在于多种细胞的穿膜受体,能调节 BMP 信号,包括组成 I、II 亚型的丝氨酸或苏氨酸激酶受体。

骨性

gǔ xìng

osseous

与骨或骨组织相关的。

骨性强直

gǔ xìng qiáng zhí

bony ankylosis

关节各部分的骨性粘连、融合和异常骨化,由此导致关节完全不可动的现象。

骨性修复

gǔ xìng xiū fù

bone fill

为牙支持性骨缺损的骨性临床修复，可通过放射线、临床探查或组织学检测等方法来证实，但无法证实是否存在新结缔组织附着或牙周韧带形成。

骨学

gǔ xué

osteology

【同】"骨科学"。

骨炎

gǔ yán

osteitis

骨的炎症，波及骨单位、骨内管道系统及其分支。

骨盐

gǔ yán

bone salt

【同】"骨矿物质"。

骨衍生物

gǔ yǎn shēng wù

bone derivative

从骨中提取的物质，如骨形态发生蛋白。

骨移植

gǔ yí zhí

bone grafting

在种植体植入手术之前或同期进行的、使用自体骨和 / 或骨代用品进行骨增量的手术过程。

骨移植供区

gǔ yí zhí gòng qū

donor site for bone graft

为自体骨移植提供来源的位点。口腔内来源包括术区邻近、鼻前棘、磨牙后区、上颌结节以及下颌支、颊侧骨板和下颌联合等；口腔外来源包括髂骨、颅骨和腓骨等。来源不同，皮质骨和松质骨的占比也不同，可以为皮质骨、松质骨或皮质 - 松质骨。

骨移植同期种植体植入

gǔ yí zhí tóng qī zhòng zhí tǐ zhí rù

bone grafting and implant placement

是指在骨增量同时植入种植体的临床程序。

骨移植物

gǔ yí zhí wù

bone graft

自体来源或外源性（同种异体、异种或异质）骨移植物的总称。在口腔医学中，口腔内来源包括术区邻近、鼻前棘、磨牙后区、上颌结节以及下颌支、颊侧骨板和下颌联合等；口腔外来源包括髂骨、颅骨和腓骨等。

骨移植物整合

gǔ yí zhí wù zhěng hé

bone graft consolidation bone

骨移植物与受区在细胞水平上的血管化和整合，形成移植物 - 编织骨复合体，改建为骨组织，之后进行功能性调整。

骨因素

gǔ yīn sù

bone factor

在牙周疾病中，局部炎症反应过程因全身性影响所产生牙槽骨丧失。

骨引导

gǔ yǐn dǎo

osteoconduction

在骨缺损的修复性骨再生过程中,自体骨和/或骨代用品形成支架,引导血管原细胞和骨原细胞长入从而形成新骨的机制与过程。

骨引导性
gǔ yǐn dǎo xìng
osteoconductive
自体骨和骨代用品的特性之一,可为类骨质的沉积起到支架作用。

骨引导性移植物
gǔ yǐn dǎo xìng yí zhí wù
osteoconductive graft
可为类骨质形成和沉积提供支架作用的自体骨和骨代用品。

骨诱导
gǔ yòu dǎo
osteoinduction
骨形态发生蛋白等生长因子诱导间充质干细胞分化为成骨细胞形成新骨的机制与过程。

骨诱导性
gǔ yòu dǎo xìng
osteoinductive
生物制剂、生长因子、自体骨或骨代用品所具备的一类特性,通常是通过释放骨诱导蛋白来诱导骨原细胞分化为成骨细胞。

骨愈合
gǔ yù hé
bone healing
通过修复性骨再生的机制,治愈骨折或骨缺损的修复过程。通常经历编织骨形成、平行纤维状骨沉积和功能适应性结构重建的过程。

骨原细胞
gǔ yuán xì bāo
osteogenic cell
是软骨组织和骨组织共同的干细胞,来源于未分化的间充质干细胞,位于软骨膜和骨膜内层,可分化为软骨细胞和成骨细胞。

骨再生
gǔ zài shēng
bone regeneration
修复或更新丧失的骨组织的病理生理过程,由多种细胞(骨相关细胞、免疫细胞、血管内皮细胞等)及调控因子(骨形态发生蛋白、炎性因子、血管内皮生长因子等)在时间和空间上相互协作,恢复骨的结构和功能。骨再生分为生理性再生和修复性再生,有膜内成骨和软骨内成骨两种主要方式。

骨再生策略
gǔ zài shēng cè lüè
bone regeneration strategies
使用多肽生长因子作为调节剂促进成骨细胞迁移、分裂或基质合成,最终获得骨再生。

骨凿
gǔ záo
bone chisel, osteotome
工作端为锐利刃口的器械,刃口为斜或圆切削刃,主要用于劈开或凿断骨。
参见:萨默斯骨凿。

骨凿法上颌窦底提升
gǔ záo fǎ shàng hé dòu dǐ tí shēng
osteotome sinus floor elevation
【同】"骨凿技术"。

骨凿技术

gǔ záo jì shù

osteotome technique

穿牙槽嵴上颌窦底提升的常规技术:
预备种植窝至上颌窦底,用顶端为臼
形的圆柱形骨凿冲击上颌窦底剩余骨
板使其骨折,植入骨代用品并通过推
压和敲击,抬起窦底黏骨膜,同期植入
种植体。

参见:穿牙槽嵴上颌窦底提升。

骨增量

gǔ zēng liàng

bone augmentation

用自体骨和 / 或骨代用品增加骨缺损
位点的骨量,修复骨缺损。

骨增量材料

gǔ zēng liàng cái liào

bone grafting materials

用于修复骨缺损的自体骨和骨代用品
(例如同种异体骨、异种骨和异质骨)。

骨粘连蛋白

gǔ zhān lián dàn bái

osteonectin

存在于骨骼和血小板中的磷蛋白,与
胶原蛋白和骨基质中的矿物质结合,
可调节矿化。

骨折

gǔ zhé

bone fracture, fracture

是由创伤或者疾病引起的骨的连续性
中断。

骨折闭合复位

gǔ zhé bì hé fù wèi

closed reduction of a fracture

骨折后不进行外科手术,仅通过手法
复位骨折片的过程。

骨支持式外科导板

gǔ zhī chí shì wài kē dǎo bǎn

bone-supported surgical guide

依靠剩余牙槽嵴支持与固位的外科导
板,多用于牙列缺失的翻瓣手术中。

参见:外科导板。

骨支持式外科模板

gǔ zhī chí shì wài kē mú bǎn

bone-supported surgical template

【同】"骨支持式外科导板"。

骨支持式助听器

gǔ zhī chí shì zhù tīng qì

bone-anchored hearing aid (BAHA)

由穿皮种植体基台固定于耳周颞骨的
电子助听器,为听力障碍患者放大接
受到的声音。

骨支架

gǔ zhī jià

bone scaffold

具有骨诱导或骨引导性的支架,为骨
缺损区的修复提供支持。支架也可以
作为细胞、基因或蛋白的载体。

骨直接印模

gǔ zhí jiē yìn mú

direct bone impression

通过翻瓣和直接印模获得骨表面的阴
模,通常用于骨膜下种植体的设计与
制作。

骨质

gǔ zhì

bone quality

【同】"骨质量"。

骨质减少

gǔ zhì jiǎn shǎo

osteopenia

类骨质合成的速度降低至不足以补偿正常骨代谢所致的骨量减少和骨密度降低。

骨质量

gǔ zhì liàng

bone quality

目前骨质量的定义尚未取得一致的意见。较多学者认为,骨质量是指能影响骨骼对抗骨折能力的有关特征及特性的总和。除骨量之外的其他骨骼特征,例如骨微结构、骨微损伤、骨转换、钙化和生物力学等均被称为骨质量。狭义地讲,颌骨骨质量是指基于密度的定性评估。

骨质溶解

gǔ zhì róng jiě

osteolysis

疾病过程中骨的吸收和溶解,钙通过体液机制返回到组织液中,剩余脱钙的骨基质。

骨质软化病

gǔ zhì ruǎn huà bìng

osteomalacia

由于矿物盐合成和沉着障碍所导致的疾病,骨内含有大量未经钙化的骨样组织。发生于骨骺已闭合的成人。

骨质疏松

gǔ zhì shū sōng

osteoporosis

就病理生理学而言,"骨质疏松"与"骨质疏松症"为相同的概念。但在口腔种植学中,通常用"骨质疏松"描述因牙槽嵴失用性萎缩而导致的皮质骨变薄、骨小梁数量减少等。

骨质疏松症

gǔ zhì shū sōng zhèng

osteoporosis

一类临床综合征,为骨密度降低和骨结构异常的代谢性疾病,可分为原发性和继发性两类。其临床可表现为骨痛和肌无力、易于骨折及发生相关并发症,会影响骨 - 种植体接触率。

参见:原发性骨质疏松症、继发性骨质疏松症、特发性骨质疏松症。

骨质增生

gǔ zhì zēng shēng

hyperostosis

骨的过度生长。

骨珠

gǔ zhū

tubercule

描述骨性小瘤或隆起,常见于腭侧牙槽骨。

骨柱

gǔ zhù

bone core

【同】"骨核"。

骨组织

gǔ zǔ zhī

osseous tissue, bony tissue

①骨的结构主体,是坚硬而有一定韧性的结缔组织,主要由骨组织细胞和骨基质组成。骨基质即骨组织中钙化的细胞外基质,包括有机成分和无机

成分。②骨组织的成分占比中,骨矿物质占 70%,有机成分占 30%。有机物成分包括 98% 的基质(其中 95% 是 I 型胶原,5% 是非胶原蛋白)和 2% 的骨组织细胞(骨原细胞、成骨细胞、骨细胞、破骨细胞和衬里细胞)。③泛指骨化的骨组织,无论是正常的骨,还是软组织病变的骨组织。

骨组织重建
gǔ zǔ zhī chóng jiàn
osseous rehabilitation
在骨组织丧失处,重新建立其形态和功能,以恢复原有状态。

骨组织的
gǔ zǔ zhī de
osse (o)
前缀,与骨或骨组织相关的性质。

骨组织覆盖
gǔ zǔ zhī fù gài
osseous coating
骨髓对亲骨材料表面的反应层。

骨组织化
gǔ zǔ zhī huà
ossification
【同】"骨化"。

骨组织恢复
gǔ zǔ zhī huī fù
osseous restoration
恢复骨组织的连续性,通常也修复其形态和功能。

骨组织丧失
gǔ zǔ zhī sàng shī
osseous defect

由疾病或创伤引起的牙或种植体周围骨组织结构的减少或不足。

骨组织细胞
gǔ zǔ zhī xì bāo
bone cells
骨组织结构中的细胞,包括骨原细胞、成骨细胞、骨细胞、骨衬细胞和破骨细胞。其中骨细胞最多,位于骨组织内,其余四种细胞均位于骨组织的表面,骨原细胞、成骨细胞、骨细胞和破骨细胞在骨生长期和成骨期可同时出现,后者在骨形态结构改建中起到吸收破坏作用,前三者在骨形成过程中共同完成骨的重建和修复,骨衬细胞位于骨腔内表面,平时静止,但骨改建活跃时,可分化为活跃的成骨相关细胞。
参见:骨原细胞、成骨细胞、骨细胞、骨衬细胞、破骨细胞。

骨组织修复
gǔ zǔ zhī xiū fù
osseous repair
修复缺损的骨组织的形态和功能。

骨组织移植物
gǔ zǔ zhī yí zhí wù
osseous graft
【同】"自体骨移植物"。

骨组织再生
gǔ zǔ zhī zài shēng
osseous regeneration
通过重复胚胎发育过程来恢复原始骨组织。

骨祖细胞
gǔ zǔ xì bāo
osteoprogenitor cell

来源于间充质干细胞的、具有多种结缔组织分化潜能的细胞。位于骨组织和骨膜的交界面或骨膜深部。其胞体与骨膜中的成纤维细胞难以区分,呈梭形,体积小,胞质少,核细长着色深。在胚胎时期,可分化为成软骨细胞和成骨细胞等,分化方向取决于所处部位和所受刺激的性质。当骨生长、改建或骨折修复时,骨祖细胞功能活跃,可分化为成骨细胞等骨组织细胞。

钴铬合金
gǔ gè hé jīn
cobalt chromium alloy
以钴和铬为主体组成元素的合金。

钴铬基台
gǔ gè jī tái
Co-Cr abutment
由钴铬合金制作的基台,目前使用较少。

鼓膜传导
gǔ mó chuán dǎo
osteotympanic conduction
【同】"骨传导"。

鼓气试验
gǔ qì shì yàn
Valsalva test
【同】"瓦尔萨尔瓦试验"。

固定
gù dìng
fix, fixation
①使对象稳固在不可移动位置的动作或操作。②保持在稳定位置的状态。③在口腔医学中,是指将修复体固位于基牙或基台上。

固定 - 可拆卸式
gù dìng kě chāi xiè shì
fixed-detachable, fixed-removable
用于表达种植体支持式螺钉固位修复体具备拆卸方便的特点,但修复体只能由医生摘戴。

固定板
gù dìng bǎn
internal fixation plate
骨折和移植骨块的固定装置,可由金属材料或可吸收性生物材料制成。

固定钉
gù dìng dīng
fixation tack, tack
金属或生物可吸收的平头钉,引导骨再生时用于固定屏障膜。

固定局部义齿
gù dìng jú bù yì chǐ
fixed partial denture (FPD)
由牙或种植体支持并固位的局部修复体的总称,通过粘接或螺钉固位患者不能自行摘戴。

固定局部义齿的观测诊断模型
gù dìng jú bù yì chǐ de guān cè zhěn duàn mó xíng
surveyed diagnostic cast for fixed partial denture
具备观测的牙体预备后的诊断模型,用于固定局部义齿的诊断设计。模型通常用于确保可接受的就位道,也可用于评估精密附着体的位置。

固定螺钉
gù dìng luó dīng
fixation screw

①将块状骨或屏障膜固定到受植区骨床的螺钉。②将修复体固位于基台或中间结构的螺钉。

固定桥

gù dìng qiáo

fixed bridge

固定局部义齿的类型之一,为早期术语。是指修复单位的数目多于支持的基牙或种植体的数目,类似于工程上的桥梁结构设计。

固定全口义齿

gù dìng quán kǒu yì chǐ

fixed complete denture

①是指粘接固位于基牙的全口义齿,患者不能自行摘戴。②是指粘接或螺钉固位的全牙列种植修复体,患者不能自行摘戴。

固定式复合修复体

gù dìng shì fù hé xiū fù tǐ

fixed hybrid prosthesis

【同】"复合式种植修复体"。

固定式临时修复体

gù dìng shì lín shí xiū fù tǐ

fixed provisional prosthesis

牙缺失后,基牙或种植体支持的短期内应用的一类固定式修复体,暂时性恢复患者的美观、发音及部分咀嚼功能。患者不能自行摘戴。

固定式印模帽

gù dìng shì yìn mú mào

retained impression coping

通过摩擦就位或螺钉旋入而固定在口内的印模帽,取出印模时它仍保留在口腔内。

固定性

gù dìng xìng

fixed

牢固放置的、不可移动以及不可更改的特性。

固定修复体

gù dìng xiū fù tǐ

fixed dental prosthesis (FDP), fixed prosthesis

基牙或种植体支持并固位的修复体的总称,通过粘接或螺钉固位。患者不能自行摘戴。

固定修复学

gù dìng xiū fù xué

fixed prosthodontics

口腔修复学的一个分支,主要研究用固定的、患者不能自行摘戴的修复体替换和/或修复天然牙。

参见:口腔修复学。

固定义齿固位体

gù dìng yì chǐ gù wèi tǐ

fixed dental prosthesis retainer

是固定义齿的一部分,它将基牙或基台相连接。

固化

gù huà

cure

将塑料材料变硬的过程或反应,如硫化和聚合。

参见:聚合。

固化膨胀

gù huà péng zhàng

setting expansion

为某些材料特性,材料硬化与膨胀

同时发生,如牙科石膏、铸造包埋材料等。

固化气孔
gù huà qì kǒng
solidification porosity
铸造金属从熔融状态凝固和体积收缩出现的孔隙。

固体成像
gù tǐ chéng xiàng
solid imaging
【同】"三维打印"。

固体激光
gù tǐ jī guāng
solid laser
以固态基质为活性物质的连续波或脉冲激光。
参见:钕激光、铒激光。

固体自由形态制造
gù tǐ zì yóu xíng tài zhì zào
solid freeform fabrication
【同】"三维打印"。

固位臂
gù wèi bì
retention arm
从可摘局部义齿延伸出的金属或塑料臂,为义齿提供固位和稳定。

固位钉
gù wèi dīng
anchor pin
①固定外科导板的金属杆,穿过导板中的固位套管进入骨内,防止手术过程中导板的松动和移位。②穿过导板进入部分预备的种植窝的金属杆,起

辅助固位作用。

固位方式
gù wèi fāng shì
retention mode
修复体与基台或种植体的连接、固定方式。

固位力
gù wèi lì
retention
抵抗物体(例如修复体)脱位的力。

固位螺钉
gù wèi luó dīng
retaining screw
固定外科导板的螺钉,穿过导板中的固位套管拧入骨内,防止手术过程中导板的松动和移位。

固位卡环
gù wèi qiǎ huán
retentive clasp
①为进入倒凹区给义齿提供固位力所设计的卡环。②可摘局部义齿进入基牙倒凹区的弹性部分,用于保持义齿固位。

固位体
gù wèi tǐ
retainer
使修复体固位和稳定的结构或部件,例如基牙、卡环、基台或附着体等。

固位形
gù wèi xíng
retention form
增强修复体固位力的几何形状,如面、洞、钉洞和沟等。

固位支点线

gù wèi zhī diǎn xiàn

retentive fulcrum line

①一条连接可摘局部义齿固位体的假想连线。②连接可摘局部义齿的两侧末端固位体𬌗支托的假想连线,受到脱位力时趋向于围绕此线旋转。

固位组件

gù wèi zǔ jiàn

retentive element

修复组件的一部分,使基台就位于种植体,并直接与种植体接触。

固有层

gù yǒu céng

lamina propria

紧邻上皮的致密结缔组织层,由细胞、血管、神经和纤维组成。其乳头伸入上皮的部分为乳头层,胶原纤维较细,排列疏松,其余部分为网状层。血管和神经纤维通过网状层进入乳头层,形成毛细血管网和神经末梢。有合成和更新纤维及基质的功能,对上皮细胞的分化有调控作用。

固有口腔

gù yǒu kǒu qiāng

oral cavity proper

牙列与牙槽嵴内侧的口腔部分。

参见:口腔前庭。

固有免疫

gù yǒu miǎn yì

innate immunity

是基于个体遗传形成的先天免疫力,由吞噬细胞、补体和干扰素等组成,无需抗原激发。与此相对应的是适应性免疫。

固有牙槽骨

gù yǒu yá cáo gǔ

alveolar bone proper

内衬牙槽窝内壁的密质骨。在靠近牙周膜的表面,固有牙槽骨表现为含有穿通纤维并与之垂直的平行骨板;在邻近骨髓侧,骨板由含有血管和神经的骨单位构成,外层可见同心圆排列的骨板。

刮匙

guā chí

curet, curette

具有锋利的匙形工作刃的器械,主要用于刮除组织碎屑和病变组织。

刮刀

guā dāo

spatula

【同】“调拌刀”。

刮骨刀

guā gǔ dāo

bone scraper

在骨表面刮取骨屑的刨刀。

刮治

guā zhì

curettage

①刮除、清理腔壁表面的病变组织。②用刮治器去除牙周袋内牙、种植体、基台或修复体表面牙石以及其他沉积物和袋内壁肉芽组织。

刮治器

guā zhì qì

curet, curette

龈下刮治的主要器械,用于去除牙周袋内牙、种植体、基台或修复体表面牙石以及其他沉积物和袋内壁肉芽组织，具有多种尺寸和形状。

刮治术
guā zhì shù
curettage
【同】"刮治"。

关节
guān jié
joint, articulation
①两个或多个部件之间的界面。②两块或多块骨或软骨连接处。

关节闭锁
guān jié bì suǒ
closed lock
是指颞下颌关节内部结构紊乱，关节盘前侧和内侧移位导致髁无法进行滑动运动。

关节病
guān jié bìng
arthropathy, arthrosis
发生于关节的所有疾病的总称。

关节成形
guān jié chéng xíng
arthroplasty
关节的外科成形、修复或重建。

关节分离
guān jié fēn lí
disarticulation
关节的两个部分失去连接。

关节镜
guān jié jìng
arthroscope
可观察关节内部的内镜。可用于关节内疾病的诊断和切除性手术等。

关节囊
guān jié náng
articular capsule
包裹关节并限制其运动的纤维韧带，内衬滑膜。

关节囊内骨折
guān jié náng nèi gǔ zhé
intracapsular fracture
是指在颞下颌关节囊内发生的下颌髁骨折。

关节囊内强直
guān jié náng nèi qiáng zhí
intracapsular ankylosis
关节囊内的疾病、损伤或外科手术引起的关节活动减弱。

关节囊粘连
guān jié náng zhān lián
intracapsular adhesion
关节囊内发生的粘连，导致关节的活动性降低。

关节内骨折
guān jié nèi gǔ zhé
intra-articular fracture
【同】"关节囊内骨折"。

关节捻发音
guān jié niǎn fà yīn
joint crepitus, articular crepitus
颞下颌紊乱病患者张口和／或闭口运动时，由于关节的骨面摩擦而所发出的刺耳的、令人不悦的破碎噪音和／或感觉。

关节盘

guān jié pán

articular disk, articular disc, disc, disk
①薄的、扁平的圆盘形结构，为分隔关节表面的纤维软骨环。②分隔颞下颌关节腔，位于关节腔内两个骨结构之间的无血管的纤维结缔组织，其作用是减少关节面的摩擦和磨损。

关节盘变薄

guān jié pán biàn báo

disk thinning
由于自身免疫性退行性改变、慢性压力或两者共同作用所致的关节盘厚度的退行性变薄。

关节盘穿孔

guān jié pán chuān kǒng

disk perforation
由于中央部分退行性变薄所致的关节盘的局限性撕裂。通常伴有长期增加的压力，使上、下关节间隙穿通，但其包膜、韧带或骨的周围附着并未破坏。

关节盘错位

guān jié pán cuò wèi

disc dislocation
【同】"关节盘移位"。

关节盘干扰

guān jié pán gān rǎo

disk interference
由于颞下颌关节盘的相关病变和/或功能障碍而干扰下颌运动，常导致疼痛。

关节盘假体

guān jié pán jiǎ tǐ

disk implant
关节盘摘除之后植入的关节盘替代体，制作材料包括聚四氟乙烯等。

关节盘间隙

guān jié pán jiàn xì

disk space
下颌髁和关节窝之间关节内的关节盘所占的空间，放射线表现为颞下颌关节的下颌髁和关节窝之间的射线穿透区。

关节盘绞索

guān jié pán jiǎo suǒ

disc locking, disk locking
不能恢复到正常位置或关系的关节盘紊乱。

关节盘退行性变

guān jié pán tuì xíng xìng biàn

disc degeneration, disk degeneration
颞下颌关节关节盘的进行性退化，可导致关节盘的破裂。

关节盘脱出

guān jié pán tuō chū

disk prolapse
在关节结节相对应的髁上的关节盘向前下方的旋转。

关节盘脱位

guān jié pán tuō wèi

disc detachment, disk detachment
关节盘与其包膜、韧带或骨面的分离。

关节盘紊乱

guān jié pán wěn luàn

disc derangement, disk derangement
关节盘在髁、关节窝和/或关节结节之间的错位，常导致疼痛、肿胀和/或咀嚼困难。

关节盘移位
guān jié pán yí wèi
disc displacement
颞下颌关节盘在静止时沿前 - 内或其他方向的位移,分为可复性关节盘移位和不可复性关节盘移位两种。关节盘移位是造成关节结构紊乱的主要原因之一。

关节盘摘除
guān jié pán zhāi chú
discectomy
摘除关节内的关节盘的手术,通常是指去除关节中的关节盘或关节内软骨。

关节强直
guān jié qiáng zhí
ankylosis
由于疾病、创伤等因素导致的关节固定、运动受限或不能运动。

关节切除
guān jié qiē chú
disarticulation
下颌髁或包括关节相关结构的切除。

关节软骨
guān jié ruǎn gǔ
articular cartilage
位于某些骨关节表面的薄层透明软骨。颞下颌关节的关节表面不存在关节软骨,而是覆盖着无血管纤维结缔组织。

关节摄影
guān jié shè yǐng
arthrography
①注射对比剂后关节的 X 射线摄影。②将造影剂注射于颞下颌关节下腔和 / 或上腔,以便对关节及其周围结构进行评估和诊断的技术,如检查关节盘移位和穿孔等。

关节痛
guān jié tòng
arthralgia
关节炎或关节病等导致的一个或多个关节的疼痛。

关节脱位
guān jié tuō wèi
dislocation
髁在关节窝的自然解剖边界之外的病理性移位,常与疼痛、运动受限以及韧带或软骨病变有关,可为慢性或复发性。

关节紊乱
guān jié wěn luàn
joint derangement
【同】"颞下颌紊乱病"。

关节窝
guān jié wō
glenoid fossa
位于颧弓根部的颞骨凹陷,容纳下颌髁。

关节炎
guān jié yán
arthritis
关节及其周围组织的炎性疾病,可发生于一个或多个关节。

关节置换术
guān jié zhì huàn shù
joint replacement
用人工关节替代炎性退变或外伤后的

天然关节。

观测

guān cè

survey

在设计可摘局部义齿之前,定位和绘制基牙和相关结构外形轮廓高点的程序。

观测线

guān cè xiàn

survey line

在设定的就位方向上由分析杆连结牙冠轴面最突点绘制的一条线。

观看条件

guān kàn tiáo jiàn

viewing conditions

视觉观察的各种条件,包括刺激的大小、周围区域的特征、照明的特性、观察角度和视网膜的面积等。

冠 - 根比

guān gēn bǐ

crown-root ratio

是指牙(包括修复体)位于牙槽嵴顶冠方与根方的长度之比,通常通过 X 射线片来确定。

冠 - 种植体比

guān zhòng zhí tǐ bǐ

crown-implant ratio

依据不同的种植体系统和不同的临床状态:①泛指种植体、基台和修复体的复合长度的骨外部分与骨内部分之比。②修复体(或基台与修复体)与位于骨内的种植体的长度之比。③种植体平台冠方的修复体(或基台与修复体)与种植体的长度之比。

冠的

guān de

coronal

属于或关于冠部的,用于描述牙或修复体的冠部。

冠方的

guān fāng de

coronal

形容牙或其他结构、种植体、上部结构以及修复体中朝向对颌方向的任何结构。

冠分离器

guān fēn lí qì

crown slitter, splitter

【同】"去冠器"。

冠根向的

guān gēn xiàng de

coronoapical, apicocoronal

描述和关于牙或种植体在垂直方向上的位置或维度。

冠根向距离

guān gēn xiàng jù lí

coronoapical dimensions

牙或其他口腔结构在垂直方向上的高度,尤其是指剩余牙槽嵴的可用骨高度。

冠根向维度

guān gēn xiàng wéi dù

coronoapical dimensions

【同】"冠根向距离"。

冠内的

guān nèi de

intracoronal

属于或关于冠内部的,用于描述牙冠或修复体轮廓内部的结构。

冠内附着体

guān nèi fù zhuó tǐ

intracoronal attachment

固位体类型之一,阴型位于基牙或种植修复体的冠部轮廓内,阳型位于桥体或可摘义齿基底。

参见:冠外附着体。

冠髓切除术

guān suǐ qiē chú shù

pulpotomy, pulp amputation

手术切除无活力的冠髓、保留有活力的根髓。

冠外的

guān wài de

extracoronal

属于或关于冠外部的,用于描述天然牙牙冠轮廓外部的结构。

冠外附着体

guān wài fù zhuó tǐ

extracoronal attachment

阳极部件和阴极部件均位于基牙正常轮廓之外的任何用于支持和固位可摘义齿的预制附着体。

参见:冠内附着体、精密附着体。

冠外固位体

guān wài gù wèi tǐ

extracoronal retainer

①固定义齿的固位体,与基牙冠部的轮廓适配,形成固位和抗力。②卡环式的直接固位体,通过基牙的外表面(阳极部分)实现可摘局部义齿的固位与稳定。

冠向定位瓣

guān xiàng dìng wèi bàn

coronally positioned flap

通过滑行技术向冠方移位并到达原来位置的带蒂软组织瓣。

冠向复位瓣

guān xiàng fù wèi bàn

coronally positioned flap

"冠向定位瓣"的非标准术语。

参见:冠向定位瓣。

冠向滑行瓣

guān xiàng huá xíng bàn

coronal sliding flap

【同】"冠向推进瓣"。

冠向推进瓣

guān xiàng tuī jìn bàn

coronally advanced flap

通过滑行技术向冠方移位的带蒂软组织瓣。

冠延长术

guān yán cháng shù

crown lengthening

基于修复或美学目的将龈缘根向移位、增加牙冠暴露高度的外科手术,伴有或不伴有支持骨的部分切除。

冠粘接

guān zhān jiē

luting of crowns

是指用粘接剂把冠修复体固定于基牙或种植体基台的过程。

冠折

guān zhé

crown fracture

牙冠的微观或宏观劈裂。

冠状的

guān zhuàng de

coronal

与任何纵向平面或截面有关的,这些纵向平面或截面与身体正中面成直角。

冠状面

guān zhuàng miàn

frontal plane, coronal plane

将人体沿左右方向,分为前、后两部的纵切面。与矢状面及横断面相互垂直。

冠状面的

guān zhuàng miàn de

frontal, coronal

描述和关于人体前、后两部分的切面。

冠周脓肿

guān zhōu nóng zhǒng

periocoronal abcess

部分萌出牙的冠周软组织的局部化脓性感染。

冠周炎

guān zhōu yán

pericoronitis

部分萌出牙周围牙龈和 / 或牙槽黏膜的急性炎症。

管嵴距

guān jí jù

tube crest distance

下颌管上壁至牙槽嵴顶之间的距离。

管状印模

guān zhuàng yìn mú

tube impression

为管状的局部托盘,用于制取单颗牙印模。

惯性𬌗

guàn xìng hé

habitual occlusion

"最大牙尖交错位"的非标准术语。

参见:最大牙尖交错位。

惯性矩

guàn xìng jǔ

moment of inertia

是指物体的抗旋转性,用于解释弯矩基于结构的横截面半径时的相对变化。

惯性正中位

guàn xìng zhèng zhōng wèi

habitual centric

"最大牙尖交错位"的非标准术语。

参见:最大牙尖交错位。

灌模

guàn mú

mold, mould

在口腔医学中,是指将材料置入模具的成型过程。

光

guāng

light

①可刺激视网膜产生视觉感觉的电磁辐射。②人眼可见光范围为400~800nm。

光电固化

guāng diàn gù huà

photo-solidification

【同】"三维打印"。

光动力抗菌法

guāng dòng lì kàng jūn fǎ

anti-microbial photodynamic technology (aPDT)

【同】"光动力治疗"。

光动力治疗

guāng dòng lì zhì liáo

antimicrobial photodynamic therapy

使用特定波长的光激活光敏剂(通常为无毒染料)治疗病损区细菌感染的方法。

光度计

guāng dù jì

photometer

测量发射、反射或透射光的仪器。对发光强度进行测量可以利用视觉感受器(眼睛)作为测量装置,也可使用与标准观察者的定量反应相关的物理感受器。

光固化

guāng gù huà

light-cured

光子激活引发剂,如樟脑醌,在脂肪族胺存在下与氨基甲酸乙酯二甲基丙烯酸酯齐聚物和丙烯酸共聚物反应的化学反应。

光固化成型

guāng gù huà chéng xíng

stereo lithography apparatus (SLA)

【同】"立体光固化成型"。

光滑表面种植体

guāng huá biǎo miàn zhòng zhí tǐ

smooth implant surface

【同】"机械加工表面种植体"。

光活化

guāng huó huà

photoactivation

【同】"光固化"。

光活化聚合

guāng huó huà jù hé

light-activated polymerization

【同】"光固化"。

光敏的

guāng mǐn de

photoactive

可与可见光或紫外线发生化学反应的。

光谱

guāng pǔ

optical spectrum

是电磁波谱的一部分,按波长或频率次序排列位于无线电波和 X 射线之间,分可见光谱和不可见光谱。

参见:可见光谱、不可见光谱。

光谱反射

guāng pǔ fǎn shè

spectral reflection

【同】"镜面反射"。

光栅扫描

guāng shān sǎo miáo

raster scanning

是基于三角测量原理,以白光、激光等为光源,将正弦或矩形光栅投射到物体表面,由 CCD 摄像机获取由凹凸表面而产生的变形光栅条纹,通过软件计算出各空间点的高度信息,得到空间三维坐标和三维图像的过程。可用于颌面部及口腔的模型数据的获取。

光顺

guāng shùn

smoothing

渲染算法之一,可为多边形网格表面带来平滑感。如果不进行光顺处理,所有的多边形对象都为多面外观。可以通过旋转顶点法线来实现光顺处理。

光弹性法

guāng tán xìng fǎ

photoelasticity

【同】"光弹性实验"。

光弹性实验

guāng tán xìng shí yàn

photoelastic testing

是根据光学和相关弹性力学原理,测定的光程差来确定物体弹性应力的方法。

光纤内镜

guāng xiān nèi jìng

fiberoptic endoscope

内含光导纤维束的内镜,镜身柔软、可弯曲。

光学干涉测量法

guāng xué gān shè cè liáng fǎ

interferometry

用光学扫描仪扫描物体构建三维图像的方法。

光学扫描仪

guāng xué sǎo miáo yí

optical scanners

利用白光或激光束扫描来获得物体表面的三维数字信息的装置。

参见:白光扫描仪、激光扫描仪。

光学纤维内镜

guāng xué xiān wéi nèi jìng

fiberoptic endoscope

【同】"光纤内镜"。

光学制造

guāng xué zhì zào

optical fabrication

【同】"三维打印"。

光源

guāng yuán

illuminant, light source

①发射人眼敏感的光或辐射能的物体。②实光源或虚光源相对光谱功率分布的数学描述,即光源的发射可以用可见光谱中每个波长发射的相对能量或其相关色温来描述。

光泽度

guāng zé dù

gloss

入射角与反射角相等或相反的表面上的特定光强反射;用光泽计测量光泽单位(Gu);与无光表面(0Gu)相比,以黑色玻璃(100Gu)在特定角度的反射率为标准。

光泽计

guāng zé jì

gloss meter

测量表面光反射的仪器,以光泽度单位(Gu)计量。

光子

guāng zǐ

photon

传递电磁相互作用的基本粒子,属于规范玻色子。光子是电磁辐射的载体,而在量子场论中光子被认为是电磁相互作用的媒介子。

广泛切除术

guǎng fàn qiē chú shù

exenteration

①广泛的内脏切除术,例如根除盆腔内的组织。②去除眼眶的全部内容,术后通常需要制作眼赝复体。

广泛型慢性牙周炎

guǎng fàn xíng màn xìng yá zhōu yán

generalized chronic periodontitis

慢性牙周炎的一类,指全口牙附着丧失及骨吸收位点数 >30% 者。

广谱抗菌药

guǎng pǔ kàng jūn yào

broad-spectrum antibiotics

对多种病原微生物有抑制、杀菌作用的抗生素类药物。

归因风险

guī yīn fēng xiǎn

attributable risk

①暴露于特定危险因素的个体中疾病或死亡(或疾病或死亡的风险)的发生率或比例。②未暴露个体与暴露个体的风险差异。

规划软件

guī huà ruǎn jiàn

planning software

【同】“设计软件”。

硅

guī

silicon (Si)

旧称矽,原子序数 14 的化学元素,是具有半导体特性的非金属,用于制造电子电路。纯硅以发亮的深灰色结晶形式和无定形粉末形式存在。

硅胶结合剂包埋材料

guī jiāo jié hé jì bāo mái cái liào

silica-bonded investment

以硅酸乙酯或硅胶为结合剂的铸造包埋材料(后者在加热时恢复为二氧化硅),结合方石英或石英作为耐火材料。这种包埋材料具有相当大的热膨胀性,可用于铸造高熔点的铬合金。

硅树脂

guī shù zhī

silicone

聚合有机硅化合物,其中一些或所有可能被碳原子占据的自由基位置为硅所占据,用于耐热或耐水的润滑剂、黏合剂和绝缘体。

贵金属

guì jīn shǔ

precious metal, noble metal

①天然存在的稀有金属元素,例如金、银和铂族金属(钌、铑、钯、锇、铱、铂)等,具有其他材料无法比拟的物理和化学特性(如较强的化学稳定性),不易与其他化学物质发生化学反应。②在潮湿、加热、铸造或焊接过程中以及用于口内时不易氧化、变色、腐蚀。

贵金属合金

guì jīn shǔ hé jīn

precious metal alloy, noble metal alloy

①以贵金属中的某一金属为基础,加入其他元素的合金,可以获得更好的物理、化学和力学的综合性能。②作为牙科铸造材料的贵金属合金,其中

至少含有 25%（以重量计）的金、铂和 / 或钯 [根据美国牙科协会（1984 年）分类]。可用于嵌体、高嵌体、金属全冠和烤瓷冠基底。

国际单位制
guó jì dān wèi zhì
Système International d'Unités (SI)
源自公制或米制，是世界上最普遍采用的标准度量衡单位系统，采用十进制进位系统。

国际照明委员会
guó jì zhào míng wěi yuán huì
Commission Internationale d'Eclairage (CIE)
是由国际照明工程领域中光源制造、照明设计和光辐射计量测试机构组成的非政府间多学科的世界性学术组织。

国际照明委员会标准光源
guó jì zhào míng wěi yuán huì biāo zhǔn guāng yuán
CIE standard illuminant
A、B、C、D 等光源，由 CIE 根据相对光谱能量分布定义，A= 普朗克辐射（吸收所有入射光辐射能量的理论体）温度约为 2 856K；B= 直接太阳辐射，48 000K；C= 平均日照；D= 日光，包括紫外线区，6 500K。

国际照明委员会实验室系统
guó jì zhào míng wěi yuán huì shí yàn shì xì tǒng
CIE Lab system
国际照明委员会实验室将三色刺激值与颜色空间相联系，这个比值取决于光源和观察者，通过建立统一的颜色尺度，可以比较颜色测量值并定义颜色在空间中的运动。

过程
guò chéng
process
①为了达到特定目的而采取的一系列行动或步骤。②种植治疗过程涉及一系列的程序或步骤。

过度鼻音
guò dù bí yīn
hypernasality
为过度的鼻腔共振，往往伴随着空气通过鼻腔通道的排出，通常与腭咽功能不全有关。

过度闭合
guò dù bì hé
overclosure
【同】"牙弓间距压缩"。

过度负荷
guò dù fù hè
overload, hyperocclusion
①对物体施加的力超过预期或设计能够承受的范围，可能导致结构本身或其支撑结构的永久变形或损坏。②与对颌牙早接触或异常接触，导致过度或创伤性负荷。

过度角化
guò dù jiǎo huà
hyperkeratosis
黏膜或皮肤角化层的过度增厚。

过度角化不全
guò dù jiǎo huà bù quán
hyperparakeratosis

上皮角化层异常增厚,有残留细胞核持续存在,在存在颗粒层时此表现较为罕见。

过度萌出

guò dù méng chū

overeruption, supereruption, supraeruption

【同】"牙过长"。

过度生长

guò dù shēng zhǎng

overgrowth

由于组成细胞的增大和 / 或数量的增多造成的器官或组织的过度增大。

过度正角化

guò dù zhèng jiǎo huà

hyperorthokeratosis

上皮角化层的异常增厚,也可能伴有下方颗粒层的增厚。

过渡带

guò dù dài

transition zone

种植体平台至黏膜缘的软组织过渡区域,即软组织与基台和 / 或修复体所形成的界面,与修复体的穿龈轮廓相吻合,可以通过临时修复体或个性化临时基台成形。

过渡轮廓

guò dù lún kuò

transitional contour

基台和种植体平台相连接处的外形。

过渡修复体

guò dù xiū fù tǐ

transitional prosthesis

【同】"过渡义齿"。

过渡牙列

guò dù yá liè

transitional dentition

【同】"混合牙列"。

过渡义齿

guò dù yì chǐ

transitional denture

泛指牙缺失期间,包括牙拔除之后、骨或软组织增量之后、种植体植入之后的愈合期间,临时维持部分美学和功能效果的可摘临时义齿。

过渡种植体

guò dù zhòng zhí tǐ

transitional implant

【同】"临时种植体"。

过敏性反应

guò mǐn xìng fǎn yìng

anaphylaxis

对抗原刺激的即时过敏反应,由 IgE 和肥大细胞介导。通常其特征是注入过敏原后突然晕倒、休克或呼吸及循环衰竭。

过敏性休克

guò mǐn xìng xiū kè

anaphylactic shock

为严重的、可致命的、即时的过敏反应,因机体对某种物质产生变态反应而引起。由组胺介导,通常发生在接触抗原几秒钟到几分钟后。

过敏原

guò mǐn yuán

allergen

能引起超敏反应的物质,如花粉、灰尘、药物和食物等。

过氧醋酸

guò yǎng cù suān

peracetic acid

【同】"过氧乙酸"。

过氧化氢

guò yǎng huà qīng

hydrogen peroxide

为氧化性消毒剂,具有杀菌、消毒、防腐、除臭和除污作用。杀菌能力相对较弱,对组织和伤口的穿透力差,且作用时间短暂,抗菌作用随氧气的挥散而消失,当有机物存在时杀菌作用降低。对革兰氏阳性菌和某些螺旋体有效,特别是对专性厌氧菌有效。用于消毒时溶液浓度为 2.5%~3.5%。

过氧乙酸

guò yǎng yǐ suān

peracetic acid

为无色液态的强氧化剂。由浓过氧化氢作用于乙酸酐制成,为过氧乙酸与乙酸的混合物。不稳定,能杀死细菌、霉菌、芽孢和病毒,具有广谱、高效和作用快速等特点。

过增量

guò zēng liàng

extrusion, supraocclusion, overcontour

骨或软组织增量超出正常的解剖轮廓线,旨在补偿愈合过程中可能发生的骨吸收或软组织萎缩。

过长

guò zhǎng

extrusion, supraocclusion, supraeruption

【同】"牙过长"。

H

哈德杆
hā dé gǎn

Hader bar

连接两个或多个基牙或基台的刚性杆,横截面类似于矩形,𬌗方为外凸的圆弧形,龈方略微缩窄,为可摘义齿提供固位。

哈弗斯管
hā fú sī guǎn

Haversian canal

【同】"中央管"。

哈弗斯系统
hā fú sī xì tǒng

Haversian system

【同】"骨单位"。

哈格曼因子
hā gé màn yīn zǐ

Hageman factor

【同】"表面因子"。

哈瑙公式
hā nǎo gōng shì

Hanau formula

1926 年鲁道夫·哈瑙(Rudolph Hanau)提出的半可调式咬合架(Hanau H)的侧方髁导(L)计算公式,即 L=H/8+12,其中 H 代表记录的水平髁导。

哈瑙𬌗架
hā nǎo hé jià

Hanau articulator, Hanau-brand articulators

仅为中文文献对"哈瑙咬合架"的释义与表达。

参见:哈瑙咬合架。

哈瑙五因素
hā nǎo wǔ yīn sù

Hanau Quint

哈瑙提出的影响全口可摘义齿平衡𬌗的五个因素,包括切导、髁导、牙尖高度、𬌗平面和补偿曲线。

哈瑙咬合架
hā nǎo yǎo hé jià

Hanau articulator, Hanau-brand articulators

1921 年由工程师鲁道夫·哈瑙(Rudolph L. Hanau)开发的半可调式咬合架以及随后相应的改良型,最初是为全口义齿而设计。

海绵状吸收
hǎi mián zhuàng xī shōu

cavernous resorption

由于生理性或病理性的破骨活动导致颌骨骨丧失,形成中空样改变。

海默尔窦
hǎi mò ěr dòu

antrum of Highmore

【同】"上颌窦"。

海洋源性多孔珊瑚羟基磷灰石
hǎi yáng yuán xìng duō kǒng shān hú qiǎng jī lín huī shí

porous marine-derived coralline hydroxyapatite

【同】"珊瑚源性羟基磷灰石"。

含氟凝胶载体

hán fú níng jiāo zài tǐ

fluoride gel carrier, fluoride applicator

① 可以覆盖全牙弓含氟凝胶承载装置,为牙釉质和牙本质涂布氟化物。② 英文"fluoride applicator"是英文"fluoride gel carrier"的非标准术语。

含片

hán piàn

troche

含有有效成分、可以在口腔中缓慢溶解的盘状片剂。

含气孔

hán qì kǒng

gas porpsity

【同】"返压性气孔"。

含牙囊肿

hán yá náng zhǒng

dentigerous cyst

囊壁包含一个未萌牙的牙冠并附着于该牙的牙颈部的囊肿,囊壁有上皮衬里,囊内充满液体或半流体物质。

汉默勒分类

hàn mò lè fēn lèi

Hämmerle classification

为待种植位点行 GBR 手术制定的骨缺损的分类,0 类:长度和宽度均充足的牙槽嵴;Ⅰ类:新鲜拔牙窝;Ⅱ类、Ⅲ类:缺损型拔牙窝;Ⅳ类:拔牙窝存在水平型骨缺损;Ⅴ类:拔牙窝存在垂直型骨缺损。

焊点

hàn diǎn

solder joint

相邻金属表面的焊接界面,由适当的合金将其融合为一整体。

焊接

hàn jiē

welding

通过加热和 / 或加压,使工件间连接达到原子结合且不可拆卸。

焊接记录

hàn jiē jì lù

soldering index

在焊接程序之前,用刚性树脂材料连接固定多个铸造修复体之间的相对位置。

焊料

hàn liào

solder

一种易熔的金属合金,用于将两块金属的边缘或表面结合在一起。

焊媒

hàn méi

soldering flux, flux

促进焊熔的糊状、液态或颗粒状陶瓷材料,如硼砂、硼酸或其混合物,在焊接过程中保持被加热的金属部件的清洁,并增加润湿性、清除氧化物等。

焊模

hàn mú

soldering index

在焊接程序之前,记录多个铸造修复体相对位置的模具。

豪斯分类

háo sī fēn lèi

House classification

患者的人格分类,包括歇斯底里的、苛刻的、冷漠和通情达理的。

豪希普陷窝

háo xī pǔ xiàn wō

Howship's lacuna, Howship lacuna

【同】"吸收陷窝"。

合并

hé bìng

merging

将所有单独元(网、基底和连接体等)组合为一个或多个适用于增材或减材制造的网格的过程。

合成骨

hé chéng gǔ

synthetic bone

【同】"人工合成骨移植物"。

合成移植材料

hé chéng yí zhí cái liào

synthetic bone material, synthetic graft material

【同】"人工合成骨移植材料"。

合金

hé jīn

alloy

①由两种或多种化学组分构成的固溶体或化合物形式的材料或物质。②在熔融状态下互相溶解的两种或两种以上金属或金属化合物的混合物。根据混合物中金属种类的数量,可分为二元、三元、四元等合金。加入的合金元素可以改变金属元素的硬度、强度和韧性,从而获得纯金属所没有的特性。合金也可以根据其凝固时的行为进行分类。

合金元素

hé jīn yuán sù

alloying element

为使金属具有特殊性能而加入或保留于纯金属中的金属或非金属元素。

合流性鼻窦缺损

hé liú xìng bí dòu quē sǔn

confluent defect of the sinus

由于上颌骨的解剖缺损所形成的口腔 - 鼻或口腔 - 上颌窦相通。

合模力

hé mó lì

clamping force

【同】"夹紧力"。

核

hé

core

①是结构的中心或基础。②活髓牙、根管治疗牙或种植体的冠修复的基底。

核磁共振

hé cí gòng zhèn

nuclear magnetic resonance

通过在恒定的射频场中对溶液施加外部磁场来测量原子核的磁矩,以确定有机化合物的结构。

核磁共振成像

hé cí gòng zhèn chéng xiàng

nuclear magnetic resonance imaging

利用核磁共振原理,依据所释放的能量在物质内部不同结构环境中不同的衰减,通过外加梯度磁场检测所发射出的电磁波,绘制成物体内部的结构图像的过程。

核结合因子 α1

hé jié hé yīn zǐ ǎ ěr fǎ yī

core-binding factor alpha 1 (CBFα1)

成骨细胞分化及骨形成过程中的关键性转录因子。

核糖核酸

hé táng hé suān

ribonucleic acid (RNA)

核糖核苷酸组成的聚合物,从基因(DNA)到蛋白质的遗传信息传递过程中有三种功能类型的 RNA 发挥作用。在某些病毒中 RNA 也是遗传物质。

核糖体 RNA

hé táng tǐ RNA

ribosomal RNA (rRNA)

核糖体的 RNA 组分,蛋白质合成过程中发挥翻译信使 RNA(mRNA)的作用。

核因子 κB 受体活化因子

hé yīn zǐ kā pà B shòu tǐ huó huà yīn zǐ

receptor activator of NF- kappa B (RANK)

属于肿瘤坏死因子家族,存在于破骨前体细胞表面,通过与破骨细胞活化因子(RANKL)结合,诱导破骨细胞的成熟与活化。

核因子 κB 受体活化因子配体

hé yīn zǐ kā pà B shòu tǐ huó huà yīn zǐ pèi tǐ

receptor activator of nuclear factor-kappa B ligand (RANKL)

为 II 型同源三聚体跨膜蛋白,RANK 的配体,有膜结合型和分泌型两种类型。RANKL 可促进破骨细胞分化,增强成熟破骨细胞的活力,阻止破骨细胞凋亡,也可以阻止树突状细胞凋亡、促进 T 细胞增殖。为方便学术交流,美国骨矿研究学会将其命名为 RANKL。

核因子 κB 受体激活蛋白配体

hé yīn zǐ kā pà B shòu tǐ jī huó dàn bái pèi tǐ

receptor activator of NF- kappa B ligand (RANKL)

【同】"核因子 κB 受体活化因子配体"。

骀

hé

occlusion

正常功能、副功能、功能障碍等任何状态下,下颌牙或修复体与上颌牙或修复体的切端或咀嚼面相接触的静态关系。

骀板

hé bǎn

occlusal splint

覆盖上颌牙和 / 或下颌牙或修复体骀面的硬质或软质夹板,包括下颌对上颌之间颌关系的诊断和治疗、颞下颌关节紊乱病的骀稳定、大面积修复前的试验性修复、骀定位和磨耗与瓷崩裂的预防等。

骀叉

hé chā

bite-fork

为中文文献对"咬合叉(bite-fork)"的释义与表达。

参见:咬合叉。

骀超负荷

hé chāo fù hè

occlusal overload

功能或副功能状态下,施加于修复体、种植体部件或骨结合界面的负荷,超出了避免结构或生物学损伤能承受的能力。

殆成形

hé chéng xíng

occlusal reshaping

【同】"调殆"。

殆重建

hé chóng jiàn

occlusal reconstruction

"口腔重建"的俚语。

参见:口腔重建。

殆创伤

hé chuāng shāng

occlusal trauma, occlusal traumatism

功能性或副功能性殆力超出了牙周组织的适应能力和修复能力,对其造成的渐进性或自限性损害。

殆垂直距离

hé chuí zhí jù lí

vertical dimension of occlusion (VDO), occlusal vertical dimension

①牙尖交错位时的面下三分之一高度,表示鼻底至软组织颏下点之间的距离。②英文"bite opening"和"bite raising"是俚语。

殆垂直距离过小

hé chuí zhí jù lí guò xiǎo

overclosure

上下颌牙弓间距离减少时的殆垂直距离。当下颌处于姿势位时,该距离增加;当上颌牙与下颌牙接触的时候,该距离减少。

殆导板

hé dǎo bǎn

occlusal index

为上颌与下颌水平向关系的记录装置,亦可用于在技工室的制作过程中定位人工牙、桥体或贴面等修复体的唇/颊面。

殆堤

hé dī

occlusal rim, occlusion rim

在临时或永久义齿基底上制作的上下相对的堤状凸起(所使用的材料通常为蜡),用于制作颌位置关系记录和排牙。

殆垫

hé diàn

occlusal pad

【同】"殆板"。

殆分离

hé fēn lí

disclusion

由于牙引导、殆干扰或殆调整等因素,在下颌非正中运动时,上颌牙与下颌牙从最大牙尖交错位逐渐分离的过程。

殆分析

hé fēn xī

occlusal analysis, occlusion analysis

英文文献中释义存在差异。①研究与对颌牙面之间的关系及其功能的协调性。②对咀嚼系统的系统性检查,尤其关注于殆对牙及其相关结构的影响。③对殆的系统检查,并特别考虑咬合架上模型的殆位关系。④英文"occlusion analysis"是英文"occlusal analysis"的过时术语。

殆分析系统
hé fēn xī xì tǒng

occlusion analysis system

是一套专门用来对殆进行检查的分析软件系统,可精确记录和分析殆力的大小、殆接触的时间及两者间对应关系,主要由传感器、计算机和殆力分析软件组成。

殆负荷
hé fù hè

occlusal load

通过提下颌肌群施加在天然牙、修复体、种植体及周围结构上的力。

殆负荷因素
hé fù hè yīn sù

occlusal load factor

是指与殆功能或咀嚼功能及所造成的牙、种植体或骨的负荷相关的力的因素。

殆干扰
hé gān rǎo

occlusal interference

①使其余牙或修复体等殆面不能达到稳定且和谐接触的任何牙接触。②泛指任何不良的殆接触。

殆护板
hé hù bǎn

occlusal guard

【同】"殆板"。

殆记录
hé jì lù

occlusion record

过时的术语。是指上颌与下颌处于任何位置关系时,其相对应殆面之间的记录。

殆夹板
hé jiā bǎn

occlusal splint

【同】"殆板"。

殆架
hé jià

articulator

仅为中文文献对"咬合架(articulator)"的释义与表达。

参见:咬合架。

殆间记录
hé jiān jì lù

interocclusal record

牙或下颌位置关系的记录。

殆间减量
hé jiān jiǎn liàng

interocclusal clearance

在牙体准备过程中对牙体组织的减少量或过程,以提供足够的修复材料厚度。

殆间距
hé jiān jù

interocclusal distance

【同】"殆间距离"。

殆间距离
hé jiān jù lí

interocclusal distance

下颌在指定位置或生理息止位时上颌与下颌殆面之间的距离。

参见:息止殆间隙。

殆间装置

hé jiān zhuāng zhì

interocclusal appliance

【同】"殆板"。

殆减量

hé jiǎn liàng

occlusal clearance, occlusal reduction

"殆间减量"的非标准术语。

参见:殆间减量。

殆间隙

hé jiān xì

interocclusal clearance, interocclusal gap

"息止殆间隙"的过时术语。

参见:息止殆间隙。

殆矫正

hé jiǎo zhèng

occlusal correction

【同】"调殆"。

殆接触

hé jiē chù

occlusal contact

对颌牙之间的任何接触关系。

殆力

hé lì

occlusal force

咀嚼肌收缩对牙和种植体所产生的力,为功能性(例如咀嚼和吞咽)或副功能性(例如夜磨牙或紧咬牙)的肌力。

殆力计

hé lì jì

bimeter

为中心支撑板高度可调的咬合力测量装置。

殆路径

hé lù jìng

occlusal path

①滑动殆接触。②殆面的运动路径。

殆面

hé miàn

occlusal surface

①广义的"殆面"的表述也包括前牙切缘。②下颌后牙的上表面和上颌后牙的下表面,基本形貌包括尖、斜面、边缘嵴、中央窝和沟。③殆堤或后牙(或修复体)的表面,咬合时与对颌殆面相接触。

殆面间的

hé miàn jiān de

interocclusal

对颌牙的殆面之间的。

殆面间隙

hé miàn jiān xì

interocclusal clearance

牙体预备中牙达到的殆面减少量,以容纳足够厚度的修复材料。

殆面下连接体

hé miàn xià lián jiē tǐ

subocclusal connector

非刚性的牙间连接体,位于殆平面龈方,且不与殆平面平齐。

殆磨耗

hé mó hào

occlusal wear

【同】"磨耗"。

𬌗片

hé piān

occlusal projection, occlusal film

将影像接收器置于上颌与下颌牙之间的口内放射线平片,可显示上颌牙弓或下颌牙弓及邻近结构的断面影像。

参见:上颌前部𬌗片、上颌后部𬌗片、下颌横断𬌗片。

𬌗平衡

hé píng héng

occlusal balance

在下颌正中运动或功能运动范围内的非正中运动时,双侧相对应的上颌牙与下颌牙、修复体或𬌗堤等同时有𬌗接触的状态。

𬌗平面

hé píng miàn

occlusal plane

①前牙切缘和后牙𬌗面形成的平均平面,通常是所有𬌗面曲率的平均面。②引导义齿排牙的蜡堤表面。③平的或曲面的排牙模板。

𬌗强度

hé qiáng dù

occlusal strength

"咀嚼力"的非标准术语。

参见:咀嚼力。

𬌗曲线

hé qū xiàn

curve of occlusion, occlusal curve, occlusal curvature

在上颌牙弓或下颌牙弓上,从冠状面和矢状面观由前牙切缘和后牙𬌗面形成的平均曲线的总称。

参见:横𬌗曲线、纵𬌗曲线。

𬌗枢轴

hé shū zhóu

occlusal pivot

在𬌗面(通常为磨牙𬌗面)上放置的支点,限制下颌完全闭合,诱导下颌的矢状向旋转。

𬌗脱离接触

hé tuō lí jiē chù

disocclusion

非标准术语。

参见:𬌗分离。

𬌗外展隙

hé wài zhǎn xì

occlusal embrasure

朝向𬌗面的外展隙。

𬌗位

hé wèi

occlusal position

文献中存在两种定义:①下颌的功能性位置。为下颌闭合时,上颌与下颌部分或全部牙接触,可能和正中𬌗位相符也可能不相符。②过时的术语。最大牙尖交错位时下颌与上颌的位置关系,可能和正中𬌗位相符也可能不相符。

𬌗稳定

hé wěn dìng

occlusal stability

防止牙移位的均衡𬌗接触。

𬌗紊乱

hé wěn luàn

occlusal disharmony

上颌牙或修复体与下颌牙或修复体𬌗面之间的接触与其他牙和/或颅颌面

复合体的解剖和生理结构之间的不协调的现象。

殆系统
hé xì tǒng
occlusal system
过时的术语。是指义齿上的牙或牙列的殆面和切缘的形式、设计与排列。

殆下表面
hé xià biǎo miàn
subocclusal surface
过时的术语。是指牙殆面上位于殆接触以下的位置。

殆线
hé xiàn
line of occlusion
从水平向观，通过牙弓一侧相邻牙牙尖形成的线。

殆向后的决定因素
hé xiàng hòu de jué dìng yīn sù
posterior determinants of occlusion
【同】"下颌向后运动的决定因素"。

殆协调
hé xié tiáo
occlusal harmony
过时的术语。是指在正中颌关系和非正中颌关系中，不存在上颌与下颌相应殆面之间的早接触或殆干扰的状态。

殆型
hé xíng
occlusal form, occlusal pattern
殆面的形式或殆面设计，根据需要可为解剖式、改良解剖式、半解剖式或非解剖式殆型。

殆学
hé xué
occlusion
"殆学（occlusion）"为中文文献对"颌学（gnathology）"的释义与表达。
参见：颌学。

殆压力
hé yā lì
occlusal pressure
过时的术语。是指施加在牙殆面上的力。

殆翼片
hé yì piān
bitewing projection
"咬合翼片"的俚语、非标准术语。
参见：咬合翼片。

殆早接触
hé zǎo jiē chù
occlusal prematurity
【同】"偏斜殆接触"。

殆支托
hé zhī tuō
occlusal rest
可摘局部义齿的刚性延伸部分，放置于牙殆面。

殆支托臂
hé zhī tuō bì
occlusal rest arm
过时的术语，是指用于将殆支托附在可摘局部义齿上的小连接体。
参见：小连接体。

𬌗止点

hé zhǐ diǎn

occlusal stop

"𬌗支托"的俚语。

参见:𬌗支托。

𬌗装置

hé zhuāng zhì

occlusal device, occlusal appliance

【同】"𬌗板"。

𬌗组成

hé zǔ chéng

components of occlusion

与𬌗有关的结构,包括颞下颌关节、牙、颌骨以及相关的肌肉组织和其他支持或相关的软硬组织。

颌的

hé de

gnatho-, gnathic

①gnatho-:表示颌关系的前缀。②gnathic:为与上颌骨或下颌骨的解剖或功能有关的。

颌骨

hé gǔ

jaw

上颌骨或下颌骨的共称,其含义通常包括其软组织覆盖。

颌骨重建

hé gǔ chóng jiàn

jaw reconstruction

①利用骨移植和牵引成骨等方法实现颌骨缺损的修复,为外部结构提供骨性支持,达到恢复功能和美学的目的。②广义的颌骨重建还包括正颌手术等临床手段。

颌骨骨髓炎

hé gǔ gǔ suǐ yán

osteomyelitis of the jaws

发生于颌骨骨组织和骨髓的炎症,也累及骨膜、密质骨以及骨髓腔内的血管和神经等。

颌骨骨折

hé gǔ gǔ zhé

fracture of the jaw

上颌骨或下颌骨的连续性中断。可由创伤、病理性因素、医源性因素引起,在下颌骨严重吸收或伴发严重骨质疏松症的病例中,种植手术亦可罕见并发颌骨骨折。

颌骨坏死

hé gǔ huài sǐ

osteonecrosis of the jaw (ONJ)

下颌骨或上颌骨的缺血性骨坏死。

颌骨前突的

hé gǔ qián tū de

prognathic

下颌和 / 或上颌骨相对于颅骨基底靠前的位置关系。

颌骨中央性血管瘤

hé gǔ zhōng yāng xìng xuè guǎn liú

central hemangioma of the jaw

发生于颌骨内以异常血管增殖为特征的少见的良性肿瘤。发病率低,病情隐匿,常发生难以控制的自发性出血或拔牙时、拔牙后出血。影像学多表现为边缘清晰、密度不均的低密度影。

颌关系记录

hé guān xì jì lù

jaw relation record

【同】"颌位记录"。

颌后缩

hé hòu suō

retrognathic, retrognathism

①下颌骨和/或上颌骨的位置位于正常颅面位置的后方,但通常是指下颌骨。②下颌骨相对于上颌骨的位置关系较正常情况后缩。

颌记录

hé jì lù

jaw record

【同】"颌位记录"。

颌间

hé jiān

intermaxillary

在上颌和下颌之间。

颌间固定

hé jiān gù dìng

intermaxillary fixation (IMF), maxillomandibular fixation

对上颌骨或下颌骨骨折的固定,利用弹性绷带、钢丝、牙弓杆或其他夹板,使其与对侧牙弓保持功能关系。

颌间关系

hé jiān guān xì

jaw relation, intermaxillary relation

①下颌与上颌之间的位置关系。②英文"intermaxillary relation"是俚语。

颌间记录

hé jiān jì lù

intermaxillary record

"颌位记录"的过时术语、俚语。

参见:颌位记录。

颌力计

hé lì jì

gnathodynamometer

文献中存在两种定义:①测量闭颌时颌骨受力或咬合压力的仪器。②测量最大咬合力和咀嚼效率的仪器。

颌裂

hé liè

cleft jaw, jaw cleft

在面部形态发育过程中:①前腭突和上颌突部分联合或未联合所导致的腭前部斜行裂隙。②双侧下颌突部分联合或未联合所导致的下颌正中裂隙。

颌面的

hé miàn de

maxillofacial

与牙弓、面部、头部和颈部结构有关的。

颌面外科

hé miàn wài kē

maxillofacial surgery

【同】"口腔颌面外科"。

颌面修复体粘接剂

hé miàn xiū fù tǐ zhān jiē jì

maxillofacial prosthetic adhesive

一类粘接材料,用于将颌面修复体黏附固位于缺损区周围皮肤或邻近的相关结构,以防止其在行使功能期间的移位或脱位。

颌面修复学

hé miàn xiū fù xué

maxillofacial prosthetics

口腔修复学的一个分支学科,是研究采用固定和可摘修复体修复口腔和颅颌面缺损的学科。

颌面赝复体

hé miàn yàn fù tǐ

maxillofacial prosthesis

替代口腔和颅颌面部结构缺损的任何固定或可摘修复体的总称，由天然牙及支持组织、种植体或粘接剂提供支持与固位。与牙相关的常被称为修复体。

颌内动脉

hé nèi dòng mài

internal maxillary artery

【同】"上颌动脉"。

颌前突

hé qián tū

prognathic, caput progeneum, exognathia, progenia, prognathi

① 下颌和 / 上颌骨相对于颅骨基底靠前的位置关系。② 英文"caput progeneum""exognathia""progenia"和"prognathi"是英文"prognathic"的过时术语。

颌外动脉

hé wài dòng mài

external maxillary artery

【同】"面动脉"。

颌位

hé wèi

mandibular position

下颌相对于上颌的空间位置。

颌位关系

hé wèi guān xì

maxillomandibular relationship

是指下颌相对于上颌的空间位置关系。

颌位关系记录

hé wèi guān xì jì lù

maxillomandibular relationship record

【同】"颌位记录"。

颌位记录

hé wèi jì lù

maxillomandibular record, maxillomandibular registration

下颌相对于上颌的位置关系记录，以便将其转到咬合架上。

颌学

hé xué

gnathology

涉及𬌗、颌骨和整个咀嚼系统的解剖学、生理学、组织学和病理学的一门学科，包括相关的检查、诊断、治疗和重建程序。在相关词典中，颌学的释义清晰，① 医学词典（Dorland）的定义：涉及颌骨和整个咀嚼系统的解剖学、组织学、生理学和病理学的科学，包括相应的诊断、治疗和重建程序。② 口腔医学词典（Mosby）的定义：对于牙功能与𬌗关系的研究，有时也被定义为一个关于𬌗功能的哲学。③ 口腔修复学术语词典（GPT-9）的定义：关于咀嚼机制的生物学研究和下颌位置的动态记录的总称。④ 牙种植学词典（GDI）的定义：将牙的位置、解剖结构和功能与双侧颞下颌关节的精确运动相关联的科学，旨在确定理想的咀嚼功能和稳定性。也称之为神经肌肉牙科学。⑤ 口腔颌面种植学词典（GOMI）的定义：是牙科艺术与科学的一个分支，涉及在𬌗静态和功能状态时咀嚼系统的生物要素之间的相互关系。这些要素包括适用于诊断和修复治疗的解剖学、组织学、生理学和病理学。

颌学的

hé xué de

gnathologic

描述与颌学本身或与颌学相关的。

荷载

hè zài

load

【同】"负荷"。

赫特维希上皮根鞘

hè tè wéi xī shàng pí gēn qiào

Hertwig's epithelial root sheath

成釉器(颈环)的延伸,决定牙根的形状、大小和数量,并在牙的发育阶段影响牙根的牙本质形成。

黑斑

hēi bān

melanoplakia

口腔黏膜上的色素斑。

黑间隙

hēi jiàn xì

black space

【同】"黑三角"。

黑三角

hēi sān jiǎo

black triangle

"牙间龈间隙"口语化表达。是指牙和/或修复体邻面接触点根方存在的龈乳头未充盈间隙,通常是由于邻面牙槽嵴顶端距邻接点距离过大所致。

参见:牙间龈间隙。

黑色素

hēi sè sù

melanin

存在于皮肤、口腔黏膜、头发、眼脉络膜、大脑黑质和黑色素瘤的黑色无定形色素。

黑色素瘤

hēi sè sù liú

melanoma

是以产生色素细胞为特征的恶性上皮肿瘤,通常发生于皮肤和口腔黏膜等位置。通常是深色的,但也可能为无色的。

痕量矿物质

hén liàng kuàng wù zhì

trace mineral

【同】"微量矿物质"。

亨氏单位

hēng shì dān wèi

Hounsfield Unit (HU)

表示 CT 值的单位,以 CT 的发明者戈弗雷·霍恩斯菲尔德(Godfrey Hounsfield)命名。范围从 –1 000~ +1 000。

亨氏单位值

hēng shì dān wèi zhí

Hounsfield unit scale

原始线性衰减系数测量值的线性变换,其中在标准温度和压力下蒸馏水的辐射密度定义为 0HU,而空气的辐射密度定义为 –1 000HU。

亨氏值

hēng shì zhí

Hounsfield scale

以亨氏单位(HU)表示的 CT 图像上放射线密度的定量值,但不适合于 CBCT。

恒定颜色匹配

héng dìng yán sè pǐ pèi

invariant color match

在所有光线条件下都是完美的颜色搭配。

恒速离心

héng sù lí xīn

single constant speed centrifugation

根据物质的沉降系数或浮力密度的差别,利用单一恒定速度的旋转运动产生的离心力进行物质的分析、分离、浓缩和提纯。

恒牙列

héng yá liè

permanent dentition, secondary dentition

替代乳牙列的天然牙列。

横断面

héng duàn miàn

cross section

①将人体分为上、下两部分的断面,与矢状面及冠状面相互垂直。②横穿牙体、与牙体长轴呈直角的平面。

横断面断层

héng duàn miàn duàn céng

cross-sectional slice, cross section

薄层的、用于重建的计算机断层扫描数据,在垂直向重建带有曲度的下颌或上颌牙槽突。

横断面研究

héng duàn miàn yán jiū

cross-sectional study

在一个时间点上对多样本收集研究数据的研究方法。

横𬌗曲线

héng hé qū xiàn

transverse curve of occlusion

从额状面观,两侧同名磨牙颊尖及舌尖所形成的曲线。下颌横𬌗曲线呈凹形,上颌横𬌗曲线呈凸形,二者彼此相吻合。

横向螺钉

héng xiàng luó dīng

transverse-screw, cross-pinned, set screw

横向固位种植修复体的螺钉,用于连接带有舌侧或腭侧水平向通路的基台、中间结构或上部结构。

横向螺钉固位修复体

héng xiàng luó dīng gù wèi xiū fù tǐ

transverse-screw restorations

通过垂直于基台长轴的舌侧或腭侧的横向螺钉固位的修复体。

横向螺钉修复体

héng xiàng luó dīng xiū fù tǐ

transverse-screw restorations, cross-pinned restorations

由钛或金基台和金属烤瓷冠组成、依靠舌侧或腭侧水平向的螺钉固位的种植体支持式修复体。

横向水平轴

héng xiàng shuǐ píng zhóu

transverse horizontal axis

【同】"铰链轴"。

横轴

héng zhóu

transverse axis

【同】"铰链轴"。

红 - 白色美学评分

hóng bái sè měi xué píng fēn

pink and white esthetic scores

2009 年贝尔瑟（Belser）等提出的美学区单颗牙缺失种植修复体的美学评分，其中红色美学评分包括近中龈乳头高度、远中龈乳头高度、唇侧黏膜曲度、唇侧黏膜高度、唇侧根面突度 / 软组织颜色以及质地 5 项指标，每项评分为"2-1-0"，最高分为 10 分；白色美学评分包括修复体形态、临床冠的轮廓和大小、颜色（色调和明度）、表面质地以及半透明性和特征 5 项指标，每项评分为"2-1-0"，最高分为 10。红色美学评分与白色美学评分合并计算，最高分为 20。

红斑

hóng bān

erythema

毛细血管充血或炎症引起的皮肤或黏膜的斑片状、局限性或边缘性的红肿。

红斑病

hóng bān bìng

erythroplasia, erythroplakia

红色、丘疹状或斑疹状病变，常发生溃烂，多见于黏膜，被认为是癌前病变。

红骨髓

hóng gǔ suǐ

red bone marrow

主要由造血组织和血窦组成的骨髓，为终生造血部位。

红霉素

hóng méi sù

erythromycin

大环内酯类广谱抗生素，对金葡菌（包括产酶株）、表皮葡萄球菌、肺炎球菌、各组链球菌和革兰氏阳性杆菌具有强大抗菌活性，对部分革兰氏阴性菌、厌氧菌、军团菌、支原体和衣原体等微生物敏感。临床常作为青霉素过敏者的替代用药，用于上述敏感菌引起的各种感染。

红色瓷

hóng sè cí

pink porcelain

"龈瓷"的非标准术语。

参见：龈瓷。

红色力量概念

hóng sè lì liàng gài niàn

pink power concept (PPC)

瓦拉蒂（Vailati）和贝尔瑟（Belser）于 2011 年描述的美学概念，即在美学区连续多颗牙缺失的种植治疗中，将人工牙龈作为修复策略之一。需要在拔牙前做出完善的治疗计划，包括最佳的种植体选择（设计与尺寸）和位置。患者教育是红色力量概念的一个关键组成部分，需要在治疗前使患者充分认识和了解，因为多数人认为人工牙龈并不美观。

红色盲

hóng sè máng

protanopia

属于二色视，其中红色和蓝 - 绿色的刺激相混淆。

红色美学

hóng sè měi xué

pink esthetic

是指种植体周围软组织与周围牙列协

调一致,形成健康、自然和长期稳定的龈乳头、龈缘和附着龈,类似天然牙的牙周组织。通常用视觉量表评价种植体周软组织的美学效果。

红色美学评分

hóng sè měi xué píng fēn

pink esthetic score (PES)

①福哈瑟(Furhauser)等于 2005 年提出了美学区单颗牙缺失的"红色美学评分",包括近中龈乳头高度、远中龈乳头高度、唇侧黏膜高度、软组织轮廓、牙槽嵴缺损状态、软组织颜色和软组织质地 7 项指标,每项评分为"2-1-0",最高分为 14 分。②贝尔瑟(Belser)等于 2009 年提出了"红 - 白色美学评分",其中红色美学评分包括近中龈乳头高度、远中龈乳头高度、唇侧黏膜曲度、唇侧黏膜高度、唇侧根面突度 / 软组织颜色以及质地 5 项指标,每项评分为"2-1-0",最高分为 10 分。

红色弱

hóng sè ruò

protanomalous vision

色觉缺陷的类型之一,保留了感知蓝色和黄色的能力,但在光谱的红色到绿色区域的色相辨别能力很差。

红色色盲

hóng sè sè máng

protanopia

【同】"红色盲"。

红外辐射

hóng wài fú shè

infrared radiation

是指波长在 760~1 000 纳米之间的电磁辐射。

红外线焊接

hóng wài xiàn hàn jiē

infrared soldering

【同】"红外线钎焊"。

红外线钎焊

hóng wài xiàn qiān hàn

infrared soldering

使用以红外线为热源的专门设备焊接固定义齿的部件(固位体之间或固位体与桥体之间)。

红外线软钎焊

hóng wài xiàn ruǎn qiān hàn

infrared soldering

【同】"红外线钎焊"。

红细胞

hóng xì bāo

erythrocyte, red blood cell

外周血中数量最多的血细胞。成熟的红细胞无细胞核,双凹圆盘状,含有血红蛋白,适于氧气运送。

红细胞增多症

hóng xì bāo zēng duō zhèng

polycythemia

血液中红细胞的数量比例异常增加,可为生理性或病理性的。

宏观动度

hóng guān dòng dù

macromotion

①明显的移动。②植入时缺乏稳定性或骨结合丧失之后的种植体松动。

宏观锁合

hóng guān suǒ hé

macro-interlock

①与骨起机械啮合作用的特征性种植体表面结构设计,例如螺纹、孔或凹槽等,尺寸大于 50 微米。②种植体与部件之间的连接,例如具有互锁特征的基台-种植体连接,肉眼可见。

骺

hóu

epiphysis

长骨发生过程中,其两端膨大的软骨部。骨化后由骨小梁构成,表面覆盖薄层皮质骨。

后边界运动

hòu biān jiè yùn dòng

posterior border movement

限于后部的下颌运动。

后部参考点

hòu bù cān kǎo diǎn

posterior reference points

各位于面部一侧、在水平横轴上的两个点。与一个前部参考点一起共同确定水平参考平面。

后部过度闭合

hòu bù guò dù bì hé

posterior overclosure

由于后牙缺失或移位,导致的咬合方向上垂直距离丧失。

后堤

hòu dī

post dam

【同】"腭后部封闭"。

后堤区

hòu dī qū

post dam area

【同】"腭后部封闭区"。

后开口运动

hòu kāi kǒu yùn dòng

posterior opening movement

过时的术语。是指下颌骨围绕终端铰链轴的打开运动。

后期种植体失败

hòu qī zhòng zhí tǐ shī bài

late implant failure

是指骨结合完成之后的种植体失败,通常是因为种植体周炎或过度负荷。

后期种植体脱落

hòu qī zhòng zhí tǐ tuō luò

late implant loss

种植体完成骨结合之后发生的脱落。

后前位头颅片

hòu qián wèi tóu lú piān

posteroanterior skull projection

【同】"正位头颅片"。

后前位头颅测量放射线片

hòu qián wèi tóu lú cè liáng fàng shè xiàn piān

posteroanterior-cephalometric radiograph

【同】"正位头颅片"。

后韧带

hòu rèn dài

stylomamdibular ligament

【同】"茎突下颌韧带"。

后缩

hòu suō

retrusive, retrusion

位于正常位置之后的状态。例如在口

腔医学中,下颌位置比最大牙尖交错
𬌗时更为远中。

后缩𬌗

hòu suō hé

retrusive occlusion

下颌比最大牙尖交错位更远中的颌位
关系。

后缩颌关系

hòu suō hé guān xì

retrusive jaw relation

是指下颌处于后缩位置的颌骨位置
关系。

后退

hòu tuì

retrusion, retrusive

①下颌骨的向后运动。②推牙向后的
行为和动作。

后退边缘位

hòu tuì biān yuán wèi

retruded marginal position

下颌后退运动的边缘位。在后退接触
位时髁受到颞下颌韧带水平纤维的
限制,所处于下颌窝内的生理性边缘
位。此时髁不能再向后移动,若强行
再向后退,则会产生关节区域组织的
不适感。

后退干扰

hòu tuì gān rǎo

retruded interference

下颌后退运动中出现的异常𬌗接触。

后退𬌗运动

hòu tuì hé yùn dòng

retruded occlusion movement

【同】"后退运动"。

后退颌关系

hòu tuì hé guān xì

retrusive jaw relation

由于下颌后缩所导致的颌位关系。

后退接触

hòu tuì jiē chù

retruded contact

下颌骨后退的路径上发生的𬌗接触。

后退接触位

hòu tuì jiē chù wèi

retruded contact position (RCP)

髁处于关节窝的最后位置时的牙与牙
之间的关系,可能比正中关系位时更
加靠后。

后退运动

hòu tuì yùn dòng

retruding movement

下颌向后的运动。

后向散射

hòu xiàng sǎn shè

backscatter, backscattering

【同】"背散射"。

后牙反咬合

hòu yá fǎn yǎo hé

posterior cross-bite

下颌闭合时,一颗或多颗上颌恒牙或
乳牙后牙位于下颌后牙舌侧。

后牙开𬌗关系

hòu yá kāi hé guān xì

posterior open occlusal relationship

是指在前牙处于任何咬合位置时后牙

无接触。

后牙开咬合

hòu yá kāi yǎo hé

posterior open bite

"后牙开𬌗关系"的俚语。

参见:后牙开𬌗关系。

后牙列

hòu yá liè

posterior dentition

除切牙和尖牙之外的牙和修复体。

后牙牙型

hòu yá yá xíng

posterior tooth form

后牙的形态特征,包括牙及其𬌗面的形状。

后缘颌关系

hòu yuán hé guān xì

posterior border jaw relation

过时的术语。指上颌骨和下颌最后部之间的关系。

厚骨壁表型

hòu gǔ bì biǎo xíng

thick-wall phenotype

天然牙唇侧骨壁厚度≥1mm。

厚牙周生物型

hòu yá zhōu shēng wù xíng

thick periodontal biotype

【同】"厚龈生物型"。

厚龈表型

hòu yín biǎo xíng

thick gingival phenotype

【同】"厚龈生物型"。

厚龈生物型

hòu yín shēng wù xíng

thick-gingiva biotype

附着龈厚而宽,厚度 >2.0mm。通常对应矩形牙冠、低弧线形龈缘、低而圆钝的龈乳头,牙槽窝唇侧骨板较厚,邻面接触区较大且靠近根方。

呼气异味

hū qì yì wèi

bad breath, breath odor

【同】"口腔异味"。

弧线形表型

hú xiàn xíng biǎo xíng

scalloped phenotype

龈缘形态的表型,有如弧线形的扇贝边缘。

弧线形切口

hú xiàn xíng qiē kǒu

scalloped incision

为特殊类型的切口设计,呈弧线形,与龈缘走形一致,有如弧线形的扇贝边缘。

弧线形种植体

hú xiàn xíng zhòng zhí tǐ

scalloped implant

根形种植体的设计类型之一,种植体 - 基台连接在邻面升高,类似于釉牙骨质界的走形,以适合上颌前牙区龈乳头与牙槽嵴的位置关系。

胡克定律

hú kè dìng lǜ

Hooke's law

材料在弹性变形范围内,应力与应变(单位变形量)之间呈线性关系。

互补色

hù bǔ sè

complementary colors

是指按正确的比例混合两种不同颜色后能够形成中性色。

互锁

hù suǒ

interlock

①将分离的修复体结构联锁在一起的冠内附着体。②将一个固定修复单位或可摘修复体连接于另一个固定修复单位的结构。

互锁铸造核

hù suǒ zhù zào hé

interlocking cast core

多根牙根管治疗后的修复体基底,包括形成多根互相衔接的多个铸件。

护板

hù bǎn

guard

在赝复体中,防止水、食物、空气等进入缺损区的装置。

护理

hù lǐ

nursing, care

①为患者、婴儿或不能自理者等提供的各种服务,对促进、维持和恢复健康,预防疾病发生,协助医生医疗等必不可少。②将"care"翻译为护理并不确切。

华特位片

huá tè wèi piān

Waters' projection

用于检查鼻窦以及鼻腔、上颌骨、颧骨、颧弓和下颌喙突,用于诊断相关部位的肿瘤、炎症、外伤和发育畸形等。

滑动

huá dòng

translation, sliding, gliding motion

【同】"滑动运动"。

滑动关节

huá dòng guān jié

arthrodial joint

允许表面间滑动运动的关节。

滑动关节运动

huá dòng guān jié yùn dòng

arthrodial movement

呈滑动形式的关节运动。

滑动𬌗

huá dòng hé

gliding occlusion

过时的术语。用于表示运动中与对颌牙的接触。

滑动运动

huá dòng yùn dòng

translation, sliding, sliding movement, gliding motion

①刚体运动,其中直线通过的任意两点始终与其初始位置保持平行。②颞下颌关节的盘 - 髁复合体越过关节结节的运动。③牙体穿出牙槽骨的运动,其倾斜度没有变化。

滑膜

huá mó

synovial membrane

由特异分化的内皮细胞组成的关节内

膜,能够产生液体充盈关节腔。

滑丝

huá sī

stripped thread

由于不正确的旋紧螺钉,或未完全旋松就直接拔除螺钉,所造成的螺钉(或内部螺纹通道)的螺纹结构破坏。

滑行皮瓣

huá xíng pí bàn

sliding flap

将带蒂皮瓣滑行至缺损区以整复创面。

滑牙螺纹

huá yá luó wén

stripped thread

【同】"滑丝"。

滑液

huá yè

synovial fluid

关节腔内由滑膜分泌的黏性液体。

化疗

huà liáo

chemotherapy

【同】"化学治疗"。

化脓的

huà nóng de

pyogenic

与脓液产生相关的。

化脓性骨髓炎

huà nóng xìng gǔ suǐ yán

suppurative osteomyelitis

由化脓性细菌感染引起的骨膜、骨组织及骨髓的炎症病变。

化脓性肉芽肿

huà nóng xìng ròu yá zhǒng

pyogenic granuloma

为瘤样肉芽组织,可能由局部刺激或创伤引起,高度血管化、易出血。

化生

huà shēng

metaplasia

组织中成体细胞的类型转变为对该组织来说不正常的类型。

化学改良表面

huà xué gǎi liáng biǎo miàn

chemical modification surface

通过化学处理改变种植体表面电荷、表面润湿性和氧化层的成分,成为化学改良的亲水表面种植体,以期加快骨结合的速度。

化学性菌斑控制

huà xué xìng jūn bān kòng zhì

chemical plaque control

用化学药物或制剂来抑制菌斑形成或杀灭菌斑中的细菌,达到菌斑控制的目的。

化学性菌斑生物膜控制

huà xué xìng jūn bān shēng wù mó kòng zhì

chemical plaque biofilm control

【同】"化学性菌斑控制"。

化学性损伤

huà xué xìng sǔn shāng

chemically induced lesion

局部接触化学刺激性物质引起的

损伤。

化学引发聚合

huà xué yǐn fā jù hé

chemically-activated polymerization

叔胺激活引发剂（如过氧化苯甲酰等），与甲基丙烯酸甲酯单体反应生成聚甲基丙烯酸甲酯的化学反应过程。

化学治疗

huà xué zhì liáo

chemotherapy

用化学药物进行疾病治疗的方法，是目前恶性肿瘤的主要治疗手段之一。

坏疽

huài jū

gangrene

组织的坏死或大量坏死，通常为血供（营养）缺失的干性坏死（干坏疽），或细菌侵入和腐烂的湿性坏死（湿坏疽）。

坏疽性口炎

huài jū xìng kǒu yán

noma, gangrenous stomatitis

口腔与面部的坏疽过程，通常见于虚弱或营养不良的儿童。通常始于牙龈或颊，迅速坏死、恶臭，扩散并破坏大面积的口腔颌面部软组织与颌骨，导致严重的毁容甚至死亡。病原菌包括梭状芽孢杆菌、文氏螺旋体和黑色素杆菌等。

坏死

huài sǐ

necrosis

非生理性的细胞死亡，细胞核（核固缩、核碎裂、核溶解）的变化是其主要形态学标志。

坏死性溃疡性牙周炎

huài sǐ xìng kuì yáng xìng yá zhōu yán

necrotizing ulcerative periodontitis (NUP)

属急性坏死性牙周病，其特征是牙龈组织、牙周膜和牙槽骨坏死，通常与营养不良、HIV 感染和免疫抑制有关。

坏死性溃疡性龈炎

huài sǐ xìng kuì yáng xìng yín yán

necrotizing ulcerative gingivitis (NUG)

为坏死性牙龈炎症，特征性症状和体征包括龈乳头坏死、龈缘溃疡、假膜覆盖、疼痛和口臭等。

坏血病

huài xuè bìng

scurvy

饮食中缺乏维生素 C 引起的营养不良。口腔表现可能包括溃疡、黏膜出血和牙龈肿大。

环孢素

huán bāo sù

cyclosporine

免疫抑制剂和抗真菌剂，用于防止器官移植受者的排斥反应。可能与牙龈过度增生有关。

环丙沙星

huán bǐng shā xīng

ciprofloxacin

属第三代喹诺酮类抗菌药物，抗菌谱广，对许多革兰氏阴性和革兰氏阳性菌有效，尤其对铜绿假单胞菌、流感嗜血杆菌、大肠埃希菌等革兰氏阴性菌的抗菌活性高。适用于敏感菌所致的泌尿生殖系统、呼吸系统、消化系统、皮肤、骨关节感染及全身严重感染的治疗。

环口放射摄影

huán kǒu fàng shè shè yǐng

panorex

【同】"曲面体层放射线片"。

环切刀

huán qiē dāo

tissue punch

中空柱状、带有环形切割刃的外科手术器械,分手动和机用两种。可用于不翻瓣植入种植体时暴露骨面、二期手术时暴露种植体平台以及辅助切取用于移植的腭黏膜。

环切骨钻

huán qiē gǔ zuàn

ring-cut bone drill

【同】"骨轮廓成形钻"。

环切技术

huán qiē jì shù

punch technique

【同】"软组织环切术"。

环行纤维

huán xíng xiān wéi

circular fibers

游离龈中的胶原纤维束,呈环形围绕牙或种植体。

环形骨缺损

huán xíng gǔ quē sǔn

circular bone defect

【同】"四壁骨缺损"。

环形卡环

huán xíng qiǎ huán

circumferential clasp

环绕基牙超过 180 度的卡环(包括对抗臂),通常在整个卡抱范围内与基牙相接触,至少有一个卡臂尖进入倒凹区。

环形卡环臂

huán xíng qiǎ huán bì

circumferential clasp arm

【同】"环形卡环"。

环形取骨钻

huán xíng qǔ gǔ zuàn

bone trephine

中空柱状的骨切割钻,有各种直径,带有深度标记。用于获取圆柱状或盘状块状骨,进行自体骨移植。

环形伪影

huán xíng wěi yǐng

ring artifact

【同】"环状伪影"。

环氧树脂

huán yǎng shù zhī

epoxy resin

分子中带有两个或两个以上环氧基的低分子量物质及其交联固化产物的总称。具有强度高、柔韧、耐化学腐蚀、尺寸恒定等特点,能与金属、木材和玻璃进行粘接。在口腔修复中经常被用作制作义齿基托材料,

环氧树脂代型

huán yǎng shù zhī dài xíng

epoxy resin die

用环氧树脂制成的代型。

环氧乙烷

huán yǎng yǐ wán

ethylene oxide (EO)

含有 2 个碳原子的环氧化合物,为有毒、易燃、无色的气体或液体。灭菌效果良好,对细菌繁殖体、芽孢、病毒和真菌孢子等有效。可用于不耐高温、不耐湿物品的灭菌,具有穿透性强、对物品损坏小、易于监测等优点,但其对皮肤和黏膜具有刺激性,为可疑致癌物。

环状伪影

huán zhuàng wěi yǐng

ring artifact

CT 扫描时检测探测器校正不准确或故障所发生的影像失真或模糊的现象,通常可见于同一位置的多个断面。是螺旋 CT 和 CBCT 检查中常见的问题。

环钻

huán zuàn

trephine, trephine drill

中空环形的旋转切割器械的总称,其作用包括:①可获取盘状或圆柱形骨块。②在天然牙的牙体桩周围形成有利于其取出的环槽。③在种植体周围骨中形成有利于其取出的环槽。

环钻骨切割

huán zuàn gǔ qiē gē

trephine

用中空环钻切割骨的手术,包括获取盘状或圆柱形骨块或取出种植体等。

缓冲

huán chōng

relief

①在义齿基托、人工牙或支架特定区域的义齿组织面与下方黏膜之间空出一定空间的过程,以减少或消除不良压力。通常是在印模托盘中为印模材料创造空间。②在代型上涂间隙漆,以扩大尺寸为粘接剂提供空间和 / 或消除代型的倒凹。

缓冲空间

huǎn chōng kōng jiān

relief chamber

【同】"缓冲区"。

缓冲区

huǎn chōng qū

relief area

①因与组织接触产生过度压力从而被缓冲的义齿区域。②代型上被间隙漆材料涂布的部分。

缓解

huǎn jiě

palliate, remission, lysis

减轻疾病症状或延缓疾病的进程。

缓解治疗

huǎn jiě zhì liáo

palliative

【同】"姑息治疗"。

缓释

huǎn shì

sustained release, slow-release

通过适当的制剂方法,延长药物或活性物质在体内的释放时间,提高释放稳定性,从而延长作用时间。

患病率

huàn bìng lǜ

prevalence

某特定时间内总人口中某病新旧病例之和所占的比例。

患者
huàn zhě
patient
生病或正在接受疾病治疗的人。

患者个性化基台
huàn zhě gè xìng huà jī tái
patient-specific abutment
【同】"个性化基台"。

患者检查
huàn zhě jiǎn chá
patient examination
①对患者进行的临床检查。②对患者口腔内和口腔外的临床检查。

患者满意度
huàn zhě mǎn yì dù
patient satisfaction
患者基于健康、疾病和生命质量等方面的期望，对所经历的医疗保健服务（过程、医院或医务人员）的情感反映。

患者评估
huàn zhě píng gū
patient evaluation, patient assessment
确定患者状况的过程。

患者筛选
huàn zhě shāi xuǎn
patient selection
【同】"患者选择"。

患者系列
huàn zhě xì liè
case series, patient series

一组患者中常见的诊断结果和治疗方式的集合。

患者选择
huàn zhě xuǎn zé
patient selection
对口腔种植而言，是指根据风险评估（包括全身因素、局部因素以及吸烟习惯和心理等方面）选择适合特定治疗方案的患者。

患者研究
huàn zhě yán jiū
patient study
①报告、分析和讨论患者的诊断结果和治疗方法。②英文"case study"是英文"patient study"的非标准术语。

患者运动示踪器
huàn zhě yùn dòng shì zōng qì
patient motion tracker
连接到患者的一组主动发射器或被动反射器，通过上方探测器确认在其手术范围内的位置。

黄骨髓
huáng gǔ suǐ
yellow bone marrow
主要由脂肪组织组成的骨髓，无造血功能，但有造血潜力。

黄金比
huáng jīn bǐ
golden proportion
【同】"黄金比例"。

黄金比例
huáng jīn bǐ lì
golden proportion

比值为 0.618,具有严格的比例性、艺术性及和谐性,蕴藏着丰富的美学价值。定义为:一条线分割成两段,总长度 a+b 与较长的 a 之比等于 a 与较短的 b 之比等于 1.618。奇妙之处在于其倒数为自身减 1,即:1.618 的倒数为 0.618 等于 1.618-1。中切牙、侧切牙和尖牙的美学视觉比例关系符合黄金比例。

黄金分割

huáng jīn fēn gē

golden section

【同】"黄金比例"。

黄蜡

huáng là

yellow wax

自蜜蜂蜂巢提纯的蜡,用作药物制剂中的增硬剂。

黄蓝色盲

huáng lán sè máng

tritanopia

【同】"丙型色盲"。

黄体激素

huáng tǐ jī sù

progesterone

【同】"黄体酮"。

黄体酮

huáng tǐ tóng

progesterone

又称孕酮激素、黄体激素,是卵巢分泌的具有生物活性的主要孕激素。黄体酮和雌激素的关系密不可分,两者都是相当重要的雌性激素。

参见:雌激素。

黄纤维

huáng xiān wéi

yellow fibers

【同】"弹性纤维"。

磺胺嘧啶

huáng àn mì dìng

sulfadiazine

属于中效类磺胺药,对葡萄球菌属、化脓性链球菌、肺炎链球菌等具有良好的抗菌活性。是流行性脑脊髓膜炎的首选药,也可用于敏感菌引起的泌尿道感染和上呼吸道感染。

灰度

huī dù

gray level, gray scale

①在图像上,表示每个像素光照强度的度量。②在显示屏上,是指同级别亮度中,从最暗到最亮之间能区别的亮度级数。③在 CT 扫描中,指可显示射线衰减的不同灰色等级的数目。

恢复

huī fù

resolution, resolve

病理状态(如炎症和肿胀等)改善和消失。

回顾性研究

huí gù xìng yán jiū

retrospective study

比较病例组与对照组既往的暴露史,在时间上是回顾性的。

参见:前瞻性研究。

回归

huí guī

regression

研究一个因变量(响应变量)与一个或多个自变量(解释变量)之间依存关系的统计方法。

回弹模量
huí tán mó liàng
modulus of resilience
当施加在材料单位体积的应力达到其比例极限时,材料所储存的能量。

回吸气孔
huí xī qì kǒng
suck-back porosity
凝固铸件与铸道连接位置相对的收缩空隙。是由于熔融金属产生热膨胀和局部滞留,铸件作为一个整体凝固后收缩所致。

汇聚
huì jù
draw, draft, draught
俚语。在口腔医学中,是指为粘接固位修复体就位,在基牙或基台上预备的轴壁的聚合度。

会诊
huì zhěn
consultation
由两个或两个以上医生对病人的诊断和/或治疗的讨论。

荟萃分析
huì cuì fēn xī
meta-analysis
是医学文献的科学总结。针对某一特定的临床问题,使用明确的方法进行全面的文献检索,基于研究标准进行文献的纳入和排除,使用适当的统计学方法进行的定量的、系统性的评估,并得出结论。

绘制
huì zhì
render, rendering
【同】"渲染"。

喙突
huì tū
coracoid process
下颌支向前上的扁三角形突起,为颞肌提供附着。
参见:喙突增生。

喙突上颌间隙
huì tū shàng hé jiàn xì
coracoid maxillary space
位于下颌骨喙突内侧和上颌结节颊侧之间的区域,前界为颧弓。

喙突增生
huì tū zēng shēng
hyperplasia of the coracoid process
正常生长结束后下颌骨喙突的病理生长。

混合离子聚合物
hùn hé lí zǐ jù hé wù
hybrid ionomer
为传统的玻璃离子聚合物,经改性后在液体组分中含有甲基丙烯酸基团。可含有光活化引发剂,通过光和双聚合的酸碱反应进行固化。

混合体
hùn hé tǐ
hybrid
①混合起源的任何事物。②混合成分或混合来源所产生的物质。

混合牙列
hùn hé yá liè
mixed dentition
乳牙和恒牙在口腔内共同发挥作用的发育阶段。通常从第一恒磨牙萌出开始,到最后一颗乳牙脱落结束。

混合支持式外科导板
hùn hé zhī chí shì wài kē dǎo bǎn
tooth and mucosa-supported surgical guide
依靠天然牙、黏膜及其下方的骨共同支持与固位的外科导板。

混合支持式外科模板
hùn hé zhī chí shì wài kē mú bǎn
tooth and mucosa-supported surgical template
【同】"混合支持式外科导板"。

锪钻
huō zuàn
counterbore, countersink
对工件上已有孔进一步加工的钻,可刮平端面或切出锥形、圆柱形凹坑,钻尖呈圆锥面或平面。在种植体植入手术中,基于特殊的种植体设计,用于种植窝颈部成形。

活动桥
huó dòng qiáo
removable bridge
"可摘局部义齿"的俚语。
参见:可摘局部义齿。

活动义齿
huó dòng yì chǐ
removable dental prosthesis, removable denture

【同】"可摘义齿"。

活化剂
huó huà jì
activator
①引发化学反应的能量源。②很小比例就能够提高化学反应效率的物质。

活化血小板浓缩制品
huó huà xuè xiǎo bǎn nóng suō zhì pǐn
activated platelet concentrates
【同】"血小板浓缩制品"。

活检
huó jiǎn
biopsy
从活体上取下组织标本以进行组织学检查和诊断,通常在显微镜下进行,以明确组织病理学诊断。

活力测试
huó lì cè shì
vitality test
【同】"牙髓活力测试"。

活体组织检查
huó tǐ zǔ zhī jiǎn chá
biopsy
【同】"活检"。

活性树脂
huó xìng shù zhī
autopolymer
【同】"自固化树脂"。

火花电蚀
huǒ huā diàn shí
spark erosion

是使用精确控制的放电(火花)进行金属精密雕刻的过程,通常在液体介质中进行。

火山口样骨缺损

huǒ shān kǒu yàng gǔ quē sǔn

crater defect, crater-formed defects

①相邻牙根和／或种植体间的杯状或碗状骨丧失,通常两牙根邻面的骨破坏高度大致相等,而颊侧和舌腭侧可能存在差异。②牙或种植体周骨内缺损的类型之一,"火山口"也可以根据骨壁的数量(即一壁、两壁或三壁)或混合型骨缺损进行分类。

火山口样缺损

huǒ shān kǒu yàng quē sǔn

crater

因牙或种植体周病所致的软组织或骨的碟形缺损,常见于相邻的牙与牙之间、牙与种植体之间或种植体与种植体之间。

获得性𬌗

huò dé xìng hé

acquired occlusion

非标准术语。

参见:最大牙尖交错位。

获得性𬌗位

huò dé xìng hé wèi

acquired occlusion

非标准术语。

参见:最大牙尖交错位。

获得性免疫

huò dé xìng miǎn yì

acquired immunity

【同】"适应性免疫"。

获得性免疫缺陷综合征

huò dé xìng miǎn yì quē xiàn zōng hé zhēng

acquired immunodeficiency syndrome (AIDS)

因人类免疫缺陷病毒(HIV)感染并破坏机体 CD4$^+$T 细胞和单核巨噬细胞,引起细胞免疫严重缺陷,导致以机会性感染、恶性肿瘤和神经系统病变为特征的临床综合征。在口腔可表现为坏死性溃疡性龈炎、坏死性溃疡性牙周炎、线状牙龈红斑、念珠菌病、毛状白斑、单纯疱疹和快速进展性牙周炎等。

获取

huò qǔ

harvest

从供区获取移植材料的过程。

霍利保持器

huò lì bǎo chí qì

Hawley appliance

为可摘的舌腭侧正畸保持器,由丙烯酸和金属丝制成,通常经过改良以允许轻微牙移动或保持牙位置稳定。

J

击穿电压

jī chuān diàn yā

breakdown potential

点蚀和 / 或缝隙腐蚀开始和扩散的临界电压。

机化

jī huà

organization

①伤口愈合时纤维组织取代血凝块。②炎症、坏死组织和血栓等，不能完全吸收或分离排出时，由新生的肉芽组织取代的过程，最终形成瘢痕组织。

机会性感染

jī huì xìng gǎn rǎn

opportunistic infection

发生于免疫抑制患者的内源性感染，通常由非致病性菌群引起。

机器人

jī qì rén

robot

自动执行工作的机器装置，既可以接受人类指挥、运行预先编排的程序或根据以人工智能技术制定的原则纲领行动。

机器人辅助外科系统

jì qì rén fǔ zhù wài kē xì tǒng

robot-assisted surgical systems

【同】"外科机器人"。

机械表面种植体

jī xiè biǎo miàn zhòng zhí tǐ

machined implant surface

【同】"机械加工表面种植体"。

机械并发症

jī xiè bìng fā zhèng

mechanical complication

机械力量导致的种植体及预成部件在种植体植入过程中或负荷之后发生的并发症，包括种植体、基台、基台螺钉和修复螺钉的断裂，以及螺钉和基台的松动等。

机械感受器

jī xiè gǎn shòu qì

mechanicoreceptor

感受机械压力变化的神经末梢（受体）。机械压力可来自于肌肉收缩、外部压力（包括声音）或触摸。

机械加工表面

jī xiè jiā gōng biǎo miàn

machined surface

①铣削表面。②由铣削生成的牙种植体光滑表面，含有或不含有特征性的螺纹和凹槽设计。

机械加工表面种植体

jī xiè jiā gōng biǎo miàn zhòng zhí tǐ

machined implant surface

种植体表面形貌之一，是通过车削等物理性机械加工方法形成的种植体光滑表面。

机械前导盘

jī xiè qián dǎo pán

mechanical anterior guidance table

可调节的咬合架部件。用于引导咬合

架切导针的运动,以模拟下颌运动的侧向和前方引导。

机械清创

jī xiè qīng chuāng

mechanical debridement

用手工及超声刮治器、抛光杯等工具机械去除种植体周黏膜上及黏膜下菌斑、软垢、牙石及肉芽组织,以治疗种植体周黏膜炎及种植体周炎。

机械式扫描

jī xiè shì sǎo miáo

mechanical scanning, mechanical sweep

【同】"接触式扫描"。

机械稳定性

jī xiè wěn dìng xìng

mechanical stability

【同】"初始稳定性"。

机械性菌斑控制

jī xiè xìng jūn bān kòng zhì

mechanical plaque control

使用牙刷、牙线、牙签或牙间隙刷等其他辅助工具,物理破坏及清除菌斑。

机械性菌斑生物膜控制

jī xiè xìng jūn bān shēng wù mó kòng zhì

mechanical plaque biofilm control

【同】"机械性菌斑控制"。

机械性平衡殆

jī xiè xìng píng héng hé

mechanically balanced occlusion

过时的术语。是指不考虑生理因素的平衡殆,例如在咬合架上。

机械种植体表面

jī xiè zhòng zhí tǐ biǎo miàn

machined surface

铣床加工种植体形成的最终光滑表面纹理。

机械追踪装置

jī xiè zhuī zōng zhuāng zhì

mechanical tracking device

手术导航系统最初的定位方法之一,追踪并定位颌面部及手术器械的空间相对位置,属于无源定位。

肌

jī

muscle

俗称肌肉。是动物通过收缩产生运动的器官,由收缩细胞或纤维组成,可影响身体的局部或器官的运动。

肌标记

jī biāo jì

muscle marking

【同】"边缘整塑"。

肌成纤维细胞

jī chéng xiān wéi xì bāo

myofibroblast

结缔组织中的独立细胞,其突起包含间隙连接,以实现胞间通讯。该细胞兼具成纤维细胞(周围没有基底膜)和平滑肌细胞的特征。

肌电生物反馈

jī diàn shēng wù fǎn kuì

electromyographic biofeedback

是指利用仪器帮助患者学习如何控制肌张力的过程,这些肌之前为自主控制。

肌电图

jī diàn tú

electromyography

为电诊断技术,记录自主收缩和电刺激时骨骼肌细胞外活动(动作电位和诱发电位)的肌电势图形,检查神经、肌肉兴奋及传导功能。

肌功能的

jī gōng néng de

myofunctional

①与肌功能有关的。②描述肌功能在引起或纠正肌相关问题中的作用。

肌功能疗法

jī gōng néng liáo fǎ

myofunctional therapy

利用运动来改善一组肌的功能,作为正畸或颅下颌功能障碍的辅助疗法。

肌功能修整

jī gōng néng xiū zhěng

muscle trimming

"边缘整塑"的俚语。

参见:边缘整塑。

肌骨痛

jī gǔ tòng

musculoskeletal pain

深部躯体疼痛,源自骨骼肌、面鞘和肌腱(肌源性疼痛)、骨和骨膜(骨性疼痛)、关节、关节囊和韧带(关节痛)以及结缔组织。

肌激动器

jī jī dòng qì

activator

为肌功能矫治器,能够被动传递和主动刺激口周肌群。

肌夹板

jī jiā bǎn

muscle splinting

肌的不自主收缩(僵硬),以避免被动拉伸肌引起疼痛。

肌监测仪

jī jiān cè yí

myo-monitor

针对口颌系统双侧经皮电神经刺激的数字电子脉冲发生器。

肌监控仪

jī jiān kòng yí

myo-monitor

伯纳德·扬克尔森(Bernard Jankelson)于1969年发明的电子-生理学仪器设备,可用于获取维持肌系统放松状态下的颌位记录。

肌腱

jī jiàn

tendon

用以附着肌结缔组织的纤维索,致密、发白色,将肌附于骨骼。

肌僵直

jī jiāng zhí

muscular splinting

非反射状态的肌收缩,有损功能。与不随意运动有关。

肌筋膜触发点

jī jīn mó chù fā diǎn

myofascial trigger point

一易激惹区域,通常位于骨骼肌或肌筋膜内,压迫时疼痛,可引起特征性的疼痛、压痛(继发性痛觉过敏)和自主神经现象。

肌筋膜疼痛功能紊乱综合征

jī jīn mó téng tòng gōng néng wěn luàn zōng hé zhēng

myofascial pain dysfunction syndrome (MPD)

为颞下颌紊乱病的类型之一。

参见：颞下颌紊乱病。

肌紧张度过高

jī jǐn zhāng dù guò gāo

muscle hypertenseness

肌张力增加，不易释放，但不影响肌正常拉长。

肌痉挛

jī jìng luán

muscle spasm, myospasm

肌突然的不自主收缩，伴有疼痛和功能干扰，即使肌处于静止状态，也可发生痉挛，并且在被动和主动运动中均可表现出疼痛和功能障碍等症状。肌痉挛可分为阵挛性肌痉挛与强直性肌痉挛。

肌痉挛状态

jī jìng luán zhuàng tài

muscle spasticity

是指因无法放松所导致的对抗肌的肌张力增大，妨碍正常运动的临床状况。

肌静止性挛缩

jī jìng zhǐ xìng luán suō

myostatic contracture

在无刺激及非运动状态中发生的肌挛缩。

肌挛缩

jī luán suō

muscle contracture

肌存在永久性缩短以及强度和柔韧度丧失的病理状态，对被动拉伸的抵抗力增加。

肌强直

jī qiáng zhí

splinting of muscles

是指肌刺激性和收缩性增强，松弛力降低，表现为肌收缩之后保持紧张或无法迅速放松的状态。

肌肉

jī ròu

muscle

【同】"肌"。

肌生理弹性

jīshēng lǐ tán xìng

physical elasticity of muscle

过时的术语。指肌组织在拉力作用下伸长的特性。

肌生成抑制蛋白

jī shēng chéng yì zhì dàn bái

myostatin

属于转化生成因子 β 家族的成员，约 26kDa。抑制肌细胞的生长。

肌强直

jī qiáng zhí

splinting of muscles

是指肌刺激性和收缩性增强，松弛力降低，表现为肌收缩之后保持紧张或无法迅速放松的状态。

肌收缩

jī shōu suō

muscle contraction

肌受到刺激时产生的缩短和张力。

肌松剂

jī sōng jì

muscle relaxant

用于治疗肌紧张或痉挛的药物。

肌松监测仪

jī sōng jiān cè yí

myo-monitor

【同】"肌监控仪"。

肌痛

jī tòng

myalgia

肌的疼痛。

肌痛觉敏感

jī tòng jué mǐn gǎn

muscle hyperalgesia

肌疼痛部位的刺激所引起肌疼痛的敏感性增加。

肌萎缩

jī wěi suō

muscular atrophy

缺乏使用而造成的肌组织的功能和结构减弱，可能由慢性营养不良、失神经支配等多种原因导致。

肌纤维

jī xiān wéi

muscle fiber

肌组织的细胞。分为横纹肌、心肌和平滑肌三种类型。

肌纤维囊性挛缩

jī xiān wéi náng xìng luán suō

myofibrotic capsular contracture

在肌或其鞘内形成过多的纤维组织而引起的肌挛缩。

肌炎

jī yán

myositis

肌组织的炎症，可由感染、损伤或免疫系统引起。

肌源性疼痛

jī yuán xìng téng tòng

myogenous pain

①深部躯体肌骨疼痛，起源于骨骼肌、筋膜鞘或肌腱。②颞下颌关节紊乱相关的肌源性疼痛常与咀嚼肌活动过度或异常收缩有关。

肌张力

jī zhāng lì

muscle tonus

肌静止松弛状态下肌细胞相互牵引产生的紧张度。是维持身体各种姿势以及正常运动的基础。

肌张力过高

jī zhāng lì guò gāo

hypertonia, muscle hypertonicity

肌不自主收缩活动增多。

肌张力障碍

jī zhāng lì zhàng ài

dystonia

为神经系统紊乱，表现为急性、持续性、不规则性、强直性肌肉痉挛，导致扭曲和重复运动，常伴有舌、颌、眼、颈，有时甚至全身的扭曲。

肌正中

jī zhèng zhōng

myocentric

下颌姿势位时，肌收缩使下颌沿闭合弧在肌平衡的状态下闭合，达到通过颌间距离升高的空间终点;亦可描述为沿肌正中轨道的初始骀接触(下颌从姿势位等张闭合)。

肌总弹性

jī zǒng tán xìng

total elasticity of muscle

过时的术语。指肌的物理和生理弹性的综合作用。

积聚

jī jù

accretion

①逐渐累积而增大的过程。②在口腔医学中,牙菌斑、牙石和软垢等物质在牙或种植体、基台或修复体表面的渐进性积累。

基

jī

base

①支撑物体的基础、部件的附着点或某种材料的主要成分。②在化学中,指在水溶液中产生羟基离子并使酸中和形成盐和水的化合物。③在口腔医学中,是指修复体的内层材料或支持人工牙和替代缺损的牙槽骨及牙龈结构的义齿部分。

基本的

jī běn de

basal

描述生命所必需的最小功能。

基本多细胞单位

jī běn duō xì bāo dān wèi

basic multicellular unit (BMU)

由负责骨形成和骨吸收的细胞组成的功能单位。成熟皮质骨的重建单位为一长 2mm、宽 0.2mm 的圆柱状结构,在骨内沿一定方向排列。该结构能保持其形状、大小和内部结构数月,通过以适当比例的新增成骨细胞、破骨细胞、血管、神经和结缔组织来维持。每个基本多细胞单位最终将转变为新的哈弗斯系统或骨单位。

基本结构单元

jī běn jié gòu dān yuán

basic structural unit (BSU)

在医学中,通常是指由一个基本多细胞单位(BMU)构成的骨组织单位,也被称为骨单位。

基本色

jī běn sè

primary colors

【同】"原色"。

基本牙型

jī běn yá xíng

basic profile

螺纹术语。在螺纹轴线平面内,由理论尺寸、角度和削平高度所形成的内、外螺纹共有的理论牙型,为确定设计牙型的基础。

参见:牙型、设计牙型。

基部的

jī bù de

basal

【同】"基底的"。

基础的

jī chǔ de

basal

①位于或构成结构的基础。②有机体产生的基本结构。

基础修复
jī chǔ xiū fù
foundation restoration
为行冠修复所做的牙核堆积加固等准备工作。

基底
jī dǐ
framework, coping
①基底(framework)是指对物体起支撑作用的框架或骨架。在口腔医学中，是指由金属烤瓷修复体或全瓷修复体的金属或瓷内核，直接固位于基牙或种植体基台上，可以为独立的、相连的或桥架式结构设计，例如单冠、连冠桥支架基底。②基底(coping)是指位于代型上的薄层蜡等薄覆盖层，也指就位于种植体基台上的金属结构，用于制作覆盖义齿或固定总义齿的基底(framework)。

基底层
jī dǐ céng
stratum basale
复层鳞状上皮的最深层细胞，为单层的立方状或矮柱状细胞，细胞核呈圆形，染色深，胞质相对较少，借基底膜与固有层结缔组织相连。基底细胞在上皮中分化最低，和邻近的棘层细胞具有分裂增殖活性。

基底的
jī dǐ de
basal
属于或位于底部/基托附近。

基底的负荷影响
jī dǐ de fù hè yǐng xiǎng
effects of loading on framework
种植体的负荷分布，受到连接种植体的修复体相对刚度的影响。对于刚性修复体，负荷是相对平均地传递至下方所有的种植体。而对于具有一定弹性的修复体，则往往是接近于受力点的种植体负荷最大。

基底骨
jī dǐ gǔ
basal bone
【同】"基骨"。

基底结构
jī dǐ jié gòu
infrastructure
种植体的瓷、金属或树脂基底，通过粘接或螺钉固位支持二级基底(或称为中间基底)或修复体。

基底金属
jī dǐ jīn shǔ
base metal
构成义齿组织面的金属，如铝、金和钴铬等。

基底膜
jī dǐ mó
basement membrane
上皮和固有层之间的膜状结构，厚度约 $1\sim4\mu m$，PAS 染色阳性。电镜下，由浅至深由透明板、密板和网板构成，基底细胞和基底膜之间通过半桥粒连接。

基底设计
jī dǐ shè jì
coping design
是指为制作而设计的特殊基底形态或类型。

基底试戴

jī dǐ shì dài

framework try-in, coping try-in, try-in of framework

在口内评估基底的被动就位和空间位置关系的过程。

参见：基底。

基底修复体

jī dǐ xiū fù tǐ

coping prosthesis

覆盖义齿的过时用语。

参见：覆盖义齿。

基底印模

jī dǐ yìn mú

coping impression

【同】"皮卡基底印模"。

基督 - 西门子 - 都兰综合征

jī dū xī mén zǐ dū lán zōng hé zhēng

Christ-Siemens-Touraine syndrome

【同】"少汗性外胚层发育不良"。

基骨

jī gǔ

basal bone

对牙槽突起支持作用的上颌骨与下颌骨的基底骨座。

基距

jī jù

gauge length

【同】"基准距离"。

基面

jī miàn

basal surface

过时的术语。是指支撑义齿的口腔组织和结构。

基台

jī tái

abutment

用于支持和／或固位种植修复体或上部结构的种植修复部件。有多种描述分类方法，例如：按结构设计——一体式与分体式基台；按应用时机——临时与最终基台；按材料——钛、陶瓷、氧化锆和金基台；按轴向——直或角度基台；按连接方式——内连接与外连接基台；按固位方式——粘接与螺钉固位基台等；按与种植体的关系——基台与种植体为一个整体（一段式种植体）或作为独立的修复组件（二段式种植体）。

参见：一段式种植体、二段式种植体。

基台 - 种植体界面

jī tái zhòng zhí tǐ jiè miàn

abutment-implant interface

基台与种植体之间的接触面。

基台把持器

jī tái bǎ chí qì

abutment holder

基台在口外调改与抛光的固定装置。

基台扳手

jī tái bān shǒu

abutment driver

将基台拧紧于种植体的工具。

基台保护帽

jī tái bǎo hù mào

comfort cap, abutment protective cap

基台已就位但尚未戴入修复体期间，用于支撑种植体周围软组织并维持基台卫生的部件。

基台的螺丝设计
jī tái de luó sī shè jì

screw design of abutment
基台末端带有的螺纹结构,将基台就位于种植体的最终位置上。

基台校准装置
jī tái jiào zhǔn zhuāng zhì

abutment alignment device
将基台定位于种植体上的装置。

基台紧固力
jī tái jǐn gù lì

tightness of abutment
基台就位之后,基台螺钉所受的夹紧力。

基台连接
jī tái lián jiē

abutment connection
①基台与种植体之间的界面。②基台固位于种植体的方式,例如内基台连接和外基台连接。

基台螺钉
jī tái luó dīng

abutment screw
将基台固位于种植体的螺钉。

基台钳
jī tái qián

abutment clamp
将基台置于种植体平台的夹持工具。

基台筛选
jī tái shāi xuǎn

abutment selection
根据种植体植入的角度、缺牙间隙大小、软组织高度、修复体类型、殆、美学和发音等因素,决策基台的类型及型号的过程。

基台数据库
jī tái shù jù kù

abutment database
各种基台的数据信息库,包含种植体 - 基台连接等所有结构的数据。

基台水平印模
jī tái shuǐ píng yìn mú

abutment-level impression
将基台在口腔内的位置和方向复制到工作模型上的印模方式。

基台替代体
jī tái tì dài tǐ

abutment analog
准确模拟基台工作面的替代体,在制取印模和制作修复体的过程中替代基台。

基台微动
jī tái wēi dòng

abutment micromotion, abutment micromovement
种植体与基台界面之间的相对位移。动度越大基台与种植体界面的微间隙越大,这将导致严重的种植体机械和生物学并发症。

基台印模帽
jī tái yìn mú mào

abutment impression coping
在印模中记录基台位置与轴向的印模帽。
参见:印模帽。

基台愈合帽

jī tái yù hé mào

abutment healing cap

【同】"愈合帽"。

基台转换

jī tái zhuǎn huàn

abutment swapping

【同】"平台转移"。

基台桩

jī tái zhuāng

abutment post

是内连接基台延伸到种植体内部的特征性结构设计,为基台提供固位和 / 或稳定性。

基台周

jī tái zhōu

periabutment

种植体基台周围的区域或结构,通常是指基台周围的软组织和 / 或硬组织。

基台组件

jī tái zǔ jiàn

abutment element

泛指将基台固定到种植体上或将修复体固定到基台上的任何组件。

基托

jī tuō

base, baseplate

①基托(base):用于支持人工牙、并替代缺失的牙槽骨和牙龈结构的义齿部分。②基托(baseplate):用于石膏模型表面的由薄层硬质蜡或塑料制成的基底板,上覆蜡堤进行颌位记录。

基托材料

jī tuō cái liào

base material

过时的术语。是指可制成义齿基托的任何物质,如丙烯酸树脂、硫化胶、聚苯乙烯或金属等。

基托蜡

jī tuō là

baseplate wax

含有约 75% 的石蜡或地蜡的牙科蜡,并添加了蜂蜡、其他蜡和树脂,主要用于制作殆堤和义齿蜡型。

基托替换

jī tuō tì huàn

rebase

技工室的工作步骤,替换义齿基托的全部材料,而不改变人工牙的位置。

基托组织面

jī tuō zǔ zhī miàn

denture basal surface, intaglio, foundation surface of denture

义齿基托与支持组织接触或对应的表面,其形状与支持的牙槽嵴相符合。

基线数据

jī xiàn shù jù

baseline data

①在治疗开始时所进行的测量值,结果将与随后的测量结果进行比较。②在研究中已知的测量值,随后的数据将与其进行比较。

基牙

jī yá

abutment

是指支持和固位修复体的天然牙。

参见:覆盖基牙。

基牙固定
jī yá gù dìng

splinting of abutments

固定修复体将两颗或多颗基牙连接。

基因重组人类血小板衍生生长因子
jī yīn chóng zǔ rén lèi xuè xiǎo bǎn yǎn shēng shēng zhǎng yīn zǐ

recombinant human platelet-derived growth factor (rhPDGF)

通过基因重组方法获得的血小板衍生生长因子制品,具有促进细胞增殖和骨形成的作用,在骨稳态、修复和再生过程中起调节作用。

基因敲除
jī yīn qiāo chú

gene knock-out

将细胞基因组中某基因去除或使基因失去活性的技术。

基因敲入
jī yīn qiāo rù

gene knock-in

将外源基因插入到细胞(包括胚胎干细胞和体细胞等)基因组的特定位点,使新基因能随细胞的繁殖而传代、表达并发挥作用的技术。

基因芯片技术
jī yīn xīn piàn jì shù

gene chip technology

将大量的核酸片段固定于面积很小的载体(如硅片、玻片和尼龙膜等)上制成芯片,与待检测的标记样品进行杂交,通过检测杂交信号的强弱进行定性和定量分析的技术。

基因型
jī yīn xíng

genotype

个体或特定群体的遗传信息组成。

基因组
jī yīn zǔ

genome

由一方亲本遗传而来的整套染色体。

基因组学
jī yīn zǔ xué

genomics

对基因组结构和功能的研究,包括对其进行测序、绘谱,研究分析其表达及其产物如何在生物体中起作用。

基于患者的评估
jī yú huàn zhě de píng gū

patient-based measure

通过对患者系列问卷调查、访谈以及其他方法,从患者角度评估健康、疾病和保健干预措施收益,衡量与健康相关的生活质量、主观健康状况和功能状况等。

基于软件的治疗计划
jī yú ruǎn jiàn de zhì liáo jì huà

software-based planning

术前 CT 或 CBCT 扫描与计算机软件联合使用,以作出诊断并计划种植体的植入和修复。治疗计划的信息可用于导航外科或制作外科导板。

基质
jī zhì

matrix

①包绕组织细胞(如结缔组织)的细胞间质或从中发育结构的组织,为复杂

的天然或合成纤维网络结构,可作为细胞生长、迁移和增殖的支架,有助于组织的发育与成熟。②为晶间物质,如粘接材料一样连接其他颗粒。例如牙科瓷的长石成分,提供玻璃状基质,石英颗粒分散在其中。

基质金属蛋白酶

jī zhì jīn shǔ dàn bái méi

matrix metalloproteinase (MMP)

一类 Zn^{2+} 和 Ca^{2+} 依赖的蛋白酶,能够降解细胞外基质的多肽大分子。可介导牙周结缔组织以及骨组织的破坏,在骨基质降解中发挥重要作用。

基准标记点

jī zhǔn biāo jì diǎn

fiducial marker

成像系统中使用的参考点或测量点。可以位于成像对象上,也可以是光学仪器中的一个或一组标记。

基准标记配准

jī zhǔn biāo jì pèi zhǔn

fiducial marker registration

①将一对象置于图像中用作参照。②在放射学中,是指将一标记置于CBCT扫描中。

基准距离

jī zhǔn jù lí

gauge length

从基准平面到圆锥外螺纹小端面的轴向距离。

基准平面

jī zhǔn píng miàn

gauge plane

在螺纹术语中,是指垂直于密封管螺纹轴线、具有基准直径的平面。螺纹环规和塞规利用此平面进行螺纹工件的检验。

基准直径

jī zhǔn zhí jìng

gauge diameter

为规定密封管螺纹尺寸而设立的基准基本大径。

基座

jī zuò

basal seat

过时的术语。是指支撑义齿的口腔组织和结构。

激光

jī guāng

laser

受激发射的辐射进行的光放大,具有高方向性、高单色性、高亮度和高相干性的特点,聚集并指向短距离时能够产生巨大的局部热量和功率。在医学中,被用于外科手术、诊断以及生物及生理学研究。

激光点焊机

jī guāng diǎn hàn jī

laser spot welding machine

激光焊接机的类型之一,主要用于微细工件的精密焊接。

激光光疗

jī guāng guāng liáo

laser phototherapy (LPT)

使用非电离激光源的非手术疗法。

激光焊接

jī guāng hàn jiē

laser welding

利用高能量密度的激光束作为集中热源的焊接技术。

激光焊接机

jī guāng hàn jiē jī

laser welding machine

利用高能量密度的激光束作为热源的无接触焊接设备，能够焊接高熔点、高强度的合金材料。

激光切割

jī guāng qiē gē

laser beam cutting

利用聚焦后的激光束作为主要热源的热切割方法。

激光清创

jī guāng qīng chuāng

laser debridement

①利用激光对软组织进行烧灼、切除或破坏。②在种植治疗中，可使用激光彻底清除种植体表面菌斑、软垢及牙石，以治疗种植体周感染。

激光扫描

jī guāng sǎo miáo

laser scanning

利用三角测量原理创建三维图像。激光束投射到物体上，传感器测量到物体表面的距离，基于内部的坐标系收集数据。

参见：激光扫描仪。

激光扫描共聚焦显微镜

jī guāng sǎo miáo gòng jù jiāo xiǎn wēi jìng

laser scanning confocal microscope (LSCM)

【同】"共聚焦激光扫描显微镜"。

激光扫描仪

jī guāng sǎo miáo yí

laser scanner

利用三角测量原理通过激光束扫描来测量设备到物体表面距离的仪器。

激光烧结

jī guāng shāo jié

laser sintering

【同】"选择性激光烧结"。

激光蚀刻

jī guāng shí kè

laser etching

利用激光束按程序烧蚀材料表面，形成规律性的微观形貌。例如手术器械、种植体和基台等表面的激光蚀刻。

激光治疗

jī guāng zhì liáo

laser therapy

①利用激光能量治疗组织病变。②使用集中光束切割、烧灼、去除或破坏软组织或硬组织。

激活工具

jī huó gōng jù

activating tool

用来增加或减少附着体固位力的工具。

激活骨再生

jī huó gǔ zài shēng

activation of bone regeneration

【同】"骨激活"。

激活码

jī huó mǎ

license key, activation key

用于解锁软件以供临时或永久使用的

软件密钥。

激活密钥
jī huó mì yào
license, activation key
【同】"许可证"。

激素
jī sù
hormone
由内分泌腺或特定细胞分泌的相对微量的生化分泌物,通过血液和体液循环进行传导和分布,参与调控组织、器官、系统和内分泌腺体等的生理功能。

吉列桥
jí liè qiáo
Gillett bridge
过时的术语。是使用吉列(Gillett)卡环系统的可摘局部义齿。

级差备洞
jí chā bèi dòng
undersized drilling
【同】"级差预备"。

级差预备
jí chā yù bèi
undersized osteotomy preparation, undersized osteotomy
所预备的种植窝的最后直径小于种植体的直径,以通过种植体对种植窝骨壁的挤压与啮合增加种植体的初始稳定性。

极性韧带
jí xìng rèn dài
polar ligaments

【同】"副韧带"。

即刻侧向平移
jí kè cè xiàng píng yí
immediate lateral translation
【同】"迅即侧移"。

即刻非功能负荷
jí kè fēi gōng néng fù hè
immediate nonfunctional loading
【同】"即刻修复"。

即刻非𬌗负荷
jí kè fēi hé fù hè
immediate nonocclusal loading
【同】"即刻修复"。

即刻封闭器
jí kè fēng bì qì
immediate obturator
【同】"外科阻塞器"。

即刻负荷
jí kè fù hè
immediate loading
种植体植入后,在1周之内戴入临时或最终种植修复体,修复体与对颌存在功能性𬌗接触。

即刻功能性负荷
jí kè gōng néng xìng fù hè
immediate functional loading
【同】"即刻负荷"。

即刻𬌗分离
jí kè hé fēn lí
immediate disclusion
前伸𬌗导致的后牙瞬间分离。
参见:𬌗分离。

即刻𬌗负荷

jí kè hé fù hè

immediate occlusal loading

为即刻负荷的同义词。强调在同一次临床就诊中,植入种植体并即刻戴入与对颌牙有𬌗接触的种植体支持或固位式固定或可摘义齿。

参见:即刻负荷。

即刻临时封闭器

jí kè lín shí fēng bì qì

immediate temporary obturator

【同】"外科阻塞器"。

即刻临时修复

jí kè lín shí xiū fù

immediate provisionalization, immediate temporization

在种植体植入之后即刻戴入临时修复体,临时修复体与对颌存在或不存在功能性𬌗接触。

即刻替代义齿

jí kè tì dài yì chǐ

immediate replacement denture

【同】"即刻义齿"。

即刻修复

jí kè xiū fù

immeidate restoration

种植体植入后1周之内戴入临时修复体,修复体与对颌无功能性𬌗接触。

即刻义齿

jí kè yì chǐ

immediate denture, immediate insertion denture

泛指牙拔除或种植体植入之后的即刻戴入的任何固定或可摘义齿。

即刻植入

jí kè zhí rù

immediate placement

【同】"即刻种植"。

即刻种植

jí kè zhòng zhí

immediate implant placement

拔牙同期植入种植体,拔牙位点没有任何骨和软组织愈合。

参见:Ⅰ型种植。

即刻种植即刻负荷

jí kè zhòng zhí jí kè fù hè

immediate implant placement and immediate loading

牙拔除同期植入种植体并于1周之内戴入临时修复体,修复体与对颌存在功能性𬌗接触。

即刻种植即刻修复

jí kè zhòng zhí jí kè xiū fù

immediate implant placement and immediate restoration

牙拔除同期植入种植体并于1周之内戴入临时修复体,修复体与对颌不存在功能性𬌗接触。

即刻种植体植入

jí kè zhòng zhí tǐ zhí rù

immediate implant placement, immediate implantation

【同】"即刻种植"。

急性

jí xìng

acute

①某种严重、困难或不受欢迎的情况的发生或存在。②某种疾病急剧、严

重、迅速地发生与发展。

应过程。

急性鼻 - 鼻窦炎

jí xìng bí bí dòu yán

acute rhinosinusitis

【同】"急性鼻窦炎"。

急性鼻窦炎

jí xìng bí dòu yán

acute rhinosinusitis

是累及鼻窦的急性炎症,通常发作突然,病程少于 1 周。患者常有持续性鼻塞、流大量黏脓涕、嗅觉障碍、定位与定时性头痛等表现。常见致病菌包括肺炎链球菌、流感嗜血杆菌和卡他莫拉菌。

急性闭锁

jí xìng bì suǒ

acute closed lock

颞下颌关节紊乱的表现形式之一,其特征包括:突然发作、关节盘前移位导致的短期下颌运动受限并伴有疼痛、张口度受限(前牙区 25~30mm)以及开口时下颌向患侧偏斜。

急性感染

jí xìng gǎn rǎn

acute infection

是指病原体侵入人体并在体内快速繁殖所引起的病理现象。是发病迅速、反应较为剧烈、病程过程较为严重的感染类型。

急性根尖周炎

jí xìng gēn jiān zhōu yán

acute periapical periodontitis

从根尖部牙周膜出现浆液性炎症到根尖周组织形成化脓性炎症的一系列反

急性脓肿

jí xìng nóng zhǒng

acute abscess

病程相对较短的脓肿,为急剧发生的脓性渗出物积聚,表现为伴发热和疼痛的局部炎症。

急性上颌窦炎

jí xìng shàng hé dòu yán

acute maxillary sinusitis

上颌窦黏膜的急性炎症,严重时可累及骨。临床表现为发热、面痛、头痛、磨牙叩痛、鼻塞和脓涕等。可由口腔疾病引起,如根尖周炎、牙周炎、种植体周炎和口腔上颌窦瘘等。急性上颌窦炎是上颌窦底提升手术的绝对禁忌证。

急性疼痛

jí xìng téng tòng

acute pain

是各种物理、化学、创伤和感染等作用下出现的病程急剧、短暂且相对严重的疼痛。

急性牙周脓肿

jí xìng yá zhōu nóng zhǒng

acute periodontal abscess

为牙周脓肿的类型之一。多发生于牙周炎晚期,特征为发病突然,在患牙龈下形成椭圆形或半球状的肿胀突起。

急性炎症

jí xìng yán zhèng

acute inflammation

突然发作的炎症,持续时间常常仅数日,一般不超过一个月。该过程以血管反应和白细胞反应为主,以红、肿、热、痛为特征。

急性种植体根尖周炎
jí xìng zhòng zhí tǐ gēn jiān zhōu yán

acute implant periapical lesion

种植体根尖周组织的急性炎症。症状包括剧烈疼痛、瘘管形成和溢脓等。X射线检查可见围绕种植体根尖周区存在低密度影像。

疾病
jí bìng

disease

机体受病因作用后,某些组织、器官或系统的结构与功能发生异常,并产生症状或不良后果的过程。病因可以为发育、遗传、代谢、物理、化学、辐射能、感染和创伤等,或病因未知。

棘层
jí céng

stratum spinosum

鳞状上皮中位于基底层浅层的数层细胞,由体积较大、多边形细胞构成,胞浆内含有 1~2 个核仁。棘细胞表面有许多特征性细小突起,与相邻细胞的突起相连形成细胞间桥。棘层是上皮中层数最多的结构。

棘轮
jí lún

ratchet

只允许单向转动的齿轮。

棘轮扳手
jí lún bān shǒu

ratchet wrench

用于旋入、旋出种植体及手动攻丝的单向旋转的工具,由棘轮和加力杆两部分组成,并且可以适配控制扭矩的扭矩控制器。

参见:扭矩控制器。

集落刺激因子
jí luò cì jī yīn zǐ

colonystimulating factor (CSF)

能够刺激多能造血干细胞和不同发育分化阶段的造血祖细胞分化、增殖的细胞因子。

集群种植体失败
jí qún zhòng zhí tǐ shī bài

cluster implant failure

利用集群技术研究种植体的失败率,研究一个大研究对象池中一个组患者的多颗种植体失败的发生。

嵴
jí

crest

①山脊。②身体某一部分的脊或突起。③牙槽骨或剩余牙槽嵴的冠方部分。

嵴顶
jí dǐng

crest of the ridge

【同】"剩余牙槽嵴顶"。

嵴顶部的
jí dǐng bù de

crestal

用来形容嵴顶或嵴上最冠方的部分。

嵴顶骨丧失
jí dǐng gǔ sàng shī

crestal bone loss

种植体周牙槽嵴顶的冠方骨丧失。

嵴顶旁切口
jí dǐng páng qiē kǒu
paracrestal incision
水平向黏骨膜切口并非位于牙槽嵴顶的正中，而是偏颊侧或偏舌侧。

嵴顶上种植体植入
jí dǐng shàng zhòng zhí tǐ zhí rù
supracrestal implant placement
种植体植入之后，平台的垂直向位置位于剩余牙槽嵴顶骨平面的冠方。

嵴顶下种植体植入
jí dǐng xià zhòng zhí tǐ zhí rù
subcrestal implant placement
种植体植入之后，平台的垂直向位置位于剩余牙槽嵴顶骨平面的根方。

嵴顶硬骨板
jí dǐng yìng gǔ bǎn
crestal lamina dura
牙槽嵴顶的致密骨板层。

嵴间距
jí jiān jù
interridge distance
【同】"牙槽嵴间距离"。

嵴缺损
jí quē sǔn
alveolar ridge defect
【同】"牙槽嵴缺损"。

脊状骨
jí zhuàng gǔ
buttressing bone
是指牙槽嵴边缘线状增厚的骨结构（通常位于颊侧），可能是对较大殆力的反应。

记录
jì lù
records
阐明所取得的结果或提供所完成活动的证据的文件资料，例如病历和照片等。

计算机
jì suàn jī
computer
用于高速计算的电子计算设备，由硬件系统和软件系统组成。可进行数值逻辑和计算，并具有存储功能。

计算机断层成像
jì suàn jī duàn céng chéng xiàng
computed tomography (CT)
【同】"计算机体层成像"。

计算机断层扫描
jì suàn jī duàn céng sǎo miáo
computed tomography (CT)
【同】"计算机体层成像"。

计算机仿真
jì suàn jī fǎng zhēn
computer simulation
又称之为计算机模拟，是指模拟特定系统的抽象模型的计算机程序或计算机网络。

计算机辅助导航
jì suàn jī fǔ zhù dǎo háng
computer-aided navigation
【同】"导航外科"。

计算机辅助工程
jì suàn jī fǔ zhù gōng chéng
computer-aided engineering (CAE)

在口腔医学中，是指结合数学算法来控制、设计和制造修复体的技术。
参见：计算机辅助设计。

计算机辅助技术

jì suàn jī fǔ zhù jì shù

computer-aided technologies (CAT)

使用计算机技术帮助设计、分析和制造产品的广义术语。

计算机辅助立体光固化成型

jì suàn jī fǔ zhù lì tǐ guāng gù huà chéng xíng

stereolithography

【同】"立体光固化成型"。

计算机辅助设计

jì suàn jī fǔ zhù shè jì

computer-aided design (CAD)

利用计算机、图形设备以及专业软件辅助设计人员进行设计的技术。

计算机辅助设计 / 计算机辅助制造

jì suàn jī fǔ zhù shè jì/jì suàn jī fǔ zhù zhì zào

computer-aided design/computer-aided manufacturing (CAD/CAM), computer-aided design/computer-assisted manufacture (CAD/CAM)

①利用计算机技术来设计和制作各种部件的过程。②在口腔医学中，其加工对象包括修复体、基台、种植外科导板和模型等。

计算机辅助设计 / 计算机辅助制造的个性化基台

jì suàn jī fǔ zhù shè jì /jì suàn jī fǔ zhù zhì zào de gè xìng huà jī tái

CAD/CAM custom abutment

【同】"CAD/CAM 基台"。

计算机辅助设计与制图

jì suàn jī fǔ zhù shè jì yǔ zhì tú

computer-aided design and drafting (CADD)

计算机技术在设计过程和设计文件处理中的应用，是用计算机进行制图的过程。CADD 软件为用户提供输入工具，以简化设计过程、绘图、文档记录和制造过程。

计算机辅助手术

jì suàn jī fǔ zhù shǒu shù

computer-aided surgery (CAS)

【同】"计算机辅助外科"。

计算机辅助外科

jì suàn jī fǔ zhù wài kē

computer-aided surgery (CAS)

应用计算机技术及信息技术的精准外科手术。

参见：导板外科、导航外科、外科机器人。

计算机辅助外科导板

jì suàn jī fǔ zhù wài kē dǎo bǎn

computer-assisted surgical guide

基于计算机断层扫描数据，通过 CAD/CAM 设计和制作的外科导板。

参见：立体光固化成型导板。

计算机辅助外科模板

jì suàn jī fǔ zhù wài kē mú bǎn

computer-assisted surgical template

【同】"计算机辅助外科导板"。

计算机辅助制造

jì suàn jī fǔ zhù zhì zào

computer-aided manufacturing (CAM)

在机械制造业中,是指计算机系统将设计信息自动转换成制造信息,通过各种数控机床和设备,进行产品的加工、装配、检测、试验和包装等制造过程。

计算机辅助制造的外科导板

jì suàn jī fǔ zhù zhì zào de wài kē dǎo bǎn

computer-assisted manufacture surgical guidance

【同】"数字化外科导板"。

计算机辅助制造基台

jì suàn jī fǔ zhù zhì zào jī tái

CAM abutment

①首先形成基台蜡型,随后进行计算数字化扫描,并在数字化控制下进行基台制造。②利用原厂基台数据进行基台的计算机辅助制造。

计算机控制局部麻醉

jì suàn jī kòng zhì jú bù má zuì

computer-controlled local anesthesia

【同】"数控局部麻醉"。

计算机模型

jì suàn jī mó xíng

computer model

【同】"计算机仿真"。

计算机数控

jì suàn jī shù kòng

computer numerical control (CNC)

是指利用一个专用的可储存程序的计算机代替数控装置执行部分或全部数字控制功能的系统。按照事先编制好的加工程序,自动地对被加工零件进行加工。加工技术可为加法技术,也

可为减法技术。

计算机数控切削

jì suàn jī shù kòng qiē xiāo

computer numeric controlled (CNC) - milling

计算机数控(CNC)下的铣削。是直接扫描一个物体,然后进行计算机辅助制造(CAM),绕开了计算机辅助设计(CAD)程序。

计算机数字减影技术

jì suàn jī shù zì jiǎn yǐng jì shù

digital subtraction radiography (DSR)

为数字增强技术,检测和显示图像随着时间推移而发生的变化。其原理是以相同几何参数曝光得到两幅相同的数字图像,一幅作为参考图像,第二幅作为比较图像。将参考图像中的灰度值数字从比较图像中的对应像素的灰度值减去即可得到增强后的图像。常应用于数字减影血管造影。

计算机体层成像

jì suàn jī tǐ céng chéng xiàng

computed tomography (CT)

是 X 射线束环绕人体某一部位以序列或螺旋形式扫描,探测器接收未被吸收的 X 射线的信息,经计算机处理后,在显示器上显示重建图像。

计算机体层成像引导外科

jì suàn jī tǐ céng chéng xiàng yǐn dǎo wài kē

computer tomography guided surgery

在基于计算机断层扫描(CT)或锥形束计算机断层扫描(CBCT)的数字文件,制作外科导板,在其引导下实施外科手术。

计算机体层摄影

jì suàn jī tǐ céng shè yǐng

computed tomography (CT)

【同】"计算机体层成像"。

计算机轴向体层成像

jì suàn jī zhóu xiàng tǐ céng chéng xiàng

computed axial tomography (CAT)

①结合 X 射线和计算机技术生成三维、全景或横断面人体结构图像的成像技术。通过沿着身体结构的单一轴系列扫描采集数据。②在口腔种植学中,扫描面与𬌗平面平行,在软件支持下用于辅助诊断与设计。

记录堤

jì lù dī

record rim

【同】"𬌗堤"。

记录基托

jì lù jī tuō

record base

承载材料(通常为𬌗堤)的义齿基托,用于记录颌位关系。

技工室工作授权

jì gōng shì gōng zuò shòu quán

laboratory work authorization

【同】"技工室设计单"。

技工室螺钉

jì gōng shì luó dīng

laboratory screw

与基台或修复体螺钉匹配的替代螺钉,用于技工室的义齿加工过程,避免临床用的基台螺钉或修复体螺钉的损坏。某些类型的技工室螺钉长度可以

调改,或为不同的材质。

技工室设计单

jì gōng shì shè jì dān

laboratory prescription, laboratory work authorization

①临床医生向技工室提供的书面文件,详细说明要完成的工作,包括指定的设计和要求使用的材料与部件等。该加工单属于牙科记录的组成部分。 ② 英 文"laboratory prescription"是俚语。

技工室替代体

jì gōng shì tì dài tǐ

laboratory analog

在技工室加工义齿过程中所使用的修复体、种植体及其他部件的替代品。

技术

jì shù

technique, technic

①一系列涉及技巧的详细的执行程序,以实现所需结果。②任何机械操作过程或外科手术细节。③在英文中涉及艺术技巧时多使用 technique 一词。

既往史

jì wǎng shǐ

anamnesis

①对记忆的回溯。②在患者就诊和检查时患者回忆的疾病或治疗史。

继发骨接触

jì fā gǔ jiē chù

secondary bone contact

种植体愈合过程中,新骨在种植体表面直接骨沉积所形成的骨接触,由此

获得种植体继发稳定性。

参见:继发稳定性。

继发稳定性

jì fā wěn dìng xìng

secondary stability

种植体愈合过程中,种植体表面新骨沉积(即继发骨接触)所获得的种植体稳定性。

参见:继发骨接触。

继发性干燥综合征

jì fā xìng gān zào zōng hé zhēng

secondary Sjögren syndrome

【同】"继发性舍格伦综合征"。

继发性骨折

jì fā xìng gǔ zhé

secondary fracture

继发于骨的感染、坏死或其他疾病的骨折。

继发性骨质疏松症

jì fā xìng gǔ zhì shū sōng zhèng

secondary osteoporosis

由各种疾病,如内分泌代谢疾病、其他全身性疾病、药物作用或失用性等因素引起的骨质疏松。

继发性𬌗创伤

jì fā xìng hé chuāng shāng

secondary occlusal trauma

正常或过大的𬌗力施加于支持能力减弱的牙造成的𬌗创伤。

参见:𬌗创伤。

继发性上颌黏液囊肿

jì fā xìng shàng hé nián yè náng zhǒng

secondary maxillary mucocele

由先前的创伤或手术引发的上颌窦黏液囊肿,源自卷入手术部位的窦内上皮和黏膜残余。

继发性舍格伦综合征

jì fā xìng shě gé lún zōng hé zhēng

secondary Sjogren syndrome (SSS)

病变不只限于泪腺、唾液腺等外分泌腺体,并同时伴发各种自身免疫性疾病的舍格伦综合征。

继发性疼痛

jì fā xìng téng tòng

secondary pain

深部躯体疼痛的中央兴奋作用引起的异位疼痛和 / 或继发性痛觉过敏。

继发性种植体失败

jì fā xìng zhòng zhí tǐ shī bài

secondary implant failure

种植体骨结合完成之后发生的种植体失败,可能继发于生物学并发症、机械并发症和工艺并发症。

加长器

jiā cháng qì

extender

【同】"延长杆"。

加成型硅橡胶

jiā chéng xíng guī xiàng jiāo

addition silicone

通过硅氢加成反应进行硫化的一类硅橡胶。

加法表面

jiā fǎ biǎo miàn

added surface

通过在表面添加材料改变的种植体

表面。

加法制造
jiā fǎ zhì zào

additive manufacturing (AM)

【同】"增材制造"。

加工替代品
jiā gōng tì dài pǐn

processing analog, processing jig, process jig

置入工作模型、与附着体阳性部件或阴性部件相一致的复制品。

加工误差
jiā gōng wù chā

fabrication error

是指被加工工件达到的几何参数(尺寸、形状和位置)的实际值对设计的偏离。

加蜡技术
jiā là jì shù

wax addition technique

通过有序地堆蜡获得所需解剖形态的成蜡型过程。

加力扭矩
jiā lì niǔ jǔ

insertion torque

对螺钉拧入或拧紧时施加的旋转力。例如,施加于基台螺钉或修复螺钉的扭矩。

加密狗
jiā mì gǒu

dongle

运行特定软件包所需的硬件,须与运行该软件的计算机物理连接。

加色法三原色
jiā sè fǎ sān yuán sè

additive three primary colors

【同】"加色法原色"。

加色法原色
jiā sè fǎ yuán sè

additive primary colors

不能通过其他颜色的混合调配而得出的基本色:红色、绿色和蓝色。

夹板
jiā bǎn

splint

①为固定的或刚性的器具,将移位或可移动部分固定于适当位置。②固定松动牙或骨折的器具。③将两颗或多颗基牙和/或种植体连接为一个不可动单元的任何结构,例如相连的基底、杆附着体、固定或可摘修复体等。

夹板固定
jiā bǎn gù dìng

splinting

①通过固定的或刚性夹板将移位或可移动的部分固定在适当的位置的行为或过程。②用夹板固定松动牙或骨折断端的过程。③将两颗或多颗牙和/或种植体支持式固定或可摘修复体连接为一个不可动单元的行为或过程。

夹层骨移植
jiā céng gǔ yí zhí

sandwich bone graft

将上颌骨或下颌骨水平截断并抬起,在断端之间的间隙内植入自体骨或骨代用品。抬起的骨段至少有一侧黏骨膜附着(腭侧和/或舌侧),继续提供血供。

夹紧力

jiā jǐn lì

clamping force

施加压力将两个部件相连而产生的压缩力。如外部挤压力或螺钉拧紧力。

参见：预载荷。

夹具

jiā jù

jig

在装配或调改过程中，用来机械地保持工件、工具或部件之间位置关系的装置。

家族性

jiā zú xìng

familial

发生于家族成员的疾病。

颊侧骨板

jiá cè gǔ bǎn

buccal plate

【同】"颊侧骨壁"。

颊侧骨壁

jiá cè gǔ bì

buccal wall

①牙槽骨颊侧的骨壁，其构成包括固有牙槽骨和皮质骨，中间通常无松质骨。②泛指牙或种植体唇/颊侧的骨壁。

颊侧记录

jiá cè jì lù

buccal index

与模型相关的牙颊面的印模记录。

颊侧翼

jiá cè yì

buccal flange

义齿位于口腔前庭的边缘部分，或指人工牙颊侧颈部边缘延伸到边缘密封区。

颊侧翼缘区

jiá cè yì yuán qū

buccal flange area

位于口腔前庭，在下颌颊系带至咬肌下段前缘之间，外界是下颌骨外缘，内侧是牙槽嵴的颊侧斜坡，前缘是颊系带，后缘是磨牙后垫。

颊长神经

jiá cháng shén jīng

long buccal nerve

【同】"颊神经"。

颊的

jiá de

buccal

用于描述关于面颊、邻近面颊或与面颊相关的。

颊𬌗倒角

jiá hé dào jiǎo

bucco-occlusal contrabevel

为牙体预备的特征之一，部分贴面预备的颊侧牙尖嵴轮廓，与近中和远中沟相连接。

颊拉钩

jiá lā gōu

buccal retractor

用于牵开颊或颊侧切口的专用拉钩。

颊廊

jiá láng

buccal corridor

微笑时，在上颌后牙颊侧面与口角之

间的可见间隙。

颊黏膜

jiá nián mó

buccal mucosa

衬覆在颊部的口腔黏膜,属于被覆黏膜。颊黏膜被覆较厚的无角化复层鳞状上皮,固有层致密,黏膜下层有较多的脂肪和小唾液腺。

颊黏膜切口

jiá nián mó qiē kǒu

buccal mucosal incision

是指在颌骨颊侧非角化的黏膜处所做的切口。在种植外科中,并不作为的常规切口。

颊黏膜皱褶

jiá nián mó zhòu zhě

mucobuccal fold

颊前庭黏膜与上颌或下颌牙槽黏膜之间的反折线。

颊黏膜皱褶切口

jiá nián mó zhòu zhě qiē kǒu

mucobuccal fold incision

【同】"前庭切口"。

颊棚

jiá péng

buccal shelf

在颊前庭区,从牙槽嵴或剩余牙槽嵴向外斜线延伸的皮质骨表面。

参见:颊侧翼缘区。

颊棚区

jiá péng qū

buccal shelf

【同】"颊棚"。

颊前庭

jiá qián tíng

buccal vestibule

口腔前庭的一部分,位于颊与牙、牙龈、牙槽嵴或剩余牙槽嵴之间。

参见:唇前庭。

颊舌向的

jiá shé xiàng de

buccolingual, orofacial

泛指牙或其他口腔结构的唇 / 颊 - 舌 / 腭方向的。

颊舌向骨宽度

jiá shé xiàng gǔ kuān dù

buccolingual bone width

泛指可用于植入种植体的剩余牙槽嵴在唇 / 颊至舌 / 腭方向上的骨宽度。

颊舌向关系

jiá shé xiàng guān xì

buccolingual relationship

描述冠状面上颌牙弓中牙、种植体或间隙等任何结构相对于颊和舌的位置关系。

颊舌向距离

jiá shé xiàng jù lí

orofacial dimensions, orofacial distance, buccolingual dimensions, buccolingual distance

泛指剩余牙槽嵴顶的唇 / 颊至舌 / 腭方向上的骨宽度。

颊舌向维度

jiá shé xiàng wéi dù

orofacial dimensions, buccolingual dimensions

【同】"颊舌向距离"。

颊舌向位置

jiá shé xiàng wèi zhì

orofacial position, buccolingual position

泛指种植体平台在唇 / 颊侧骨壁与舌 / 腭侧骨壁之间的位置。

颊神经

jiá shén jīng

buccal nerve

下颌神经的一个分支。在翼外肌的头部之间前行,向下降到咬肌的前缘。分支布于下颌磨牙及第二前磨牙的颊侧牙龈及颊部的黏膜和皮肤,为感觉神经。

颊神经阻滞麻醉

jiá shén jīng zǔ zhì má zuì

block anesthesia of buccal nerve

将麻药在翼下颌韧带中点外侧 2~3mm 处注入以麻醉颊神经的麻醉方法。麻醉范围为同侧下颌磨牙及第二前磨牙颊侧牙龈、黏骨膜,颊部黏膜、肌肉和皮肤。临床常用于颊部手术、下颌磨牙及第二前磨牙区域牙槽外科及种植外科手术的补充麻醉。

颊外展隙

jiá wài zhǎn xì

buccal embrasure

朝向颊侧的外展隙。

颊系带

jiá xì dài

buccal frenulum

位于上下颌左右双侧前磨牙区口腔前庭内的黏膜皱襞,连结前磨牙区的牙槽嵴和对应位置的颊黏膜,同时也是唇前庭和颊前庭的分界。

颊向错位

jiá xiàng cuò wèi

buccoversion

向颊侧的偏斜,例如牙在牙弓上相对正常排列位置向颊或唇向的偏移。

颊脂垫

jiá zhī diàn

buccal fat pad, corpus adiposum buccae

位于皮下与颊肌之间的脂肪团块,由菲薄筋膜所包绕。

甲基丙烯酸甲酯

jiǎ jī bǐng xī suān jiǎ zhǐ

methyl methacrylate

为丙烯酸酯类单体,可聚合形成聚甲基丙烯酸甲酯,用于制造丙烯酸树脂和塑料。

甲基丙烯酸甲酯树脂

jiǎ jī bǐng xī suān jiǎ zhǐ shù zhī

methylmethacrylate resin

为透明的热塑性丙烯酸树脂。用于牙科时将甲基丙烯酸甲酯单体与聚合物粉末混合,形成柔韧的塑料团,在聚合开始之前置入模具中。

甲基丙烯酸羟乙酯

jiǎ jī bǐng xī suān qiǎng yǐ zhǐ

hydroxyethyl methacrylate (HEMA)

由水溶性单体制成的异塑性材料,可在各种情况下低温聚合。它可用于制备各种水凝胶,以固定蛋白质或细胞移植。

甲泼尼龙

jiǎ pō ní lóng

methylprednisolone

属于速效糖皮质激素,具有抗炎、免疫抑制及抗过敏活性。可用于治疗严重炎症、休克、肾上腺功能不全和胶原疾病等。可通过肌内注射、静脉注射或口服使用。

甲壳胺

jiǎ qiào àn

chitosan

【同】"壳聚糖"。

甲醛

jiǎ quán

formaldehyde

为挥发性广谱杀菌剂,具刺激性气味。可使蛋白质变性或凝固,其溶液和气体均具强大杀菌作用,对细菌、芽孢、真菌、病毒均有效。可用作消毒液和保存解剖标本的防腐剂。

甲硝唑

jiǎ xiāo zuò

metronidazole

为硝基咪唑类抗菌药,对革兰氏阳性、阴性厌氧菌及滴虫、阿米巴原虫有较好的杀灭作用。对兼性厌氧菌及需氧菌引起的感染无效。临床主要用于治疗厌氧菌感染引起的口腔、腹腔、女性生殖系统、骨和关节等部位的感染,亦是治疗阿米巴病、阴道滴虫病的首选药。

甲型肝炎

jiǎ xíng gān yán

hepatitis A (HAV)

由甲型肝炎病毒引起的急性肝脏感染性疾病。通常通过粪-口污染传播。通常发生于儿童和年轻人身上,病程较轻。可通过接种免疫进行预防。

甲状旁腺功能亢进

jiǎ zhuàng páng xiàn gōng néng kàng jìn

hyperparathyroidism

甲状旁腺激素过量引起的生理状态。原发性甲状旁腺功能亢进是由于甲状旁腺功能异常所致,使得甲状旁腺激素分泌过多,导致骨吸收增加及高钙血症。继发性甲状旁腺功能亢进常由于慢性肾衰竭和甲状旁腺激素作用受到拮抗所致。

甲状腺功能亢进症

jiǎ zhuàng xiàn gōng néng kàng jìn zhèng

hyperthyroidism

甲状腺腺体本身产生甲状腺激素过多而引起的甲状腺毒症,为神经、循环和消化等系统兴奋性增高、代谢亢进为主要表现的临床综合征。

甲紫

jiǎ zǐ

methylrosanilnium chloride

【同】"龙胆紫"。

假袋间隙

jiǎ dài jiàn xì

pseudopocket space

假性牙周袋的龈沟间隙。

参见:牙周袋。

假袋综合征

jiǎ dài zōng hé zhēng

pseudopocket syndrome

为牙周病的特征性症状和体征的集合,如炎症、牙龈增生、探诊深度增加和牙松动等,但上皮附着仍处于正常位置。

假复层纤毛柱状上皮

jiǎ fù céng xiān máo zhù zhuàng shàng pí

pseudostratified columnar ciliated epithelium

被覆在呼吸道表面的黏膜上皮,由纤毛柱状细胞、梭形细胞、椎体状的基底细胞和杯状细胞等高矮不等的细胞构成,纵切面看细胞核参差不齐似复层,柱状细胞游离缘有纤毛。该上皮有分泌黏液、清除异物和保护黏膜的功能。

假膜

jiǎ mó

pseudomembrane

【同】"伪膜"。

假囊肿

jiǎ náng zhǒng

false cyst

【同】"假性囊肿"。

假体修复

jiǎ tǐ xiū fù

prosthetic restoration

过时的术语。是指用人造假体替代身体的缺失部分。

假同色试验

jiǎ tóng sè shì yàn

pseudoisochromatic color tests

检测色觉缺陷的测试。图由彩色斑点组成,这些彩色斑点对正常观察者构成清晰的图案(数字、字母和形状等),但对于不同类型的色觉异常的观察者不能构成清晰图像。

假性囊肿

jiǎ xìng náng zhǒng

pseudocyst

内含液体或气体的囊性病变,无上皮衬里。

假性牙周袋

jiǎ xìng yá zhōu dài

pseudoperiodontal pocket

牙龈肿胀或增生所导致的龈沟加深。龈沟底位于釉牙骨质界的冠方,附着上皮无根向移位。

假牙周袋

jiǎ yá zhōu dài

pseudopocket

【同】"假性牙周袋"。

架环

jià huán

mounting ring

金属或树脂制成的扁平、圆形的可拆卸部件,用于将模型连接到咬合架的上部和下部构件上。

架盘

jià pán

mounting plate

【同】"架环"。

尖 - 嵴咬合模式

jiān-jí yǎo hé mó shì

cusp-marginal ridge articulation scheme

在最大牙尖交错位时,下颌第二前磨牙颊尖和下颌磨牙近中颊尖与对颌牙𬌗外展隙相接触的咬合方式。

尖 - 窝咬合模式

jiān wō yǎo hé mó shì

cusp-fossa articulation scheme

在最大牙尖交错位时,上颌后牙舌尖

与下颌牙中央窝接触,下颌后牙颊尖
与上颌牙中央窝相接触的咬合方式。

尖牙保护

jiān yá bǎo hù

canine protection

【同】"尖牙保护咬合"。

尖牙保护𬌗

jiān yá bǎo hù hé

canine protection occlusion

【同】"尖牙保护咬合"。

尖牙保护咬合

jiān yá bǎo hù yǎo hé

canine protected articulation

在侧方运动时,工作侧的下颌尖牙沿
上颌尖牙的舌面引导下颌侧方运动,
后牙脱离接触。

尖牙隆突

jiān yá lóng tū

canine jugum, canine eminence

覆盖上颌尖牙牙根、并与牙根走行相
一致的垂直向的骨性根样突起。

尖牙窝

jiān yá wō

canine fossa

上颌骨前面、前磨牙根尖上方的凹陷,
与上颌窦仅有薄骨板相隔。

尖牙引导

jiān yá yǐn dǎo

canine guidance

"尖牙保护咬合"的同义词。但更加强
调尖牙在下颌侧方运动中起主要的引
导与控制作用。

参见:尖牙保护咬合。

尖圆形牙弓

jiān yuán xíng yá gōng

tapered dental arch

【同】"锥形牙弓"。

尖圆形牙冠

jiān yuán xíng yá guān

triangular tooth crown

【同】"三角形牙冠"。

坚固固定

jiān gù gù dìng

rigid fixation

泛指骨断端的固定以及修复体的固
位,组件连接均为不可弯曲、无弹性和
活动度。

间充质

jiān chōng zhì

mesenchyme

由间充质细胞和无定形基质构成的组
织,主要源于中胚层,不含纤维,胚胎
早期广泛存在于胚体中。

间充质干细胞

jiān chōng zhì gàn xì bāo

mesenchymal stem cell

具有多向分化潜能的成体干细胞,主
要来源是骨髓,在一定条件下可向成
骨细胞、成软骨细胞等不同谱系的组
织细胞分化。

间充质细胞

jiān chōng zhì xì bāo

mesenchymal cell

一般指间充质干细胞。构成间充质的
多能干细胞,呈星状,有突起,可分化
为各种结缔组织细胞、内皮细胞、肌细
胞和血细胞等。

间质

jiān zhì

stroma

形成器官、腺体或组织结构支架的结缔组织。

肩瓷

jiān cí

shoulder porcelain

用于制作冠修复体边缘的低收缩率陶瓷。

肩台成形

jiān tái chéng xíng

countersink

【同】"颈部成形"。

肩台成形钻

jiān tái chéng xíng zuàn

countersink drill, profile drill

【同】"颈部成形钻"。

肩台终止线

jiān tái zhōng zhǐ xiàn

shoulder finish line

为牙体预备的终点线设计,龈壁与牙体长轴外表面几乎成直角。

兼性

jiān xìng

facultative

生物体可在不同环境条件下生存的能力。例如可以生存于空气或厌氧条件下。

检查

jiān chá

examination

评估身体某一部位或多个部位来确定健康或疾病状况的过程,包括望、闻、问、切、触、叩、放射线、超声和实验室检查和功能检测等手段。

减材制造

jiǎn cái zhì zào

subtractive manufacturing (SM)

为传统加工形式,使用动力驱动的机床(例如锯床、车床、铣床和钻床等)以物理方法(例如使用刀具)获得所设计工件几何形状的过程。

减法表面

jiǎn fǎ biǎo miàn

subtracted surface

通过去除材料所改变的材料表面。

减法表面处理

jiǎn fǎ biǎo miàn chǔ lǐ

subtractive surface treatment

去除材料来改变材料表面特性的加工工艺和过程。

减法三原色

jiǎn fǎ sān yuán sè

subtractive primary colors

用于颜色减色法混合的基本色刺激。光经颜色滤光片或其他光吸收介质的组合而产生不同于原来的颜色。常使用青、品红和黄三种颜色作为减法三原色的一次色,红、绿、靛蓝(蓝紫)则是二次色,是分别由上述一次色混合而来。入射的白光经过减法三原色的作用(减去)后成为黑色。

减法制造

jiǎn fǎ zhì zào

subtractive manufacturing (SM)

【同】"减材制造"。

减法种植体表面

jiǎn fǎ zhòng zhí tǐ biǎo miàn

subtracted implant surface

通过暴露于酸、研磨或电解等方法去除材料而形成的种植体表面。使种植体产生粗糙表面，旨在增加骨 - 种植体接触面积、促进细胞增殖和加快骨结合。

减色法三原色

jiǎn sè fǎ sān yuán sè

subtractive three primary colors

【同】"减法三原色"。

减色法原色

jiǎn sè fǎ yuán sè

subtractive primary colors

【同】"减法三原色"。

减色系统

jiǎn sè xì tǒng

subtractive color system

通过过滤或吸收从白光光源中去除光，原色（一级色）是品红色、青色和黄色的系统。

减速手机

jiǎn sù shǒu jī

decelerated handpiece

具有降低转速、增大扭矩、传递高力矩动力输出的传动部件的手机。有多种减速比，如 16：1，20：1，32：1 等。多用于种植手术。

减小的𬌗垂直距离

jiǎn xiǎo de hé chuí zhí jù lí

decreased occlusal vertical dimension, closed bite

①上颌与下颌牙咬合时两个解剖标志点之间距离的减小。②英文"closed bite"是英文"decreased occlusal vertical dimension"的俚语。

减影放射线摄影

jiǎn yǐng fàng shè xiàn shè yǐng

subtraction radiography

①需要数字化图像处理的放射线技术，消除了背景图像以突出显示需要进行比较的区域。②应用此技术，灰度值的差异存储在图像矩阵中，当从随访放射线片中减去基线放射线片时，可以看到这些差异。当同一对象以相同的方式暴露至少两次或更多次时，可以检测到硬组织结构（如骨或牙釉质）随时间的变化。此技术可以常规放射线照相之前检测到牙釉质和骨骼中的矿物质流失。

剪切

jiǎn qiē

shear

①导致结构应变而折断。②构件在一对大小相等、方向相反、作用线间距很近的力作用下，相邻横截面相对移动的变形。

剪切力

jiǎn qiē lì

shear force

构件各层相对于彼此横向移动时，由压力产生的物质结构的应变。也称之为剪力。

剪切应力

jiǎn qiē yìng lì

shear stress, shearing shear

物体受到剪切力时内部产生的大小相等但方向相反的反作用力。

简单关节

jiǎn dān guān jié

simple joint

只由两块骨组成的关节。

简单回归

jiǎn dān huí guī

simple regression

根据单个自变量的给定值预测单个因变量的值。

简单咬合架

jiǎn dān yǎo hé jià

simple articulator

【同】"不可调咬合架"。

碱性成纤维细胞生长因子

jiǎn xìng chéng xiān wéi xì bāo shēng zhǎng yīn zǐ

basic fibroblast growth factor (bFGF)

为成纤维细胞生长因子的异构体,可以由内皮细胞、平滑肌细胞和巨噬细胞分泌,是一个传递发育信号、能促进中胚层和神经外胚层细胞分裂的多肽。

参见:成纤维细胞生长因子。

碱性磷酸酶

jiǎn xìng lín suān méi

alkaline phosphatase (ALP)

可催化各种磷酸单酯键水解反应的非特异性酶,是成骨细胞早期分化的特征指标。

间断缝合

jiàn duàn féng hé

interrupted suture, individual suture

是最常用的缝合方法。直接拉拢组织对位缝合,每缝一针打一个结,要求缝针穿入组织的深度以及距离创缘两端的距离应相等。适用于切口两侧组织张力大小相等、高度一致时。

间隔

jiàn gé

septum, interval

①时间或空间的隔开。②两个类似事物之间的空间或时间的距离。③围墙或隔断。④将体内的空腔或腔室分隔开的衬里或壁,如上颌窦底或侧壁存在的间隔。

间接盖髓

jiàn jiē gài suǐ

indirect pulp capping

通过将材料置于完好或龋损的牙本质表面来刺激修复性牙本质形成的治疗方法。

间接骨折

jiàn jiē gǔ zhé

indirect fracture

由于二次力而导致远离受伤部位产生的骨折。

间接固位

jiàn jiē gù wèi

indirect retention

可摘局部义齿使用间接固位体获得的固位,减少了义齿基托沿咬合方向或沿支点线旋转的倾向。

间接固位体

jiàn jiē gù wèi tǐ

indirect retainer

为可摘局部义齿的一部分,辅助直接固位体固位。当义齿基托围绕支点线旋转时,通过杠杆作用阻止义齿脱位。

间接上颌窦移植

jiàn jiē shàng hé dòu yí zhí

indirect sinus graft

【同】"穿牙槽嵴上颌窦底提升"。

间接印模

jiàn jiē yìn mú

indirect impression

制取种植印模时,从口内取出印模托盘而后旋下转移杆,再将转移杆回插入阴模中的印模方式。

间位移植

jiàn wèi yí zhí

interpositional graft

多壁骨室中的骨增量,包括上颌窦内、牙槽窝内和扩张的牙槽嵴内等。

间隙

jiàn xì

interstice

位于组织或结构中的小空隙。

间隙保持器

jiàn xì bǎo chí qì

space maintainer

为固定或可摘的正畸矫治器,用于保持牙缺失或尚未萌出的空间,或维持正畸之后的牙排列状态。

间隙的

jiàn xì de

interstitial

相关于组织之间的空隙,或位于组织内的空隙。

间隙距离

jiàn xì jù lí

gap distance

【同】"跳跃距离"。

贱金属

jiàn jīn shǔ

base metal

任何容易被氧化和腐蚀的金属。

贱金属合金

jiàn jīn shǔ hé jīn

base metal alloy

由贱金属组成的合金。

渐进侧移

jiàn jìn cè yí

progressive side shift (PSS)

侧方运动中非工作侧髁离开正中关系位后成比例地、渐进地发生侧移的过程。

渐进下颌侧移

jiàn jìn xià hé cè yí

progressive mandibular lateral translation (PMLT)

【同】"渐进侧移"。

渐进性负荷

jiàn jìn xìng fù hè

progressive loading

逐渐增加殆接触,直到完全的功能性负荷。

健康

jiàn kāng

health

身体没有疾病或异常,心理和功能正常的状态。

健康相关生存质量

jiàn kāng xiāng guān shēng cún zhì liàng

health-related quality of life

由患者对总体健康状态以及生理、心理和社会等诸多功能质量的自我评价。

鉴别诊断

jiàn bié zhěn duàn

differential diagnosis

通过比较所有可能产生相似症状和体征的疾病表现,确定疾病和疾病的状态。

键

jiàn

bond

①化合物中两个原子或基团之间的连接。②把两个或两个以上的物质单位结合在一起的力。

参见:次级键、范德华键。

键槽

jiàn cáo

keyway

固定修复体各单元之间使用阴型和阳型的互锁式连接,将保持桥体与剩余牙槽嵴及对颌牙的适当位置关系,或在焊接之后加强连接体的强度。

浆细胞

jiāng xì bāo

plasma cell, plasmocyte

产生抗体的 B 淋巴细胞的分化终末状态,为椭圆形或圆形,具有粗大的内质网、发达的高尔基体和圆形的细胞核,是参与体液免疫的主要效应细胞。

浆液性渗出液

jiāng yè xìng shèn chū yè

serous exudate

以富含高蛋白浆液为特征的渗出液。

僵硬

jiāng yìng

stiffness, rigidity

①描述表情呆板。②描述机体或机体某一部分异常或病态的弹性降低、硬化、不易弯曲或强直,例如肢体不能活动自如。

降腭赝复体

jiàng è yàn fù tǐ

palatal drop prosthesis

"腭扩增赝复体"的俚语。

参见:腭扩增赝复体。

降解

jiàng jiě

degradation

聚合物在物理、化学或生物等因素作用下发生主链或侧基断裂、分子量降低的过程。

交变应力

jiāo biàn yìng lì

alternating stress

随时间作周期性变化,或是荷载不变构件作周期性运动,产生的应力,例如咀嚼过程中种植体承受的殆力。

交叉钉

jiāo chā dīng

cross pinning

穿过铸件的轴壁插入牙本质从而增加铸件固位力的针钉。

交叉耐受性

jiāo chā nài shòu xìng

cross tolerance

机体(包括病原体)对某种药物产生耐受性的同时对其他同一类药物也产生

耐受性的现象。

交叉耐药
jiāo chā nài yào

cross resistance

【同】"交叉耐受性"。

交叉上咬合架
jiāo chā shàng yǎo hé jià

cross-mounting

是指在具有两个或多个上颌和下模型关系的咬合架上可以互换安装。

交错偏置
jiāo cuò piān zhì

staggered offset

【同】"三角排列"。

交错平衡咬合
jiāo cuò píng héng yǎo hé

cross-tooth balanced articulation

在下颌侧方运动中,工作侧颊尖和舌尖与非工作侧同时具有殆接触。

交错牙平衡
jiāo cuò yá píng héng

cross-tooth balance

【同】"交错平衡咬合"。

交错种植体植入
jiāo cuò zhòng zhí tǐ zhí rù

staggered implant placement

【同】"三角排列"。

交感神经系统
jiāo gǎn shén jīng xì tǒng

sympathetic nervous system

是自主神经系统的一部分,调节不自主的生命功能,主要保证人体紧张状态时的生理需要。

胶态二氧化硅
jiāo tài èr yǎng huà guī

colloidal silica

亚微观的气相二氧化硅,经常被用作液体中的悬浮体,亦可与磷酸盐键合的铸件混合以提高铸件的平滑度和控制膨胀。

胶体
jiāo tǐ

colloid

介质中分散着悬浮粒子的物质,颗粒的大小一般在 1~100 纳米之间,肉眼看不见,但能散射光。牙科胶体有水胶体和硅酸盐水门汀等。

胶原
jiāo yuán

collagen

胶原蛋白的简称。为不溶性纤维蛋白,是结缔组织原纤维和骨有机物质的主要成分,由原胶原分子组成。

胶原蛋白
jiāo yuán dàn bái

collagen

不溶性纤维蛋白,是结缔组织纤维的主要成分,骨、牙本质、牙骨质和基底膜的有机基质。骨内有机基质的 90% 为胶原蛋白,由成纤维细胞、成软骨细胞、成骨细胞和成牙本质细胞合成,主要是I型胶原。新骨形成时,首先要合成、分泌I型胶原蛋白。

胶原蛋白酶
jiāo yuán dàn bái méi

collagenase

【同】"胶原酶"。

胶原海绵
jiāo yuán hǎi mián

collagen fleece

从猪真皮中提取的胶原制品,表面涂有纤维蛋白原和凝血酶,用于术中止血,通常在2~4周后完全被吸收。温和的处理保存了胶原蛋白的三维结构,在创面愈合初期通过血小板聚集促进血凝块的形成和稳定。

胶原酶
jiāo yuán méi

collagenase

主要裂解胶原蛋白的基质金属蛋白酶,在组织改建、炎症调节和疾病过程中发挥重要作用。

胶原膜
jiāo yuán mó

collagen membrane

源自异种胶原的可吸收性屏障膜,用于引导组织再生(GTR)和引导骨再生(GBR)技术。通过交联处理可以控制胶原膜的吸收时间。

胶原纤维
jiāo yuán xiān wéi

collagen fibers

由胶原蛋白组成的有弹性的白色纤维,是结缔组织中最主要的成分,具有较强的韧性。

焦痂
jiāo jiā

eschar

由烧灼或腐蚀性物质引起的结痂或蜕皮。

焦磷酸
jiāo lín suān

diphosphoric acid, pyrophosphoric acid

磷酸加热脱水的产物之一,化学式为$H_4P_2O_7$。是无色黏稠的液体,久置可生成结晶,为无色玻璃状。焦磷酸根有很强的配位性,用作催化剂及隐蔽剂等。

角蛋白
jiǎo dàn bái

keratin

为存在于表皮、毛发和指甲等角质层的不溶性含硫蛋白质,富含酪氨酸和亮氨酸,由角蛋白丝与均质状基质共同构成。

角蛋白质类
jiǎo dàn bái zhì lèi

keratins

一个约30种蛋白质的多基因家族,形成上皮细胞骨架的中间丝。

角动脉
jiǎo dòng mài

angular artery

【同】"内眦动脉"。

角度基台
jiǎo dù jī tái

angled abutment, angulated abutment

是指基台长轴与种植体长轴不一致的一类基台,用于修正种植体的长轴方向。

角度误差
jiǎo dù wù chā

angular error

【同】"轴向误差"。

角度牙种植

jiǎo dù yá zhòng zhí

angulated dental implant

【同】"角度种植"。

角度种植

jiǎo dù zhòng zhí

angled implant, angulated implant

植入的种植体与邻近种植体或天然牙长轴形成角度的种植体植入技术。其目的为避开上颌窦、鼻底及下颌管等解剖结构,有利于提高种植体与可用骨的接触面积和种植体稳定性,获得种植体的足够间距以分散𬌗力并减少或消除修复体的远中悬臂。

角度种植体基台

jiǎo dù zhòng zhí tǐ jī tái

angulated dental implant abutment

是指基台长轴与种植体长轴呈角度的基台。

角分线投照技术

jiǎo fēn xiàn tóu zhào jì shù

bisecting-angle technique

【同】"分角线投照技术"。

角化

jiǎo huà

keratinization, cornification

①在鳞状上皮,角化是角质细胞由基底层向浅层迁移时逐渐形成角蛋白的过程。②在口腔的咀嚼黏膜,大量角蛋白形成并且聚集成束,当上皮细胞迁移至表面时形成角化层。③正常生理情况下,角化可以分为正角化和不全角化。

角化病

jiǎo huà bìng

keratosis

①角质或角质化的生长。②以组织角化或角化过度为特征的状态。

角化不良

jiǎo huà bù liáng

dyskeratosis

上皮的异常角化,在上皮棘层或基底层内个别或一群细胞发生角化。可为良性角化不良或恶性角化不良。

角化不全

jiǎo huà bù quán

parakeratosis

【同】"不全角化"。

角化层

jiǎo huà céng

stratum corneum

鳞状上皮的最表层结构,由数层扁平细胞构成,紧密排列,为上皮屏障的主要构成成分,具有较强的抗溶解性和柔韧性,保护深层上皮细胞。分为正角化和不全角化。

角化囊肿

jiǎo huà náng zhǒng

keratocyst, keratocystic odontogenic tumor

发生于颌骨内的单囊或多囊的薄壁囊性颌骨病变,内衬不全角化的复层鳞状上皮,具有潜在的侵袭性、浸润性生长的生物学行为,易复发。

角化黏膜

jiǎo huà nián mó

keratinized mucosa

上皮有角化层的黏膜,包括咀嚼黏膜(牙龈、硬腭黏膜)和部分特殊黏膜。

角化性唇炎
jiǎo huà xìng chún yán
angular cheilitis
发生于口角的炎症,引起红肿和皲裂。可由真菌、细菌感染或维生素 B 缺乏引起。最常见于老年人,通常与口腔活动能力下降和力量减弱有关。也称为口角糜烂或传染性口角炎。

角化龈
jiǎo huà yín
keratinized gingiva
自龈缘延伸至膜龈联合的部分,质地坚韧,可抵抗一定的压力与机械摩擦。

角形切口
jiǎo xíng qiē kǒu
angular incision
在一侧所做的垂直向附加切口,与主切口相连后形成角形,翻角形黏骨膜瓣。

角质层
jiǎo zhì céng
cuticle
皮肤的最外层,附着于上皮细胞外表面的一层薄厚不一的有机固体物质。

角质细胞
jiǎo zhì xì bāo
keratinocyte
皮肤表皮和黏膜上皮中的主要构成细胞。在有角化的口腔黏膜上皮中,角质细胞由深层至表面依次为基底层、棘层、颗粒层和角化层;而无角化者,后两层不明显,代之以中间层和表层。

铰刀
jiǎo dāo
reamer
精细扩大或修整金属钻孔配合表面的工具,例如精细修整修复体与种植体或基台的配合表面的绞刀。

铰链弓
jiǎo liàn gōng
hinge bow
用来确定铰链轴位置的运动面弓。为三部分组成,其独立可调臂由螺钉控制可加长或缩短。其他螺钉可控制升高或降低测径点,以找到皮肤上靠近耳屏的开闭口运动最末、仅发生旋转运动的点。

铰链关节
jiǎo liàn guān jiē
hinge joint
【同】"枢纽关节"。

铰链式拾架
jiǎo liàn shì hé jià
hinge type articulator
仅为中文文献对"铰链式咬合架"的释义与表达。
参见:铰链式咬合架。

铰链式咬合架
jiǎo liàn shì yǎo hé jià
hinge type articulator
只能绕固定的铰链轴做上下开闭运动,不能模拟下颌前伸和侧方运动的咬合架。

铰链位
jiǎo liàn wèi
hinge position

过时的术语。泛指下颌铰链运动过程中相关结构的任何位置。

铰链运动

jiǎo liàn yùn dòng

hinge movement

下颌围绕铰链轴旋转所进行的矢状面上的开口和闭口运动。

铰链轴

jiǎo liàn zhóu

hinge axis

一条假想的穿过两侧髁中心的横向轴线,下颌围绕此轴做矢状面上的旋转运动。

铰链轴点

jiǎo liàn zhóu diǎn

hinge axis point

面部两侧皮肤上与两侧下颌开口轴相对应的点。由左右两侧的铰链轴点构成铰链轴。

矫形器

jiǎo xíng qì

orthotic device

【同】"𬭁板"。

矫正蜡

jiǎo zhèng là

corrective wax

【同】"印模蜡"。

搅拌机

jiǎo bàn jī

blender, mixer

用带叶片的轴在圆筒或槽中旋转以实现物料均匀混合或揉拌物质达到所需稠度的机器。

校准

jiào zhǔn

registration, co-registration

①用仪器间接测量某个物理量时,确定其物理量标准值与间接测量值之间关系的过程。②种植导航手术中初始步骤,使用基准标记点进行定位核对,使患者与预先获得的扫描成像保持同步。

酵母菌

jiào mǔ jūn

yeast

属于真菌的真核微生物,多为单细胞,可形成假菌丝或芽孢串。为机会致病菌,尤其是因疾病或药物治疗处于免疫抑制的人群中。

接触

jiē chù

contact

①表面的结合或连接。②进入。③人之间的接近交往、联络或见面。

接触成骨

jiē chù chéng gǔ

contact osteogenesis

骨结合的发生机制之一。是种植体植入之后,成骨细胞在种植体表面即刻发生的、初始的和直接的骨沉积,形成骨结合。

参见:距离成骨。

接触角

jiē chù jiǎo

contact angle

固体表面上的液滴在固、液、气三相交界处,固 - 液界面与气 - 液界面之间的夹角,是衡量该液体对材料表面润湿性能的重要参数,角度越小,液体对固体的润湿性越好。

接触面
jiē chù miàn

contact surface

【同】"邻面接触区"。

接触区
jiē chù qū

contact area

【同】"邻面接触区"。

接触式机械扫描
jiē chù shì jī xiè sǎo miáo

contact mechanical scanning

【同】"接触式扫描"。

接触式扫描
jiē chù shì sǎo miáo

contact scanning

通过探头的物理接触和线性追踪来探测物体表面的扫描方式。

接触式扫描仪
jiē chù shì sǎo miáo yí

contact scanner

通过探头的物理接触和线性追踪来探测物体表面的扫描仪器。

接触性传染
jiē chù xìng chuán rǎn

contagious

疾病通过直接或间接接触从一个人或生物传染给另一个人或生物。

接触性口炎
jiē chù xìng kǒu yán

stomatitis venenata

接触过敏原引起的口腔病变。常见的病因包括挥发油、碘化物、漱口水、牙膏和局部麻醉剂等,可表现为红斑、血管神经性水肿、灼热感、溃疡和囊泡等。

参见:口炎。

接触因子
jiē chù yīn zǐ

contact factor

【同】"表面因子"。

接合
jiē hé

junction

两个不同的结构等连接在一起的位置或过程。

接头分离力
jiē tóu fēn lí lì

joint-separating force

是指造成两个或更多接触部件分离的拉力,例如造成栓配合连接或摩擦连接分离的拉力。

阶段
jiē duàn

stage

①事物发展过程中的一个点、时期或区间段落。②疾病、发育、生物的生命史或任何生物过程中的一个不同的时期。

阶梯式种植体
jiē tī shì zhòng zhí tǐ

stepped implant

为种植体体部的特殊设计,朝向种植体的根端,种植体体部以多个同心的阶梯形式,逐渐变窄。

节段
jié duàn

segment

身体自然划分或根据假想线或假想平面划分成的任何部分。

节段式三明治截骨术
jié duàn shì sān míng zhì jié gǔ shù

segmental sandwich osteotomy

【同】"夹层骨移植"。

节段性缺损
jié duàn xìng quē sǔn

segmental defect

肿瘤患者下颌骨的节段性切除后导致的缺损。

杰克逊槽卡
jié kè xùn cáo qiǎ

Jackson crib clasp

过时的术语。是指用于相邻的天然牙近中和远中邻面倒凹区的一类单侧卡环，通常是使用适当直径的直丝手工弯制。

杰克逊磁铁
jié kè xùn cí tiě

Jackson magnet

口腔用稀土永磁合金磁体。

杰姆特龈乳头指数
jié mǔ tè yín rǔ tóu zhǐ shù

Jemt index

【同】"龈乳头指数"。

杰姆特指数
jié mǔ tè zhǐ shù

Jemt index

【同】"龈乳头指数"。

拮抗
jié kàng

reciprocation

固位臂通过牙或修复体的轮廓高点时，产生的侧向力可以被另外一个卡环臂（对抗臂）沿导平面运动产生的摩擦力抵消。

拮抗的
jié kàng de

reciprocal

一部分应力可以被另一部分抵消的修复体设计。

拮抗肌
jié kàng jī

antagonistic muscle

与一块肌肉动作相反的肌肉，如屈肌和伸肌互为拮抗肌。

拮抗剂
jié kàng jì

antagonist

能使某一物质失效的物质，例如能与细胞受体结合而不引起生物反应的药物。

洁牙剂
jié yá jì

dentifrice

用于清洁和抛光牙表面的黏糊、凝胶或粉末状制剂，含有温和的研磨剂、清洁剂、调味剂或粘合剂等，也可含有预防龋齿和牙菌斑积聚以及使牙齿脱敏的活性成分。

洁治
jié zhì

scaling

用洁治器去除龈沟冠方和沟内的牙、种植体、基台或修复体表面的菌斑、牙石和色渍，并加以抛光处理。

洁治器

jié zhì qì

scaler

洁治时去除牙、种植体、基台或修复体表面的菌斑、牙石及其他沉积物的器械。基本结构均由柄、颈及工作尖构成。

结缔组织

jié dì zǔ zhī

connective tissue

机体的结合与支持组织，源自中胚层。根据其位置和功能，它由成纤维细胞、原始间充质细胞、胶原纤维、弹性纤维以及与其相关的血液、淋巴管和神经纤维组成。也可以分类为疏松结缔组织、致密结缔组织（如脂肪组织、肌腱、韧带和腱膜等）和特殊形式的结缔组织（如软骨和骨）。

参见：纤维结缔组织。

结缔组织附着

jié dì zǔ zhī fù zhuó

connective tissue attachment

①结缔组织与牙根面的附着，结缔组织纤维垂直插入到牙骨质内。②结缔组织与种植体的附着，结缔组织纤维与种植体表面平行或垂直排列，且呈环行围绕种植体。

参见：生物学宽度。

结缔组织激活肽

jié dì zǔ zhī jī huó tài

connective tissue activating peptides (CTAPs)

从人的血小板、淋巴细胞、肿瘤细胞以及中性粒细胞中提取的多肽类物质，对嗜中性粒细胞具有趋化和激活作用，可促进滑膜细胞以及其他结缔组织衍生细胞中的 DNA 合成、糖酵解和氨基聚糖生成。

结缔组织激活肽 -Ⅲ

jié dì zǔ zhī jī huó tài sān

connective tissue activating peptide-Ⅲ (CTAP-Ⅲ)

为血小板碱性蛋白溶蛋白性裂解释放出的血小板因子，有促有丝分裂性，可激活正常滑膜和皮肤的成纤维细胞及软骨细胞。

结缔组织移植

jié dì zǔ zhī yí zhí

connective tissue grafting

【同】"上皮下结缔组织移植"。

结构

jié gòu

construction

①由组成整体的各部分的搭配和构建。②房屋、工厂、道路和桥梁等的建筑、建造或构造。

结构光三维扫描

jié gòu guāng sān wéi sǎo miáo

structured-light 3D scanning

用投影光和摄像系统测量物体三维形状的扫描过程。

结构光三维扫描仪

jié gòu guāng sān wéi sǎo miáo yí

structured-light 3D scanner

用投影光和摄像系统测量物体三维形状的扫描仪器。

结构光扫描

jié gòu guāng sǎo miáo

structured-light scanning

用白炽光将正弦或矩形光栅投射到物体表面,由 CCD 摄像机获取由凹凸表面而产生的变形光栅条纹,通过软件计算出各空间点的高度信息,得到空间三维坐标和三维图像。可用于口腔及颌面部模型数据的获取。

结果

jié guǒ

outcome

【同】"结局指标"。

结合强度

jié hé qiáng dù

bond strength

在粘接界面内或其边缘发生失效、使粘合组件断裂所需的力。

结合上皮

jié hé shàng pí

junctional epithelium

牙龈上皮的一部分,起自龈沟底延伸至根方牙釉质或牙骨质表面。为不成熟鳞状上皮,无角化层和上皮钉突,以半桥粒附着于牙表面。

结合牙

jié hé yá

concrescence

牙萌出之后的相邻牙根,通过牙骨质表面相融合。

结核性骨髓炎

jié hé xìng gǔ suǐ yán

tuberculous osteomyelitis

其他部位结核杆菌感染的血源性播散性骨髓炎,发病率低,好发于儿童。也可通过口腔黏膜或开放性龋洞、创口、牙萌出期的结核杆菌感染直接侵犯颌骨。一般起病缓慢,呈渐进性、破坏性发展,常伴发一般化脓性感染,可在皮肤表面形成冷脓肿或瘘管。

结节

jié jié

nodule

坚固的小凸起或结,可以通过触摸检测到。

结晶紫

jié jīng zǐ

crystal violet

【同】"龙胆紫"。

结局指标

jié jú zhǐ biāo

outcome

事先在研究方案中定义的作为结局的变量。

结石

jié shí

concretion

存在于生物体体腔或组织中以无机物质占绝对优势的团块。

结扎

jié zhā

ligate, ligation

用绷带或线系或绑,以止血或固定结构。

结扎线

jié zhā xiàn

ligate

①绑扎血管或固定组织结构的线,例如肠线、棉线、丝线、尼龙线或金属丝等。②将正畸附件或牙固定在弓丝上的金属丝。③将牙连续固定的金属丝。

截根术

jié gēn shù

root resection

去除多根牙的部分牙根的手术。

截骨导板

jié gǔ dǎo bǎn

osteotomic guide

根据截骨位置和所需骨量由计算机辅助设计/计算机辅助制造的外科导板。

截骨术

jié gǔ shù

osteotomy

按照预定方案对骨进行切割的外科程序,包括平整、钻孔或截断等。

截冠术

jié guān shù

coronectomy, decoronation

切除牙冠的同时将牙根保留在牙槽骨内的治疗方法,可用于保存牙槽嵴宽度和高度。

解毒剂

jiě dú jì

detoxicant

降解有毒物质的化学制剂。

解剖标志

jiě pōu biāo zhì

anatomic landmark

可用作参考点或引导标志的重要解剖结构。

解剖𬌗面

jié pōu hé miàn

anatomic occlusal surface

后牙解剖表面上的功能部分的统称,包括牙尖斜面、沟、窝和边缘嵴。

解剖式𬌗

jié pōu shì hé

anatomic occlusion, anatomical occlusion

是指后牙修复体的𬌗面与天然健康牙列极为相似。

解剖式基台

jié pōu shì jī tái

anatomic abutment

肩台线沿龈缘弧线走行,使修复体粘接线的位置与龈缘接近的基台,主要优点是避免粘接剂残留。

解剖式牙

jiě pōu shì yá

anatomic teeth

①复制天然牙解剖形状的人工牙。②𬌗面上有尖窝的牙,与对颌的天然牙列或义齿相对应。③牙尖斜度大于0度,复制天然牙的解剖形态。牙尖斜度为30~45度被称为解剖式牙。改良的牙尖斜度小于或等于20度则称为半解剖式牙。

解剖式咬合架

jié pōu shì yǎo hé jià

anatomic articulator

【同】"阿克恩咬合架"。

解剖式愈合基台

jié pōu shì yù hé jī tái

anatomic healing abutment

解剖式愈合帽的非标准术语。
参见:解剖形愈合帽。

解剖形愈合帽
jiě pōu xíng yù hé mào

anatomic healing abutment

截面呈圆柱状、冠向增宽的愈合帽,用
于引导种植体周过渡带成形,从而模
拟天然牙的穿龈轮廓。

解剖学
jiě pōu xué

anatomy

①形态学的一个分支,涉及器官的结
构。②器官的结构组成。③解剖检查
的器官剖分。

解剖牙根
jiě pōu yá gēn

anatomical root, anatomic root

釉牙骨质界根方、牙骨质所覆盖的牙
体部分。

解剖牙冠
jiě pōu yá guān

anatomic crown, anatomical crown

釉牙骨质界冠方、牙釉质所覆盖的牙
体部分。

解剖牙冠暴露术
jiě pōu yá guān bào lù shù

anatomic crown exposure

通过切除软组织,必要时亦切除支持
骨,暴露解剖牙冠的手术。

解剖引导法颧种植
jiě pōu yǐn dǎo fǎ quán zhòng zhí

zygoma anatomy-guided approach
(ZAGA)

根据上颌窦侧壁、剩余牙槽嵴以及颧
骨的支持形态等解剖结构特点,通常
将患者分为 5 种类型(ZAGA0-4),指
导颧种植体植入的外科路径。0 类:上
颌骨前壁平坦,颧种植体从牙槽嵴顶
进入,途中位于上颌窦内;1 类:颧种植
体从牙槽嵴顶进入,途中穿行于上颌
窦前壁;2 类:颧种植体从牙槽嵴顶进
入,途中穿出上颌窦前壁,颧种植体及
前壁间无间隙;3 类:颧种植体从牙槽
嵴顶进入,途中穿出上颌窦前壁,颧种
植体及前壁间有间隙:4 类:牙槽嵴顶
颊侧为起始方向,颧种植体直接进入
颧骨。

界
jiè

junction

交汇或结合处。

巾钳
jīn qián

towel clamp

钳头两端呈半圆形,与柄轴呈 S 形,钳
尖咬口或钝或锐,钳柄呈锁扣结构的
基础手术器械。主要作用是固定手术
巾和皮肤垫。

金钯合金
jīn bǎ hé jīn

gold-palladium alloys

金基添加钯的二元合金,为一类贵金
属合金。

金箔
jīn bó

gold foil

纯金轧成的极薄的薄片,可用于牙体
修复。

金瓷冠

jīn cí guān

ceramometal crown, mental-ceramic crown, porcelain-fused-to-metal (PFM) crown

"金属烤瓷冠"的非标准术语。

参见:金属烤瓷冠。

金瓷修复体

jīn cí xiū fù tǐ

metal ceramic restoration

"金属烤瓷修复体"的非标准术语。

参见:金属烤瓷修复体。

金刚砂钻针

jīn gāng shā zuàn zhēn

diamond bur

表面均匀附着细小金刚砂颗粒的钻针,具有锋利、耐磨的特点,通常以颜色标记金刚砂颗粒的不同直径。

金合金

jīn hé jīn

gold alloy

以金为基体,添加了一定量的银、铜、钯、铂等合金化元素的贵金属材料。

金黄色葡萄球菌

jīn huáng sè pú táo qiú jūn

Staphylococcus aureus

是常见的食源性致病微生物,葡萄球菌属,革兰氏阳性不动需氧菌,能够产生化脓性病变,培养的菌落为金黄色,常寄生于人和动物的皮肤、鼻腔、龈沟和痰中。

金基底

jīn jī dǐ

gold cylinder

是指由金基台连接与塑料套管所组成的预成中空铸造原厂基底,用于制作个性化基台或螺钉固位的一体式修复体。

金基台

jīn jī tái

gold abutment

金合金为制作材料的基台。

金属

jīn shǔ

metal

通常是具有光泽、延展性、可熔性和导电、导热性的固体物质,以金属原子键为特征。

金属鞍基

jīn shǔ ān jī

metal saddle

"金属基托"的过时术语、俚语。

参见:金属基托。

金属断裂

jīn shǔ duàn liè

metal fracture

【同】"疲劳"。

金属基台

jīn shǔ jī tái

metal abutment

泛指用钛合金、金合金和不锈钢等金属材料制作的基台。

金属基托

jīn shǔ jī tuō

metal base, metal saddle

义齿基托的金属部分,构成义齿基托的部分或全部。

金属颈圈

jīn shǔ jǐng quān

metal collar

金属烤瓷修复体上紧邻边缘的一条高度抛光的窄金属带。

金属烤瓷冠

jīn shǔ kǎo cí guān

ceramometal crown, mental-ceramic crown, porcelain-fused-to-metal (PFM) crown

是由低熔烤瓷真空条件下熔附到金属基底上的修复体。

金属烤瓷修复体

jīn shǔ kǎo cí xiū fù tǐ

ceramometal restoration, mental-ceramic restoration, porcelain-fused-to-metal (PFM) restoration

牙或种植体支持的固定修复体,金属作为基底,瓷层熔附其上。

金属帽

jīn shǔ mào

metal housing, metal encapsulator

为可摘修复体的帽状固位结构,将可更换的塑料固位部件嵌于其中,必要时可以更换。

金属陶瓷

jīn shǔ táo cí

cermet, ceramet

①用作修复材料的陶瓷和金属颗粒的混合物,例如两种矿物的混合物经高温烧结而成的带有银粒子的熔融玻璃粉。②是金属陶瓷化合物,通常被用作减摩涂层,例如氮化钛。③英文"cermet"或"ceramet"是由"ceramic"和"metal"的组合词。

金属伪影

jīn shǔ wěi yǐng

metal artifact

是放射线扫描场中,机体内存在的金属物而导致的条纹或辐射状伪影,导致细节屏蔽,在三维模型的重建过程中丢失信息。

参见:伪影。

金属牙周探针

jīn shǔ yá zhōu tàn zhēn

metal periodontal probe

金属材质的牙周探针,可用于牙周和种植体周的探诊检查。

金属注射成型

jīn shǔ zhù shè chéng xíng

metal injection molding (MIM)

金属粉末注射成形的加工技术。

金斯利夹板

jīn sī lì jiā bǎn

Kingsley splint

过时的术语。是指通过弹性连接到头部装置的翼牵引固定上颌骨骨折。

紧咬牙

jǐn yǎo yá

clenching

为副功能习惯。是指下颌牙对上颌牙的非功能性、强有力的间歇性咬牙动作,通常与神经紧张有关,可成为习惯,从而导致𬌗创伤。

进行性骨丧失

jìn xíng xìng gǔ sàng shī

progressive bone loss

戴入种植修复体之后,种植体周的骨吸收超过生理性改建的范围,并持续进展的临床状态。

进行性上颌窦发育不良

jìn xíng xìng shàng hé dòu fā yù bù liáng

progressive maxillary sinus hypoplasia

罕见的上颌窦发育性疾病,上颌窦骨壁向心性缩进、上颌窦体积持续减少。

进行性系统性硬化症

jìn xíng xìng xì tǒng xìng yìng huà zhèng

progressive systemic sclerosis

①为病因不明的慢性疾病,特征为皮肤和多个器官的进行性纤维化和血管功能不全。②口腔结构硬化,放射线检查可见到牙周膜间隙会增厚。

近端的

jìn duān de

proximal

①形容最靠近或邻近参考点。②形容靠近原点或中线的近端。③其反义词为远端。

近摄照片

jìn shè zhào piān

close-up view, close-up photograph

【同】"特写照片"。

近远中向的

jìn yuǎn zhōng xiàng de

mesiodistal

描述和关于牙/种植体之间或缺牙间隙沿牙弓形态的位置或维度。

近远中向距离

jìn yuǎn zhōng xiàng jù lí

mesio-distal distance

牙列缺损病例中,缺牙间隙的近中牙的远中与远中牙的近中之间的距离。

近远中向维度

jìn yuǎn zhōng xiàng wéi dù

mesiodistal dimensions

【同】"近远中向距离"。

近中错𬌗

jìn zhōng cuò hé

mesioclusion

【同】"安氏Ⅲ类错𬌗"。

近中错位

jìn zhōng cuò wèi

mesioversion

牙位置较正常情况靠近面中线。

近中的

jìn zhōng de

mesial

①靠近或朝向牙弓中心线的。②沿着牙弓的曲度朝向面部正中矢状面的。

近中𬌗

jìn zhōng hé

mesio-occlusion

①下颌牙位于近中的𬌗关系。②安氏Ⅲ类错𬌗。

近中面

jìn zhōng miàn

mesial surface

离中线较近的邻面。

近中移动

jìn zhōng yí dòng

mesial drift

牙向中线方向的移动。

浸润麻醉

jìn rùn má zuì

infiltration anaesthesia

将麻醉药液注入治疗区组织内,阻滞神经末梢而达到麻醉效果的方法。

禁忌证

jìn jì zhèng

contraindication

使某些特定的治疗方法成为不合适或不合需要的任何因素,例如医疗、年龄、性别、心理和社会因素等。

茎突下颌韧带

jīng tū xià hé rèn dài

stylomamdibular ligament

位于下颌支后方,起于茎突,向前下止于下颌角和下颌支后缘,张口时该韧带松弛,下颌前伸时被牵拉,可限制下颌过度前伸。

经皮

jīng pí

transdermal

给药技术的类型之一,通过皮肤贴片或者离子电渗法给药。

经皮电神经刺激

jīng pí diàn shén jīng cì jī

transcutaneous electrical neural stimulation

通过皮肤对邻近的神经进行间歇性低压电刺激,以减轻疼痛。

经前庭切口的骨膜下隧道入路技术

jīng qián tíng qiē kǒu de gǔ mó xià suì dào rù lù jì shù

vestibular incision subperiosteal tunnel access technique (VISTA)

以前庭的纵行切口为入路,从龈缘至膜龈联合根方做骨膜下隧道,将牙龈冠向复位并固定。

经咽侧位片

jīng yān cè wèi piàn

transpharygeal projection

可以避免髁与颅骨影像重叠的口外放射线片,可以清晰显示髁的骨质细微结构变化。

精度

jīng dù

accuracy

【同】"准确度"。

精密度

jīng mì dù

precision

重复分析同一样品所得测量值的一致程度。

精密附着体

jīng mì fù zhuó tǐ

precision attachment

①由阴性和阳性两部分结构组成的固位装置,通常阴性结构安置在基牙或种植体的冠内或冠外,而阳性结构连接于桥体或可摘修复体的基底。②锁合装置的类型之一,一部分固定于基牙或多个基牙,相对应的部分固定于可摘义齿,两部分结合时产生锁合作用,以提供稳定或固位。

精密支托

jīng mì zhī tuō

precision rest

固定或可摘局部义齿上预成的、刚性的金属阳性部件,可以紧密地和修复体上精密附着体的阴性部件结合。

颈部
jǐng bù

cervix

① 相对狭窄或缩窄的解剖学结构。② 牙冠与牙根相衔接的狭窄区域。③ 种植体或修复体接近连接部位的区域。

颈部成形
jǐng bù chéng xíng

countersink

用颈部成形钻预备近冠方种植窝的形态,使之与种植体颈部相匹配。

颈部成形钻
jǐng bù chéng xíng zuàn

countersink drill, profile drill

为预备近冠方种植窝所特殊设计的配套钻,其形态与相应种植体的颈部相匹配。

颈部误差
jǐng bù wù chā

cervical error

导板外科和导航外科时,种植体平台中心位置的实际值对设计值的偏离。

颈的
jǐng de

cervical

① 描述相对狭窄的解剖学结构,例如颈部、宫颈等。② 描述或说明位于或靠近釉牙骨质界的牙体区域。

颈内动脉
jǐng nèi dòng mài

internal carotid artery

于颈动脉三角内起自颈总动脉,分颈、颅两部分,颈段无分支,上行至颅底经颈动脉管进入颅腔后分支至脑和视器。

胫骨
jìng gǔ

tibia

下肢骨之一,是位于腿前内侧的长骨,其上端与股骨下端、髌骨参与构成膝关节,其下端参与构成踝关节,与腓骨连结紧密。

胫骨取骨
jìng gǔ qǔ gǔ

tibial bone harvest

从胫骨外侧获取自体松质骨,为静脉镇静下的门诊手术。这一术式现在已很少使用。

胫骨移植物
jìng gǔ yí zhí wù

tibial bone graft

从胫骨近端获取的自体骨,多为松质骨。

静窦综合征
jìng dòu zōng hé zhēng

silent sinus syndrome (SSS)

罕见的临床个案,特征为单侧眼球内陷和下垂,继发于无内在的上颌鼻窦炎性疾病体征或症状情况下的上颌窦顶变薄、向内弯曲。

静力学
jìng lì xué

statics

是与静止物体和平衡力有关的理论力学分支。

静脉

jìng mài

vein

血液从器官或部位返回心脏的血管。

静脉采血

jìng mài cǎi xuè

venipuncture blood sampling, phlebotomy

将注射器或负压采血管刺入静脉血管中以采集静脉血液。

静脉麻醉

jìng mài má zuì

intravenous anesthesia

将麻醉药物经静脉注入体内,通过血液循环作用于中枢神经发挥全身麻醉作用的方法。

静脉麻醉药

jìng mài má zuì yào

intravenous anesthetics

通过静脉给药方式产生全身麻醉作用的药物。

静态

jìng tài

static

处于休息或平衡状态。

静态的

jìng tài de

static

处于休息或平衡状态的,不动的,关于静止的。

静态负荷

jìng tài fù hè

static loading

①物体所受到的持续不变的外力。②种植体、基台或修复体受到的大小和方向不变的力,例如多颗种植体的一体式修复体未达到被动就位,或种植体作为正畸支抗时,种植体、基台或修复体所受到的持续负荷。

静态关系

jìng tài guān xì

static relation

①两个不动部分之间的关系。②在系统的内部,静态数据(属性)之间的关联关系。

静态疲劳

jìng tài pí láo

static fatigue

由于水蒸气作用于表面裂纹而导致的应力增强反应,导致玻璃和陶瓷材料的延迟损坏,类似于金属中发生的应力腐蚀。

静态载荷

jìng tài zài hè

static loading

【同】"静态负荷"。

静止期

jìng zhǐ qī

silent period

升颌肌群在最初牙接触时瞬时肌电下降,可能是由于受刺激的牙周膜受体产生的抑制作用。

痉挛

jìng luán

tic, spasm

肌肉或肌纤维突然的、非自主性的收缩,通常会产生疼痛。

镜面反射
jìng miàn fǎn shè

mirrored reflection

入射角等于出射角的反射,与具有光学上的光滑表面的物体相关。

镜像
jìng xiàng

mirroring

①其各部分的排列与另一个基本相似结构的排列正相反,或相对一根与之交错的轴或一个与之交错的平面的颠倒。②将对称性物体的一侧表面信息复制和转移到另一侧的过程。③将一侧牙或种植修复体的表面形态特征复制到对侧牙或修复体的方法之一。④为文件存储形式之一,一个磁盘上的数据在另一个磁盘上存在一个完全相同的副本。

鸠尾
jiū wěi

dovetail

基牙预备腔洞的增宽部分,用于增加固位和 / 或抗力。

酒精
jiǔ jīng

ethyl alcohol

【同】"乙醇"。

就位
jiù wèi

fit, placement

①固定或放置某种物品。②某种物品在其周围或内部装配的特定方式或过程。③将修复体适配于设计位置的过程,包括与其基托、基牙、基台和种植体等。

就位道
jiù wèi dào

path of insertion, path of placement

修复体就位于剩余牙槽嵴、基牙、基台或附着体时的特定方向。

局部瓣
jú bù bàn

topical

也称之为局部转移瓣。是在牙槽嵴水平切口的唇侧或腭侧制作带蒂的黏骨膜瓣,向种植体近中和 / 或远中旋转移位,包绕种植体、基台或修复体,重建种植体周龈缘、龈乳头或改善软组织轮廓。

参见:帕拉奇瓣、腭侧指状分裂瓣、腭侧反折瓣、血管化骨膜 - 结缔组织夹层瓣。

局部加速现象
jú bù jiā sù xiàn xiàng

regional acceleration phenomenon (RAP)

骨损伤性刺激引起的软组织或硬组织中所有代谢活动的增加,包括骨的塑形和改建。损伤性刺激包括骨折、拔牙、种植窝预备、截骨和骨膜剥离等。

局部麻醉
jú bù má zuì

local anesthesia

是指在患者神志清醒状态下,用局部麻醉药暂时阻断机体一定区域内神经末梢和纤维的冲动传导,从而使该区域疼痛消失的方法。

局部麻醉药
jú bù má zuì yào

local anesthetics

简称局麻药。作用局限于局部,可逆性地阻断神经冲动的产生和传导,使局部痛觉等感觉暂时性消失的药物。

局部牙槽嵴增量
jú bù yá cáo jí zēng liàng
localized ridge augmentation
各种局限性的牙槽嵴或剩余牙槽嵴的骨增量手术。

局部义齿
jú bù yì chǐ
partial denture
牙列缺损病例,天然牙或种植体支持的固定或可摘义齿的总称。

局部义齿固位力
jú bù yì chǐ gù wèi lì
partial denture retention
是指可摘局部义齿抵抗移位或脱位的能力。

局部义齿支托
jú bù yì chǐ zhī tuō
partial denture rest
固定或可摘局部义齿的刚性延伸部分,可防止义齿下沉,并向牙或种植体传递功能性殆力。

局部义齿制作
jú bù yì chǐ zhì zuò
partial denture construction
过时的术语。是指设计和制作局部义齿的科学和技术。

局限型慢性牙周炎
jú xiàn xíng màn xìng yá zhōu yán
localized chronic periodontitis
慢性牙周炎的一类,指全口牙附着丧失及骨吸收位点数≤30% 者。

局灶性硬化性骨髓炎
jú zào xìng yìng huà xìng gǔ suǐ yán
focal sclerosing osteomyelitis
为弥漫性、阻射性放射线表现的骨髓炎,被认为是对牙髓低度感染的局部骨反应,多位于有慢性炎症的牙或其拔牙位点的根尖区。

咀嚼
jǔ jué
chewing, mastication
粉碎食物时的下颌运动,受神经肌肉作用控制,亦受颞下颌关节解剖结构的限制。咀嚼运动循环涉及下颌在冠状向、水平向和矢状向的三维运动。

咀嚼肌
jǔ jué jī
masticatory muscle
咀嚼过程中负责下颌运动的一组肌肉,包括咬肌、颞肌、翼内肌和翼外肌。

咀嚼记录
jǔ jué jì lù
chew-in record
通过下颌的前后左右滑动,在义齿蜡型上获得咬合路径的方法。
非标准用语。是指在制作修复体时使用在蜡型上记录殆路径的方法,即在蜡型上直接制作沟和嵴,置于口内进行左右和前后向滑动,以雕刻出相反的突起形态。

咀嚼困难
jǔ jué kùn nán
dysmasesis

咀嚼运动的不便和困难。

咀嚼力

jǔ jué lì

chewing force, mastication force

在咀嚼的生理活动中,咀嚼肌的动态动作产生的力。

咀嚼面

jǔ jué miàn

masticatory surface

"𬌗面"的俚语。

参见:𬌗面。

咀嚼黏膜

jǔ jué nián mó

masticatory mucosa

被覆于牙龈和硬腭表面,与深部组织附着牢固,不能移动,咀嚼食物时承受压力、剪切力和摩擦力的口腔角化黏膜。光镜下固有层厚,乳头多而长,与上皮嵴呈指状镶嵌。固有层下方通常没有黏膜下层,深部直接附着在骨膜上,形成黏骨膜,但在硬腭中线两侧借黏膜下层与骨膜相连。

咀嚼器官

jǔ jué qì guān

organ of mastication

【同】"咀嚼系统"。

咀嚼痛

jǔ jué tòng

masticatory pain

咀嚼或下颌活动而引起面部和口腔的不适与疼痛,与牙和口腔相关的局部疾病无关,属于非牙源性口腔颌面疼痛,原因尚不清晰。也将其称之为咀嚼肌痛。

咀嚼系统

jǔ jué xì tǒng

masticatory system

咀嚼所涉及的器官和结构,包括牙、颌骨、颞下颌关节、咀嚼肌、舌、唇、面颊、口腔黏膜以及相关的神经系统。

咀嚼效率

jǔ jué xiào lǜ

masticatory efficiency

机体在单位时间内,对定量食物嚼细的程度,是判断咀嚼能力的生理指标。

咀嚼效能

jǔ jué xiào néng

masticatory efficiency

【同】"咀嚼效率"。

咀嚼循环

jǔ jué xún huán

masticatory cycle, chewing cycle, masticating cycles

①咀嚼运动时,下颌的三维运动过程。②英文"masticating cycles"是过时的术语。

咀嚼运动

jǔ jué yùn dòng

masticatory movement

【同】"咀嚼"。

咀嚼组合

jǔ jué zǔ hé

components of mastication

吞咽前食物在口内的处理和粉碎。

矩形牙冠

jǔ xíng yá guān

rectangular tooth crown

临床牙冠为矩形外形。在英文文献中将牙冠形态分为矩形和三角形两种形态。

巨核细胞增殖成熟因子

jù hé xì bāo zēng zhí chéng shú yīn zǐ

megakaryocyte proliferation maturation factor (MGDF)

【同】"血小板生成素"。

巨舌

jù shé

macroglossia

舌体过大。

巨噬细胞

jù shì xì bāo

macrophage

一类形体较大具有强大吞噬能力的单核白细胞,胞质丰富,胞质内颗粒含有溶酶体酶和过氧化物酶,具有活跃的吞噬作用和吞饮作用,有趋化、游走以及黏附于物体表面的特性,参与机体的免疫调节和免疫应答。

巨噬细胞炎症蛋白

jù shì xì bāo yán zhèng dàn bái

macrophage inflammatory protein

为趋化因子 CC 亚家族(即趋化因子的氨基端两个半胱氨酸残基相邻的亚家族),其受体为多种 CC 趋化因子受体,在体内外均具有多种促炎活性。

巨噬细胞源性血管生成因子

jù shì xì bāo yuán xìng xuè guǎn shēng chéng yīn zǐ

macrophage-derived angiogenic factor (MDAF)

可促进新血管增殖的巨噬细胞衍生因子,由低氧巨噬细胞释放于伤口边缘或外表面,在创口愈合过程中启动再血管化。

巨细胞病毒

jù xì bāo bìng dú

cytomegalovirus (CMV)

属于疱疹病毒的 DNA 病毒,对唾液腺有特殊的亲和力。在遗传上与其他疱疹病毒不同,在成纤维细胞中比在上皮细胞和淋巴细胞中更容易生长。巨细胞病毒可以引起细胞包涵体疾病和单核细胞增多症,亦被认为是艾滋病感染的指标之一。

巨型口疮

jù xíng kǒu chuāng

major aphtha

复发性阿弗他口炎中的类型之一,在患该病的患者中发病率约 10%~15%;通常表现为 1~2 个大的、疼痛的溃疡,发生于可移动的、非角化口腔黏膜上,病程长达 6 周。

具核梭杆菌

jù hé suō gǎn jūn

Fusobacterium nucleatum

革兰氏阴性不运动厌氧杆菌,通常与牙周病及种植体周病有关,是临床上最常见的梭杆菌。

距离成骨

jù lí chéng gǔ

distance-osteogenesis

种植体植入后愈合初期,自种植窝内原有骨壁向种植体表面生成新生骨组织,形成骨结合的过程。

参见:接触成骨。

聚丙交酯

jù bǐng jiāo zhǐ

polylactide

【同】"聚乳酸"。

聚芳醚酮

jù fāng mí tóng

polyaryletherketone (PAEK)

一类半结晶、热塑性聚合物,在高温下具有高强度和形状稳定性。

聚合

jù hé

polymerization

是指将相似分子链接在一起,把低分子量单体转化成高分子量聚合物的过程。

聚合反应

jù hé fǎn yìng

polymerize

将单个小分子结合连接在一起,以形成由许多重复单元组成的大分子的化学反应。

聚合角

jù hé jiǎo

convergence angle, angle of convergence

①牙冠预备的锥度。②固定修复时在参考面上测量牙或加工表面轴壁之间的角。③当一颗或多颗牙进行牙冠或固定义齿修复时,在相对的轴壁之间形成的角度,以度数表示。

聚合酶链反应

jù hé méi liàn fǎn yìng

polymerase chain reaction (PCR)

在体外扩增特定 DNA 片段的技术方法。以 DNA 为模板,以一对与模板互补的寡核苷酸片段为引物,反复进行变性、退火和延伸,在 DNA 聚合酶作用下,使目的 DNA 片段得到扩增。

聚合物

jù hé wù

polymer

通过分子反应产生的包含重复结构单元的较大有机分子所形成的化合物或化合物的混合物。

聚集放线菌

jù jí fàng xiàn jūn

Aggregatibacter actinomycetemcomitans

为革兰氏阴性不动兼性厌氧的棒状细菌,常见于健康和牙周疾病患者的龈下和牙菌斑的边缘处。

聚甲基丙烯酸甲酯

jù jiǎ jī bǐng xī suān jiǎ zhǐ

polymethylmethacrylate (PMMA)

甲基丙烯酸甲酯单体的聚合体,又称之为亚克力或有机玻璃。具有高透明度、低价格、易于机械加工等优点。

聚甲醛

jù jiǎ quán

poly (oxymethylene)

甲醛的均聚物,属热塑性结晶聚合,结晶度超过 70%,熔融温度为 180℃左右,具有柔韧性、韧性和临床可接受的形状稳定性。这些缩醛树脂的挠曲模量超过了所有其他热塑性、热成型挠性树脂。

聚甲醛树脂

jù jiǎ quán shù zhī

poly (oxymethylene)

【同】"聚甲醛"。

聚硫基印模材料

jù liú jī yìn mú cái liào

polysulfide based impression materials

【同】"聚硫橡胶印模材料"。

聚硫橡胶印模材料

jù liú xiàng jiāo yìn mú cái liào

ploysulfide rubber impression materials

在室温下硫化成型硬固的橡胶印模材料。

聚醚

jù mí

polyether

环氧乙烷和四氢氟共聚物的弹性体印模材料，可在芳香族酯的影响下聚合。

聚醚基印模材料

jù mí jī yìn mú cái liào

polyether based impression materials

【同】"聚醚橡胶印模材料"。

聚醚醚酮

jù mí mí tóng

polyetheretherketone (PEEK)

是聚芳基醚酮聚合物，具有高温稳定性、高机械和化学耐受性、生物相容性。可用于制作基台和上部结构等。

聚醚醚酮基台

jù mí mí tóng jī tái

polyetheretherketone abutment, PEEK abutment

用聚醚醚酮材料制作的基台，目前通常用于制作临时修复体的基台。

聚醚橡胶印模材料

jù mí xiàng jiāo yìn mú cái liào

polyether rubber impression materials

以聚醚为基质的弹性印模材料。

聚羟基乙酸

jù qiǎng jī yǐ suān

polyglycolic acid (PGA)

具有生物可降解性和生物相容性的聚酯，可通过三羧酸循环降解为二氧化碳和水。用于制作可吸收缝线、膜以及药物和骨形成蛋白的载体等医用生物材料。

聚羟乙酸膜

jù qiǎng yǐ suān mó

polyglycolic acid membrane

由聚羟乙酸合成的生物可吸收性膜，具有良好的生物相容性和生物可降解性，能够通过三羧酸循环完全生物降解为二氧化碳和水。

聚乳酸

jù rǔ suān

polylactide, polylactic acid (PLA)

可生物降解的疏水性羟基酸聚合物，具有生物可降解性和生物相容性，通过三羧酸循环降解为二氧化碳和水。可用于制作可吸收缝线、膜以及药物和骨形成蛋白的载体等生物材料。

聚乳酸膜

jù rǔ suān mó

polylactic acid membrane

材料为聚乳酸的人工合成聚酯屏障膜材料，具有良好的生物相容性和生物可降解性，能够通过三羧酸循环完全生物降解为二氧化碳和水。

聚四氟乙烯

jù sì fú yǐ xī

polytetrafluoroethylene (PTFE)

四氟乙烯(分子式 C_2F_4,结构式 CF_2-CF_2)的均质聚合物,是不易燃、耐高温、耐腐蚀、生物惰性、不可降解的高分子树脂,广泛用于工业、农业和日常生活中。在医学中,广泛用于制作缝线、屏障膜、人工血管和假体的材料。

聚四氟乙烯缝线
jù sì fú yǐ xī féng xiàn
teflon suture
使用聚四氟乙烯材料制作的缝线。

聚四氟乙烯洁治器
jù sì fú yǐ xī jié zhì qì
teflon scaler
材质为聚四氟乙烯的手用洁治器,对种植体表面不会造成损伤。

聚四氟乙烯涂层螺钉
jù sì fú yǐ xī tú céng luó dīng
teflon-coated screw
经过聚四氟乙烯表面涂层改性的固位螺钉,被用于基台或修复体固位。

聚四氟乙烯压缩环
jù sì fú yǐ xī yā suō huán
teflon compression ring
是由聚甲醛树脂制成的修复部件,放置于穿黏膜部件和修复体之间,为种植体和修复体之间提供弹性固位。

聚酸复合树脂
jù suān fù hé shù zhī
compomer
聚酸改性的复合树脂,由不反应的玻璃填料、酸改性丙烯酸丁酯树脂和引发剂组成,其本身不具备与牙表面进行化学结合的能力,需要与粘接树脂协同使用。

聚羧酸水门汀
jù suō suān shuǐ mén tīng
polycarboxylate cement
【同】"聚羧酸锌水门汀"。

聚羧酸锌水门汀
jù suō suān xīn shuǐ mén tīng
zinc polycarboxylate cement
含氧化锌和氧化镁等成分的粉剂与含聚丙烯酸的液体反应而成的粘固剂。

聚羧酸锌粘固剂
jù suō suān xīn zhān gù jì
zinc polycarboxylate cement
【同】"聚羧酸锌水门汀"。

聚羧酸盐水门汀
jù suō suān yán shuǐ mén tīng
polycarboxylate cement
【同】"聚羧酸锌水门汀"。

聚维酮碘
jù wéi tóng diǎn
povidone Iodine
是元素碘与表面活性剂聚维酮(聚乙烯吡咯烷酮)相结合而成的松散络合物。具有广谱抗微生物作用,对细菌、芽孢、真菌、衣原体、支原体及病毒均有效。适用于皮肤、黏膜的表面和创口消毒。

聚氧亚甲基
jù yǎng yà jiǎ jī
polyoxymethylenes
【同】"聚甲醛"。

聚乙醇酸
jù yǐ chún suān
polyglycolic acid (PGA)

【同】"聚羟基乙酸"。

聚乙交酯

jù yǐ jiāo zhǐ

polyglycolic acid (PGA)

【同】"聚羟基乙酸"。

聚乙烯硅氧烷

jù yǐ xī guī yǎng wán

polyvinyl siloxane (PVS)

加成型硅橡胶弹性印模材料,由具有末端乙烯基的有机硅聚合物组成。由铂或钯盐催化剂活化后末端乙烯基可与硅烷交联。

聚酯

jù zhǐ

polyester

结构重复单元以 COO 相连的聚合物。

卷瓣技术

juǎn bàn jì shù

roll flap procedure

将带蒂黏膜瓣的游离端向内翻转以增加黏膜厚度的技术。

绝经后骨质疏松症

jué jīng hòu gǔ zhì shū sōng zhèng

postmenopausal osteoporosis (PMOP)

绝经后女性因雌激素水平急剧下降而导致破骨细胞活跃、骨转换率增加,引起快速骨量丢失和骨密度降低而导致的骨质疏松。临床上表现为骨骼脆性增加,易发生腰酸背痛甚至骨折等。

绝经后萎缩

jué jīng hòu wěi suō

postmenopausal atrophy

发生于绝经后女性的组织退化或萎缩,包括口腔黏膜和骨。

均衡

jūn héng

equilibrium

①对立力之间的平衡状态。②物体所处于的某种状态或环境,其中作用于其上的力的排列使其在每一点上的总和为零。③正向力和负向力抵抗之间的平衡。

均数

jūn shù

mean

一组数值的算术平均值。是常用的描述性统计方法,用于描述一组正态分布数据的中心集中趋势,常与标准差一起使用。

均匀颜色空间

jūn yún yán sè kōng jiān

uniform color space

颜色空间的任何方向上长度为某个值的变化将被人感知为相同或相等的变化。

菌斑

jūn bān

plaque

是口腔中的生物膜,为黏附于牙、种植体、基台、修复体和口腔黏膜表面的未钙化有机斑块,并存在于龈沟和牙周袋中。它由唾液蛋白、微生物及其副产物(如细菌产生的酶)、食物残渣、脱落细胞和无机成分(如钙和磷酸盐)等组成,是龋病、牙周病和种植体周病的始动与进展因素。黏蛋白斑(mucin plaque)和细菌斑(bacterial plaque)均为菌斑(plaque)的过时术语。

菌斑控制

jūn bān kòng zhì

plaque control

【同】"口腔卫生维护"。

菌斑染色

jūn bān rǎn sè

plaque disclosure

菌斑显示剂通过化学反应及物理吸附作用使菌斑着色,是用于显示菌斑量和分布的直观的检查方法。

菌斑生物膜

jūn bān shēng wù mó

dental plaque biofilm

【同】"菌斑"。

菌斑显示剂

jūn bān xiǎn shì jì

plaque disclosing agents

能够将牙、舌、黏膜和修复体等表面的菌斑染色的溶液或片剂。

菌斑性龈炎

jūn bān xìng yín yán

plaque-induced gingivitis

菌斑引起的牙龈炎症。

菌斑抑制剂

jūn bān yì zhì jì

antiplaque agent (s)

通过直接杀死生物膜内的细菌或调节与生物膜形成相关的通路来改变菌斑形成的化合物。

菌斑指数

jūn bān zhǐ shù

plaque index

用来评价牙、种植体、基台和修复体表面菌斑量的指数,反映的是口腔卫生状况。

参见:改良奎-海菌斑指数、谢-路菌斑指数。

菌血症

jūn xuè zhèng

bacteremia

是指体内循环中出现微生物,可能是暂时性、间歇性或持续性的。暂时性菌血症可能源自拔牙等有创治疗,也可能是许多感染的早期阶段。持续性菌血症是心内膜炎的一个特征。

菌状乳头

jūn zhuàng rǔ tóu

fungiform papilla

舌背上小的蘑菇状小突起。

K

卡波西肉瘤
kǎ bō xī ròu liú

Kaposi's sarcoma

具有局部侵袭性的内皮细胞肿瘤。为多发性红棕色结节皮损,大小从几毫米到 1 厘米不等。组织学上可见内皮细胞在片状或小血管中增殖,含铁血黄素沉积,成纤维细胞增生,淋巴细胞炎性浸润。与 HIV 感染有关。

卡方检验
kǎ fāng jiǎn yàn

Chi-square test

是用来判别两个观察对象是独立的或相关的统计方法。

卡拉多克式上咬合架
kǎ lā duō kè shì shàng yǎo hé jià

Craddock mounting

使用鲍威尔(Bonwill)的四英寸等边三角形上咬合架的技术,使髁元件和下颌前牙在殆垂直距离(OVD)上的距离相等。

卡普兰 - 梅尔分析
kǎ pǔ lán méi ěr fēn xī

Kaplan-Meier analysis

以统计学家爱德华·卡普兰(Edward L. Kaplan)和保罗·梅尔(Paul Meier)的名字共同命名的统计学分析方法,用以估计整体的生存率。在口腔种植学中可用其估计种植体的存留率。

卡伍德 - 豪厄尔分类
kǎ wǔ dé háo è ěr fēn lèi

Cawood and Howell classification

卡伍德(Cawood)和豪厄尔(Howell)于 1988 年提出的剩余牙槽嵴的形态学分类,共分为六类,I 类:含牙的牙槽嵴;II 类:牙拔除之后的即刻牙槽嵴;III 类:圆钝牙槽嵴,高度和宽度充足;IV 类:刃状牙槽嵴,高度充足,宽度不足;V 类:扁平牙槽嵴,高度和宽度均不足;VI 类:存在基骨显著丧失的凹陷形牙槽嵴。

开槽法颧种植
kāi cáo fǎ quán zhòng zhí

sinus slot technique

为颧种植的改良术式。在上颌窦外侧壁制备凹槽,在直视下引导种植体植入颧骨,不分离上颌窦黏骨膜。

开窗
kāi chuāng

fenestrate

制造一个或几个穿孔,例如开骨窗。

开窗式印模
kāi chuāng shì yìn mú

open tray impression

用开窗式托盘制取印模,印模帽和印模形成一个整体。

开窗托盘印模
kāi chuāng tuō pán yìn mú

open tray impression

【同】"开窗式印模"。

开窗托盘印模帽
kāi chuāng tuō pán yìn mú mào

open try impression transfer coping

取模时,直接保留在阴模中印模帽。

开窗托盘印模转移帽

kāi chuāng tuō pán yìn mú zhuǎn yí mào

open try impression transfer coping

【同】"开窗托盘印模帽"。

开尔文温度

kāi ěr wén wēn dù

Kelvin temperature

符号 K 表示的绝对温度,0 开尔文 = −273℃。

开放式刮治

kāi fàng shì guā zhì

open curettage

通过翻瓣清除牙根或种植体周病变及感染的沟内上皮的手术。

开放式构架

kāi fàng shì gòu jià

open architecture

可以在各种数字平台上执行的数字流程或工作流,例如标准细分曲面语言。开放式构架具有应用系统的可移植性、可剪裁性、互操作性和易于从多方获得软件的体系结构。

开放系统体系结构

kāi fàng xì tǒng tǐ xì jié gòu

open system architecture

【同】"开放式构架"。

开放性骨折

kāi fàng xìng gǔ zhé

open fracture

骨折处皮肤或黏膜破裂,骨折的断端与外界相通。

开放源码软件

kāi fàng yuán mǎ ruǎn jiàn

open-source software

【同】"开源软件"。

开𬌗关系

kāi hé guān xì

open occlusal relationship

正中𬌗时对颌牙之间没有𬌗接触。

开颌

kāi hé

apertognathia

正中𬌗时前牙或后牙无𬌗接触的状态。可以将其视为"开𬌗关系"的同义词。

开环金属丝卡环

kāi huán jīn shǔ sī qiǎ huán

open loop wire clasp

卡环的类型之一,通过一根金属丝完全环绕基牙,特别是具有"直面"的基牙。如果该卡环为非连续的,则称为开环金属丝卡环。

开口

kāi kǒu

orifice

是指体腔通往外侧的入口或出口,如鼻孔。

开口扳手

kāi kǒu bān shǒu

open-ended wrench

工作端带开口的扳手,用于种植体植入之后辅助取下携带体。

开口后期弹响

kāi kǒu hòu qī tán xiǎng

late opening click

最大开口位结束之前颞下颌关节发出的声音,发生于关节盘自前移位置滑向其关节窝和髁之间的初始位置时。

开口器

kāi kǒu qì

mouth gag, gag

是指在治疗过程中保持张口状态的器械。

开口运动

kāi kǒu yùn dòng

opening movement

下颌骨运动使下颌与上颌垂直向分离的过程。

开口早期弹响

kāi kǒu zǎo qī tán xiǎng

early opening click

髁开始移动时颞下颌关节发出的咔哒声。

开口中期弹响

kāi kǒu zhōng qī tán xiǎng

mid-opening click

发生于髁前移中期的颞下颌关节异常声响。

开咬合

kāi yǎo hé

open bite

"开𬌗"的俚语。

参见:开𬌗。

开源软件

kāi yuán ruǎn jiàn

open-source software

使用不受许可证限制、可访问源代码的软件。

凯利综合征

kǎi lì zōng hé zhēng

Kelly's syndrome

当上颌为全口义齿、下颌为前牙存在的双侧游离缺失的可摘局部义齿时出现的临床变化,包括上颌前部牙槽嵴骨丧失、上颌结节增生、硬腭黏膜乳头状增生、下颌前牙过长和下颌可摘局部义齿基托下牙槽嵴高度丧失等一系列症状。

坎伯面

kǎn bó miàn

Camper's plane

①穿过鼻翼下缘(或两者之间的平均值)和耳屏上缘形成的平面,也被称为"鼻翼耳屏线"。②从前鼻棘点到每个骨性外耳道中心的平面,也被称为"前鼻棘外耳道平面"。

坎伯线

kǎn bó xiàn

Camper's line

【同】"鼻翼耳屏线"。

康复

kāng fù

rehabilitation

①受伤或生病后恢复正常的形态和功能。②使患病或受伤的患者在家庭和社区中恢复到与身体、心理、职业和娱乐活动相关的最佳功能水平。

抗病毒药

kàng bìng dú yào

antivirus drug

抑制病毒繁殖的药物,通过阻断或抑制病毒复制,使宿主免疫系统抵御病毒侵袭或缓解临床症状。

抗代谢物
kàng dài xiè wù
antimetabolite
与某一特定代谢物竞争、取代或对抗的物质。

抗腐蚀性
kàng fǔ shí xìng
corrosion resistance
材料的表面惰性,而非内部的不反应。

抗感染药
kàng gǎn rǎn yào
anti-infectious agent
能杀灭或抑制引起机体感染的细菌、病毒等病原微生物的药物,用于预防和治疗病原微生物所导致的感染性疾病。

抗焊剂
kàng hàn jì
antiflux
防止或限制焊料附着或流动的材料。

抗酒石酸酸性磷酸酶
kàng jiǔ shí suān suān xìng lín suān méi
tartrate-resistant acid phosphatase (TRAP)
在骨改建过程中对于骨基质蛋白的降解发挥重要作用的酸性磷酸酶,主要在破骨细胞和活化的巨噬细胞中表达,是骨吸收和破骨细胞活性的标志物。

抗菌剂
kàng jūn jì
antiseptic
是指抑制微生物生长的药剂,常被应用于机体皮肤或口腔黏膜表面,以减少或防止感染的发生。

抗菌疗法
kàng jūn liáo fǎ
antimicrobial therapy
系统性或者局部使用特定的药物来控制或消灭微生物的治疗方法。

抗菌谱
kàng jūn pǔ
antibacterial spectrum
泛指某种或某类抗生素或抗菌药物所能抑制或消灭微生物的类、属、种范围。

抗菌药
kàng jūn yào
antibacterial drugs
对细菌有抑制或杀灭作用的药物。包括各种微生物产生的抗生素以及人工合成药物(如磺胺类和喹诺酮类)。

抗拉强度
kàng lā qiáng dù
tensile strength
【同】"拉伸强度"。

抗力型
kàng lì xíng
resistance form
为牙体预备的特征,既可增强修复体的稳定性和抗脱位力,又能使修复体和剩余牙体结构能够承受咀嚼殆力而不致破坏或折裂。

抗凝剂
kàng níng jì
anticoagulant

抑制血液凝固的物质,有去除或抑制血液中的某些凝血因子的抗凝作用。

抗凝血药

kàng níng xuè yào

anticoagulants

通过影响凝血因子从而延缓或防止血液凝固的药物。主要用于预防和治疗血栓栓塞性疾病。

抗生素

kàng shēng sù

antibiotic

由真菌、细菌或其他微生物产生或人工合成的物质,可抑制或破坏其他微生物的生长,广泛用于预防和治疗感染性疾病。

抗体

kàng tǐ

antibody

由动物体产生的与抗原相互作用的免疫球蛋白。通过淋巴组织对细菌、病毒或其他抗原物质诱导形成抗原特异性的结合,从而导致或促进抗原抗体反应。

参见：免疫球蛋白。

抗弯强度

kàng wān qiáng dù

bending strength

【同】"弯曲强度"。

抗旋转

kàng xuán zhuǎn

antirotation

抵抗种植体与基台、基台与修复体等部件之间相对旋转的界面设计,以防止基台或修复体松动。

抗旋转基台

kàng xuán zhuǎn jī tái

nonrotating abutment

带有抵抗修复体或修复体基底旋转结构的基台。通常,在基台与修复体或修复体基底界面上包含一个或多个平面或类似的结构设计,并同时增加修复体或修复体基底的固位能力。

抗旋转金基底

kàng xuán zhuǎn jīn jī dǐ

nonrotating gold cylinder

金基底与种植体界面之间存在抗旋转结构设计,与种植体 - 基台界面相同。

抗血友病球蛋白 A

kàng xuè yǒu bìng qiú dàn bái A

antihemophilic globulin A

主要在肝细胞中合成的糖蛋白,也可在肾、内皮细胞和淋巴组织中合成,由凝血酶和 FXa 激活,主要功能是作为辅因子,加速 FIXa 对 FX 的激活。

抗血友病球蛋白 B

kàng xuè yǒu bìng qiú dàn bái B

antihemophilic globulin B

是维生素 K 依赖性血液凝固因子,在内源性和外源性凝血过程中起重要作用,将凝血因子 X 转化为其活性形式,FIXa 与Ⅶa 形成 FX 酶复合物激活 FX 为 FXa。

抗血友病球蛋白 C

kàng xuè yǒu bìng qiú dàn bái C

antihemophilic factor C

参与内源性凝血途径的凝血因子之一,在肝细胞内合成,可被 FXⅡa 及凝血酶激活为 FXIa,FXIa 促进 F IX 激活为 FIXa,从而发挥凝血作用。如果缺乏,可导致类似血友病 A 的全身血液凝固缺陷。

抗压强度

kàng yā qiáng dù

compressive strength

【同】"压缩强度"。

抗炎药

kàng yán yào

antiinflammatory

可减轻炎症的药物。

参见:皮质类固醇、非甾体类抗炎药。

抗原

kàng yuán

antigen

当被以非肠道的方式引入时,能够引起免疫系统抗体形成并与之发生反应的任何物质。

抗原呈递细胞

kàng yuán chéng dì xì bāo

antigen-presenting cell

【同】"抗原提呈细胞"。

抗原提呈细胞

kàng yuán tí chéng xì bāo

antigen-presenting cell (APC)

是一类能够加工抗原并以抗原肽 -MHC 分子复合物的形式,将抗原肽提呈给 T 细胞的细胞,在机体的免疫识别、免疫应答与免疫调节中起重要作用。

抗张强度

kàng zhāng qiáng dù

tensile strength

【同】"拉伸强度"。

抗真菌药

kàng zhēn jūn yào

antifungal drugs

能够治疗或预防真菌感染,具有抑制真菌生长繁殖或杀死真菌作用的药物。包括多烯类、唑类、嘧啶类和棘白菌素类等。

抗肿瘤性

kàng zhǒng liú xìng

antineoplastic

①抑制或预防肿瘤的发展,抑制恶性细胞的成熟和增殖。②具有这种性能的制剂。

抗肿瘤药

kàng zhǒng liú yào

antineoplastic drug

泛指能够阻止肿瘤细胞发育、成熟或扩散的药物,被用于治疗或减轻癌症症状。

考德威尔 - 陆克技术

kǎo dé wēi ěr lù kè jì shù

Caldwell-Luc operation, Caldwell-Luc approach, Caldwell-Luc

【同】"柯 - 陆术"。

烤瓷后焊接

kǎo cí hòu hàn jiē

post-ceramic solder

在陶瓷饰面最终成形和上釉之后,将金属烤瓷修复体与之相连的焊接程序。

烤瓷后焊料

kǎo cí hòu hàn liào

post-ceramic solder

用于陶瓷 - 金属焊接的合金。

烤瓷前焊接

kǎo cí qián hàn jiē

preceramic solder

金属烤瓷修复体在堆瓷之前对金属基底的焊接程序,温度为 1 075~1 120℃。

烤瓷熔附金属修复体

kǎo cí róng fù jīn shǔ xiū fù tǐ

porcelain fused to metal restoration (PFM)

【同】"全属烤瓷修复体"。

柯 - 陆术

kē lù shù

Caldwell-Luc operation, Caldwell-Luc approach, Caldwell-Luc

以美国医生乔治·柯德威尔(George Caldwell)和法国医生亨利·陆克(Henry Luc)的名字命名的术式,是通过前磨牙对应的龈颊沟黏骨膜切口,在上颌骨前外侧壁开窗,获得治疗上颌窦病变的入路,改善上颌窦内引流,以缓解慢性鼻窦炎。侧壁开窗上颌窦底提升为该方法的改良术式。

参见:侧壁开窗上颌窦底提升。

柯萨奇病毒

kē sà qí bìng dú

coxsackievirus

属于肠道病毒,常与溃疡性口腔病损有关。

科斯滕综合征

kē sī téng zōng hé zhēng

Costen syndrome

在专业的英文词典中未见该术语的一致性释义,中文释义应该同颞下颌紊乱病。

参见:颞下颌紊乱病。

颏部骨移植物

kē bù gǔ yí zhí wù

chin graft

从双侧颏孔间区(上至根尖下方、下至下颌骨下缘上方)获取的骨移植物,入路为下颌骨唇侧骨板。

颏成形术

kē chéng xíng shù

genioplasty

改变下颌联合轮廓的成形手术。

颏的

kē de

genial

与颏部相关的解剖学术语。

颏顶点

kē dǐng diǎn

gnathion (Gn)

颏前点与颏下点之中点。

颏棘

kē jí

genial tubercles

下颌骨中线两侧、下颌骨舌面上的圆形隆起,为颏舌肌和颏舌骨肌的起点。

颏结节

kē jié jié

mental tubercle

下颌联合两旁,近下颌体下缘处左右各一的隆起。

颏孔

kē kǒng

mental foramen

下颌管在下颌体颊侧的开孔,位于下颌第二前磨牙或第一、第二前磨牙之间的根端下方,有颏神经血管束通过。

颏前点

kē qián diǎn

pogonion

侧位头颅测量片的一个标志点,为下颌骨颏部最前面的点。

颏上点

kē shàng diǎn

supramentale

【同】"下牙槽座点"。

颏神经

kē shén jīng

mental nerve

下牙槽神经的终末支,出颏孔分布于下颌前牙及第一前磨牙的唇颊侧牙龈、下唇黏膜及皮肤和颏部皮肤。

颏下动脉

kē xià dòng mài

submental artery

面动脉即将转至面部时发出,在下颌骨体下方沿下颌舌骨肌浅面前行至颏部,分支分布于舌下腺、颏部肌与皮肤,以及舌骨上区的前部,并与舌下动脉、下唇动脉、颏动脉相吻合。供血范围包括同侧下颌下区和部分下唇、颏部。

颏下点

kē xià diǎn

menton (Me)

颏部在正中矢状面的最低点。

颗粒层

kē lì céng

stratum granulosum

为鳞状上皮中角化层深面的、由 2~3

层胞质内含嗜碱性透明角质颗粒的细胞结构,其分化比棘层细胞更成熟。当表面角化层为正角化时此层明显;表面为不全角化时,此层不明显或消失。电镜下见近角化层的颗粒层细胞内张力细丝致密并且与透明角质颗粒关系密切,有利于细胞内钙的储存。

颗粒状骨髓 - 松质骨

kē lì zhuàng gǔ suǐ sōng zhì gǔ

particulate marrow cancellous bone (PMCB)

从供骨区(如髂嵴)获得的具有大量骨髓成分的骨移植物。作为天然自体骨的骨髓 - 松质骨颗粒是成骨性能最强的骨移植物,含有丰富的多能干细胞。

颗粒状移植物

kē lì zhuàng yí zhí wù

particulate graft

以颗粒形式使用的骨移植物,可以是自体骨移植物、同种异体骨移植物、异种骨移植物或异质骨移植物。不同的颗粒状移植物在成骨潜能、骨引导性、亲水性、孔径和颗粒大小以及替代率方面有所不同。

颗粒状自体移植物

kē lì zhuàng zì tǐ yí zhí wù

particulate autogenous graft

将块状粉碎为颗粒状的自体骨,通常与骨代用品联合应用。

髁

kē

condyle

位于下颌支后缘顶端的椭圆形关节突起,其前外侧径大于前后径。髁与相对的关节窝形成关节,向下延续为髁颈。髁与髁颈构成髁突。

关于髁本身或与髁相关的。

髁半脱位
kē bàn tuō wèi

condylar subluxation

髁从关节窝不完全脱出，能够自行复位。

髁导
kē dǎo

condylar guidance

位于咬合架固定部分的上后部的机械结构，用于控制可移动构件的运动。

髁导斜度
kē dǎo xié dù

condylar guide inclination

咬合架中髁的导向面与指定参考平面（水平面）之间的夹角。

髁道
kē dào

condylar path, condyle path

下颌运动时，髁在关节凹内的运动路径。

髁道示踪
kē dào shì zōng

condylar path tracing

髁运动路径的图形记录。

髁道元件
kē dào yuán jiàn

condylar path element

控制髁运动方向的咬合架部件。

髁的
kē de

condylar

髁发育不全
kē fā yù bú quán

condylar agenesis

髁缺失的先天性畸形。

髁关节
kē guān jié

condylarthrosis, condylar articulation, condylar joint, condyloid joint

为椭圆形关节，为球 / 窝型关节的演化，关节面为椭圆形而非球形。由于关节周围的肌肉和韧带的分布，除了绕垂直轴的旋转运动，能够做其他所有的运动。

髁间的
kē jiān de

intercondylar

位于两侧下颌髁之间的。

髁间距离
kē jiān jù lí

intercondylar distance

两个髁旋转中心之间的距离。
①两侧髁旋转中心之间的距离。②咬合架上，两侧髁头中心之间的距离。

髁间轴
kē jiān zhóu

intercondylar axis

【同】"髁轴"。

髁铰链位
kē jiǎo liàn wèi

condylar hinge position

过时的用语，是指可以进行铰链轴运动的髁在关节窝中的位置。

髁颈

kē jǐng

condyle neck

下颌骨髁向下延续的缩窄部分,连接髁与下颌支。

髁内

kē nèi

intracondylar

是指髁内结构。

髁切除术

kē qiē chú shù

condylectomy

切除髁的手术。

髁切开术

kē qiē kāi shù

condylotomy

通过切开髁颈以切除髁或髁的部分关节面的手术。

髁式殆架

kē shì hé jià

condylar articulator

仅为中文文献对"髁式咬合架"的释义与表达。

参见:髁式咬合架。

髁式咬合架

kē shì yǎo hé jià

condylar articulator

"髁式咬合架"的英文为"condylar(髁的)articulator(咬合架)",英文亦描述为"articulator(咬合架)and condyle(髁)"。因此,"髁式咬合架"与"阿克恩咬合架""阿克恩型咬合架""C型咬合架""A型咬合架""解剖式咬合架"为同义词。

参见:阿克恩咬合架。

髁头

kē tóu

condyle head

【同】"髁"。

髁突

kē tū

condylar process

下颌支后缘上端的关节突起,由髁与髁颈所构成。顶端为椭圆形的髁,向下延续为髁颈。髁与关节盘、颞骨的关节窝和关节结节等共同构成颞下颌关节。

髁突经咽侧位片

kē tū jīng yān cè wèi piān

transpharygeal projection

"经咽侧位片"的非标准术语。

参见:经咽侧位片。

髁突颈

kē tū jǐng

neck of the condylar process

为"髁颈"的非标准术语。是指下颌骨髁向下缩窄的部分,是髁突的一部分,连接下颌支和髁。

髁脱位

kē tuō wèi

condylar dislocation

下颌骨髁不能自行复位的移位,移位髁通常位于关节结节的前方。

髁下骨折

kē xià gǔ zhé

subcondylar fracture

位于髁下方,并局限在髁颈的骨折。

髁下移
kē xià yí

distraction of the condyle

髁被牵拉、向下移位,临床上通常与疼痛有关。

髁弦
kē xián

condyle chord

【同】"髁轴"。

髁斜度
kē xié dù

condylar inclination

髁道的方向。

髁斜面
kē xié miàn

condylar slant

"髁道"的非标准术语。

髁移位
kē yí wèi

condylar displacement

髁不在关节窝中的自然位置。

髁引导
kē yǐn dǎo

condylar guidance

髁和关节盘沿关节结节外斜面做滑动运动时产生的下颌引导,度量值为相对于法兰克福水平面的角度。

髁轴
kē zhóu

condylar axis

一根穿过下颌骨两侧髁的假想线,在小范围的开口运动中,下颌骨围绕此线旋转。

髁状突
kē zhuàng tū

condyloid process

【同】"髁突"。

可拆卸式代型系统
kě chāi xiè shì dài xíng xì tǒng

removable die system

分段复位式的终模型系统,可以精确地取下或重新就位工作区(预备后的牙或部分缺牙区)的代型。

可拆卸性
kě chāi xiè xìng

retrievability

在口腔种植学中,是指种植体支持式修复体、基台或螺钉可以取下而不损坏其结构。

可的松
kě dì sōng

cortisone

17-羟基-11-脱氢皮质酮,为口服、肌内注射和静脉注射的糖皮质激素。半衰期短。用于治疗类风湿关节炎、红斑狼疮和一些过敏性疾病,具有显著的抗炎作用。过量使用会产生高脂血症、肥胖、高血糖和水肿等,即肾上腺皮质激素增多症(库欣综合征)。

参见:糖皮质激素。

可复性关节盘移位
kě fù xìng guān jié pán yí wèi

disc displacement with reduction, disk displacement with reduction

颞下颌关节盘在静止时已沿前-内方向移位,但在下颌运动时能够恢复正常位置的关节盘移位。复位时通常伴有咔哒声。

可见光聚合

kě jiàn guāng jù hé

visible-light polymerization

【同】"光固化"。

可见光谱

kě jiàn guāng pǔ

visible spectrum

人的视觉可以感受的光谱。可见光谱的波长在 400~760 纳米之间,包括红、橙、黄、绿、青、蓝、紫 7 种颜色的可见光。

可逆夹板

kě nì jiā bǎn

reversible splint

用于固定松动牙的夹板类型之一,不会改变或破坏牙的相关结构。

可逆性水胶体

kě nì xìng shuǐ jiāo tǐ

reversible hydrocolloids

物理状态随温度变化的水胶体,冷却时固化为凝胶,温度升高时恢复其可流动状态。

可逆性印模材料

kě nì xìng yìn mú cái liào

reversible impression materials

可反复出现可塑性、能多次重复使用的印模材料。

参见:印模膏、琼脂印模材料。

可塑性

kě sù xìng

plastic

①能够成型或被塑形的性质。②活体组织可以塑形的特征。③塑料的可塑形特点。

可调改基台

kě tiáo gǎi jī tái

preparable abutment

可以磨改的预成基台。

可调节附着体系统

kě tiáo jié fù zhuó tǐ xì tǒng

adjustable attachment system

按扣型附着体,其中阳极部件是便于更换的按扣,为可铸造或焊接于基底的部分,使用特殊工具可调节其宽窄。阴极部件是固定于义齿中的能够容纳阳极部件的金属元件。

可调节殆架

kě tiáo jié hé jià

adjustable articulator

仅为中文文献对"可调节咬合架"的释义与表达。

参见:可调节咬合架。

可调节前导

kě tiáo jié qián dǎo

adjustable anterior guidance

在咬合架上允许个性化设置的前导。

可调节咬合架

kě tiáo jié yǎo hé jià

adjustable articulator

可在矢状面和水平面模拟下颌运动的咬合架。

可吸收性

kě xī shōu xìng

resorbable, absorbable

①自体移植材料的生理性溶解能力。②破骨细胞、异物巨细胞和巨噬细胞去除的天然或合成材料的细胞过程。

可吸收性缝合线
kě xī shōu xìng féng hé xiàn
resorbable suture
由哺乳动物胶原或人工合成的多聚体制备的外科缝合线,可经机体内的蛋白酶消化分解或水解作用后吸收。

可吸收性缝线
kě xī shōu xìng féng xiàn
resorbable suture
【同】"可吸收性缝合线"。

可吸收性胶原膜
kě xī shōu xìng jiāo yuán mó
resorbable collagen membrane
【同】"生物可吸收性胶原膜"。

可吸收性胶原屏障膜
kě xī shōu xìng jiāo yuán píng zhàng mó
resorbable collagen barrier membrane
【同】"生物可吸收性胶原膜"。

可吸收性明胶海绵
kě xī shōu xìng míng jiāo hǎi mián
absorbable gelatin sponge
为局部止血剂,为明胶制成的多孔泡沫结构材料,呈白色或微黄色,无菌,不溶于水,吸湿性好,可稳定血凝块,促进凝血和止血。

可吸收性屏障膜
kě xī shōu xìng píng zhàng mó
resorbable barrier membrane
【同】"生物可吸收性屏障膜"。

可卸代型技术
kě xiè dài xíng jì shù
removable die technique
代型可以从整体的牙列模型上分离、取下,并能复位的技术。

可延展的
kě yán zhǎn de
malleable
是指通过锤造或碾压延伸或成形的能力。

可研磨基台
kě yán mó jī tái
milling abutment
含有预成基台连接的基台雏形,需要通过手动研磨或精密切割等机械加工为个性化基台。

可移动性
kě yí dòng xìng
mobile
可移动或被移动的。

可用骨
kě yòng gǔ
available bone
缺牙区可用于植入种植体的剩余牙槽嵴。

可用骨量
kě yòng gǔ liàng
available bone mass
缺牙区可用于植入种植体的剩余牙槽嵴骨量。
参见:垂直向骨高度、颊舌向骨宽度、近远中向距离。

可预备基台
kě yù bèi jī tái
prepable abutment
可在其原有制作设计基础上预备和调

改的预成基台。

可摘局部义齿
kě zhāi jú bù yì chǐ

removable partial denture (RPD)

修复牙列缺损的可摘义齿。

可摘局部义齿的观测诊断模型
kě zhāi jú bù yì chǐ de guān cè zhěn duàn mó xíng

surveyed diagnostic cast for removable partial denture

具备观测的牙体预备之后的诊断模型,用于可摘局部义齿的诊断设计,包括确定可接受的就位道、导平面、可设置弹性卡环臂的固位倒凹的位置和测量、牙和骨性干扰的位置、最佳的美学设计、现有的基础修复体的情况、𬌗接触的位置、水平向外形高点的位置和三点定位标记的设置等。

可摘局部义齿的观测终模型
kě zhāi jú bù yì chǐ de guān cè zhōng mó xíng

surveyed definitive cast for removable partial denture

具备观测的牙体预备后的终模型(主模型),用于为制作可摘局部义齿充填倒凹、取复制模型或进行光学扫描。模型用于确定可接受的就位道、导平面、可设置弹性卡环臂的固位倒凹的位置和测量、牙和骨性干扰的位置、𬌗接触的位置、水平向外形高点的位置和三点定位标记的设置等。

可摘局部义齿的肯氏分类
kě zhāi jú bù yì chǐ de kěn shì fēn lèi

Kennedy classification of removable partial dentures

【同】"肯尼迪分类"。

可摘局部义齿的支点线
kě zhāi jú bù yì chǐ de zhī diǎn xiàn

fulcrum line of a removable partial denture

可摘局部义齿发生旋转的理论线。

可摘临时修复体
kě zhāi lín shí xiū fù tǐ

provsional removable restoration

泛指在患者天然牙缺失之后至最终修复体戴入之前的任何阶段所使用的可摘义齿,包括牙支持式、黏膜支持式以及牙 - 黏膜支持式可摘临时修复体,用于改善美观、恢复功能以及为最终修复体提供诊断信息。

可摘修复体
kě zhāi xiū fù tǐ

removable prosthesis

患者可自行摘戴的义齿与颌面部器官赝复体的总称。

可摘义齿
kě zhāi yì chǐ

removable dental prosthesis, removable denture

患者可自行摘戴的义齿,包括黏膜、牙或种植体支持和固位的可摘局部义齿或全口义齿。

可注射型富血小板纤维蛋白
kě zhù shè xíng fù xuè xiǎo bǎn xiān wéi dàn bái

injectable platelet rich fibrin (i-PRF)

是指通过调整离心过程(包括转速或时间)获得的呈液态的富血小板纤维蛋白。

可铸的

kě zhù de

castable

【同】"可铸造的"。

可铸造的

kě zhù zào de

castable

材料可以被铸造,通过加热或粉液混合之后处于液态,注入模具之后凝固成型。

可铸造基台

kě zhù zào jī tái

castable abutment, cast-to abutment

用于制作个性化基台的预成修复部件,在预成的基台连接上带有可铸造的中空塑料基底。

克拉

kè lā

carat

为黄金纯度标准,表示合金中黄金的百分含量,纯金被指定为 24 克拉。

克拉霉素

kè lā méi sù

clarithromycin

属于半合成的大环内酯类抗生素,用于治疗轻度至中度上呼吸道感染、中耳炎、急性上颌窦炎等,以及由革兰氏阳性球菌和敏感厌氧菌引起的面部感染。它的作用机制包括通过干扰蛋白质的合成来阻止细菌的生长。可用于预防性用药。

克拉维酸

kè lā wéi suān

clavulanic acid

为 β- 内酰胺酶抑制剂,有时与青霉素类抗生素联合使用以攻克某些细菌类型的耐药性。

克劳斯顿综合征

kè láo sī dùn zōng hé zhēng

Clouston syndrome

【同】"有汗性外胚层发育不良"。

克里斯坦森现象

kè lǐ sī tǎn sēn xiàn xiàng

Christensen phenomenon

下颌前伸时上颌𬌗面(或𬌗托)与下颌𬌗面(或𬌗托)之间产生楔形间隙的现象。

克林霉素

kè lín méi sù

clindamycin

为林可霉素类抗生素,可用于治疗厌氧菌引起的口腔感染,它还能有效对抗需氧 G^+ 球菌,如链球菌和葡萄球菌。也可用于预防性用药。

克隆

kè lóng

clone

是指生物体通过体细胞进行的无性繁殖,一个体细胞的所有子代都具有相同的基因型。也称之为无性繁殖或纯系化。

克罗恩病

kè luó ēn bìng

Crohn's disease

为病因不明的慢性肉芽肿性疾病,可累及消化道的任何部分,但通常累及末端回肠。在口腔可能表现为肉芽肿性病变。

肯尼迪分类

kěn ní dí fēn lèi

Kennedy classification

用于可摘局部义齿的分类,共分为四类。第一类:牙弓两侧后部牙缺失,远中无天然牙存在;第Ⅱ类:牙弓一侧后部牙缺失,远中无天然牙存在;Ⅲ类:牙弓的一侧牙缺失,且缺隙两端均有天然牙存在;第Ⅳ类:牙弓前部牙连续缺失并跨过中线,天然牙在缺隙的远中。除此之外,按照除主要缺隙外的缺牙间隙数目以亚类区分。

肯尼迪杆

kěn ní dí gǎn

Kennedy bar

【同】"连续杆连接体"。

肯尼迪杆连接体

kěn ní dí gǎn lián jiē tǐ

Kennedy bar connector

【同】"连续杆连接体"。

肯氏分类

kěn shì fēn lèi

Kennedy classification

【同】"肯尼迪分类"。

空间

kōng jiān

space

①是与时间相对的物质客观存在形式,为限定的三维区域,是与占用无关的物理空间。②事物在其中存在和移动的高度、深度和宽度的尺寸。

空间分辨力

kōng jiān fèn biàn lì

spatial resolution

【同】"空间分辨率"。

空间分辨率

kōng jiān fēn biàn lù

spatial resolution

在高对比度情况下,CT 图像鉴别组织结构大小的能力,即可以识别相邻物体的最小极限,常以线对 / 厘米(LP/cm)或可分辨最小物体的直径表示。

空间分析

kōng jiān fēn xī

space analysis

基于解剖学条件、对修复材料所需的修复体尺寸的分析,适用于但不限于种植体组件、牙或种植体支持式覆盖义齿、冠外附着体、桥体设计和微笑设计等。

空间配准

kōng jiān pèi zhǔn

spatial registration

【同】"配准"。

空间制造

kōng jiān zhì zào

spacemaking

屏障膜制造和维持的引导骨再生的膜下空间。此特性来源于:三壁骨缺损或两壁骨缺损形态;自体骨和 / 或骨代用品支撑膜;膜本身的刚性和稳定性足以保持其下方的隔离空间;使用加强膜以避免膜塌陷。

空口运动

kōng kǒu yùn dòng

empty mouth movement

当不进行切咬或咀嚼时,随意或不随意的下颌的运动。

空气粉末抛光

kōng qì fěn mò pāo guāng

air-powder polishing

在一定压力下将碳酸氢钠颗粒和水喷到牙上从而去除牙菌斑和着色。

空心钻

kōng xīn zuàn

trephine, trephine drill

【同】"环钻"。

孔

kǒng

foramen, aperture

①骨、牙根或其他结构的自然开口或通道(foramen)。②开口空隙或洞口(aperture)。

孔隙率

kǒng xì lǜ

porosity

材料的孔隙体积对其总体积的比值，用于衡量孔隙的体积。

控压探针

kòng yā tàn zhēn

force-controlled probe

【同】"压力敏感探针"。

口

kǒu

stoma

①表面开口或孔，可能是自然形成的，也可能是外科手术的结果。②"口腔"的简化术语。

口鼻瘘

kǒu bí lòu

oronasal fistula

口腔与鼻腔之间的异常开口，可见于先天发育异常、外伤、感染、肿瘤等导致的上腭与鼻腔之间的异常通道。

口臭

kǒu chòu

halitosis, fetor oris

【同】"口腔异味"。

口疮

kǒu chuāng

aphtha

①口腔黏膜的小溃疡。②继发于溃疡水泡，周围有隆起红斑区。

口道复合体

kǒu dào fù hé tǐ

ostiomeatal complex (OMC)

【同】"窦口 - 鼻道复合体"。

口底黏膜

kǒu dǐ nián mó

mucosa of the floor of the mouth, sublingual mucosa

松弛地附着于深层组织上、衬覆口底的口腔黏膜部分，属于被覆黏膜。上皮薄且无角化。固有层含弹力纤维，有丰富的毛细血管网。黏膜下层含脂肪组织和小唾液腺。

口干症

kǒu gān zhèng

xerostomia

由于唾液腺功能障碍导致的口腔干燥。

口颌的

kǒu hé de

stomatognathic

指口腔与颌骨的。

口颌系统

kǒu hé xì tǒng

stomatognathic system

涉及语音、进食、咀嚼和吞咽的所有结构的系统，由牙、颌骨、咀嚼肌、上皮、颞下颌关节和控制这些结构的神经所组成。

口呼吸

kǒu hū xī

mouth breathing

主要通过口腔而非鼻腔的呼吸过程，可能与牙龈肥大和炎症相关。

口角部唇炎

kǒu jiǎo bù chún yán

angular cheilitis

【同】"口角炎"。

口角炎

kǒu jiǎo yán

perleche, angular cheilitis

口角处的炎症，为浅表裂痕样病变，常见的病因为真菌或细菌的感染，或核黄素缺乏。也有可能为殆垂直距离减小使口角区皮肤皱褶加深、长期唾液浸渍而易感染真菌所致。

口角轴

kǒu jiǎo zhóu

modiolus

口角远中的点，是数个面部表情肌汇聚的区域，将唇前庭和颊前庭分开。

口镜

kǒu jìng

mouth mirror

用于口腔检查和辅助治疗的器械，由口镜头和握柄组成。镜面反射光线，分为具有或不具有放大作用的凹面镜和平面镜两种类型。口镜头兼具牵拉唇颊或推压舌体等软组织的作用。

口轮匝肌

kǒu lún zā jī

orbicularis oris

环形围绕口裂的肌肉，受面神经支配，功能为闭口以及前突、内收嘴唇。

口面的

kǒu miàn de

orofacial

属于或关于面部和口腔的。

口面瘘

kǒu miàn lòu

orofacial fistula

是指面部皮肤表面和口腔之间的异常通路。

口面向的

kǒu miàn xiàng de

orofacial

【同】"唇舌向的"。

口内 X 射线片

kǒu nèi X shè xiàn piān

intraoral radiograph

【同】"口内放射线片"。

口内的

kǒu nèi de

intraoral

在口腔内的。

口内放射线片

kǒu nèi fàng shè xiàn piān

intraoral radiograph

泛指将影像接受器放置于患者口腔内部拍摄的放射线片。

参见:放射线根尖片、骀翼片、骀片。

口内复发性疱疹

kǒu nèi fù fā xìng pào zhěn

intraoral recurrent herpes

很少呈囊泡状,病变开始呈红色斑块,继而形成小的凹陷溃疡。

口内根尖放射线片

kǒu nèi gēn jiān fàng shè xiàn piān

intraoral periapical radiographs (IOPAR)

【同】"放射线根尖片"。

口内描记法

kǒu nèi miáo jì fǎ

intraoral tracing

在口内进行的对下颌运动追踪,由机械装置形成痕迹的描记法。

口内牵引

kǒu nèi qiān yǐn

intraoral distraction, internal distraction

牵引装置置于口内,用于牵引牙槽骨成骨的程序。

口内牵引器

kǒu nèi qiān yǐn qì

intraoral distractor

置于口内的牙槽骨成骨牵引器。

口内扫描

kǒu nèi sǎo miáo

intraoral scanning

用口内扫描仪扫描和捕获口腔内部结构表面并转换成数字文件格式(如STL)的过程。

口内扫描仪

kǒu nèi sǎo miáo yí

intraoral scanner

用于口腔表面结构的手持扫描仪,扫描过程是光源移动、扫描对象不动。

口气

kǒu qì

halitosis

【同】"口腔异味"。

口腔 CAD/CAM

kǒu qiāng CAD/CAM

CAD/CAM of dentistry

利用计算机辅助设计 / 计算机辅助制造技术制作不同类型的修复体,包括冠、贴面、嵌体、高嵌体、固定修复体、种植修复体、正畸器件和外科导板等。

参见:计算机辅助设计、计算机辅助制造。

口腔败血症

kǒu qiāng bài xuè zhèng

oral sepsis

源自口腔感染的系统性败血症。

口腔重建

kǒu qiāng chóng jiàn

oral cavity rehabilitation, oral rehabilitation, mouth rehabilitation

①尽可能将咀嚼器官的形态和功能恢复到接近正常的状态,从而实现骀、颞下颌关节和咀嚼肌群的协调统一。②英文"mouth rehabilitation"是过时的术语。

口腔颌面外科

kǒu qiāng hé miàn wài kē

oral and maxillofacial surgery

口腔医学的一个分支,涉及牙、口腔与颌面部的疾病、损伤和缺陷的诊断、外科及修复等。

口腔护具

kǒu qiāng hù jù

mouth guard

由弹性材料或硬质材料制成的可摘𬌗板,用于保护牙、种植体、修复体以及周围组织免受伤害。

口腔机制

kǒu qiāng jī zhì

oral mechanism

口腔的功能和功能结构。

口腔健康相关生存质量

kǒu qiāng jiàn kāng xiāng guān shēng cún zhì liàng

oral health-related quality of life (OHRQoL)

一个以患者为中心的综合概念,反映与口腔健康满意度的多种因素,例如进食、睡眠、社交活动和自信等。有多种评价方法,最常用的是多项问卷调查。

口腔健康影响量表

kǒu qiāng jiàn kāng yǐng xiǎng liàng biǎo

oral health impact profile (OHIP)

衡量患者的口腔疾病对其幸福感的社会影响的量表。

口腔菌群

kǒu qiāng jūn qún

oral flora

寄居在口腔中的各种细菌及其他微生物群。

口腔科医生

kǒu qiāng kē yī shēng

dentist

研究、治疗和预防口腔及颌面部疾病的医生。在英文文献中通常被称为牙科医生。

口腔老年病学

yá kē lǎo nián bìng xué

dental geriatrics

口腔医学的一个分支,涉及老年和衰老特有的问题。

口腔链球菌

kǒu qiāng liàn qiú jūn

Streptococcus oralis

革兰氏阳性、不动的兼性需氧球菌,主要见于健康个体的菌斑或牙周炎患者的健康位点的菌斑中。

口腔黏膜

kǒu qiāng nián mó

oral mucosa, oral mucous membrane

覆盖于口腔表面的软组织的总称,由上皮和固有层构成。分为咀嚼黏膜、特殊黏膜、被覆黏膜三类。口腔黏膜前部与唇部皮肤相连;后与咽部黏膜相延续。多数黏膜表面有唾液腺导管开口,唾液使口腔黏膜保持湿润。

口腔黏膜上皮

kǒu qiāng nián mó shàng pí

oral mucosa epithelium, oral mucous membrane epithelium

【同】"口腔上皮"。

口腔念珠菌病

kǒu qiāng niàn zhū jūn bìng

oral candidosis

由念珠菌属所引起的口腔黏膜疾病，包括原发或继发感染。是人类最常见的口腔真菌感染。

口腔脓毒症

kǒu qiāng nóng dú zhèng

oral sepsis

口腔或附近部位的脓毒症，可能通过毒素传播影响全身健康。

口腔前庭

kǒu qiāng qián tíng

oral vestibule, vestibule of mouth

牙列、牙龈和牙槽骨或剩余牙槽嵴与唇、颊侧黏膜之间的蹄铁形间隙。

口腔全景片

kǒu qiāng quán jǐng piān

orthopantograph, orthopantomogram, orthopantomograph

【同】"曲面体层放射线片"。

口腔上颌窦瘘

kǒu qiāng shàng hé dòu lòu

oroantral fistula, oro-maxillary fistula

口腔与上颌窦之间形成的异常通路，如瘘道上皮化则为真性瘘。

口腔上颌窦瘘修补术

kǒu qiāng shàng hé dòu lòu xiū bǔ shù

repair of oroantral fistula

修复口腔上颌窦瘘的外科技术，包括颊侧滑行瓣和腭侧旋转瓣等多种术式。

口腔上皮

kǒu qiāng shàng pí

oral epithelium

被覆于口腔内软组织表面的黏膜上皮，为复层鳞状上皮，由角质细胞和少量非角质细胞构成。根据部位及功能不同分为角化或非角化复层鳞状上皮。由深层至表面，角化复层鳞状上皮分为基底层、棘层、粒层和角化层；非角化复层鳞状上皮则分为基底层、棘层、中间层和表层。

口腔生物力学

kǒu qiāng shēng wù lì xué

dental biomechanics

口腔结构的生物学行为与牙修复体的生理影响之间的关系。

口腔生物物理学

kǒu qiāng shēng wù wù lǐ xué

dental biophysics

【同】"口腔生物力学"。

口腔卫生维护

kǒu qiāng wèi shēng wéi hù

oral hygiene

用机械性或化学性手段清除菌斑、软垢和食物残渣等，以维持牙、种植体、基台或修复体及其他口腔结构的表面清洁。

参见：机械性菌斑控制、化学性菌斑控制。

口腔修复的诊断指数

kǒu qiāng xiū fù de zhěn duàn zhǐ shù

prosthodontic diagnostic index

对牙列缺失、牙列缺损和牙列完整的口腔修复患者的临床诊断分级。基于特定的诊断标准，将治疗的复杂程度分为四个等级：I类，不复杂；II类，中度复杂；III类，高度复杂；IV类，极其复杂。

口腔修复学

kǒu qiāng xiū fù xué

prosthodontics

口腔医学的一个专业分支,为牙缺失或缺损的患者进行诊断、设计和修复重建以及维持其口腔功能、舒适度、美学和健康,使用人工修复体替代缺失的牙和邻近的组织。它有三个主要分支:可摘义齿修复学、固定义齿修复学和颌面部赝复体修复学。

口腔修复医师

kǒu qiāng xiū fù yī shī

prosthodontist

从事用人工修复体替代口腔及颌面部缺失组织与器官的医生。

口腔医学

kǒu qiāng yī xué

stomatology

研究口腔及颌面部结构、功能和疾病的学科。在英文文献中通常被称为牙科学(dentistry)。

口腔异味

kǒu qiāng yì wèi

oral malodor

在呼吸时呼出的令人不愉快的气味。

口腔预防

kǒu qiāng yù fáng

oral prophylaxis

通过洁治和抛光去除牙、基台和修复体表面的菌斑、牙石和色素以控制局部致病因素的预防性措施。

口腔正畸学

kǒu qiāng zhèng jī xué

orthodontics

口腔医学的一个分支学科,研究错殆畸形的病因机制、诊断分析及预防和治疗。

口腔整形外科

kǒu qiāng zhěng xíng wài kē

oral orthopedics

①研究正常和非正常的颌骨位置关系。②分析上颌与下颌骨之间不正确的位置关系对牙和其他相关结构的有害影响。③诊断和纠正这种不利关系,治疗和/或预防由此导致的上颌与下颌之间的不协调性。

口腔种植机器人

kǒu qiāng zhòng zhí jī qì rén

dental implantation robot

用于种植体植入的外科机器人,通过对钻的精确定位及计算机运动控制,实现种植体的精准植入。

口腔种植体

kǒu qiāng zhòng zhí tǐ

oral implant

泛指口腔内的种植体,包括牙种植体、颧种植体和支抗种植体等,材料为纯钛、钛六铝四钒、钛锆或二氧化锆等。

口腔种植学

kǒu qiāng zhòng zhí xué

implant dentistry, implantology

①口腔医学的一个分支,涉及与牙种植与骨再生的研究、临床与教育的所有方面。包括:组织学、解剖学、生理学、材料学、生物学、化学与力学等基础学科的相关方面;种植体系统及骨增量材料的研发;种植治疗过程中的诊断与设计程序、外科程序、修复与技工工艺程序,以及种植维护程序。

② 英文"implantology"是"implant dentistry"的过时术语。

口外 X 射线片
kǒu wài X shè xiàn piān
extraoral radiograph
【同】"口外放射线片"。

口外放射线片
kǒu wài fàng shè xiàn piān
extraoral radiograph
泛指将影像接收器置于口腔外部拍摄的 X 射线片。

口外骨移植物
kǒu wài gǔ yí zhí wù
extraoral graft
从口腔以外的供区获取的骨移植物,如颅骨、髂骨或腓骨等。

口外描记法
kǒu wài miáo jì fǎ
extraoral tracing
通过延伸到口腔外的装置来实现下颌运动轨迹记录的方法。

口外牵引器
kǒu wài qiān yǐn qì
extraoral distraction device, external distraction device
是指位于口腔外部的牵引成骨的装置。骨段通常通过经皮穿针连接于牵引器。
参见:牵引器。

口外示踪
kǒu wài shì zōng
extraoral tracer, extraoral tracering
【同】"口外描记法"。

口型
kǒu xíng
embouchure
管乐器吹奏时,包括牙、唇和舌等结构的组合姿势和动作。

口咽
kǒu yān
oropharynx
口腔向后方的延续部,位于软腭与会厌上缘平面之间。

口炎
kǒu yán
stomatitis
口腔黏膜组织的炎症。可由机械、化学、热、细菌、病毒、电、放射损伤或过敏反应引起,或为系统性疾病的继发表现。

口杖
kǒu zhàng
mouth stick
为四肢瘫痪患者和手臂或手指活动受限的人所设计的深入口腔内的牙固定式工具,有助于完成某些简单的功能,例如使用电话、电脑键盘或翻阅书页等。

叩诊
kòu zhěn
percussion
①敲击一个区域、结构或器官,通过患者的感受和检查者听到的声音来帮助诊断疾病。②用平头金属器械的末端短促叩击牙、种植体平台、基台、修复体,根据叩击时患者的反应和叩击声音的清脆程度评估是否存在牙或种植体病变的检查方法。

叩诊疼痛

kòu zhěn téng tòng

percussion pain

用平头金属器械的末端短促叩击牙、种植体平台／基台／修复体时产生的疼痛反应。

叩诊音

kòu zhěn yīn

percussion sound

用平头金属器械的末端短促叩击牙、种植体平台／基台／修复体时产生的反响。

库贝尔卡 - 蒙克理论

kù bèi ěr kǎ méng kè lǐ lùn

Kubelka-Munk theory

描述含有散射和吸收辐射能的小颗粒物质的光学行为的理论，广泛用于颜色匹配。

库贝尔卡 - 蒙克散射系数

kù bèi ěr kǎ méng kè sǎn shè xì shù

Kubelka-Munk scattering coefficient

库贝尔卡 - 蒙克方程中所用的不同折射率介质中散射材料的厚度和浓度单位的多重散射系数。

库欣综合征

kù xīn zōng hé zhēng

Cushing syndrome

由于各种原因使肾上腺皮质分泌过多的糖皮质激素（多为皮质醇）所致的一系列疾病。

跨度

kuà dù

span length

①两个支撑之间梁的长度。②缺牙间隙的近远中向距离。③两颗种植体之间桥体所占据的近远中向距离。

跨牙弓平衡

kuà yá gōng píng héng

cross-arch balance

【同】"跨牙弓平衡咬合"。

跨牙弓平衡咬合

kuà yá gōng píng héng yǎo hé

cross-arch balanced articulation

上颌义齿工作侧颊尖（舌侧集中𬌗除外）和舌尖同下颌相对应的颊尖和舌尖同时接触，同时在侧方运动时非工作侧上颌舌尖和下颌颊尖接触的𬌗型。

跨牙弓稳定

kuà yá gōng wěn dìng

cross-arch stabilization

由牙弓对侧的牙或种植体提供对抗修复体脱落或旋转的力，该对抗力可由固定修复体、可摘局部义齿或𬌗板的固位部件提供。

块状骨

kuài zhuàng gǔ

bone block

泛指块状自体骨或块状骨代用品。

块状骨移植

kuài zhuàng gǔ yí zhí

bone block grafting

泛指将从供区获取的块状自体骨或块状骨代用品移植到受区的外科程序。

块状自体骨

kuài zhuàng zì tǐ gǔ

autogenous bone block

自体骨移植时从供骨区获取的骨块，其组织学类型包括皮质骨、松质骨和皮质 - 松质骨等三种。

块状自体骨移植

kuài zhuàng zì tǐ gǔ yí zhí

bone block grafting

从供区获取块状骨并移植到受植床进行骨增量的外科程序。

块状自体骨移植物

kuài zhuàng zì tǐ gǔ yí zhí wù

block bone graft, block graft

为牙槽骨增量从口内（例如下颌支、颏部或术区周围）或口外（例如髂骨嵴或颅骨外板）获取的块状骨，用螺钉或钛板固定在受区。

快速成型

kuài sù chéng xíng

rapid prototyping (RP)

【同】"三维打印"。

快速固化树脂

kuài sù gù huà shù zhī

quick-cure resin

俚语。是指可以通过活化剂和催化剂聚合的树脂，无需加热。

快速进展性牙周炎

kuài sù jìn zhǎn xìng yá zhōu yán

rapidly progressive periodontitis

过时的术语。通常是指侵袭性牙周炎。参见：侵袭性牙周炎。

快速制造

kuài sù zhì zào

rapid manufacturing

【同】"三维打印"。

矿化

kuàng huà

mineralization, mineralize

钙和其他盐沉积到有机基质中，形成硬沉积物的过程。

矿化前沿

kuàng huà qián yán

mineralization front

骨矿化的过渡区，类骨质区和骨矿化部分的连接处。

矿物三氧化物凝聚体

kuàng wù sān yǎng huà wù níng jù tǐ

mineral trioxide aggregate (MTA)

为无机水门汀，在潮湿条件下发生水合反应从而形成胶质状凝胶体，具有强碱性，固化后形成坚硬的屏障。目前已广泛应用于活髓保存和根尖的倒充填等治疗。

矿物质

kuàng wù zhì

mineral

地壳中自然存在的化合物或天然元素，是人体内无机物的总称。

眶壁穿孔

kuàng bì chuān kǒng

orbit perforation

颧种植窝预备过程中过于朝向眶底及眶外侧壁，导致的眶壁损伤或穿孔。会出现眼眶淤血、眼球运动受限等并发症。

眶耳平面

kuàng ěr píng miàn

auriculo-orbital plane

由两侧眶下缘最低点到外耳道上缘连

成的平面。当人端坐、头直立时,此平面与水平面平行。

眶平面

kuàng píng miàn

orbital plane

①穿过眶下点,与眼耳平面垂直的平面。②通过每只眼的视轴的平面。

眶全切

kuàng quán qiē

orbital exenteration

手术切除所有眶内容物。

眶缺损

kuàng quē sǔn

orbital defect

因外伤、肿瘤等原因造成的眶、眶内容物及眼睑部软硬组织的缺损。

眶下动脉

kuàng xià dòng mài

infraorbital artery

起自于上颌动脉,为眶下神经的伴行动脉,分布于颊前部、上唇根部和唇侧牙龈。眶下动脉在眶下管内发出上牙槽前动脉,分布于上颌前牙、牙周组织及上颌窦黏膜。眶下动脉在骨内和上牙槽后动脉吻合为牙槽上颌窦动脉,增加了上颌窦底提升的术中出血风险。

眶下管

kuàng xià guǎn

infraorbital canal

上颌骨上面(眶面)的眶下沟向前、内、下延伸形成的骨性管道。开口于上颌骨前面,称眶下孔,有眶下神经、血管通过。

眶下间隙

kuàng xià jiàn xì

infraorbital space

位于眼眶下方、上颌骨前壁与面部表情肌之间的间隙,内有从眶下孔穿出的眶下神经、血管以及眶下淋巴结。

眶下孔

kuàng xià kǒng

infraorbital foramen

眶下管在上颌骨前壁的开口,有眶下神经和血管通过。

眶下神经

kuàng xià shén jīng

infraorbital nerve

上颌神经经眶下裂入眶后更名为眶下神经,走行于眶下管(其中发出上牙槽中神经及上牙槽前神经),出眶下孔达上颌骨前外侧壁。

眶下神经阻滞麻醉

kuàng xià shén jīng zǔ zhì má zuì

block anesthesia of infraorbital nerve

将麻药注射入眶下孔或者眶下管以麻醉眶下神经及其分支的麻醉方法。常用于同侧上颌切牙至前磨牙区域的牙槽外科、种植外科和唇部整形等手术。

眶赝复体

kuàng yàn fù tǐ

orbital prosthesis

为人工修复眼、眼睑和邻近硬组织和软组织的颌面部赝复体,并包含形态逼真的人工眼球。

喹诺酮类

kuí nuò tóng lèi

quinolones

一类具有杀菌作用的人工合成广谱抗生素,通过中断细菌中 DNA 分子复制发挥作用。

溃疡
kuì yáng
ulcer
黏膜上皮或皮肤表面的完整性发生持续性缺损或破坏,病损组织崩解、坏死和脱落。

溃疡疮
kuì yáng chuāng
canker sore
【同】"轻型口疮"。

扩孔钻
kuò kǒng zuàn
twist drill
一组用于逐级扩大种植窝达到预定深度与直径的钻针。
参见:麻花钻、直槽钻。

扩张
kuò zhāng
expansion
①增加范围、表面或体积的过程或状态。②体积或表面积增加的区域。

扩张赝复体
kuò zhāng yàn fù tǐ
expansion prosthesis
用于在单侧或双侧的软腭、硬腭和牙槽突裂中扩大上颌骨外侧骨段的颌面赝复体。

括约肌
kuò yuē jī
sphincter
环形的肌肉纤维束,收缩的时候封闭人体的自然孔口或通道。

L

拉拔力

lā bá lì

pullout force

与种植体长轴方向相同并与其植入方向相反的力。

拉贝洛尔

lā bèi luò ěr

labetalol

兼有 α 受体及 β 受体拮抗作用。适用于各种程度的高血压及高血压急症、妊娠期高血压、嗜铬细胞瘤、麻醉或手术时高血压。合用利尿药可增强其降压效果。静注或静滴用于治疗高血压急症。

拉德

lā dé

RAD

辐射吸收剂量的专用单位,1rad 是指 1g 受照射物质吸收任何某种射线 100erg(尔格)辐射能时的剂量。从 1986 年起用 SI 导出单位 Gy(戈[瑞])取代。1rad=0.01Gy。

拉钩

lā gōu

retractor

用于牵开组织或器官以充分暴露或保护深部结构的检查和手术器械。

拉伸

lā shēn

tension

物体在轴向拉力的作用下沿轴向伸长的变形。

拉伸强度

lā shēn qiáng dù

tensile strength

材料受拉力作用时的极限强度,表示材料达到破坏前能够承受的最大拉伸应力,计量单位是 MPa(N/mm^2)。

拉伸试验

lā shēn shì yàn

tensile test

将逐渐增加的纵向拉力施加于材料直至其断裂的试验,由此可获得材料的一系列基本力学指标,如弹性模量、屈服强度、抗拉强度和延伸率等。

拉伸应变

lā shēn yìng biàn

tensile strain

材料的伸长值相对原始长度的百分比。

拉伸应力

lā shēn yìng lì

tensile stress

【同】"拉应力"。

拉应力

lā yìng lì

tensile stress

物体受到拉伸力时内部产生的大小相等但方向相反的反作用力。

蜡

là

wax

①为含有高级醇(通常是一元醇)的脂肪酸酯,是动物、植物或矿物所产生的

油质混合物,常温下为固态,具有可塑性、易熔化、不溶于水、可溶于二硫化碳和苯。②牙科用蜡是各种类型蜡的组合,可提供所需的物理特性。

蜡膨胀

là péng zhàng

wax expansion

并非在铸造过程中蜡本身的膨胀,而是在铸造前将蜡型自身体积增大以补偿金属合金的收缩。

蜡型

là xíng

wax-up, wax pattern

①制作工件的蜡制外形。②金属铸造过程中蜡制阳模。③义齿的蜡制外形,在型盒中除蜡后,树脂注入成型义齿。

蜡型堆塑

là xíng duī sù

waxing

【同】"堆蜡"。

蜡型试戴

là xíng shì dài

waxing try-in

在口内进行评估和调整蜡型的过程,以期获得良好的功能和美观效果。

蜡型义齿

là xíng yì chǐ

wax model denture

【同】"暂义齿"。

蜡型暂义齿

là xíng zàn yì chǐ

wax trial denture, wax trial prosthesis

【同】"暂义齿"。

蜡状的

là zhuàng de

waxy

①由蜡组成或被蜡覆盖的。②类似于蜡,特别表示柔韧性、苍白度、光滑度和光泽的某些组合。

莱克霍尔姆 - 扎尔布骨分类

lái kè huò ěr mǔ zā ěr bù gǔ fēn lèi

Lekholm-Zarb bone classification

莱克霍尔姆(Lekholm)与扎尔布(Zarb)于 1985 年提出的生理状态下骨密度的分类方法,对于种植体选择、外科程序、负荷时机和修复方案设计等有重要参考意义。

莱克霍尔姆 - 扎尔布骨分类 I 类

lái kè huò ěr mǔ zā ěr bù gǔ fēn lèi yī lèi

type I of Lekholm-Zarb bone classification

莱克霍尔姆 - 扎尔布骨分类的第一类骨,几乎均由皮质骨构成,只有少量的密集排列的骨小梁。

莱克霍尔姆 - 扎尔布骨分类 II 类

lái kè huò ěr mǔ zā ěr bù gǔ fēn lèi èr lèi

type II of Lekholm-Zarb bone classification

莱克霍尔姆 - 扎尔布骨分类的第二类骨,较厚皮质骨包绕密集排列的骨小梁。

莱克霍尔姆 - 扎尔布骨分类 III 类

lái kè huò ěr mǔ zā ěr bù gǔ fēn lèi sān lèi

type III of Lekholm-Zarb bone classification

莱克霍尔姆 - 扎尔布骨分类的第三类骨,薄层皮质骨包绕密集排列的骨小梁。

莱克霍尔姆 - 扎尔布骨分类Ⅳ类

lái kè huò ěr mǔ zā ěr bù gǔ fēn lèi sì lèi

type IV of Lekholm-Zarb bone classification

莱克霍尔姆 - 扎尔布骨分类的第四类骨,薄层皮质骨包绕疏松排列的骨小梁。

莱特综合征

lái tè zōng hé zhēng

Reiter's syndrome

为原因不明的疾病,多见于年轻人,以尿道炎、关节炎(通常是类风湿病)、结膜炎和复发性口腔溃疡为特征。

蓝光

lán guāng

blue light

白光之一,肉眼看来为蓝色的光。

蓝光扫描仪

lán guāng sǎo miáo yí

blue-light scanner

视觉感受为蓝色的白光扫描仪。

篮状骨内种植体

lán zhuàng gǔ nèi zhòng zhí tǐ

basket endosteal dental implant

体部带孔的圆筒形的种植体,其设计有单筒、双筒或三筒结构。

篮状种植体

lán zhuàng zhòng zhí tǐ

implant basket, inverted basket

【同】"中空柱状种植体"。

朗格汉斯细胞

lǎng gé hàn sī xì bāo

Langerhans cell, Langerhans' cell

来自骨髓造血干细胞的树突状细胞,胞质内含特殊的棒状或球拍样颗粒,是参与接触过敏反应和皮肤、黏膜中其他细胞介导的免疫反应的抗原呈递细胞。

老年型骨质疏松症

lǎo nián xíng gǔ zhì shū sōng zhèng

age-related osteoporosis

由于年龄增加而引起的成骨细胞骨功能减弱、骨转化率低、骨组织退行性变、骨质中的钙逐渐流失及骨量减少等导致的骨质疏松,易导致股骨颈骨折和桡骨骨折。主要见于年龄高于 70 岁的人群。

老年牙科学

lǎo nián yá kē xué

gerodontics

牙科学的一个分支,研究老年人牙状况的诊断和治疗。

老年医学

lǎo nián yī xué

geriatrics

医学或社会科学中,治疗老年患者所特有的所有相关问题的医学分支学科。

勒福 I 型骨折

lè fú yī xíng gǔ zhé

Le Fort I fracture

上颌牙槽突的水平向节段性骨折,牙通常包含在游离部分中。

勒福Ⅰ型截骨术

lè fú yī xíng jié gǔ shù

Le Fort Ⅰ osteotomy, Le Fort Ⅰ downfracture

术式基本上是按上颌骨勒福Ⅰ型骨折线的走向和部位,在正颌手术中从梨状孔水平、牙槽突上方向两侧水平延伸至翼上颌连接,离断上颌窦各壁,仅保留以腭侧黏骨膜为主的软组织蒂,使断离的上颌骨在不同方向移动或旋转,用以矫治涉及上颌骨大小与位置异常的畸形。

勒福Ⅱ型骨折

lè fú èr xíng gǔ zhé

Le Fort Ⅱ fracture

面中部的锥形骨折,主要的骨折线位于鼻骨的顶部或靠近鼻骨上缘。

勒福Ⅱ型截骨术

lè fú èr xíng jié gǔ shù

Le Fort Ⅱ osteotomy

术式的骨切开线走向与上颌勒福Ⅱ型骨折线走向基本相同,自鼻额缝向两侧横过鼻梁、眶内侧壁、眶底和颧上颌缝,再沿上颌骨侧壁至翼突。主要用于矫正鼻 - 上颌发育不足或创伤导致的凹陷。

勒福Ⅲ型骨折

lè fú sān xíng gǔ zhé

Le Fort Ⅲ fracture

颅面分离骨折,上颌骨的一个或多个面与颅面骨骼完全分离。

勒福Ⅲ型截骨术

lè fú sān xíng jié gǔ shù

Le Fort Ⅲ osteotomy

术式的骨切开线类似于勒福Ⅲ型骨折线,自鼻额缝向两侧横过鼻梁、眶部,经颧额缝向后达翼突,形成颅面分离。可应用于鼻骨 - 上颌骨 - 颧骨发育不良或因创伤而退缩的患者。

勒福骨折

lè fú gǔ zhé

Le Fort fracture

面中部的骨折,为眶、颧骨和鼻骨的横向联合骨折,可分为三类(Ⅰ型、Ⅱ型和Ⅲ型)。

勒福截骨术

lè fú jié gǔ shù

Le Fort osteotomy

用以矫正面中份畸形的一类临床程序,截骨术是按照勒福于1901年提出的上颌骨及面中份骨折分类定义的截骨线位置,包括勒福Ⅰ型、Ⅱ型和Ⅲ型截骨术。

累积成功率

lěi jī chéng gōng lǜ

cumulative success rate

特定的治疗方法对特定的疾病群在固定间隔内治疗成功的比例,为较短的子间隔内累计成功的比例。

累积剂量

lěi jī jì liàng

cumulative dose

①对同一部位或全身进行一次或多次放射线照射的剂量总和。②进行地区监测时,则表示在一段时间内累积的辐射暴露量。

累积效应

lěi jī xiào yìng

cumulative action, cumulative effect

为药物增强的作用。是指在给药数次后,由于药物在体内的积聚而使生物效应大于第一次给药后。

累计生存概率
lěi jì shēng cún gài lǜ
cumculative probability of survival
【同】"累计生存率"。

累计生存率
lěi jì shēng cún lǜ
cumulative survival rate
观察对象经历不同时段后仍然存活的概率。

累加阻断支持治疗
lěi jiā zǔ duàn zhī chí zhì liáo
cumulative interceptive supportive therapy (CIST)
是种植体周疾病的系列治疗方案。根据疾病严重程度,采用相应的渐进性、累加性多步骤治疗,以在不同阶段阻断种植体周疾病的进展。从方案 A 开始,逐步升级为 A+B、A+B+C、A+B+C+D。其中,A:机械清创治疗;B:杀菌治疗;C:抗生素治疗;D:再生性或切除性治疗。

类风湿关节炎
lèi fēng shī guān jié yán
rheumatoid arthritis (RA)
以侵袭性、对称性多关节炎为主要临床表现的慢性、全身性自身免疫性疾病。确切发病机制不明。可导致关节畸形和功能丧失。

类骨质
lèi gǔ zhì
osteoid

骨的有机基质,即新生骨组织尚无矿化的细胞外基质,在外观或结构上类似于骨。

类固醇激素
lèi gù chún jī sù
steroid hormones
一类四环脂肪烃化合物,具有环戊烷多氢菲母核,是具有重要生物学意义的激素,通常由胆固醇合成,并能够穿过细胞膜。

类天疱疮
lèi tiān pào chuāng
pemphigoid
属于慢性大疱性自身免疫性疾病,主要包括大疱性类天疱疮和瘢痕性类天疱疮。

类牙骨质
lèi yá gǔ zhì
cementoid
牙骨质表面的未钙化层,由成牙骨质细胞产生的牙骨质基质覆盖在牙骨质表面,包含结缔组织纤维。

冷冻疗法
lěng dòng liáo fǎ
cryotherapy
致冷物质或冷器械产生的 0℃以下低温来破坏病变的治疗方法。

冷冻麻醉
lěng dòng má zuì
refrigeration anesthesia
用沸点低、易挥发类的药物,使局部组织迅速散热、皮肤温度骤然降低,以致局部痛觉消失,达到暂时性麻醉效果的麻醉方法。

冷冻手术

lěng dòng shǒu shù

cryosurgery

利用液氮或二氧化碳等产生的 0℃以下低温来破坏组织的手术。可用于治疗视网膜边缘脱离、摘除白内障以及治疗帕金森症等。

冷敷

lěng fū

cold compress

用冰袋或其他冷辅料置于术区，起到物理降温作用，促使局部血管收缩，有助于减轻因软组织损伤或手术引起的疼痛和肿胀。

冷固化树脂

lěng gù huà shù zhī

autopolymer

【同】"自固化树脂"。

冷凝树脂

lěng níng shù zhī

cold-curing resin

"自固化树脂"的非标准术语。

参见：自固化树脂。

冷却液

lěng què yè

coolant

①用于从物体上散热的液体。②用于抵消旋转仪器对牙、骨、修复体或任何硬质材料在口腔内研磨或切割过程中产生热效应的液体。③用于种植窝预备、截骨时冷却骨组织的生理盐水。

离心

lí xīn

centrifugation

利用物质的沉降系数或浮力密度的差异，使用旋转所产生的背向旋转轴方向的离心力，分析、分离、浓缩和提纯生物样品的方法。

离心分离机

lí xīn fēn lí jī

centrifuge

【同】"离心机"。

离心管

lí xīn guǎn

centrifuge tube, centrifugal tube

用于离心机内的高强度管状试样容器。

离心机

lí xīn jī

centrifuge

通过旋转产生离心力，将液态混合物中比重不同的组分分离的设备。

离子导入

lí zǐ dǎo rù

iontophoresis

用电流或电化学梯度将治疗药物导入组织的行为或过程。

离子交换钢化

lí zǐ jiāo huàn gāng huà

ion exchange strengthening

保持化学中性的同时，用较大离子替换较小离子，使玻璃表面压缩的化学过程。

梨形垫

lí xíng diàn

pear-shaped pad

最远中的磨牙拔除后，在下颌牙槽嵴表面形成的瘢痕样覆盖，与磨牙后垫区不同。

梨形区

lí xíng qū

pear-shaped area

【同】"梨形垫"。

里士满冠

lǐ shì mǎn guān

Richmond crown

过时的术语。是指：①使用桩固位的带有瓷饰面修复体的别称，适用于牙髓治疗后的牙。②带有金属桩的人造冠，插入牙髓治疗后的根管内以适合预备好的基牙。

理想𬌗

lǐ xiǎng hé

ideal occlusion

是指牙列完整、牙排列整齐、尖窝关系正确、𬌗关系理想以及口颌系统功能正常的状态。

锂陶瓷

lǐ táo cí

lithium ceramics

特征是硅玻璃网络中含硅酸锂晶核的陶瓷。

力

lì

force

施加负荷后延其作用方向产生加速或变形的矢量。

力反馈技术

lì fǎn kuì jì shù

haptic technology

【同】"触觉技术"。

力矩

lì jǔ

moment

是力与力臂的乘积，单位是 N·m。

力矢量

lì shǐ liàng

force vector

力的施加方向及大小。

立方式膨胀

lì fāng shì péng zhàng

cubical expansion

是指通过增加所有维度的尺寸来增加体积。

立即𬌗分离

lì jí hé fēn lí

immediate disclusion

【同】"即刻𬌗分离"。

立体定向

lì tǐ dìng xiàng

stereotactic

空间中的精确定位，尤其是指使用三维坐标系对大脑或身体其他部位的内部精确定位。

立体定向面弓记录

lì tǐ dìng xiàng miàn gōng jì lù

stereotactic facebow record

通过放射线影像获取、以栅格图像显示的𬌗记录。

立体定向手术

lì tǐ dìng xiàng shǒu shù

stereotactic surgery

在内镜或放射线影像引导下进行的手术。

立体光固化成型

lì tǐ guāng gù huà chéng xíng

stereo lithography apparatus (SLA), stereolithography, Stereolithography apparatus

为三维打印方式,以光敏树脂为原料,由计算机控制的紫外激光使其分层固化成型。

立体光固化成型导板

lì tǐ guāng gù huà chéng xíng dǎo bǎn

stereolithographic guide

立体光固化成型的种植窝预备导板,引导种植体植入位置与轴向。

立体光固化成型模型

lì tǐ guāng gù huà chéng xíng mó xíng

stereolithographic model

立体光固化成型的上颌骨或下颌骨的三维重建模型。

立体光刻成型

lì tǐ guāng kè chéng xíng

stereo lithography apparatus (SLA)

【同】"立体光固化成型"。

立体摄影测量

lì tǐ shè yǐng cè liáng

stereophotogrammetry (SP)

为模仿人体双目视觉原理的三维测量技术。对一个物体从不同位置拍摄两张或两张以上的照片,每幅图像上都有共同点,摄像机至点构成一条视线(或光线),线的交点(三角剖分)确定了点的三维位置,经过数字换算,建立起数字化三维立体模型,实现数字化测量。

立体图

lì tǐ tú

stereograph

【同】"下颌路径描记"。

利多卡因

lì duō kǎ yīn

lidocaine

属酰胺类局部麻醉药,穿透性、扩散性强,起效快,具有肌肉松弛和抗心律失常作用。临床主要用于阻滞麻醉及硬膜外麻醉。

利塞膦酸盐

lì sāi lìn suān yán

risedronate

口服型含氮双磷酸盐,用于治疗和预防绝经后妇女的骨质疏松症以及治疗佩吉特病。其作用机制涉及抑制破骨细胞的形成和活跃。

粒细胞

lì xì bāo

granulocyte

胞质中含有特殊染色颗粒的白细胞,根据其特殊颗粒的染色性,可分为中性粒细胞、嗜酸性粒细胞和嗜碱性粒细胞三种。

粒细胞减少症

lì xì bāo jiǎn shǎo zhèng

granulocytopenia

血液中粒细胞数量减少。

粒细胞缺乏症

lì xì bāo quē fá zhèng

agranulocytosis

由药物和化学物质导致的骨髓抑制或肿瘤引起的外周血粒细胞数量减少。

在口腔可表现为溃疡性坏死,累及牙龈、舌头、颊黏膜或唇,亦可引起局部淋巴结病变。

连接杆

lián jiē gǎn

connecting bar, connector bar

【同】"杆连接体"。

连接节

lián jiē jié

coupling lug

较大构件的一个突出物或铸件,可以安装螺钉等连接部件。

连接精修

lián jiē jīng xiū

finish junction

对基牙和修复体的边缘进行适配性修整。

连接体

lián jiē tǐ

connector

①在可摘局部义齿中,是指连接各部件的部分。②在固定义齿中,是指将固位体和桥体连接在一起的部分。

连续波模式

lián xù bō mó shì

continuous wave mode, CW-mode

激光以恒定的、不间断的方式发射辐射能的操作方式。

连续多颗牙缺失间隙

lián xù duō kē yá quē shī jiàn xì

extended edentulous spaces

相邻的多颗牙缺失的缺牙间隙,是牙种植的美学风险因素之一。

连续缝合

lián xù féng hé

continuous suture

用一根缝合线连续地穿过两侧组织瓣缝合创口,第一针和最后一针打结,过程中不打结。

连续杆固位体

lián xù gǎn gù wèi tǐ

continuous bar retainer

【同】"连续杆连接体"。

连续杆间接固位体

lián xù gǎn jiàn jiē gù wèi tǐ

continuous bar indirect retainer

【同】"连续杆连接体"。

连续杆连接体

lián xù gǎn lián jiē tǐ

continuous bar connector

为置于下颌前牙的舌侧表面的一类金属杆,以帮助稳定下颌前牙,并在游离端缺失的可摘局部义齿中充当间接固位体。

连续光谱

lián xù guāng pǔ

continuous spectrum

频率成分在给定频率范围内连续分布的光谱。炽热的固体、液体或高压气体所发的光都能形成连续光谱。

连续环金属丝卡环

lián xù huán jīn shǔ sī qiǎ huán

continuous loop wire clasp

过时的卡环。是通过一根金属丝完全环绕基牙,特别是具有"直面"的基牙。如果该卡环为非连续的,则称为开环金属丝卡环。

连续梁

lián xù liáng

continuous beam

非标准术语。横跨三个或三个以上基牙或种植体基台的梁，施加负荷时能抵抗弯曲。

连续卡环

lián xù qiǎ huán

continuous clasp

①在可摘局部义齿修复中，就位于2颗或2颗以上的基牙上的卡环，呈圆周形包绕基牙，卡环体由殆支托发出，延伸超过一颗牙的颊面或舌面，在离殆支托距离最远的邻面进入倒凹。多用于牙周夹板。②20世纪早期设计的一类卡环，用于卡抱天然牙以固位可摘局部义齿。

连续悬吊缝合

lián xù xuán diào féng hé

continuous sling suture

悬吊缝合的类型之一。连续行悬吊缝合，仅在最初进针点处打结。适用于多颗牙两侧龈瓣高度相等（或不等）、组织张力较大或牙位异常时。

参见：单侧连续悬吊缝合、双侧连续悬吊缝合。

联冠

lián guān

splinted crowns

为固定局部修复体，将基牙或种植体支持的修复体整体相连，并且基牙或种植体的数目与修复单位相同。

联合

lián hé

symphysis

①共同生长发育的过程。②两个骨端紧密相连的区域，形成一个固定的关节（如在骨盆中心的耻骨之间）或完全融合（如在下颌中线处）。

联合缝

lián hé fèng

commissure

①两个解剖结构之间的结合或接合点。②上下唇或眼睑的相交线，即口角或眼角。③两骨之间接合。④连接大脑半球、脊髓两侧的神经组织带。

联合缝的

lián hé fèng de

commissural

是指与两个解剖结构之间的结合相关的。

联合缝支撑板

lián hé fèng zhī chēng bǎn

commissure splint

【同】"唇支撑板"。

联合综合征

lián hé zōng hé zhēng

combination syndrome

【同】"凯利综合征"。

镰形洁治器

lián xíng jié zhì qì

sickle scaler

为手用洁治器械，工作端的外形如镰刀，用于去除牙或修复体表面的龈上菌斑、牙石以及浅在的龈下牙石。

链霉素

liàn méi sù

streptomycin

为氨基糖苷类抗生素,对多种需氧革兰氏阴性杆菌和一些革兰氏阳性细菌有效,对结核分枝杆菌效果显著。长期使用耳毒性发生率高。

参见:氨基糖苷类。

链球菌属

lián qiú jūn shǔ

Streptococcus spp.

革兰氏阳性的不动兼性需氧菌,是口腔内菌群的主要部分、牙菌斑的正常成分,但也与身体其他部位的链球菌疾病相关。

良性

liáng xìng

benign

无论治疗与否都不会对生命构成威胁的疾病状态。用于描述良性肿瘤时是指肿瘤不会侵入周围组织,也不会转移到身体的其他部位。但有时由量变转变为质变,也可导致危及生命的并发症。

参见:恶性

良性黏膜类天疱疮

liáng xìng nián mó lèi tiān pào chuāng

benign mucous membrane pemphigoid

类天疱疮的类型之一,为慢性自身免疫性疾病,以水疱为主要表现,好发于口腔黏膜、眼结膜等体窍黏膜。病程平均 3~5 年,甚至迁延一生。由本病导致的严重的眼部损害可影响视力,甚至造成失明。

参见:类天疱疮。

良性移行性舌炎

liáng xìng yí xíng xìng shé yán

benign migratory glossitis

【同】"地图样舌"。

良性阵发性位置性眩晕

liáng xìng zhèn fā xìng wèi zhì xìng xuàn yūn

benign paroxysmal positional vertigo

为外周前庭病变,以特定头位改变诱发的、反复发作的阵发性短暂眩晕。拔牙以及穿牙槽嵴上颌窦底提升时的敲击力量或上颌骨切除也是偶尔的诱发因素。

梁

liáng

beam

过时的术语。曾经用来代替术语"杆",具体指杆连接体。

量表

liáng biǎo

scale

由若干问题或自我评分指标组成的标准化测定表格,用于评估研究对象的某种状态、行为或态度。

两段式种植体

liǎng duàn shì zhòng zhí tǐ

two-stage implant

本身不含有基台结构的种植体。

两阶段骨移植程序

liǎng jiē duàn gǔ yí zhí chéng xù

two-stage grafting procedures

【同】"分阶段骨增量外科程序"。

两阶段手术

liǎng jiē duàn shǒu shù

two-stage surgery

【同】"潜入式种植"。

两阶段外科方案

liǎng jiē duàn wài kē fāng àn

two-stage surgical approach

为完成同一个目的,必须进行两次手术的外科方案,包括分阶段骨增量外科程序和潜入式种植。

两阶段种植

liǎng jiē duàn zhòng zhí

two-stage implant placement

【同】"潜入式种植"。

两颗种植体支持式覆盖义齿

liǎng kē zhòng zhí tǐ zhī chí shì fù gài yì chǐ

two-implant overdenture

下颌颏孔间区植入两颗种植体,独立或夹板相连支持和固位的覆盖义齿。

两颗种植体支持式杆附着体覆盖义齿

liǎng kē zhòng zhí tǐ zhī chí shì gǎn fù zhuó tǐ fù gài yì chǐ

two-implant overdenture with bar attachment system

下颌颏孔间区植入两颗种植体,由杆附着体系统支持和固位的覆盖义齿。

两性霉素 B

liǎng xìng méi sù B

amphotericin B

为多烯类抗生素类抗真菌药,几乎对所有深部真菌均有抗菌活性,为广谱抗真菌药。临床用于敏感真菌所致的深部真菌感染等。

亮度

liàng dù

lightness, value

①描述颜色三维性质的三个消色差维度之一(另外两个是色调和饱和度)。②区分物体为白色或灰色、浅色或深色的感觉。孟塞尔颜色系统中以值来表示。③在中文中也将"luminance"称为亮度,但英文将"luminance"解释为单位面积的光强度。

裂

liè

cleft

①由于分裂形成的空间或开口。②相邻的嵴或凸起之间的凹空。③形容部分裂开或分开的情况。④形容纵向的裂隙。

裂缝

liè fèng

fissure

①裂隙或沟槽的总称。②牙体表面的沟,通常是牙釉质或相邻的生长叶融合不全所致。

裂缝骨折

liè fèng gǔ zhé

fissured fracture

一部分断裂沿骨延伸的骨折,骨折片无移位。

裂开

liè kāi

dehisce, dehiscence

①描述在特定位置的裂口。②沿着一条自然线的开缝。③使内容物排出的破裂口。

裂孔

liè kǒng

dehisce, dehiscence

膜或机体其他结构的自然开口。

裂纹

liè wén

craze

①完整表面形成的微小裂纹或细小裂纹网。②表面或涂层（如釉或瓷）上的裂缝。

裂纹扩展

liè wén kuò zhǎn

crack propagation

微观或宏观裂纹在外力或环境因素或两者联合作用下不断增长的过程。

裂钻

liè zuàn

fissure bur

工作端通常由钨钢制成，表面螺旋状排列锯齿样刃和沟槽。

邻间刷

lín jiān shuā

interdental brushes

【同】"牙间刷"。

邻间隙

lín jiàn xì

interproximal space

牙弓上相邻牙之间的间隙，包括龈外展隙、𬌗（切）外展隙、颊（唇）外展隙和舌外展隙。

邻接区

lín jiē qū

contact area

【同】"邻面接触区"。

邻面

lín miàn

proximal surface

①位于更靠近身体中心或附着点的位置或表面。②同一牙弓内相邻两牙相对的面。

邻面的

lín miàn de

proximal

用于描述相邻牙或修复体之间的邻接表面。

邻面接触

lín miàn jiē chù

proximal contact

同一牙弓中相邻牙和／或修复体之间的紧密连接或接触。

邻面接触区

lín miàn jiē chù qū

interproximal contact area

在相邻牙或修复体的邻面之间，借其邻面突度互相紧密接触的区域。

参见：邻面。

邻面楔切

lín miàn xiē qiē

proximal wedge

为牙周手术程序，用于斜形切除同一牙弓中一颗牙的近中、远中或牙之间的多余软组织。

参见：楔形瓣手术、远中楔切。

邻面楔形瓣切除

lín miàn xiē xíng bàn qiē chú

proximal wedge

【同】"邻面楔切"。

林可霉素

lín kě méi sù

lincomycin

由链丝菌产生的林可霉素类抗生素。主要用于治疗厌氧菌和需氧革兰氏阳性球菌引起的感染。

临床的
lín chuáng de
clinical
用于修饰或说明临床或与临床相关的事物。

临床对照试验
lín chuáng duì zhào shì yàn
clinical controlled trial
为评价两种或两种以上疗法的疗效,在人体上进行的实验。为了减少研究偏差,实验对象被分配到试验组和对照组进行比较研究。

临床附着水平
lín chuáng fù zhuó shuǐ píng
clinical attachment level
①牙或种植体周组织在牙根面或种植体表面的附着位置。②常规牙周探诊中,为牙或种植体上的固定参考点(例如釉牙骨质界或种植体平台)至牙周探针尖端(例如龈沟底或牙周袋底)的相对距离,以毫米为单位。临床附着水平是反映牙或种植体周组织健康的一项指标。

临床冠延长术
lín chuáng guān yán cháng shù
lengthening of the clinical crown
【同】"冠延长术"。

临床记录
lín chuáng jì lù
clinical record
病人的临床信息记录,包括病人的医疗和牙科史、临床表现、诊断、预后、治疗计划和进展等。

临床敏感性
lín chuáng mǐn gǎn xìng
clinical sensitivity
在口腔医学,是指牙敏感性或牙本质过敏,受到温度刺激(冷或热)时可产生从轻度不适到刺痛的感觉。

临床外科
lín chuáng wài kē
clinical surgery
通过症状分析、检查和观察来研究外科疾病。

临床牙根
lín chuáng yá gēn
clinical root
龈缘根方的牙体部分。

临床牙冠
lín chuáng yá guān
clinical crown, clinical crown of tooth
龈缘冠方的牙体部分。

临床诊断
lín chuáng zhěn duàn
clinical diagnosis
根据生命的体征症状和实验室检查结果对疾病的病因、发病机制作出诊断,并非根据病理检查。

临界弯矩
lín jiè wān jǔ
critical bending moment
施加的外部非轴向载荷超过螺钉的预紧力,导致螺钉的配合面失去接触的力矩。

临时基台

lín shí jī tái

temporary abutment, interim abutment, interim implant abutment, provisional abutment, temporary cylinder

用于临时修复体的种植体基台,包括螺丝固位或粘接固位基台,通常为可调改基台。仅在有限的时间内用于支持临时修复体和/或引导种植体软组织成形。

临时基托

lín shí jī tuō

temporary base

是义齿基托的临时替代品,通常用于制作颌位关系记录、试排牙或口内试戴。

临时夹板

lín shí jiā bǎn

provisional splint, interim splint

用在诊断或治疗过程中稳定松动牙的夹板。

临时水门汀

lín shí shuǐ mén tīng

temporary cement

在短时间内使用的水门汀,在口腔修复中常用于粘接临时修复体。

临时提腭赝复体

lín shí tí è yàn fù tǐ

interim palatal lift prosthesis

为诊断性提腭假体,旨在评估言语清晰度的改善程度。

临时修复

lín shí xiū fù

temporization, provisionalization

①戴用临时修复体以维持部分美学和功能效果的修复过程,可用于引导种植体周软组织成形,为设计和制作最终修复体的轮廓提供参考,并在最终修复之前确认美学与功能性治疗效果以及患者的接受程度。②英文"provisionalization"是英文"temporization"的非标准术语。

临时修复体

lín shí xiū fù tǐ

interim restoration, provisional restoration, temporary restoration

在种植体植入之后的任何时期,用于临时维持部分美学和功能效果的种植体支持式或固位的固定/可摘修复体,可以引导种植体周软组织成形,为最终修复体的轮廓提供参考,并在最终修复之前确认治疗结果和患者的接受程度。

临时牙种植体

lín shí yá zhòng zhí tǐ

interim dental implant, provisional dental implant

【同】"临时种植体"。

临时赝复体

lín shí yàn fù tǐ

interim prosthesis, provisional prosthesis, temporary prosthesis

有限的时间内使用的颌面部赝复体,目的为改善美学和/或功能,之后将由最终的颌面部赝复体所代替。

临时义齿

lín shí yì chǐ

interim denture, temporary denture

【同】"过渡义齿"。

临时义眼

lín shí yì yǎn

interim ocular prosthesis

临时替代手术或外伤性眼球缺失,通常由透明的丙烯酸树脂制成,目的是占位而并非美观。

临时印模

lín shí yìn mú

snap impression

"初印模"的过时术语。

参见:初印模。

临时愈合袖口

lín shí yù hé xiù kǒu

temporary healing cuff

由预成或个性化愈合帽、临时修复体成形的过渡带。

参见:过渡带。

临时粘接

lín shí zhān jiē

provisional cementation

用较弱的粘接剂将临时修复体或最终修复体粘固,以便于将来可以按计划取下修复体。

临时粘接剂

lín shí zhān jiē jì

temporary cement

起临时作用的粘接剂或封闭剂,如氧化锌(粉剂)丁香油(液剂)混合物。

临时支抗装置

lín shí zhī kàng zhuāng zhì

temporary anchorage device (TAD)

植入腭部或磨牙后牙区的微型螺纹状骨结合种植体,在正畸治疗期间可控制牙移动。

临时种植体

lín shí zhòng zhí tǐ

provisional implant, interim implant

在种植体、骨增量或创口愈合阶段,临时支持固定修复体或覆盖义齿的骨内根形种植体,通常为直径较细的一体式光滑表面种植体。

临时阻塞器

lín shí zǔ sè qì

interim obturator

为颌面赝复体。通常在上颌部分或全部切除之后立即使用外科阻塞器,而在创口初期愈合完成之后,再用临时阻塞器替代外科阻塞器。

淋巴毒素

lín bā dú sù

lymphotoxin

为活化的淋巴细胞释放后直接导致细胞溶解的淋巴因子。

淋巴细胞

lín bā xì bāo

lymphocyte

起源于造血干细胞,并在淋巴组织(如胸腺或骨髓)中分化的单核非吞噬性白细胞,是机体免疫应答的重要细胞成分之一。可根据细胞生长发育过程、表面标志物和不同功能分为胸腺依赖淋巴细胞(T细胞)、骨髓依赖淋巴细胞(B细胞)和自然杀伤细胞(NK细胞)。

淋巴细胞趋化因子

lín bā xì bāo qū huà yīn zǐ

lymphotactin

趋化因子超家族成员之一,只具有一对二硫键连接的半胱氨酸残基,有较大的结构异质性,对淋巴细胞有趋化活性,但对单核细胞或中性粒细胞没有趋化活性。

淋巴因子

lín bā yīn zǐ

lymphokine

由淋巴细胞与特定抗原接触后释放的可溶性因子,可传递各类细胞的生长分化信号,通过刺激单核细胞和巨噬细胞的活性辅助影响细胞免疫。

磷灰石

lín huī shí

apatite

一类含钙的磷酸盐矿物质总称。其中,羟基磷灰石[$Ca_{10}(PO_4)_6OH_2$]是牙和骨的主要矿物质成分。

磷酸单酯酶

lín suān dān zhǐ méi

phosphomonoesterase

【同】"碱性磷酸酶"。

磷酸钙

lín suān gài

calcium phosphate

①为无色无味白色粉末,形式多样,可用作牙膏研磨剂。②指具有不同钙磷比的陶瓷类材料,由羟基磷灰石、氟磷灰石、磷酸三钙和碳酸磷灰石等磷酸钙盐或其复合物构成,可与骨直接结合,用作骨代用品。③植骨区域新骨矿化所需的矿物质,通常来自于周围的骨,也可来自血液供给。

磷酸三钙

lín suān sān gài

tricalcium phosphate (TCP)

为可生物降解的生物陶瓷,化学式为[$Ca_3(PO_4)_2$]。可用作骨再生的载体和支架,以及骨引导的基质。

磷酸锌水门汀

lín suān xīn shuǐ mén tīng

zinc phosphate cement

主要由含氧化锌的粉剂与磷酸、水、磷酸铝、磷酸锌等液体混合而成的粘固剂。

磷酸锌粘固剂

lín suān xīn zhān gù jì

zinc phosphate cement

【同】"磷酸锌水门汀"。

磷酸盐包埋材料

lín suān yán bāo mái cái liào

phosphate-bonded investment

主要成分是方石英、石英或两者混合使用,占总重量的80%~90%。结合剂为磷酸盐,如磷酸二氢铵($NH_4H_2PO_4$)、磷酸二氢镁(MgH_2PO_4)以及金属氧化物(主要是氧化镁 MgO)的混合物,占总量的10%~20%。使用时,将二氧化硅、结合剂与硅溶胶悬浊液(一般含$SiO_2$20%~30%)或将水按一定比例(水粉比为0.13~0.20)调和,可以获得较大的固化膨胀和热膨胀。用于铸造高熔点的金属陶瓷合金和局部义齿支架。

零度牙

líng dù yá

zero-degree teeth

人工牙的粭面相对于水平粭面为平面或者牙尖角度为零的非解剖式牙。

零位检测器

líng wèi jiǎn cè qì

null detector

两个样品之间无色差的点的探测器，人眼是极好的零位检测器，但在估计给定的色差有多大时不可靠。

领口

lǐng kǒu

collar

①通常指在构件颈部环绕的条带。②基牙根部与人工牙交界处。③种植体或种植体骨内部分的最冠方，可以与种植体其他部分有相同或不同的表面处理。

留存率

liú cún lǜ

survival rate

在可接受的标准范围内行使功能的种植体的百分比。

流动复合树脂

liú dòng fù hé shù zhī

flowable composite resin, flowing composite resin

复合树脂的类型之一，较传统复合树脂填料少、黏度低、润湿性好。

流式细胞术

liú shì xì bāo shù

flow cytometry (FCM)

利用荧光标记抗体与抗原的特异性结合，经流式细胞仪分析荧光信号，从而根据细胞表达特定蛋白的水平对某种蛋白质阳性细胞（即特异基因表达的细胞）作出判断。可用于细胞计数、分类及生物标志物检测和蛋白质工程。

流涎

liú xián

sialorrhea

唾液过多，流量大于正常。可能与口腔的急性炎症、智力低下、累及扁形核的神经系统疾病、汞血症、妊娠、自主神经失调、周期性疾病、胰腺囊性纤维化、牙萌、酒精中毒、营养不良以及牙科器械不当使用等因素相关。

流行

liú xíng

popular

描述被许多人或特定的人或团体所喜欢、欣赏的某种普遍的社会心理现象。

流行病学

liú xíng bìng xué

epidemiology

是研究疾病和健康状态在人群中的分布及其影响因素，借以制订和评价预防、控制和消灭疾病及促进健康的策略与措施的科学。

硫化

liú huà

vulcanize

橡胶在硫化机中有硫存在的情况下加热并高压处理，从而生产柔性或硬质橡胶。

硫化橡胶

liú huà xiàng jiāo

vulcanite

过时的义齿基托材料，成分为天然橡胶和硫。

硫酸钡

liú suān bèi

barium sulfate

为碱土金属（$BaSO_4$），不溶于水、X射线阻射，可以作为X射线检查的对比剂。

硫酸钙
liú suān gài

calcium sulfate

一类无机材料,分子式为 $CaSO_4$,可用作载体或骨移植材料,植入体内后会逐渐完全吸收。

硫酸钙石膏
liú suān gài shí gāo

calcium sulfate plaster

由硫酸钙和水组成的糊状混合物,干燥后变硬,可被用作药物或保护性敷料。

硫酸肝素
liú suān gān sù

heparin sulfate

在大多数哺乳动物细胞表面和细胞外基质中可见的糖胺聚糖。

硫酸软骨素
liú suān ruǎn gǔ sù

chondroitin sulfate

存在于皮肤、骨骼、牙和软骨中的黏多糖,在维持高渗透张力中起主要作用。高渗透张力是透明蛋白软骨弹性的基础。透明蛋白软骨由 II 型胶原构成,形成的网状结构中有大量蛋白多糖大分子的聚集,硫酸软骨素为这种基础物质的主要构成物。

六边形
liù biān xíng

hexagon, hex

①有六个角并由此形成六条边的平面多边形。②种植体与基台连接界面的六边形设计。

六边形的
liù biān xíng de

hexed

①有六个角并由此形成六条边的平面多边形设计。②种植体与基台连接界面为六边形的设计。

六分区
liù fēn qū

sextant

牙弓细分为六个分区,上颌右后区、左后区和前牙区,下颌右后区、左后区和前牙区,每个分区为六分区之一。前牙区由切牙和尖牙组成,后牙区由前磨牙和磨牙组成。

六分仪
liù fēn yí

sextant

具有 60° 的分度圆弧和瞄准结构的仪器,用于测量物体之间的夹角距离,尤其是在导航中获取海拔高度。

龙胆紫
lóng dǎn zǐ

gentian violet

即六甲基玫苯胺盐酸盐,呈深绿色粉末。在口腔修复中用于显示患者戴入义齿后的早接触和口腔黏膜压痛部位。

隆起
lóng qǐ

eminence

物体解剖学上突出的部分,尤指骨表面的突出物。

隆突
lóng tū

torus

上颌硬腭中线和下颌前磨牙或磨牙区舌侧的圆形骨突,常为双侧。

瘘

lòu

fistula

两个解剖腔之间或者一个解剖腔与体表之间的异常通路。在颌面部,包括口颊瘘、口鼻瘘、上颌窦瘘等。

瘘道

lòu dào

fistula

【同】"瘘"。

瘘管

lòu guǎn

fistula

【同】"瘘"。

漏出

lòu chū

transudation

由于流体动力学的作用,血清或其他体液溢出血管,也可能与炎症相关。

漏出液

lòu chū yè

transudate, transudation

由于流体动力学的作用而通过细胞膜或从血液中溢出的流体物质。与渗出液相反,漏出液的特征在于高流动性和低含量的蛋白质、细胞或源自细胞的固体物质。

漏斗状骨缺损

lòu dǒu zhuàng gǔ quē sǔn

funnel-shaped defect

骨内吸收性病变,涉及牙或种植体支持骨的一个或多个表面,似壕沟状。

颅传导

lú chuán dǎo

cranial conduction

【同】"骨传导"。

颅底

lú dǐ

cranial base

构成颅骨底部的骨,在整个生命周期中相对稳定,作为测量生长的不同时间点以及正颌、正畸治疗前后的变化标志。在放射线头颅测量分析中,以 S 点(蝶鞍点)与 N 点(鼻额缝)为基准点,以其连线为参考平面。

颅盖

lú gài

skullcap, calvaria, calvarial bone

颅骨的圆顶状上部部分,起源于膜状脑颅,由额骨、顶骨、枕骨和颞骨的鳞部组成。可以取其外板作为骨移植物。

颅盖骨取骨

lú gài gǔ qǔ gǔ

calvarial bone harvest

自圆顶状颅盖外板取骨的过程。通常从顶骨区域取骨,位置在冠状缝线后方的右侧、矢状缝线侧面约 3cm 处。

颅盖骨移植物

lú gài gǔ yí zhí wù

calvarial graft

自圆顶状颅盖外板获取的自体骨。

颅骨

lú gǔ

cranial bone, cranialia

参与构成颅腔的骨的总称,包括成对的颞骨、顶骨和不成对的额骨、筛骨、蝶骨和枕骨。

颅骨取骨

lú gǔ qǔ gǔ

cranial bone harvest

泛指从包绕脑的任意骨中获取移植骨,包括成对的顶骨、颞骨和不成对的枕骨、额骨等部位。

颅颌面骨矫正器

lú hé miàn gǔ jiǎo zhèng qì

orthopedic craniofacial prosthesis

为动态的功能性颅颌面骨矫正装置,在治疗外伤或畸形所导致的骨错位时,重新定位或保持颅颌面骨节段间的位置。

颅颌面缺损

lú hé miàn quē sǔn

craniofacial defects

由于先天性、获得性和外伤性等因素而导致的头部和面部的缺损畸形。

颅颌面三维成像

lú hé miàn sān wéi chéng xiàng

craniomaxillofacial bone three-dimensional imaging

用三维软件重建 CT 或 CBCT 断层扫描的多层颅颌面图层所获得的骨的立体结构与形态图像,便于多维度观察,从而提高视觉效果和更详细的诊断信息。

颅颌面赝复体

lú hé miàn yàn fù tǐ

craniofacial prosthesis

替代部分颅或面部结构的口外假体,通过穿皮种植体或粘接剂固位。

颅颌面种植体

lú hé miàn zhòng zhí tǐ

craniofacial implant

植入在颅颌面部骨以支持和固位颅颌面赝复体的穿皮种植体,支持或固位替代部分颅或面部结构的颅颌面赝复体。

颅颌面种植赝复体

lú hé miàn zhòng zhí yàn fù tǐ

craniofacial implant prosthesis

由种植体支持和固位的颅颌面赝复体。

颅下颌关节紊乱症

lú xià hé guān jié wěn luàn zhèng

craniomandibular disorders

在专业的英文词典中未见该术语,中文释义同颞下颌紊乱病。

参见:颞下颌紊乱病。

鲁夫尼受体

lǔ fū ní shòu tǐ

Ruffini receptor

在皮肤、黏膜和牙周膜中的专司感觉的神经器官,在牙周膜内与胶原纤维非常接近,使牙周围有敏感的本体感觉。

鲁夫尼小体

lǔ fū ní xiǎo tǐ

Ruffini receptor

【同】"鲁夫尼受体"。

鲁米那

lǔ mǐ nà

luminal

【同】"苯巴比妥"。

露西亚夹具

lù xī yà jiā jù

Lucia jig

用于口颌肌去程序化的装置,为个性化制作的引导盘,使下颌运动不受牙接触的影响,通过使髁位于最上位来获取正中关系。

露龈笑

lù yín xiào

gummy smile (GS)

是指大笑时牙龈暴露大于 2mm。

挛缩

luán suō

contracture

肌、腱或其他组织纤维化所致的永久性缩短和变硬的状况

卵形牙弓

luǎn xíng yá gōng

ovoid arch

①英文文献释义:从𬌗面观,每侧磨牙之间的连续曲线在牙弓后部构成了一个椭圆形闭合。②中文文献释义:从𬌗面观,牙弓自上颌侧切牙的远中开始向后逐渐弯曲,前牙段较圆突,牙弓形态介于方圆形与尖圆形之间。

卵圆桥体

luǎn yuán qiáo tǐ

ovate pontic

组织面形态为突向龈方的椭圆形的桥体,将其置于手术制备的软组织凹陷中,可模拟天然牙的穿龈轮廓,形成桥体类似与天然牙从软组织中长出的错觉。

卵圆形牙弓

luǎn yuán xíng yá gōng

ovoid dental arch

【同】"卵形牙弓"。

卵圆形牙冠

luǎn yuán xíng yá guān

ovoid tooth crown

临床牙冠为椭圆形外形。在中文文献释义中将牙冠分为尖圆形、卵圆形和方圆形三种形态。

伦琴

lún qín

Röntgen

①德国物理学家伦琴(Wilhelm Röntgen,1845—1923),于 1895 年发现了 X 射线。②描述与 X 射线相关的。③空气中 X 射线或 γ 辐射的国际测量单位。

伦琴片

lún qín piān

Röntgenograph

"放射线片"的过时术语。

参见:放射线片。

伦琴射线

lún qín shè xiàn

Röntgen ray

【同】"X 线"。

轮廓

lún kuò

contour

①用于表示物体的形状、外形或表面形态,特别是用于描述弯曲或不规则的图形或形态。②区分图形和背景的界限。③物体的等高线。

轮廓骨移植物

lún kuò gǔ yí zhí wù

contour graft

泛指用于增加骨外形轮廓尺寸的自体骨和骨代用品。

轮廓扩增

lún kuò kuò zēng

contour augmentation

【同】"轮廓增量"。

轮廓美学

lún kuò měi xué

contour esthetics

是指牙或种植体唇侧骨弓轮廓呈自然的根样凸起，并与周围牙列的骨弓轮廓协调一致。

轮廓乳头

lún kuò rǔ tóu

circumvallate papilla

舌背上的凸起之一，约 8~12 个，沿界沟前方排成 V 形的一列。每个乳头的四周均有深沟（轮廓沟）环绕，轮廓沟外的舌黏膜稍隆起，形成乳头的轮廓结构。乳头的侧壁即轮廓沟壁，上皮内有味蕾。

轮廓探测

lún kuò tàn cè

sounding

连续测量口腔内的骨表面软组织厚度以测绘下方骨的形貌。

轮廓仪

lún kuò yí

profilometer

测定特定形貌相对粗糙度（例如种植体表面相对粗糙度）的仪器。

轮廓增量

lún kuò zēng liàng

contour augmentation

①用自体骨和 / 或骨代用品恢复或重建牙槽嵴唇侧骨弓轮廓。②通过软组织移植改善骨弓轮廓。

参见：骨弓轮廓。

轮替动作障碍

lún tì dòng zuò zhàng ài

adiadochokinesia

不能做快速交替运动（相反的动作），如张口和闭口，扬起和放下眉毛和轻敲手指等。

罗切特桥

luó qiē tè qiáo

Rochette bridge

为树脂粘接的固定修复体，金属支架中有多个孔，粘接在缺牙区域邻牙的舌面以修复缺失牙。

逻辑回归分析

luó jí huí guī fēn xī

logistic regression analysis

从一个或多个解释变量的已知数值（简单回归 / 多元回归）预测或评估因变量的统计方法。其因变量是二元变量（如有病和无病），可以进行简单回归也可以进行多元回归。

螺钉

luó dīng

screw

为机械紧固件，一端为具有螺纹的圆柱形或圆锥形的杆部，另一端为带有开槽的帽部。通过螺纹可用于连接两个适配的部件，或用于固定相应的部件于适当的位置。

参见：基台螺钉、修复螺钉、固位螺钉。

螺钉扳手
luó dīng bān shǒu

screw wrench

用于向螺丝刀施加扭矩的器械。

螺钉暴露
luó dīng bào lù

exposure of screw

是指块状骨移植的固位螺钉的暴露，并发于创口裂开或感染，也可见于黏膜菲薄者。

螺钉固位
luó dīng gù wèi

screw retention

①用螺钉将基台或基底固位于种植体。②用螺钉将临时或最终修复体固位于基台、基底或种植体。此种固位方式方便修复体取下、种植体周维护和并发症处理等。

螺钉固位的
luó dīng gù wèi de

screw-retained

描述基台或修复体是通过螺钉进行固位的。

螺钉固位基台
luó dīng gù wèi jī tái

screw-retained abutment

使用螺钉进行修复体或上部结构固位的基台。

螺钉加力
luó dīng jiā lì

screw tightening

【同】"旋紧螺钉"。

螺钉连接的负荷效应
luó dīng lián jiē de fù hè xiào yìng

screw joint effects on loading

是指负荷对螺栓或螺钉固位接口的机械效应，具有周期性，会导致微动和疲劳。

螺钉松动
luó dīng sōng dòng

screw loosening

在口腔种植学中，是指螺钉预载荷丧失所导致修复体或基台松动，为种植治疗的机械并发症之一。

螺钉预负荷
luó dīng yù fù hè

screw preload

【同】"螺钉预紧"。

螺钉预紧
luó dīng yù jǐn

screw preload

种植体部件通过螺钉旋紧连接时在界面上产生的夹紧力或张力。

螺钉折断
luó dīng zhé duàn

screw fracture

修复螺钉或基台螺钉的折断，为种植机械并发症之一。

螺钉状骨内牙种植体
luó dīng zhuàng gǔ nèi yá zhòng zhí tǐ

screw endosteal dental implant

为牙种植体较为繁复的表达，即植入骨内、模仿单根牙牙根形状、体部为带有螺纹设计的穿黏膜种植体，为义齿提供支持与固位。

螺钉状种植体

luó dīng zhuàng zhòng zhí tǐ

screw-type implant, screw implant

【同】"螺纹种植体"。

螺距

luó jù

pitch, thread pitch

相邻两螺纹牙体上的对应牙侧与中径线相交两点间的轴向距离。

螺帽

luó mào

screw cap

【同】"螺母"。

螺母

luó mǔ

screw nut

用于将机械设备紧密连接的零件,同等规格的螺母和螺栓可通过螺纹拧在一起配合使用,起紧固作用。

螺栓

luó shuān

screw bolt

可与相配螺母通过螺纹拧在一起,起到紧固作用的零件。由头部和螺杆两部分组成。

螺丝

luó sī

screw

"螺钉"的非标准术语。

参见:螺钉。

螺丝刀

luó sī dāo

screw driver

种植手术或种植修复时使用的工具,尖端形成平面或特定形状工作端,用来旋入或旋出基台或螺钉。

螺丝帽

luó sī mào

screw cap

"螺母"的俗称。

参见:螺母。

螺丝母

luó sī mǔ

screw nut

"螺母"的俗称。

参见:螺母。

螺尾

luó wěi

thread runout, vanish thread, washout thread

【同】"螺纹收尾"。

螺纹

luó wén

thread

在圆柱或圆锥母体表面上,具有相同牙型、沿螺旋线连续凸起的牙体,具有特定截面的连续凸起和沟槽,使其成为螺钉(外螺纹)或螺纹通道(内螺纹),引导螺钉或螺栓的旋入或旋出。螺纹按其母体形状分为圆柱螺纹和圆锥螺纹;按其在母体所处位置分为外螺纹、内螺纹;按其截面形状(螺纹牙型)分为三角形螺纹、矩形螺纹、梯形螺纹、锯齿形螺纹及其他特殊形状螺纹。

螺纹半角

luó wén bàn jiǎo

flank angle

"牙侧角"的非标准术语。
参见:牙侧角。

螺纹成型

luó wén chéng xíng

tapping

①在硬质金属物体中形成螺纹的过程。②在骨中形成螺纹通道,拧入特定类型的固定螺钉或种植体。③重新形成种植体内部损坏的螺纹。

螺纹成型器

luó wén chéng xíng qì

tap, thread-former, threader

形成螺纹的工具。

螺纹成型钻

luó wén chéng xíng zuàn

tap drill

用于种植窝逐级扩孔后形成与种植体螺纹相似的种植窝内壁,引导种植体植入并避免种植窝骨壁的热损伤,通常用于骨密度较高的种植位点。

螺纹导程

luó wén dǎo chéng

thread lead

"导程"的非标准术语。
参见:导程。

螺纹底

luó wén dǐ

thread root

"牙底"的非标准术语。
参见:牙底。

螺纹嵴顶

luó wén jí dǐng

thread crest

"牙顶"的非标准术语。
参见:牙顶。

螺纹角

luó wén jiǎo

thread angle

"牙型角"的非标准术语。
参见:牙型角。

螺纹抗剪强度面积

luó wén kàng jiǎn qiáng dù miàn jī

tensile stress area

与规定圆柱相交的所有牙体的横向截面面积之和。该圆柱的直径和长度与所配合螺纹的旋合参数相同。

螺纹抗拉强度面积

luó wén kàng lā qiáng dù miàn jī

tensile stress area

由试验经验导出的、用于计算外螺纹紧固件抗拉强度的面积。从而使紧固件强度与紧固件基体材料强度相一致。

螺纹路径

luó wén lù jìng

thread path

①引导螺纹进入螺丝通道。②种植窝预备时由骨成形钻形成的螺丝通道,引导种植体旋入。
参见:螺纹成型。

螺纹啮合

luó wén niè hé

embedment

①螺纹接合面的物理特性,在施加预紧力时螺纹或其配合部件发生的局部塑性变形。②在植入螺纹状种植体时,可以通过螺纹啮合提高种植体初始稳

定性。

螺纹设计

luó wén shè jì

screw design

骨内根形种植体的通用设计，螺纹形态可以增加初始稳定性，并可能影响种植体植入时机和负荷能力（尽管目前临床上尚未证实）。

螺纹深度

luó wén shēn dù

thread depth

"牙型高度"的非标准术语。

参见：牙型高度。

螺纹收尾

luó wén shōu wěi

thread run out

由切削刀具的倒角或退出所形成的牙底不完整的螺纹。

螺纹啮合

luó wén niè hé

embedment

根据螺纹接合面的物理特性，在施加预紧力时螺纹或其配合部件发生的局部塑性变形。

螺纹牙型

luó wén yá xíng

profile of thread, form of thread

在螺纹轴线平面内的螺纹轮廓形状。

螺纹翼

luó wén yì

thread flank

"牙侧"的非标准术语。

参见：牙侧。

螺纹种植体

luó wén zhòng zhí tǐ

threaded implant

带螺纹设计的骨内根形种植体，可以增强种植体与骨的机械啮合作用和初始稳定性。母体可为圆柱状或圆锥状。

螺纹桩

luó wén zhuāng

threaded post

根管治疗后牙体修复的根管桩，表面带有与牙本质啮合的螺纹。

螺纹状转移印模帽

luó wén zhuàng zhuǎn yí yìn mú mào

impression coping for thread transfer

带有螺纹状设计的印模帽，用于复制永久修复体的位置。

螺纹锥度

luó wén zhuī dù

taper of thread

【同】"中径圆锥锥度"。

螺纹钻

luó wén zuàn

tap drill

【同】"螺纹成形钻"。

螺纹最大直径

luó wén zuì dà zhí jìng

major diameter of thread

与种植体外螺纹牙顶相切的假想圆柱或圆锥的直径。

螺纹最小直径

luó wén zuì xiǎo zhí jìng

minor diameter of thread

与种植体外螺纹牙底相切的假想圆柱或圆锥的直径。

螺旋 CT

luó xuán CT

spiral CT

【同】"螺旋计算机体层成像"。

螺旋计算机体层成像

luó xuán jì suàn jī tǐ céng chéng xiàng

spiral computed tomography

使用高、低压滑环技术和连续式螺旋扫描技术设计的 CT 设备,扫描时 X 射线管连续旋转并连续扫描,检查床沿纵轴连续平直移动,这样管球旋转与连续动床同时进行,使 X 射线扫描的轨迹呈螺旋状。可分为单层和多层螺旋计算机体层成像。

螺旋体

luó xuán tǐ

spirochete

一类细长、柔软、弯曲呈螺旋状、运动活泼的原核细胞型微生物。在生物学位置上介于细菌与原虫之间。在牙周病患牙的牙周袋中其数量明显增加,主要是密螺旋体。

螺旋线

luó xuán xiàn

helix

沿着圆柱或圆锥表面运动点的轨迹,该点的轴向位移与相应角位移成定比。

螺旋线导程

luó xuán xiàn dǎo chéng

lead of helix

是指在同一条螺旋线上,位置相同、相邻的两对应点间的轴向距离。即一个点沿着螺旋线旋转一周所对应的轴向距离。

螺旋线导程角

luó xuán xiàn dǎo chéng jiǎo

lead angle of helix

螺旋线的切线与垂直于螺旋线轴线平面间的夹角。

螺旋锥形束 CT

luó xuán zhuī xíng shù CT

helical cone beam computed tomography

目前尚在研究中的使用螺旋扫描技术和锥形 X 射线束扫描的 CT 技术。

螺旋钻

luó xuán zuàn

spiral drill

一类工作端带有三维连续弯曲的切割刃的圆形钻头,用于种植窝预备前平整凸凹不平的牙槽嵴顶皮质骨。

洛奇卡环

luò qí qiǎ huán

Roach clasp

【同】"杆型卡环"。

洛氏硬度值

luò shì yìng dù zhí

Rockwell hardness number (RHN)

使用特殊指定的压头和压力获得的压痕深度,是硬度的测量量度。

铝瓷

lǚ cí

aluminous porcelain

以氧化铝为基相的陶瓷材料,其中氧

化铝体积比大于 35%。

绿色盲
lǜ sè máng

deuteranopia

不能分辨绿颜色的色盲。

绿色期
lǜ sè qī

green stage

是指玻璃陶瓷在预结晶阶段的物理状态。

绿色弱视觉
lǜ sè ruò shì jué

deuteranomalous vision

三色视觉异常的类型之一，在红色和绿色的混合物中，观察者需要比正常三色视觉者更多的绿色来匹配光谱中的黄色。相对光谱视觉灵敏度与正常值无明显差异，色相辨别能力较差的是光谱中从红色到绿色的区域。

氯化钙
lǜ huà gài

calcium chloride

为易溶于水的二价离子盐，化学式为 $CaCl_2$。在组织工程领域作为藻酸钠、纤维蛋白原等支架材料的交联剂，应用于组织工程骨。

氯化十六烷基吡啶
lǜ huà shí liù wán jī bǐ dìng

cetylpyridinium chloride (CPC)

【同】"西吡氯铵"。

氯己定
lǜ jǐ dìng

chlorhexidine

属于双胍衍生物抗菌剂，有广谱杀菌、抑菌作用。对革兰氏阳性菌和阴性菌的抗菌作用比苯扎溴铵等表面活性消毒药强。口腔含漱时吸附在牙、菌斑和口腔黏膜表面，随后吸附的药物逐渐弥散析出，产生持续的作用，直至 24 小时后在唾液中浓度降低。低浓度时抑菌，高浓度时杀菌。常以氢氯化物、葡萄糖酸盐或醋酸盐形式存在，用作口腔消毒剂。

氯霉素
lǜ méi sù

chloramphenicol

属广谱抗生素。对革兰氏阴性菌的抑菌作用强于阳性菌，对流感嗜血杆菌、肺炎链球菌、脑膜炎奈瑟菌具有杀灭作用。临床主要用于伤寒、细菌性脑膜炎和其他沙门菌感染等。

滤波器
lǜ bō qì

filter

在放射学中，通常为不同厚度和不同金属材料，优先吸收能量较低（穿透性较低）的辐射。

滤泡囊肿
lǜ pào náng zhǒng

follicular cyst

【同】"含牙囊肿"。

M

麻痹
má bì
paralysis
一个区域的运动控制或功能受损,甚至丧失。

麻花钻
má huā zuàn
twist drill
通过其相对固定轴线旋转切削的钻,由柄部和工作部组成。工作部的导向部起导向和备磨作用,容屑槽制作成螺旋形以利导屑。

麻醉
má zuì
anesthesia
用药物或其他方法产生的中枢神经系统和/或周围神经系统的可逆性功能抑制,导致感觉特别是痛觉丧失。

麻醉痛
má zuì tòng
anesthesia dolorosa
失神经部位的自发性痛疼,或麻醉区域内的疼痛。

麻醉药
má zuì yào
anesthetic
能够使局部或全身感觉丧失产生麻醉效果的药物。

马弗炉
mǎ fú lú
muffle
熔炉中可移动或可更换的炉腔,材料在其中进行加工而不直接暴露在加热元件中。

马拉瑟上皮剩余
mǎ lā sè shàng pí shèng yú
epithelial rest
在牙周膜中小的上皮条索或上皮团,是牙根发育期上皮根鞘残留下的上皮细胞。受到炎症刺激时可发生增殖,而形成颌骨囊肿或牙源性肿瘤。

马里兰桥
mǎ lǐ lán qiáo
Maryland bridge
以合金铸造的翼板为固位体,翼板的形态为板状,并经电解蚀刻或酸蚀刻,设计成金属 - 陶瓷或者金属 - 塑料联合桥体,采用酸蚀复合树脂技术将固位体粘接于基牙上的修复体。

马森染色
mǎ sēn rǎn sè
Masson's stain
用于垂体、甲状腺、神经、上皮和结缔组织等三色染色,使细胞核呈蓝黑色,细胞浆呈红色,胶原纤维、软骨呈蓝色。

马森三色染色
mǎ sēn sān sè rǎn sè
Masson's trichrome stain
【同】"马森染色"。

马氏棒状杆菌
mǎ shì bàng zhuàng gǎn jūn
Corynebacterium matruchotii

为革兰氏阳性不动兼性厌氧菌,常见于牙菌斑中,能够形成羟基磷灰石并促进牙结石的形成。

马氏丝杆菌

mǎ shì sī gǎn jūn

Bacterionema matruchotii

【同】"马氏棒状杆菌"。

马蹄形板

mǎ tí xíng bǎn

horseshoe plate

可摘义齿的 U 形大连接体。

埋入式愈合

mái rù shì yù hé

submerged healing

【同】"潜入式愈合"。

麦吉尔共识声明

mài jí ěr gòng shí shēng míng

McGill Consensus Statement

2002 年在加拿大蒙特利尔的麦吉尔大学举行的会议上对种植体覆盖义齿的问题进行了讨论并达成共识:下颌无牙颌的治疗首选为 2 颗种植体支持的覆盖义齿而不是传统义齿。

脉冲激光

mài chōng jī guāng

pulsed-mode laser

以节律形式发射辐射能的激光,具有较大输出功率,适合于激光打标、切割、测距等。

脉冲模式

mài chōng mó shì

pulsed mode

以节律形式发射辐射能的激光操作模式。

慢性鼻窦炎

màn xìng bí dòu yán

chronic rhinosinusitis

鼻窦与鼻腔黏膜的慢性炎性疾病,病程超过 12 周,以需氧菌感染为主。

慢性闭锁

màn xìng bì suǒ

chronic closed lock

颞下颌关节由于关节盘前移位引起的长期关节运动受限,通常以慢性疼痛为特征,尤其在功能运动期间。

慢性的

màn xìng de

chronic

用于描述病程长或复发频繁的疾病状态。

慢性感染

màn xìng gǎn rǎn

chronic infection

缓慢进展的感染。通常继发于急性感染,可持续数日、数月甚至终生。

慢性根尖周炎

màn xìng gēn jiān zhōu yán

chronic periapical periodontitis

由感染或病原刺激物长期缓慢刺激引起的根尖周组织的慢性炎症反应。

慢性化脓性颌骨骨髓炎

màn xìng huà nóng xìng hé gǔ gǔ suǐ yán

chronic pyogenic osteomyelitis of jaws, chronic suppurative osteomyelitis of jaws

由化脓菌(主要为金黄色葡萄球菌和链球菌)所引起的颌骨感染的慢性期,多由急性期治疗不当或毒力弱的细菌感染引起。下颌磨牙区好发。其临床表现主要为不同程度的疼痛和肿胀,大多数有瘘管流脓和死骨形成,其周边围绕炎症性肉芽组织。影像学上表现为界限不清的透射影伴局灶性阻射影或骨硬化的表现。组织学上表现为不同程度的淋巴细胞、浆细胞和中性粒细胞浸润,以及骨吸收、死骨及反应性新骨形成。

慢性局限硬化性骨髓炎
màn xìng jú xiàn yìng huà xìng gǔ suǐ yán
chronic focal sclerosing osteomyelitis
【同】"根尖周致密性骨炎"。

慢性脓肿
màn xìng nóng zhǒng
chronic abscess
发展相对缓慢的脓肿,炎症表现不明显,一般表现为间歇性排脓,并且有长期的脓性分泌物积存。慢性脓肿可发展为急性脓肿。

慢性上颌窦炎
màn xìng shàng hé dòu yán
chronic maxillary sinusitis
由细菌、病毒、真菌、过敏或自身免疫等多种因素引起的上颌窦黏膜的慢性炎症。牙源性疾病是常见病因,临床症状不明显,为上颌窦底提升手术的相对禁忌证。

慢性疼痛
màn xìng téng tòng
chronic pain
以持续时间长或频繁复发为特征的疼痛。

慢性牙周脓肿
màn xìng yá zhōu nóng zhǒng
chronic periodontal abscess
牙周脓肿的类型之一。是急性牙周脓肿未及时治疗,或反复急性发作所致,通常无明显自觉症状,或稍感不适,可发生瘘。

慢性牙周炎
màn xìng yá zhōu yán
chronic periodontitis (CP)
最常见的牙周炎类型,表现为牙支持组织的炎症,病程进展缓慢,渐进性地附着丧失、牙槽骨吸收、牙周袋形成和/或牙龈退缩。常见于成人。

慢性炎症
màn xìng yán zhèng
chronic inflammation
由病原体感染等致炎因子引起的进展缓慢的病理性改变。可以由急性炎症迁延而来,也可是由于机体抵抗力较强、病原体毒力较弱并持续存在的感染形成的发展较慢的炎症。某些慢性炎症也可隐匿发生。

慢性龈炎
màn xìng yín yán
chronic gingivitis
菌斑生物膜引起的牙龈组织的慢性炎性病变,好发于游离龈和龈乳头,无附着丧失。

盲袋
máng dài
cul-de-sac

一端封闭的袋或管腔。

盲腔

máng qiāng

cul-de-sac

【同】"盲袋"。

毛细管吸引

máo xì guǎn xī yǐn

capillary attraction

【同】"毛细吸引"。

毛细吸引

máo xì xī yǐn

capillary attraction

由于表面张力引起的与容器内壁相接触的液体表面上升或下降的性质或状态。

毛细血管

máo xì xuè guǎn

capillary

连接小动脉和小静脉末梢间极微细的小血管,彼此吻合成网。管径一般为5~20μm。管壁主要由一层内皮细胞和基膜构成,充当半透膜,是血液与组织液进行物质交换的场所。

毛细血管扩张

máo xì xuè guǎn kuò zhāng

telangiectasia

皮肤或黏膜表面附近血管的永久性扩张,导致局灶性红色病损。也称为血管扩张症或蜘蛛静脉。

毛细血管扩张症

máo xì xuè guǎn kuò zhāng zhèng

angioectasias

【同】"毛细血管扩张"。

毛状白斑

máo zhuàng bái bān

hairy leukoplakia

口腔黏膜的波纹状白色斑块,多位于舌侧,包含 EB 病毒,多见于 HIV 感染患者。

锚点

máo diǎn

anchor point

【同】"枢轴点"。

帽附着体

mào fù zhuó tǐ

cap attachment

附着于义齿中的球附着体阴型。

帽冠

mào guān

cap crown

【同】"壳冠"。

帽状夹板

mào zhuàng jiā bǎn

cap splint

扣在临床牙冠上的塑料或金属夹板,粘接固位,用于治疗颌骨骨折。

梅克尔细胞

méi kè ěr xì bāo

Merkel cell

分布于上皮基底细胞层,一般无树突状突起,胞质内有含神经递质的膜被小泡,可感受轻触觉和机械刺激,是神经内分泌细胞。

酶

méi

enzyme

由生物体细胞产生的具有催化剂作用的蛋白质。

酶联免疫吸附试验

méi lián miǎn yì xī fù shì yàn

enzyme-linked immunosorbent assay (ELISA)

将抗原、抗体的特异性反应与酶对底物的高效催化作用相结合起来的高灵敏度分析技术，主要用于测定可溶性抗原或抗体。

酶原

méi yuán

zymogen

以无活性的前体形式存在，可通过另一物质作用转化为有活性的酶。

每分钟转速

měi fēn zhōng zhuàn sù

revolutions per minute (RPM)

旋转轴旋转的速度，按一分钟内完成的 360° 旋转数计数。

美白

měi bái

whitening

【同】"牙美白"。

美白凝胶托盘

měi bái níng jiāo tuō pán

whitening gel carrier

可覆盖于牙弓的牙托盘，用于盛放美白剂并使其贴近牙釉质。

美白托盘

měi bái tuō pán

whitening tray

【同】"美白凝胶托盘"。

美国食品药品监督管理局

měi guó shí pǐn yào pǐn jiān dū guǎn lǐ jú

Food and Drug Administration (FDA)

美国国家健康及人类服务监管部门，管理药品及设备试验调控。负责联邦食品、药品和化妆品法案及其他相关法规的执行。

美容外科

měi róng wài kē

aesthetic surgery

整形外科的一个分支，以人体美学理论为基础，通过整形、矫正、去斑等手术恢复或改善人的外观形貌的学科或治疗。

美容牙周手术

měi róng yá zhōu shǒu shù

cosmetic periodontal surgery

改善牙龈美学以获得理想的软组织 - 牙之间相互形态关系的牙周手术，包括纠正牙龈退缩、牙龈切除和牙龈成形。

美学

měi xué

esthetics, aesthetics

①哲学中关于美的分支，主要包括以美为目标的感性知识科学、精神或非物质领域的美以及特定的哲学理论或艺术观念。②为艺术的哲学或科学，描述和解释艺术、艺术现象和审美经验的科学，包含心理学、社会学、人种学和艺术史等诸多方面。③在口腔医学中是关于美与美的理论和哲学，尤其是通过色泽与形式所表达修复体外观，通过牙、口唇和面容所表达的美或美的生理形态。

美学标准

měi xué biāo zhǔn

esthetic criterion

能够使人产生愉悦的反应、满足多数人的生理和心理需要的客观标准。

美学并发症

měi xué bìng fā zhèng

esthetic complication

在美学区,泛指由于种植体周软组织或硬组织缺损所导致的并发症,处理方案常包括取出种植体。

美学重塑

měi xué chóng sù

esthetic reshaping

对牙或面部等生物学表面的物理性修饰,以增强美感或改善外观。

美学的

měi xué de

esthetic, aesthetic

①与美学相关的。②关于美的研究和感觉。③描述美学研究产生的特定创作所具有的美和吸引力,并获得快乐。④用于修饰或说明感觉。

美学风险评估

měi xué fēng xiǎn píng gū

esthetic risk assessment (ERA)

根据详细的术前分析,甄别美学风险因素、预期种植治疗的美学效果,并建立美学风险评估量表的过程。国际口腔种植学会(ITI)将美学风险分类为低、中、高三个等级。

美学风险评估量表

měi xué fēng xiǎn píng gū liáng biǎo

scale of esthetic risk assessment

在种植治疗之前,用于甄别美学风险因素、预期美学效果、确定美学风险等级的量化表格。

美学风险因素

měi xué fēng xiǎn yīn sù

esthetic risk factors

引起或增加种植治疗效果美学风险的主观与客观条件。国际口腔种植学会(ITI)于2017年将美学风险因素更新为十三项,包括健康状态、吸烟习惯、大笑时龈暴露、缺牙间隙跨度、牙冠形态、邻牙修复状态、牙龈表型、种植位点感染、软组织解剖、邻面牙槽嵴高度、唇侧骨壁表型、牙槽嵴顶骨解剖和患者的美学期望值。

美学区

měi xué qū

esthetic zone

①客观而言,是指大笑时暴露的牙或修复体及其周围组织结构的区域,通常为上颌双侧第一前磨牙之间的区域。②主观而言,是患者认为具有美学重要性的牙或修复体及其周围组织的区域。美学区种植治疗要遵循美学治疗原则,并获得可预期的美学治疗效果。

美学区种植

měi xué qū zhòng zhí

implant in the esthetic zone

双侧上颌第一前磨牙之间的种植治疗,在获得长期稳定的骨结合的同时,强调软组织与周围牙列的自然、协调,获得长期稳定的美学修复效果。

美学问题

měi xué wèn tí

esthetic problems

在美学区,由于种植体在近远中、冠根向或唇舌向植入位置不佳,或由于种植体周软组织或硬组织缺损所导致的不理想美学修复效果,处理方案常包括取出种植体。

扣诊

mén zhěn

palpation

①用手指或器械在病变部位进行触扪或按压,根据患者反应和检查者的感觉,了解病变的部位(牙位)、范围、疼痛程度和波动感等。②把手指放在牙或种植牙颈部,嘱患者做咬合动作,可扪及牙或种植牙受力时震动和松动情况,判断是否存在异常𬌗接触。

萌出

méng chū

eruption

牙突破口腔黏膜并暴露于口腔的现象,或在牙槽突内龈向生长、迁徙和暴露的过程。

蒙森曲线

méng sēn qū xiàn

Monson curve, curve of Monson

乔治·S·蒙森(George S. Monson)描述的理想𬌗曲线,每个牙尖和切缘接触或符合一个直径约 20 厘米(8 英寸)的球体表面的一部分,该球面中心位于眉间点。

孟塞尔彩度

mèng sāi ěr căi dù

Munsell chroma

孟塞尔色系的三个主要组成元素之一,表示颜色的纯度或饱和度,从鲜艳到褪色。

孟塞尔明度

mèng sāi ěr míng dù

Munsell value

孟塞尔色系的三个主要组成元素之一,表示颜色的相对明暗度。

孟塞尔色调

mèng sāi ěr sè diào

Munsell hue

孟塞尔色系的三个主要组成元素之一,包含五种主要色调:红、黄、绿、蓝、紫。

孟塞尔色系

mèng sāi ěr sè xì

Munsell color system, Munsell color order system

为颜色分类系统,是由美国艺术家阿尔伯特·孟塞尔(Albert H. Munsell)在 1898 年创建,以色调、明度及饱和度三个维度在三维空间中系统地描述颜色。

咪达唑仑

mī dá zuò lún

midazolam

属苯二氮䓬类镇静催眠药。抗焦虑、催眠、抗惊厥、肌肉松弛和顺行性遗忘等作用。临床上用于麻醉前给药、全麻诱导、麻醉维持、各类麻醉镇静等。

迷你种植体

mí nǐ zhòng zhí tǐ

mini implant

【同】"微型种植体"。

迷走神经

mí zǒu shén jīng

vagus nerve

第十对脑神经,为混合性神经,为耳、

舌、咽和喉提供感觉纤维,向咽、喉和食道提供运动纤维,向胸腹部内脏提供副交感神经和内脏传入纤维。

米氏链球菌

mǐ shì liàn qiú jūn

Streptococcus Mitior

为甲型溶血性链球菌,革兰氏阳性不动需氧球菌,排列成链形,可在人类呼吸道疾病和某些临床情况下分离出,包括感染性心内膜炎。

密度

mì dù

density

①描述物质的紧密度或密实的质量。②每单位空间的数量,例如每单位体积的物质质量。符号为 q 或 d。③照片或放射线胶片曝光和冲洗过程中的暗度,表示为胶片给定区域的不透明度的对数。

密度分辨率

mì dù fēn biàn lǜ

density resolution

【同】"对比度分辨率"。

密质骨

mì zhì gǔ

compact bone

【同】"皮质骨"。

免费和开源软件

miǎn fèi hé kāi yuán ruǎn jiàn

free and open-source software (F/OSS, FOSS)

获得自由许可的软件,通过源代码的可用性授予用户使用、复制、研究、更改和改进其设计的权利。

免疫

miǎn yì

immunity

机体抵御外界病原体或有机体等异源性物质侵入的状态。

免疫反应

miǎn yì fǎn yìng

immunologic response

对于异己成分或者变异的自体成分产生的自体防御,包括抗体产生,细胞介导的免疫或免疫耐受。

免疫活性

miǎn yì huó xìng

immunocompetence

接触抗原后产生正常免疫反应的能力。

免疫球蛋白

miǎn yì qiú dàn bái

immunoglobulin

指具有抗体活性或化学结构,由两条相同的轻链和两条相同的重链通过链间二硫键连接而成的球蛋白,是免疫活性分子中的一类,在机体抵御感染中行使功能。

免疫缺陷

miǎn yì quē xiàn

immunodeficiency

由于先天性的或后天性因素的免疫反应不足,导致免疫系统无法充分保护身体免受感染。

免疫抑制

miǎn yì yì zhì

immunosuppression

①免疫系统的异常状态,机体对抗原

刺激的免疫应答能力受到抑制。②药物或辐射干扰免疫系统对抗原刺激的反应能力。

免疫印迹法

miǎn yì yìn jì fǎ

immunoblotting

【同】"蛋白质印迹"。

免疫荧光

miǎn yì yíng guāng

immunofluorescence

任何使用标记有荧光染料的抗体的免疫组织化学方法。

免疫荧光分析

miǎn yì yíng guāng fēn xī

immunofluorescence assay

【同】"荧光免疫分析"。

免疫荧光显微镜检查

miǎn yì yíng guāng xiǎn wēi jìng jiǎn chá

immunofluorescent microscopy

用荧光染料 - 共轭抗体标记细胞或组织,在紫外光显微镜检查的过程,可用于识别细胞上特定结构或标记物。

免疫应答

miǎn yì yìng dá

immune response

机体免疫系统识别和清除"非己"物质等的整个过程。

免疫组织化学

miǎn yì zǔ zhī huà xué

immunohistochemistry (IHC)

利用标记物标记的抗体与组织或细胞的抗原反应,结合形态学检查,对抗原

做定性、定量和定位检测的技术。

面部的审美框架

miàn bù de shěn měi kuàng jià

esthetic frame of the face

可以敏锐感知和客观验证具有审美特征的面部结构的审美框架,例如中线、协调性和微笑参数等。

面部对称性

miàn bù duì chèn xìng

facial symmetry

①面部各部分的尺寸、排列或相互间的比例相对平衡协调。②双侧面部呈镜像关系。

面部轮廓

miàn bù lún kuò

facial profile

指侧面观所见的面部轮廓。

面部扫描

miàn bù sǎo miáo

facial scanning

为面部形态三维数据的获取技术,是通过扫描获取颜面部软组织三维图像信息、建立三维影像模型的过程。

面部赝复体

miàn bù yàn fù tǐ

facial prosthesis

颌面部假体,用于修复手术、创伤或先天畸形等原因造成的面部缺损。

面部赝复体粘接剂

miàn bù yàn fù tǐ zhān jiē jì

facial prosthetic adhesive

用于将面部赝复体粘接固定在适当位置的材料。

面部印模

miàn bù yìn mú

facial moulage

制取的面部软组织和骨骼轮廓的印模,用于制作口外赝复体或面部增量的植入式假体。

面部增量的植入式假体

miàn bù zēng liàng de zhí rù shì jiǎ tǐ

facial augmentation implant prosthesis

由可植入的生物相容性材料制成的颌面假体,通常置于皮下、骨面上,以填充或选择性增量该区域,形成可接受的轮廓。修复体为预成商品或个性化订制。

面动脉

miàn dòng mài

facial artery

于颈动脉三角内起自颈外动脉,向前经下颌下腺的深面,于咬肌止点的前缘绕过下颌骨下缘至面部,沿口角及鼻翼的外侧迂曲上行至内眦,易名为内眦动脉。分支分布于下颌下腺、面部和腭扁桃体等。

面法线

miàn fǎ xiàn

surface normals

决定光将从几何形状反射回的方向,有助于掌握光对三维对象上某种材料的反应。

面弓

miàn gōng

facebow

记录颞下颌关节与上颌之间位置关系的装置,通过该装置将这种位置关系转移至咬合架上。

面弓叉

miàn gōng chā

facebow fork

【同】“咬合叉”。

面弓记录

miàn gōng jì lù

facebow record

使用面弓,通过三个点(双侧髁旋转中心和面部任意一点)配准获得记录。

面弓转移

miàn gōng zhuǎn yí

facebow transfer

通过面弓将上颌与两侧面部相关参考点(通常为铰链轴)的空间位置关系转移到咬合架上的过程。

面光顺

miàn guāng shùn

face smoothing

【同】“光顺”。

面横动脉

miàn héng dòng mài

transverse facial artery

于颞浅动脉穿出腮腺之前发出,在咬肌浅面,经颧弓与腮腺管之间水平前行,终于眼外侧角下方,与面动脉及眶下动脉分支吻合。

面横折

miàn héng zhé

transverse facial fracture

【同】“勒福Ⅲ型骨折”。

面绘制

miàn huì zhì

surface rendering

通过对一系列的二维图像进行边界识别等分割处理,重新还原出被检结构或器官表面的三维模型并以实体或线框形式显示的可视化技术。

面静脉

miàn jìng mài

facial vein

颈内静脉在颅外的主要属支,收集面部软组织的静脉血,在眼内眦处起自内眦静脉,伴面动脉下行,至舌骨平面汇入颈内静脉。

面裂

miàn liè

cleft face, facial cleft

在面部形态发育过程中:①上颌突与下颌突部分联合或未联合所导致的从口角至耳屏前的面横裂。②上颌突与侧鼻突未联合所导致的上唇沿鼻翼基部至眼睑下缘的面斜裂。③侧鼻突与中鼻突未联合所导致的鼻部纵行的侧鼻裂。

面平面

miàn píng miàn

facial plane

由颏前点和鼻根点连线组成的平面。

面前静脉

miàn qián jìng mài

anterior facial vein

【同】"面静脉"。

面深静脉

miàn shēn jìng mài

deep facial vein

面静脉的属支之一,起于翼丛,经颧突下方咬肌深面向前下注入面前静脉。

面神经

miàn shén jīng

facial nerve

第七对脑神经,为混合性脑神经,由感觉、运动和副交感神经纤维组成,分别管理舌的味觉、面部表情肌运动及支配舌下腺、下颌下腺和泪腺的分泌。

面神经颞支

miàn shén jīng niè zhī

temporal branch of the facial nerve

面神经的分支,支配额肌、眼轮匝肌上份、耳前肌和耳上肌。该支受损可出现同侧额纹消失。

面神经颧支

miàn shén jīng quán zhī

zygomatic branch of the facial nerve

面神经的分支,自腮腺前上缘穿出后行向前上,支配上下眼轮匝肌、颧大肌、颧小肌、提上唇肌、提上唇鼻翼肌。颧支损伤后同侧眼睑不能闭合。

面神经下颌缘支

miàn shén jīng xià hé yuán zhī

marginal mandibular nerve (MMN)

面神经的分支,穿经腮腺途径较长,位置变异较大。自腮腺的下前缘穿出,在下颌角下方恒定地前行于颈阔肌深面与颈深筋膜浅层之间。在近下颌下缘平面,下颌缘支由后向前依次越过下颌后静脉、下颌角、面静脉的浅面,走行于下颌下缘上 12mm 至下颌下缘下 7mm 的范围内。

面形

miàn xíng

facial form

【同】"面型"。

面型

miàn xíng

face form

①面部的轮廓。②正面观的面部轮廓，常用方形、锥形、卵圆形或混合形状等描述。③可以参考面型来选择牙修复体的形状，使其与面部形状协调一致，从而产生更加自然和令人愉悦的美学效果。

面中部骨折

miàn zhōng bù gǔ zhé

midfacial fracture

面部中三分之一的骨折，包括上颌骨、颧骨、鼻骨及其他相关的面中骨。

面中部缺陷

miàn zhōng bù quē xiàn

midfacial deficiency

包括上颌骨在内的面中三分之一的发育不足，与面下三分之一的比例不协调。

面中线

miàn zhōng xiàn

facial midline

【同】"中线"。

描记

miáo jì

tracing, scribe

描记针或笔等尖头工具在描记板或描记纸上复制出线或图案。

描记器

miáo jì qì

tracer

在口腔医学中，是一种用于描记下颌运动模式的机械设备。

描记仪

miáo jì yí

tracing device

【同】"下颌运动轨迹描记仪"。

灭滴灵

miè dī líng

metronidazole

【同】"甲硝唑"。

灭菌

miè jūn

sterilize, sterilization

消除或杀灭一切形式的活的微生物(包括芽孢)，使其永远丧失生长繁殖能力。

敏感

mǐn gǎn

sensitive

①能够接受或响应刺激。②表示对刺激产生过快、过激烈或其他异常反应。

敏感度

mǐn gǎn dù

sensitivity

①敏感的状态或质量。②可以通过特定分析方法可靠地测量的物质的最小浓度。③患病的条件概率可以通过临床检验来正确识别，即真实阳性结果的数目除以患病总数(真实阳性和假阴性的数目之和结果)。

敏感性

mǐn gǎn xìng

sensitivity

①对身体刺激的感觉或体验能力。②对刺激反应异常的状态。③某种物质可使用特定分析方法准确测量的最低浓度。④条件概率，即真阳性病例

数除以疾病总数(即真阳性结果数加假阴性结果数之和)。

明度

míng dù

value

用以区分浅色和深色的性质,表示相对黑度或白度颜色的程度,是唯一可以单独存在的颜色属性。

明胶

míng jiāo

gelatin

由动物的皮、骨、软骨和肌腱中的胶原蛋白经过水解制成的水溶性蛋白质混合物,几乎是无色无味,可用于医学、食品、照相工艺和胶水等。

明胶海绵

míng jiāo hǎi mián

gelatin sponge

【同】"可吸收性明胶海绵"。

明视觉

míng shì jué

photopic vision

不同波长的光刺激在两种亮度范围内作用于视觉器官而产生的视觉现象。人眼视网膜上分布有锥体细胞,集中在视网膜的中央窝及其附近,接受强光的刺激,能分辨物体的细节和颜色。

模拟

mó nǐ

simulation

①模仿或假装。②对真实事物或者过程的虚拟。③通过一个系统或过程的功能来模仿表示另一个系统或过程的功能。④在医学中,用于描述某一疾病模仿另一疾病。

模拟工作流

mó nǐ gōng zuò liú

analog workflow

使用实际的方法和材料模拟工作的过程,通常是通过手工完成而非使用数字化技术。

模拟颅骨

mó nǐ lú gǔ

skull simulator

模拟的头颅模型,以展示解剖结构或用于模拟手术。

模型

mó xíng

model, cast, pattern

①模型(model):是用于数学、逻辑运算或推演的抽象表达;是基于实际物体的三维图像;是真实物体的模拟,可以是原始尺寸、放大或缩小尺寸。②模型(cast):由流动物质灌注的真实尺寸的结构或器官的复制品,例如基于印模灌制的石膏模型、数字化切削和三维打印的模型等。③模型(pattern):制作模具的实体替代体。

模型底座

mó xíng dǐ zuò

land area

义齿模型从复制面末端到模型边缘的部分。

模型膏

mó xíng gāo

modeling compound

"塑性印模材"的过时术语。

参见:塑形印模材。

模型观测

mó xíng guān cè

surveying

研究牙和相关结构相对平行度和倒凹深度的程序，以选择合适的义齿就位道，使牙和组织受到的干扰最小，并提供足够且平衡的固位力；定位导向平面，以使义齿可直接戴入和取出，并获得可能的最佳的外观。

模型观测仪

mó xíng guān cè yí

surveyor

用于确定两个或多个牙表面或牙列模型其他部分相对平行度的仪器。

模型蜡

mó xíng là

modeling wax

适用于修复体代型制作的蜡。

模型扫描

mó xíng sǎo miáo

model scanning

获取牙科模型的三维图像并转换成数字文件格式（如 STL）的过程。该数字文件可存储，或用于修复体设计和制造的 CAD 软件程序中。

模型扫描仪

mó xíng sǎo miáo yí

model scanner

【同】"台式光学扫描仪"。

模型塑料

mó xíng sù liào

modeling plastic

"塑性印模材"的过时术语。

参见：塑形印模材。

膜内成骨

mó nèi chéng gǔ

intramembranous ossification

骨形成方式之一。结缔组织首先形成一个致密的生长中心，该中心呈膜样增生，在此基础上有机基质分泌和矿物盐沉积。是扁平骨（如颅骨、肩胛骨和颌骨）和编织骨的成骨方式，也是骨折和骨缺损的修复方式。

膜龈

mó yín

mucogingival

①属于或关于口腔黏膜和牙龈组织的。②属于或关于口腔黏膜和牙龈组织连接线（膜龈联合）的。

膜龈瓣

mó yín bàn

mucogingival flap

包含牙龈和牙槽黏膜的瓣。

膜龈畸形

mó yín jī xíng

mucogingival deformity

牙龈和牙槽黏膜的异常尺寸、形态和／或相互关系，可能与被衬复的牙槽骨畸形有关。

膜龈联合

mó yín lián hé

mucogingival junction

附着龈和牙槽黏膜的结合处。

膜龈手术

mó yín shǒu shù

mucogingival surgery

纠正牙龈及牙槽黏膜缺陷的多种牙周软组织手术的总称，涉及角化龈、牙槽黏膜、系带或前庭沟区等。

膜龈治疗
mó yín zhì liáo

mucogingival therapy

矫正支持牙和种植体的软组织以及被衬复骨的形态、位置和 / 或缺损的各种非手术和手术治疗程序。

膜引导骨再生技术
mó yǐn dǎo gǔ zài shēng jì shù

membrane guided bone regeneration technique

【同】"引导骨再生"。

摩擦固位
mó cā gù wèi

friction retention

部件之间通过接触产生的摩擦力从而实现固位的方式,例如莫尔斯锥度基台连接、双层冠等。

摩擦固位的
mó cā gù wèi de

friction-retained

通过部件之间的机械摩擦实现紧密适配的,由此来固位基台或修复体。

摩擦固位钉
mó cā gù wèi dīng

friction retained pin

置于牙本质中增强修复体固位力的金属钉,仅通过牙本质的弹性固定。

摩擦固位附着体
mó cā gù wèi fù zhuó tǐ

frictional attachment

通过金属与金属的接触获得摩擦固位的精密或半精密附着体。

摩擦化学二氧化硅气载颗粒打磨
mó cā huà xué èr yǎng huà guī qì zài kē lì dǎ mó

tribochemical silica airborne-particle abrasion

通过气载颗粒打磨活化金属表面的方法,以形成树脂粘接表面。

摩擦就位
mó cā jiù wèi

friction-fit

部件通过与另一部件的摩擦接触固位和 / 或稳定的过程。

摩擦力
mó cā lì

friction

是指阻碍物体间相对运动或相对运动趋势的力。

摩擦学
mó cā xué

tribology

研究表面相互作用导致的磨损和磨耗的科学。

摩擦装置
mó cā zhuāng zhì

lapping device

通过将两个面相互摩擦而达到平整或抛光的装置。

摩根 - 詹姆斯修复体负荷模型
mó gēn zhān mǔ sī xiū fù tǐ fù hè mó xíng

Morgan and James model of prosthesis loading

刚性种植体 - 修复体连接的种植修复体负荷模型。

磨

mó

milling

【同】"铣削"。

磨除

mó chú

reduction

去除牙的部分结构,为适当厚度的修复材料留出空间。

磨床

mó chuáng

grinding machine

用磨具或磨料加工工件表面的机床。

磨光

mó guāng

burnish

①通过摩擦使发亮或有光泽。②用器械摩擦修复体的边缘来增加修复体的边缘适合度。

磨光性

mó guāng xìng

burnishibility

材料可以被磨光的能力或容易程度。

磨耗

mó hào

attrition

牙与对颌牙之间的生理或病理性摩擦所导致的牙表面损耗。

磨耗面

mó hào miàn

wear facet, occlusal facet

在牙表面由于磨耗形成的磨耗线或磨耗平面。

磨料

mó liào

abrasive

起研磨、平滑或抛光的材料。

磨片

mó piàn

grinding sheet, ground section

①具有特定齿型和粗糙颗粒的磨削加工工具。②将含牙、骨、树脂或金属等组织和材料的标本经机械性切割、磨削所制成的薄片,以供显微镜观察等组织学研究。

磨损

mó sǔn

abrade, abrasion

①通过机械摩擦所导致的物体表面损耗或缺损。②外物与牙或修复体发生机械摩擦所导致的病理性表面损耗。

磨牙

mó yá

molar

用于磨碎食物的后牙,位于上颌/下颌牙弓后部,牙冠呈四边形。

磨牙后垫

mó yá hòu diàn

retromolar pad

位于下颌最后磨牙远中龈乳头远端的可移动的非角化黏膜组织。

磨牙后三角

mó yá hòu sān jiǎo

retromolar trigone

覆盖着黏膜的三角形区域,基部为下颌第三磨牙后方,周界为下颌第三磨牙、颊侧沟和扁桃体前柱,下方的解剖结构包括颊肌、咽上缩肌、翼下颌缝和颞肌深层肌腱。

磨牙后种植体
mó yá hòu zhòng zhí tǐ

retromolar implant

以支抗为目的在下颌磨牙后区植入的骨内种植体，以前推或回收牙列。

磨牙癖
mó yá pǐ

bruxomania

在清醒状态下的心因性磨牙习惯。

磨牙症
mó yá zhèng

bruxism

非自主的、节律性或痉挛性的无功能咬合运动，包括紧咬牙或磨牙等副功能咬合，可以导致牙过度磨损、牙周创伤、疼痛、神经、肌和关节等问题。

抹刀
mǒ dāo

spatula

【同】"调拌刀"。

莫尔斯锥度
mò ěr sī zhuī dù

Morse taper

莫尔斯（Morse）提出的锥度国际标准，利用摩擦力原理传递扭矩，用于静配合以精确定位。根据锥度值不同，通常分为 0、1、2、3、4、5、6 七个号数。

莫尔斯锥度连接
mò ěr sī zhuī dù lián jiē

Morse taper connection

①物体之间静配合的精确固位方式。

②种植体 - 基台的连接方式，是两个锥度表面（种植体颈部的内部锥度和基台的锥度）之间静配合形成机械锁结，依靠摩擦力固位。

莫氏锥度
mò shì zhuī dù

Morse taper

【同】"莫尔斯锥度"。

莫氏锥度连接
mò shì zhuī dù lián jiē

Morse taper connection

【同】"莫尔斯锥度连接"。

磨
mò

mill

碾碎或压碎物体的设备或器械。

模板
mú bǎn

template

①用以引导目标对象排列的模型或模具。②辅助排牙用的平坦或弯曲表面的模型。③带有放射线阻射标志的诊断性义齿，如硫酸钡义齿。④在种植窝预备过程中，辅助确定位置、轴向和深度的导板。

模具
mú jù

mold

①用于物体铸造或成型的阴型。②用于制作或复制修复体的阴型。

模具图
mú jù tú

mold chart, mould chart

人工牙不同形状和尺寸模具的图示。

模具指南
mú jù zhǐ nán
mold guide
制造商提供的人工牙模具的指南,标
有尺寸和形状。

目标文件格式
mù biāo wén jiàn gé shì
object file format
简单数据格式,使用三维立体几何形
式存储图像代码。

N

纳米

nà mǐ

nanometer (nm)

光的波长或物质的长度计量单位,相当于 1×10^{-9} m,国际单位制符号为 nm。很多材料的微观尺度多以纳米为单位。

纳米表面

nà mǐ biǎo miàn

nanotopography surfaces

采用现代纳米技术(如分子自组装、激光蚀刻及纳米羟基磷灰石涂层等),在种植体表面形成纳米级微观形态,是种植体表面特征之一。

纳入标准

nà rù biāo zhǔn

inclusion criterion

在临床研究中,为排除干扰因素的影响,设定的相对单一临床特点的研究对象的选择条件。

奈瑟菌属

nài sè jūn shǔ

Neisseria spp.

革兰氏阴性不动微需氧球菌,菌体较小,直径 0.6~1.0 微米,呈球形,多成对排列,无芽孢,无鞭毛,有菌毛,是人体呼吸道和口腔正常菌群的一部分。

奈斯比特修复体

nài sī bǐ tè xiū fù tǐ

Nesbit prosthesis

仅位于牙弓单侧的可摘局部义齿,无跨牙弓的大连接体。

耐火

nài huǒ

refractory

承受高温的能力或材料。

耐火包埋材料

nài huǒ bāo mái cái liào

refractory investment

可以承受焊接或铸造过程中的高温的包埋材料。

耐火代型

nài huǒ dài xíng

refractory die

由能够承受烧制或铸造过程中的高温而且不会变形崩解的材料制成的代型。

耐火模型

nài huǒ mó xíng

refractory cast

由耐高温而且不会崩解的材料制成的模型。

耐火型腔

nài huǒ xíng qiāng

refractory mold

由耐火材料形成的型腔,熔融的金属进入其内完成铸造。

耐磨性

nài mó xìng

abrasivity

是指材料抵抗机械磨损的能力。用磨耗量或耐磨指数表示,又称耐磨耗性,几乎和材料所有性能都有关系。

耐受性

nài shòu xìng

tolerance

①长时间暴露后对刺激的反应减弱。②忍受异常大剂量的毒药或毒素的能力。③对持续使用的同一剂量的药物的反应减弱。

耐性

nài xìng

refractory

是指对治疗或刺激反应下降,甚至没有反应。

难治性口腔修复患者

nán zhì xìng kǒu qiāng xiū fù huàn zhě

refractory prosthodontic patient

即使提供适当的修复体也难以获得修复成功的患者。患者可能无法遵循医嘱或不能适应修复体。

难治性牙周炎

nán zhì xìng yá zhōu yán

refractory periodontitis

是指治疗无效的复发性牙周炎,即使患者依从性及口腔卫生良好。过去曾被归为单独一类牙周炎,但目前并不被认为是一个独立的疾病。

囊

náng

capsule

纤维囊或韧带,可使关节闭合并限制其运动,内衬滑膜。

囊的

náng de

capsular

用于修饰或说明一个囊。

囊挛缩

náng luán suō

capsular contracture

【同】"囊纤维化"。

囊内紊乱

náng nèi wěn luàn

intracapsular disorder

咀嚼系统相关性疾病,其病因位于颞下颌关节囊内。

囊韧带

náng rèn dài

capsular ligament

与颞下颌关节有关的一个薄的、松散的、封套状的纤维组织带,附着于颞骨、关节盘和下颌骨髁的颈部等,包裹颞下颌关节的上、下关节腔。

囊外强直

náng wài qiáng zhí

extracapsular ankyloses

由于疾病、损伤或手术等因素导致关节囊外任何结构的粘连和硬化。

囊外紊乱

náng wài wěn luàn

extracapsular disorder

由颞下颌关节囊外的因素引起的与咀嚼器官相关的疼痛和功能障碍。

囊纤维化

náng xiān wéi huà

capsular fibrosis

颞下颌关节囊韧带的纤维化改变。

囊炎

náng yán

capsulitis

囊的炎症,如关节、晶状体、肝脏或迷路的炎症。

囊肿

náng zhǒng

cyst

内衬上皮并含囊液或半流体物质的病理性囊腔。无上皮衬里者为假性囊肿。

挠曲强度

náo qū qiáng dù

bending strength

【同】"弯曲强度"。

脑震荡

nǎo zhèn dàng

concussion of the brain

较轻的脑损伤,特征为创伤之后即刻发生短暂时间的意识障碍和近事遗忘。多发生于头部受到撞击时,拔牙和穿牙槽嵴上颌窦底提升时的敲击也是偶发病因。

内八边形基台连接

nèi bā biān xíng jī tái lián jiē

internal octagon connection

种植体上端的八边形凹陷,与基台下端八边形凸起相嵌合的种植体基台连接方式。

内部附着体

nèi bù fù zhuó tǐ

internal attachment

精密或半精密附着体的固定端。

内侧韧带

nèi cè rèn dài

sphenomandibular ligament

【同】"蝶下颌韧带"。

内冲洗

nèi chōng xǐ

internal irrigation

种植窝预备过程中用于冷却的生理盐水直接进入空心钻针,并从其工作端的末端出口流出,由此冷却手术钻并冲走骨碎屑。

参见:中空钻。

内毒素

nèi dú sù

endotoxin

由革兰氏阴性菌(如布鲁菌、肠杆菌、奈瑟菌、弧菌等)合成的不可扩散的脂多糖 - 多肽复合物,存在于细菌细胞壁外层,只有在细菌死亡和裂解后才释出的有毒物质,具有细胞毒性或化脓性,是引起牙周炎的病因之一。

内翻骨折

nèi fān gǔ zhé

infracture

在侧壁开窗上颌窦底提升中所预备的骨窗,或穿牙槽上颌窦提升时种植窝预备之后的窦底残余骨板,通过手动工具(如骨凿)使其向窦腔方向可控性折断和移位。

内翻性乳头状瘤

nèi fān xìng rǔ tóu zhuàng liú

inverted papilloma

上皮源性的良性肿瘤,表现为鼻腔和鼻窦内上皮成分向基质内呈内翻型增生,基底膜完整。该病具有局部侵蚀破坏力,易复发,有恶变可能。

内分泌

nèi fēn mì

endocrine

腺细胞将其产生的激素和生长因子等化学物质直接分泌到血液或细胞外液等体液中,作用于细胞的过程。

内固定

nèi gù dìng

internal fixation

骨折的固定方法之一,固定器材位于体内,采用金属内固定物将已复位的骨折予以固定。

内基台连接

nèi jī tái lián jiē

internal abutment connection

【同】"内连接"。

内镜

nèi jìng

endoscope

能够深入体腔的诊疗设备,有观察、诊断、活检、手术和介入治疗等多种用途,也可用于上颌窦底提升等种植外科手术过程。

参见:电子内镜、光纤内镜。

内窥镜

nèi kuī jìng

endoscope

【同】"内镜"。

内冷却

nèi lěng què

internal irrigation

【同】"内冲洗"。

内连接

nèi lián jiē

internal connection

种植体适配基台的固位结构为深入种

植体的内凹设计,包括螺纹、锥度及多边形等固位形。

内连接体

nèi lián jiē tǐ

internal connector

是用于连接固定局部义齿的不同部件、具有不同几何设计的非刚性连接装置。

内六边形

nèi liù biān xíng

internal hexagon, internal hex

种植体 - 基台内连接界面为平台根方,即种植体内部的六边形结构设计,具有基台固位和抗旋转的特点。

内六边形基台连接

nèi liù biān xíng jī tái lián jiē

internal hexagon abutment connection

"内六边形基台连接"的错误表达。

参见:内六边形基台连接。

内六边形连接

nèi liù biān xíng lián jiē

internal hexagon connection

内基台连接方式之一,种植体平台有深入种植体内的六边形结构设计,具有基台固位和抗旋转的特点。

内六边形种植体

nèi liù biān xíng zhòng zhí tǐ

internal hex implant

具有内六边形的种植体 - 基台界面连接的种植体。

内六角基台连接

nèi liù jiǎo jī tái lián jiē

internal hexagon abutment connection

"内六边形基台连接"的错误表达。

内六角连接

nèi liù jiǎo lián jiē

internal hexagon connection

"内六边形连接"的错误表达。

内螺纹

nèi luó wén

internally threaded

①在圆柱或圆锥内表面上所形成的螺纹。②种植体体部之内的螺纹设计。

内皮细胞生长因子

nèi pí xì bāo shēng zhǎng yīn zǐ

endothelial cell growth factor (ECGF)

存在于人血小板和胎盘中的非糖基化的细胞内蛋白质,相对分子质量为45 000道尔顿,是参与胸苷合成和降解并发挥血管生成活性的酶。可刺激体内内皮细胞生长和趋化性、促进体内血管生成,以及维持大血管的内皮细胞衬里的完整性。

内皮祖细胞

nèi pí zǔ xì bāo

endothelial progenitor cell

是血管内皮细胞的前体细胞,为从外周血或骨髓单核细胞衍生的黏附性细胞,能够摄入低密度脂蛋白以及吸附异凝集素。这种细胞在治疗血管疾病方面具有潜能。心血管患者血液循环中的内皮祖细胞减少,该指标可作为预测心血管疾病风险的标志。

内牵张器

nèi qiān zhāng qì

internal distractor

【同】"口内牵引器"。

内生的

nèi shēng de

endogenous

【同】"内源性"。

内生骨疣

nèi shēng gǔ yóu

enostosis

【同】"特发性骨硬化"。

内氏放线菌

nèi shì fàng xiàn jūn

Actinomyces naeslundii

为革兰氏阳性、不动、兼性厌氧的多形性性细菌,形态通常呈弯曲或分枝杆状。为人体的正常菌群成员,可见于健康人的口腔菌斑,为牙表面的早期定植菌。

内斯密斯膜

nèi sī mì sī mó

Nasmyth's membrane

原发性釉小皮。为覆盖于新萌出牙表面的暂时残余物,被认为由成釉细胞分泌形成。

内紊乱

nèi wěn luàn

internal derangement

【同】"颞下颌关节紊乱"。

内吸收

nèi xī shōu

internal resorption, tooth Internal resorption

始于牙髓的病理性吸收过程,侵犯牙本质,牙骨质的破坏会发生牙根穿孔。其特征性表现为牙髓组织血管增生导致牙釉质的粉红色透色。

内斜切口

nèi xié qiē kǒu

internal bevel incision, inverse bevel incision, reversebevel incision, inverted bevel incision

为锐利的冠根方向切口,向牙表面倾斜,从龈沟内表面削薄牙龈或种植体周软组织的厚度。

内斜线

nèi xié xiàn

internal oblique line

【同】"下颌舌骨嵴"。

内移

nèi yí

mediotrusion

髁向面中矢状面的运动。

内移𬌗接触

nèi yí hé jiē chù

mediotrusive occlusal contact

【同】"非工作侧𬌗接触"。

内源性

nèi yuán xìng

endogenous

①从内部增长。②在有机体内发展或产生的,或由有机体内的原因引起的。

内源性感染

nèi yuán xìng gǎn rǎn

endogenous infection

由于体内先前处于休眠状态的微生物激活所导致的感染。

内脏痛

nèi zàng tòng

visceral pain

激活黏膜衬里、中空内脏壁、器官薄壁、腺体、牙髓或血管结构的痛觉感受器引起的深部躯体疼痛。

内支托

nèi zhī tuō

internal rest

可与预成支托槽配套使用的精密附着体支托。

内置法骨移植

nèi zhì fǎ gǔ yí zhí

inlay grafting

将自体骨或骨代用品移植于腔隙中的植骨方法。

参见:拔牙位点保存、夹层骨移植、上颌窦底提升。

内置法植骨

nèi zhì fǎ zhí gǔ

inlay grafting

【同】"内置法骨移植"。

内着色

nèi zhuó sè

intrinsic coloring

①来自内部的颜色。②在修复材料中加入着色剂。

内眦动脉

nèi zì dòng mài

angular artery

面动脉的分支,供应鼻、泪囊和下眼睑,沿口角及鼻翼的外侧迂曲上行至内眦,与眼动脉的分支相吻合。

尼龙线

ní lóng xiàn

nylon suture

使用尼龙材料制作的缝合线,属于不可吸收性缝合线。

尼氏征

ní shì zhēng

Nikolsky's sign

为诊断特征,是指皮肤或口腔黏膜表面看似正常的上皮细胞层可被手指压力擦掉。

逆向工程

nì xiàng gōng chéng

reverse engineering (RE)

根据已存在的实物原型创建数字化模型的方法,并在此基础上进行改进和再设计的过程。

逆行性根尖种植体周炎

nì xíng xìng gēn jiān zhòng zhí tǐ zhōu yán

apical retrograde periimplantitis

【同】"种植体根尖周炎"。

逆行性种植体周炎

nì xíng xìng zhòng zhí tǐ zhōu yán

retrograde peri-implantitis

【同】"种植体根尖周病变"。

黏多糖

nián duō táng

mucopolysaccharide

【同】"糖胺聚糖"。

黏放线菌

nián fàng xiàn jūn

Actinomyces viscosus

为过氧化氢酶阳性、革兰氏阳性兼性厌氧不动丝状菌,并具有多形性。它源于人类口腔的微生物群,常与牙龈炎、牙周炎和根面龋相关。

黏附

nián fù

adhesion

①某一物质与另一物质紧密接触表面结合的物理过程,通常是由于不同分子之间存在相互吸引。②部件之间的稳定连接,也可能为异常现象。③某一物质附着于自身或另一物质的现象与状态。

黏骨膜

nián gǔ mó

mucoperiosteum

覆盖于牙槽嵴、硬腭和听觉器官,有文献中有两种描述:①组织学上,是指固有层中致密的结缔组织与骨膜紧密结合形成的一层复合体。②临床上,将紧密结合的骨膜、固有层与上皮层视为一层复合体,手术翻瓣时一并翻起。

黏骨膜瓣

nián gǔ mó bàn

mucoperiosteal flap

包含骨膜的黏膜瓣,通常是指牙龈和牙槽黏膜的黏骨膜瓣。

黏合

nián hé

lute

①通过黏合剂连接两个表面,起固定、连接或密封作用。②用黏合材料覆盖多孔表面,使其不受液体或气体的影响。

黏合剂

nián hé jì

luting agent

①将颗粒或物体黏合、密封在一起的材料。②任何用于将间接修复体附着或粘固到基牙或基台的材料。

黏合线

nián hé xiàn

cement line, cementing line

①是指环骨板、间骨板和哈弗斯骨板之间及每个骨单位表面都有的一层黏合质，在长骨的横断面上呈折光较强的轮廓线。这层黏合质骨盐较多而纤维很少，有机物主要为蛋白聚糖和糖蛋白（主要是骨桥蛋白）。②种植体表面和与之相接触的骨之间同样存在这层黏合质。骨桥蛋白起黏合新旧骨基质中的胶原纤维的作用。

黏膜

nián mó

mucosa, mucous membrane, tunica mucosa

机体直接或间接与外界相通的体腔、通道表面的膜性软组织。黏膜多有腺体分泌物湿润，结构上由上皮、固有层构成，有的还有黏膜肌层。黏膜可以直接或者通过黏膜下层与深部组织连接。

黏膜沟内切口

nián mó gōu nèi qiē kǒu

sulcular incision, intracrevicular incision

沿种植体的轮廓，在黏膜沟内切开直达牙槽嵴顶的切口。

黏膜静态的

nián mó jìng tài de

mucostatic

表示覆盖于颌骨的黏膜组织的正常松弛状态。

黏膜内的

nián mó nèi de

intramucosal

位于、形成于或发生于黏膜内的。

黏膜内固位体

nián mó nèi gù wèi tǐ

intramucosal implant, intramucosal insert, mucosal implant, mucosal insert

①为了增加可摘义齿的固位力，在与组织面接触的黏膜内植入的穿黏膜金属固位体。②英文"mucosal implant"是非标准术语。

黏膜皮肤病

nián mó pí fū bìng

mucocutaneous disorders

黏膜变化的特征是上皮脱落、发炎、溃疡和 / 或牙龈或其他口腔组织的水泡样病变，通常由自身免疫、敏感性反应或药物引起。

黏膜下层

nián mó xià céng

submucosa

主要分布在被覆黏膜，为固有层下方的疏松结缔组织，其内含有小唾液腺、血管、淋巴管、神经及脂肪组织等，为固有层提供营养及支持。在牙龈、硬腭的大部分区域及舌背无黏膜下层，固有层与其深部的骨或肌直接紧密相连。

黏膜下腭裂

nián mó xià è liè

submucous cleft palate

【同】"腭隐裂"。

黏膜压力式印模

nián mó yā lì shì yìn mú

mucocompressive impression

【同】"功能性印模"。

黏膜炎

nián mó yán

mucositis

由局部刺激物、系统疾病以及恶性肿瘤放疗和化疗等因素导致的黏膜炎症反应,可有不同程度的疼痛。

黏膜支持式外科导板

nián mó zhī chí shì wài kē dǎo bǎn

mucosa-supported surgical guide

完全依靠黏膜及其下方牙槽骨支持与固位的外科导板。

黏膜支持式外科模板

nián mó zhī chí shì wài kē mú bǎn

mucosa-supported surgical template

【同】"黏膜支持式外科导板"。

黏弹性

nián tán xìng

viscoelasticity

物体兼具固体弹性和流体黏性的性质。

黏液

nián yè

mucus

黏膜的透明黏性分泌物,由腺体分泌物、各种无机盐、脱落细胞和白细胞等组成。

黏液分泌抑制的

nián yè fēn mì yì zhì de

mucostatic

表示阻止黏液分泌的。

黏液囊肿

nián yè náng zhǒng

mucocele

囊壁带有上皮衬里、内含黏液的囊肿,为黏液腺导管破裂或阻塞所致的黏液外渗或潴留。

黏液细胞

nián yè xì bāo

mucous cell, mucilage cell, myxocyte

以分泌黏液(富含糖蛋白)为主要功能的细胞。

捻发音

niǎn fà yīn

crepitus, crepitation

①是极细微而均匀的破碎音。②关节在运动时发出的破碎噪音和 / 或感觉。③断裂骨的末端在一起摩擦时发出的声音。④颞下颌关节疾病患者张口和闭口时所发出的声音类型。

念珠菌

niàn zhū jūn

candida ssp.

类似酵母的真菌,通常革兰氏染色阳性、需氧,体积明显大于细菌,常与口腔疾病有关,如口腔念珠菌病。最常见的是白色念珠菌。

念珠菌病

niàn zhū jūn bìng

candidiasis, candidosis

念珠菌属真菌感染,以白色念珠菌所致为主。

捏鼻鼓气试验

niē bí gǔ qì shì yàn

Valsalva test

【同】"瓦尔萨尔瓦试验"。

啮合

niè hé

engaging

种植体和基台设计的抗旋转机械特性。

啮蚀艾肯菌

niè shí ài kěn jūn

Eikonella corrodens

为革兰氏阴性不动兼性厌氧杆菌,是口腔正常菌群的一部分,主要存在于龈下菌斑中,也与鼻窦炎、脑膜炎、肺炎和心内膜炎有关。在免疫缺陷患者中可能成为条件致病菌。

镍铬合金

niè gè hé jīn

nickel-chromium alloy

为低密度牙科铸造合金,主要由 70% 镍、30% 铬以及微量元素如钼、锰、硅、碳和铝等制成,具有高强度和抗腐蚀性。镍含量越高,合金的延展性越好;而铬的钝化作用则保证了合金的耐腐蚀性。

颞骨

niè gǔ

temporal bone

左右成对,介于蝶骨、顶骨与枕骨之间,分为颞鳞、岩部和鼓部三部分,参与构成颅底及颅腔的侧壁。

颞肌

niè jī

temporalis

咀嚼肌之一,位于颞深筋膜的深面,肌束如扇形向下会聚。收缩时使下颌骨向上、向后。

颞浅动脉

niè qiǎn dòng mài

superficial temporal artery

颈外动脉的分支,分布于腮腺和额、颞、顶部的软组织。在外耳门的前上方、颧弓的根部可摸到颞浅动脉的搏动。

颞浅静脉

niè qiǎn jìng mài

superficial temporal vein

循颞浅动脉的后方,起始于头皮内的静脉网,由额支和顶支在颧弓上方汇合而成,于颧弓根部浅面穿入腮腺,沿途接纳来自腮腺、颞下颌关节及耳廓的小静脉,于下颌骨髁颈后方与上颌静脉汇合成下颌后静脉。

颞深神经

niè shēn shén jīng

deep temporal nerves

为三叉神经之下颌神经的分支,前后各一,分别称为颞深前神经和颞深后神经,均经翼外肌上缘进入颞肌深面,支配颞肌。

颞下颌关节

niè xià hé guān jié

temporomandibular joint (TMJ), temporomandibular articulation

①广义概念的颞下颌关节(temporomandibular articulation),是指双侧下颌骨髁与颞骨的连接,包括颞骨关节窝前部和关节结节、下颌骨髁、关节盘、关节囊及颞下颌关节内外韧带。②狭义概念的颞下颌关节(temporomandibular joint, TMJ),是指下颌骨髁与颞骨关节面通过关节盘构成的关节。

颞下颌关节过度运动

niè xià hé guān jié guò dù yùn dòng

temporomandibular joint hypermobility

颞下颌关节的病理性过度活动,通常与内部关节盘紊乱有关。

颞下颌关节经颅侧斜位片

niè xià hé guān jié jīng lú cè xié wèi piān

transcranial oblique-lateral projection of temporomandibular joint

【同】"许勒位放射线片"。

颞下颌关节囊

niè xià hé guān jié náng

temporomandibular articular capsule

包裹颞下颌关节并限制其运动的纤维韧带,内衬滑膜。

颞下颌关节内错乱

niè xià hé guān jié nèi cuò luàn

temporomandibular joint internal derangment

为颞下颌紊乱病的类型之一。

参见:颞下颌紊乱病。

颞下颌关节内紊乱

niè xià hé guān jié nèi wěn luàn

temporomandibular joint internal derangment

为颞下颌紊乱病的类型之一。

参见:颞下颌紊乱病。

颞下颌关节盘

niè xià hé guān jié pán

temporomandibular joint articular disc

为颞下颌关节内,位于颞骨关节面和下颌骨髁之间的纤维结缔组织关节盘。

颞下颌关节强直

niè xià hé guān jié qiáng zhí

ankylosis of temporomandibular joint

颞下颌关节由于疾病、创伤等因素导致的关节固定,临床上可分为关节内强直和关节外强直。

颞下颌关节疼痛 - 功能障碍综合征

niè xià hé guān jié téng tòng gōng néng zhàng ài zōng hé zhēng

temporomandibular pain-dysfunction syndrome

【同】"颞下颌紊乱病"。

颞下颌关节外侧韧带

niè xià hé guān jié wài cè rèn dài

lateral ligament of temporomandibular joint

【同】"颞下颌韧带"。

颞下颌关节紊乱

niè xià hé guān jié wěn luàn

temporomandibular joint derangement

①颞下颌关节囊内组织的位置关系出现偏差。②关节盘与髁、关节窝和关节结节之间的位置关系异常。

颞下颌关节紊乱病

niè xià hé guān jié wěn luàn bìng

temporomandibular joint disorder (TMJD)

【同】"颞下颌紊乱病"。

颞下颌关节紊乱综合征

niè xià hé guān jié wěn luàn zōng hé zhēng

temporomandibular joint disorder syndrome, temporomandiblar joint disturbance syndrome

在专业的英文词典中未见该术语,中文释义应该同颞下颌紊乱病。

参见:颞下颌紊乱病。

颞下颌关节应激综合征

niè xià hé guān jié yìng jī zōng hé zhēng

temporomandibular joint stress syndrome

在专业的英文词典中未见该术语,中文释义应该同颞下颌紊乱病。

参见:颞下颌紊乱病。

颞下颌关节综合征

niè xià hé guān jié zōng hé zhēng

temporomandibular joint syndrome

【同】"颞下颌紊乱病"。

颞下颌功能障碍综合征

niè xià hé gōng néng zhàng ài zōng hé zhēng

temporomandibular dysfunction syndrome

【同】"颞下颌紊乱病"。

颞下颌韧带

niè xià hé rèn dài

temporomandibular ligament

是位于关节囊外侧的强大的三角形纤维韧带。起始于颞骨关节结节的外侧面,限制髁向前方过度运动和向外侧脱位,并与下颌后退运动关系密切。

颞下颌紊乱病

niè xià hé wěn luàn bìng

temporomandibular disorder (TMD)

累及颞下颌关节和咀嚼肌系统的常见的临床症候群,临床表现为功能或器质性病变。

颞下间隙

niè xià jiàn xì

infratemporal space

位于颅中窝下方,处于颌面深部诸间隙的中央,互有交通,间隙中有翼丛、上颌动脉及其分支和上、下颌神经的分支通过。

颞支

niè zhī

temporal branch

【同】"面神经颞支"。

柠檬酸

níng méng suān

citric acid

三羧酸循环中从草酰乙酸与乙酰辅酶 A 首先合成的三羧酸化合物,为白色的晶体状有机酸,可溶于水和酒精。它可以从柑橘类水果中或通过糖类发酵提取,亦是新陈代谢的关键媒介。其接近饱和的溶液(pH = 1.4)可用于牙根表面的清洁。

拧入

níng rù

thread

将螺钉或螺栓旋入螺通道的动作,例如将修复螺钉拧入基台。

凝固

níng gù

coagulation

把液体变成固体的过程,如血液凝固。

凝固膨胀

níng gù péng zhàng

setting expansion

【同】"固化膨胀"。

凝固气孔

níng gù qì kǒng

solidification porosity

【同】"闭塞气孔"。

凝缩

níng suō

syneresis

将凝胶的分散相颗粒聚集在一起,使某些分散介质分离,并使凝胶收缩,例如在血液凝结时发生收缩。

凝血

níng xuè

blood coagulation

血液由流动的液体状态变成不能流动的凝胶状态的过程。从内源性或外源性凝血途径开始,在多种凝血因子介导下,经过一系列级联酶促反应,将血浆中的可溶性纤维蛋白原转变成不溶性的纤维蛋白,交织成网,网罗血液中的其他成分共同形成血凝块。

凝血病

níng xuè bìng

coagulopathy

【同】"凝血紊乱"。

凝血酶原

níng xuè méi yuán

prothrombin

参与内源性和外源性凝血机制中的凝血因子。凝血酶原被凝血酶原酶复合物激活,转化为活性凝血酶,催化纤维蛋白原转化为不溶性纤维蛋白凝块,激活 FV、FVIII、FXI、FXIII 和血小板,并与内皮细胞上的凝血酶调节蛋白结合而激活蛋白质 C 和凝血酶激活的纤溶抑制物。

凝血紊乱

níng xuè wěn luàn

coagulation dysfunction

又称之为凝血功能紊乱,是凝血系统、抗凝系统及纤溶系统间失调所引起的凝血功能异常。

凝血因子

níng xuè yīn zǐ

blood coagulation faction, clotting factor

血浆与组织中直接参与血液凝固的物质。凝血因子以发现的先后用罗马数字编号命名,如凝血因子 I~XIII。

凝血因子 I

níng xuè yīn zǐ yī

coagulation factor I

【同】"纤维蛋白原"。

凝血因子 II

níng xuè yīn zǐ èr

coagulation factor II

【同】"凝血酶原"。

凝血因子 III

níng xuè yīn zǐ sān

coagulation factor III

【同】"组织因子"。

凝血因子 IV

níng xuè yīn zǐ sì

coagulation factor IV

【同】"钙因子"。

凝血因子 V

níng xuè yīn zǐ wǔ

coagulation factor V

【同】"促凝血球蛋白原"。

凝血因子Ⅶ

níng xuè yīn zǐ qī

coagulation factor Ⅶ

【同】"促凝血酶原激酶原"。

凝血因子Ⅷ

níng xuè yīn zǐ bā

coagulation factor Ⅷ

【同】"抗血友病球蛋白 A"。

凝血因子Ⅸ

níng xuè yīn zǐ jiǔ

coagulation factor Ⅸ

【同】"抗血友病球蛋白 B"。

凝血因子Ⅹ

níng xuè yīn zǐ shí

coagulation factor Ⅹ

【同】"自体凝血酶原 C"。

凝血因子Ⅺ

níng xuè yīn zǐ shí yī

coagulation factor Ⅺ

【同】"抗血友病球蛋白 C"。

凝血因子Ⅻ

níng xuè yīn zǐ shí èr

coagulation factor Ⅻ

【同】"表面因子"。

凝血因子ⅩⅢ

níng xuè yīn zǐ shí sān

coagulation factor ⅩⅢ

【同】"血纤维稳定因子"。

凝溢

níng yì

syneresis

【同】"凝缩"。

牛·厘米

niú lí mǐ

Newton centimeter (N·cm)

①常用的扭矩单位之一。对某点在其 1 厘米的力臂处作用 1 牛顿的力时,该点受到的扭矩为 1 牛·厘米(N·cm)。②在口腔种植学中,用于描述种植体的稳定性。

牛·米

niú mǐ

Newton meter (N·m)

常用的扭矩单位之一。对某点在其 1 米的力臂处作用 1 牛顿的力时,该点受到的扭矩为 1 牛·米(N·m)。

牛顿

niú dùn

Newton (N)

力的单位,使质量为 1kg 的物体获得 $1m/s^2$ 加速度的力;相当于 102g 或 0.224 8lb(磅)。

牛羟基磷灰石材料

niú qiǎng jī lín huī shí cái liào

bovine hydroxyapatite material

【同】"去蛋白牛骨矿物质"。

牛牙症

niú yá zhèng

taurodontism

发生于磨牙的牙形态异常,特征为牙体增长,髓室冠根向异常长、延至部,而牙根部短小。

牛源性无机骨基质

niú yuán xìng wú jī gǔ jī zhì

bovine-derived anorganic bone matrix

【同】"去蛋白牛骨矿物质"。

扭矩

niǔ jǔ

torque

①使物体扭曲或沿自身旋转轴旋转的力量。②种植体植入或旋出、螺钉在拧入或旋出时的力量,单位为 N·cm。常用扭矩扳手来测量和控制扭矩的大小。

扭矩扳手

niǔ jǔ bān shǒu

torque wrench, torque driver

由扭矩控制器、扭矩刻度指示器、棘轮和扳手组成,可以精确控制种植体在骨内的旋入力量或固位螺钉的拧紧力量。

扭矩刻度指示器

niǔ jǔ kè dù zhǐ shì qì

torque indicator, torque gauge

记录和显示正在施加的扭矩的器具,通常表示为牛顿米或牛顿厘米。

扭矩控制器

niǔ jǔ kòng zhì qì

torque controller

限制施加于物体的扭矩的设备。

扭曲

niǔ qū

warp

形状或轮廓的扭转变化或变形。例如锻造过程中,暴露于各种温度的金属板、义齿材料或其他材料可能发生的扭曲。

扭转力矩

niǔ zhuǎn lì jǔ

torque

【同】"扭矩"。

扭转应力

niǔ zhuǎn yìng lì

torsion stress

由趋于扭曲物体的载荷引起的应力。

纽扣植入体

niǔ kòu zhí rù tǐ

button implant

"黏膜内固位体"的过时术语。

参见:黏膜内固位体。

纽扣状黏膜内植入体

niǔ kòu zhuàng nián mó nèi zhí rù tǐ

mucosal button implant

【同】"黏膜内固位体"。

浓缩生长因子

nóng suō shēng zhǎng yīn zǐ

concentrated growth factors (CGF)

通过变速离心过程,获得的含量更大、更黏稠的纤维蛋白和更多生长因子的第三代血小板浓缩制品。

脓

nóng

pus, purulent discharge, suppuration

在感染和发炎的组织中形成的炎性液体,通常为黏性的淡黄色-白色液体,由白细胞、细胞碎片、坏死组织、微生物和组织液组成。

脓毒症

nóng dú zhèng

sepsis

由感染引起的全身炎症反应综合征,临床上证实血液或其他组织中存在病原微生物或其毒素,或有高度可疑感染灶。

脓漏

nóng lòu

pyorrhea

过时的术语。用于对牙周病溢脓的描述。

脓疱

nóng pào

pustule

组织对感染的反应。由于皮肤下脓液聚集导致的疱性病变。

脓性的

nóng xìng de

purulent

伴有或含有脓的。

脓性渗出液

nóng xìng shèn chū yè

purulent exudate

①以大量的多形核白细胞为特征、在损伤部位形成的脓性分泌物。②从牙龈组织中渗出的脓性分泌物,包含酶、死亡组织、细菌和白细胞(主要是中性粒细胞)等。

脓肿

nóng zhǒng

abscess

组织、器官内的局限性化脓性炎症,组织发生溶解坏死形成脓性物质在封闭空间内积聚。

奴佛卡因

nú fó kǎ yīn

novocaine

【同】"普鲁卡因"。

钕激光

nǚ jī guāng

neodymium laser

以掺钕的钇铝石榴石晶体为工作物质的激光,波长为 1 064nm,表面组织吸收少,穿透力强,允许深部组织凝固。

O

偶发性附着丧失
ǒu fā xìng fù zhuó sàng shī

incidental attachment loss

个别牙出现轻度附着丧失而无牙周袋,多发生于颊面,与刷牙等机械刺激以及𬌗创伤有关。

偶联剂
ǒu lián jì

coupling agent

①增强有机与无机组分表面共价键的化学剂。②作为偶联剂连接牙科陶瓷和复合树脂中的纳米颗粒。

偶然误差
ǒu rán wù chā

accident error

【同】"随机误差"。

P

爬行替代
pá xíng tì dài

creeping substitution
①在骨折破坏区再血管化之后，成骨细胞在坏死骨小梁表面上形成的新骨。②块状自体骨游离移植机制的假说，即骨块上的大部分骨细胞死亡形成死骨，但作为新生细胞向内生长的支架，最后骨块被新骨完全替代。

帕拉奇瓣
pà lā qí bàn

Palacci flap
蒂位于牙槽嵴顶水平切口颊侧的黏骨膜瓣，游离端向种植体近中或远中被动旋转移位，以重建龈乳头。

帕米膦酸
pà mǐ lìn suān

pamidronate
静脉用含氮双膦酸盐，用于治疗骨质疏松症、佩吉特病和某些影响骨的恶性肿瘤（如多发性骨髓瘤），其作用机制涉及抑制破骨细胞迁移和成熟，对骨质的吸收具有十分显著的抑制作用。

帕皮永 - 勒费尔综合征
pà pí yǒng lè fèi ěr zōng hé zhēng

Papillon-Lefèvre syndrome
【同】"掌趾角化 - 牙周破坏综合征"。

帕萨万特垫
pà sà wàn tè diàn

Passavant's pad
吞咽或发音过程中，咽上缩肌收缩在咽后壁上形成的凸起。

帕萨万特嵴
pà sà wàn tè jí

Passavant's ridge
【同】"帕萨万特垫"。

帕斯原则
pà sī yuán zé

PASS principle
为创口初期关闭（primary wound closure）、血管化（angiogenesis）、创造与维持空间（space creation/maintenance）和初始血凝块与种植体稳定（stability of both the initial blood clot and implant fixture）英文首字母缩写的音译，是引导骨再生成功的基本要素。

排斥
pái chì

rejection
对移植组织或器官不相容的免疫反应，由细胞和体液免疫介导，可能会导致移植的组织或器官的破坏。

排除
pái chú

exclusion
①消除，拒绝或挤出。②器官的一部分与其余部分分开但未从身体移出的手术。

排除标准
pái chú biāo zhǔn

exclusion criteria
阻止候选者入选一项研究的特征或

条件。

参见:纳入标准。

排牙

pái yá

tooth arrangement, tooth placement, setup

①在暂基托上将人工牙排列于确定的理想位置,以实现美观和功能;或用数字化软件完成这一过程。②诊断性蜡型或诊断性排牙。③在英文文献中,"setup"为表达"排牙"的俚语。

排牙蜡

pái yá là

set-up wax

为牙科蜡类型之一,用于技工室在义齿上排牙。

排异

pái yì

rejection, graft rejection

针对非自体的移植组织的免疫反应,可能导致移植材料无法存活。

排溢孔

pái yì kǒng

vent

①铸模中气体逸出的通道。②间接修复体上减少就位时的压力并挤出多余水门汀的小孔。

排龈

pái yín

gingival displacement, gingival retraction, packing

是采用机械性(如将排龈线置入龈沟内)和/或药物性手段,使牙龈边缘移动或收缩,使牙颈部远离牙或修复体表面。

排龈线

pái yín xiàn

retraction cord

可使牙龈或黏膜组织伸缩的纤细编织线或拧股线(通常是棉线或棉线类),用于暴露基牙或基台的边缘,便于制取印模。它通常由适当的物质浸润,以使线变硬并具有一定的缩血管止血作用。

潘托卡因

pān tuō kǎ yīn

pantocaine

【同】"丁卡因"。

盘

pán

disc, disk

①薄的、扁平的圆形结构。②颞下颌关节中无血管的关节内组织,分隔颞下颌关节腔。

盘 - 髁复合体

pán kē fù hé tǐ

disc-condyle complex

髁及其关节盘,其功能如同一个简单的铰链关节。

盘侧韧带

pán cè rèn dài

discal ligaments

将关节盘的内、外缘与下颌髁的内、外极紧密联系在一起、近远中各一的韧带。也被称为极韧带。

盘后组织

pán hòu zǔ zhī

retrodiscal tissue

附着于关节盘后带的疏松的、高度血

管化和神经丰富的结缔组织,具有上下两层结缔组织,上层中富含弹性纤维,故也称双板区。

盘状种植体
pán zhuàng zhòng zhí tǐ

disk implant

骨内种植体的类型之一,包括盘、颈和基台。从牙槽嵴的唇颊侧预备种植窝,从唇颊-舌腭向插入种植体。

庞氏三角
páng shì sān jiǎo

Pound's triangle

从下颌尖牙的近中邻接点延伸至磨牙后垫的颊舌侧所形成三角形,为下颌人工牙排牙的参考。后牙的舌侧面应位于三角形内并靠近舌侧边。

旁分泌
páng fēn mì

paracrine

体内某些细胞分泌的信号分子通过细胞间液扩散达到邻近的靶细胞的信息传递方式。

抛光
pāo guāng

polish, polishing

①使物体表面光滑或有光泽的机械摩擦过程。②使用清洁和抛光器械(如橡胶杯等),去除牙、种植体、基台或修复体表面的菌斑、细小牙石和残余色素等,使其光洁,以减少菌斑附着。

抛光保护帽
pāo guāng bǎo hù mào

polishing cap

①连接到基台根方的组件,在技师抛光修复体和基台时保护连接表面。②连接于修复体的基台或种植体替代体,在技工室打磨抛光程序中保护连接表面。

抛光层
pāo guāng céng

polished layer

高度抛光的金属表面层,由降低粗糙度的磨具、磨料或电抛光方法所形成的相对无划痕的微晶表面。

抛光膏
pāo guāng gāo

rouge

由三氧化二铁和结合剂制成的材料,用于抛光金属、合金和宝石等并增加表面的光泽。

抛光剂
pāo guāng jì

polishing agent

赋予表面光泽的任何抛光材料。

抛光帽
pāo guāng mào

polishing cap

电动旋转式牙齿抛光工具的工作端,由合成橡胶或天然橡胶制成。

抛光前处理
pāo guāng qián chǔ lǐ

finish

①抛光前涂上的最后一层覆盖物。②抛光前对形状的修整。

抛光种植体表面
pāo guāng zhòng zhí tǐ biǎo miàn

polished implant surface

使用磨具、磨料或电抛光方法使种植体表面极度光滑。

疱疹

pào zhěn

herpes

由疱疹病毒引起的炎性皮肤疾病,特征是形成一簇小水泡。可见于男性和女性患者,多数时候没有症状。

疱疹性口疮

pào zhěn xìng kǒu chuāng

herpetiform aphtha

口内有成簇的浅溃疡,几乎连在一起。

疱疹性龈口炎

pào zhěn xìng yín kǒu yán

herpetic gingivostomatitis

由单纯疱疹病毒(通常为 1 型)引起的口腔黏膜急性感染,特征是牙龈和黏膜红肿、水泡、溃疡、疼痛、发热和淋巴结病变。

培养

péi yǎng

culture

①在适宜的条件促使生物发生、成长和繁殖。②按照既定目标的长期教育和训练。③微生物或其他活细胞在人工培养基上的生长与繁殖。

佩吉特病

pèi jí tè bìng

Paget's disease

【同】"变形性骨炎"。

配准

pèi zhǔn

registration

①将不同数据集转换为同一个坐标系的过程。数据是来自不同获取时间、不同传感器、不同获取条件的同一目标的两幅或多幅图像。②是种植导航手术的基本程序,通过基准标记物与预先获得的成像扫描(如 CBCT)保持同步。

配准误差

pèi zhǔn wù chā

registration error

在配准过程中产生的误差。

喷发

pēn fā

eruption

指喷出、迸发。

喷砂

pēn shā

grit blasting, sand-blasting

①利用高速砂流对表面的冲击作用,清理和粗化基体表面、增加表面积的方法。②英文"sand-blasting"是非标准术语。

喷砂抛光机

pēn shā pāo guāng jī

sand blaster

通过对工件的冲击和切削,使其表面获得一定清洁度和不同粗糙度的设备。

喷砂种植体表面

pēn shā zhòng zhí tǐ biǎo miàn

grit-blasted implant surface, blasted implant surfac

高速、高压砂流形成的粗糙种植体表面形貌,同时增加了表面积。

膨体聚四氟乙烯

péng tǐ jù sì fú yǐ xī

expanded polytetrafluoroethylene (e-PTFE)

经膨化拉伸工艺处理的聚四氟乙烯，允许流体通过但屏障细胞，广泛用于制作不可吸收性缝线、屏障膜，以及人工血管和假体的材料。

膨体聚四氟乙烯膜

péng tǐ jù sì fú yǐ xī mó

expanded polytetrafluoroethylene membrane, e-PTFE membrane

是以膨体聚四氟乙烯为原料制作的多微孔膜，广泛用作引导组织再生和引导骨再生的不可吸收性屏障膜。膨体聚四氟乙烯膜包括钛加强型和非加强型两种形式，其中钛加强型膨体聚四氟乙烯膜以良好的支撑能力和成骨空间维持能力主要运用于引导骨再生。

坯料

pī liào

billet

横截面圆形或方形的金属或其他材料，通常描述用于铣削的材料盘。

皮瓣

pí bàn

flap

用于移植的软组织瓣，由皮肤的全厚层及皮下组织所构成，有与机体皮肤相连的蒂，或行血管吻合，以移植到新位置后维持血液供应。

皮层

pí céng

corticate

具有皮层、树皮或类似的覆盖层。

皮层的

pí céng de

cortical

与皮层、皮质或树皮有关的。

皮肤

pí fū

skin, cutis

人体面积最大的器官，覆盖于身体，由表皮和真皮构成，以皮下组织与深层组织相连。外胚层形成的表皮有不同程度的角化，有汗腺和皮脂腺的开口。中胚层形成的真皮主要由结缔组织组成，富含血管和神经。

皮肤磨削

pí fū mó xiāo

dermabrasion

为软组织成形技术，用快速旋转的研磨工具去除皮肤或黏膜表层。

皮肤黏膜的

pí fū nián mó de

mucocutaneous

关于或影响黏膜和皮肤的。

皮肤皮瓣

pí fū pí bàn

skin flap

包含表皮、真皮和皮下组织的全层组织瓣。血液供应源自真皮和皮下血管丛的多个血管，没有知名动脉供血。

皮卡基底印模

pí kǎ jī dǐ yìn mú

coping pick-up impression

制取印模时将金属或树脂的基底就位于预备好的基牙上，在模型灌注之前再将基底复位于印模中的印模方式，制取范围通常包括整个牙弓。

皮片

pí piàn

skin graft

在皮肤上制取的游离组织,可为皮肤全层的或部分层的,用于游离皮片移植。

皮下固位体

pí xià gù wèi tǐ

subdermal implant

【同】"黏膜内固位体"。

皮脂的

pí zhī de

sebaceous

①与脂肪或皮脂相关的。②分泌脂肪或类似油脂的油性物质。

皮脂腺

pí zhī xiàn

sebaceous gland

皮肤的外分泌腺,分泌脂肪或类似油脂的油性物质,导管开口于毛囊。

皮质

pí zhì

corticate

【同】"皮层"。

皮质 - 松质骨

pí zhì sōng zhì gǔ

corticocancellous bone

【同】"皮质 - 松质骨移植物"。

皮质 - 松质骨移植物

pí zhì sōng zhì gǔ yí zhí wù

corticocancellous bone graft

包含皮质骨和松质骨块状骨,如从颏

部或髂嵴获取的骨块。因为其具有机械稳定性、骨诱导性(皮质骨的骨形态发生蛋白)和骨生成性(松质骨的骨生成潜能),是理想的骨移植材料。

皮质醇增多症

pí zhì chún zēng duō zhèng

hypercortisolism

【同】"库欣综合征"。

皮质的

pí zhì de

cortical

【同】"皮层的"。

皮质骨

pí zhì gǔ

compact bone

构成长骨骨干、扁骨和其他骨表层的骨组织,由层层紧密排列的骨板构成,质地坚硬、致密。

皮质骨穿孔

pí zhì gǔ chuān kǒng

cortical perforation

在用球钻或裂钻在皮质骨上打孔,开放骨髓腔的外科过程。

皮质骨截骨术

pí zhì gǔ jié gǔ shù

corticalosteotomy

通过切开牙槽骨皮质骨的截骨术,可削弱骨对正畸力的抵抗力,加快牙移动的速度。

皮质骨切开术

pí zhì gǔ qiē kāi shù

corticotomy

涉及切开皮质骨的任何骨手术,可用

于增加血供、牵引成骨中分离骨段和加速正畸过程等。

皮质骨外的

pí zhì gǔ wài de

extracortical

在皮质骨板之外的。

皮质骨移植物

pí zhì gǔ yí zhí wù

cortical bone graft

只含皮质骨的自体骨移植材料。

皮质开孔

pí zhì kāi kǒng

cortical perforation

【同】"皮质骨穿孔"。

皮质类固醇

pí zhì lèi gù chún

corticosteroid

由肾上腺皮质或其合成物所产生的类固醇激素。涉及诸多生理系统，如应激反应、免疫反应、炎症调节、碳水化合物代谢、蛋白质代谢和血液电解质水平调节等。

疲劳

pí láo

fatigue

①机体由于长时间或过度运动而增加的不适和降低效率的状态，失去对刺激做出反应的能力。②由于反复循环或施加的载荷低于屈服极限可导致材料的断裂或破裂。

疲劳断裂

pí láo duàn liè

fatigue fracture

材料在交变应力作用下发生失效或断裂的现象。

疲劳极限

pí láo jí xiàn

fatigue limit

【同】"疲劳强度"。

疲劳强度

pí láo qiáng dù

fatigue strengh

测定材料在不断裂的情况下所能承受的最大交变应力。

疲劳失效

pí láo shī xiào

fatigue failure

全部负荷低于极限强度的情况下，由多次负荷引起的结构损坏。通常发生于反复负荷之后。

疲劳试验

pí láo shì yàn

fatigue test

测定材料在不断裂的情况下所能承受的交变应力范围的试验。

匹卡印模

pǐ kǎ yìn mú

pick-up impression

种植修复印模方式之一，在种植体植入或愈合之后，将修复体、基底、支架或附着体等上部结构就位于种植体或基台上，取出时印模中包含所述的上部结构，同时获得相邻软组织的轮廓。

匹配连接

pǐ pèi lián jiē

butt-joint

【同】"对接连接"。

偏差
piān chā
deviation
测量值与平均值之差。

偏离
piān lí
aberrant
离开通常的或正常的过程、路线、形式或位置。

偏离的
piān lí de
excursive
【同】"偏移的"。

偏离运动
piān lí yùn dòng
excursive movement
【同】"偏移运动"。

偏斜殆接触
piān xié hé jiē chù
deflective occlusal contact
下颌闭合过程中,在达到平衡稳定的颌关系之前,少数或个别的牙或修复体先接触,从而导致下颌偏离正常闭合路径发生偏移。可能导致可摘义齿脱位、殆创伤、肌肉及颞下颌关节功能紊乱等。

偏心的
piān xīn de
eccentric
①没有相同中心的。②偏离圆形路径的。③远离中心或参考点的。④偏离正常或常规的。⑤下颌骨的非正中

位置。

偏移
piān yí
excursion, deflection
①偏移或偏离路线。②离开或回到平均位置或校准位置的运动偏离,也指导航距离的偏离。③当下颌从最大牙尖交错位离开时发生的运动。

偏移的
piān yí de
excursive
①构成偏离的。②以偏离为特点的。

偏移运动
piān yí yùn dòng
excursive movement
当下颌及其相关牙齿与上颌牙离开最大牙尖交错位时发生的运动。

偏远中
piān yuǎn zhōng
distoversion
牙或其他上颌或下颌结构,相比正中平面的正常位置更偏向远中。

偏转
piān zhuǎn
deflection
【同】"偏移"。

片切
piàn qiē
stripping
①去除物体部分表面的行为。②是正畸治疗的辅助手段。从牙的近中或远中面机械去除非常少量的牙釉质,以减轻拥挤。

贫血

pín xuè

anemia, anaemia

是指人体外周血中红细胞容量(临床上常以血红蛋白浓度来代替)低于正常范围下限。

品尝

pǐn cháng

gustation

感知味道的行为。

平板探测器

píng bǎn tàn cè qì

flat panel detectors

闪烁体替代胶片的方形或长方形的非晶平板,用于锥形束CT,对成像质量起着决定性的作用。

平衡

píng héng

equilibrate

均等或均匀分布的行为。

平衡侧

píng héng cè

balancing side

"非工作侧"的过时术语。

参见:非工作侧。

平衡侧髁

píng héng cè kē

balancing condyle

"非工作侧髁"的过时术语。

参见:非工作侧髁。

平衡沉降法

píng héng chén jiàng fǎ

equilibrium sedimentation

【同】"等密度离心"。

平衡干扰

píng héng gān rǎo

balancing interference

【同】"非工作侧𬌗接触"。

平衡𬌗

píng héng hé

balanced occlusion

在正中𬌗及非正中𬌗(前伸𬌗与侧方𬌗等)运动时,上颌与下颌相关的牙都能同时接触。这对实现全口义齿的稳定性尤为重要。

平衡𬌗接触

píng héng hé jiē chù

balancing occlusal contact, balanced occlusal contact

【同】"非工作侧𬌗接触"。

平衡𬌗面

píng héng hé miàn

balancing occlusal surfaces

是指工作侧𬌗接触(前后向或侧向)。工作侧𬌗接触以及非工作侧𬌗接触的设计,旨在稳定义齿。

平衡化

píng héng huà

equilibration

①创造平衡或平衡状态的行为或过程。②处于平衡状态中。③动态的认知过程,其目标为更好的平衡状态。

平衡接触

píng héng jiē chù

balancing contact

【同】"非工作侧𬌗接触"。

平衡器

píng héng qì

equilibrator

过时的术语。是指用来达到或帮助保持平衡状态的仪器或装置。

平衡𬌗合

píng héng yǎo hé

balanced articulation, balanced bite

① 下颌处于正中及非正中颌位时，双侧前牙和后牙同时发生殆接触。② 英文"balanced bite"是"balanced articulation"的俚语。

平嵴顶种植体植入

píng jí dǐng zhòng zhí tǐ zhí rù

crestal implant placement

种植体植入之后，平台的边缘与牙槽嵴顶平齐。

平均基准面

píng jūn jī zhǔn miàn

mean foundation plane

过时的术语。是指不规则形状和倾斜度的义齿承托区平均面。

平均值𬌗架

píng jūn zhí hé jià

average value articulator, average values articulator

仅为中文文献对"平均值咬合架"的释义与表达。

参见：平均值咬合架。

平均值咬合架

píng jūn zhí yǎo hé jià

average value articulator, average values articulator

属于不可调节咬合架的一种，是根据大样本测量的平均数据设置了固定的髁间距、前伸髁导斜度、侧方髁导斜度和切导斜度。

平均轴面弓

píng jūn zhóu miàn gōng

average axis facebow

利用标准解剖标志估计面部横向水平轴位置，从而将上颌与髁之间的关系转换至咬合架的面弓。

平均轴面弓记录

píng jūn zhóu miàn gōng jì lù

average axis facebow record

根据标准解剖标志估计横向水平轴的位置并记录的过程。

平面

píng miàn

plane

由三个点的空间位置定义的面。

平面运动

píng miàn yùn dòng

plane motion

① 在给定平面上旋转和平移的组合运动，由瞬时的旋转中心描述。② 在给定平面内刚体平移和旋转的组合运动。

平片

píng piān

plain film

是指利用 X 线对某一组织结构、器官或部分机体进行摄影，形成的图像是 X 线束穿透某一部位不同密度和厚度的组织结构后的投影总和，是该穿透路径上各个结构影像相互叠加在一起的影像。

平台

píng tái

platform

种植体颈部最冠方的结构,用于连接基台和/或修复体。所谓的"平台"为种植体冠方表面结构的总称,并非严格的"平面"概念。在种植体平台中心存在向冠方凸起或凹陷到种植体内部的结构设计,平台边缘为平面或斜面。

平台适配

píng tái shì pèi

platform fitting

种植体平台和基台的直径相同。

平台缘

píng tái yuán

platform edge

平台的边缘,为种植体颈部与平台之间的转折线。依据不同的种植体设计或临床状态,平台缘可与牙槽嵴顶平齐,位于牙槽嵴顶根方或冠方。

平台转移

píng tái zhuǎn yí

platform switching

在分体式种植体(或骨水平种植体)平台上,基台的直径小于种植体平台直径,使基台连接位置以及微间隙位置向种植体平台中心方向内移。

平行壁种植体

píng xíng bì zhòng zhí tǐ

parallel-walled implant

【同】"平行边种植体"。

平行边种植体

píng xíng biān zhòng zhí tǐ

parallel-sided implant

骨内根形种植体的类型之一,种植体体部在冠方和根方的直径相同。靠近冠方的体部直径并不一定要与平台直径相匹配,后者的直径可能更大。

平行附着体

píng xíng fù zhuó tǐ

parallel attachment

【同】"精密附着体"。

平行杆

píng xíng gǎn

parallel pin

【同】"方向指示杆"。

平行投照技术

píng xíng tóu zhào jì shù

paralleling technique

根尖放射线片的投照技术之一。投照时使X射线影像接收器与牙长轴平行放置,X射线中心线与牙长轴和影像接收器均垂直,最大限度地消除图像的放大和变形。

平行纤维骨

píng xíng xiān wéi gǔ

parallel-fibered bone

编织骨和原有骨表面形成的修复性骨沉积,含大量与骨长轴和骨膜表面平行排列的胶原纤维束,但不形成片状。

平行仪

píng xíng yí

parallelometer

【同】"模型观测仪"。

平移

píng yí

translation

①刚体的运动,所有部分以相同的速度沿相同的方向运动。②牙在牙槽骨中的整体移动,而牙体长轴的倾斜度不变。

平移运动

píng yí yùn dòng

translatory movement

①在任何瞬间,物体上的所有的点都以相同的速度和相同的方向运动。②在英文文献中,解释下颌运动时,"translatory movement"是过时的术语。

平整蜡

píng zhěng là

blockout wax

为消除主模型倒凹的牙科蜡。

屏障膜

píng zhàng mó

barrier membrane

①组织修复手术时用于屏蔽其他干扰愈合的组织长入的薄膜。②用于引导骨再生手术时的薄膜。主要作用是阻止结缔组织细胞和上皮细胞长入骨缺损区、维持新骨再生的隔离空间,包括生物可吸收性屏障膜和不可吸收性屏障膜两大类。

参见:生物可吸收性屏障膜和不可吸收性屏障膜。

屏障膜暴露

píng zhàng mó bào lù

exposure of barrier membrane

黏骨膜瓣张力过大或血供障碍、不可吸收性屏障膜的固位不良,以及创伤及感染等因素均可导致创口裂开,使屏障膜部分或全部暴露,由此影响骨再生效果甚至导致失败。是骨增量手术的主要并发症之一。

屏障膜固位螺钉

píng zhàng mó gù wèi luó dīng

membrane screw

将生物可吸收性屏障膜和不可吸收性屏障膜固定于牙槽骨的小螺钉。

屏障膜固位膜钉

píng zhàng mó gù wèi mó dīng

membrane screw, membrane pin, membrane tack

将生物可吸收性屏障膜和不可吸收性屏障膜固定于牙槽骨的专用平头小钉,无螺纹设计。

泼尼松龙

pō ní sōng lóng

prednisolone

可肌内和静脉内给药的糖皮质激素,半衰期中等。

参见:糖皮质激素。

破骨分化

pò gǔ fēn huà

osteoclastogenisis

破骨细胞前体细胞在核因子κB受体活化因子配体的诱导下分化为成熟破骨细胞的过程。核因子κB受体活化因子配体(receptor activator of nuclear factor κB ligand,RANKL),其表达受各种骨吸收促进因子,如白介素-1、白介素-2、肿瘤坏死因子-α、前列腺素E2的调节。RANKL通过与破骨细胞前体细胞上表达的RANK结合激活级联信号转导通路,在集落刺激因子的协同作用下诱导破骨细胞前体细胞分化为成熟的破骨细胞。

破骨细胞

pò gǔ xì bāo

osteoclast

是来自骨髓单核-巨噬细胞系统的、具有吸收骨组织功能的多核巨细胞，核有几个到几十个不等，胞质嗜酸性。该细胞常位于骨质吸收部位的凹陷处（豪希普陷窝），在该吸收陷窝内，周边细胞外突形成封闭缘；与骨质接触面细胞伸出刷毛样突起，其胞质内含有大量的线粒体和溶酶体，可释放酸类，使骨中无机物溶解吸收；释放溶酶体酶，降解有机基质，使骨组织吸收。

破骨细胞分化因子

pò gǔ xì bāo fēn huà yīn zǐ

osteoclast defferentiation factor (ODF)

属肿瘤坏死因子超家族成员（TNFRSF11），存在于成骨细胞表面，可刺激破骨细胞分化成熟，其分泌增加可促进骨吸收、降低骨量。

破骨细胞活化因子

pò gǔ xì bāo huó huà yīn zǐ

osteoclast activating factor

【同】"核因子κB受体激活蛋白配体"。

破骨细胞形成抑制因子

pò gǔ xì bāo xíng chéng yì zhì yīn zǐ

osteoclastogenesis inhibitory factor (OCIF)

【同】"骨保护素"。

葡萄糖耐量试验

pú táo táng nài liàng shì yàn

glucose tolerance test

测量机体碳水化合物代谢能力的实验室检测，是诊断糖尿病的实验室检查方法之一。

葡萄糖酸氯己定

pú táo táng suān lǜ jǐ dìng

chlorhexidine gluconate (CHX)

为双胍类抗菌药物，可裂解细菌细胞膜，用于口腔冲洗或局部消毒。

普雷沃菌属

pǔ léi wò jūn shǔ

Prevotella

拟杆菌的16个种转入组成的新属，属无芽孢革兰氏阴性厌氧杆菌，为集聚于正常人体的口腔与女性生殖道的常见条件致病菌。

普列苏尔曲线

pǔ liè sū ěr qū xiàn

Pleasure curve, curve of Pleasure

以马克思·普列苏尔（Max Pleasure）命名的一种殆曲线。是反转的殆曲线，从冠状面观察，这个曲线上牙的舌面比颊面更偏冠方。常发生于重度磨耗的患者中，其牙尖消失，殆面呈平面或凹面，伴随反转的前磨牙、第一和第二磨牙的殆平面（第三磨牙通常不受影响）。下颌牙的殆面斜向唇颊侧，同时上颌牙向舌侧倾斜。

普鲁卡因

pǔ lǔ kǎ yīn

procaine

为酯类局部麻醉药，皮肤、黏膜穿透力弱，在组织内扩散力差，有扩血管作用。主要用于局部浸润麻醉。

普萘洛尔

pǔ nài luò ěr

propranolol

属肾上腺素β受体阻断药，用于治疗多种原因所致的心律失常、心绞痛、高血压、偏头痛,以及嗜铬细胞瘤术前使用。

普通人造石
pǔ tōng rén zào shí
dental stone
【同】"牙科石膏"。

谱
pǔ
spectrum
①阳光穿过棱镜时产生的色带。②辐射能按照波长、波数或频率顺序的空间排列。③广义而言,为任何可测量的活动范围,如抗菌谱或疾病表现的范围。

Q

脐带血血小板胶

qí dài xuè xuè xiǎo bǎn jiāo

cordblood platelet-gel, cordblood platelet-glue

【同】"脐带血血小板凝胶"。

脐带血血小板凝胶

qí dài xuè xuè xiǎo bǎn níng jiāo

cordblood platelet-gel, cordblood platelet-glue

采用脐带血制成的血小板胶,相比取自外周血制成者可释放更高水平的细胞因子。

鳍状义齿

qí zhuàng yì chǐ

flipper

俚语。是指有丙烯酸树脂基托但无卡环的义齿,即使为增加固位力使用卡环,也是锻丝弯制的卡环。通常用作仅修复一颗缺牙的临时义齿。

气化

qì huà

pneumatization

①体内气体的运动变化。②生长期间鼻窦发育的生理过程,窦腔体积不断增加。③鼻窦生长发育完成之后窦腔的不断扩大,可使窦壁的解剖形态发生变化,如上颌窦窦底骨高度降低。
参见:上颌窦气化。

气体激光

qì tǐ jī guāng

gas laser

以气体为工作物质的激光。

气载颗粒打磨

qì zài kē lì dǎ mó

airborne-particle abrasion

利用压缩空气或其他气体推动磨料颗粒改变材料表面的过程。

气肿

qì zhǒng

emphysema

空气在组织或器官中的病理性积聚而引起的肿胀,例如气动手机将气体压入组织间隙内而引起肿胀或肺泡扩张导致的肺气肿等。

卡

qiǎ

clip

嵌入覆盖义齿组织面、与杆相匹配的固位元件。
参见:杆覆盖义齿、杆附着体系统。

卡 - 杆覆盖义齿

qiǎ gǎn fù gài yì chǐ

clip bar overdenture

利用杆和卡获得部分固位力的覆盖义齿,卡部嵌入义齿的组织面。

卡环

qiǎ huán

clasp

可摘局部义齿附着在基牙牙冠表面的直接固位体之一,对局部义齿起固定、支持和稳定作用。通常由金属等材料制成,直接卡抱在基牙上,一部分进入倒凹区提供固位,另一部分位于观测线之上进行对抗。

卡环臂

qiǎ huán bì

clasp arm

是卡环的延伸部分,通常延伸自小连接体,为可摘局部义齿提供固位或稳定。

卡环组

qiǎ huán zǔ

clasp assembly

可摘局部义齿的一部分,通过部分包绕或接触基牙来充当义齿的直接固位体和 / 或稳定结构。卡环组元件包括固位卡环、对抗卡环、支托、𬌗支托或𬌗支托以及小连接体等。

髂骨

qià gǔ

ilium, iliac bone

位于髋骨上部的一块长方形骨。可分为髂骨体、髂骨翼、两面及前缘、后缘和上缘。髂骨翼上缘宽厚,形成弓形的髂嵴。通常从髂骨顶部取骨,可以从髂前上棘向后至髂后上棘,分为块状骨和颗粒状骨两种类型,可以是松质骨,皮质骨或皮质 - 松质骨。

髂骨瓣

qià gǔ bàn

iliac flap

由旋髂深动脉供血的髂骨游离移植,用于重建因肿瘤、外伤和发育等因素所导致的颌骨缺损,并为种植体植入提供骨性基础。

髂骨肌瓣

qià gǔ jī bàn

iliac muscle flap

【同】"髂骨瓣"。

髂骨肌皮瓣

qià gǔ jī pí bàn

iliac musculocutaneous flap, iliac osteomyocutaneous flap

【同】"髂骨瓣"。

髂骨移植物

qià gǔ yí zhíwù

iliac graft

取自髂嵴的骨移植材料。

髂后上棘

qià hòu shàng jí

posterior superior iliac spine

髂嵴后端的突起,为自体骨移植的供区。

髂嵴

qià jí

iliac crest

髂骨翼的上缘,宽厚、呈弓形凸向上、长而弯曲,为自体骨移植的供区。

髂嵴移植物

qià jí yí zhí wù

iliac crest graft

取自髂骨顶部的骨移植材料,通常为块状皮质 - 松质骨,可以自髂前上嵴向后至髂后上棘。

髂前上棘

qià qián shàng jí

anterior superior iliac spine

髂嵴前端的突起,可从髂前上棘后的髂嵴取骨。

迁移性脓肿

qiān yí xìng nóng zhǒng

migrating abscess

【同】"游溢脓肿"。

牵开器

qiān kāi qì

retractor

【同】"拉钩"。

牵拉器

qiān lā qì

retractor

【同】"拉钩"。

牵涉痛

qiān shè tòng

referred pain

与受伤和患病器官或部位相关、却在不同部位感觉到的疼痛。例如，心绞痛引起的远离心脏的部位（如手臂或肩膀）感觉到的疼痛。

牵涉症状

qiān shè zhèng zhuàng

referred symptoms

与受伤和患病器官或部位相关、却在相距甚远的部位与之无关的组织中察觉到的症状。

牵引

qiān yǐn

distraction

①通过手术将骨截断之后，将骨段向离心方向牵拉、分开。②为关节脱离形式，其中关节表面被分离而其附着韧带无破裂、关节无脱离。

牵引参数

qiān yǐn cān shù

distraction parameters

影响牵引成骨质量和体积的生物学和生物力学变量。

牵引成骨

qiān yǐn chéng gǔ

distraction osteogenesis, osteodistraction

对截骨形成的两个血管化的骨段施加渐进、可控的牵张力，在截骨形成新骨，达到同时扩增软组织和骨量的目的。临床过程分为四个阶段：截骨和固定牵引器、间歇期、牵引期和愈合期。

牵引方案

qiān yǐn fāng àn

distraction protocol

牵引成骨过程中的操作顺序和持续时间。

牵引骨再生

qiān yǐn gǔ zài shēng

distraction regenerate

移动骨段和基骨之间的新骨再生。

牵引节律

qiān yǐn jié lù

distraction rhythm

牵张成骨的量除以每天牵引的次数。

牵引期

qiān yǐn qī

distraction period

牵引成骨的阶段之一，通过牵引器施加的牵引力作用于两骨断端，每天按照一定速度和频率进行牵引达到设计的幅度，形成新骨。

牵引器

qiān yǐn qì

distractor, distraction device

能够牵引骨段定向移动的装置。

牵引区域
qiān yǐn qū yù

distraction zone

牵引成骨中移动骨段和基骨之间的区域。

牵引速度
qiān yǐn sù dù

distraction rate

每天牵引的距离,速度取决于软组织的扩张性和骨再生能力以及邻牙的牙周状况的限制。

牵引向量
qiān yǐn xiàng liàng

distraction vector

牵引成骨过程中被移动骨段的牵引力在三维空间上的最终方向和大小,即移动骨段的牵引导向。

牵引种植体
qiān yǐn zhòng zhí tǐ

distraction implant

可被作为牵引器进行牵引的骨内根形种植体。在牵引结束后,种植体留在骨内,用于支持和固位修复体。

牵引轴
qiān yǐn zhóu

distraction axis

是指牵引成骨过程中骨段被牵引的方向。

牵张成骨
qiān zhāng chéng gǔ

distraction osteogenesis

【同】"牵引成骨"。

前鼻棘
qián bí jí

anterior nasal spine

①位于上颌骨的前面,是双侧上颌骨中间融合线最前端的三角形突起,与鼻中隔软骨相连。可作为少量自体骨移植的供区。②(anterior nasal spine, ANS)是侧位头颅测量片的测量标志点之一,为前鼻棘最尖端。

前部参考点
qián bù cān kǎo diǎn

anterior reference point

是指位于面中部的任何一个参考点,连同两个面后部参考点,构成一个参考平面。

前部去程序化装置
qián bù qù chéng xù huà zhuāng zhì

anterior deprogramming device

个性化制作的前牙引导平台,允许下颌运动时不受牙接触的影响,同时便于颌关系记录。

前成骨细胞
qián chéng gǔ xì bāo

preosteoblast

【同】"骨原细胞"。

前导
qián dǎo

anterior guidance

包括前伸切导和前侧导,在咬合架上通过切导针和切导盘来维持垂直距离并"引导"下颌运动。

前导盘
qián dǎo pán

anterior guide table

【同】"切导盘"。

前导针

qián dǎo zhēn

anterior guide pin

【同】"切导针"。

前功能亢进综合征

qián gōng néng kàng jìn zōng hé zhēng

anterior hyperfunction syndrome

【同】"凯利综合征"。

前后曲线

qián hòu qū xiàn

anteroposterior curve

【同】"纵𬌗曲线"。

前后展

qián hòu zhǎn

anteroposterior spread, AP spread, A-P spread

牙弓中两个最远端种植体后缘连线与最前端种植体中点之间的距离,用于计算修复体后端最大悬臂梁长度,通常为此距离的 1.5 倍。

前列腺素

qián liè xiàn sù

prostaglandins

为有生理活性的不饱和脂肪酸,广泛分布于身体各组织和体液中,是许多生物学过程的有效调节剂。其产生受到阿司匹林、布洛芬和其他环氧合酶抑制剂的抑制。

前面

qián miàn

front

空间或位置靠前的部分。

前磨牙

qián mó yá

premolar

尖牙与第一磨牙之间的牙,替换乳牙列中的磨牙。

前襻

qián pàn

anterior loop

颏神经出颏孔前的继续前行的环状结构。通常前襻难以被放射线检查所识别,一般认为其位于颏孔前约 4mm 的位置。种植设计时应注意此解剖特点。

前驱症状

qián qū zhèng zhuàng

prodrome

表示疾病或病症发作的早期症状。

前伸关系

qián shēn guān xì

protrusive relation

下颌向前运动时,下颌相对于上颌的关系。

前伸𬌗

qián shēn hé

protrusive occlusion

下颌前伸时的𬌗。

前伸𬌗间记录

qián shēn hé jiān jì lù

protrusive interocclusal record

髁在关节窝内向前移动的过程中,相对于上颌的下颌运动记录。

前伸颌关系

qián shēn hé guān xì

protrusive jaw relation

过时的术语。是指下颌前伸所致的颌位关系。

前伸记录

qián shēn jì lù

protrusive record

【同】"前伸殆间记录"。

前伸髁道

qián shēn kē dào

protrusive condylar path

下颌前伸运动时髁在关节凹内运动的路径。

前伸髁道斜度

qián shēn kē dào xié dù

protrusive condylar inclination

前伸髁道与眶耳平面的夹角。

前伸偏差

qián shēn piān chā

protrusive deviation

【同】"前伸偏斜位移"。

前伸偏斜

qián shēn piān xié

protrusive deflection

下颌前伸运动中下颌从中线位置偏移，下颌运动受限。

前伸偏斜位移

qián shēn piān xié wèi yí

protrusive deviation

下颌前伸运动期间偏斜的量，代表下颌运动受阻的程度。

前伸运动

qián shēn yùn dòng

protrusive movement

下颌从牙尖交错位向前伸，直到最前位置的运动过程。

前庭

qián tíng

vestibule, vestibulum

①任何管状结构入口处的空间或空腔。②牙列、牙龈和牙槽骨或剩余牙槽嵴与唇、颊侧黏膜之间的蹄铁形间隙。

前庭成形术

qián tíng chéng xíng shù

vestibuloplasty

是用于增加口腔前庭深度的成形手术。通过降低唇颊侧和舌侧肌的颌骨附着，相对增加前庭深度和牙槽嵴高度。

前庭的

qián tíng de

vestibular

①关于或属于前庭的。②牙或剩余牙槽嵴的唇颊面与唇颊之间的沟或空间。也可以指牙或剩余牙槽嵴的舌面与舌之间的沟或空间。

前庭沟

qián tíng gōu

groove of oral vestibule, vestibular sulcus

在口腔前庭的上界(在上颌)与下界(在下颌)，唇、颊黏膜移行于牙槽黏膜的马蹄形沟槽。

前庭切口

qián tíng qiē kǒu

vestibular incision

由龈沟内切口所延续的、从牙冠线角

处切开附着龈和由此向根方延续的牙槽黏膜的切口。

前突

qián tū

protrusion, forward protrusion

①从中心位置向前突起。②牙或上颌骨或下颌骨位于正常或普遍接受的标准位置之前方。

前突的

qián tū de

protrusive

向前伸、向前突出的。

前突颌

qián tū hé

prognathism

颌骨发育畸形的类型之一,是指上颌和/或下颌向面部前方的过度生长,导致面部形态比例失调。

前牙

qián yá

anterior teeth

上颌和下颌的切牙和尖牙。

前牙保护𬌗

qián yá bǎo hù hé

anterior protected occlusion

对"前牙保护咬合"的习惯性称谓。

参见:前牙保护咬合。

前牙保护咬合

qián yá bǎo hù yǎo hé

anterior protected articulation

相互保护𬌗的类型之一,在所有下颌运动中,前牙利用其覆𬌗和覆盖使后牙分离。

参见:尖牙保护𬌗。

前牙反咬合

qián yá fǎn yǎo hé

anterior cross-bite

当下颌闭合时,一颗或多颗上颌前牙(恒牙或乳牙)位于下颌对应牙的舌侧。

前牙分离器

qián yá fēn lí qì

anterior programming device

为个性化制作的、放置在上颌与下颌相对的前牙之间的装置,目的是改变肌肉的记忆,从而将习惯性的下颌位置改变为更生理性的位置。

前牙缝隙

qián yá fèng xì

anterior diastema

同一牙弓内切牙之间或切牙与尖牙之间的空隙,上颌中切牙之间的缝隙较为常见且明显。

前牙开𬌗关系

qián yá kāi hé guān xì

anterior open occlusal relationship

后牙在各个咬合位置时前牙均无接触。

前牙开咬合

qián yá kāi yǎo hé

anterior open bite

"前牙开𬌗关系"的非标准术语。

参见:前牙开𬌗关系。

前牙排牙

qián yá pái yá

anterior tooth arrangement

基于美学和语音学目的的前牙排牙。

前牙散隙

qián yá sǎn xì

anterior diastema

【同】"前牙缝隙"。

前牙形态

qián yá xíng tài

anterior tooth form

在任意选定的平面和/或轮廓上所观察到的前牙轮廓外形。

前瞻性研究

qián zhān xìng yán jiū

prospective study

在临床研究方案中预设诊断或疗效标准,对非主观选定、自然顺序患者进行试验和随访,对结果进行客观评估的试验方法。

前转变素

qián zhuǎn biàn sù

proconvertin

【同】"促凝血酶原激酶原"。

潜入式骨内种植体

qián rù shì gǔ nèi zhòng zhí tǐ

submersible endosteal implant

【同】"潜入式种植体"。

潜入式愈合

qián rù shì yù hé

submerged healing

种植体植入之后复位并缝合黏骨膜瓣的种植体愈合方式。在修复前需要进行种植平台暴露的第二次手术。

潜入式种植

qián rù shì zhòng zhí

submerged implant placement

种植体植入之后潜入式愈合,在修复之前需要第二次手术暴露种植体平台的基本种植外科程序。

潜入式种植体

qián rù shì zhòng zhí tǐ

submerged implant, submergible implant

过时的术语。其初衷是指分体式种植体,因为该类型的种植体设计适合于潜入式愈合,但在后来的临床应用中分体式种植体既可选择潜入式愈合,也可选择非潜入式愈合。因此"潜入式种植体"目前为过时的术语。

茜素红

qiàn sù hóng

alizarin red

一类可与钙盐结合形成不可溶性有色沉积物的化学物质,在种植相关研究中常被用于检测成骨状态。

嵌插骨折

qiàn chā gǔ zhé

impacted fracture

骨折碎片插入同一骨的另一部分或相邻骨中的骨折。

嵌金属人工牙

qiàn jīn shǔ rén gōng yá

metal insert teeth

为丙烯酸树脂人造牙,在𬌗面上嵌入一条金属带或切割刃。

嵌塞式牙尖

qiàn sāi shì yá jiān

plunger cusp

倾向于将食物填压进牙间邻面区域的牙尖。

嵌体

qiàn tǐ

inlay

是指嵌入牙冠内的修复体。

嵌体蜡

qiàn tǐ là

inlay wax

制作嵌体蜡形的混合材料(包含多种蜡),通常含有石蜡、巴西棕榈蜡和蜂蜡,有时用合成蜡代替巴西棕榈蜡。

嵌体蜡型蜡

qiàn tǐ là xíng là

inlay pattern wax

【同】"嵌体蜡"。

嵌体铸造蜡

qiàn tǐ zhù zào là

dental inlay casting wax, inlay casting wax

【同】"嵌体蜡"。

强的松

qiáng dì sōng

prednisone

口服糖皮质激素,是皮质醇的脱氢类似物。用作抗炎药,半衰期中等。

强度

qiáng dù

strength

①破坏材料结构所需要的最大应力。②指韧性,即承受或施加力量的能力。

强力霉素

qiáng lì méi sù

doxycycline

【同】"多西环素"。

羟氨苄青霉素

qiǎng ān biàn qīng méi sù

amoxicillin

【同】"阿莫西林"。

羟基磷灰石

qiǎng jī lín huī shí

hydroxyapatite (HA), hydroxylapatite (HA)

①人体硬组织(骨和牙的矿化基质)中主要的无机成分,由钙离子、磷酸根离子和羟基组成,分子式为 $Ca_{10}(PO_4)_6(OH)_2$,分布于胶原纤维之间或胶原纤维表面。②人工合成的生物材料,具有良好的生物相容性和生物活性,是非生物降解材料,可用于骨增量和种植体表面涂层。该材料可以是陶瓷或非陶瓷。③羟基磷灰石也曾被称之为羟磷灰石。

羟基磷灰石表面

qiǎng jī lín huī shí biǎo miàn

hydroxyapatite implant surface

为种植体的粗糙表面的类型之一,是在种植体表面高温熔附或沉积不溶或部分可溶的无定形结晶磷酸钙,主要目的是加快骨结合的速度。

羟基磷灰石陶瓷

qiǎng jī lín huī shí táo cí

hydroxyapatite ceramics, hydroxyapatite ceramic

由羟基磷灰石经烧结工艺制造的生物陶瓷,是用于修复骨缺损、制造种植体或其涂层的钙磷陶瓷材料之一,具有致密、不可吸收、良好的生物相容性和生物活性等特点,与骨和牙中的天然化合物类似,是非生物降解材料。羟基磷灰石被加热到 1 100℃,此时晶体熔化并且尺寸增大。

参见:羟基磷灰石。

羟基磷灰石涂层

qiǎng jī lín huī shí tú céng

hydroxyapatite coating

在物体表面,如种植体,高温熔附或沉积不溶或部分可溶的无定形结晶磷酸钙的过程。

羟基磷灰石种植体表面

qiǎng jī lín huī shí zhòng zhí tǐ biǎo miàn

hydroxyapatite implant surface

不溶性或部分可溶性的非晶和结晶磷酸钙涂层的种植体表面,可以增强骨结合并扩大骨 - 种植体接触面积。

羟考酮

qiǎng kǎo tóng

oxycodone

半合成阿片类镇痛剂,推荐用于中度至重度疼痛。

桥

qiáo

bridge

修复单位多于基牙或种植体的固定局部义齿的口语表达。

桥架

qiáo jià

bridgework

俚语。是指修复单位多于基牙或种植体的固定局部义齿的基底。

桥间基台

qiáo jiān jī tái

pier abutment

【同】"中间区基台"。

桥间基牙

qiáo jiān jī yá

pier abutment

【同】"中间区基牙"。

桥粒

qiáo lì

desmosome

细胞连接方式之一,通过钙黏蛋白之间的同源相互作用形成细胞之间的牢固连接。光镜见连接处两个细胞间有细胞间桥;电镜下见此处细胞膜内有致密物质组成的附着斑,其中有张力细丝附着并折返回胞质;细胞突缝隙间有一致密中线。

桥体

qiáo tǐ

pontic

在基牙或种植体支持的固定义齿上的人工牙,特指根方没有基牙或种植体对应的人工牙,替代缺失的天然牙临床冠所占的空间,恢复其功能与美学。

壳冠

qiào guān

shell crown

过时的术语。是指:①由金属片锤造出的人造全冠。②像外壳或帽子一样套在剩余牙体组织上的人造冠,冠中的空隙由水门汀填补。

壳聚糖

qiào jù táng

chitosan

为由甲壳素全部或部分脱乙酰得到的阳离子生物聚合物,是甲壳动物外骨

骼的主要组成部分。在生物材料学中
因其能够模仿细胞外基质而成为组织
工程学中的材料。

切除

qiē chú

resection, excision, ectomy amputate
通过切割等方式去除病变或正常组织
的外科过程。

切除性骨手术

qiē chú xìng gǔ shǒu shù

resective osseous surgery
属于牙周骨手术,通过修整牙槽骨,使
之恢复或接近生理形态,包括骨成形
术和骨切除术。

切除性活检

qiē chú xìng huó jiǎn

excisional biopsy
切除整个病变,包括邻近正常组织边
缘,进行显微镜检查和诊断的过程。

切除性活体组织检查

qiē chú xìng huó tǐ zǔ zhī jiǎn chá

excisional biopsy
【同】"切除性活检"。

切导

qiē dǎo

incisal guidance, incisal guide
咬合架的组成部分,是对切道的机械
模拟装置,用于保持切牙引导角度。

切导角

qiē dǎo jiǎo

incisal guide angle
咬合架上,在参考平面和前导盘坡度
在矢状面上形成的角度。

切导盘

qiē dǎo pán

incisal guide table
咬合架上,上颌体或下颌体前部的盘
状结构,与前导针接触。

切导斜度

qiē dǎo xié dù

inclination of incisal guidance
切导盘与水平面的夹角。

切导针

qiē dǎo zhēn

incisal guide pin
咬合架上,上颌体或下颌体前部的杆
状结构,与切导盘相接触。

切道

qiē dào

incisal path
下颌前伸时下颌前牙切缘沿上颌前牙
腭面运动的路径。

切道斜度

qiē dào xié dù

inclination of incisal path
①依据中文文献:是指切道与眶耳平
面的夹角。②依据英文文献:是指切
道与𬭤平面的夹角。

切端

qiē duān

incisal
切牙或尖牙的切割平面。

切端瓷

qiē duān cí

incisal porcelain
用于全瓷冠切端的瓷混合物,以模拟

天然牙切端的视觉特性。

切端修复体

qiē duān xiū fù tǐ

incisal restoration

任何沿牙体切端延伸的修复体。

切端预备

qiē duān yù bèi

incisal reduction

牙体预备时在切缘磨除的牙体结构量。

切割扭矩

qiē gē niǔ jǔ

cutting torque

旋转的工具（如牙科手机上的钻针）在切割一种材料（如骨）时所产生的旋转力或扭转力。

切割锥

qiē gē zhuī

cutting cone

骨改建的生理模式，破骨细胞以每天20微米的速度吸收旧的骨组织，形成一个纵向通道，然后骨膜的血管原细胞长入形成毛细血管、骨原细胞长入并分化为成骨细胞。成骨细胞以每天增加5微米的速度成骨，将纵向通道封闭为管道，从外向内形成同心圆排列的骨单位骨板，直到达到半径约100微米的宽度。

参见：骨改建单位、基本多细胞单位。

切割阻力分析

qiē gē zǔ lì fēn xī

cutting resistance analysis (CRA)

种植窝预备过程中切断单位体积骨所需的电流驱动电机能量（J/mm^3），用于评估骨密度。

切嵴

qiē jí

incisal ridge

前牙切端舌侧长条形的牙釉质隆起，是切割功能区。

切迹

qiē jì

notch

边缘或表面上的凹痕或凹陷。

切开引流

qiē kāi yǐn liú

incision and drainage

切口直达病灶以释放渗出液的手术过程。

切口

qiē kǒu

incision

使用手术刀切开牙龈、黏膜或皮肤等软组织以暴露术区的精细伤口。

切口线

qiē kǒu xiàn

incision line

软组织切口的路径。

切取活检

qiē qǔ huó jiǎn

incisional biopsy

通过手术切取选定的病变部分，可能包括邻近或外观不正常的组织，进行显微镜检查和诊断。

切取活体组织检查

qiē qǔ huó tǐ zǔ zhī jiǎn chá

incisional biopsy

【同】"切取活检"。

切外展隙

qiē wài zhǎn xì

incisal embrasure

朝向切端的外展隙。

切削轴

qiē xuē zhóu

cutting axis

一端固定有切削工具的支承旋转轴，通过垂直于材料表面移动去除工件上的多余材料。

切牙

qiē yá

incisor

位于尖牙近中的前牙，适合切割食物。

切牙管

qiē yá guǎn

incisive canal

上颌骨腭突内的骨管，其前下开口为切牙孔，管内有鼻腭神经、血管通过。

切牙管囊肿

qiē yá guǎn náng zhǒng

incisive canal cyst

【同】"鼻腭管囊肿"。

切牙孔

qiē yá kǒng

incisive foramen

切牙管在上颌骨腭突下面的开口。位于上颌中切牙的腭侧、腭中缝与两侧尖牙连线的交点上。严重萎缩的上颌骨前部切牙孔接近牙槽嵴顶。

切牙孔注射法

qiē yá kǒng zhù shè fǎ

incisive foramina injection

【同】"鼻腭神经阻滞麻醉"。

切牙乳头

qiē yá rǔ tóu

incisive papilla

覆盖切牙孔的软组织隆起。

切牙引导

qiē yá yǐn dǎo

incisal guidance

上颌前牙腭面对下颌运动的引导。

切牙引导角

qiē yá yǐn dǎo jiǎo

incisal guide angle

解剖学上，在牙尖交错𬌗时，由上颌中切牙和下颌中切牙切端边缘所决定的、𬌗面与矢状面内直线形成的交角。

切应力

qiē yìng lì

shear stress

【同】"剪切应力"。

切缘结节

qiē yuán jié jié

mamelon, mamelons

有时在初萌切牙切缘存在的三个突起。

切缘曲线

qiē yuán qū xiàn

incisal curve

6 颗上颌前牙切缘相连形成的曲线。微笑时，通常近似平行于下唇线。

切支托

qiē zhī tuō

incisal rest

位于前牙切缘的可摘局部义齿的金属延伸,为义齿提供支持或间接固位。

亲水的
qīn shuǐ de

hydrophilic

是指有与水混合、溶解或被水润湿的趋势。

亲水性
qīn shuǐ xìng

hydrophilicity, hydrophilic property

①一些基团容易与水的氢键结合的性质。②材料表面能够为水分所润湿的性质,为材料界面现象。

参见:接触角。

侵蚀
qīn shí

erosion

①向外腐化的溃疡类型。②不涉及细菌作用的化学或机械化学性牙体物质的破坏,但其机制尚不完全清楚。通常在牙颈部和唇颊面出现界限清晰的楔状缺损与凹陷,与龋齿表现不同的是其表面坚硬而光滑。

侵袭型真菌性鼻 - 鼻窦炎
qīn xí xíng zhēn jūn xìng bí bí dòu yán

invasive fungal rhinosinusitis

【同】"侵袭型真菌性鼻窦炎"。

侵袭型真菌性鼻窦炎
qīn xí xíng zhēn jūn xìng bí dòu yán

invasive fungal rhinosinusitis

真菌性鼻窦炎的类型之一。真菌感染不局限于鼻窦内,还侵犯窦腔黏骨膜和骨壁,并向鼻窦外发展。

侵袭性牙周炎
qīn xí xìng yá zhōu yán

aggressive periodontitis (AgP)

为严重的、快速进展的牙周炎,表现为快速附着丧失和支持骨破坏。发病早,进展快,不伴有全身系统性疾病。可能具有特殊的菌斑微生物和宿主反应,具有家族聚集性等特点。

青春期前牙周炎
qīng chūn qī qián yá zhōu yán

prepubertal periodontitis

很少使用的术语。表示牙周炎在青春期前即已存在。这些患者现已纳入慢性牙周炎或与全身疾病相关的牙周炎的类别。

青春期龈炎
qīng chūn qī yín yán

puberty gingivitis, puberty-associated gingivitis

受内分泌影响、好发于青春期的慢性非特异性牙龈炎症,菌斑仍是始动因素。

青霉素
qīng méi sù

penicillin

【同】"青霉素类抗生素"。

青霉素 G
qīng méi sù G

benzylpenicillin

侧链为苄基的青霉素,也称苄青霉素,肌内注射或静脉滴注用于治疗敏感的革兰氏阳性球菌和杆菌、革兰氏阴性球菌及螺旋体所致感染。过去常应用于口腔侵入性治疗前,以预防细菌性心内膜炎。现在多被阿莫西林替代。

青霉素结合蛋白

qīng méi sù jié hé dàn bái

penicillin-binding proteins (PBPs)

青霉素在抑制细菌细胞壁合成中的受体位点（通常为转肽酶），其改变或形成是对青霉素耐药的主要机制，也称为青霉素敏感酶。

青霉素类抗生素

qīng méi sù lèi kàng shēng sù

penicillin antibiotics

属于 β- 内酰胺抗生素，均含有 6- 氨基青霉烷酸（6-APA）母核和侧链，其母核中的 β- 内酰胺环为抗菌活性重要部分。对革兰氏阳性菌和革兰氏阴性菌都有杀菌作用。使用前均需做皮试。参见：青霉素 G、阿莫西林。

青霉素敏感酶

qīng méi sù mǐn gǎn méi

penicillin-sensitive enzymes (PSEs)

【同】"青霉素结合蛋白"。

青少年牙周炎

qīng shào nián yá zhōu yán

juvenile periodontitis

发生于青少年的特殊的侵袭性牙周炎，其特点是牙周破坏程度严重，牙槽骨破坏迅速，与相应的局部刺激因素不符。

青枝骨折

qīng zhī gǔ zhé

greenstick fracture

不完全性骨折，一侧弯曲，一侧断裂。

轻链球菌

qīng liàn qiú jūn

Streptococcus mitis

革兰氏阳性不动需氧球菌，呈链状排列，存在于牙菌斑或软组织中，为口腔中的常居菌之一。

轻微镇静

qīng wēi zhèn jìng

minimal sedation

使用药物产生最低程度的意识抑制，保持患者独立且持续维持气道的能力，并且对触觉刺激和口头指令可以做出正常反应。

轻型口疮

qīng xíng kǒu chuāng

minor aphtha

最常见的复发性口疮，表浅、疼痛、不连续、周围有红晕包绕，常见于可移动性无角化口腔黏膜。

氢氯噻嗪

qīng lǜ sài qín

hydrochlorothiazide

为噻嗪类利尿剂。主要抑制肾髓袢升支皮质部对钠和氯离子的重吸收。临床用于各种水肿性疾病、高血压及尿崩症等。

氢氧化钙

qīng yǎng huà gài

calcium hydroxide

为无气味的白色粉末，极微溶于水，不溶于酒精。氢氧化钙水悬浮液和非水悬浮液常被用于牙髓垫底以防止修复材料对牙髓的刺激作用，也用于盖髓术、牙髓切断术和根尖诱导成形术。

倾注孔

qīng zhù kǒng

pour hole

过时的术语。是指包埋材或其他材料的型腔开口,由此倒入修复材料以形成修复体。

倾斜测量的

qīng xié cè liáng de

clinometric

与倾斜仪相关或由其确定的。

倾斜仪

qīng xié yí

clinometer

是用于测量倾斜度的装置,多用于测量基建、建筑等的倾斜变化量。在医学中,可用于测量关节的活动范围和身体结构(如骨盆、背部和颈部等)的角度。

倾斜种植

qīng xié zhòng zhí

tilted implant, tilted dental implant

【同】"角度种植"。

清创术

qīng chuāng shù

debridement

清除病变处或其周围的炎性、坏死或污染的组织或异物。

清洁级手术

qīng jié jí shǒu shù

clean technique

在诊所进行的外科手术。手术室使用的所有器具、种植体、移植材料和冲洗液等都应是无菌的,且外科医生戴无菌手套,但未达到医院手术室的无菌级别。外科医生和助手穿着非无菌服装,患者不一定要用无菌布覆盖。

参见:无菌级手术。

清漆

qīng qī

varnish

由树脂与溶剂组成的透明涂料。

清洗印模

qīng xǐ yìn mú

wash impression

"终印模"的俚语。

参见:终印模。

氰基丙烯酸酯

qíng jī bǐng xī suān zhǐ

cyanoacrylate

为单一组分、水活化的热塑性粘接剂,具有聚合快、粘接强度好等特点。细胞毒性较弱,在潮湿的环境中能够吸收水分。

穹窿

qióng lóng

fornix, vault

解剖上的拱形、圆顶状或褶状结构 / 空间。

琼脂

qióng zhī

agar

从软骨凝胶、钩藤和红藻中提取的由半乳糖单元组成的复合硫酸盐聚合物。目前被用于牙科印模材料的凝胶剂和微生物的固体培养基。

琼脂印模材料

qióng zhī yìn mú cái liào

agar impression material

由水、甘油和琼脂等组成的弹性可逆的水胶体印模材料,在加热溶化后变为溶胶态,冷却凝固后变回凝胶态。

丘比特弓

qiū bǐ tè gōng

Cupid's bow

指上唇红唇缘整体呈 M 形,也称唇弓,特点为上唇红唇缘呈弓形,有唇珠。

丘疹

qiū zhěn

papule

小的、表浅的和局限性的实性皮肤凸起样病变。

球附着体

qiú fù zhuó tǐ

ball attachment

固位覆盖义齿的一种冠外附着体,包括球形基台和金属阴极结构。

球附着体系统

qiú fù zhuó tǐ xì tǒng

ball attachment system

附着体系统的类型之一,由天然牙或种植体上的球基台(阳型)和位于义齿组织面内的固位环(阴型)组成。通过两者之间的卡抱获得义齿固位力。

球杆菌

qiú gǎn jūn

coccobacillus

是描述细菌细胞形态的术语,指的是介于真实的球菌和杆菌之间的中间形态。

球基台

qiú jī tái

ball abutment

球附着体系统的球形基台,与球形结构相配套的帽状阴型镶嵌于义齿内,依据球 - 帽嵌合所产生的机械力固位

覆盖义齿。

球帽附着体系统

qiú mào fù zhuó tǐ xì tǒng

ball and socket attachment system

【同】"球附着体系统"。

球囊技术

qiú náng jì shù

balloon technique

穿牙槽嵴上颌窦底提升技术之一。制备种植窝,穿过窦底皮质骨,将专用球囊置入种植窝,向球囊注入生理盐水或空气使其逐渐扩张,进而抬起上颌窦底黏骨膜,植入骨增量材料,同期植入种植体。

球窝关节

qiú wō guān jié

enarthrosis

【同】"杵臼关节"。

球形𬭩

qiú xíng hé

spherical form of occlusion

"蒙森曲线"的过时术语。

参见:蒙森曲线。

球钻

qiú zuàn

round bur

球形工作端的钻针。材质有钨钢、陶瓷、金刚砂等。不同的直径设计可用于种植窝定点、骨面平整及上颌窦侧壁开窗等。

区段面部印模

qū duàn miàn bù yìn mú

sectional facial moulage impression

一种记录部分面部软组织轮廓的印模，通常不能重复使用。有时会取几个独立的区段印模，合并获得全面部轮廓模型。

区段印模
qū duàn yìn mú
sectional impression
获得部分区段或部分解剖区域外形的印模。

区段性的
qū duàn xìng de
sectional
属于或关于整体的一个部分或细分的。

区域加速现象
qū yù jiā sù xiàn xiàng
regional acceleration phenomenon (RAP)
【同】"局部加速现象"。

曲安奈德
qū ān nài dé
triamcinolone
属于合成的肾上腺皮质类固醇，有抗炎作用。可局部应用、注射入关节内或吸入。

曲霉菌
qū méi jūn
Aspergillus
属于真菌，是实验室和医院中常见的污染物，可引起上颌窦的真菌感染。

曲面
qū miàn
curve
①在其部分或全部长度上逐渐偏离笔直的面，或无棱角、无转角的面。②对平面不成角偏离。

曲面重组
qū miàn chóng zǔ
curve planar reformation (CPR)
①在容积数据的基础上，沿横断层面图像上描记的曲线重建出兴趣区组织器官的二维图像。②将呈曲面的上颌牙与下颌牙及颌骨展示在一个平面上。

曲面断层片
qū miàn duàn céng piān
panoramic radiograph
【同】"曲面体层放射线片"。

曲面体层放射线片
qū miàn tǐ céng fàng shè xiàn piān
pantomography, panoramic radiograph
①结合体层摄影和狭缝摄影原理、应用于曲面物体的体层摄影技术。②用一次曝光获取全口牙列、上颌骨、下颌骨及相关解剖结构的体层影像。

曲面体层放射线摄影
qū miàn tǐ céng fàng shè xiàn shè yǐng
panoramic radiography
放射线摄影方法之一，可获取上、下颌牙弓及其相关结构的连续放射片。

曲线
qū xiàn
curve
①在其部分或全部长度上逐渐偏离笔直的线。②对直线不成角偏离。

曲线的
qū xiàn de
curvilinear

①由曲线组成或以曲线为界的。②用曲线表示。

屈服强度

qū fú qiáng dù

yield strength

材料开始发生宏观塑性变形时所产生的应力。

躯体假体

qū tǐ jiǎ tǐ

somatoprosthesis

身体的人造部分。

躯体修复学

qū tǐ xiū fù xué

somatoprosthetics

【同】"人体修复学"。

趋化

qū huà

chemotaxis

通过使用诱导剂,使细胞发生受生化浓度梯度控制的具有方向性的迁移。

趋化剂

qū huà jì

chemoattractant

是指可使细胞沿着浓度梯度运动到化学物质浓度最高区域的化学或生物介质。

趋化因子

qū huà yīn zǐ

chemokine

是一类由细胞分泌的小细胞因子或信号蛋白,具有吸引白细胞沿浓度梯度发生定向运动的一组低分子量细胞因子。

取出扭矩值

qǔ chū niǔ jǔ zhí

removal torque value (RTV)

【同】"旋出扭矩值"。

取骨

qǔ gǔ

bone harvest

从患者自身的供区获取自体骨的过程。

取骨导板

qǔ gǔ dǎo bǎn

surgical guide for bone preparation

在外科手术中辅助精确定位取骨位置的外科导板。

取骨环钻

qǔ gǔ huán zuàn

bone trephine

【同】"环形取骨钻"。

取模

qǔ mú

impression making, impression taking

使用适当的介质制取解剖结构表面轮廓阴模的过程,用于翻制石膏模型。

龋

qǔ

caries

可引起牙釉质、牙本质和 / 或牙骨质破坏的牙体病。

龋病风险评估

qǔ bìng fēng xiǎn píng gū

caries management by risk assessment (CAMBRA)

为龋病诊断、治疗和预防提供循证指南的风险评估方案。

龋坏

qǔ huài

decay

脱矿导致的牙体结构的分解和破坏,最后出现龋洞。

去白细胞富血小板血浆

qù bái xì bāo fù xuè xiǎo bǎn xuè jiāng

leukocyte-poor platelet-rich plasma

【同】"乏白细胞 - 富血小板血浆"。

去程序化装置

qù chéng xù huà zhuāng zhì

deprogrammer

在下颌闭合过程中,用于改变反射性本体感受机制的装置。

去蛋白牛骨矿物质

qù dàn bái niú gǔ kuàng wù zhì

deproteinized bovine bone mineral (DBBM)

源自牛骨矿物质的异种骨移植材料。通过热处理和化学萃取两种方法,去除蛋白等有机成分,获得与人骨相似的多孔结晶结构、无机矿物质成分和表面张力,且具有良好生物相容性、低替代率、骨引导性和组织整合能力。

去钝化

qù dùn huà

depassivation

金属表面氧化层的去除或丧失。

参见:钝化。

去冠器

qù guān qì

crown slitter, splitter

用机械力破坏人造冠轴面粘接剂的粘接力来取冠的器械。

去皮质

qù pí zhì

decortication

①除去物体外覆盖层的过程,如去除牙釉质、树皮、表皮和皮质骨等。②手术切除一个器官的皮质、包膜或纤维状覆盖物。③用钻或超生骨刀等设备将受植床的皮质骨穿通诸多小孔,或直接去除皮质骨,使骨髓腔的血液流入骨面和受植区的操作,常规用于外置法植骨或引导骨再生。

去上皮

qù shàng pí

deepithelialize

去除软组织的上皮层,暴露出下层结缔组织的过程。

去上皮结缔组织

qù shàng pí jié dì zǔ zhī

de-epithelialized connective tissue

使用刀片、球钻等去除带蒂或游离黏膜瓣或黏骨膜瓣上皮之后所形成的结缔组织。

去神经

qù shén jīng

denervation

切断或切除一根神经,使之中断到某一部分的神经供应。

全程外科导板

quán chéng wài kē dǎo bǎn

fully guided surgical guide

种植外科导板的类型之一,引导种植窝轴向与深度预备和 / 或种植体植入的外科导板。

全程外科模板

quán chéng wài kē mú bǎn

fully guided surgical template

【同】"全程外科导板"。

全瓷冠

quán cí guān

ceramic crown

【同】"瓷冠"。

全瓷基台

quán cí jī tái

ceramic abutment

包括基台连接在内,均由陶瓷材料制作的基台。

全瓷修复体

quán cí xiū fù tǐ

ceramic prosthesis, ceramic restoration, all-ceramic restoration

【同】"瓷修复体"。

全冠

quán guān

complete crown, full crown

覆盖天然牙临床牙冠所有表面的修复体。

全厚瓣

quán hòu bàn

full-thickness flap

①皮肤或黏膜的全层移植,很少或不附带皮下组织。②包含上皮、结缔组织和骨膜的牙龈移植。

全厚皮片

quán hòu pí piàn

full-thickness skin graft, Krause-Wolfe graft, Wolfe-Krause graft

包括表皮和真皮的全层的皮片。保存真皮下血管网的全厚皮片也称带脂肪的全厚皮片移植。

全厚移植物

quán hòu yí zhí wù

full-thickness graft

【同】"全厚瓣"。

全金属修复体

quán jīn shǔ xiū fù tǐ

full-metal prosthesis

基牙或种植体支持的、全部由金属材料制作的修复体。

全景重建

quán jǐng chóng jiàn

panoramic reconstitution

计算机断层扫描数据重组后的薄层断面影像。从轴向观,重建的影像平行并沿着牙槽突的曲线。

全景片

quán jǐng piàn

pantomography

【同】"曲面体层放射线片"。

全聚合物修复体

quán jù hé wù xiū fù tǐ

all-polymer prosthesis

为非金属或非陶瓷材料制成的可摘或固定修复体类型,由玻璃纤维增强的复合式框架和复合树脂颗粒覆盖层所组成。

全聚合物义齿

quán jù hé wù yì chǐ

all-polymer prosthesis

【同】"全聚合物修复体"。

全可调颌学𬭼架

quán kě tiáo hé xué hé jià

fully adjustable gnathologic articulator

仅为中文文献对"全可调颌学咬合架"的释义与表达。

参见:全可调颌学咬合架。

全可调颌学咬合架

quán kě tiáo hé xué yǎo hé jià

fully adjustable gnathologic articulator

可模拟和复制下颌三维运动,并记录下颌运动时间的咬合架。

全可调节𬭼架

quán kě tiáo jié hé jià

fully adjustable articulator

仅为中文文献对"全可调节咬合架"的释义与表达。

参见:全可调节咬合架。

全可调节咬合架

quán kě tiáo jié yǎo hé jià

fully adjustable articulator

可以模拟下颌三维运动的咬合架,并且能够接受下颌运动轨迹描记的信息。

全口重建

quán kǒu chóng jiàn

complete mouth rehabilitation

上颌和下颌的全牙列固定修复,无论是否存在种植体。

全口义齿

quán kǒu yì chǐ

complete denture, full denture

①广义的全口义齿,是指替代上颌和/或下颌全牙列和相关缺失结构的义齿,由黏膜或种植体支持与固位的

固定或可摘义齿。②狭义的全口义齿,是指替代上颌或下颌全牙列和相关缺失结构的黏膜支持的可摘义齿。③英文"full denture"是英文"complete denture"的过时术语。

全口义齿修复学

quán kǒu yì chǐ xiū fù xué

complete denture prosthodontics, complete denture prosthetics, full-denture prosthetics

过时的术语。曾经是指用全口义齿替换缺失的牙列及其相关结构的科学与艺术。

全麻药

quán má yào

general anesthetics

【同】"全身麻醉药"。

全面部印模

quán miàn bù yìn mú

complete facial moulage

记录面部软组织轮廓的印模。

全色盲

quán sè máng

achromatopsia

①单色视觉。②单色视觉的类型之一,所有的颜色都被感知为非彩色。

全身麻醉

quán shēn má zuì

general anesthesia

麻醉药通过吸入、静脉注射、肌内注射或直肠灌注等方式,作用于中枢神经系统,产生可逆性全身痛觉和意识消失,同时伴有反射抑制和一定程度肌松弛的麻醉方法。

全身麻醉药

quán shēn má zuì yào

general anesthetics

是可逆性作用于中枢神经系统,引起暂时性感觉、意识和反射消失以及骨骼肌松弛的麻醉药物。

全饰面冠

quán shì miàn guān

full veneer crown

【同】"全冠"。

全血细胞减少症

quán xuè xì bāo jiǎn shǎo zhèng

pancytopenia

血液循环中血细胞和血小板的减少。

全牙弓骨膜下种植体

quán yá gōng gǔ mó xià zhòng zhí tǐ

complete arch subperiosteal implant

在剩余牙槽嵴的骨膜下植入的种植体,为全牙弓的覆盖或固定式修复体提供支持和固位的基台。

参见:骨膜下种植体。

颧大肌

quán dà jī

zygomaticus major

位置表浅,呈带状,起自颧骨颧颞缝前方,行经咬肌和颊肌表面,行向前下,止于口角上方的皮肤和颊黏膜。由面神经的颧支支配,其主要作用是牵拉口角向外上。

颧骨

quán gǔ

zygoma

面中线两侧各一,是上颌骨与脑颅骨之间的主要支架,参与形成面部的隆起、眶外侧壁、眶底、颞窝,以及颞下窝的一部分。结构由一个体部和三个突起组成:额蝶突、上颌突、颞突。颞突向后与颞骨颧突相接构成颧弓。

颧骨皮肤瘘管

quán gǔ pí fū lòu guǎn

fistula of zygomatic implant

颧种植体植入后,由于创伤、感染或炎症等,形成颧骨通向皮肤外的瘘管。

颧上颌支柱

quán shàng hé zhī zhù

zygomaticomaxillary buttress

【同】"颧突支柱"。

颧神经

quán shén jīng

zygomatic nerve

颧神经是上颌神经的分支,自翼腭窝处起自上颌神经后,经眶下裂入眶,穿过眶外侧壁之颧骨管,分为颧颞支和颧面支,分布于颧、颞部皮肤。有交通支入泪腺神经控制泪腺分泌。

颧神经损伤

quán shén jīng sǔn shāng

zygomatic nerve injury

是指颧种植术中可能因为翻瓣或种植窝预备等原因,造成颧神经的颧面支损伤,引起术后颧部感觉异常。

颧突支柱

quán tū zhī zhù

zygomatic buttress

起于第一磨牙区的牙槽突,沿颧牙槽嵴至上颌颧突,由此向上经眶外缘至额骨,或向后沿颧弓经颧骨乳突至颅底,主要传递前磨牙和磨牙的咀嚼力至颅底。

颧小肌

quán xiǎo jī

zygomaticus minor

起自颧骨的颧颌缝后方,行向前下,止于口角内侧和上唇外侧的皮下,由面神经的颧支支配,其主要作用是牵拉上唇向上。

颧牙槽嵴

quán yá cáo jí

infrazygomatic crest, ygomatico-alveolar ridge

上颌骨的颧突向下至上颌第一磨牙牙槽骨处形成的一条可扪及的骨嵴,通常骨质较为致密。

颧种植

quán zhòng zhí

zygomatic implant approach

颧种植体斜行植入颧骨的种植技术。通常用于上颌骨严重萎缩、发育不良、缺损或缺失的病例。

颧种植体

quán zhòng zhí tǐ

zygomatic implant

一类长度介于30~60mm、植入颧骨的自攻性螺纹种植体。可为机械加工表面或粗糙表面,种植体颈部存在或不存在角度设计,基台连接为内连接或外连接设计。

颧种植体折断

quán zhòng zhí tǐ zhé duàn

zygomatic implant fracture

颧种植体颈部或体部的断裂。主要原因是应力集中、材料疲劳、各种腐蚀或创伤等。

颧种植钻

quán zhòng zhí zuàn

zygomatic implant drill

用于植入颧种植体的成套序列器械。

缺损

quē sǔn

defect

由于先天或后天因素,维持正常功能或美学形态所必需的解剖结构(如骨或软组织)量的缺失。

缺损临界值

quē sǔn lín jiè zhí

critical-sized defect (CSD)

是指不能依靠骨组织自身愈合的最小骨缺损,其大小根据生物种类或缺损的解剖位置而异。

缺陷

quē xiàn

deficiency, defect

过错、瑕疵、功能不良或结构缺损。

缺陷性

quē xiàn xìng

defective

与功能、结构或行为不足相关的。

缺陷性𬌗接触

quē xiàn xìng hé jiē chù

defective occlusal contact

过时的术语。用于表达偏斜𬌗接触。

缺血

quē xuè

ischemia

由于血管收缩或阻塞导致的机体组织和器官的血供障碍以及含氧血液供应不足。创口缝合张力过大也是因素之一。

缺血性骨坏死

quē xuè xìng gǔ huài sǐ

avascular necrosis of bone, ischemic necrosis of bone

【同】"骨坏死"。

缺牙间隙

quē yá jiàn xì

edentulous space

在牙缺失之前曾被一颗或几颗牙占据的空间。

缺牙位点

quē yá wèi diǎn

edentulous site

描述缺牙间隙的术语。

确认记录

què rèn jì lù

verification index

在模型上制作或在口腔内相互验证就位的种植体位置关系记录。如果没有达到密切就位，则需将记录切开并重新连接。

确认夹板

què rèn jiā bǎn

verification jig, confirmation jig

在主模型上制作的多个种植体位置关系记录，可在口内试戴以检查主模型的准确性。如果记录不能准确就位，可切开并重新连接，并制作新的确认模型。确认可以直接在口内制作，再灌注确认模型。

确认模型

què rèn mó xíng

verification cast

确认准确就位之后，用种植体位置关系记录灌制的新模型。

R

染料
rǎn liào
dye
是指不散射光,且能够吸收某些波长
并传输其他波长的着色剂。

染色
rǎn sè
stain
①外源性物质(例如渗透性染料或化
学物质)造成物体颜色的变化。②使
用内在或外在染色剂有意地改变修
复体颜色,以达到理想的美学效果。
③饮食、细菌作用、烟草和/或其他物
质而导致牙表面变色,可能是内在或
外在的、后天的或发育性的。④通过
使用内在或外在着色剂有意地改变修
复体,以达到理想的效果。

染色剂
rǎn sè jì
stain
用于给材料或物体着色的渗透性染料
或化学物质。

染色体
rǎn sè tǐ
chromosome
位于细胞核内的、携带遗传因子的、小
的、深色的、或多或少呈杆状的物体。
在细胞分裂时,染色体包含沿其长度
排列的基因一分为二分配给子细胞。
个体体细胞中的染色体数目是恒定的
(二倍体数目),而生殖细胞中的染色体
数目为体细胞内数目的一半(单倍体
数目)。

绕轨髁
rào guǐ kē
orbiting condyle
【同】"非工作侧髁"。

热固化
rè gù huà
heat cured
【同】"热活化聚合"。

热坏死
rè huài sǐ
heat necrosis
是指骨在高温下长时间暴露所导致的
细胞死亡,例如在不当的种植窝预备
过程中。

热回火
rè huí huǒ
thermal tempering
在玻璃陶瓷的外部和内部制造冷却速
率差异,从而形成表面压缩层并增加
弯曲强度。

热活化聚合
rè huó huà jù hé
heat-activated polymerization
①在树脂中,小分子链分子热活化形
成大分子链。②热活化激发引发剂过
氧化苯甲酰,与甲基丙烯酸甲酯单体
反应形成聚甲基丙烯酸甲酯。

热加工义齿基托
rè jiā gōng yì chǐ jī tuō
processed denture base
为热聚合、致密、颜色稳定的丙烯酸义

齿基托，与人工牙相连。

热凝树脂

rè níng shù zhī

heat-curing resin

需有外界加热才能聚合的树脂。

热膨胀

rè péng zhàng

thermal expansion

①热引起的材料或物质的膨胀。②铸造时，包埋材的热膨胀是适当补偿铸造金属的凝固收缩的重要因素之一。

热塑性

rè sù xìng

thermoplastic, thermoplasticity

某些材料特性，为可逆的物理现象，加热时可软化，冷却时恢复为硬化状态。

热稳定糖蛋白

rè wěn dìng táng dàn bái

α2-HS-glycoprotein (AHSG)

蛋白酶抑制剂胱抑素超家族的成员，由肝脏分泌，参与多种代谢途径，包括抑制血管钙化、骨代谢调节、蛋白酶活性控制、胰岛素抵抗、角化细胞迁移和乳腺肿瘤细胞增殖信号传导。

热压膜

rè yā mó

thermomolding

【同】"真空热成型"。

热压铸陶瓷

rè yā zhù táo cí

heat-pressed ceramics

将预成瓷块熔融后注入耐火模型中进行铸造的陶瓷材料。

人白细胞抗原

rén bái xì bāo kàng yuán

human leukocyte antigen (HLA)

人类主要的组织相容性复合物，由 MHCⅠ类和 MHCⅡ类分子组成，存在于所有有核哺乳动物细胞中。主要负责个体间移植排斥反应。

人工关节

rén gōng guān jié

prosthetic joint

替代关节炎性退变或外伤后的天然关节的人工假体。

人工冠

rén gōng guān

artificial crown

由金属、塑料或陶瓷制成的用以修复三个或三个以上轴面和殆面或切缘的修复体。

人工合成骨移植物

rén gōng hé chéng gǔ yí zhí wù

alloplastic graft

修复骨组织缺损的人工合成材料，包括磷酸钙（羟基磷灰石、磷酸三钙和双相磷酸钙）、生物活性玻璃和聚合物等类型。

人工合成聚合物

rén gōng hé chéng jù hé wù

synthetic polymer

人工合成的具有重复单元的大分子有机化合物。

人工现实

rén gōng xiàn shí

artificial reality

【同】"虚拟现实"。

人工牙
rén gōng yá

denture tooth

①狭义来讲,通常是指用于带有树脂基托的修复体的假牙。②广义来讲,是义齿代替缺失牙产生功能作用的部分,材料包括瓷或树脂等。

人工牙列
rén gōng yá liè

artificial dentition imitation

天然牙列的人工替代牙列。

人工牙龈
rén gōng yá yín

gingival mask

是指置于石膏模型表面的模拟牙龈轮廓的聚合物。

人工智能
rén gōng zhì néng

artificial intelligence (AI)

泛指利用计算机或者计算机控制的机器模拟、延伸和扩展人的智能,感知环境、获取知识并使用知识获得最佳结果的理论、方法、技术及应用系统。

人口归因风险
rén kǒu guī yīn fēng xiǎn

population attributable risk

①在总人口中,可归因于特定风险因素的疾病发生率或疾病风险比例。②总人口风险与未暴露人群风险之间的差异。

人类免疫缺陷病毒
rén lèi miǎn yì quē xiàn bìng dú

human immunodeficiency virus (HIV)

可以引起获得性免疫缺陷综合征的RNA病毒,主要分为 HIV-1 和 HIV-2,属逆转录病毒,通过接触血液、精液、宫颈分泌物和脑脊液等体液传播。

人身伤害
rén shēn shāng hài

physical injury

①特指侵犯人身权行为造成的他人身体伤害。②因不适当的口腔卫生维护、治疗或口腔副功能习惯造成的伤害。

人体修复学
rén tǐ xiū fù xué

somatoprosthetics

使用医用级硅树脂、玻璃和/或丙烯酸制作人工替代物以修复缺失或变形的人体部分的科学。

人造冠
rén zào guān

artificial crown

【同】"人工冠"。

人造石
rén zào shí

artificial stone

为特殊煅烧的石膏衍生物,类似于熟石膏。由于其颗粒无孔,所以比熟石膏更强固。

人中
rén zhōng

philtrum

上唇外表面中线处的纵行浅沟,自鼻中隔延伸至上唇唇珠。

人中点
rén zhōng diǎn

labrale superius

人中与唇红缘相交处的最低点。

人中嵴

rén zhōng jí

philtrum crest, philtrum ridge

人中凹的两侧各有一条突起的纵行皮肤嵴,从鼻小柱根部两侧向下延伸至两侧唇峰,是由肌纤维网络和面部肌肉作用共同形成的。

刃厚皮片

rèn hòu pí piàn

epidermal skin graft, razor-thin graft, Ollier-Thiersch graft

包括表皮层和很薄一层真皮最上层的乳头层的非常薄的皮片。

刃状

rèn zhuàng

knife-edge

用于描述尖锐或狭窄的剩余牙槽嵴顶的形态。

刃状牙槽嵴

rèn zhuàng yá cáo jí

knife-edge ridge

在牙缺失之后,牙槽嵴顶进行性骨吸收所形成的高而窄的牙槽嵴。在考伍德-豪厄尔分类中为Ⅳ类。

刃状终点线

rèn zhuàng zhōng diǎn xiàn

knife-edge finish line

靠近牙龈边缘处制备的和未制备的牙体之间的清晰连接处。

任意面弓

rèn yì miàn gōng

arbitrary facebow

面弓设计的类型之一,可根据面部解剖标志相对简单地确定个性化铰链轴,例如可以选择铰链轴为在耳屏前到外眦的连线上约 13 毫米的双侧铰链轴点的连线。

韧带

rèn dài

ligament

连接骨或其支撑内脏的坚韧、致密纤维结缔组织束。

韧性

rèn xìng

toughness

在材料科学上,是指材料受到使其发生形变的力时对抗断裂的抵抗能力。

妊娠期龈炎

rèn shēn qī yín yán

pregnancy gingivitis, pregnancy-associated gingivitis

妊娠期间的牙龈炎症。由于女性激素水平升高,原有的牙龈慢性炎症加重,使牙龈肿胀或形成龈瘤样的改变,分娩后病损可自行减轻或消退。

妊娠相关性化脓性肉芽肿

rèn shēn xiāng guān xìng huà nóng xìng ròu yá zhǒng

pregnancy-associated pyogenic granuloma

妊娠期间由菌斑和激素变化引起的化脓性肉芽肿,通常在分娩后消退。

溶胞

róng bāo

lysis

细胞溶解酶导致细胞溶解的过程。

溶骨

róng gǔ

osteolysis

骨溶解,尤其指骨钙丢失导致的骨溶解。

溶解

róng jiě

lysis

①器官或结构的溶解或破坏,例如钙丢失而造成的骨破坏(溶骨)。②细胞溶解。

溶菌的

róng jūn de

bacteriolytic

以促进细菌溶解或破坏为特征的。

溶菌酶

róng jūn méi

lysozyme

能水解细菌中黏多糖的低分子量碱性酶,通过催化水解细菌细胞壁中特定糖苷键,破坏细菌细胞壁,从而起到抗菌作用。可以存在于眼泪、唾液等分泌物中。

溶酶体

róng méi tǐ

lysosome

细胞内具有高度异质性的膜性结构细胞器,内含酸性水解酶,通过胞吞作用或吞噬作用参与细胞内消化。

熔块

róng kuài

frit

①用来制作玻璃的煅烧过的或部分熔合的物料。②烧热时浸入水中获得的

部分或全部熔合的瓷。

熔炉焊接

róng lú hàn jiē

oven soldering

使用来自熔炉的热量来熔融和熔化焊料的焊接程序。

熔模铸造

róng mó zhù zào

investment casting

由可承受高温而不解体的材料制成铸模的铸造类型。

熔融沉积成型

róng róng chén jī chéng xíng

fused deposition modeling (FDM)

使热熔材料逐层挤压并沉积在指定的位置凝固成型,最终形成整个原型或零件的工艺。

融合牙

róng hé yá

fused teeth

牙发育过程中,牙釉质、牙本质或牙骨质中的单一结构或多种结构连在一起的两颗或多颗牙。

肉瘤

ròu liú

sarcoma

起源于间叶组织的恶性肿瘤的统称。

肉芽肿

ròu yá zhǒng

granuloma

反应性结节状病灶,常含有巨噬细胞、上皮样细胞、多核巨细胞和淋巴细胞等。

肉芽肿型牙龈瘤

ròu yá zhǒng xíng yá yín liú

granulomatous eplis

【同】"血管型牙龈瘤"。

肉芽肿组织

ròu yá zhǒng zǔ zhī

granulomatous tissue

独特的炎症病理类型,由被单核细胞(通常是淋巴细胞)包绕的上皮样细胞组成。

肉芽组织

ròu yá zǔ zhī

granulation tissue

肉芽组织由新生薄壁的毛细血管以及增生的成纤维细胞构成,并伴有炎细胞浸润和组织水肿,肉眼表现为鲜红色、颗粒状,柔软湿润,形似鲜嫩的肉芽故而得名。

蠕变

rú biàn

creep

在恒应力作用下,材料的应变随时间不断增加的现象。

乳酸 - 乙醇酸共聚物

rǔ suān yǐ chún suān gòng jù wù

poly (lactic-co-glycolic acid) (PLGA)

以乳酸和羟基乙酸为单体的人工合成可降解聚合物,体内降解产物为乳酸和羟基乙酸,最终代谢为水和二氧化碳,可用于缝线、药物缓释载体和组织工程支架材料等。

乳酸杆菌

rǔ suān gǎn jūn

Lactobacillus spp.

导致龋齿进展的革兰氏阳性能动杆菌,可以在厌氧条件下生存。

乳头

rǔ tóu

papilla

①软组织的小凸起。②充填于邻牙接触区根方外展隙的软组织。

乳头带蒂瓣

rǔ tóu dài dì bàn

papillary pedicle flap

利用龈乳头侧向旋转的瓣。

乳头带蒂移植物

rǔ tóu dài dì yí zhí wù

papillary pedicle graft

【同】"乳头带蒂瓣"。

乳头状瘤

rǔ tóu zhuàng liú

papilloma

良性上皮肿瘤,外生、有蒂,呈菜花样。可能是由病毒所导致。

乳牙列

rǔ yá liè

deciduous dentition, primary dentition

由乳牙构成的天然牙列。

乳牙脱落

rǔ yá tuō luò

exfoliation

伴随恒牙萌出、乳牙的生理性脱落。

乳牙牙根残片

rǔ yá yá gēn cán piàn

root fragment

乳牙未完全吸收或未完全拔除后保留

在颌骨中的部分牙根,通常是根尖部。

入路开孔
rù lù kāi kǒng

access hole

在种植体支持式修复体殆面或舌侧面的开口,为旋入或旋出基台螺钉或修复体螺钉提供入路。

入射角
rù shè jiǎo

angle of incidence

光束轴线与物体表面垂线之间形成的角。

褥式缝合
rù shì féng hé

mattress suture

缝合过程中切口两侧各进针、出针一次,拉拢缝合固定,并于最初进针点打结,使黏骨膜瓣更好地贴合骨面。适用于两牙之间有较大缝隙或龈乳头较宽时。

软腭
ruǎn è

soft palate

附着于硬腭后缘,向后延伸而来的腭的后三分之一。主要由腭腱膜、腭肌、腭腺、血管、神经和黏膜构成。

软腭黏膜
ruǎn è nián mó

mucosa of the soft palate

口腔黏膜衬覆腭后 1/3 的被覆黏膜,为无角化的复层鳞状上皮,上皮内偶见味蕾,固有层血管较多,与黏膜下层之间有弹力纤维分隔。黏膜下层含大量黏液腺。软腭黏膜与硬腭黏膜相延续,色较硬腭深。

软腭阻塞器
ruǎn è zǔ sè qì

soft palate obturator

【同】"语音辅助赝复体"。

软垢
ruǎn gòu

debris

黏附于牙、种植体、基台或修复体表面的软而黏的乳白色斑块,由脱落的细胞、食物残渣、微生物及其产物组成,为不规则地混合堆积,缺乏菌斑生物膜的有序结构。

软垢指数
ruǎn gòu zhǐ shù

debris index

约翰·格林(John C. Greene)和杰克·朱红(Jack R. Vermillion)提出的牙面软垢量的评价指数,是简化口腔卫生指数(含软垢指数和牙石指数)的构成部分。检查时用肉眼直接观察或通过口镜观察,结合使用探针划过牙面来判断软垢量。记分标准为:0= 无软垢或着色;1= 软垢覆盖牙面不超过牙面的颈 1/3,或牙面上存在外源性着色;2= 软垢覆盖牙面 1/3~2/3;3= 软垢覆盖牙面 2/3 以上。

软骨
ruǎn gǔ

cartilage

由间质产生的结缔组织衍生物。典型的透明型为柔韧、有弹性、半透明的玻璃样外观。它的细胞间质是包含结缔组织纤维网络的复合蛋白质(软骨黏蛋白)。

软骨基质

ruǎn gǔ jī zhì

cartilage matrix, interterritorial matrix, territorial matrix

软骨的细胞间质，由埋在无定形基质中的细胞和细胞外纤维组成。

软骨内成骨

ruǎn gǔ nèi chéng gǔ

endochondral ossification

在形成透明软骨的基础上，软骨基质钙化并最终被骨所替代的过程，是四肢骨和躯干骨的骨发生方式。

软骨细胞

ruǎn gǔ xì bāo

chondrocyte

沉积在软骨内的成熟的软骨形成细胞。软骨为高度专化的结缔组织，可以负担很高的压力，通过渗透获得营养。在软骨内骨化过程中，软骨细胞经历细胞凋亡的过程，细胞凋亡与血管化、骨生成和软骨吸收有关。

软骨衍生形态发生蛋白1

ruǎn gǔ yǎn shēng xíng tài fā shēng dàn bái yī

cartilage-derived morphogenetic protein 1 (CDMP1)

与多种细胞功能有关的蛋白质，属于β转化生长因子超家族（TGF-β）。该分子被认为是四肢骨骼形成以及附件骨发育的几种调节因子之一。

软𬌗板

ruǎn hé bǎn

soft splint

①用弹性材料制成的保护性𬌗板，覆盖上颌牙弓和/或下颌牙弓，以防外伤或异常𬌗接触，如运动护齿器。②一种将弹性丙烯酸材料置于组织面的𬌗板，可提高佩戴舒适度或增加固位。

软件狗

ruǎn jiàn gǒu

dongle

【同】"加密狗"。

软咬合记录

ruǎn yǎo hé jì lù

mush bite

过时的术语。不使用基托而只使用蜡等非刚性材料记录下颌与上颌的位置关系。

软硬腭裂

ruǎn yìng è liè

uranostaphyloschisis

软腭与硬腭均存在裂隙的腭裂。

软组织

ruǎn zǔ zhī

soft tissue

①任何非钙化的组织。②包括牙龈在内的口腔黏膜。

软组织 - 种植体的生物学封闭

ruǎn zǔ zhī zhòng zhí tǐ de shēng wù xué fēng bì

soft tissue-implant biologic seal

【同】"种植体周生物学封闭"。

软组织瓣坏死

ruǎn zǔ zhī bàn huài sǐ

flap necrosis

因手术创伤、血供障碍或感染等因素导致带蒂或游离的软组织瓣部分或全部坏死。

软组织表型
ruǎn zǔ zhī biǎo xíng
soft-tissue phenotype
【同】"牙龈表型"。

软组织环切刀
ruǎn zǔ zhī huán qiē dāo
tissue punch
【同】"环切刀"。

软组织环切术
ruǎn zǔ zhī huán qiē shù
tissue punch technique
环切刀在软组织上形成环形切口的技术,用于不翻瓣植入种植体时暴露骨面、二期手术时暴露种植体平台以及辅助切取用于移植的腭黏膜。

软组织记录
ruǎn zǔ zhī jì lù
tissue registration
过时的术语。是指使用适当的材料,在任何条件下准确记录软组织的形状与位置并且不会发生软组织变形的印模过程。

软组织矫形手术
ruǎn zǔ zhī jiǎo xíng shǒu shù
corrective soft tissue surgery
纠正先天性或继发性软组织缺损以及术后瘢痕的整形外科手术,也包括软组织移植(结缔组织或游离牙龈移植)的增量手术。

软组织模型
ruǎn zǔ zhī mó xíng
soft tissue cast
种植体代型平台被模仿黏膜的弹性材料包绕的工作模型,以便技工室制作。

软组织缺损
ruǎn zǔ zhī quē sǔn
soft tissue defect
软组织量和 / 或质的不足,包括附着黏膜不足、黏膜瘢痕和龈缘退缩等。

软组织水平种植体
ruǎn zǔ zhī shuǐ píng zhòng zhí tǐ
soft tissue level implant (STL)
为一体式种植体,穿黏膜光滑颈部与位于骨内的粗糙体部为一体,种植体平台带有修复体肩台设计。平台可以位于软组织内,也可以与骨平面平齐,因此也称之为组织水平种植体。
参见:组织水平种植体。

软组织塑形
ruǎn zǔ zhī sù xíng
tissue molding, tissue trimming
通过手法和软组织运动来塑形印模材料,以确定义齿边缘的位置。

软组织退缩
ruǎn zǔ zhī tuì suō
recession, tissue recession
龈缘向釉牙骨质界或种植体平台方向,即根向迁移。

软组织移植物
ruǎn zǔ zhī yí zhí wù
soft tissue graft
泛指从供区切取的各种软组织瓣,包括游离瓣和带蒂瓣,用于增加角化黏膜的宽度、厚度和前庭沟的深度等。

软组织增量
ruǎn zǔ zhī zēng liàng
soft tissue augmentation, soft-tissue augmentation procedures

增加角化黏膜宽度、厚度、前庭沟深度
和成形种植体周软组织的软组织移植
手术。

软组织支持性

ruǎn zǔ zhī zhī chí xìng

tissue-supported, tissue-borne

描述由剩余牙槽嵴的软组织支持的。

瑞氏染色

ruì shì rǎn sè

Wright stain

使用伊红和亚甲蓝组成的混合物进行
血液涂片染色和血液中疟原虫检测的
染色法。

润湿性

rùn shī xìng

wettability

是指液体在固体表面上润湿的程度。
润湿过程与体系的界面张力有关。当
液体和固体接触时,由于固/液间界
面张力与气/液、气/固间的表面张力
间存在平衡关系,达到平衡时,形成的
接触角(θ)与各界面张力之间符合杨
氏公式(Young Equation):$\gamma SV = \gamma SL + \gamma LV \times \cos\theta e$。接触角越小,润湿性越
好,液体越较易润湿固体。凡是任何
与三相界面自由能改变的因素都可以
影响固体表面的润湿性。

S

萨默斯骨凿
sà mò sī gǔ záo
Summers osteotomes
布林·萨默斯(Bryn Summers)设计的用于穿牙槽嵴上颌窦底提升手术的骨凿。

萨默斯骨凿技术
sà mò sī gǔ záo jì shù
Summers osteotome technique
【同】"骨凿技术"。

塞尔丁牵开器
sāi ěr dīng qiān kāi qì
seldin retractor
一类牵拉骨膜或软组织瓣的总称,有多种工作端设计。

塞罗卡因
sāi luó kǎ yīn
xylocaine
【同】"利多卡因"。

赛博特分类
sài bó tè fēn lèi
Seibert classification
由赛博特(Seibert)所描述的剩余牙槽嵴形状分类。包括 I 类缺损:颊舌向组织宽度丧失,但牙槽嵴高度充足;II 类缺损:牙槽嵴高度丧失,但宽度充足;III 类缺损:牙槽嵴的高度和宽度均丧失。

三壁骨袋
sān bì gǔ dài
three-wall intrabony pocket
为"三壁骨内袋"的非标准用语。

参见:三壁骨内袋。

三壁骨内袋
sān bì gǔ nèi dài
three-wall intrabony pocket
在垂直性骨吸收形成的骨下袋,牙根或种植体有三个面存在支持骨,其他一个面的支持骨破坏,但外周有骨壁存在。

三壁骨缺损
sān bì gǔ quē sǔn
three-wall bone defect
种植体植入之后,三个面有骨接触,另外一个面无骨壁存在的骨缺损形态。

三叉神经
sān chā shén jīng
trigeminal nerve
第五对脑神经,是口腔主要的感觉神经,为混合神经,含一般躯体感觉和特殊内脏运动两种纤维,后者经三叉神经节并入下颌神经,支配咀嚼肌的运动。

三叉神经的
sān chā shén jīng de
trigeminal
与第五对脑神经(三叉神经)相关的。

三叉神经节
sān chā shén jīng jié
trigeminal ganglion
位于颞骨岩部尖端的三叉神经压迹处,由三叉神经内躯体感觉神经纤维的胞体组成,是人体最大的脑神经节。

三叉神经痛
sān chā shén jīng tòng
trigeminal neuralgia
三叉神经分布区内的阵发性、针刺样或电击样剧烈疼痛，历时数秒至数分钟，通常为单侧，疼痛呈周期性发作，间歇期无症状。多发生于中老年人。

三点标记
sān diǎn biāo jì
tripod markings
基于垂直于测量杆的单个平面，在模型上绘制的多个标记或线条，可以此为基准将模型按先前确定的方向重新放置在牙科模型观测仪上。

三点接触
sān diǎn jiē chù
tripodization
𬌗型之一，其特征是相对应的尖-窝关系为三点接触，而牙尖端没有接触。

三点支撑
sān diǎn zhī chēng
tripodization
【同】"三点接触"。

三根牙根分叉
sān gēn yá gēn fēn chā
trifurcation
在牙根分为三个独立牙根的分叉处。

三角排列
sān jiǎo pái liè
tripodization
植入三颗或三颗以上种植体时，使种植体平台不呈线性排列，以提高修复体的整体机械稳定性，并增加对非轴向负荷的抵抗力。

三角网格
sān jiǎo wǎng gé
triangular mesh
计算机图形学中使用的多边形网格类型，包括一系列由公共边或角相互连接的三角形，适用于三维数字结构的建模。

三角网格模型
sān jiǎo wǎng gé mó xíng
triangular mesh model
属于多边形网格数据，由一系列相互连接的平面三角片，在不规则的三维空间中所构成的一种曲面离散逼近的表达形式。

三角形牙冠
sān jiǎo xíng yá guān
triangular tooth crown
临床牙冠为三角形外形。在英文文献中将牙冠形态分为矩形和三角形两种形态。三角形牙冠是种植治疗的美学风险之一。

三棱钻
sān léng zuàn
triangular drill
俚语。是指工作端为三棱锥形，具有三个锋利切割刃的定位钻，横截面呈三角形。在种植外科手术时，易于钻透坚硬的皮质骨。

三明治技术
sān míng zhì jì shù
sandwich technique
为牙体修复技术，在牙本质上覆盖玻璃离子，然后再覆盖复合树脂。两种材料的协同作用兼顾了物理力学和美学的优势。

三明治截骨术

sān míng zhì jié gǔ shù

sandwich osteotomy

【同】"夹层骨移植"。

三期愈合

sān qī yù hé

healing by third intention

对于严重污染的创口,保持创口开放,直到污染明显减少,炎症消退并愈合。

三色刺激值

sān sè cì jī zhí

tristimulus value

在给定的三色系统中,需要与所考虑的刺激物的颜色相匹配的三种参考颜色的刺激量(R、G、B;X、Y、Z 等)。

三色视觉

sān sè shì jué

trichromatism

为视觉理论,假定在人的视网膜中存在三种不同的感受器,所看到的颜色需要三个独立可调的原色(例如红色、绿色和蓝色)进行混合复制。

三色视觉异常

sān sè shì jué yì cháng

anomalous trichromatic vision

色觉缺陷的类型之一,三色配色的比例与正常三色视觉的比例有显著差异。异常三色视觉有三种形式:红色弱、绿色弱和蓝色弱。

三色系统

sān sè xì tǒng

trichromatic system

基于三原色的混合相加来匹配色并用三色刺激值来表征色刺激的系统。

三维表面扫描

sān wéi biǎo miàn sǎo miáo

three-dimensional surface scanning, 3D surface scanning

获取真实物体表面数据,并将表面几何形状储存为一组三维点或顶点的表面绘制过程。

参见:顶点。

三维表面扫描仪

sān wéi biǎo miàn sǎo miáo yí

three-dimensional surface scanner, 3D surface scanner

【同】"三维扫描仪"。

三维测量

sān wéi cè liáng

three-dimensional measurement, 3D measurement

是指建立被测物的三维坐标数据的过程。

三维成像

sān wéi chéng xiàng

three-dimensional imaging, 3D imaging

是获得三维物体的内部和 / 或外部表面数据,再通过计算机处理还原数字图像的技术。

参见:计算机体层成像。

三维重建

sān wéi chóng jiàn

three-dimensional reconstruction, 3D reconstruction

通过物体扫描所获得的所有单个元素的组合,由此实现:①扫描对象的三维图像重建。②用于增材制造或减材制造。

三维打印

sān wéi dǎ yìn

three-dimensional printing, 3D printing
在计算机控制的平台,将树脂或金属等材料逐层沉积进行快速成型三维物体的增材制造技术。可以用于打印修复体、颌骨模型和外科导板等。

三维打印机

sān wéi dǎ yìn jī

three-dimensional printer, 3D printer
是在计算机控制的平台上,将粉末状树脂或金属等材料通过增量制造技术进行逐层沉积、快速成型三维物体的仪器。在口腔医学中基于计算机断层扫描数据,可以打印出修复体、颌骨模型和外科导板等。

三维分层

sān wéi fēn céng

three-dimensional layering, 3D layering
【同】"三维打印"。

三维激光扫描

sān wéi jī guāng sǎo miáo

three-dimensional laser scanning, 3D laser scanner
是指高速激光扫描通过三角测距方法,高分辨率地快速获取被测对象表面的三维坐标数据,从而建立或用三维打印机打印物体的三维影像模型。

三维建模

sān wéi jiàn mó

three-dimensional modeling, 3D modeling
通过专业软件数字表达三维物体表面信息的过程。

三维面部扫描

sān wéi miàn bù sǎo miáo

three-dimensional facial scanning, 3D facial scanning
【同】"面部扫描"。

三维扫描仪

sān wéi sǎo miáo yí

three-dimensional scanner, 3D scanner
对真实物体的扫描和分析,以收集其属性(例如形状、颜色或纹理)数据,并将其转换成数字格式的设备。

三维数据

sān wéi shù jù

three-dimensional data, 3D data
三维物体的结构信息构成的立体空间坐标系数据。

三维体积

sān wéi tǐ jī

three-dimensional volume, 3D volume
【同】"三维体积重建"。

三维体积重建

sān wéi tǐ jī chóng jiàn

three-dimensional volumetric reconstruction, 3D volumetric reconstruction
是指计算机轴向断层扫描(CAT)、锥束计算机断层扫描(CBCT)等获得的数据形式,可使用特定软件在计算机屏幕上实现三维可视化并对其进行操作。

三维文件格式

sān wéi wén jiàn gé shì

three-dimensional file formats, 3D file formats

用于创建和储存三维数据的多种文件格式,例如 ply、fbx、vrml、3DMF、3DML、3DXML、obj、dxf、w3d、skp、fmz、s3d、m3g、vue 和 STL 等。口腔医学的扫描和设计系统通常为 STL 文件格式。文件格式之间的转换可能会导致部分数据丢失。

三维渲染

sān wéi xuàn rǎn

three-dimensional rendering, 3D rendering

在计算机上自动将三维线框模型转换成具有三维逼真效果的平面视图的计算机图形处理过程。

三维有限元分析

sān wéi yǒu xiàn yuán fēn xī

three-dimensional finite element analysis

通过所建立的三维立体模型,进行有限元分析,利用简单而又相互作用的元素(即单元)以数学近似的方法对真实物理系统(几何和载荷工况)进行模拟。

参见:有限元分析。

三维制造格式

sān wéi zhì zào gé shì

three-dimensional manufacturing format, 3D manufacturing format (3MF)

为三维打印文件的格式,设计应用程序将全逼真三维模型发送到其他应用程序、平台、服务和打印机中。3MF 能够使用户把焦点放在技术创新上,而不是解决基本的互相兼容和可操作性上,其设计避免了与其他三维文件格式不兼容的问题。

三维制造文件

sān wéi zhì zào wén jiàn

three-dimensional manufacturing file, 3D manufacturing file (3MF)

为三维打印格式的文件,允许设计应用程序向其他应用程序、平台、服务和打印机的组合发送完整的三维模型。3MF 规范允许公司专注于创新,而不是基本的可操作性问题,旨在避免其他 3D 文件格式的相关限制。

三维种植体

sān wéi zhòng zhí tǐ

three-dimensional implant

是指从牙槽嵴的唇颊侧侧向植入骨内的种植体。

三硝酸甘油酯

sān xiāo suān gān yóu zhǐ

glyceryl trinitrate

【同】"硝酸甘油"。

三原色

sān yuán sè

three primary colors

【同】"原色"。

散发的

sǎn fā de

sporadic

①单发、分散、非流行性的。②发生在孤立的地理和/或时间位点的,尤其是在描述疾病时。

散射

sǎn shè

scattering

透射到不均匀折射率的介质粒子上的辐射能扩散或改向。散射可发生在任何此类界面、表面或介质内部。

散射辐射

sǎn shè fú shè

scatter radiation

未被目标组织吸收的辐射，可能会穿透组织或被组织偏转方向形成散射。

散射系数

sǎn shè xì shù

scattering coefficient

具有不同折射率的介质中单个颗粒的散射截面与几何截面之间的比。将其称为散射效率似乎更恰当，但在应用时还是称之为散射系数。

散布侧移

sàn bù cè yí

distributed side shift (DSS)

【同】"散布下颌侧移"。

散布下颌侧移

sàn bù xià hé cè yí

distributed mandibular lateral translation (DMLT)

侧方运动中非工作侧髁离开正中关系位之后，在侧方运动的初期其侧移均匀分布。

扫描成像模板

sǎo miáo chéng xiàng mú bǎn

scanographic template

用于 CT 扫描的放射线模板。

参见：放射线模板。

扫描电镜

sǎo miáo diàn jìng

scanning electron microscope (SEM)

【同】"扫描电子显微镜"。

扫描电镜照片

sǎo miáo diàn jìng zhào piān

scanning electron micrograph

【同】"扫描电子显微镜照片"。

扫描电子显微镜

sǎo miáo diàn zǐ xiǎn wēi jìng

scanning electron microscope (SEM)

利用电子束照射在样品表面，产生二次电子成像来观察样品表面三维形态的电子显微镜。

扫描电子显微镜照片

sǎo miáo diàn zǐ xiǎn wēi jìng zhào piān

scanning electron micrograph

能够从样品表面反射电子的电子显微镜所产生的高分辨率、大景深的表面三维图像。

扫描精度

sǎo miáo jīng dù

scanning accuracy

是指重复扫描所得测量值的一致程度或扫描数据与现实事物之间的接近程度。

扫描体

sǎo miáo tǐ

scan body

安放于种植体，通过口腔扫描将种植体位置转换成数字文件的装置，其作用与传统印模技术中印模帽相似。

扫描头

sǎo miáo tóu

scanning head, scanner head

口内扫描仪取像时发出光信号并接收反射的部分。

扫描误差

sǎo miáo wù chā

scanning error

通过扫描所得的数字化模型相对于实物在几何尺寸、相对位置和表面质量等方面的差异。

扫描仪

sǎo miáo yí

scanner

通过机械接触、激光或图像拍摄等方式，将二维图像或三维实体形状转化为数字信息并输入到计算机的装置。

参见：接触式扫描仪、白光扫描仪、激光扫描仪。

扫描印模棒

sǎo miáo yìn mú bàng

impression wand

【同】"手持扫描仪"。

色变

sè biàn

shade

①是用于描述特殊或基本色调变化的术语，例如黄偏绿的色调。②用于描述色彩偏黑（灰）或白的术语。

参见：比色。

色彩刺激

sè cǎi cì jī

chromatic stimulus

在普遍的适应条件下产生的可感知色的刺激。

色彩恒常性

sè cǎi héng cháng xìng

color constancy

感知到的颜色与光源颜色变化的相对关系，例如当照射物体表面的颜色光发生变化时，人们对该物体表面颜色的知觉仍然保持不变的知觉特性。

色差

sè chā

color difference

在规定条件下，两种颜色之差的量级和性质，称为 ΔE。

色差方程

sè chā fāng chéng

color difference equations

是将国际委员会（CIE）坐标系转换成更均衡的矩阵方程，使两种颜色之间的规定距离与观察到的色差的大小更接近，无论其色调。

色调

sè diào

hue

是颜色的基本特性，由物体所反射光线的波长决定。孟塞尔颜色系统中有10种基本的色调：红（R）、黄（Y）、绿（G）、蓝（B）、紫（P）5种主要色调以及黄红（YR）、绿黄（GY）、蓝绿（BG）、紫蓝（PB）、红紫（RP）5种中间色调。

色度

sè dù

chromaticness

①是用于描述特殊或基本色调变化的术语，例如黄偏绿的色调。②在自然色彩系统中表示的色调强度。

色度计

sè dù jì

colorimeter

测量颜色的三刺激值等色度量的仪

器。通过过滤可见光谱中的 3 个或 4 个区域的光来决定物体的颜色。测量所得的数据可通过软件对牙颜色进行分析,从而获得相应的色调、明度和饱和度,亦可与比色板相匹配。

色度图

sè dù tú

chromaticity diagram

以每个点代表不同的主波长和纯度的组合,通常以三角形的形式表示的平面图,在角上表示比色法原色。CIE 标准色度图实质上是一个直角三角形,表示假设的初级色度和 CIE 标准观察者的全色度。

色觉计

sè jué jì

chromatometer, chromatoptometer, chromometer, chromoptometer

【同】"比色仪"。

色觉缺陷

sè jué quē xiàn

color deficiency, defective color vision

与正常的三色视觉相比,颜色辨别能力的明显减弱。可分为三色性异常视觉、二色性视觉和单色性视觉。

色立体

sè lì tǐ

color solid

为三维的符号图形,表示所有可能的颜色与其色调、明度和饱和度的主要属性之间的关系。通常情况下,明度以图形的纵轴出现,色调和饱和度位于明度轴的两级。实体的边界实际上是不规则的,但有时它被表示为圆柱体、球体或立方体。

色盲

sè máng

color blindness

包括色觉缺陷、色觉异常或无法辨别某些颜色。

色品坐标

sè pǐn zuò biāo

chromaticity coordinates

是颜色的坐标,其定量表述有孟塞尔表色系统、RGB 表色系统、XYZ 表色系统和 CIE 表色系统等。任何色阶系统的两个维度来描述色度,不包括亮度维度。

色视症

sè shì zhèng

chromatopsia

使有颜色的物体呈现非自然的颜色、无色的物体呈现某种程度的颜色。

色素沉着

sè sù chén zhuó

pigmentation

① 色素的沉积,使物体着色或变色。② 人体自身产生的或外源性色素导致的皮肤与黏膜呈现不同范围及不同深浅的颜色变化。

色温

sè wēn

color temperature

表示光线中包含颜色成分的一个计量单位。当温度变化时,完全吸收或黑色物体产生颜色的温度,单位为开尔文(摄氏 +273)。范围从暗红色到黄色到白色到蓝色。该术语有时被错误地用于描述"白色"光源的颜色。描述光源颜色的正确术语是相关色温。

色相

sè xiàng

hue

【同】"色调"。

杀白细胞素

shā bái xì bāo sù

leukocidin

致病性葡萄球菌或链球菌产生的一类外毒素,对白细胞有杀伤作用。

杀菌剂

shā jūn jì

germicide, bactericide

可以杀死细菌的消毒剂,尤指致病微生物。

沙比结缔组织纤维

shā bǐ jié dì zǔ zhī xiān wéi

Sharpey connective tissue fibers

【同】"沙比纤维"。

沙比纤维

shā bǐ xiān wéi

Sharpey's fiber

①骨外膜的部分胶原纤维束穿入皮质骨形成的纤维,具有固定骨膜的作用。此时也称为"骨纤维"。②牙周膜成纤维细胞产生的胶原纤维,与牙根表面垂直,两端分别埋入牙骨质和牙槽骨。此时也称为"穿通纤维"。

砂

shā

sand

小而硬的颗粒,通常为某些矿物质,如二氧化硅。颗粒直径为 0.063~2mm,分为粗砂(0.5~2mm)、中砂(0.25~0.5mm)和细砂(0.063~0.25mm)三种。

筛窦

shāi dòu

ethmoidal sinus, ethmoidal air cell

位于鼻腔外侧壁上方与两眶之间的筛骨迷路内的海绵状含气空腔。其主要位于筛骨侧壁,还与额骨、上颌骨、泪骨、蝶骨和腭骨等毗邻。其窦腔分前、中、后三群,互相以薄骨片相隔,前两群分别开口于中鼻道,后群开口于上鼻道。

筛骨

shāi gǔ

ethmoid bone

眶之间、颅腔底前部、鼻腔顶部的一块近似立方形的颅骨,分为筛板、垂直板、筛骨迷路三部分。筛骨迷路内侧壁附有两个卷曲小骨片,称为上鼻甲和中鼻甲。位于垂直板两侧由菲薄骨片围成的许多小腔,称为筛窦,开口于上鼻道与中鼻道。

筛漏斗

shāi lòu dǒu

ethmoid infundibulum

半月裂向前下和外上逐渐扩大的漏斗状空间,从前上向后下依次有额隐窝、额鼻管、前组筛窦开口和上颌窦开口。

筛状

shāi zhuàng

cribriform

像筛子一样有大量小孔的解剖结构。

筛状板

shāi zhuàng bǎn

cribriform plate

①过时的术语。是指牙槽窝内壁的多孔骨板,附着牙周膜。放射学上将其称之为硬骨板。②筛骨的多孔水平骨

板,由嗅觉神经穿过。

筛状骨
shāi zhuàng gǔ
cribriform bone
【同】"固有牙槽骨"。

珊瑚源性羟基磷灰石
shān hú yuán xìng qiǎng jī lín huī shí
coral-derived hydroxyapatite
提取自珊瑚的异种骨移植材料,将其天然存在的 Ca_2CO_3 骨骼通过和磷酸水热交换反应转化为生物不可降解的多孔羟基磷灰石。

珊瑚质
shān hú zhì
coralline
由珊瑚的碳酸钙骨骼制成的一种陶瓷,用作骨代用品。

珊瑚状
shān hú zhuàng
coralliform
①具有珊瑚形状的。②像珊瑚一样的分枝。③用来形容珊瑚源性羟基磷灰石植入材料。

栅格图像
shān gé tú xiàng
raster graphics image
点矩阵数据结构,通常为像素空间网格的图像格式(例如 BMP、TIFF、GIF 和 JPEG)。

扇贝
shàn bèi
scallop
为水生生物,属软体动物门、扇贝科。

扇贝形饰边
shàn bèi xíng shì biān
scallop
①在扇贝上成形、切割或修整。②一系列凸圆形突起中的每个,形成用材料切成的装饰性边缘,或模仿扇贝壳的边缘制成的花边或针织。

膳食分析
shàn shí fēn xī
dietary analysis
根据饮食的含量、质量和营养成分进行评估,确定可能导致疾病的任何不平衡或缺乏的因素。

伤害性感受
shāng hài xìng gǎn shòu
nociception
因刺激伤害感受器而感到疼痛的能力。

伤害性感受器
shāng hài xìng gǎn shòu qì
nociceptor
为感觉受体,对有害或潜在有害的刺激敏感。通常对组织损伤有反应,但也可受到内源性化学物质的刺激。

伤害性疼痛
shāng hài xìng téng tòng
nociceptive
由刺激神经细胞引起的疼痛,与神经本身的损伤或疾病引起的疼痛不同。

商业纯钛
shāng yè chún tài
commercially pure titanium
是"工业纯钛"的误称。
参见:工业纯钛。

上部结构
shàng bù jié gòu
superstructure
①口腔修复学的非标准术语。是指通过杆连接体进行固位的固定或可摘修复体。②口腔种植学的早期术语。泛指种植体平台之上替代缺失牙以及相关牙龈或牙槽嵴的所有修复结构。

上部印模
shàng bù yìn mú
upper impression
"上颌印模"的俚语。
参见:上颌印模。

上齿槽座点
shàng chǐ cáo zuò diǎn
subspinale, point A
【同】"上牙槽座点"。

上唇结节
shàng chún jié jié
labial tubercle
【同】"唇珠"。

上唇系带
shàng chún xì dài
frenulum of upper lip
上唇内面口腔前庭中线上的黏膜皱襞,连接上唇与牙龈。

上唇线
shàng chún xiàn
upper lip line
【同】"唇线"。

上腭封闭区
shàng è fēng bì qū
palatal seal

【同】"腭后部封闭区"。

上腭扩展
shàng è kuò zhǎn
palatal expansion
正畸治疗中使上颌骨侧向移动以增加上腭的宽度。

上𬌗架
shàng hé jià
mounting
仅为中文文献对"上咬合架"的释义与表达。
参见:上咬合架。

上颌鼻切迹
shàng hé bí qiē jì
nasal notch of maxilla
【同】"鼻切迹"。

上颌侧切牙
shàng hé cè qiē yá
maxillary lateral incisor
位于上颌中切牙和上颌尖牙之间的切牙,左右对称,形态与上颌中切牙相似,体积较上颌中切牙稍小。

上颌动脉
shàng hé dòng mài
maxillary artery
颈外动脉的两个终末支之一。在下颌骨髁颈附近起自颈外动脉,经髁颈的深面前行至颞下窝,通常在翼外肌的浅面或在深面,行向前上,经翼上颌裂进入翼腭窝。

上颌窦
shàng hé dòu
maxillary sinus, maxillary antrum

位于上颌骨内的含气空腔,类似于一个横置的锥形,鼻腔外侧壁为其基底,尖端朝向颧突。通常将上颌窦描述为四个壁:前壁,又称面壁,为上颌骨的前面;后壁,为上颌骨的后面;上壁,即眶壁,为上颌骨的上面;内壁,为上颌骨的内面。以上颌窦开孔与中鼻道相通。

上颌窦壁型颧种植

shàng hé dòu bì xíng quán zhòng zhí

transsinus zygomatic implant

解剖引导法颧种植(ZAGA)分类中的颧种植体植入路径之一。上颌骨外侧壁有轻、中度的凹陷,颧种植体的头部位于牙槽嵴顶,体部走行于上颌窦前外侧壁,部分位于窦内,部分位于窦外,接触牙槽嵴、上颌窦外侧壁和颧骨。

上颌窦剥离子

shàng hé dòu bō lí zǐ

sinus elevator

【同】"上颌窦黏骨膜剥离子"。

上颌窦侧壁骨切割术

shàng hé dòu cè bì gǔ qiē gē shù

lateral antrostomy

【同】"侧壁开窗上颌窦底提升"。

上颌窦衬里

shàng hé dòu chèn lǐ

sinus lining

【同】"上颌窦黏骨膜"。

上颌窦成形术

shàng hé dòu chéng xíng shù

maxillary antroplasty

【同】"上颌窦底提升"。

上颌窦出血

shàng hé dòu chū xuè

maxillary sinus bleeding

①泛指上颌窦相关手术所导致的术中或术后的严重出血。②上颌窦底提升术中,是指损伤牙槽上颌窦动脉所导致的出血。

参见:牙槽上颌窦动脉。

上颌窦穿孔

shàng hé dòu chuān kǒng

sinus perforation

【同】"上颌窦黏骨膜穿孔"。

上颌窦底

shàng hé dòu dǐ

maxillary sinus floor, antral floor

是指上颌窦窦腔的下方骨壁,与上颌前磨牙和磨牙牙根根尖相比邻。上颌窦气化导致窦底不断向下扩张,甚至与根尖仅以薄层纸样骨板或黏骨膜相隔。

上颌窦底内提升

shàng hé dòu dǐ nèi tí shēng

internal sinus floor elevation, internal sinus graft

【同】"穿牙槽嵴上颌窦底提升"。

上颌窦底提升

shàng hé dòu dǐ tí shēng

sinus floor elevation, maxillary sinus floor elevation

将上颌窦底黏骨膜自窦底及周围骨壁分离,形成一个隔离的空间,植入骨增量材料以增加窦底骨高度,同期或分阶段植入种植体。包括侧壁开窗上颌窦底提升和穿牙槽嵴上颌窦底提升两种外科程序。

上颌窦底提升共识会议

shàng hé dòu dǐ tí shēng gòng shí huì yì

sinus graft consensus conference

是专家小组基于对骨增量材料、种植体类型、种植体植入时机、失败分析、放射线影像分析、适应证、禁忌证、修复体和术语命名的回顾性文献研究，制定并表决通过多项共识性声明的会议。在所获得的多项共识性声明中，最重要的是应该将上颌窦底提升视为高度可预测和有效的治疗方式。

上颌窦底提升同期种植

shàng hé dòu dǐ tí shēng tóng qī zhòng zhí

implant placement with maxillary sinus floor elevation

上颌窦底提升与种植体植入在同一次手术中完成。先决条件是剩余骨高度可以维持种植体的初期稳定性，否则，需要第二次手术植入种植体。种植体构型也是获得种植体初始稳定性的重要因素之一。

上颌窦底提升黏骨膜状态

shàng hé dòu dǐ tí shēng nián gǔ mó zhuàng tài

mucoperiosteum states of sinus floor elevation

在上颌窦底提升过程中，从骨膜侧观察，上颌窦黏骨膜可能出现以下几种状态：①骨膜完整；②骨膜损伤；③骨膜破裂；④黏骨膜穿孔。

上颌窦底外提升

shàng hé dòu dǐ wài tí shēng

external sinus floor elevation

【同】"侧壁开窗上颌窦底提升"。

上颌窦底移植物

shàng hé dòu dǐ yí zhí wù

maxillary sinus floor graft

用于上颌窦底提升的骨增量材料，通常为颗粒状自体骨和骨代用品的混合材料或单纯使用骨代用品。

上颌窦发育不全

shàng hé dòu fā yù bù quán

maxillary sinus aplasia

非常罕见的鼻窦发育异常，上颌窦容积显著低于正常。X射线平片上表现为不透明的上颌窦，计算机体层摄影可见骨壁厚、窦腔小。其病因不明确，可能与发育缺陷、创伤或鼻窦炎导致鼻通气减少等因素有关。

上颌窦副口

shàng hé dòu fù kǒu

accessory ostium

除上颌窦开口之外，上颌窦向鼻腔的开口，开口于中鼻道，通常位于上颌窦开口的下方，较为罕见。

上颌窦钙化

shàng hé dòu gài huà

antrolith

长期滞留的黏液或异物完全或部分钙化所形成的致密团块。

上颌窦骨移植

shàng hé dòu gǔ yí zhí

sinus grafting

【同】"上颌窦底提升"。

上颌窦骨移植技术

shàng hé dòu gǔ yí zhí jì shù

sinus grafting technique

【同】"上颌窦底提升"。

上颌窦骨移植物

shàng hé dòu gǔ yí zhí wù

sinus graft

上颌窦底提升中使用的自体骨和／或骨代用品。

上颌窦骨增量

shàng hé dòu gǔ zēng liàng

sinus augmentation

【同】"上颌窦底提升"。

上颌窦疾病

shàng hé dòu jí bìng

sinus disease

泛指上颌窦的各种病变。

上颌窦假性囊肿

shàng hé dòu jiǎ xìng náng zhǒng

antral pseudocyst, maxillary pseudocyst

上颌窦黏膜炎性渗出物积聚形成的非分泌性的上颌窦囊性病变，囊液清亮，囊壁无上皮衬里。病因多为炎症或变态反应等，牙源性感染被认为是主要病因之一。

参见：上颌窦囊肿。

上颌窦间隔

shàng hé dòu jiàn gé

maxillary sinus septum, antral septum

上颌窦内（多为窦底）突起的皮质骨骨壁，将上颌窦底分成两个或多个腔室，通常具有对称性特点。分隔的程度各不相同，通常位于第二前磨牙和第一磨牙区域之间。

上颌窦结构不良

shàng hé dòu jié gòu bù liáng

maxillary sinus hypoplasia (MSH)

容易被误诊为上颌窦感染或肿瘤的罕见疾病，可分为原发性发育异常或获得性发育不全。后者往往因儿童鼻窦感染或鼻窦创伤（包括放射损伤）引起的气化停止所致。按照钩突的异常程度，可分为三种类型。Ⅰ型为上颌窦轻度发育不全，钩突正常，漏斗内通道发达；Ⅱ型为上颌窦明显发育不全，钩突发育不全或缺失，漏斗形通道缺失或有病理变化；Ⅲ型为上颌窦重度发育不全，无钩突，裂隙样的上颌窦发育不全。

上颌窦开口

shàng hé dòu kāi kǒu

maxillary ostium, maxillary hiatus, opening of maxillary sinus, orifice of maxillary sinus

上颌窦在中鼻道的圆形或椭圆形开口，连接上颌窦和中鼻道。有时不规则，呈裂隙状。

上颌窦裂孔

shàng hé dòu liè kǒng

maxillary ostium, maxillary hiatus, opening of maxillary sinus, orifice of maxillary sinus

【同】"上颌窦开口"。

上颌窦膜

shàng hé dòu mó

sinus membrane, maxillary sinus membrane

【同】"上颌窦黏骨膜"。

上颌窦膜穿孔

shàng hé dòu mó chuān kǒng

perforation of the maxillary sinus membrane

【同】"上颌窦黏骨膜穿孔"。

上颌窦膜穿孔修补

shàng hé dòu mó chuān kǒng xiū bǔ

repair of maxillary sinus membrane perforation

【同】"上颌窦黏骨膜穿孔修补"。

上颌窦囊肿

shàng hé dòu náng zhǒng

maxillary sinus cyst, cyst of maxillary sinus

特指原发于上颌窦黏膜的囊肿,包括上颌窦假性囊肿、上颌窦黏液囊肿和上颌窦潴留囊肿。

参见:上颌窦假性囊肿、上颌窦黏液囊肿、上颌窦潴留囊肿。

上颌窦内镜

shàng hé dòu nèi jìng

antroscope

【同】"上颌窦内窥镜"。

上颌窦内镜检查

shàng hé dòu nèi jìng jiǎn chá

antroscopy

【同】"上颌窦内窥镜检查"。

上颌窦内窥镜

shàng hé dòu nèi kuī jìng

antroscope

用于检查上颌窦的内窥镜。

上颌窦内窥镜检查

shàng hé dòu nèi kuī jìng jiǎn chá

antroscopy

使用上颌窦内窥镜进行窦腔的检查。

上颌窦内提升

shàng hé dòu nèi tí shēng

internal sinus floor elevation

【同】"穿牙槽嵴上颌窦底提升"。

上颌窦内型颧种植

shàng hé dòu nèi xíng quán zhòng zhí

intrasinus zygomatic implant

解剖引导法颧种植(ZAGA)分类中的颧种植体植入路径之一。先于上颌窦前壁上部开窗,颧种植体于第一磨牙牙槽骨处进入上颌窦,于上颌窦内经过,最终固定于颧骨。

上颌窦黏骨膜

shàng hé dòu nián gǔ mó

maxillary sinus membrane

上颌窦窦腔表面的黏膜与骨膜的合称,厚度仅 1mm 左右。上颌窦底提升时,将其视为"一层"从上颌窦窦腔骨壁表面剥离。上颌窦黏骨膜分为三层,由表及里为上皮层、固有层和骨膜层。上皮层由纤毛柱状上皮细胞、杯状细胞、基底细胞和基底膜所构成。固有层由疏松结缔组织所构成,内含小动脉、小静脉、末梢神经、淋巴管和黏液腺等。黏液腺通过上皮层开口于上颌窦腔。骨膜层为菲薄的纤维结缔组织,也被称为骨膜样层。

上颌窦黏骨膜剥离器

shàng hé dòu nián gǔ mó bō lí qì

sinus mucoperiosteum stripper

【同】"上颌窦黏骨膜剥离子"。

上颌窦黏骨膜剥离子

shàng hé dòu nián gǔ mó bō lí zǐ

sinus mucoperiosteum stripper

侧壁开窗上颌窦底提升的专用手术器械。其形状和曲度适合于沿上颌窦内壁剥离上颌窦黏骨膜。

上颌窦黏骨膜穿孔

shàng hé dòu nián gǔ mó chuān kǒng

maxillary sinus mucoperiosteum perforation

上颌窦底提升或其他上颌窦相关手术（例如囊肿摘除和拔牙等）术中发生的上颌窦黏骨膜破裂。

上颌窦黏骨膜穿孔修补

shàng hé dòu nián gǔ mó chuān kǒng xiū bǔ

repair of maxillary sinus mucoperiosteum perforation

修复侧壁开窗上颌窦底提升术中黏骨膜穿孔的外科技术，包括黏骨膜裂孔缝合、覆盖生物可吸收性胶原膜和富血小板纤维蛋白等方法。

上颌窦黏膜

shàng hé dòu nián mó

maxillary sinus membrane

被覆在上颌窦腔表面的黏膜，由上皮层和固有层组成，与其下方附着于窦腔的骨膜构成上颌窦黏骨膜。上皮层由纤毛柱状上皮细胞、杯状细胞、基底细胞和基底膜所构成。固有层由疏松结缔组织所构成，内含小动脉、小静脉、末梢神经、淋巴管和黏液腺等。黏液腺通过上皮层开口于上颌窦腔。

上颌窦黏膜化生

shàng hé dòu nián mó huà shēng

maxillary sinus mucosal metaplasia

正常上颌窦黏膜细胞由分化成熟状态转变为不正常的分化状态的细胞。化生的黏膜细胞如果发生异常增生时可进展为肿瘤或恶性肿瘤，这类黏膜化生常在上颌窦坏死性唾液腺化生和施耐德乳头状瘤等中发生。

上颌窦黏膜囊肿

shàng hé dòu nián mó náng zhǒng

maxillary sinus cyst

【同】"上颌窦囊肿"。

上颌窦黏膜水肿

shàng hé dòu nián mó shuǐ zhǒng

maxillary sinus mucosal edema

由于上颌窦炎、肿瘤和囊肿等疾病引起过多的液体在上颌窦黏膜组织间隙内聚集的病理状态。

上颌窦黏膜增厚

shàng hé dòu nián mó zēng hòu

maxillary sinus mucosal thickening

①放射线检查概念：窦内较为均匀的非骨性密度增高影像。正常厚度的上颌窦黏膜放射线检查时不可见。②组织病理学概念：炎性反应导致的上颌窦黏膜厚度的增加，病理表现为黏膜内腺体增生、纤维组织增生或水肿。

上颌窦黏液囊肿

shàng hé dòu nián yè náng zhǒng

maxillary sinus mucocele

由于上颌窦开口阻塞所形成的上颌窦囊性病变，内含黏液，囊壁带有内衬上皮。囊肿可引起周围骨壁破坏。

上颌窦气化

shàng hé dòu qì huà

sinus pneumatization, maxillary sinus pneumatization

出生时上颌窦内充满液体。在恒牙的发育与萌出过程中，逐渐气化成为空腔，随着年龄增长，上颌窦腔容积持续增大，气化充分的上颌窦底与牙根之间可能仅以薄层骨、甚至一层软组织间隔。尤其是上颌后牙缺失之后，上颌窦骨壁的变薄会更加显著。过度的气化会降低窦底骨高度,需要进行上颌窦提升才能植入所需长度的种植体。

上颌窦提升

shàng hé dòu tí shēng

sinus lift, sinus elevation

"上颌窦底提升"的非标准术语。

参见:上颌窦底提升。

上颌窦提升手术

shàng hé dòu tí shēng shǒu shù

sinus lift surgery

"上颌窦底提升"的非标准术语。

参见:上颌窦底提升。

上颌窦外型颧种植

shàng hé dòu wài xíng quán zhòng zhí

extrasinus zygomatic implant, extrasinus approach, exteriorized technique

解剖引导法颧种植(ZAGA)分类中的颧种植体植入路径之一。上颌骨外侧壁重度凹陷,颧种植体头部位于牙槽嵴顶,体部走行于上颌窦前外侧壁外侧且不接触骨壁,颧种植体只接触牙槽嵴和颧骨。

上颌窦血管畸形

shàng hé dòu xuè guǎn jī xíng

maxillary sinus vascular malformation

以血管异常扩张为特征的罕见疾病。在上颌窦底提升术前放射线检查时应注意筛查,防止术中发生严重出血。

上颌窦炎

shàng hé dòu yán

maxillary sinusitis

由细菌、病毒、真菌、自身免疫、异物、牙或种植体等原因引起的上颌窦内感染性疾病,包括急性和慢性上颌窦炎。急性上颌窦炎是种植手术的绝对禁忌证。

上颌窦潴留囊肿

shàng hé dòu zhū liú náng zhǒng

maxillary retention cyst

由于上颌窦黏膜内的黏液腺导管阻塞,腺体分泌的黏液滞留而形成的上颌窦囊性病变。

上颌骨

shàng hé gǔ

maxilla

位于面中部,左右对称,有含气空腔,为面中部的主要支撑结构,参与构成整个上颌部、眼眶底部、口腔顶的大部分、鼻腔外侧壁和底部、部分颞下窝和翼腭窝、翼上颌裂及眶下裂。主要包括一体(即上颌骨体部,中空为上颌窦)、四突(即颧突、额突、腭突和牙槽突)和四面(即前外面又称脸面,后面又称颞下面,上面又称眶面,内面又称鼻面)。

上颌骨腭突

shàng hé gǔ è tū

palatine process of maxilla

上颌骨的水平拱形骨板,左右两侧在中线处相接,形成硬腭的前 2/3。

上颌骨计算机断层成像

shàng hé gǔ jì suàn jī duàn céng chéng xiàng

computed tomography imaging of the maxilla

局限于上颌区域的计算机轴向断层扫描。通常,层厚 1mm、层数 25~45、有效辐射剂量为 2.5~6mSv。

上颌骨前面

shàng hé gǔ qián miàn

anterior surface of maxilla

上颌骨的面侧及稍外侧面,上界为眶下缘,下方移行为牙槽突,内界为鼻切迹,后界为颧牙槽嵴。上颌骨前面也称前外侧面,为侧壁开窗上颌窦底提升的入路。

上颌骨切除术

shàng hé gǔ qiē chú shù

maxillectomy, maxillary resection

部分或全部的上颌骨切除。

上颌骨颧突

shàng hé gǔ quán tū

zygomatic process of maxilla

上颌体的前面、后面、上面汇聚成的锥形突起,与外上方的颧骨相接;向下移行至第一磨牙处形成颧牙槽嵴。

上颌骨缺失

shàng hé gǔ quē shī

maxillary loss

肿瘤、外伤、先天畸形等原因导致的上颌骨解剖结构全部缺失,往往伴有周围重要结构的破坏、缺损或缺失。

上颌骨缺损

shàng hé gǔ quē sǔn

maxillary defect

肿瘤、外伤、先天畸形等原因导致的上颌骨解剖结构的部分缺损,其缺损往往伴有周围重要结构的破坏、缺损或缺失。

上颌骨萎缩

shàng hé gǔ wěi suō

maxilla atrophy

由于牙缺失(尤其是多数牙或牙列缺失)降低了对上颌骨的生理性刺激、义齿基托压迫、全身因素(如激素水平变化)等引起的上颌骨广泛、严重的吸收与萎缩。严重者可能只剩余形成上颌窦底和鼻腔底的皮质骨板。

上颌骨吸收

shàng hé gǔ xī shōu

resorbed maxilla

上颌骨牙槽突广泛吸收,松质骨几乎完全丧失,通常只剩形成上颌窦底和鼻腔底的皮质骨板。

上颌后部𬌗片

shàng hé hòu bù hé piān

posterior maxillary occlusal radiograph

可显示上颌后部影像的口内放射线平片,范围包括第一前磨牙至第二磨牙、牙槽突和上颌窦底等。

上颌尖牙

shàng hé jiān yá

maxillary canine

上颌中线两侧的第三颗牙,单尖,通常是全口牙中牙体和牙根最长的牙。

上颌结节

shàng hé jié jié

maxillary tuberosity, maxillary eminence

上颌体后面下部、上牙槽嵴最远中的粗糙圆形隆起,为翼内肌浅头的起点。用于上颌义齿的固位或为自体骨移植供骨区。

上颌结节成形术

shàng hé jié jié chéng xíng shù

tuberosity reduction

手术切除上颌结节区多余的软组织(通常为纤维结缔组织)和 / 或骨,为修复体创造空间。

上颌结节注射法

shàng hé jié jié zhù shè fǎ

tuberosity injection

【同】"上牙槽后神经阻滞麻醉"。

上颌扩张

shàng hé kuò zhāng

maxillary expansion

为矫正狭窄的上颌牙弓和上颌后牙反殆的正畸方法,通过应用不同种类的矫正器施加的侧向扩张力扩大牙弓的宽度。

上颌隆凸

shàng hé lóng tū

maxillary torus

【同】"腭隆突"。

上颌隆突

shàng hé lóng tū

maxillary torus

【同】"腭隆突"。

上颌前部殆片

shàng hé qián bù hé piān

maxillary anterior occlusal projection; anterior maxillary occlusal radiograph

一种可显示上颌前部的口内 X 射线平片,范围包括切牙孔、鼻中隔、上颌窦、鼻泪管、上颌前牙及腭中缝等。

上颌前突

shàng hé qián tū

maxillary protraction

属于面部发育异常,其鼻下点位于眶

平面之前。

上颌神经

shàng hé shén jīng

maxillary nerve

三叉神经的第二个分支,为感觉神经,起自三叉神经节前缘的中部。广泛分布于面部、头皮、上颌窦和鼻腔黏膜以及牙。

上颌神经阻滞麻醉

shàng hé shén jīng zǔ zhì má zuì

block anesthesia of maxillary nerve

将麻药注射于圆孔或翼腭窝区域以麻醉上颌神经的局部麻醉方法。麻醉范围为整个上颌神经支分布区,包括同侧上颌牙及同侧鼻、下睑、上唇、软腭和硬腭。常用的注射方法有翼腭管注射法及口外注射法。但由于其注射难度较大,临床上较少用。

上颌体

shàng hé tǐ

body of maxilla

为上颌骨的主体,略呈锥体形,左右对称。上颌体分为前面(脸面)、后面(颞下面)、上面(眶面)和内面(鼻面)等四个面。上颌体内有上颌窦,开口于中鼻道。

参见:上颌骨。

上颌下颌关系记录

shàng hé xià hé guān xì jì lù

maxillomandibular relationship record

【同】"颌位记录"。

上颌下颌记录

shàng hé xià hé jì lù

maxillomandibular registration

【同】"颌位记录"。

上颌印模
shàng hé yìn mú
maxillary impression
上颌骨或牙结构的印模。

上颌硬区
shàng hé yìng qū
hard area
硬腭中央部分,黏膜薄而缺乏弹性。

上颌中切牙
shàng hé zhōng qiē yá
maxillary central incisor
上颌牙弓中最靠前方的一对切牙,位于中线两侧。

上颌纵𬌗曲线
shàng hé zòng hé qū xiàn
maxillary sagittal curve of occlusion
分为前后两段。前段由上颌切牙的切缘、尖牙的牙尖、前磨牙的颊尖、第一磨牙的近中颊尖顶(或远中颊尖顶)的连线所构成,形平直。后段即上颌的补偿曲线,由第一磨牙近中颊尖顶(或远中颊尖顶)到最后磨牙颊尖顶的连线所构成,形略突向上后方倾斜。

上蜡
shàng là
waxing, waxing up
【同】"堆蜡"。

上皮
shàng pí
epithelium
覆盖体内和体表,包括皮肤、血管壁和其他小腔。细胞可能是有纤毛的或无纤毛的、鳞状的、立方的或柱状的。在口腔医学中,被用来描述作为口腔内表面衬里的黏膜组织。

上皮附着
shàng pí fù zhuó
epithelial attachment
附着于牙、种植体、基台或修复体表面的结合上皮,与龈沟上皮相延续,为单层或多层非角化细胞。因封闭了软组织与硬组织的交界处,亦称为生物学封闭。种植体周上皮附着层数少于天然牙的上皮附着。

上皮根向迁移
shàng pí gēn xiàng qiān yí
epithelial apical migration
由于牙周病的进展,龈沟和结合上皮向根方的迁移。在牙周治疗的愈合过程中,上皮细胞向根方迁移,附着在牙根或种植体表面,并且会阻止结缔组织的附着。

上皮化
shàng pí huà
epithelialization, epithelization
①上皮生长并覆盖损伤区结缔组织的愈合过程。②创口正常或病理性的愈合中,不存在上皮的区域由上皮覆盖或者转化为上皮的过程。

上皮生长抑制因子
shàng pí shēng zhǎng yì zhì yīn zǐ
epithelial growth inhibitor (EGI)
【同】"转化生长因子 β-1"。

上皮剩余
shàng pí shèng yú
epithelial rest

在牙周膜中小的上皮条索或上皮团，是牙根发育期上皮根鞘残留的上皮细胞，受到炎症刺激时可发生增殖，而形成颌骨囊肿或牙源性肿瘤。

上皮突
shàng pí tū
epithelial pegs
指状突起到下层结缔组织的口腔上皮，在横断面上如同钉状。

上皮细胞
shàng pí xì bāo
epithelial cells
是器官、组织或腺体表面的细胞，具有明显的极性，分为游离面、基底面及侧面。细胞表面有或没有纤毛，也可呈扁平、鳞状、立方状或柱状。具有分泌功能及保护、封闭器官的屏障作用。

上皮下固位体
shàng pí xià gù wèi tǐ
epithelial implant
【同】"黏膜内固位体"。

上皮下结缔组织移植
shàng pí xià jié dì zǔ zhī yí zhí
subepithelial connective tissue grafting
膜龈手术之一。将自体游离去上皮结缔组织移植于受区软组织瓣的内侧，覆盖裸露的牙、种植体根面或其唇侧骨板表面，以改善软组织的美学轮廓。

上皮袖口
shàng pí xiù kǒu
epithelial cuff
种植体基台或修复体与周围黏膜之间贴合关系的术语，意指贴合紧密但缺乏真正的生物化学连接或附着。

上下颌发育不良
shàng xià hé fā yù bù liáng
maxillomandibular dysplasia
上颌骨与下颌骨之间、下颌骨左侧与右侧之间的不协调。

上牙槽后动脉
shàng yá cáo hòu dòng mài
posterior superior alveolar artery
是上颌动脉即将进入翼腭窝处的分支，沿上颌体后面向下、向前行，与眶下动脉吻合形成牙槽上颌窦动脉。其间，发出分支分布于上颌磨牙、前磨牙及上颌窦黏膜。

上牙槽后神经阻滞麻醉
shàng yá cáo hòu shén jīng zǔ zhì má zùi
block anesthesia of posterior superior alveolar nerve
将麻药注射于上颌结节以麻醉上牙槽后神经的麻醉方法。麻醉范围为除第一磨牙颊侧近中根外的同侧磨牙、牙槽突及其相应的颊侧软组织。临床用于上颌磨牙区及相应的颊侧龈黏膜和上颌结节部位的牙槽外科和种植外科手术，有时需与浸润麻醉一同使用。

上牙槽前神经
shàng yá cáo qián shén jīng
anterior superior alveolar nerve
是眶下神经在眶下管内的分支。它最初在上颌窦壁内横向走行，然后在眶下孔内向内弯曲，支配上颌前牙。

上牙槽中神经
shàng yá cáo zhōng shén jīng
middle superior alveolar nerve
是眶下神经的分支，出于眶下沟。自

上颌窦侧壁上向下向前走行,支配上颌前磨牙。

上牙槽座点

shàng yá cáo zuò diǎn

subspinale, point A

侧位头颅测量片的标志点之一,为前鼻棘基底中线上骨性最凹点。

上牙弓

shàng yá gōng

upper dental arch

牙按顺序、方向和位置在上颌牙槽骨排列成的弓形结构。

上牙列

shàng yá liè

upper dentition

在上颌牙弓中,按顺序、方向和位置在牙槽骨中排列的牙。

上咬合架

shàng yǎo hé jià

mounting

将上颌与下颌模型固定在咬合架上的过程。

上釉

shàng yòu

glaze

①使物体表面具有光泽、光滑或涂层覆盖。②在陶瓷烧制的末期,使其表面被玻璃化,具有高度光泽。③瓷修复体烧制后产生的无孔隙光泽表面。

烧结

shāo jié

sinter, sintering

将粉末加热到任何成分的熔点以下,在加压或不加压的情况下,仅通过颗粒的熔融扩散就可以黏合和融合在一起,凝聚成固体或多孔物质。

烧结多孔表面

shāo jié duō kǒng biǎo miàn

sintered porous surface

种植体表面的类型之一,金属或陶瓷材料的球形粉末与种植体体部的金属形成相连的多孔表面层,其特征包括孔的形状、孔径、体积和深度,受到所使用的球形颗粒大小、烧结室温度和压力条件的影响。

烧融

shāo róng

firing

①瓷熔接的方法。②瓷修复体的制作工艺与步骤。

烧灼

shāo zhuó

cautery

在手术过程中,使用腐蚀剂、电流或热源等灼伤或破坏组织以达到止血的目的。

少汗性外胚层发育不良

shǎo hàn xìng wài pēi céng fā yù bù liáng

hypohidrotic ectodermal dysplasia

为先天性外胚层发育不良中最常见的类型,其特征为汗腺发育不全、体温过低、脱发、缺牙或锥形牙以及面中部凹陷等。

少牙

shǎo yá

oligodontia

为先天性缺牙,牙数少于正常,牙体往往小于正常牙。

舌板

shé bǎn

lingual plate, lingual apron, lingual blanket, lingual strap, apron

①可摘局部义齿的板状大连接体,与天然牙舌面相接触。②英文"lingual strap"和"apron"是英文"lingual plate"的过时术语、俚语。③英文"lingual blanket"和"apron"是英文"lingual plate"的俚语。

舌背黏膜

shé bèi nián mó

the mucosa of the dorsal surface of the tongue, dorsal lingual mucosa

【同】"特殊黏膜"。

舌侧𬌗

shé cè hé

linguoocclusion

一颗牙或一组牙位于其正常位置舌侧的𬌗关系。

舌侧集中𬌗

shé cè jí zhōng hé

lingualized occlusion

全口义齿中常使用的𬌗关系,特征为无论工作侧还是非工作侧,上颌牙腭尖接触对应下颌牙的中央窝,下颌牙颊尖不接触对应的上颌牙,下颌牙的位置相对于牙槽嵴偏舌侧。

舌侧翼

shé cè yì

lingual flange

下颌义齿基托的舌侧延伸部分,位于舌与剩余牙槽嵴之间。

舌成形术

shé chéng xíng shù

glossoplasty

舌的整形或改形手术。

舌的

shé de

lingual

①属于或关于舌的。②口内邻近或朝向舌的。③牙表面朝向舌的。

舌动脉

shé dòng mài

lingual artery

于甲状腺上动脉起点的稍上方,平舌骨大角尖处,自颈外动脉前壁发出,为舌、舌下腺和腭扁桃体和会厌供血。

舌腹黏膜

shé fù nián mó

mucosa of the ventral surface of the tongue

衬覆舌腹的口腔黏膜。属于被覆黏膜,光滑而薄,上皮无角化,固有层有弹力纤维。黏膜下层不明显,黏膜紧接舌肌束周围的结缔组织。

舌杆

shé gǎn

lingual bar

【同】"舌杆连接体"。

舌杆连接体

shé gǎn lián jiē tǐ

lingual bar connector

可摘局部义齿中位于下颌牙弓舌侧的杆状连接体。

舌夹板

shé jiā bǎn

lingual splint

与牙弓舌侧形态一致的牙夹板。

舌隆突

shé lóng tū

cingulum

前牙舌／腭面近颈 1/3 处的突起。

舌隆突支托

shé lóng tū zhī tuō

lingual rest, cingulum rest

设置于前牙舌隆突或修复体的舌隆突样结构之上的可摘局部义齿支架的金属延伸，与支托凹相适配。

舌切除术

shé qiē chú shù

glossectomy

舌的部分或全部切除。

舌倾

shé qīng

lingual inclination

牙冠在垂直方向上的舌向偏斜。

舌神经

shé shén jīng

lingual nerve

起自下颌神经，于翼内肌和下颌支之间下行，向前走行于下颌骨舌侧口底，分布于舌侧牙龈、口底及舌前 2/3 黏膜和舌下腺。

舌神经阻滞麻醉

shé shén jīng zǔ zhì má zuì

block anesthesia of lingual nerve

常与下牙槽神经阻滞麻醉联合使用。

麻醉范围包括同侧下颌舌侧牙龈、黏骨膜、口底黏膜及舌前 2/3 部分。

舌痛

shé tòng

glossalgia

舌的疼痛。

舌外展隙

shé wài zhǎn xì

lingual embrasure

朝向舌／腭侧的外展隙。

舌习惯

shé xí guàn

tongue habit

自觉或不自觉的、无功能目的的舌运动，可能会导致错𬌗畸形或伤害到舌及牙龈。

舌系带

shé xì dài

lingual frenulum, lingual frenum

连接舌腹、口底和下颌牙槽突的黏膜皱襞，位于口底中线上。

舌系带过短

shé xì dài guò duǎn

ankyloglossia

由于舌系带的异常附着，使舌与口底或舌侧牙龈部分或全部融合，从而导致舌体运动受限和言语障碍。

舌下襞

shé xià bì

sublingual fold

沿下颌骨内壁、位于口底的新月形的区域，向磨牙区逐渐缩小，其深面有舌下腺。

舌下的

shé xià de

sublingual

舌下方或位于舌下方的。

舌下动脉

shé xià dòng mài

sublingual artery

舌动脉于舌骨舌肌前缘处分为舌下动脉和舌深动脉两支。舌下动脉前行于颏舌肌与下颌舌骨肌之间至舌下腺,供应舌下腺、口底黏膜和舌肌,穿过下颌舌骨肌与面动脉的分支颏下动脉吻合。

舌下间隙

shé xià jiàn xì

sublingual space

位于舌和口底黏膜之下的深部间隙,下颌舌骨肌及舌骨舌肌之上。内有舌下腺、下颌下腺深部及其导管、舌神经、舌下神经及舌下动、静脉等。舌下间隙向后通下颌下间隙及颏舌肌间间隙,往后上通翼下颌间隙,向后内通咽旁间隙。

舌下囊肿

shé xià náng zhǒng

ranula

由于外伤或唾液腺管堵塞而在口底形成的黏液外溢囊肿,通常与舌下腺有关,囊壁内衬上皮细胞。

舌下神经

shé xià shén jīng

hypoglossal nerve

第十二对脑神经,为舌的运动神经,支配茎突舌肌、舌骨舌肌、颏舌肌和全部舌内肌。

舌下窝

shé xià wō

sublingual fossa

下颌骨舌侧面的浅凹,位于下颌舌骨线(内斜线)上方、颏棘两侧,容纳舌下腺。

舌下腺

shé xià xiàn

sublingual gland

人体三对大唾液腺之一,位于下颌舌骨肌上方、舌下皱襞的深面,属于黏液性为主的混合性腺体。

舌下新月区

shé xià xīn yuè qū

sublingual crescent

下颌骨舌侧壁和邻近的舌下襞组成的口底前部的新月形区域,是牙槽嵴舌侧沟前部区域。

舌下皱襞

shé xià zhòu bì

sublingual fold

【同】"舌下襞"。

舌向错位

shé xiàng cuò wèi

linguoversion

牙位于正常牙弓形态的舌侧或腭侧。

舌咽神经

shé yān shén jīng

glossopharyngeal nerve

第九对脑神经,为混合性神经,含五种纤维:①特殊内脏运动纤维配茎突咽肌。②一般内脏运动纤维控制腮腺的分泌。③一般内脏感觉纤维分布于颈动脉窦和颈动脉体、舌后1/3、腭扁桃体、咽以及中耳、咽鼓管等处的黏膜。④特殊内脏感觉纤维分布于舌后 1/3 的味蕾,传导味觉冲动。⑤一般躯体感觉纤维分布于耳后皮肤。

舌支托

shé zhī tuō

lingual rest

【同】"舌隆突支托"。

舌支托凹

shé zhī tuō āo

lingual rest seat

设置于前牙舌隆突上的凹陷,以基牙的舌隆突高点为中心,在周边形成的环形支托凹,用来容纳舌支托。

舌灼痛

shé zhuó tòng

glossodynia, glossopynia

有灼热感的舌疼痛。

舌灼痛症

shé zhuó tòng zhèng

glossopyrosis

舌的感觉异常的表现形式,有灼热感,无明显损伤。

蛇毒凝血酶

shé dú níng xuè méi

hemocoagulase

为止血药物。是从矛头蛇的毒液中提取的单链糖蛋白,具有类凝血酶和类凝血激酶作用。

舍格伦综合征

shě gé lún zōng hé zhēng

Sjögren syndrome (SS)

为自身免疫性疾病,其特征表现为外分泌腺的进行性破坏,主要累及泪腺、唾液腺等,导致口腔黏膜及结膜干燥,并可伴有各种自身免疫性病征。分为原发性与继发性舍格伦综合征。

设计

shè jì

design

①对计划的图形化和艺术化呈现。②对修复体构成、形状、修复方式和实施过程的科学构思与规划。③种植体或其组成部件的三维构型与特征,包括结构和形状等诸多方面。

设计软件

shè jì ruǎn jiàn

planning software

是指专为虚拟外科和导板外科而设计的计算机程序。

设计牙型

shè jì yá xíng

design profile

在基本牙型基础上,具有圆弧或平直形状牙顶和牙底的螺纹牙型。设计牙型是内、外螺纹极限偏差的起始点。

社会经济因素

shè huì jīng jì yīn sù

socioeconomic factors

描述经济活动与社会生活之间的关系时所包含的问题。例如,对于大量骨吸收的下颌无牙颌患者,2 颗种植体支持覆盖义齿既能改善这类患者的治疗效果,又能降低成本。

射线管支架

shè xiàn guǎn zhī jià

radiation stent

【同】"辐射屏蔽罩"。

摄引

shè yǐn

anachoresis

将循环中的细菌、色素、金属物质和外来蛋白质等物质固定在炎症部位的过程。

摄影

shè yǐng

photography

①拍摄和处理照片的艺术或过程。②拍摄和处理放射线照片的过程。

摄影测量

shè yǐng cè liáng

photogrammetry

通过专业的摄影方法获得测量物体的摄影图像并测量其几何形状的测量方法。

伸长

shēn cháng

elongation

①因受拉力而引起的变形。②材料在断裂之前被拉伸导致的长度增加,如金属的延展。③牙的过度萌出。

伸展

shēn zhǎn

extension

①扩大范围、增加宽度或深度。②增加端对端关节两块骨之间的相互角度的过程,相反为屈曲。

深度测量杆

shēn dù cè liáng gǎn

depth gauge

在种植窝预备过程中检查种植窝深度

的带标记圆杆。

深度定位器

shēn dù dìng wèi qì

drill stop

【同】"止停器"。

深度热疗

shēn dù rè liáo

deep heat therapy

【同】"透热疗法"。

深度误差

shēn dù wù chā

depth error

【同】"垂直误差"。

深度镇静

shēn dù zhèn jìng

deep sedation

为药物引起的意识抑制,在此期间患者不能被轻易唤醒,但在重复刺激或痛觉刺激后做出相应的反应。可能失去独立维持通气功能的能力。

深覆盖

shēn fù gài

deep overjet

①中文文献释义:牙尖交错位时上颌前牙在水平方向上盖过下颌前牙唇面超过 3mm 的错𬌗畸形。②"覆盖(overjet)"为"水平向覆盖"的非标准术语。③在英文文献中,无"deep overjet"释义。

深覆𬌗

shēn fù hé

deep overbite

①"垂直向深覆盖"的俚语。②中文文

献释义:牙尖交错位时上颌前牙盖过下颌前牙唇面超过切 1/3 或下颌前牙切缘咬在上颌前牙舌面切 1/3 以上的错𬌗畸形。
参见:垂直向深覆盖。

深咬合

shēn yǎo hé

deep bite, closed bite, deep overbite

"深覆𬌗"的非标准术语。
参见:深覆𬌗。

神经 - 肌功能障碍

shén jīng jī gōng néng zhàng ài

neuromuscular dysfunction

咀嚼系统肌紊乱的统称,主要症状为疼痛和功能障碍,包括肌疲劳、肌紧张、肌痛、痉挛、头痛、运动范围缩小和急性错𬌗。

神经侧移术

shén jīng cè yí shù

nerve lateralization

【同】"下牙槽神经移位"。

神经断裂

shén jīng duàn liè

neurotmesis

外伤或手术导致的神经部分或完全离断,破坏轴突及其髓鞘和结缔组织成分。神经干完全断裂,导致沃勒变性,神经不会发生再生,使得感觉和 / 或运动功能受损。
参见:神经损伤。

神经肌肉牙科学

shén jīng jī ròu yá kē xué

neuromuscular dentistry

【同】"𬌗学"。

神经瘤

shén jīng liú

neuroma

①自神经生长或主要由神经细胞和神经纤维组成的肿瘤。②在口腔疾病中,通常指创伤性神经瘤,不是真正的肿瘤,而是与损伤相关的神经过度生长。

神经失用症

shén jīng shī yòng zhèng

neurapraxia

压迫或牵拉引起的轻度神经损伤。神经干无损伤,轴突无脱出。通常 1~4 周内运动和 / 或感觉功能自发恢复。

神经损伤

shén jīng sǔn shāng

nerve injury, nerve damage

因外伤、神经阻滞麻醉的针头损伤及手术操作不当等原因而导致的神经受压、牵拉甚至断裂,临床可表现为神经支配区域的暂时性或永久性感觉异常。按其受损的病理程度可分为神经失用症、轴索断伤、神经断裂三类。

神经痛

shén jīng tòng

neuralgia

沿神经干周围分布的神经源性疼痛。

神经纤维

shén jīng xiān wéi

nerve fibers, nerve fiber

神经元的细长突起,通常是轴突。分为有髓或无髓。

神经血管束

shén jīng xuè guǎn shù

neurovascular bundle

包含神经及其相关血管的解剖结构。

神经移位术

shén jīng yí wèi shù

nerve repositioning, nerve transpositioning

【同】"下牙槽神经移位"。

神经源性疼痛

shén jīng yuán xìng téng tòng

neurogenous pain

神经系统中由于神经结构异常而产生的灼痛或锐痛,可沿神经通路发生。虽然患者可能会定位疼痛,但表观区域可能并不是疼痛的来源。

审美的

shěn měi de

esthetic, aesthetic

【同】"美学的"。

肾上腺素

shèn shàng xiàn sù

adrenaline, epinephrine

由肾上腺髓质分泌的儿茶酚胺激素,对 α 和 β 受体均有激动作用。用于抢救过敏性休克、心脏骤停、支气管哮喘急性发作等。可作为血管收缩剂与局部麻醉药合用延长其药效。

渗出

shèn chū

exudation

通常由于炎症导致的流体、细胞和细胞碎片从血管中逸出,并沉积在组织内或组织表面。

渗出液

shèn chū yè

exudate, exudation

通常是炎症导致的从血管中逸出并沉积在组织内或组织表面的物质,例如液体、细胞或细胞碎片等。与漏出液相反,渗出液的特征在于富含蛋白、细胞或源自细胞的固体物质。

升颌肌

shēng hé jī

elevator muscle

在收缩时能够抬高或闭合下颌的肌肉之一。

升角

shēng jiǎo

lead angle

在中径圆柱或中径圆锥上螺旋线的切线与垂直于螺纹轴线平面间的夹角。对圆锥螺纹,其不同螺纹轴线位置处的升角是不同的。

生成𬌗路径

shēng chéng hé lù jìng

generated occlusal path

【同】"功能性生成路径"。

生存率

shēng cún lǜ

survival rate

①指某生物种群内的每一个体经过一定时限以后生存的机率。②某项研究中的存活百分比。③在可接受的标准范围内行使功能的种植体的百分比,即种植体留存率。

参见:卡普兰-梅尔分析。

生存质量

shēng cún zhì liàng

quality of life

是由患者对身体、心理和社会等诸多

功能质量的自我评价。

生理动度

shēng lǐ dòng dù

physiological mobility

天然牙由于存在牙周膜，在生理状态下有一定动度，主要为水平方向，也有极微小的轴向动度，均不超过0.02mm，临床上不易察觉。

生理𬌗

shēng lǐ hé

physiologic occlusion

与咀嚼系统功能相协调和适应的𬌗关系。

生理结构

shēng lǐ jié gòu

physiologic architecture

在口腔医学中，是指软组织或骨性结构处于生理学位置的概念。

生理息止位

shēng lǐ xī zhǐ wèi

physiologic rest position

当人体处于直立或端坐的舒适位时下颌的姿势位置。此时升颌肌群与降颌肌群呈微收缩的被动平衡状态，以保持姿势并克服下颌的重力，髁无应力、𬌗无接触。

生理性

shēng lǐ xìng

physiologic

①与生物机体的机能，即整个生物体及其各个部分所表现的各种生命活动有关的。②组织或器官的固有功能的特征或与之有关的特征。③病理的反面，生理性的。

生理性充血

shēng lǐ xìng chōng xuè

physiological hyperemia

器官生理需要和代谢增强而发生的器官和局部组织的充血。

生理性平衡𬌗

shēng lǐ xìng píng héng hé

physiologically balanced occlusion

过时的术语。是指与神经肌肉系统和颞下颌关节协调的𬌗，通常为与正中关系位相符的最大牙尖交错位，在下颌的侧向或前伸运动过程中，后牙不发生任何𬌗干扰。

生理性龈牙结合

shēng lǐ xìng yín yá jié hé

physiologic dentogingival junction

通过结缔组织附着和上皮附着，牙龈组织与牙面连接，对软组织与硬组织交界处予以良好封闭。

生理休息位

shēng lǐ xiū xi wèi

physiologic rest position

【同】"生理息止位"。

生理学

shēng lǐ xué

physiology

生物学的一个主要分支。是研究生物机体的各种生命现象，特别是机体各组成部分的功能及实现其功能内在机制的一门学科。

生命质量

shēng mìng zhì liàng

quality of life

【同】"生存质量"。

生态学

shēng tài xué

ecology

研究生物与其他生物及其周围环境之间的关系及相互作用的科学。

生痰新月形单胞菌

shēng tán xīn yuè xíng dān bāo jūn

Selenomonas sputigena

革兰氏阳性的厌氧杆菌，主要存在于龈下牙石，运动方式为翻滚蠕动。

生物 - 胶原技术

shēng wù jiāo yuán jì shù

bio-col technique

常用的拔牙位点保存技术。即：微创拔牙以保持完整的骨壁和周围的软组织结构，牙槽窝内植入去蛋白牛骨矿物质，涂布组织粘接剂，并在表面覆盖可吸收性胶原材料，即刻戴入过渡修复体保存牙龈外形。

生物安全

shēng wù ān quán

biological safety, biosafety

广义概念是指生物技术从研究、开发、生产到实际应用整个过程中是否会对生物多样性、生态环境和人类健康产生潜在的不利影响的安全性问题。狭义概念是指材料制品是否具有安全使用的性质。进入人体的外源性物质（包括生物制品和非生物制品）及其中间产物和最终代谢产物必须无毒性、无刺激性、无致癌性和无致畸变性，对机体的正常代谢无影响。

生物材料

shēng wù cái liào

biomaterials, bioactive materials

是指用于诊断、治疗、修复或替换机体组织、器官或增进其功能的材料的总称。

生物惰性

shēng wù duò xìng

bioinert

植入生物体内的物质具有不引起生物反应、也不受相接触的生物环境影响的性质。

生物惰性不可吸收性屏障膜

shēng wù duò xìng bù kě xī shōu xìng píng zhàng mó

bioinert nonresorbable barrier membrane

【同】"不可吸收性屏障膜"。

生物惰性陶瓷

shēng wù duò xìng táo cí

bioinert ceramics

是指不与生物体发生化学反应的陶瓷材料。

生物反馈

shēng wù fǎn kuì

biofeedback

①借助精密的专业工具，去探查和放大患者原来觉知不到的某种生理功能变化的过程，如血压、皮肤温度、肌肉张力或心率等。②患者在医务人员的指导下进行训练、学习自动调节身体功能的自动控制仪器或技术，治疗磨牙症、颞下颌关节功能紊乱和疼痛，以及控制在牙科环境中的焦虑等。

生物反应性

shēng wù fǎn yìng xìng

bioactivity, biological activity, bioactive

【同】"生物活性"。

生物反应性陶瓷

shēng wù fǎn yìng xìng táo cí

bioreactive ceramic

【同】"生物活性陶瓷"。

生物工程

shēng wù gōng chéng

bioengineering

工程学在生物医学技术中的应用,例如分析机体或假肢的运动等。

生物活性

shēng wù huó xìng

bioactivity, biological activity, bioactive

①在材料与机体组织界面上引起机体反应或对组织产生影响的性能。②对于植入材料,指其能够与活组织相互作用或产生直接的键性结合,其性能取决于材料组成、形貌以及化学或物理表面性能。

生物活性玻璃

shēng wù huó xìng bō li

bioactive glass (BG), bioglass

能够刺激或促进生物活性的玻璃,含有磷硅酸链,通过离子键结合 CaO、CaF_2、Na_2O、ZnO、TiO_2 和 NiO 等化合物。在体内可完成离子置换,或在植骨区置换离子或分子,从而与骨发生结合。生物活性玻璃为可吸收性材料,在骨组织工程中可用作为支架。在口腔种植中可作为骨增量材料。

生物活性固定

shēng wù huó xìng gù dìng

bioactive fixation

生物组织与种植体表面在超微结构水平上的无任何间隔的物理和／或化学性附着机制。

生物活性陶瓷

shēng wù huó xìng táo cí

bio-active ceramics

能与活体骨组织和软组织形成化学键合的陶瓷材料。

生物结合

shēng wù jié hé

biointegration

生物组织与生物材料或种植体表面的结合,并非机械锁结机制。例如,骨与羟基磷灰石涂层种植体的结合。

生物可降解材料

shēng wù kě jiàng jiě cái liào

biodegradable material

一类天然或合成的生物材料,可在生物机体内通过水解、酶解等作用被降解、吸收或分解排出体外。

生物可降解的

shēng wù kě jiàng jiě de

biodegradable

材料在生物环境中可被降解的特性,即通过生物体的作用分解成较小的无害成分的能力。

生物可接受性

shēng wù kě jiē shòu xìng

bioacceptability

是指尽管有不利的或不希望产生的副作用,仍然在生活环境中保持相容性的特性。

生物可蚀性材料

shēng wù kě shí xìng cái liào

bioerodible materialm, bioerodable material

一类特殊的生物可降解材料,为表面

降解模式,由外及内逐渐降解直至完全消除。

生物可吸收材料

shēng wù kě xī shōu cái liào

bioabsorbable material, bioresorbable material

一类生物相容性好,在生物体内能够逐步被分解为小分子,被机体吸收、利用或参与机体代谢的生物材料。

生物可吸收性

shēng wù kě xī shōu xìng

bioabsorbable, bioresorbable

①一种可在体内降解或溶解物质(例如生物可吸收性胶原膜、缝合线)的特性,其分解产物被进入正常的生理和生化过程。②可在体内被分解、溶解或吸收的能力。

生物可吸收性胶原膜

shēng wù kě xī shōu xìng jiāo yuán mó

bioresorbable collagen membrane

提取自动物的胶原膜,主要成分为 I 型胶原,具有生物可吸收、细胞隔离、组织整合与骨引导等特性,被广泛用于引导骨再生和引导组织再生。

生物可吸收性胶原屏障膜

shēng wù kě xī shōu xìng jiāo yuán píng zhàng mó

bioresorbable collagen barrier membrane

【同】"生物可吸收性胶原膜"。

生物可吸收性屏障膜

shēng wù kě xī shōu xìng píng zhàng mó

resorbable barrier membrane

具有生物可吸收、细胞隔离和组织整合等特性的屏障膜,提取自动物胶原或由人工合成材料制成,用于引导骨再生和引导组织再生。

生物矿化

shēng wù kuàng huà

biomineralization

矿物质在生物组织(如骨和牙)中形成或积聚的过程。

生物力学

shēng wù lì xué

biomechanics

运用力学的原理、理论和方法研究生命体运动和变形的科学,生物体系的运动与变化规律有非线性、非平衡、各向异性、化学反应、多场耦合、跨尺度等特征,其中的力学 - 化学 - 生物学耦合涉及不同层次上力学信号传递与转导的调控机制。

生物力学测试

shēng wù lì xué cè shì

biomechanical test

关于生物力学试件、试件 - 组织界面(如骨 - 种植体界面)或组织本身物理性能的测试。

生物力学负荷模型

shēng wù lì xué fù hè mó xíng

biomechanical load model

对某一结构或某一邻近结构的负荷方式的模拟或模型。

生物力学性骨结合失败

shēng wù lì xué xìng gǔ jié hé shī bài

biomechanical failure of osseointegration

由机械力引起的骨结合失败或骨结合

丧失。在愈合的初始阶段,很小的机械力就可能导致不能形成骨结合。

生物膜

shēng wù mó

biofilm

为微生物的一个多物种群落,与微生物的分泌物一起黏附于有机物或无机物表面,并包裹在细胞外基质中。细胞外基质是复杂的高分子物质,能够保护微生物免受环境胁迫。

参见:菌斑。

生物黏附

shēng wù nián fù

bioadhesion

获得生物与其他材料间的化学性黏附。

生物溶蚀性材料

shēng wù róng shí xìng cái liào

bioerodible material, bioerodable material

【同】"生物可蚀性材料"。

生物三维打印

shēng wù sān wéi dǎ yìn

three-dimensional bioprinting, 3D bioprinting

是以生物材料或活细胞等为材料进行三维打印,以构建复杂的组织结构。

生物陶瓷

shēng wù táo cí

bioceramics

为修复或重建生物体的病变、缺损或缺失部分而设计制作的陶瓷。

生物统计学

shēng wù tǒng jì xué

biostatistics

将统计方法应用于生物体的科学,如生物数据的数学分析。

生物稳定性

shēng wù wěn dìng xìng

biological stability

【同】"生物学稳定性"。

生物相容的

shēng wù xiāng róng de

biocompatible

能为组织接受并与之共同存在,用于描述不产生排斥反应的血液、组织或器官移植或无机材料的植入,通常是指不引起宿主的免疫反应和排斥的生物动力学过程。

生物相容性

shēng wù xiāng róng xìng

biocompatibility

①与活细胞、组织、器官或系统相容,不会产生伤害、毒性或免疫系统排斥。②用于描述生物动力学过程,植入物或输入物的材料既不引发免疫反应也不被宿主排斥、没有负面宿主反应如免疫反应或炎症。通常从过敏性、致癌性、局部细胞毒性和全身反应等几个方面来衡量。

生物型

shēng wù xíng

biotype

①具有相同遗传组成的一组生物。②牙或种植体周围软组织与硬组织的厚度或维度。

生物性整合

shēng wù xìng zhěng hé

biointegration

种植体表面与活骨的结合,与任何机械啮合无关。

生物学并发症

shēng wù xué bìng fā zhèng

biological complication, biological complications

①种植体完成骨结合之后,种植体周围组织发生的感染性疾病,包括种植体周黏膜炎、种植体周炎和种植体根尖周炎。②广义的概念包括种植体完成骨结合之后,任何原因导致的种植体周黏膜退缩和骨破坏。

生物学分析

shēng wù xué fēn xī

biometry

将统计学方法应用于生物数据分析的科学,如生物数据的数学分析。

生物学宽度

shēng wù xué kuān dù

biological width

将天然牙或种植体周骨与口腔相隔离的组织学结构的冠根向高度。①为天然牙周上皮附着与结缔组织附着冠根向长度总和。②为种植体、基台或修复体周龈沟深度、上皮附着与结缔组织附着冠根向长度总和。

生物学稳定性

shēng wù xué wěn dìng xìng

biological stability

种植体与周围骨形成骨结合之后所获得的稳定性。

生物源性胶原膜

shēng wù yuán xìng jiāo yuán mó

biologically derived collagen membrane

【同】"动物源性胶原膜"。

生锈

shēng xiù

rusting

【同】"电化学腐蚀"。

生长分化因子 -5

shēng zhǎng fēn huà yīn zǐ wǔ

growth differentiation factor-5 (GDF-5)

是骨形成蛋白家族的成员,在器官发育形成(包括骨、软骨、韧带和关节)中起关键作用,有骨诱导特性。还在间充质细胞分化中起关键作用并刺激人牙周膜细胞增殖。

生长激素

shēng zhǎng jī sù

growth hormone (GH)

由垂体的生长激素细胞合成和分泌的蛋白质激素,为控制生长、代谢等几个复杂生理过程的主要参与者。

生长叶

shēng zhǎng yè

developmental lobe

牙生长发育的钙化中心。

生长因子

shēng zhǎng yīn zǐ

growth factor

一类由细胞自分泌或旁分泌产生的多肽类物质,参与细胞周期调控,在各种器官生长发育中起重要的调节作用,可促进细胞或组织的正常或病理性生长。包括表皮生长因子、胰岛素样生长因子、神经生长因子、血小板衍生的生长因子、转化生长因子和骨形态发生蛋白等。

声波

shēng bō

sound wave

是声音的传播形式,是由声源振动产生的、需通过一定介质传播的机械波。人耳可听见的声波频率范围一般在20~20 000Hz。

参见:超声波、次声波。

声波处理

shēng bō chǔ lǐ

sonicate

超声波振动的空泡作用导致的细胞、大分子和膜碎裂。

声波洁牙机

shēng bō jié yá jī

sonic scaler, sonics

在声波范围内振动(约6 000cps)的洁牙机,伴随着水流,去除牙、修复体、基台或种植体表面上的菌斑、牙石及其他沉积物。

胜山 - 杰森分类

shèng shān jié sēn fēn lèi

Katsuyama-Jensen classification

由胜山(H. Katsuyama)和杰森(S. S. Jensen)提出的关于上颌窦底提升的治疗方案中萎缩的上颌后部的分类,分为四类,Ⅰ类:窦底骨高度不足,牙槽嵴宽度充足,垂直向和水平向修复空间可以被接受;Ⅱ类:窦底骨高度不足,牙槽嵴宽度不足,垂直向修复空间可以被接受;Ⅲ类:窦底骨高度不足,牙槽嵴宽度充足,水平向修复空间可以被接受,牙槽嵴吸收导致了不利的垂直向修复空间;Ⅳ类:窦底高度不足,牙槽嵴吸收导致了不利的水平向和垂直向修复空间。

剩余骨

shèng yú gǔ

residual bone

【同】"剩余牙槽嵴"。

剩余骨量

shèng yú gǔ liàng

residual bone mass

【同】"剩余牙槽嵴骨量"。

剩余牙槽嵴

shèng yú yá cáo jí

residual ridge

①牙缺失之后,经过牙槽窝的骨改建与塑形等生理或病理性变化,在种植体植入时的剩余牙槽骨可用骨量及其外部轮廓。②因先天发育或获得性因素,例如牙周疾病、肿瘤、创伤、拔牙和先天缺牙等,在种植体植入时的剩余牙槽骨可用骨量及其外部轮廓。

剩余牙槽嵴顶

shèng yú yá cáo jí dǐng

residual ridge crest

剩余牙槽嵴最冠方的连续面,与或不与嵴的中心重合。

剩余牙槽嵴骨长度

shèng yú yá cáo jí gǔ cháng dù

residual ridge length

【同】"近远中向距离"。

剩余牙槽嵴骨量

shèng yú yá cáo jí gǔ liàng

residual alveolar ridge mass

①牙缺失之后,经过牙槽窝的骨改建与塑形等生理或病理性变化,在种植体植入时的剩余牙槽骨的可用骨量。②因先天发育或获得性因素,例如牙

周疾病、肿瘤、创伤、拔牙和先天缺牙等，在种植体植入时的剩余牙槽骨的可用骨量。

剩余牙槽嵴吸收

shèng yú yá cáo jí xī shōu

residual ridge resorption

牙齿缺失之后剩余牙槽嵴骨密度和 / 或骨量的降低或发生的过程。

失败

shī bài

failure

①没有达到预期的目的。②由于循环加载和卸载而导致的任何物理材料的断裂，其特征在于断裂强度低于其极限拉伸强度。③植入的种植体不能继续留存在骨内行使功能或组织增量未达到预期的结果。④修复体没有实现良好的预期结果。

失败的种植体

shī bài de zhòng zhí tǐ

failed implant

①没有获得骨结合或骨结合失败所导致的种植体松动或脱落的临床状态。②尽管仍存在骨结合，但不取出种植体就无法纠正严重的美学并发症。③发生种植体折裂或折断。

失败率

shī bài lǜ

failure rate

根据既定标准，在研究或临床试验中，方法或材料(如种植体)的失败百分比。

失败中的种植体

shī bài zhōng de zhòng zhí tǐ

failing implant

尽管种植体不松动，但是存在不可逆性的进行性支持骨吸收的临床状态，可能表现为探诊深度增加以及探诊或自发性溢脓等。

失蜡

shī là

wax elimination, wax burnout

通过干热法或沸水法除去包埋于型盒中的蜡型的过程。

失蜡铸造技术

shī là zhù zào jì shù

lost-wax casting technique

在铸造技术中，使用耐火材料包埋蜡型或塑料模型，然后用高温将其熔化去除该模型以形成空腔作为模具，便于熔化的金属或陶瓷浇铸至该模具中完成铸造。

失配

shī pèi

misfit

①一个部件与另一个部件之间缺乏精确的适配。②两个或多个种植体支持的多单位修复体之间不能被动就位，这可增加部件松动、断裂的风险或邻近种植体的附着丧失。

失认症

shī rèn zhèng

agnosia

通过感官识别刺激的能力减弱或丧失，与感官相对应，可分为听觉、味觉、嗅觉、触觉和视觉等。

失声

shī shēng

aphonia

由于声带不能正常振动而导致的声音丧失。

失透

shī tòu

devitrification

①玻璃失去原有的透明性,是玻璃体中部分物质由热力学亚稳态的玻璃相转变为热力学稳定态的晶相,使玻璃透明度降低的现象。玻璃体的失透与其组成和制备过程有关。②玻璃状物质将其结构改变为晶状固体的过程。如果陶瓷修复体的烧制过于频繁,会影响其外观的透明性。

失用

shī yòng

disuse

①是指不被使用的状态。②通常,骨的强度与施加的负荷相关联,缺乏功能性刺激的骨改建会导致局部骨的失用性萎缩。③长期的牙缺失,因骨缺乏正常功能性机械负荷刺激会导致失用性萎缩。

失用性萎缩

shī yòng xìng wěi suō

disuse atrophy

①功能缺乏导致细胞、组织或器官的萎缩。②骨因失去功能刺激而发生的萎缩式退化,即骨的尺寸和 / 或密度的降低。如截瘫患者的骨丧失和拔牙后的牙槽骨丧失。

失用症

shī yòng zhèng

apraxia

由于对某些高级神经中枢(感觉和 / 或运动)的选择性损伤而导致执行意向性运动的能力丧失。

失语症

shī yǔ zhèng

aphasia

由于大脑的疾病或损伤,导致对书写、言语或手势能力的缺陷或丧失,对书面语或口语的理解能力的缺陷或丧失。

施耐德膜

shī nài dé mó

Schneiderian membrane

【同】"上颌窦黏骨膜"。

施耐德膜穿孔

shī nài dé mó chuān kǒng

perforation of Schneiderian membrane

【同】"上颌窦黏骨膜穿孔"。

施耐德膜穿孔修补

shī nài dé mó chuān kǒng xiū bǔ

repair of Schneiderian membrane perforation

【同】"上颌窦黏骨膜穿孔修补"。

施照体

shī zhào tǐ

illuminant

【同】"光源"。

湿法加工

shī fǎ jiā gōng

wet processing

【同】"湿切削"。

湿切削

shī qiē xiāo

wet milling, wet machining

在喷射冷却液下使用金刚砂或钨钢刃具进行研磨的过程，可以防止过热对金属、玻璃和氧化锆陶瓷等被研磨材料的损坏。

石膏

shí gāo

plaster, stone

水和 β- 硫酸钙半水合物($CaSO_4$ 1/2H_2O)混合后会变硬的混合物，用于制造印模和模型。

石英

shí yīng

quartz

由无色透明的二氧化硅的六边形晶体组成的矿物二氧化硅，化学式为 SiO_2。可增加材料刚性和硬度，抵抗高岭土和长石的收缩。

时间分辨力

shí jiān fēn biàn lì

temporal resolution

【同】"时间分辨率"。

时间分辨率

shí jiān fēn biàn lǜ

temporal resolution

主要指 CT 扫描中扫描野内用于图像采集和重建的时间之和，反映了扫描或成像速度，单位为采集周期 / 秒。

时间设定

shí jiān shè dìng

bench set

①铸件结晶所需的时间。②树脂聚合的一个阶段，给予在环境条件下发生化学反应的时间。③描述印模材料在规定的时间之外的持续聚合。

实例

shí lì

instances

①一个例子或某事物的单一出现。②从原始对象获取所有信息的对象的副本。使用三维集时，通常需要创建单个对象的副本。这会明显增加渲染时间，因为计算机必须计算出所有新的几何体。可以创建实例，而不是创建对象的副本。必须认识到不能单独编辑实例的形状。如果编辑了形状，则原始对象的形状和所有实例都将更新以反映该更改。

实体感觉

shí tǐ gǎn jué

stereognosis

通过感官对深度或三维的心理感知，通常是指通过触摸感知固体物体形式、性质或坚固程度的能力。

实心螺钉

shí xīn luó dīng

solid screw

①过时的术语。用于描述横截面为圆形、无孔洞贯穿体部的根形螺纹状种植体设计。②没有开口或中空孔洞的固位螺钉。

实验动物

shí yàn dòng wù

laboratory animals (LA)

经人工培育或改造，对其遗传背景、携带的微生物进行严格控制，用于科研、检测、鉴定及其他科学实验的动物。

实验室诊断

shí yàn shì zhěn duàn

laboratory diagnosis

根据各种实验室检查或分析结果进行的诊断,包括对分泌物、血液或组织切片的化学、显微镜、微生物学、免疫学或病理学的检查等。

实验性研究

shí yàn xìng yán jiū

experimental study

测量一个独立变量的研究,在研究中变量周围的其他一切条件都不变。

实验组

shí yàn zǔ

experimental group, test group

在临床研究中一组接受实际药物或治疗的研究对象。

食物嵌塞

shí wù qiàn sāi

food impaction

食物碎块或纤维受咬合力和/或唇、颊、舌的挤压进入相邻牙和/或修复体之间间隙的现象。分为垂直嵌塞和水平嵌塞两大类。

矢量

shǐ liàng

vector

【同】"向量"。

矢状髁道斜度

shǐ zhuàng kē dào xié dù

sagittal condylar inclination (SCI)

与水平面(前后向运动)相比,矢状面上髁的运动路径所形成的角。

矢状面

shǐ zhuàng miàn

sagittal plane

将人体沿平行于人体长轴的前后方向,分为左右两部分的纵切面。与冠状面及横断面相互垂直。

矢状面的

shǐ zhuàng miàn de

sagittal

描述和关于矢状面的方向、位置或维度。

矢状向的

shǐ zhuàng xiàng de

sagittal

①描述位于矢状缝线方向。②描述平行于身体长轴的前后平面或截面。

矢状轴

shǐ zhuàng zhóu

sagittal axis

英文文献中的释义略有分歧:①一条前后向假想线,从额状面观,下颌可以围绕此线旋转。②一条穿过下颌髁的假想线,作为下颌旋转运动的轴。

始基囊肿

shǐ jī náng zhǒng

primordial cyst

由发育中的牙蕾的牙釉质器官退化引起的牙源性囊肿。大多数为牙源性角化囊肿,囊壁有上皮细胞衬里,内含液体并且具有放射线透射性。

示踪剂

shì zōng jì

tracer

与体内特定物质混合或附着,并能够确定其分布或位置的外源性物质。放射性示踪剂是具有放射性能的物理或化学示踪剂。

饰敷料修复体

shì fū liào xiū fù tǐ

prosthetic dressing

表面饰有纱布样敷料的颌面部临时赝复体,以人工替代因手术、外伤或先天缺失导致的面部解剖缺陷。

饰刻

shì kè

beading

①用点雕刻创造不规则的表面的过程。②用在铸件上划出浅槽(宽度或深度小于 0.5 毫米)的方法勾勒出主连接件的轮廓,由此将设计转移到熔模上以保证主连接体的组织接触的方法。

饰面

shì miàn

facing

用模拟天然牙色材料为预备的牙或修复体所制作的贴面,以改善或复制天然牙外观。

饰龈修复体

shì yín xiū fù tǐ

gingival veneer prosthesis

为可摘戴的树脂或弹性饰面,覆盖于牙龈上,用以增强邻面和唇面牙龈组织的美观和改善发音功能。

试戴

shì dài

try-in, trial placement

①在修复完成之前的任何阶段,在口内试戴暂基托、试排牙和暂义齿等任何形式的蜡型或修复体等,以进行颌位关系和美学效果的评估、确认和优化。②铸造修复体完成之前的任何阶段,在口内试戴基台、基底、支架和附着体等任何形式的预成部件、铸造部件、切削部件和打印部件等,以进行适合性、密合性和被动就位的评估、确认和优化。

试戴蜡

shì dài là

try-in wax

【同】"基托蜡"。

试戴螺钉

shì dài luó dīng

try-in screw

专门用于技工室制作和临床试戴程序的基台螺钉或修复体螺钉,可避免损坏真正应用的螺钉。

试关型盒

shì guān xíng hé

trial flask closure

初步关闭义齿型盒,以确保饰面材料已经充满模具,并已排出多余材料。

试管架

shì guǎn jià

test tube rack, tubes try

实验室中用来同时存放多个试管的架式装置。

试蜡型

shì là xíng

waxing try-in

【同】"蜡型试戴"。

试验性义齿

shì yàn xìng yì chǐ

trial denture

【同】"暂义齿"。

试装盒

shì zhuāng hé

trial flask closure

【同】"试关型盒"。

视差

shì chā

parallax

从不同位置(例如通过取景器和相机镜头)观察时,物体的位置或方向看起来不同的效果。

视觉测光

shì jué cè guāng

visual photometry

基于其对视觉受体的影响来测量光学辐射。

视觉模拟量表

shì jué mó nǐ liáng biǎo

visual analog scale (VAS)

用于确定患者所受的条件或刺激(即疼痛)程度的等级量表。评估工具是一条 10 厘米的线,一端为 0,表示无疼痛,另一端为 10,表示有史以来最严重的疼痛,患者在线上做标记以表示疼痛的严重程度。

视觉适应

shì jué shì yìng

visual adaptation

由于持续的视觉刺激或缺乏刺激而导致的视觉敏感度的调整变化,三种公认的类型是暗视或暗适应、适光或光适应和色彩或颜色适应。

视频内镜

shì pín nèi jìng

video-endoscope

【同】"电子内镜"。

视网膜中心凹

shì wǎng mó zhōng xīn āo

retinal fovea

视网膜后极部有一无血管凹陷区,解剖上称中心凹(fovea),临床上称为黄斑,该区含有丰富的黄色素。其中央有一小凹,解剖上称中心小凹(foveola),临床上称为黄斑中心凹,是视网膜上视觉最敏锐的部位。

视野

shì yě

field of view (FOV)

影像接收器保持固定位置时所能探测的空间范围,即扫描成像的身体区域的宽度。

适配连接

shì pèi lián jiē

butt joint, butt connection

【同】"对接连接"。

适应

shì yìng

adaptation

①根据环境进行改变的行为、过程或状态。②根据需求调整两个表面使其紧密接触。③当重复感觉刺激时,敏感性的逐步调整变化。④在口腔医学中,通常指修复体和支持结构之间的适合程度;修复材料与预备基牙之间的接近程度;正畸带环的调整。

适应性𬌗

shì yìng xìng hé

adaptive occlusion

【同】"最大牙尖交错位"。

适应性免疫

shì yìng xìng miǎn yì

adaptive immunity

为后天获得的免疫。需抗原激发,由 B 细胞或 T 细胞参与,具有特异性、耐受性和记忆性的特点。

适应证

shì yìng zhèng

indication

药物、手术和其他治疗方法的适用范围和纳入标准。

适应综合征

shì yìng zōng hé zhēng

adaptation syndrome

①机体缓解压力的短期和长期反应。②机体为适应环境改变所作出的一系列反应。

嗜二氧化碳的

shì èr yǎng huà tàn de

capnophilic

在二氧化碳(高于大气水平)等部分压力增加的条件下最佳生长的能力,如嗜二氧化碳噬细胞菌。

嗜二氧化碳噬细胞菌

shì èr yǎng huà tàn shì xì bāo jūn

Capnocytophaga ssp.

为革兰氏阴性兼性厌氧的梭状芽孢杆菌,可作为正常的菌群存在于口腔。可能与全身性疾病有关,通常发生在白血病和 / 或粒细胞缺乏症患者中。

嗜碱性粒细胞

shì jiǎn xìng lì xì bāo

basophil, basophilic granulocyte

为颗粒状的白细胞,起源于骨髓造血多能干细胞,是参与变态反应的重要效应细胞。胞质内含有嗜碱性颗粒,大小不等,分布不均,内含有肝素、组胺、中性粒细胞趋化因子和嗜酸性粒细胞趋化因子等。

嗜酸性粒细胞

shì suān xìng lì xì bāo

eosinophilic granulocyte

占白细胞总数的 0.5%~5%,胞质内充满粗大、均匀的嗜酸性颗粒。细胞可做变形运动,具有趋化性,能吞噬抗原抗体复合物,灭活组胺,从而减轻超敏反应,还可杀灭寄生虫。

嗜血杆菌

shì xuè gǎn jūn

Haemophilus

革兰氏阴性不动的微需氧杆菌,通常对头孢菌素类、四环素类和磺胺类药物敏感。

收敛剂

shōu liǎn jì

astringent

能引起组织收缩、抑制分泌物分泌或止血的药剂。

收缩

shōu suō

contraction

①通常指物体维度(例如长度或宽度)的缩小。②肌肉因受到刺激而产生紧张。

参见:等长收缩、等张收缩、姿势收缩。

收缩气孔

shōu suō qì kǒng

shrink-spot porosity

"回吸气孔"的非标准术语。
参见：回吸气孔。

手持扫描仪
shǒu chí sǎo miáo yí
hand-held scanner
通过手持移动的二维或三维扫描仪。扫描过程是光源移动，扫描对象相对固定，多用于口腔内扫描。

手机运动追踪器
shǒu jī yùn dòng zhuī zōng qì
handpiece motion tracker
连接到手术器械上的一组有源发射器或无源反射器，通过架设探测器在术野内定位。

手术刀
shǒu shù dāo
scalpel, surgical knife
由刀片和刀柄所组成的用于切割人体或动物体组织的特制刀具，有各种制作材质和形态设计。

手术导航
shǒu shù dǎo háng
surgical navigation
【同】"外科导航"。

手术的
shǒu shù de
surgical
与手术相关的或可通过手术进行纠正的任何状况。

手术刮匙
shǒu shù guā chí
surgical curettage
【同】"刮匙"。

手术剪
shǒu shù jiǎn
surgical scissors
手术过程中用于剪切的专用剪刀。根据用途可分为组织剪、线剪和钢丝剪等多种类型，根据外形可分为直头和弯头两大类。

手术阶段
shǒu shù jiē duàn
surgical stage
①麻醉过程中的一个时间段或不同的阶段。②按照治疗计划，为同一疾病的同一最终治疗目的（甚至在同一部位）在不同时间进行的手术，例如种植的一期手术、二期手术。

手术切口
shǒu shù qiē kǒu
surgical incision
使用手术器械切开软组织，为手术提供入路。

手术外科
shǒu shù wài kē
operative surgery
涉及和强调手动或机械操纵的外科方法或程序。

寿命表分析
shòu mìng biǎo fēn xī
life table analysis
为统计学分析方法，研究或检查特定人群在特定时间内的成功/生存率。

受累骨
shòu lěi gǔ
compromised bone
由于细胞、血运或结构因素所导致的

骨在质和／或量上的缺陷。

受区

shòu qū

recipient site, surgical bed, receiving area

通过手术预备,接受种植体植入、骨或软组织移植的位点。

受区位点

shòu qū wèi diǎn

host site

【同】"受区"。

受体酪氨酸激酶

shòu tǐ lào ān suān jī méi

receptor tyrosine kinases (RTK)

含有酪氨酸激酶的肽链序列的细胞膜表面受体,跨膜转导细胞外信号。激活后使酪氨酸残基自磷酸化,激发胞内级联效应,在细胞生长、增殖、转化及胚胎发育和肿瘤形成中均发挥重要作用。

受体位点

shòu tǐ wèi diǎn

receptor site

发生分子结合并导致特定生物学反应的特定位点。

受压区

shòu yā qū

pressure area

是指承受牙修复体过大压力的黏膜区域。

受植区

shòu zhí qū

surgical bed, receiving area

【同】"受区"。

枢纽关节

shū niǔ guān jié

ginglymus joint, ginglymoarthrodial joint

可以发生铰链运动的关节,例如颞下颌关节。

参见:颞下颌关节。

枢轴点

shū zhóu diǎn

pivot point

在三维对象上由此发生旋转、缩放或移动的点。该点可移至模型上的任何位置。此点是该对象变换的中心,也是其局部坐标系的中心。一个对象的移动、旋转或缩放都是基于其枢轴点的位置和方向而发生。

熟石膏

shú shí gāo

plaster of paris

通过对生石膏进行加热煅烧脱水而成的石膏模型材料,其主要成分为 β- 半水硫酸钙($CaSO_4 \cdot 1/2\ H_2O$)。在口腔医学中,常用于灌注模型。

术后感觉异常

shù hòu gǎn jué yì cháng

postoperative paresthesia

局部麻醉之后长时间的感觉迟钝,尤其是口腔麻醉时损伤了颏神经或下颌神经。

术后上颌窦囊肿

shù hòu shàng hé dòu náng zhǒng

postoperative maxillary sinus cyst

【同】"继发性上颌黏液囊肿"。

术后上颌赝复体

shù hòu shàng hé yàn fù tǐ

postsurgical maxillary prosthesis

因各种原因所进行的上颌骨和邻近软组织手术之后,为修复口鼻缺损和口鼻瘘、矫正口内和 / 或口外缺损、提高言语和吞咽功能、改善美学效果而使用的颌面部假体。

术后下颌赝复体

shù hòu xià hé yàn fù tǐ

postsurgical mandibular prosthesis

因各种原因所进行的下颌骨和邻近的软组织手术之后,为维持和重建下颌骨的连续性、优化口内和 / 或口外轮廓、提高言语和吞咽功能而使用的颌面部假体。

术后赝复体

shù hòu yàn fù tǐ

postsurgical prosthesis

在各种手术之后用于维持功能和美学效果的各种假体的总称。

术后治疗

shù hòu zhì liáo

postoperative care

手术之后对患者进行的一系列处理措施,以防止手术失败、减少感染和其他并发症及促进伤口愈合和患者恢复健康。

术前鼻 - 牙槽骨塑形器

shù qián bí yá cáo gǔ sù xíng qì

presurgical nasoalveolar molding device, PNAM device

一种在婴儿唇腭裂手术之前,将裂开的口唇聚拢,保持腭裂两侧骨段位置的一种器材或一种修复体,也有利于哺乳和吞咽,通常要一直应用到手术修复之前。

术前记录

shù qián jì lù

preoperative record

为研究、诊断、治疗计划或将治疗结果与患者的治疗前状态进行比较而制作的任何记录。

术前检查

shù qián jiǎn chá

pre-operative examination

为明确诊断、完善治疗计划、降低手术风险、减少并发症及获得满意的治疗效果,于手术前进行的一系列临床检查和实验室检查以及评估患者身体某一部位或多个部位,甚至全身健康状况的过程。

术前考量

shù qián kǎo liáng

presurgical consideration

【同】"患者选择"。

术前蜡型

shù qián là xíng

preoperative wax-up, preoperative waxing

诊断与设计程序的一个环节,在诊断模型上制作计划的修复体的蜡型,以确定获得最理想的美学和功能效果所需的临床和技工室程序。

术前蜡型试戴

shù qián là xíng shì dài

preoperative wax try-in

在口腔内戴入诊断蜡型,以确定是否达到最理想的美学和功能效果的设计。

术前模型

shù qián mó xíng

preoperative cast

为诊断和设计治疗计划而制作的口腔部分或多个部分的模型。

术前婴儿矫形器

shù qián yīng ér jiǎo xíng qì

presurgical infant orthopedic device, PSIO device

【同】"术前鼻 - 牙槽骨塑形器"。

术前用药

shù qián yòng yào

premedication

在治疗前给药以增强既定治疗程序的舒适度、治疗效果和 / 或安全性。

术前准备

shù qián zhǔn bèi

pre-operative preparation

①手术治疗方案确定之后,术前进行的一系列准备工作。②种植外科的术前准备通常包括口腔洁治和其他口腔疾病治疗、患者签署手术同意书、制取术前模型和制作外科导板、口腔照片记录、准备器械、种植体和骨增量材料以及术前用药等。

束骨

shù gǔ

bundle bone

【同】"固有牙槽骨"。

束状骨

shù zhuàng gǔ

bundle bone

【同】"固有牙槽骨"。

树突状细胞

shù tū zhuàng xì bāo

dendritic cell

是一类来源于骨髓的、树突样突起的抗原提呈细胞,具有摄取、加工处理及递呈抗原等功能。数量很少,但分布很广。在口腔中可见于成牙本质细胞层内或周围、皮肤和黏膜表面上皮的基底层和靠近基底层的棘细胞之间。

树脂

shù zhī

resin

通过加热或化学活化引发聚合而形成的有机化合物,通常为透明或半透明的、不溶于水,根据化学成分、物理结构、活化或固化方式命名。

树脂改良玻璃离子

shù zhī gǎi liáng bō li lí zǐ

resin-modified glass ionomer

通过添加聚合树脂单体和交联剂改良的玻璃离子水门汀,比传统的玻璃离子水门汀具有更长的操作时间,并且对水污染更不敏感(隔湿要求相对较低)。

树脂改良陶瓷

shù zhī gǎi liáng táo cí

resin-modified ceramics

为多孔陶瓷材料,因渗透有聚合物而更坚韧。

树脂固位修复体

shù zhī gù wèi xiū fù tǐ

resin-retained prosthesis

【同】"树脂粘接修复体"。

树脂冠

shù zhī guān

resin crown

修复临床冠的树脂修复体,不含有金属结构。

树脂贴面修复体

shù zhī tiē miàn xiū fù tǐ

resin-veneered restoration

在金属基底上应用美学树脂贴面的固定修复体。

树脂纤维增强式固定修复体

shù zhī xiān wéi zēng qiáng shì gù dìng xiū fù tǐ

resin-fiber reinforced fixed dental prosthesis (RRFDP)

将纤维翼与邻牙粘接固位的临时固定修复体。

树脂纤维增强式固定义齿

shù zhī xiān wéi zēng qiáng shì gù dìng yì chǐ

resin-fiber reinforced fixed dental prosthesis (RRFDP)

【同】"树脂纤维增强式固定修复体"。

树脂粘接夹板

shù zhī zhān jiē jiā bǎn

resin-bonded splint

由重金属丝、纤维树脂材料和/或铸造金属制成的固定夹板,通过酸蚀技术粘接在天然牙的唇侧或舌侧表面,用于稳定创伤后移位或牙周病累及的牙。

树脂粘接修复体

shù zhī zhān jiē xiū fù tǐ

resin-bonded prosthesis

固定局部义齿的类型之一,主要通过牙釉质粘接固位,可被粘接的修复体材料包括树脂、玻璃、碳纤维、聚乙烯和金属(马里兰桥)等。

数据

shù jù

data

是客观事物的符号表示,通常指所有能输入到计算机中并被计算机程序处理的符号的总称。

数据库

shù jù kù

database (DB)

①广义上,是指关于数据处理的一门学科,涉及互相关联的数据集合的获取、转换、存储、查询及其应用的理论、方法和技术。②狭义上,是指"数据库系统"的一个组成部分,是指集成的、共享的、无冗余的数据集合。

数控机床

shù kòng jī chuáng

numerical control machine tool

按加工要求预先编制程序,由控制系统发出指令进行加工的机床。

数控加工

shù kòng jiā gōng

computer numerical control machining

包含储存程序在内的计算机数控系统,根据计算机存储器中存储的控制程序来控制对物体的机械加工(包括切削或三维打印等)。

数控局部麻醉

shù kòng jú bù má zuì

computer-controlled local anesthesia

通过带有预设程序的电动输注设备完成局部麻醉的方法,注射过程可精确控制注药速率,并使之持续和稳定,降低注射疼痛。

数控切削
shù kòng qiē xiāo
numerical control cutting
按照数字指令规定的程序进行的减法加工技术。

数码印刷
shù mǎ yìn shuā
digital print, printing
【同】"数字化印刷"。

数字雕刻
shù zì diāo kè
digital sculpting
是提供工具来推、拉、滑、抓、捏或以其他方式操纵数字对象,如同在现实中对橡皮泥进行塑形的软件的使用。允许用户创建一个三维网格,通过交互地推拉模型,可以创建纹理、凹坑和锐化过渡(例如釉牙骨质界)等细节,而无需选择边缘或顶点。

数字化比色
shù zì huà bǐ sè
digital shade matching
通过计算机处理所获得的被测物体表面信息,得出色调、明度和饱和度等颜色数据,为修复体比色和调色提供参考。

数字化成像
shù zì huà chéng xiàng
digital imaging
牙科医生通过使用计算机数字化技术,在治疗之前先制作出的逼真的修复效果图像。

数字化工作流
shù zì huà gōng zuò liú
digital workflow
主要通过将物理结构、替代结构或模拟结构转换为可使用数字化辅助设计软件操作的数字格式而发生的任何工作流程。通常数字化过程在步骤上类似于模拟过程,但是会在计算机上完成,直到设计被通过切削或三维打印方法制造。

数字化扫描
shù zì huà sǎo miáo
digital scanning
①通过扫描,获取物体表面的数字化信息,并在监视器上形成二维或三维的图像。②在口腔医学中,是指通过扫描,直接或间接获取解剖结构的光学图像,代替传统的印模方式。因为印模是所获取物体的阴模,故"数字化印模"是非规范术语。
参见:数字化印模。

数字化外科导板
shù zì huà wài kē dǎo bǎn
digital surgical guide
基于螺旋 CT 或 CBCT 扫描数据,通过 CAD/CAM 技术制作的外科导板,可用于引导种植体植入和截骨等。

数字化微笑设计
shù zì huà wēi xiào shè jì
digital smile design (DSD)
口腔美学治疗中使用的概念化治疗设计工具,通过数字化分析获得理想的修复体设计。

数字化咬合架
shù zì huà yǎo hé jià
digital articulator
【同】"虚拟咬合架"。

数字化义齿
shù zì huà yì chǐ
digital denture
非标准术语。是指用计算机辅助设计、辅助制造、辅助工程等自动化技术代替传统工艺制作义齿(目前通常是指全口义齿)的过程,避免传统义齿制造过程中产生的各种误差。

数字化印模
shù zì huà yìn mú
digital impression
是"数字化扫描"的非规范术语。因为是对物体表面的正向复制,而不是制作阴模的传统"印模"。
参见:数字化扫描。

数字化印刷
shù zì huà yìn shuā
digital print, printing
数字图像直接打印到各种介质的专业印刷方法,包括小批量的桌旁出版印刷和使用大格式和高容量激光或喷墨打印机以及三维打印机的出版印刷。

数字化诊断蜡型
shù zì huà zhěn duàn là xíng
digital wax-up
在数字化模型上参考余留牙或数据库中的牙形态,虚拟设计的理想修复体。

数字化制作的义齿
shù zì huà zhì zuò de yì chǐ
digitally fabricated denture
【同】"数字化义齿"。

数字化种植导板
shù zì huà zhòng zhí dǎo bǎn
digital implant guide
【同】"数字化种植外科导板"。

数字化种植外科导板
shù zì huà zhòng zhí wài kē dǎo bǎn
digital implant surgical guide
根据患者颌骨解剖结构信息和修复体信息,利用计算机辅助设计与制作技术完成的引导种植窝轴向和 / 或深度预备以及种植体植入的外科导板。

刷牙创伤
shuā yá chuāng shāng
toothbrush trauma
创伤性的刷牙方式造成牙和 / 或邻近软组织的损伤。

衰老
shuāi lǎo
senescence
生物随着时间的推移,机体结构发生退行性变和机能衰退、适应性和抵抗力减退,对环境的生理和心理适应能力进行性降低、逐渐趋向死亡的现象。

栓子
shuān zǐ
embolus
在血液中流动、滞留在血管中,阻碍血液循环的凝块、空气或其他异物等。

双板区
shuāng bǎn qū
bilaminar zone
【同】"盘后组织"。

双侧的

shuāng cè de

bilateral

与两侧相关的。

双侧连续悬吊缝合

shuāng cè lián xù xuán diào féng hé

bilateral continuous sling suture

属于连续悬吊缝合。适用于多牙且颊舌侧龈瓣复位高度不一致时。由最近中端的颊侧龈乳头进针,依次缝合颊侧龈乳头至最远中后,环绕远中牙一圈,而后由舌侧最远中乳头进针,依次缝合舌侧龈乳头。达最初进针点后,环绕最近中牙一圈,再于最初进针点处打结。

双侧平衡咬合

shuāng cè píng héng yǎo hé

bilateral balanced articulation

【同】"平衡咬合"。

双侧双颧种植技术

shuāng cè shuāng quán zhòng zhí jì shù

zygoma quad approach

双侧颧骨各植入两颗种植体的颧种植技术。

双侧稳定

shuāng cè wěn dìng

bilateral stabilization

【同】"跨牙弓稳定"。

双侧远中延伸的可摘局部义齿

shuāng cè yuǎn zhōng yán shēn de kě zhāi jú bù yì chǐ

bilateral distal extension removable partial denture

可摘局部义齿的类型之一,用于替代牙弓双侧远中最末端一颗或多颗缺失牙。

双酚 A 缩水甘油二甲基丙烯酸酯

shuāng fēn A suō shuǐ gān yóu èr jiǎ jī bǐng xī suān zhǐ

bisphenol-A glycidyl dimethacrylate (Bis-GMA)

属于高分子量树脂,是多数牙科复合树脂的组成部分。

双颌前突

shuāng hé qián tū

bimaxillary protrusion

上颌骨和下颌骨和 / 或牙的骨性或牙性的向前突出。

双金属丝卡环

shuāng jīn shǔ sī qiǎ huán

double wire clasp

过时的术语。是指带有背对背的固位卡臂的金属圈卡。

双膦酸盐

shuāng lìn suān yán

bisphosphonate

一类骨吸收抑制剂,结构上为两个磷酸基同时连接在一个碳原子上,主要通过阻断破骨细胞活性来治疗骨质疏松症、佩吉特病、恶性骨肿瘤或恶性肿瘤的骨转移等。因可导致药物相关性颌骨坏死,为种植治疗的高风险因素。

双膦酸盐所致的颌骨坏死

shuāng lìn suān yán suǒ zhì de hé gǔ huài sǐ

bisphosphonate-induced osteonecrosis of the jaw (BIONJ)

【同】"双膦酸盐相关性颌骨坏死"。

双膦酸盐相关性颌骨坏死

shuāng lìn suān yán xiāng guān xìng hé gǔ huài sǐ

bisphosphonate-related osteonecrosis of the jaws, bisphosphonate-associated osteonecrosis (BON)

为双膦酸盐用药的并发症,诊断标准为:正在接受双膦酸盐类药物治疗或有双膦酸盐药物治疗史;存在口腔颌面部死骨,病程长于八周;无头颈部放疗史。口服或静脉给药均为种植治疗的风险因素。

双能 X 射线吸收测定法

shuāng néng X shè xiàn xī shōu cè dìng fǎ

dual-energy X-ray absorptiometry (DXA, DEXA)

是目前应用最广泛、研究最透彻的测量骨矿物质密度(BMD)的技术方法,可以对全身各处的骨密度进行测量,最常用的是肋骨、脊椎骨和颌骨等。通过将患者的骨暴露于两束不同能量等级的低剂量 X 射线光束,骨组织对每个射线锥束的吸收量与一定体积单位骨内的钙晶体量相关。用吸收值来测量骨密度,单位是 mg/cm^2(毫克/平方厘米)。这种测量方法的缺点是软组织的吸收被减去,皮质骨和骨髓的骨密度值需由微积分来计算。患者每次检查的有效放射剂量经计算为 0.01mSv。

双皮质骨固位

shuāng pí zhì gǔ gù wèi

bicortical stabilization, bicortical fixation

为特殊的种植体固位方法,在种植体植入时利用两层皮质骨获得固位,以增加种植体的稳定性。例如利用牙槽嵴顶与颊或舌侧皮质骨、在下颌颏孔间区利用牙槽嵴顶与下颌骨下缘皮质骨等。

双乳头带蒂瓣

shuāng rǔ tóu dài dì bàn

double papilla pedicle flap

牙周和种植治疗中的常用瓣。将近中和远中的龈乳头切开制备作为侧位瓣进行缝合,以覆盖牙根或暴露的种植体。

双乳头带蒂移植物

shuāng rǔ tóu dài dì yí zhíwù

double papilla pedicle graft

【同】"双乳头带蒂瓣"。

双扫描

shuāng sǎo miáo

dual scan

①泛指将包含不同数据集的两个扫描组合成一个文件的数字技术。②CBCT 扫描与口内或模型扫描相结合,所生成的文件包括口腔内扫描获得的表面数据以及 CBCT 扫描所获得的相应硬组织的三维断层。③患者佩戴放射线模板进行 CBCT 扫描和单独扫描放射线模板的二次扫描技术,通过两次扫描的数据匹配,进行种植外科导板设计。

双生牙

shuāng shēng yá

germination, germinated teeth

由同一个牙胚发育而来的相连的两颗牙。

参见:融合牙。

双手操作技术

shuāng shǒu cāo zuò jì shù

bimanual manipulation technique

将双手拇指置于髁部,其余手指置于下颌骨下缘,引导下颌到正中关系的操作手法。

双头螺柱

shuāng tóu luó zhù

double-end stud

两端均有螺纹的圆柱形紧固件。

双向牙槽嵴牵引

shuāng xiàng yá cáo jí qiān yǐn

bidirectional crest distraction

在传统的单向牵引装置上增加了一个杆式结构,能够控制垂直方向之外的颊舌向牵引。

双相磷酸钙

shuāng xiàng lín suān gài

biphasic calcium phosphate (BCP)

羟基磷灰石和磷酸三钙共同组成的异质骨代用品,在骨组织工程中可被当作移植材料。

参见:羟基磷灰石,磷酸三钙。

双相针固定

shuāng xiàng zhēn gù dìng

biphasic pin fixation

在治疗骨折时采用外固定针进行固定的方式。

双氧水

shuāng yǎng shuǐ

hydrogen peroxide

【同】"过氧化氢"。

双源 CT

shuāng yuán CT

dual-source CT

【同】"双源计算机体层成像"。

双源计算机体层成像

shuāng yuán jì suàn jī tǐ céng chéng xiàng

dual-source computed tomography (DSCT)

属于螺旋 CT 体层成像,是指使用两套球管及探测器系统,并在一个平面内相互呈约 90°排列,可以在两个不同能量 X 射线源同时使用的情况下,实施球管一次扫描,采集到不同的两组数据成像。

水痘带状疱疹

shuǐ dòu dài zhuàng pào zhěn

varicella zoster

【同】"带状疱疹"。

水激光

shuǐ jī guāng

waterlase

【同】"铒激光"。

水门汀

shuǐ mén tīng

cement

通常是指由金属盐或其氧化物作为粉剂与水或专用液体调和之后能够硬化的塑性团块,用于衬层、粘固、充填和暂时性或永久性修复的牙科材料。

水疱

shuǐ pào

vesicle

由上皮内积聚的液体引起的皮肤或黏

膜的升高,直径多小于5毫米。其形
成大多是由于炎症反应的结果。

水平参考面
shuǐ píng cān kǎo miàn

horizontal plane of reference, horizontal
reference plane

是由一个前部参考点和两个后部参
考点在患者面部所构建的水平面,从
中测量骹和下颌运动的后部解剖决定
因素。

水平骨缺损
shuǐ píng gǔ quē sǔn

horizontal bone defect

【同】"水平向骨缺损"。

水平骨丧失
shuǐ píng gǔ sàng shī

honrizontal bone loss

【同】"水平向骨丧失"。

水平截骨术
shuǐ píng jié gǔ shù

horizontal osteotomy

水平截断骨的外科手术。

水平髁道斜度
shuǐ píng kē dào xié dù

horizontal condylar inclination (HCl)

【同】"矢状髁道斜度"。

水平面
shuǐ píng miàn

transverse plane

①相对完全静止的水所形成的平面,
或与这个平面相平行的面。②在医学
中,通常是指与垂直轴相垂直,将人体
分为上、下两部分的断面。

水平褥式缝合
shuǐ píng rù shì féng hé

horizontal mattress suture

平行于切口的褥式缝合。一般从切口
远中端开始,颊侧进针舌侧穿出后转
向近中,于同一水平高度舌侧进针颊
侧近中穿出,出针点与最初进针点水
平高度相同,打结,所显露缝线与切口
平行。可用于牙周手术中固定邻间隙
处的龈乳头。

水平纤维
shuǐ píng xiān wéi

horizontal fibers

是牙周膜主纤维的一组,从牙骨质水
平延伸到牙槽窝骨壁。

水平向的
shuǐ píng xiàng de

horizontal

描述和关于平行于水平面的水平线的
位置或维度。

水平向覆盖
shuǐ píng xiàng fù gài

horizontal overlap, overjet

①是指牙尖交错位时,上颌前牙切缘
盖过下颌前牙切缘、上颌后牙颊尖盖
过下颌后牙颊尖的水平距离。②"覆
盖(overjet)"为"水平向覆盖(horizontal
overlap)"的非标准术语。

参见:垂直向覆盖。

水平向骨缺损
shuǐ píng xiàng gǔ quē sǔn

horizontal bone defect

①牙或种植体周骨壁的水平向骨缺损
或缺失。②剩余牙槽嵴在水平维度上
的骨缺损。

水平向骨丧失

shuǐ píng xiàng gǔ sàng shī

honrizontal bone loss

牙和／或种植体之间的牙槽间隔、唇颊侧或舌腭侧的嵴顶呈不同程度的水平向骨吸收，牙槽嵴高度降低。通常形成骨上袋。

水平向骨增量

shuǐ píng xiàng gǔ zēng liàng

horizontal bone augmentation

泛指增加受植区水平向骨宽度的骨移植程序，例如牙槽嵴劈开技术、外置法骨移植和引导骨再生等。

水平型骨缺损

shuǐ píng xíng gǔ quē sǔn

horizontal bone defect

【同】"水平向骨缺损"。

水平型骨丧失

shuǐ píng xíng gǔ sàng shī

honrizontal bone loss

【同】"水平向骨丧失"。

水压技术

shuǐ yā jì shù

hydraulic pressure technique

穿牙槽嵴上颌窦底提升技术之一，即制备种植窝，穿过窦底皮质骨，将专用的配套注射器嵌入种植窝，并注入生理盐水向窦底均匀施加液压，抬起上颌窦底黏骨膜，植入骨增量材料，同期植入种植体。

水肿

shuǐ zhǒng

edema

人体组织间隙有过多的液体积聚使组织肿胀的异常状态。

睡眠

shuì mián

sleep

①一段身心休息的时间，在此期间意志和意识处于部分或完全搁置状态，身体功能被部分暂停。②行为状态之一，其特征是固定的姿势不动，对外部刺激的敏感度降低但易于逆转。

睡眠者

shuì mián zhě

sleeper

①睡觉或以特定方式睡觉的人或动物。②特别是用于睡眠或与睡眠有关的事物。

司匹曲线

sī pǐ qū xiàn

curve of Spee

【同】"纵𬌗曲线"。

丝线

sī xiàn

silk, silk suture

从家蚕的茧中提取、经编织和脱胶等过程制成的长丝，属于不可吸收缝合线。

丝状乳头

sī zhuàng rǔ tóu

filiform papilla

覆盖舌背大部的数量繁多的锥形角化凸起，为机械感受性的，不参与味觉感受。

丝锥

sī zhuī

tap, metal tap

①在硬质金属物体中形成螺纹的工具。②用于重新形成种植体内部损坏的螺纹的工具。

斯蒂尔曼裂

sī dì ěr màn liè

Stillman's cleft

在牙龈缘中线处局限性的 V 形或狭缝状软组织裂隙,向膜龈联合延伸、甚至越过膜龈联合,可能与殆创伤相关。

斯蒂芬曲线

sī dì fēn qū xiàn

Stephan curve

表示口腔中糖或碳水化合物暴露后,牙菌斑的 pH 值随时间而降低的曲线图。

斯卡拉克修复体负荷模型

sī kǎ lā kè xiū fù tǐ fù hè mó xíng

Skalak models of prosthesis loading

理查德·斯卡拉克(Richard Skalak)创建的生物力学模型,能够描述施加到与种植体相连的刚性修复体上的力对种植体造成的负荷。

斯坦曼针

sī tǎn màn zhēn

Steinmann's pin

用于骨折坚固内固定的金属针。

斯坦森管

sī tǎn sēn guǎn

Stensen canals

【同】"切牙管"。

斯腾特板

sī téng tè bǎn

stent

由斯滕特印模材或丙烯酸树脂制作的固位板,向移植的皮肤或黏膜施加一定的压力以使其固位于适当位置,防止其移动,并起到促进愈合、防止瘢痕形成或塌陷的作用。

斯腾特鼻支架

sī téng tè bí zhī jià

nasal stent

可摘式鼻内颌面部赝复体,用于支撑鼻的外形。

斯腾特腭板

sī téng tè è bǎn

palatal stent

【同】"腭护板"。

斯腾特外科板

sī téng tè wài kē bǎn

surgical stent

【同】"斯腾特板"。

斯腾特印模材

sī téng tè yìn mú cái

Stent mass

一类固化后变硬的弹性树脂材料,用于制作防止皮肤或黏膜移植物移位的的固位板。

斯腾特支架

sī téng tè zhī jià

stent

维持血管或导管通畅的暂时或永久性管状支撑物。

斯图亚特因子

sī tú yà tè yīn zǐ

Stuart-Prower factor

【同】"自体凝血酶原 C"。

撕裂

sī liè

lacerate

撕开或切开,其边缘不规则。

撕脱

sī tuō

avulsion

因意外或通过外科手术撕裂或撕断等方式使组织从主体分离的过程。

撕脱骨折

sī tuō gǔ shé

avulsion fracture

由于创伤或意外使骨或部分骨从其自然位置分离的过程。

死骨

sǐ gǔ

sequestrum

在骨坏死过程中已与天然健康骨分离的无活力的骨。

死骨切除术

sǐ gǔ qiē chú shù

sequestrectomy

通过外科手术清除死骨。

死骨形成

sǐ gǔ xíng chéng

sequestration

坏死的骨与天然健康骨分离并形成死骨的过程。

四壁骨袋

sì bì gǔ dài

four-wall intrabony pocket

为"四壁骨内袋"的非标准用语。
参见:四壁骨内袋。

四壁骨内袋

sì bì gǔ nèi dài

four-wall intrabony pocket

垂直性骨吸收形成骨下袋的牙根或种植体四个面的支持骨均有破坏,但外周有骨壁存在。

四壁骨缺损

sì bì gǔ quē sǔn

four-wall bone defect

种植体植入之后,种植体颈部周围四个面均无骨壁存在的骨缺损形态。

四分之三冠

sì fēn zhī sān guān

three-quarter crown

覆盖牙冠三个轴面与𬌗面,唇面暴露的金属修复体。

四环素

sì huán sù

tetracycline

为四环素类广谱抗菌药,对许多革兰氏阳性和阴性球菌、革兰氏阴性杆菌和厌氧菌等均具有良好抗菌作用。由于细菌对四环素耐药日趋常见,目前临床主要用于非细菌感染如立克次体病、支原体感染、衣原体感染、回归热等。孕妇及 8 岁以下儿童禁用,可导致儿童牙齿变色。

四环素骨标记

sì huán sù gǔ biāo jì

tetracycline bone labeling

四环素在两相过程中矿化的类骨质(骨基质)中造成的永久性标记。矿物质的摄取中有高达 80% 是由成骨细胞调节,其余 20% 受骨细胞调节。类骨质与已矿化完成的骨之间有一层矿化前沿。该层能够结合四环素,产生永久的荧光线。

四环素类抗菌药

sì huán sù lèi kàng jūn yào

tetracycline antibiotics

一类化学结构中具有菲烷基本骨架的广谱抗生素,主要包括链霉菌属发酵分离获得的天然四环素类以及半合成四环素类。具有抗菌谱广、交叉耐药性强等特点。

四颗种植体支持式杆附着体系统

sì kē zhòng zhí tǐ zhī chí shì gǎn fù zhuó tǐ xì tǒng

four implants with bar attachment system

是四颗种植体支持式覆盖义齿的中间结构的一部分,为机械附着体。

松弛切口

sōng chí qiē kǒu

releasing incision

与主切口成直角或斜角的切口,可增加术野暴露,同时可以增强瓣的活动性,促进瓣的侧向或冠向推进和 / 或降低瓣的后缩张力。

松弛组织

sōng chí zǔ zhī

flabby tissue

过时的术语。是指可移动性过大的软组织。

松动度

sōng dòng dù

mobility

牙的松动程度,是一个重要的诊断体征。前牙用牙科镊夹住切缘,做唇舌方向摇动;在后牙,闭合镊子,用镊子尖端抵住骀面窝向颊舌或近远中方向摇动。常分为三度。Ⅰ度松动:松动超过生理动度,但幅度在 1mm 以内,或仅有颊(唇)舌方向松动。Ⅱ度松动:松动幅度在 1~2mm 之间,或有颊(唇)舌和近远中方向松动。Ⅲ度松动:松动幅度在 2mm 以上,或颊(唇)舌、近远中和垂直方向均有松动。

松解

sōng jiě

lysis

通过分离或剥离粘连恢复器官的动度或运动。

松质骨

sōng zhì gǔ

cancellous bone, spongy bone, trabecular bone

位于皮质骨内侧的较为疏松的骨结构。组织学上,松质骨由疏松排列、相互交织的骨小梁以及骨髓组成。骨小梁数量、粗细和排列方向与所承担的咀嚼力密切相关。松质骨是牙槽骨中骨改建最活跃的部分。

松质骨移植物

sōng zhì gǔ yí zhí wù

cancellous bone graft

移植的自体骨为含骨髓的松质骨。

苏木精 - 伊红染色

sū mù jīng yī hóng rǎn sè

hematoxylin-eosin stain

由碱性染色剂的苏木精和酸性染色剂的伊红进行的染色,是组织学、胚胎学、病理学中最常用的染色方法,简称 HE 染色法。

速尿

sù niào

furosemide

【同】"呋塞米"。

素烧

sù shāo

biscuit bake, bisque bake

瓷材料上釉前进行的焙烧工艺过程。

宿主反应

sù zhǔ fǎn yìng

host response

植入材料引起的机体反应,包括局部反应和全身反应,例如细胞毒性、过敏、致畸、致癌、溶血、凝血和免疫反应等。

宿主抗性

sù zhǔ kàng xìng

host resistance

防止病原体侵入组织的宿主防御机制。这些防御机制包括物理屏障和生化屏障,如皮肤、分泌物中的酶(例如眼泪)、免疫球蛋白、胃酸、纤毛和黏液等。

宿主调节

sù zhǔ tiáo jié

host modulation

通过减少炎症反应的破坏,改变宿主对细菌反应的治疗方法。

宿主调节治疗

sù zhǔ tiáo jié zhì liáo

host modulation therapy

低剂量强力霉素等药物,通过改变宿主对感染反应的关键因素或途径,可以降低牙周炎的临床症状、体征和进展。

塑料

sù liào

plastic

一类由多种有机聚合物(例如聚乙烯、聚氯乙烯、尼龙等)制成的高分子的热塑性或热固性聚合材料,可以将其模压成柔软的形状,然后定型为刚性或稍有弹性的材料。

塑料刮治器

sù liào guā zhì qì

plastic curette

尖端为树脂材料的刮治器,用于清除种植体及基台表面的菌斑、软垢和牙石。

塑料基托

sù liào jī tuō

plastic base

过时的术语。是指由塑料材料制成的义齿或记录基托。

塑料牙周探针

sù liào yá zhōu tàn zhēn

plastic periodontal probe

塑料材质的牙周探针。

塑性变形

sù xìng biàn xíng

plastic deformation

施加于材料及构件的非破坏性机械力超过弹性变形范围之后将发生永久的变形,当外力去除之后变形不可恢复。

塑性形变

sù xìng xíng biàn

plastic deformation

【同】"塑性变形"。

塑性印模材

sù xìng yìn mú cái

modeling plastic impression compound

主要由热塑性天然树脂(松香、柯巴树脂)、蜡(巴西棕榈蜡)、填料(滑石粉)及着色剂组成,是一类加热软化,冷却变硬的热塑性、非弹性可逆印模材料。

酸蚀

suān shí

acid etching, etch, etching

①通过酸的腐蚀性化学物质,对物体表面进行选择性溶解的行为或过程。②通过酸的腐蚀处理增加物体表面固位力的过程,例如处理牙釉质、金属或陶瓷表面。③用酸性介质改良种植体表面的过程。这种"减法"处理的种植体表面有利于增强骨结合。

酸蚀表面

suān shí biǎo miàn

acid-etched surface, etched surface

用酸进行的物体的表面处理。通过"减法"处理增加其表面面积。

酸蚀表面种植体

suān shí biǎo miàn zhòng zhí tǐ

acid-etched implant

是指经过酸性介质改良表面的种植体。这种"减法"处理的种植体表面既有利于增加表面面积,也有利于增强骨结合。

酸蚀剂

suān shí jì

etchant

①一类能酸蚀物体表面的化学制剂。②是指预处理牙表面使之脱矿、粗糙或使修复体组织面粗糙的酸性制剂。

酸蚀症

suān shí zhèng

perimolysis

因慢性胃酸反流或饮食不调等原因所导致的牙体硬组织的酸蚀损害。

算法

suàn fǎ

algorithm

解决给定问题的确定的计算机指令序列,用以系统地描述解决问题的步骤。

算法𬌗

suàn fǎ hé

algorithmic dental occlusion (ADO)

建立虚拟𬌗和运动的计算机算法,对每颗牙、邻牙及对颌牙的运动和应答进行编码。目的是获得由临床标准定义的最佳𬌗关系状态。

随机对照试验

suí jī duì zhào shì yàn

randomized controlled trial (RCT)

研究对象被随机分配到试验组和对照组的研究方法。

随机分配

suí jī fēn pèi

random assignment

将研究参与者随机分配到试验组或对照组的过程,以使每位参与者都有相同的几率被分配给任何给定组。这种分配方法有助于防止研究中出现偏倚。

随机误差

suí jī wù chā

random error

在同一被测量的多次测量过程中,由

各种因素偶然变动而引起的单次测量
值对平均值的偏离。

随意皮瓣

suí yì pí bàn

random pattern flap

皮瓣的血液供应源自真皮和皮下血管
丛的多个血管,而不是来自知名动脉。

髓石

suǐ shí

denticle, pulp stone, endolith, pulp
nodule, pulpstone

牙髓腔内的钙化团块,可游离于牙髓
内、附着于牙髓腔壁或嵌在牙本质内,
结构为不规则的牙本质(真髓石)或异
位的牙髓组织钙化(假髓石)组成。

髓室

suǐ shì

pulp chamber

位于解剖牙冠内的牙髓腔。

髓质骨

suǐ zhì gǔ

medullary bone

包含骨髓的骨。

隧道技术

suì dào jì shù

tunnel technique

①沿龈缘做沟内切口、不切断龈乳头,
潜行分离软组织,形成隧道样开口,由
此植入结缔组织移植。②在保持龈
乳头完整的状态下,做或不做沟内切
口,将多个信封样垂直切口的近远中
连通,形成隧道,由此植入结缔组织移
植,于近中及远中缝合固定,以改善软
组织轮廓,并将瓣进行冠向复位。

隧道皮瓣

suì dào pí bàn

tunnel flap, tube flap

必须通过皮下或深部组织进行转移的
皮瓣。除含有知名血管外,蒂部的横
径与皮瓣的横径相一致,在通过隧道
的部分蒂部被去除了表皮。

隧道式剥离

suì dào shì bō lí

tunnel dissection

①通过小切口将骨膜从骨表面剥离的
术式。②通过软组织下方的隧道状开
口进入预计的骨表面。

隧道形成术

suì dào xíng chéng shù

tunnel preparation

治疗多根牙(通常是下颌磨牙)的切除
性手术方法,使根分叉的颊舌侧贯通
并暴露于口腔内,牙间隙刷自如地清
洁根分叉区,以改善口腔卫生、增进组
织健康。

损伤

sǔn shāng

injury, trauma

对组织的伤害,通常用于描述外力对
身体造成的伤害。

梭形

suō xíng

fusiform

描述某些细菌形态的术语,指形态为
纺锤形。梭形菌属具有代表性。

缩合反应

suō hé fǎn yìng

condensation reaction

两个分子之间以形成一个较大分子，同时消除一个较小分子的任何化学反应。

缩合型硅橡胶

suō hé xíng guī xiàng jiāo

condensation silicone

通过端基缩合反应进行硫化的一类硅橡胶。

缩醛树脂

suō quán shù zhī

acetaln resins

【同】"聚甲醛"。

缩血管活性

suō xuè guǎn huó xìng

vasoconstriction

去甲肾上腺素等生物活性物质具有的能够使血管口径减小、血流减少的特性。

缩窄

suō zhǎi

contraction

牙或其他上颌和下颌结构，如牙弓比正常情况更接近中线的状态。

锁合松弛

suǒ hé sōng chí

embedment relaxation

当螺纹上的微小粗糙点开始变平时，螺钉连接的沉降效应导致预紧力降低。

锁𬌗

suǒ hé

locked bite

锁𬌗的英文文献和中文文献释义略有差异。①英文文献释义：下颌侧向和前伸运动受限的𬌗关系。②中文文献释义：牙尖交错𬌗时上颌后牙的舌尖咬在下颌后牙颊尖的颊侧，而把上颌后牙颊尖咬在下颌后牙舌尖的舌侧称为反锁𬌗。

锁模力

suǒ mó lì

clamping force

【同】"夹紧力"。

锁咬合

suǒ yǎo hé

locked bite

【同】"锁𬌗"。

T

胎球蛋白 A

tāi qiú dàn bái A

fetuin-A

【同】"热稳定糖蛋白"。

胎球蛋白 B

tāi qiú dàn bái B

fetuin-B

分子量约 60kD 的酸性糖蛋白,与胎球蛋白 A(fetuin-A)有 22% 的同源性,均由肝脏合成并分泌入血,组织分布和功能相似。

台面

tái miàn

table

平坦表面或架高的水平表面。

台式光学扫描仪

tái shì guāng xué sǎo miáo yí

desktop optical scanner

一类利用白光或激光束扫描物体的数字化设备,扫描过程是光源相对固定、扫描对象移动,因而不能用于口腔内扫描。

肽聚糖

tài jù táng

peptidoglycan

细菌的细胞壁的主要结构组分,革兰氏阳性菌比革兰氏阴性菌厚。β- 内酰胺类抗生素可抑制其合成。

肽类调节因子

tài lèi tiáo jié yīn zǐ

peptide regulatory factor

存在于神经系统作为神经递质,或存在于内分泌或旁分泌细胞中发挥激素或局部递质作用的肽类物质。

钛

tài

titanium, Ti

①化学符号为 Ti 的化学元素,原子序数 22,原子量为 47.90,比重为 4.5,是具有生物相容性、生物惰性、耐腐蚀性、高屈服强度和无毒的元素。②钛容易从生物体液中吸附蛋白质,可促进氧化钛表面上的细胞生长。可用于制造种植体和非铸造的修复材料。

钛 - 氧化锆基台

tài yǎng huà gào jī tái

titanium-zirconia implant abutments

使用钛基底和位于其上部的氧化锆材料制作的个性化基台。

钛锆合金

tài gào hé jīn

titanium-zirconium (TiZr) alloys

由不同比例的钛和锆组成的合金,小林(Kobayashi E)等于 1995 年提出将钛锆合金作为生物材料的基础,在保持纯钛耐腐蚀和生物相容性的同时,提高其硬度和抗拉强度。

钛合金

tài hé jīn

titanium alloy

以钛为基本成分加入其他元素组成的合金材料。其机械性能优于大多数工业纯钛,可用于制造种植体及其组件。

制造种植体的最常见的钛合金是钛六铝四钒(Ti-6Al-4V),约含 90% 的钛、6% 的铝和 4% 的钒。

钛合金基台

tài hé jīn jī tái

titanium alloy abutment

由钛合金材料制作的基台。

钛基台

tài jī tái

titanium abutment

由钛金属材料制作的基台。

钛加强的

tài jiā qiáng de

titanium reinforced

描述材料通过钛结构增强其刚度。

钛加强膨体聚四氟乙烯膜

tài jiā qiáng péng tǐ jù sì fú yǐ xī mó

titanium-reinforced expanded poly-tetrafluoroethylene membrane

在膨体聚四氟乙烯(e-PTFE)膜内复合部分钛片结构的屏障膜,可以提高膜的刚度。

钛浆等离子喷涂

tài jiāng děng lí zǐ pēn tú

titanium plasma spraying (TPS)

在高温下,通过氩气气流将熔融的钛金属液滴高速喷附在种植体表面,形成疏松粗糙的表面形貌。主要目的是增加骨 - 种植体接触面积、改善生物力学性能。

钛浆喷涂

tài jiāng pēn tú

titanium spray-coating

【同】"钛浆等离子喷涂"。

钛结构基台

tài jié gòu jī tái

Ti-base, Ti-base abutment

存在种植体 - 基台连接结构、可进行加工的钛基台。能够形成个性化穿龈轮廓,并可以直接与修复体进行口外粘接。

钛六铝四钒

tài liù lǚ sì fán

Ti-6Al-4V

可以制造种植体的钛合金(Ti-6Al-4V),约含 90% 的钛、6% 的铝和 4% 的钒。

钛膜暴露

tài mó bào lù

exposure of titanium membrane

是钛膜作为引导骨再生屏障膜的主要并发症。钛膜暴露于外会导致骨增量材料感染,影响治疗效果,严重时甚至造成失败。

钛镊

tài niè

titanium forceps

材料为钛金属的镊子,备用于种植外科手术时夹持钛种植体,以避免异种金属元素污染其表面。

钛网

tài wǎng

titanium mesh

由钛金属制作的网状结构,在骨增量程序中保持植骨空间的稳定,并对屏障膜起支撑作用。包括预成钛网和三维打印钛网。

钛网技术

tài wǎng jì shù

titanium mesh technique

按照牙槽嵴骨缺损区形态,将塑形后的预成钛网或三维打印的个性化钛网固定于牙槽突,在骨缺损区形成并稳定成骨空间。通常在空间内充填骨增量材料。

钛网自体骨移植

tài wǎng zì tǐ gǔ yí zhí

autogenous bone with titanium mesh crib

用预成钛网或三维打印钛网形成并稳定成骨空间,在空间内充填自体骨(通常为颗粒状自体骨)的骨增量技术。

钛纹身效用

tài wén shēn xiào yòng

titanium tattoo effect

是指种植体或钛基台透色所导致的黏膜文身样感观。

钛氧化物

tài yǎng huà wù

titanium oxide

天然存在的钛和氧的各种结构的化合物,化学式可为 TiO、TiO_2、Ti_2O_3 或 Ti_3O_5。钛暴露于空气时其表面会自然形成钛氧化物,这对活骨和钛种植体之间形成骨结合至关重要。

弹响

tán xiǎng

click, clicking

①两个硬物迅速接触或断开时发出的短暂而尖锐的声音。②下颌运动时颞下颌关节发出的清脆音,通常与颞下颌关节紊乱有关。

弹性

tán xìng

elasticity

物体在外力作用下变形、外力卸除后能恢复原状的性能。

弹性变形

tán xìng biàn xíng

elastic deformation

施加于材料及构件的非破坏性机械力作用下产生的变形,当外力去除之后变形则完全消失。

弹性的

tán xìng de

resilient

①能够承受冲击而不发生永久变形或破裂。②发生变化后易于恢复原样或易于适应变化。

弹性附着体

tán xìng fù zhuó tǐ

resilient attachment

特殊的附着体类型,阴性和阳性结构之间有一定的方向和一定量的可动度,既具有固位力又不会对基牙、基台或种植体形成过大的应力。

弹性极限

tán xìng jí xiàn

elastic limit

材料发生弹性变形所能承受的最大应力,当这些力被释放时仍能恢复到原来的尺寸。

弹性可摘局部义齿

tán xìng kě zhāi jú bù yì chǐ

flexible resin removable partial denture

【同】"弹性树脂可摘局部义齿"。

弹性模量

tán xìng mó liàng

modulus of elasticity

材料在弹性状态下的应力与应变的比值。将低于比例极限的应力除以相应的应变值而得到此系数。弹性模量增加，材料刚性则增加。

弹性树脂可摘局部义齿

tán xìng shù zhī kě zhāi jú bù yì chǐ

flexible resin removable partial denture

单一或多种热塑性弹性树脂制成的无金属的可摘局部义齿。

弹性体

tán xìng tǐ

elastomer

①在常温下能反复拉伸至 200% 以上，除去外力后又能迅速恢复到(或接近)原长度或形状的高分子物质。②玻璃化转变温度低于其使用温度(通常为室温)的聚合物，其特点是硬度低和具有非常大的弹性应变。③一类柔软的橡胶状材料、合成橡胶、橡胶基印模材料(如硅树脂、硫醇)。

弹性体印模材料

tán xìng tǐ yìn mú cái liào

elastomeric impression material

【同】"橡胶印模材料"。

弹性系统纤维

tán xìng xì tǒng xiān wéi

elastic system fibers

由弹性蛋白和微纤维组成，广泛分布在各种类型的结缔组织中。根据微纤维和弹性蛋白的相对比例，弹性系统纤维可分为奥克西塔兰纤维、俄鲁宁纤维和弹性纤维三种。

弹性纤维

tán xìng xiān wéi

elastin fibers

具有弹性的黄色纤维，由微原纤维包围覆盖交联弹性蛋白核心组成，在结缔组织的细胞间质中穿行交联。

弹性义齿

tán xìng yì chǐ

flexible resin removable partial denture

【同】"弹性树脂可摘局部义齿"。

弹性印模材料

tán xìng yìn mú cái liào

elastic impression material

以人工合成橡胶为主要成分的印模材料，包括聚硫橡胶、缩合型硅橡胶、加成型硅橡胶和聚醚橡胶。

钽

tǎn

tantalum (Ta)

①银色金属元素，原子序数为 73，原子量为 180.947 9。②为相对惰性、无腐蚀性、可延展性金属，曾作为颅骨板和金属线缝合线等修复材料。

探针

tàn zhēn

probe

为细长灵活的检查器械，通常带有刻度，用于探查或测量伤口、体腔、通道或牙周袋。

参见：牙周探针。

探诊出血

tàn zhěn chū xuè

bleeding on probing

标准的牙周探针测量引起的龈沟或牙

周袋的出血,用于评估牙或种植修复体周组织健康状况的临床检查参数之一。0.25N 通常被认为是合适的探诊力。

探诊深度

tàn zhěn shēn dù

probing depth

牙周或种植体周探诊时记录的龈缘或种植体周黏膜边缘到牙周探针尖端的距离。

探诊溢脓

tàn zhěn yì nóng

suppuration on probing

在进行牙周或种植体周探诊时,用钝头探针轻轻探入龈沟或袋底,取出探针后,牙周袋或种植体周袋口有脓液溢出的现象。探诊后溢脓表明天然牙牙周组织或种植体周组织有活动性组织破坏。

碳化钨钻

tàn huà wū zuàn

carbide bur

【同】"钨钢钻"。

碳酸钙

tàn suān gài

calcium carbonate, $CaCO_3$

①属于无机化合物,化学式为 $CaCO_3$,不溶于水,溶于盐酸。广泛存在于岩石内,亦为动物骨骼或外壳的主要成分。②可以用作抗酸剂,可中和胃酸和补钙等。

碳纤维

tàn xiān wéi

carbon fiber

将丙烯酸纤维高温碳化制成的细丝,被用于制作高强度复合材料。

碳纤维刮治器

tàn xiān wéi guā zhì qì

carbon-fiber scaler

材质为碳纤维的手用刮治器,其碳纤维多为聚丙烯腈纤维高温碳化制成,对种植体表面不会造成损伤及污染。

碳纤维洁治头

tàn xiān wéi jié zhì tóu

carbontip

材质为高温碳化的丙烯酸纤维制成的新型洁治头,其具有隔热、绝缘特点,对钛种植体及基台造成损伤或污染较小。

唐德斯空间

táng dé sī kōng jiān

space of Donders

当下颌和舌处于休息位的时候,位于舌背与软硬腭之间的空间。

唐氏综合征

táng shì zōng hé zhēng

Down syndrome (DS)

为常染色体疾病,病因为 21 号染色体三体,有多种临床表现,主要表现为智力低下、发育迟缓和特殊面容。患者均患有严重牙周炎,病情可能与细胞介导和体液免疫缺陷以及吞噬系统缺陷有关。

糖胺聚糖

táng àn jù táng

glycosaminoglycan (GAG)

存在于细胞外基质中,是蛋白多糖组成部分,主要是透明质酸,硫酸软骨素

A、C,硫酸角质素,硫酸乙酰肝素等,通过与不同分子的相互作用在各种生物系统中作为蛋白多糖的组分起作用。

糖蛋白

táng dàn bái

glycoprotein

含有一个或多个共价连接的碳水化合物残基的结合蛋白。糖蛋白参与包括细胞识别、分化、发育、信号转导和免疫应答等等重要生命过程。

糖蛋白Ⅱb/Ⅲa

táng dàn bái Ⅱb/Ⅲa

glycoprotein Ⅱb/Ⅲa (GPⅡb/Ⅲa)

血小板上的跨膜蛋白。是可结合纤维蛋白原、血管性血友病因子和其他黏附配体的整合素,并在血小板聚集和血栓形成中发挥作用。

糖分解

táng fēn jiě

saccharolytic

某些微生物分解碳水化合物的能力。

糖化血红蛋白 A1c 试验

táng huà xuè hóng dàn bái A1c shì yàn

glycosylated hemoglobin A1c test, HbA1c test

显示 3 个月内平均血糖浓度的实验室测试。测量附着在血红蛋白上的葡萄糖分子的数量。结果以百分比表示,以 4%~6% 为正常值范围。

糖耐量试验

táng nài liàng shì yàn

glucose tolerance test

【同】"葡萄糖耐量试验"。

糖尿病

táng niào bìng

diabetes mellitus (DM)

一组多病因引起的以慢性高血糖为特征的代谢紊乱综合征。是由于胰岛素分泌和 / 或作用缺陷所引起。糖尿病时长期碳水化合物以及脂肪、蛋白质代谢紊乱可引起多系统损害,导致眼、肾、心脏、血管、神经等组织器官慢性进行性病变、功能减退及衰竭。病情严重或应激时可发生急性严重代谢紊乱,如糖尿病酮症酸中毒、高渗高血糖综合征。

糖尿病酮症酸中毒

táng niào bìng tóng zhèng suān zhòng dú

diabetic ketoacidosis (DKA)

为代谢性酸中毒,为最常见的糖尿病急症。以高血糖酮症和酸中毒为主要表现。

糖尿病相关性外科风险因素

táng niào bìng xiāng guān xìng wài kē fēng xiǎn yīn sù

diabetes mellitus related surgical risk factors

是指糖尿病患者的外科风险因素,包括术中低糖血症、高糖血症、创口延迟愈合和易感染。

糖皮质激素

táng pí zhì jī sù

glucocorticoid (GC)

肾上腺皮质束状带和网状带分泌的类固醇激素,以皮质醇为代表,具有调节物质代谢、参与应激反应、调节组织器官活动等作用。药理剂量时能抑制炎症反应和免疫反应。

陶瓷
táo cí
ceram, porcelain
【同】"瓷"。

陶瓷的
táo cí de
ceramic
【同】"瓷的"。

陶瓷高嵌体
táo cí gāo qiàn tǐ
ceramic onlay
【同】"瓷高嵌体"。

陶瓷冠
táo cí guān
ceramic crown
【同】"瓷冠"。

陶瓷前焊接
táo cí qián hàn jiē
preceramic solder
金瓷修复体在堆瓷之前对金属基底的焊接程序,温度为 1 075~1 120℃。

陶瓷嵌体
táo cí qiàn tǐ
ceramic inlay
【同】"瓷嵌体"。

陶瓷熔剂
táo cí róng jì
ceramic flux
【同】"陶质焊剂"。

陶瓷修复体
táo cí xiū fù tǐ
ceramic prosthesis, ceramic restoration
【同】"瓷修复体"。

陶瓷学
táo cí xué
ceramics
【同】"瓷学"。

陶瓷业
táo cí yè
ceramics
【同】"瓷学"。

陶瓷注射成型
táo cí zhù shè chéng xíng
ceramic injection molding (CIM)
是将熔化状态下的陶瓷注入模具的加工技术,可批量制备形状复杂的陶瓷部件。

陶瓷专家
táo cí zhuān jiā
ceramist, ceramicist
【同】"瓷专家"。

陶质焊剂
táo zhì hàn jì
ceramic flux
一般指粘接焊剂,将一定的粉料加入适量粘接剂,经一定程序烘干制成。是能够破坏陶瓷氧 - 硅键,从而增加流动性的改性剂。这些键的破坏是因为加入了金属离子,化合为碳酸盐如碳酸钙、碳酸钾或碳酸钠。

套冠
tào guān
jacket crown
过时的术语、俚语。曾经是指被"瓷冠"和"树脂冠"。

参见:瓷冠、树脂冠。

套管
tào guǎn

guided cylinder

嵌入手术导板中、用以引导钻针达到预先设定位置的圆筒。

套筒冠附着体系统
tào tǒng guān fù zhuó tǐ xì tǒng

telescopic coping attachment system

以套筒冠内冠(阳型)和套筒冠外冠(阴型)之间的摩擦力获得义齿固位的附着体系统。

套筒冠基底
tào tǒng guān jī dǐ

telescopic coping

【同】"套筒冠内冠"。

套筒冠内冠
tào tǒng guān nèi guān

telescopic coping

套筒冠修复体的下部结构(阳型),即为基牙或种植体基台制作的基底,与套筒冠外冠相对应。

套筒冠外冠
tào tǒng guān wài guān

telescopic crown

套筒冠修复体的外冠(阴型),与义齿其他组成部分连接成整体,与套筒冠内冠相对应。

套筒冠义齿
tào tǒng guān yì chǐ

telescopic denture

非标准术语。是指以套筒冠为固位体的可摘义齿。

特发的
tè fā de

idiopathic

原因不明的。

特发性骨硬化
tè fā xìng gǔ yìng huà

idiopathic osteosclerosis (IO)

为松质骨内的一小块成熟的致密骨,反映了软骨内成骨过程中的发育异常。通常无明显临床症状,常在放射学检查中偶然发现。

特发性骨质疏松症
tè fā xìng gǔ zhì shū sōng zhèng

idiopathic osteoporosis

指妊娠期和哺乳期女性、青少年或青壮年成人所发生的骨质疏松症,无明确病因,机制尚不清楚。

特发性吸收
tè fā xìng xī shōu

idiopathic resorption

原因不明或没有明显原因的钙化组织吸收。

特氟龙洁治器
tè fú lóng jié zhì qì

teflon scaler

【同】"聚四氟乙烯洁治器"。

特氟龙涂层螺钉
tè fú lóng tú céng luó dīng

teflon-coated screw

【同】"聚四氟乙烯涂层螺钉"。

特氟龙压缩环
tè fú lóng yā suō huán

teflon compression ring

【同】"聚四氟乙烯压缩环"。

特海登分类
tè hǎi dēng fēn lèi

Terheyden classification

牙拔除之后剩余牙槽嵴吸收,缺损类型根据骨缺损与预期种植体植入位置的关系分为四类:①1/4 型:骨吸收的初始阶段,唇侧骨板减少少于预期种植体长度的 50%,且植入种植体后呈现裂开型骨缺损;②2/4 型:颊侧骨板继续吸收形成刃状牙槽嵴,高度未减少但颊侧骨壁吸收超过预期种植体长度的 50%;③3/4 型:牙缺失之后,口腔组织通常需要经历数年的吸收达到部分牙槽嵴高度降低;④4/4 型:牙缺失之后,口腔组织通常需要经历数年的吸收达到全部牙槽嵴高度降低。

特殊黏膜
tè shū nián mó

specialized mucosa

特指舌背黏膜,表面有很多乳头(舌乳头)。舌乳头有四种,其中丝状乳头最多,遍布于舌背,呈圆锥形,表面上皮有角化;菌状乳头较少,分散于丝状乳头之间,呈圆形头大颈细的突起状,上皮较薄,无角化,固有层血管丰富,故呈红色;轮廓乳头最大,约 8~12 个,呈矮柱状,表面有角化,沿界沟前方排成一列;叶状乳头位于舌侧缘后部,为 5~8 条平行排列的皱襞。菌状乳头、轮廓乳头和叶状乳头中含有味觉感受器味蕾。

特殊细菌性牙龈病
tè shū xì jūn xìng yá yín bìng

gingival diseases of specific bacterial origin

局部或系统性疾病所导致的牙龈组织特殊病原菌感染。

特写照片
tè xiě zhào piān

close-up view, close-up photograph

近距离拍摄对象的一个局部图像,取景范围小,画面内容单一,展现重点突出,视觉形象清晰。

特性
tè xìng

characterize

定义物体具有独特性、可区分性、个性化和限定性的特征或行为。

特异的
tè yì de

specific

①属于一个物种的。②由某种微生物产生的。③在应用、效果等方面仅限于特定的结构、功能等。④针对特定疾病的特殊治疗方法。⑤在免疫学上,涉及抗原对相应抗体的特殊亲和力。

特异度
tè yì dù

specificity

通过诊断试验或疾病筛检可以正确识别出未患病者的条件概率,特异度 = 真阴性除以真阴性与假阳性之和,即 $TN/(FN+TN)$。

特异体征
tè yì tǐ zhēng

pathognomonic

可以作出诊断的疾病的特殊特征、病症或症状。

特异性

tè yì xìng

specificity

特质性的质量或状态。

特异性免疫

tè yì xìng miǎn yì

specific immunity

【同】"适应性免疫"。

特有的

tè yǒu de

specific

【同】"特异的"。

特征

tè zhēng

characterization, characteristic

①事物外表或形式上独特的象征或标志。②在牙或修复体上所形成的模拟天然牙的个性化和自然外观的形态、标志、质地和色泽等。

特征定位体

tè zhēng dìng wèi tǐ

feature locating object (FLO)

用于描述技工室扫描时数字化种植体物理标记的通用术语，用于采集种植体／平台位置的数字化数据。

特征学

tè zhēng xué

characterology

关于性格、个性和特征的研究。

疼痛

téng tòng

pain

对特殊神经末梢的有害刺激引起的局部的痛苦或不适感。

疼痛传导通路

téng tòng chuán dǎo tōng lù

nociceptive pathway

介导疼痛冲动的传入神经通路，起自机体外周部位，终于中枢神经系统躯体感觉皮质。

疼痛功能紊乱综合征

téng tòng gōng néng wěn luàn zōng hé zhēng

pain dysfunction syndrome (PDS)

在专业的英文词典中未见该术语，中文释义应该同颞下颌紊乱病。

参见：颞下颌紊乱病。

提腭赝复体

tí è yàn fù tǐ

palatal lift prosthesis

颌面部假体的类型之一，可上提软腭，有助于恢复软腭因后天、先天或发育性缺陷所丧失的功能。

提冠器

tí guān qì

crown slitter, splitter

【同】"去冠器"。

提口角肌

tí kǒu jiǎo jī

levator anguli oris

起自尖牙窝，向下止于口角的皮下，参与口轮匝肌的构成。由面神经的颊支支配，作用主要是牵拉口角向上。

提上唇肌

tí shàng chún jī

levator labli superioris

起自上颌骨的眶下缘和颧突附近,下行与口轮匝肌交织。由面神经的颧支支配,主要作用是牵拉上唇向上。

体层成像
tǐ céng chéng xiàng

tomograph

用于拍摄断层图像的设备,胶片和放射线源以相反方向围绕目标域的轴旋转,以获得目标对象深部的图像。

体层成像术
tǐ céng chéng xiàng shù

tomography

放射线摄影技术之一,可以获得预定深度的组织结构横截面(选定平面)的图像。

体瓷
tǐ cí

body porcelain

瓷修复体的主体部分。
参见:切端瓷、龈瓷、肩瓷。

体积图像元素
tǐ jī tú xiàng yuán sù

volumetric picture element
【同】"体素"。

体积像素
tǐ jī xiàng sù

volumetric pixel
【同】"体素"。

体内
tǐ nèi

in vivo

在活体的生物体或自然系统之内发生的。

体数据
tǐ shù jù

volume data

三维空间中的规则网格上具有一个或多个物理属性的采样点集的数据集。

体素
tǐ sù

voxel

体积元素,表示三维空间中规则网格上的值。各向同性为立方形(CBCT),正交异性为矩形(CT)。

体外
tǐ wài

in vitro

在生物体或自然系统之外发生的。通常是指在模拟生物体的人造环境(如试管或培养皿)中进行实验研究的。

体位性收缩
tǐ wèi xìng shōu suō

postural contraction
【同】"姿势收缩"。

体液免疫
tǐ yè miǎn yì

humoral immunity

B 细胞受抗原刺激激活并产生抗体介导的特异性免疫应答。

体征
tǐ zhēng

sign

检查患者后发现的疾病的客观证据。

替代的
tì dài de

succedaneous

【同】"代用的"。

替代品

tì dài pǐn

substitute, succedaneous

【同】"代用品"。

替代体

tì dài tǐ

analog, analogue, replica

①从各个维度上对特定手术或修复体组件工作端的精确复制品。②技工室制作过程中的代型、工作模型或修复体。③用于与患者沟通的替代模型。④种植体或基台的替代物,其工作面准确复制了种植体平台、基台连接等相关结构,用于修复体制作的技工工艺程序。

替代性吸收

tì dài xìng xī shōu

replacement resorption

牙骨质、牙本质和牙周膜的病理性丧失,骨向内生长到缺损中,并与牙骨质和/或牙本质融合,牙无动度。也用于描述牙固连。

替代性牙吸收

tì dài xìng yá xī shōu

replacement resorption

【同】"替代性吸收"。

替硝唑

tì xiāo zuò

tinidazole

属硝基咪唑类抗菌药,对革兰氏阳性、阴性厌氧菌及滴虫、阿米巴原虫有较好的杀灭作用。临床主要用于厌氧菌的系统与局部感染。

替牙列

tì yá liè

succedaneous dentition

【同】"混合牙列"。

天疱疮

tiān pào chuāng

pemphigus

一组影响皮肤和黏膜的自体免疫性大疱性疾病,在正常皮肤或黏膜上出现松弛性水疱,尼氏征阳性,即表皮或上皮内细胞松解形成"疱"。

天然牙列

tiān rán yá liè

natural dentition

牙弓中自然萌出的牙列的统称。根据牙萌出的时期,可分为乳牙列、混合牙列和恒牙列。

天然牙压低

tiān rán yá yā dī

natural tooth intrusion

牙在外力作用下的根向移动。

天然釉料

tiān rán yòu liào

natural glaze

釉面制作仅通过材料本身玻璃化,不添加其他熔剂或玻璃。

填补器

tián bǔ qì

conformer

【同】"闭孔器"。

填塞

tián sāi

block out

①消除铸件上不需要的倒凹。②将蜡或类似物涂在铸件的倒凹部分,以便只留下对设计制作修复体所需的倒凹的过程。

填塞体

tián sāi tǐ

conformer

颌面赝复体中用来填补缺损的部分。

条件等色

tiáo jiàn děng sè

metamer

两个物体之一,在特定条件下查看时颜色似乎匹配,但在其他查看条件下可能会显示不同。

条件反射

tiáo jiàn fǎn shè

conditioned reflex

对刺激的习得反应。

条件颜色匹配

tiáo jiàn yán sè pǐ pèi

conditional color match

①在特定条件下的颜色匹配,如一个特定的光源和一个特定的观察者。②一个同分异构的颜色匹配。

调拌

tiáo bàn

spatulation, spatulate

用调拌刀调合材料以产生均质物质的行为或过程。

调拌刀

tiáo bàn dāo

spatula

没有锋利边缘的扁平片状工具,用于某些材料的混合和调拌。

调𬌗

tiáo hé

occlusal adjustment, grinding-in

调改牙或修复体的𬌗面外形,以消除早接触和𬌗干扰。

调节肽

tiáo jié tài

regulatory peptides

【同】"肽类调节因子"。

调理素

tiáo lǐ sù

opsonin

能够增强吞噬细胞的吞噬作用的物质,如抗体和补体。

调磨

tiáo mó

adjustment

①泛指磨改物理部件表面的行为或过程。②磨改天然牙或修复体表面,以改善其外形和舒适度等从而实现功能和/或美学修复效果。

调强放疗

tiáo qiáng fàng liáo

intensity-modulated radiation therapy (IMRT)

计算机优化的精确放疗技术。

调色

tiáo sè

color matching

结合色调、明度、饱和度、不透明性和半透明性等属性,进行颜色混合的过程。

跳跃距离

tiào yuè jù lí

jumping distance

种植体植入时，种植体与预备的种植窝或拔牙窝骨壁之间的距离。距离的尺寸和种植体表面的类型会影响初始的骨－种植体接触程度。

贴面

tiē miàn

venner, laminate

用于牙美学修复为目的的瓷片或树脂片饰面。

铁弹性域转换

tiě tán xìng yù zhuǎn huàn

ferroelastic domain switching

锆的增韧机制。

听觉

tīng jué

audition

听的能力或感觉。

听觉识别

tīng jué shí bié

auditory discrimination

①区分不同频率、强度、压力模式的声音的能力。②区分不同语音的能力。

听力计

tīng lì jì

audiometer

在不同强度等级和频率下评估听力的仪器，以分贝来记录听力的损失。

听力图

tīng lì tú

audiogram

人在不同声音频率下的听力阈值的记录图，可记录在每个频率下丢失的分贝数。

听力学

tīng lì xué

audiology

对整个听力领域研究的科学，包括耳的解剖和功能、听力受损以及对听力受损者的教育或再教育。

听诊

tīng zhěn

auscultation

通过听身体各个部位发出的声音来检测或判断其状况的过程。

通畅的

tōng chàng de

patent

开放的、不阻塞的和畅通无阻的状态。

同侧的

tóng cè de

ipsilateral

属于或发生于身体同一侧的。

同行评议期刊

tóng háng píng yì qī kān

peer-reviewed journal

由同行学者作为审稿人确认所有文章均具有充分的质量和完成度的期刊。

同行评议文献分析

tóng háng píng yì wén xiàn fēn xī

peer-reviewed literature analysis

对于已发表的研究报告，具有和作者相类似的专业知识的个人（或多个人）作出的分析。

同基因移植物

tóng jī yīn yí zhí wù

syngeneic graft

【同】"同系移植物"。

同名牙侧

tóng míng yá cè

homologous flanks

处在同一螺旋面上的牙侧。

同期骨移植

tóng qī gǔ yí zhí

one-stage grafting

骨移植同期植入种植体。剩余骨高度必须保证初期稳定性，至少有两个剩余骨壁以保证骨移植材料稳定。

同期骨移植程序

tóng qī gǔ yí zhí chéng xù

one-stage grafting procedures

【同】"同期骨移植"。

同期骨增量

tóng qī gǔ zēng liàng

simultaneous bone augmentation

【同】"同期骨增量外科程序"。

同期骨增量外科程序

tóng qī gǔ zēng liàng wài kē chéng xù

simultaneous bone augmentation surgical procedures

骨增量和种植体植入在一次手术中完成的外科程序。

同期外科方案

tóng qī wài kē fāng àn

simultaneous protocol

按照治疗计划，为同一疾病的同一最终治疗目的（甚至在同一部位）在同一时间同时实施不同外科程序的外科方案，例如骨增量和种植体植入在同一次手术中完成。

同期种植

tóng qī zhòng zhí

simultaneous implant placement

种植体植入与骨增量在一次手术中完成。

同期种植外科程序

tóng qī zhòng zhí wài kē chéng xù

simultaneous implant surgical procedure

种植体植入与骨和 / 或软组织增量在一次手术中完成的外科治疗方案。

同色异谱

tóng sè yì pǔ

metamerism

在给定色调下匹配但在其他色调中不匹配的一对物体。

同色异谱对

tóng sè yì pǔ duì

metameric pair

在特定观察条件下观察时颜色匹配，但在观察条件改变时颜色不匹配的一对物体。

同位

tóng wèi

apposition

物体的并列或镶嵌状态，并相互适应。

同位素

tóng wèi sù

isotope

具有相同质子数，因而原子序数相同，但中子数不同，因而质量数不同。

同位性骨生长

tóng wèi xìng gǔ shēng zhǎng

appositional bone growth

骨组织吸收的同时，新骨沉积。在正常生理活动中，这两个过程同时进行并处于动态平衡。

参见：骨改建。

同系移植物

tóng xì yí zhí wù

isograft

将从供体获取的移植材料移植到具有相同遗传基因的受体，例如在同卵双胞胎之间。

同源移植物

tóng yuán yí zhí wù

isogeneic graft

【同】"同系移植物"。

同种异体的

tóng zhǒng yì tǐ de

allogeneic

源自同一物种但具有不同抗原的个体或组织。

同种异体冻干骨

tóng zhǒng yì tǐ dòng gān gǔ

freeze-dried bone allograft (FDBA)

经过冷冻及冻干处理的同种异体骨，降低了其免疫原性。含有生长因子，可以通过骨诱导或骨引导机制形成骨或参与新骨形成。

同种异体骨移植物

tóng zhǒng yì tǐ gǔ yí zhí wù

allograft, allogenic graft, homogeneous graft, homologous graft

同一物种不同基因型的个体之间的骨移植物，通常需要去除蛋白和细胞等有机成分，以避免排异反应和疾病传染。同种异体骨移植物通常为骨库骨，包括同种异体冷冻骨、同种异体冻干骨、同种异体脱矿冻干骨和同种异体溶剂脱水矿化骨四种类型。

同种异体脱矿冻干骨移植物

tóng zhǒng yì tǐ tuō kuàng dòng gān gǔ yí zhí wù

demineralized freeze-dried bone allograft (DFDBA)

通过脱矿将同种异体冻干骨的矿物质部分或全部去除的骨移植材料。脱矿的目的是要暴露胶原蛋白和非胶原基质，从而发挥其中的生长因子的作用。

同种异体脱细胞真皮

tóng zhǒng yì tǐ tuō xì bāo zhēn pí

acellular dermal allograft

人尸体中来源的、去细胞的薄断层真皮，用于异体皮肤移植。

同种异体脱细胞真皮基质

tóng zhǒng yì tǐ tuō xì bāo zhēn pí jī zhì

allogeneic acellular dermal matrix, acellular allograft dermis

取材自新鲜尸体皮肤，制备过程中通过物理、化学或生物方法去除表皮和细胞，只保留真皮中含胶原网架的细胞外基质和基底膜的免疫惰性脱细胞真皮基质。可用作屏障膜或用于重建牙或种植体周软组织。

同种异体新鲜冷冻骨

tóng zhǒng yì tǐ xīn xiān lěng dòng gǔ

fresh frozen bone (FFB)

在无菌条件下获取同种异体骨并进行冷冻处理。存在免疫原性问题及交叉感染的高风险,很少应用于骨增量治疗程序。

同种异体移植物

tóng zhǒng yì tǐ yí zhí wù

allograft, homograft, homogenous graft, homologous graft

源自同一物种不同基因个体之间的移植物。

铜环

tóng huán

copper band

用铜制作的圆筒,被用作印模制取时的基托。

酮症酸中毒

tóng zhèng suān zhòng dú

ketoacidosis

以血液中酮体堆积增加为特征的酸中毒。多发生于糖尿病、严重饥饿和酒精中毒等。

瞳孔间连线

tóng kǒng jiān lián xiàn

interpupillary line

连接瞳孔的假想线。排牙时有助于评估正面观的面部对称性和𬤊平面的方向。

统计学

tǒng jì xué

statistics

利用概率论建立数学模型,收集数据,进行量化分析、比较,并进行判断和估测,为相关决策提供依据和参考的学科。

统计学灵敏度

tǒng jì xué líng mǐn dù

statistical sensitivity

诊断试验的指标之一,指发现人群中发生疾病的概率,为实际患有某一特定疾病的个体试验结果为阳性的比例,灵敏度 = 真阳性除以真阳性与假阴性之和,即 $TP/(FN + TP)$。

统计学显著性

tǒng jì xué xiǎn zhù xìng

statistical significance

指零假设为真的情况下拒绝零假设所要承担的风险水平,又叫概率水平,或者显著水平。即两个群体的统计量之间的任何差异是由于系统因素而不是偶然因素的影响。

痛觉过敏

tòng jué guò mǐn

hyperalgesia

对正常疼痛刺激的过度反应,疼痛阈值降低。

痛觉减退

tòng jué jiǎn tuì

hypalgesia, hypoalgesia

疼痛阈值升高,疼痛敏感性降低。对正常的疼痛刺激具有较轻的疼痛反应。

痛性抽搐

tòng xìng chōu chù

tic douloureux

【同】"三叉神经痛"。

痛性痉挛

tòng xìng jìng luán

tic douloureux

【同】"三叉神经痛"。

头孢呋肟

tóu bāo fū wò

cefuroxime

【同】"头孢呋辛"。

头孢呋辛

tóu bāo fū xīn

cefuroxime

为半合成的第二代头孢菌素，属 β- 内酰胺类抗生素。对大多数革兰氏阳性菌、阴性菌敏感度均有效。主要用于敏感菌所致的呼吸道感染、尿路感染、细菌性脑膜炎、败血症的治疗。也可作为围术期预防用药。

头孢菌素

tóu bāo jūn sù

cephalosporins

为广谱 β- 内酰胺类半合成抗生素，在化学结构上与青霉素相似，并具有与青霉素相同的作用机制，即干扰细菌细胞壁肽聚糖层的合成。

头孢菌素类抗生素

tóu bāo jūn sù lèi kàng shēng sù

cephalosporins antibiotics

一类广谱 β- 内酰胺类抗生素，母核为 7- 氨基头孢烷酸。抗菌谱广，抗菌作用强，毒性低，过敏反应较青霉素少。为目前临床应用最广泛的抗生素。

头孢唑啉钠

tóu bāo zuò lín nà

cefazolin sodium

为半合成的第一代头孢菌素，属 β- 内酰胺类抗生素。抗菌谱较广，对多数革兰氏阳性菌和有限的革兰氏阴性菌有较强的抗菌活性。临床主要用于治疗敏感菌所致的呼吸道、泌尿生殖系统、皮肤软组织感染以及感染性心内膜炎、败血症等。

头颅测量

tóu lú cè liáng

cephalometry

测量、对比正位和侧位头颅放射线片上的标志点，以评估颅颌面部的生长、发育和治疗情况的方法。

头颅测量放射线片

tóu lú cè liáng fàng shè xiàn piān

cephalometric radiograph

一组用于头颅测量的 X 射线片，分为正位片和侧位片，拍摄时用头颅定位仪进行标准化定位。用于测量对比解剖标志点、平面和角度，可辅助分析评估患者的颅面生长发育和治疗情况。

头颅测量描记图

tóu lú cè liáng miáo jì tú

cephalometric tracing

是描记与正畸相关颅面骨与软组织标志的线性图，可在置于光源之上的头颅测量放射线片上用半透明的薄纸描记，由此可对相关结构进行测量和评价。

头颅测量片

tóu lú cè liáng piān

cephalogram

【同】"头颅测量放射线片"。

头颅定位仪

tóu lú dìng wèi yí

cephalostat, cephalometer

为头部定位装置，用于确保放射线片拍摄中射线、患者头部、影像接收器之间位置关系的可重复性。

头影测量

tóu yǐng cè liáng

cephalometry

【同】"头颅测量"。

头影测量放射线片

tóu yǐng cè liáng fàng shè xiàn piān

cephalometric radiograph

【同】"头颅测量放射线片"。

头影测量描记图

tóu yǐng cè liáng miáo jì tú

cephalometric tracing

【同】"头颅测量描记图"。

头影测量片

tóu yǐng cè liáng piān

cephalogram

【同】"头颅测量放射线片"。

透光

tòu guāng

transillumination

目标区域位于光源和观察者之间,通过透射光检查器官、体腔或组织,例如牙或牙龈。

透过剂量

tòu guò jì liàng

transit dose

测量通过患者并且与中心射线的透射轴一致的一次辐射的量。

透明板

tòu míng bǎn

lamina lucida

基板中紧贴于上皮细胞基底面的一层低电子密度层,由层粘连蛋白、纤维连接蛋白和蛋白多糖组成。

透明层

tòu míng céng

lamina lucida

【同】"透明板"。

透明的

tòu míng de

pellucid

物体的光学特性,允许光线透过而不会发生扩散与扭曲。

透明性

tòu míng xìng

transparent

物质可透过光线的性质。

透热疗法

tòu rè liáo fǎ

diathermy

由两个电极之间的高频交流电产生的组织温度升高,但不会造成组织损伤。

透射电镜

tòu shè diàn jìng

transmission electron microscope (TEM)

【同】"透射电子显微镜"。

透射电子显微镜

tòu shè diàn zǐ xiǎn wēi jìng

transmission electron microscope (TEM)

电子束投射并穿透超薄样品产生散射电子,经成像系统成像和记录的高分辨率、高放大倍数的电子显微镜。

突颌

tū hé

prognathism

【同】"前突颌"。

突颌关系

tū hé guān xì

protrusive jaw relation

下颌前突所致的颌骨位置关系。

突颏畸形

tū kē jī xíng

macrogenia

颌骨增大,尤其是颏部。

突起

tū qǐ

process

①骨的隆起或突出。②显微解剖中指组织的延伸突出。

图片归档和通信系统

tú piàn guī dàng hé tōng xìn xì tǒng

picture archiving and communication system (PACS)

医学成像技术,可以经济地存储和便捷地访问多种来源的图像。

图像采集

tú xiàng cǎi jí

image capture

又称图像捕捉,使用激光或光测量物体和扫描头之间距离的设备,记录物体形状的数字信息的三维扫描过程。

图像分辨率

tú xiàng fēn biàn lǜ

image resolution

泛指图像细节,量化了图像中可明显分辨的线之间的距离,分辨率越高,图像细节越多。该术语适用于光栅数字图像、胶片图像和其他类型的图像。

图像获取

tú xiàng huò qǔ

image capture

【同】"图像采集"。

图像配准

tú xiàng pèi zhǔn

image registration

【同】"配准"。

图像拼接

tú xiàng pīn jiē

image stitching

数张有重叠部分的图像(拍摄于不同时间、不同视角或者不同传感器)拼成一幅无缝的全景图或高分辨率图像的过程。

图像扫描仪

tú xiàng sǎo miáo yí

image scanner

利用白光或激光束扫描图像、文本或物体并将其转换成数字图像的仪器。

参见:台式光学扫描仪、口内扫描仪、手持扫描仪。

图像缩放

tú xiàng suō fàng

image scaling

调整数字图像大小的过程,是图像质量、平滑度和清晰度之间的妥协过程。图像尺寸越放大,像素越明显,从而清晰度越低。相反,缩小图像将趋于增强其平滑度和清晰度。

图像引导

tú xiàng yǐn dǎo

image capture

【同】"影像引导"。

图像阈值分割

tú xiàng yù zhí fēn gē

image thresholding

【同】"阈值分割"。

涂层

tú céng

coating

物体表面添加的材料层。

涂片

tú piàn

smear

将待观察的血液、脓液或外来物质涂蘸到载玻片上成一薄层，在显微镜下进行研究。

吐舌

tǔ shé

tongue thrusting

【同】"吐舌吞咽"。

吐舌吞咽

tǔ shé tūn yàn

tongue thrusting

婴儿吸奶时的吞咽模式，在吞咽初期舌头位于切牙之间或牙槽嵴之间。经常是在静止位置时舌仍在牙之间，可能会导致前牙开𬭚、颌骨畸形或功能异常。

团队合作模式

tuán duì hé zuò mó shì

team approach

在口腔种植的临床领域，是指外科、修复、技工工艺、维护、护理和康复管理等诸多学科间和不同流程间的相互理解与配合协作，始终贯穿以修复为导向的种植理念。

推迟

tuī chí

delay

将某件事情的发生或实施节点可控性的延迟。

推进皮瓣

tuī jìn pí bàn

advancement flap

【同】"滑行皮瓣"。

推型卡环

tuī xíng qiǎ huán

push type clasp

【同】"杆形卡环"。

退化

tuì huà

degeneration

从较高形式变为较低形式，特别是将组织改变为功能不太活跃的形式。

退火

tuì huǒ

anneal

①通过加热和冷却的控制来改善某种金属材料物理性能的过程。②将汞合金在烤炉中加热使其均匀化。③加热某种材料，如金箔，令其表面的杂质挥发并去除，提高其黏合性能。④在分子生物学中，是使单链 DNA 结合或重新结合，从而形成双链 DNA 分子，通常先加热后冷却。

退缩

tuì suō

recession

在口腔医学中，是指龈缘釉牙骨质界或种植体平台方向，即根向迁移。

退行性关节病

tuì xíng xìng guān jié bìng

degenerative joint disease

因关节软骨变性、坏死和剥落以及关节周边部骨质增生而导致的关节功能退化和运动障碍。

退行性关节炎

tuì xíng xìng guān jié yán

degenerative arthritis

【同】"骨关节炎"。

蜕腐

tuì fǔ

slough

从活组织部位分离开来的坏死组织。

吞噬细胞

tūn shì xì bāo

phagocyte, phagocytic hemocyte

指任何具有吞噬能力的细胞。人体中主要包括巨噬细胞、中性粒细胞、单核细胞等。其吞噬微生物和其他颗粒抗原的过程是由特定细胞表面受体（fc受体和补体受体）介导的过程。

吞噬作用

tūn shì zuò yòng

phagocytosis

具有吞噬功能的细胞摄取较大的颗粒物质或多分子复合物的过程，细胞内陷或形成伪足包裹大分子或颗粒物质形成吞噬体进入细胞。

吞咽

tūn yàn

deglutition, swallowing

通过口腔和咽部摄入食物的过程，经过环咽括约肌、穿过食道进入胃。在口腔阶段是自主行为，而其余阶段是由延髓的综合吞咽中心所介导的非自主性反射行为。

吞咽困难

tūn yàn kùn nán

dysphagia

吞咽功能障碍，可由口腔、咽部或喉部的病变引起。例如神经肌肉障碍或机械性食道阻塞、扁桃体周围脓肿、路德维希心绞痛和局部占位性病变（如舌、咽或喉癌）等。

吞咽阈值

tūn yàn yù zhí

swallowing threshold

启动吞咽反射所需要的最小的刺激。

吞咽障碍

tūn yàn zhàng ài

aphagia

失去吞咽的能力。

托槽

tuō cáo

bracket

固定在单颗牙表面以固定弓丝的正畸装置。

脱玻化作用

tuō bō huà zuò yòng

devitrification

【同】"失透"。

脱钙

tuō gài

decalcification

过时的术语。是指在酸的作用下，钙盐从骨或牙等钙化组织中去除的过程。较新的术语是脱矿。

参见:脱矿。

脱颗粒
tuō kē lì

degranulation

肥大细胞处于致敏状态下与同一抗原再次交联细胞表面 IgE 时,细胞激活并释放其颗粒中的活性介质引发超敏反应的过程。

脱矿
tuō kuàng

demineralization

骨或牙等矿化组织的矿物质(如钙盐)流失。牙脱矿通常与龋病过程有关。

脱矿骨基质
tuō kuàng gǔ jī zhì

demineralized bone matrix (DBM)

通常为同种异体骨基质,可能具有释放骨基质来源的生长因子(如骨形态发生蛋白)诱导新骨形成的能力。骨诱导潜能根据处理方法和脱矿程度有所不同。

脱敏
tuō mǐn

desensitize

①减少或消除对疼痛等的感觉。②对感染或过敏原不再敏感的状态。通过在体内注射抗原产生过敏反应,恢复后再次注射抗原,无过敏反应即脱敏。③通过在暴露的牙本质表面添加药物来减少牙本质敏感的症状。

脱模剂
tuō mó jì

die relief

在口腔技工工艺程序中,应用于模型上、为铸件的粘接剂提供一定空间的制剂。

脱气
tuō qì

degas, degassing

①对遭受气体烟雾伤害的人的处理。②从物体或物质中除去气体。③异物从金属表面的挥发,例如在金箔的热处理过程中使其具有黏性。④在制作金属陶瓷修复体时的第一个热循环(氧化循环)过程,修复体在使用不透明瓷之前去除金属成分的表面杂质并产生表面氧化物。

脱位
tuō wèi

dislocation, luxation

①任何部分的移位,尤指骨或骨关节。②骨在其关节窝的自然解剖边界之外的病理性移位,常与疼痛、运动受限以及韧带或软骨病变有关,可为慢性或复发性。③下颌髁自关节窝中脱出。④牙自牙槽窝中脱出或移位。

脱位道
tuō wèi dào

path of withdrawal, path of removal

是指修复体脱位的特定方向,与就位道相反。

脱位力
tuō wèi lì

pullout force

在口腔种植学,是指沿种植体长轴、朝与植入方向相反的方向移出种植体所需的力。

参见:脱位强度、拔出强度。

脱位扭矩

tuō wèi niǔ jǔ

removal torque

【同】"旋出扭矩"。

脱位强度

tuō wèi qiáng dù

pullout strength

为机械测试拔出种植体时相对阻力的体外实验方法。可在种植体植入之后即刻或愈合期的不同时间点测定，以确定其初始稳定性和继发稳定性，推测骨结合的状态，研究不同形状、材料、宏观与微观表面的种植体的相对优势或缺点。

脱位性骨折

tuō wèi xìng gǔ zhé

dislocated fracture

伴有髁移位出关节窝的骨折。

脱细胞真皮基质

tuō xì bāo zhēn pí jī zhì

acellular dermal matrix

在制备过程中通过物理、化学或生物方法去除细胞成分的真皮。

脱屑

tuō xiè

desquamation

皮肤或黏膜表面上皮的外层细胞脱落的自然过程。

脱氧核糖核酸

tuō yǎng hé táng hé suān

deoxyribonucleic acid (DNA)

一类带有遗传信息的生物大分子，是构成所有细胞有机体和 DNA 病毒遗传物质，能够自我复制并产生 RNA。

椭圆形关节

tuǒ yuán xíng guān jié

articulation ellipsoidea, ellipsoidal joint

【同】"髁关节"。

拓扑学

tuò pū xué

topology

①研究几何图形或空间在连续改变形状后还能保持不变的一些性质的学科。②研究在某些转换(例如弯曲或拉伸)下保持不变的几何形式的属性。无论使用哪种几何类型，都可以使用非均匀有理基样条或点、边和面来创建它。这些组件连接在一起的方式以及三维对象周围的流动是拓扑。

参见：非均匀有理基样条。

唾液

tuò yè

saliva

口腔三对大唾液腺和许多小唾液腺所分泌的混合液的总称，清亮，碱性，稍带黏性。含有 α- 淀粉酶、黏蛋白、血清白蛋白、球蛋白、白细胞、上皮碎片和硫氰酸钾等。有保持口腔湿润、润湿软化食物等作用。

唾液薄膜

tuò yè báo mó

salivary pellicle

暴露在口腔环境中的牙清洁表面会迅速形成获得性的、有机性无细胞沉积物薄膜，来源自唾液和龈沟液蛋白。

唾液石

tuò yè shí

sialolith

【同】"涎石"。

W

瓦尔萨尔瓦方法
wǎ ěr sà ěr wǎ fāng fǎ

Valsalva maneuver, Valsalva method

是安东尼奥·玛丽亚·以瓦尔萨尔瓦（Antonio Maria Valsalva）名字命名的临床测试方法，包括瓦尔萨尔瓦实验或瓦尔萨尔瓦试验。

瓦尔萨尔瓦实验
wǎ ěr sà ěr wǎ shí yàn

Valsalva experiment

用力呼气并捏鼻和闭口，导致的胸腔内压力增加，干扰静脉返回心脏，可用于心及外周血管疾病等的检查。

瓦尔萨尔瓦试验
wǎ ěr sà ěr wǎ shì yàn

Valsalva test

①用力呼气并捏鼻和闭口，增加对咽鼓管和中耳的压力，从而使鼓膜向外移动，用于测试咽鼓管通畅性。②在上颌窦底提升的术中，用力呼气并捏鼻和闭口，增加对上颌窦黏骨膜的压力，使其向外移动，用于测试黏骨膜的完整性。如果发生穿孔，则有气体、气-血或气-血-水混合物喷出。

瓦氏位片
wǎ shì wèi piān

Waters' projection

【同】"华特位片"。

外八边基台连接
wài bā biān jī tái lián jiē

external octagon abutment connection

【同】"外八边连接"。

外八边连接
wài bā biān lián jiē

external octagon connection

种植体上端通过八边形凸起，与基台下端八角形凹陷相嵌合的种植体-基台连接方式。

外侧入路上颌窦骨移植
wài cè rù lù shàng hé dòu gǔ yí zhí

external sinus grafting

"侧壁开窗上颌窦底提升"的非标准术语。

参见：侧壁开窗上颌窦底提升。

外冲洗
wài chōng xǐ

external irrigation

种植窝预备过程中用于冷却手术钻的生理盐水直接喷射到钻针表面，由此冷却并冲走骨碎屑。通常水从种植手机的输水管喷出，也可以通过手持器械输送，是目前种植窝预备过程中的常见的冲洗和冷却方式。

外毒素
wài dú sù

exotoxin

属于细菌毒素。是某些微生物在生长繁殖过程中形成并随后释放到其周围环境中的有毒物质。

外翻缝合
wài fān féng hé

everting suture

一类缝合方法，进针时带入的深层组织量比浅层组织量多，缝合后创缘组织面外翻接触。

外固定

wài gù dìng

external fixation

骨折的固定方法之一,固定器材位于体外,常用的有小夹板、支具、石膏绷带、持续牵引和骨外固定器等。

外观模式

wài guān mó shì

modes of appearance

根据可引起感觉的光的空间分布和时间变化,颜色可被感知的各种方式。

外基台连接

wài jī tái lián jiē

external abutment connection

【同】"外连接"。

外科

wài kē

surgery

①医学的一个分支,通过手动或手术方法治疗疾病、外伤和畸形等。②是指外科医生的工作。③是指外科医生进行的治疗程序。④是指医生或牙医在医院及诊所进行手术的手术室。

外科标记

wài kē biāo jì

surgical indexing

用于种植体植入或二期手术中种植体位置的标记。

外科导板

wài kē dǎo bǎn

surgical guide

①种植手术中,引导种植窝预备或种植体植入的导板。②种植手术中,引导牙槽突修整或取骨的导板。③正颌手术中,确定骨块移动位置和建立新的颌位关系的导板。④引导颌骨肿瘤、囊肿或埋伏牙取出的导板。

外科导航

wài kē dǎo háng

surgical navigation

通过与患者解剖结构的实时匹配,对手术器械和手术部位进行计算机辅助的术中实时引导。导航期间,可以从显示器上观察到任何与术前计划的偏差。

外科刮治

wài kē guā zhì

surgical curettage

通过翻瓣来清除病灶、周围组织或生物碎片的过程。

外科𬌗堤

wài kē hé dī

surgical occlusion rim

用于记录颌关系、引导骨复位或义齿就位的𬌗堤。

外科颌关系

wài kē hé guān xì

surgical maxillomandibular relation

在术中进行骨印模时,在暴露的骨表面和对颌牙弓之间建立和记录的垂直位置和正中关系。

外科机器人

wài kē jī qì rén

surgical robot

通过精确的定位及计算机运动控制技术替代或协助外科医师完成精准外科手术的机械臂系统。

外科基板

wài kē jī bǎn

surgical baseplate

"外科阻塞器"的非标准术语。

参见:外科阻塞器。

外科夹板

wài kē jiā bǎn

surgical splint

用于在术后将组织保持在新位置的辅助装置,在固定期间保持正常的殆关系。可以利用现有的牙和/或牙槽突作为锚点,或将患者现有的修复体进行修改,在愈合阶段稳定骨折的复位。

外科模板

wài kē mú bǎn

surgical template

"外科导板"的非标准术语。

参见:外科导板。

外科赝复体

wài kē yàn fù tǐ

surgical prosthesis

泛指在术中或术后即刻戴入的颅颌面临时赝复体。

参见:颅颌面赝附体。

外科支撑板

wài kē zhī chēng bǎn

surgical stay plate

"外科阻塞器"的非标准术语、俚语。

参见:外科阻塞器。

外科植入体

wài kē zhí rù tǐ

surgical implant

【同】"外科种植体"。

外科种植体

wài kē zhòng zhí tǐ

surgical implant

泛指通过手术植入人体的非生物材料植入物,在体内长时间或永久保留以执行特定功能。

外科阻塞器

wài kē zǔ sè qì

surgical obturator

在术中或术后立即戴入的临时颌面赝复体,用于手术或外伤导致的牙槽结构的连续性丧失、部分或整个颌骨(上颌和/或下颌)缺失。在随后的愈合阶段(大约六个月),需要经常调改或制作新赝复体。

外冷却

wài lěng què

external irrigation

【同】"外冲洗"。

外连接

wài lián jiē

external connection

种植体适配基台的固位结构为向冠方凸起的设计,通常为六边或八边结构。

外六边基台连接

wài liù biān jī tái lián jiē

external hexagon abutment connection

【同】"外六边形连接"。

外六边形

wài liù biān xíng

external hexagon

种植体-基台连接界面为平台冠方,即种植体外部的六边形结构设计,具有基台固位和抗旋转的特点。

外六边形基台连接

wài liù biān xíng jī tái lián jiē

external hexagon abutment connection

【同】"外六边形连接"。

外六边形连接

wài liù biān xíng lián jiē

external hexagon connection

外基台连接方式之一,种植体平台有向冠方突起的六边形结构设计,具有基台固位和抗旋转的特点。

外六边形种植体

wài liù biān xíng zhòng zhí tǐ

external hex implant

具有外六边形的种植体 - 基台界面连接的种植体。

外六角基台连接

wài liù jiǎo jī tái lián jiē

external hexagon abutment connection

"外六边形基台连接"的错误表达。

外六角连接

wài liù jiǎo lián jiē

external hexagon connection

"外六边形连接"的错误表达。

外螺纹

wài luó wén

external thread, bolt thread

在圆柱或圆锥外表面上形成的螺纹。

外胚层发育不良

wài pēi céng fā yù bù liáng

ectodermal dysplasia

属于遗传性疾病,因外胚层发育障碍而不能形成两种或两种以上外胚层发育器官为特征,可引起牙、毛、甲和汗腺等的完全或部分缺失及皮肤受累。表现为可能缺失的汗腺和牙(分别为无汗症和少牙症)、毛发稀少、指甲缺陷、虹膜畸形、鼻梁塌陷等。

外倾

wài qīng

extroversion, extraversion

①将自己的兴趣转向外部世界。②器官向外翻的状态。③牙或其他上颌结构向远中偏离,或导致牙弓变宽。

外伤

wài shāng

traumatism, traumatic lesion

由于人为的、意外的或医源性损伤而导致的身体受损状态。

外伤性囊肿

wài shāng xìng náng zhǒng

traumatic cyst

【同】"单纯性骨囊肿"。

外渗囊肿

wài shèn náng zhǒng

adventitious cyst

【同】"假性囊肿"。

外生骨疣

wài shēng gǔ yóu

exostosis (singular), exostoses (plural)

超出骨表面正常轮廓的外突性良性骨生长。

外生型的

wài shēng xíng de

exophytic

①自然向外的。②向外或向器官表面增殖或增生。

外吸收

wài xī shōu

external resorption, tooth external resorption

始于牙外表面钙化组织的外部吸收,侵犯牙骨质、牙本质,最后进入髓腔。可以分类为炎症性、压迫性或替代性吸收。

外斜嵴

wài xié jí

external oblique ridge

【同】"外斜线"。

外斜切口

wài xié qiē kǒu

external bevel incision

切除性切口之一,呈根-冠方向的倾斜角度,以减少膜龈组织厚度或组织量,并允许二期愈合。常用于牙龈切除和牙龈成形。

外斜线

wài xié xiàn

external oblique line

从颏结节经颏孔下方延向后上,与下颌支前缘直至喙突前缘相连的骨嵴。磨牙区与磨牙远中的外斜线常为自体骨移植时口内取骨的供骨区。

外形高点线

wài xíng gāo diǎn xiàn

height of contour

在选定的轴向上,环绕牙最大凸度的圆周线。

外缘

wài yuán

periphery

【同】"义齿边缘"。

外源性的

wài yuán xìng de

exogenous

①由于外部来源或原因的。②不是从机体内部发展而来,而是由机体外部的事物引起的。

外源性感染

wài yuán xìng gǎn rǎn

exogenous infection

由宿主机体自身菌群以外来源的微生物引起的感染。

外在的

wài zài de

extrinsic

①外面的或外来的,起源于或来源于外部的。②非固有的或非本质的。

外展隙

wài zhǎn xì

embrasure

①两物体之间形成的 V 字形间隙。②相邻牙接触区周围向四周展开的 V 字形间隙。

外置法骨移植

wài zhì fǎ gǔ yí zhí

onlay grafting

①广义上,泛指将骨增量材料(通常为块状)移植于受植床的外表面,增加骨高度和 / 或宽度的手术方法。②狭义上,是指将自体骨(通常为块状)移植于受植床的外表面,增加骨高度和 / 或宽度的手术方法。

外置法植骨

wài zhì fǎ zhí gǔ

onlay grafting

【同】"外置法骨移植"。

外置式骨牵引器

wài zhì shì gǔ qiān yǐn qì

external bone distractor

是骨牵引器的类型之一,骨段经过固定钉连接到外部的固定装置上。按照其牵引方向可分为单向、双向和多向牵引器。

外置式牵引成骨

wài zhì shì qiān yǐn chéng gǔ

external bone distraction

是将外置式骨牵引器放置在口外颅颌面部对颌骨进行牵引成骨的方式,可以在牵引期较好地控制牵引速率和方向。

外着色

wài zhuó sè

extrinsic coloring

①从外部着色。②修复体外表面的外在着色或变色。

弯曲力

wān qū lì

bending strengh

通过弯折等外力来破坏物质分子间的内聚力。

弯曲力矩

wān qū lì jǔ

bending moment

载荷使物体弯曲而产生的力矩。

弯曲强度

wān qū qiáng dù

flexure strength

材料在弯曲过程中的极限强度。

弯曲牙

wān qū yá

dilaceration

牙在发育过程中受到损伤而引起的形态变化,其特征是牙冠和牙根的交界处出现一条带或折痕,或牙根具有不正常的曲度。

弯曲应力

wān qū yìng lì

bending stress

载荷使物体弯曲而产生的应力。

弯制卡环

wān zhì qiǎ huán

wrought wire clasp

用于可摘局部义齿、颌面赝复体或正畸活动矫治器的固位卡环,由圆形不锈钢丝弯制而成,具有较大的弹性。

剜除

wān chú

enucleate

①完整地摘除器官或病变而不会破裂的外科手术方法,其特点是干净而完整,如同从外壳上取下坚果。②描述从颌骨切除一个良性的牙源性囊肿。③描述切断眼部肌肉和视神经之后摘除眼球。

丸剂

wán jì

bolus

通常是指可以吞食的球形食物或药物制剂。

完全骨膜下种植体

wán quán gǔ mó xià zhòng zhí tǐ

complete subperiosteal implant

【同】"骨膜下种植体"。

完全性腭裂

wán quán xìng è liè

complete cleft palate

在面部形态发育过程中,一侧侧腭突和对侧侧腭突、球状突及鼻中隔未联合所导致的腭部纵行裂隙,通常伴有颌裂,为涉及牙槽嵴前部、初级上腭和次级上腭的发育异常。

完整螺纹

wán zhěng luó wén

complete thread

牙顶和牙底均具有完整形状的螺纹。当引导螺纹的倒角轴向长度不超过一个螺距,此引导螺纹包含在完整螺纹长度之内。

网格

wǎng gé

mesh

一个通用术语,描述由三角面组成的三维对象的扫描点云的表面定位。网格无真实曲率,曲率的呈现是通过增加面的数量来实现。

网状纤维

wǎng zhuàng xiān wéi

reticular fiber, reticular fibers

未成熟的结缔组织纤维。在淋巴和骨髓中纤维汇聚形成网状结构。这些纤维也可能存在于某些腺体和皮层中。

网状支架

wǎng zhuàng zhī jià

latticework

可摘局部义齿或颌面部修复体中铸造金属小连接体的延伸部分,用于支撑

聚合树脂基托。

往复弹响

wǎng fù tán xiǎng

reciprocal click

颞下颌关节在开口与闭口过程中发出的弹响(咔嗒声)。

危险因素

wēi xiǎn yīn sù

risk factor

【同】"风险因素"。

威布尔模量

wēi bù ěr mó liàng

Weibull modulus

与脆性材料的拉伸强度相关的分布公式中的参数。

威尔科克森秩和检验

wēi ěr kē kè sēn zhì hé jiǎn yàn

Wilcoxon rank sum test

【同】"秩和检验"。

威尔逊曲线

wēi ěr xùn qū xiàn

curve of Wilson

【同】"横𬌗曲线"。

威廉姆斯探针

wēi lián mǔ sī tàn zhēn

Williams probe

牙周探针的工作端略是圆锥形,刻度标记分别为 1、2、3、5、7、8、9、10mm。

微差

wēi chā

nuance

①音调或颜色等方面的细微区别或变

化。②不易觉察的性质。③精致的阴影。

微创拔牙

wēi chuāng bá yá

minimally invasive extraction

拔牙过程中使用特殊设计的器械和手术技巧，最大限度地减小软组织和硬组织损伤和对患者的心理影响。

微创外科

wēi chuāng wài kē

minimally invasive, minimal access surgery

尽可能最小的切口或根本没有切口，例如在腹腔镜或内窥镜的套管下的手术。

微创牙挺

wēi chuāng yá tǐng

minimally invasive tooth elevator, atraumatic tooth elevator

微创拔牙器械之一，其锐利的挺刃弧线形态与牙根的弧度相一致，有助于切断牙周膜，并且在挺松患牙时最大限度地降低骨组织损伤。

微等离子体氧化

wēi děng lí zǐ tǐ yǎng huà

micro-plasma oxidation

【同】"微弧氧化"。

微动

wēi dòng

micromotion, micromovement

①是指微观的相对运动。②种植体愈合期间种植体与支持骨界面之间、修复之后种植体与修复结构界面之间的相对位移。

微动与骨 - 种植体界面

wēi dòng yǔ gǔ zhòng zhí tǐ jiè miàn

micromotion and bone-implant interface

强调种植体骨愈合初期所发生的微动可能造成骨结合的失败。

微观锁合

wēi guān suǒ hé

micro-interlock

①两个或多个部件通过微观形状的机械连接。②骨与小于 10 微米的微粗糙种植体表面(如喷砂等)的机械连接。

微管

wēi guǎn

canaliculus

进出骨陷窝、牙本质陷窝的微小管道，内含占据陷窝的细胞丝状突起，与邻近陷窝的延伸小管相互连接。

微弧氧化

wēi hú yǎng huà

micro-arc oxidation

为改良的阳极氧化方法，通过施加高于某一临界电压发生微弧放电，使置于电解液中的钛、铝、镁和锌等金属表面生成氧化膜的改性技术。

微间隙

wēi jiàn xì

microgap

①是两个部件之间的微小间隙。②种植体与基台接触边界的微隙，是造成慢性刺激或菌斑积聚的始动因素。③微间隙与微动存在关联。

微距镜头

wēi jù jìng tóu

macro lens

用作微距摄影的特殊镜头,主要用于拍摄相对细小的物体。

微距闪光灯
wēi jù shǎn guāng dēng
macro flash
用于微距摄影的闪光灯。

微距摄影
wēi jù shè yǐng
macrophotography, macro photography
照相机通过镜头的光学能力,拍摄与实际物体等大(1:1)或比实际物体稍小的图像。

微孔滤膜
wēi kǒng lǜ mó
millipore filter
用于证明缺损区膜保护再生原理的最早屏障膜之一。曾用于牙周缺损引导组织再生的早期研究。

微量矿物质
wēi liàng kuàng wù zhì
trace mineral
是指微量元素的矿物质。

微量元素
wēi liàng yuán sù
trace element
在人体中含量低于 0.01%~0.005% 的元素,包括铁、碘、锌、硒、氟、铜、钴、镉、汞、铅、铝、钨、钡、钛、铌、锆、铷、锗和稀土元素等。

微裂纹
wēi liè wén
microcrack
因应力集中而导致的瓷的表面缺陷,

从而使瓷的强度低于理论值。

微螺钉种植体
wēi luó dīng zhòng zhí tǐ
miniscrew
螺钉样的细小种植体,与骨机械性啮合,用于正畸支抗。

微渗漏
wēi shèn lòu
microleakage
液体或污染物穿过屏障或在腔室之间的微观运动,需放大后才可观察到。

微生物
wēi shēng wù
microorganism
需显微镜下方可观察到的有机体,包括细菌、病毒、立克次体、酵母或真菌等。

微生物抗性
wēi shēng wù kàng xìng
microbial resistance
微生物抵抗抗生素作用的能力,通常是由于染色体突变或耐药基因从已经耐药的生物体中转移,机制包括抗生素酶的破坏。

微生物区系
wēi shēng wù qū xì
microbiota
生活在某一特定区域内的微生物。

微纹理表面处理
wēi wén lǐ biǎo miàn chǔ lǐ
microtextured surface treatment
令表面形成微观粗糙结构与特征的表面处理。

微笑

wēi xiào

smile

愉悦、友善或有趣的面部表情之一,通常嘴角朝上且露出部分前牙。

微笑弧

wēi xiào hú

smile arc

微笑时上颌前牙切缘连线的曲度与下唇曲度之间的关系。理想的微笑弧为两者协调一致且呈平行关系。

微笑宽度

wēi xiào kuān dù

smile width

微笑时两侧口角之间的距离。

微笑设计

wēi xiào shè jì

smile design

"牙形态学"的更新术语。通过制作蜡型、在天然牙上进行临时树脂修复或通过数字化设计等方法,在排牙和解剖特征方面加强性别、性格和年龄等因素的特征的概念。

微型固定板

wēi xíng gù dìng bǎn

internal fixation microplate

用于坚固内固定的固定板的类型之一,以直形、"Y"形和"L"形设计为主,一般厚度为 0.6~0.8mm,易塑形。

微型计算机体层成像

wēi xíng jì suàn jī tǐ céng chéng xiàng

micro computed tomography, micro-CT

非破坏性实验用成像工具之一,采用的是微焦点 X 射线源,图像分辨率最高可达 1μm,成像范围小。可用于活体小动物扫描,也可用于离体标本研究。

参见:计算机体层成像。

微型种植体

wēi xíng zhòng zhí tǐ

mini implant

临时或永久支持和固位修复体的直径 <2.5mm 的种植体,可以是一体式种植体,也可以是分体式种植体。

微需氧性

wēi xū yǎng xìng

microaerophilic

①指在氧气浓度降低的条件下生长的细菌。②用于描述氧浓度低于大气水平的条件。

韦伯 - 弗格森切口

wéi bó fú gé sēn qiē kǒu

Weber-Fergusson incision

上颌骨切除术的切口,沿鼻与颊的连接处绕鼻翼至上唇中线,然后向下切开上唇。也称为弗格森手术。

韦奇综合征

wéi qí zōng hé zhēng

Weech's syndrome

【同】"少汗性外胚层发育不良"。

韦荣球菌

wéi róng qiú jūn

Veillonella spp.

革兰氏阴性厌氧不动球菌,见于龈上和龈下菌斑,与牙周炎的发生发展有关。

围蜡

wéi là

bone wax

在制作修复体时,用于包绕印模的牙科蜡。

围模

wéi mú

boxing an impression

使用蜡等材料将印模包围的过程,灌注后即可获得所需的相应尺寸和形状的模型。

围模蜡

wéi mú là

boxing wax

围模时所使用的蜡。

帷幕手术

wéi mù shǒu shù

curtain procedure

在牙周袋手术治疗中,出于美学目的而保留唇侧龈缘和邻接区牙龈的手术设计,通常用于上颌前牙区。

维持

wéi chí

maintenance

①维持或保存某人或某物的过程或状态。②保持处于功能状态或位于适当位置。③长期或长期保持稳定状态(不同于短期治疗或预防作用)的程序或用药。

维持剂量

wéi chí jì liàng

maintenance dose

为维持正常生理状态、长期或长期保持稳定状态(不同于短期治疗或预防

作用),需要保持在血液或组织中的药物剂量。常为多次重复服用或连续静脉滴注。

维护

wéi hù

maintenance

以计划的时间间隔执行的程序,以相应的方法维护牙周、种植体周组织健康或修复体的使用。

维生素 C 缺乏性龈炎

wéi shēng sù C quē fá xìng yín yán

ascorbic acid deficiency gingivitis

长期缺乏维生素 C 而使牙龈对菌斑的炎症反应加重,致使胶原合成不足,牙龈水肿、出血和溃疡。

维生素 D 受体

wéi shēng sù D shòu tǐ

vitamin D receptor (VDR)

类固醇激素受体超家族的成员,维生素 D 及其类似物与其结合发挥作用。维生素 D 是免疫系统的有效调节剂,参与调节细胞增殖和分化。

维氏硬度值

wéi shì yìng dù zhí

Vickers hardness number (VHN)

硬度的衡量方式之一,用具有方形底座和 136 度角的金刚石锥形压头获得硬度测量值,为施加的载荷与压痕面积的比值。

伪膜

wěi mó

pseudomembrane

在黏膜上形成的薄的、附着松散的灰白色渗出层,表现为类似黏膜的假象,

由坏死细胞、碎屑和细菌组成,可见于坏死性溃疡性牙周炎、唇疱疹和白喉等。

伪像

wěi xiàng

artifact

【同】"伪影"。

伪影

wěi yǐng

artifact

①在组织学的显微镜检查中,由于标本处理所产生的不真实结构或特征。②在放射线检查中,外源物质(如金属)所导致的结构或特征的失真。③在图像的数字处理过程中,由于压缩数字文件等因素所导致的图像失真或模糊。

萎缩

wěi suō

atrophy

①废用性的结果。②细胞、器官或组织体积的减小或衰弱,由细胞死亡、细胞增殖减少、压力、缺血、营养不良、废用或内分泌改变等因素引起。

萎缩性

wěi suō xìng

atrophic

①体积和成分的减少。②牙槽骨体积丧失可表现为宽度和高度的降低;成分丧失可表现为皮质骨厚度、骨小梁宽度和数量的减少。

萎缩性骨折

wěi suō xìng gǔ zhé

atrophic fracture

由于萎缩而引起的自发性骨折。

萎缩性牙槽骨

wěi suō xìng yá cáo gǔ

atrophic alveolar bone

拔牙之后表现为以吸收为特征的牙槽骨。当丧失功能刺激之后,牙槽骨亦出现萎缩。

卫生帽

wèi shēng mào

hygiene cap

【同】"基台保护帽"。

卫生桥

wèi shēng qiáo

hygienic pontic, sanitary pontic

①固定修复体的桥体不与剩余牙槽嵴接触,易于卫生维护。②英文"sanitary pontic"是英文"hygienic pontic"的过时术语,但被偶尔用作其同义词。

卫生桥体

wèi shēng qiáo tǐ

sanitary pontic, hygienic pontic

是指固定修复体的桥体不与剩余牙槽嵴接触,易于卫生维护。

未分化间充质细胞

wèi fēn huà jiān chōng zhì xì bāo

undifferentiated mesenchymal cell

成体结缔组织内的干细胞,保留着胚胎时期间充质细胞的多相分化潜能,常分布在小血管周围,尤其是毛细血管周围。细胞呈小的梭形和星形,与成纤维细胞相似。电镜下,可见少量的线粒体和内质网。在生理性再生或炎症与创伤修复中,可分化为成纤维细胞、脂肪细胞、内皮细胞和平滑肌细胞等,参与结缔组织和小血管修复。在牙周膜中大量存在,并具有形成新的成牙骨质细胞、成骨细胞或成纤维细胞的能力,以响应特定的刺激。

位图
wèi tú
bitmap
【同】"栅格图像"。

位移髁
wèi yí kē
translating condyle
【同】"非工作侧髁"。

味觉减退
wèi jué jiǎn tuì
hypogeusia, hypoageusia, hypogeusesthesia
对甜、酸、咸和苦等物质的味觉锐度下降。

味觉障碍
wèi jué zhàng ài
dysgeusia
是指味觉的任何变化、干扰、失调或受损。

胃肠外给药
wèi cháng wài gěi yào
parenteral administration
不经过胃肠道的给药技术,如肌内(im)、静脉内(iv)、鼻内(in)、黏膜下(sm)、皮下(sc)和骨内(io)等。

喂养辅具
wèi yǎng fǔ jù
feeding aid
【同】"喂养赝复体"。

喂养装置
wèi yǎng zhuāng zhì
feeding appliance
非标准术语、过时的术语。
参见:喂养赝复体。

喂养赝复体
wèi yǎng yàn fù tǐ
feeding prosthesis
过时的术语。是指用于腭裂患儿的一类医用修复体,以辅助吸吮和吞咽,保持腭裂左右两侧上颌骨在适当位置,直到腭裂手术修复。

文森特咽峡炎
wén sēn tè yān xiá yán
Vincent's angina
口咽、咽喉或牙龈的疼痛性膜性溃疡,可能由其核梭杆菌引起,通常与坏死性溃疡性牙周炎有关。

纹理表面
wén lǐ biǎo miàn
textured surface
由物体原始表面改变的特征性粗糙表面。种植体表面的粗糙化处理包括加法和减法两种类别。

纹理化
wén lǐ huà
texturing
由物体原始表面改变为特征性粗糙表面的过程。

纹理映射
wén lǐ yìng shè
texture mapping
向计算机生成的图形或三维模型添加细节、表面纹理(位图或光栅图像)或颜色的方法。

稳定

wěn dìng

stabile

用于描述没有移动、保持固定和耐化学变化。

稳定期

wěn dìng qī

consolidation period

牵引成骨的最后阶段,即牵引结束至拆除牵引器的这段时间,一旦牙槽骨段被重新定位,牵引器便在给定的时间段内继续充当固定设备,使新生骨皮质化。

稳定生物

wěn dìng shēng wù

stabilate

①在遗传稳定和可行的条件下(例如通过冷冻干燥或低温)保存的微生物种群。②不同于可能通过继代培养维持的菌株。

稳定式记录基托

wěn dìng shì jì lù jī tuō

stabilized record base

过时的术语。是指带有衬里材料的记录基托,增加其对下方支持组织的适合性。

稳定性

wěn dìng xìng

stability

①稳定的状态。②抵抗变化。③材料、种植体、义齿或修复体在平衡力受到干扰时保持原有位置和状态的能力,例如抵抗修复体水平向脱位的抵

抗力。

稳定性低谷

wěn dìng xìng dī gǔ

stability dip

在种植体愈合期间存在的低谷状态,种植体的扭矩介于种植体初始稳定性和继发稳定性之间。通常不在此期间进行修复操作,避免破坏种植体愈合、影响骨结合。

稳定性圆环形卡环

wěn dìng xìng yuán huán xíng qiǎ huán

stabilizing circumferential clasp

相对刚性的圆环形卡环,接触牙的外形高点,不提供固位力。

稳定因子

wěn dìng yīn zǐ

stable factor

【同】"促凝血酶原激酶原"。

稳定状态

wěn dìng zhuàng tài

stabilization, stabilize

①材料对改变其形状的抵抗或形成稳定状态。②保持原位不动,使用稳定或固定装置以维持原位。

稳固

wěn gù

stabilization

①稳定的行为、过程或状态。②控制并有效地抵消应力负荷,将牙或修复体移动限制到组织耐受极限内的程度。③在英文文献中,用于表达固定或可摘义齿就位后在压力下不会倾斜或移位时,"stabilization"是过时的

术语。

窝
wō

fossa

解剖上的凹坑、凹陷和凹槽等。

沃夫定律
wò fū dìng lǜ

Wolff's law

朱利叶斯·沃尔夫（Julius Wolff）于1892年提出。是基于骨对其力学环境的适应性原理，即骨会形成最适合抵抗所受负荷的形状或结构。

沃勒变性
wò lè biàn xìng

Wallerian degeneration

一类神经变性，神经元的轴突和胞体发生离断后，因营养中心的中断所发生的其远端和近端部分神经纤维的脂肪变性。

钨钢钻
wū gāng zuàn

carbide bur

用碳化钨材料制作的钻。

无蒂的
wú dì de

sessile

器官或病变与宽基底广泛连接，无蒂样结构，移动性差。

无定形基质
wú dìng xíng jī zhì

amorphous matrix

骨组织的有机成分之一，呈胶质样，主要由糖蛋白和钙结合蛋白等组成，具有黏合纤维的作用，并含有丰富的细胞因子和生长因子等，这些因子控制着细胞活性、基质成熟和矿化等。

无定型结构
wú dìng xíng jié gòu

amorphous

是指无晶体结构，原子在空间中的随机排列。

无功能种植体
wú gōng néng zhòng zhí tǐ

nonfunctioning implant

【同】"休眠种植体"。

无颌畸形
wú hé jī xíng

agnathia

以下颌骨严重偏小或缺失为特征的发育异常。

无环鸟苷
wú huán niǎo gān

acyclovir

常见的抗病毒药，为合成的无环嘌呤核苷，用于系统性疾病的治疗，如单纯性黏膜疱疹和免疫功能低下的原发性生殖器疱疹等。对疱疹病毒有效，包括单纯疱疹病毒（Ⅰ型、Ⅱ型）、带状疱疹病毒和水痘病毒。

无机骨基质
wú jī gǔ jī zhì

anorganic bone matrix (ABM)

从骨的矿物质中提取的异种或同种异体骨代用品。通过化学和物理处理，保留了多孔的结晶结构，是化学成分与正常骨相似的去蛋白矿物质。被用于口内骨移植材料。

无机牛骨矿物质

wú jī niú gǔ kuàng wù zhì

anorganic bovine bone mineral (ABBM)

【同】"去蛋白牛骨矿物质"。

无机盐

wú jī yán

mineral

【同】"矿物质"。

无尖牙

wú jiān yá

cuspless teeth

无牙尖高度设计的人工牙。

无肩金属烤瓷修复体

wú jiān jīn shǔ kǎo cí xiū fù tǐ

collarless metal ceramic restoration

将陶瓷材料延伸到终点线上、边缘区域不可见金属结构,即陶瓷冠边缘直接与预备的终点线接触的金属烤瓷修复体。

无角度基台

wú jiǎo dù jī tái

nonangled abutment, nonangulated abutment

【同】"直基台"。

无菌

wú jūn

asepsis, sterility

①任何形式的活微生物都完全不存在,包括可传播的真菌、细菌、病毒和孢子形式等。②没有感染的状态、对致病微生物感染的预防、去除致病微生物的过程。③在某些疾病治疗过程中(例如外科手术、烧伤治疗、抗免疫治疗),应保持的物体或环境中不存在潜在有害微生物的状态。

无菌的

wú jūn de

sterile

任何物体的表面完全不存在任何形式的活微生物,包括可传播的真菌、细菌、病毒和孢子形式等。

无菌动物

wú jūn dòng wù

germ-free animal, GF animal

①通过剖宫产或子宫切除手术无菌取胎后放在隔离器内在无菌条件下进行饲养的动物,无任何微生物或寄生虫被检出。②在无菌条件下饲养的实验动物,无任何微生物或寄生虫被检出。

无菌技术

wú jūn jì shù

aseptic technique, sterile technique

在无菌手术室尽可能保持无菌操作的任何外科程序。除术区消毒外,还包括但不限于医护人员刷手并着无菌衣和无菌手套、无菌单覆盖患者、器械的高压灭菌以及废物的适当处置等。在种植手术中,要确保手术器械和植入材料的无菌。

无菌外科

wú jūn wài kē

aseptic surgery

无菌技术下进行手术。

无菌性

wú jūn xìng

asepticism, aseptic

①无菌技术的原理和实践。②无感染或无病原微生物的存在。

无螺纹种植体

wú luó wén zhòng zhí tǐ

nonthreaded implant

外表面无螺纹状结构设计的种植体。

无圈包埋技术

wú quān bāo mái jì shù

ringless investment technique

包埋方法之一,不需要限制膨胀的金属铸圈,可以使用纸、塑料或硅橡胶铸圈成型器,其约束力小于金属铸圈。

无色光

wú sè guāng

colorless light

【同】"白光"。

无特定病原体动物

wú tè dìng bìng yuán tǐ dòng wù

specific pathogen free animal, SPF animal

机体内无特定病原体或微生物存在的实验动物。

无效假设

wú xiào jiǎ shè

null hypothesis

为统计学假设,假设对一个总体进行研究,所研究的变量间无差异。

无血管性

wú xuè guǎn xìng

avascular (nonvascular)

是指缺乏血管或淋巴管结构。无血管的组织可能是正常的,如牙釉质或某些形式的软骨,也可能是疾病所致。

无牙

wú yá

edentulate, edentate

缺失个别牙或所有的牙。

无牙颌

wú yá hé

edentulism

【同】"牙列缺失"。

无牙症

wú yá zhèng

anodontia, edentia

单颌或双颌牙列的完全缺失,可以是孤立性病变或全身性发育异常在口腔的局部表现,最常见的是遗传性少汗性外胚层发育不良。

无釉修复体试戴

wú yòu xiū fù tǐ shì dài

try-in of unglazed restoration

是指在最终上釉之前,在口内试戴全未上釉的瓷或金属烤瓷修复体,以评估其外形轮廓、色泽、殆和邻接,尽可能减少最终调改,并创造出最佳效果的修复体。

无张力创口关闭

wú zhāng lì chuāng kǒu guān bì

tension-free wound closure

无张力状态下软组织瓣复位、缝合创口。

无张力瓣关闭

wú zhāng lì bàn guān bì

tension-free flap closure

创口的软组织瓣被动复位于原位的状态,即使在术者不干预或施加缝合张力的情况下。

戊二醛

wù èr quán

glutaraldehyde

为广谱消毒剂,对革兰氏阳性菌、革兰氏阴性菌、繁殖体、芽孢、真菌及病毒均有效,具有稳定性好、挥发性小、刺激性小、抗菌谱广和受有机物影响小等优点。可用于某些医疗器械的消毒和灭菌。

物理光度计

wù lǐ guāng dù jì

physical photometer

光度计之一,通过某种物理或化学效应而不是视觉方法进行测量。

误差

wù chā

error

在正确测量的前提下,测量值与真实值之间的差异。

X

西孢唑啉

xī bāo zuò lín

cefazolin

【同】"头孢唑啉钠"。

西吡氯铵

xī bǐ lǜ ǎn

cetylpyridinium chloride

属阳离子季铵表面活性剂,对多种口腔致病菌和非致病菌有抑制和杀灭作用。可用于减少或抑制牙菌斑的形成,保持口腔清洁,清除口腔异味。临床上可用于改善牙龈红肿、疼痛、出血,以及种植术前和术后含漱。

西弗

xī fú

Sievert (Sv)

【同】"西韦特"。

西韦特

xī wéi tè

Sievert (Sv)

得名于瑞典生物物理学家、辐射防护专家罗尔夫·马克西米立安·西韦特(Rolf Maximilian Sievert)。是一个用来衡量辐射剂量对生物组织影响程度的国际单位制的导出单位,为受辐射等效生物当量的单位。1Sv=1J/kg。

吸力腔

xī lì qiāng

suction chamber

过时的术语。是指上颌义齿在腭区中线进行缓冲,以通过产生理论上的真空负压获得额外的固位力。

吸入给药

xī rù gěi yào

inhalation administration

给药技术方法之一,其中气体或挥发性物质被引入肺部,其主要作用是药物通过气体/血液界面吸收。

吸入室

xī rù shì

suction chamber

【同】"吸力腔"。

吸入性麻醉

xī rù xìng má zuì

inhalation anesthesia

是麻醉药物经呼吸道进入体内而迅速发挥作用的麻醉方法。

吸入性麻醉药

xī rù xìng má zuì yào

inhalation anesthetics

可以经呼吸道吸入、通过肺部吸收入血从而达到麻醉效果的麻醉药。常用的吸入性麻醉药有异氟烷等。

吸湿性膨胀

xī shī xìng péng zhàng

hygroscopic expansion

由于吸收水分而使物体的尺寸增加的过程。

吸收

xī shōu

absorb, resorption

①吸收(absorb):物质摄入另一物质,如液体被组织摄入;在放射学中,是指

辐射将部分或全部能量传递给所经过的物质的过程。②吸收（resorption）：由于生理性或病理性过程导致的软组织或硬组织的逐渐丧失，例如牙本质、牙骨质或牙槽突的丧失。

吸收辐射剂量

xī shōu fú shè jì liàng

absorbed radiation dose, rad

①在诊断或治疗期间组织所吸收的电离辐射量，单位为焦耳/千克或焦耳/灰度值。②英文"rad"是过时的术语，是英文"absorbed radiation dose"的缩略词。

吸收陷窝

xī shōu xiàn wō

absorption lacuna, absorption lacunae

在骨吸收表面发生有机基质的蛋白分解之前，由破骨细胞有针对性的分泌酸性物质，溶解羟基磷灰石形成的凹陷。

吸唾管

xī tuò guǎn

saliva ejector

连接于负压吸引器或牙椅抽吸唾液的金属或塑料管。

吸压法

xī yā fǎ

suck-down

"真空热成型"的俚语。

参见：真空热成型。

吸引管

xī yǐn guǎn

surgical suction

连接于负压吸引器抽吸术区出血、冲洗液体、组织碎屑或唾液的金属或塑料管。

吸涨作用

xī zhàng zuò yòng

imbibition

①水分子通过扩散或毛细管作用进入凝胶状态的淀粉粒或蛋白质等大分子物质之间的缝隙，并使其膨胀的过程，为非生命的物理过程。②水胶体印模材料容易吸收水分并产生膨胀变化。

希

xī

Sievert (Sv)

【同】"西韦特"。

希沃特

xī wò tè

Sievert (Sv)

【同】"西韦特"。

息肉

xī ròu

polyp

黏膜表面出现的带蒂新生物。

息止垂直距离

xī zhǐ chuí zhí jù lí

vertical dimension of rest, rest vertical dimension

生理息止位时的面下三分之一高度，临床上用鼻底到软组织颏下点之间的距离表示。

息止关系

xī zhǐ guān xì

rest relation

【同】"息止颌关系"。

息止𬌗

xī zhǐ hé

rest occlusion

【同】"生理息止位"。

息止𬌗间距离

xī zhǐ hé jiān jù lí

interocclusal rest distance

【同】"息止𬌗间隙"。

息止𬌗间隙

xī zhǐ hé jiàn xì

interocclusal rest space, freeway space, interocclusal gap

①下颌姿势位时上颌与下颌牙之间存在的前大后小约 2~4mm 的楔形间隙。②"freeway spece"与"interocclusal gap"一样,均为"息止𬌗间隙"的过时术语、俚语。

息止颌关系

xī zhǐ hé guān xì

rest jaw relation

过时的术语。是指人体处于直立或端坐的舒适位时,下颌相对上颌的姿势关系。此时髁在关节窝内处于中性的放松位置,下颌的肌张力最低,仅为维持姿势。

息止位

xī zhǐ wèi

rest position

①下颌处于息止颌关系时下颌骨的位置。②下颌肌肉松弛时下颌被动所处的位置。

息止咬合

xī zhǐ yǎo hé

rest bite

"生理息止位"的俚语。

参见:生理息止位。

锡箔

xī bó

tinfoil

①成分通常为锡铅合金的薄金属箔。②在包埋装盒和聚合过程中,用于分隔模型和义齿基托材料。

锡箔替代品

xī bó tì dài pǐn

tinfoil substitute

以不溶性的海藻酸盐分离材料涂在石膏模型上作为屏障以替代锡箔的作用,防止单体渗透到周围的包埋材料和丙烯酸树脂进水。

习惯性𬌗

xí guàn xìng hé

habitual occlusion

"最大牙尖交错位"的非标准术语。

参见:最大牙尖交错位。

习惯性颌位

xí guàn xìng hé wèi

habitual occlusion

"最大牙尖交错位"的非标准术语。

参见:最大牙尖交错位。

习惯性正中

xí guàn xìng zhèng zhōng

habitual centric

"最大牙尖交错位"的非标准术语。

参见:最大牙尖交错位。

洗必泰

xǐ bì tài

hibitane

【同】"氯己定"。

洗液
xǐ yè

pickle

用于清洁、保存、维护或加工的介质或溶液。

铣床
xǐ chuáng

milling machine

用铣刀对工件进行铣削加工成型的机床。

铣刀
xǐ dāo

milling cutter

是用于铣削加工的、具有一个或多个刀齿的旋转刀具。

铣削
xǐ xiāo

milling

是以铣刀作为旋转刀具加工物体表面的机械加工方法。通过与刀具轴线成一定角度向前推进或输送工件来切削工件中的材料，是制作高精度口腔修复体最常用的方法之一。

铣削种植体表面
xǐ xiāo zhòng zhí tǐ biǎo miàn

turned implant surface

【同】"机械种植体表面"。

系带
xì dài

frenum, frenulum, frenuluma

①用以限制相邻结构运动的小褶状物或黏膜。②将唇、颊和舌附着至牙槽黏膜和 / 或牙龈及骨膜的皱褶黏膜带，限制唇、颊和舌的运动。

系带切除术
xì dài qiē chú shù

frenectomy, frenulectomy

将系带及与骨面的附着一并切除的手术。

系带修整术
xì dài xiū zhěng shù

frenotomy

将系带切断并改变其附着位置的手术。

系统误差
xì tǒng wù chā

systematic error

在同一被测定量的多次测量过程中，由某个或某些因素按某一确定规律而形成的、保持恒定或以可预知的方式变化的测量误差。

系统性病因
xì tǒng xìng bìng yīn

systemic etiologic factors

与疾病实体的病因、改变和持续相关的广义生物学因素。

系统性红斑狼疮
xì tǒng xìng hóng bān láng chuāng

systemic lupus erythematosus

为侵犯皮肤和多脏器的全身性自身免疫病，病因不明，可导致细胞、组织、器官损伤。特征是机体产生多种自身抗体（如抗核抗体）和累及多系统。

系统性疾病
xì tǒng xìng jí bìng

systemic disease

影响全身的疾病。

系统性评价

xì tǒng xìng píng jià

systematic review

【同】"系统综述"。

系统性评述

xì tǒng xìng píng shù

systematic review

【同】"系统综述"。

系统性硬化病

xì tǒng xìng yìng huà bìng

systemic sclerosis

复杂的自身免疫性结缔组织病,临床上以局限性或弥漫性皮肤增厚和纤维化为特征,也可影响内脏器官。

系统综述

xì tǒng zōng shù

systematic review

是文献的科学总结。针对某一特定的临床问题(例如学科或专题研究成果),使用确切方法进行全面的文献检索,基于研究标准进行文献的纳入和排除,使用适当的统计学方法进行的系统性评估。

细胞

xì bāo

cell

生物体能够独立发挥功能的最基本结构和功能单位,由细胞质、细胞膜和细胞核组成,含有多种细胞器。

细胞凋亡

xì bāo diāo wáng

cell apoptosis

发生于严格和复杂的信号网络调控并以核染色质浓缩为特征的细胞自主的有序性死亡。

细胞毒素

xì bāo dú sù

cytotoxin

一类抑制或阻止细胞功能的物质。

细胞毒性

xì bāo dú xìng

cytotoxic, cell toxicity

杀死细胞的能力。

细胞过程

xì bāo guò chéng

cellular process

细胞生存所必需行使的所有功能,包括分子运输、蛋白合成、DNA 复制合成、呼吸、细胞代谢和信号传递。

细胞间

xì bāo jiān

intercellular

发生在细胞之间的。

细胞间黏附分子

xì bāo jiān nián fù fēn zǐ

intercellular adhesion molecules (ICAMs)

在内皮细胞表面发现的具有免疫球蛋白样结构域的分子,在炎症过程中的产生增加,使白细胞黏附在内皮细胞上。

细胞介导免疫

xì bāo jiè dǎo miǎn yì

cellular-mediated immunity

T 细胞受抗原刺激后,分化、增生和转

化所表现出来的特异性免疫应答。通过释放淋巴因子或细胞毒而产生免疫反应答。

细胞免疫

xì bāo miǎn yì

cellular immunity

【同】"细胞介导免疫"。

细胞黏附

xì bāo nián fù

cell adhesion

在细胞识别的基础上,同类细胞发生聚集形成细胞团或组织的过程。在细胞黏附分子的介导下细胞与细胞间,细胞与基质间,或细胞-基质-细胞间发生黏附,在细胞的识别、细胞的活化和信号转导、细胞的增殖与分化、细胞的伸展与移动中起重要作用。细胞黏附是免疫应答、炎症发生、凝血、肿瘤转移以及创伤愈合等一系列重要生理和病理过程的分子基础。

细胞黏附分子

xì bāo nián fù fēn zǐ

cell adhesion molecule (CAM)

介导细胞间或细胞与基质间黏附的细胞表面糖蛋白;主要分为四大类:钙黏素、免疫球蛋白、整合素和选择素。

细胞屏障膜

xì bāo píng zhàng mó

cell-occlusive membrane

【同】"屏障膜"。

细胞迁移

xì bāo qiān yí

cell migration

细胞在接收到迁移信号或感受到某些物质的梯度后而产生的移动,是正常细胞的基本功能之一,胚胎发育、血管生成、伤口愈合、免疫反应、炎症反应、动脉粥样硬化和癌症转移等过程中都涉及细胞迁移。

细胞外基质

xì bāo wài jī zhì

extracellular matrix (ECM)

细胞外基质是由细胞内产生,分泌到组织内细胞外空间中的物质,其包括胶原、糖胺聚糖、蛋白聚糖等,主要以基质、纤维或基底膜等形式存在,具有固定和连接组织的结构支持、抵抗压力(如骨、牙、肌腱和软骨等)作用、调节组织的发育和细胞的生理活动。

细胞因子

xì bāo yīn zǐ

cytokine

由免疫细胞(单核/巨噬细胞、T细胞、B细胞、NK细胞)和某些非免疫细胞(如骨髓基质细胞、成纤维细胞、上皮细胞、血管内皮细胞)经刺激而分泌的一类具有生物活性的小分子多肽物质。如血小板衍生生长因子(PDGF)、胰岛素样生长因子(IGFs)、转化生长因子β(TGF-β1)、骨形态发生蛋白(BMPs)和表皮生长因子(EGF)等。在细胞增殖/分化、信号传递、免疫调节/应答以及炎症的发生与发展等方面发挥重要作用。

细胞增殖

xì bāo zēng zhí

cell proliferation

通过细胞对等分裂,产生与母细胞遗传特性相同的子细胞,在细胞周期完成后增加细胞数量。

细胞支架

xì bāo zhī jià

cells scaffold, cell scaffold

由细胞与支架材料结合的复合体,具有机械兼容性、组织适应性、无毒生物标记等多种特征,能为细胞的增殖提供三维空间和新陈代谢的环境,并决定新生组织、器官的形状和大小。

细胞质

xì bāo zhì

cytoplasm

细胞中不包含细胞核的原生质。包括细胞质基质、细胞器和包含物。细胞内各种代谢过程和生理功能主要由其实现。

细分曲面

xì fēn qū miàn

tessellation

①泛指将物体作为装饰嵌入,或将一物体嵌在另一物体中。②在数字化语言中,是将表面分割成更小的多边形,从而产生更多细节的过程。

细菌

xì jūn

bacterium

是原核生物界的小的单细胞微生物,其中一部分为包括人类和其他动物在内的所有生物疾病的致病原。形态各异,有球形(球菌)、杆状(杆菌)、螺旋状(螺旋体)或逗号状(弧菌)。往下分类为门。

细菌包膜

xì jūn bāo mó

bacterial capsule

围绕细菌细胞外的凝胶包膜,通常由某些细菌产生的黏多糖或多肽组成。可通过干扰宿主的非特异性免疫系统(吞噬作用)而增加细菌的毒性。

细菌胶原酶

xì jūn jiāo yuán méi

bacterial collagenase

细菌来源的纯化的胶原酶,可以优先裂解胶原 N-末端氨基乙酸。

细菌渗漏

xì jūn shèn lòu

bacterial leakage

种植体与基台界面之间的细菌定植和释放。

细菌性的

xì jūn xìng de

bacteriogenic

由细菌引起或与细菌相关的。

细菌演替

xì jūn yǎn tì

bacterial succession

口腔细菌在可预测的、在一定时间内的定植过程,其中常驻生物体改变环境,使新生物体得以建立或使某些细菌获得优势。

细种植体

xì zhòng zhí tǐ

small-diameter implant

种植体骨内直径约为 3.0mm 或小于 3.0mm 的种植体。

狭窄

xiá zhǎi

stenosis

人体各种通道直径的异常缩小,可能

由于收缩、阻塞或炎症引起。

下沉制备

xià chén zhì bèi

countersink

【同】"颈部成形"。

下齿槽座点

xià chǐ cáo zuò diǎn

supramentale, point B

【同】"下牙槽座点"。

下唇动脉

xià chún dòng mài

inferior labial artery

面动脉的分支,近口角处发出,迂曲前行于降口角肌深面,穿入口轮匝肌,沿下唇黏膜下层行至中线,与对侧同名动脉和颏动脉吻合,供应下唇黏膜、腺体和肌肉。

下唇系带

xià chún xì dài

frenum of lower lip

下唇内面口腔前庭中线上的黏膜皱襞,连接下唇与牙龈。

下唇线

xià chún xiàn

lower lip line, low lip line

①上唇静止时上唇下缘的最低位置的轮廓线。②微笑或主动收缩唇部时下唇上缘最低位置的轮廓线。

下颌不对称

xià hé bù duì chèn

asymmetry of the mandible

是指下颌骨左右两侧不是彼此的镜像关系。

下颌侧切牙

xià hé cè qiē yá

mandibular lateral incisor

下牙列中线两侧的第二颗牙,形态与下颌中切牙相似。

下颌侧斜位片

xià hé cè xié wèi piàn

oblique lateral projection of the mandibular body and ramus; lateral oblique jaw radiograph

用于观察下颌骨体、升支及髁突病变的口外放射线片,根据观察重点不同,放射线中心线角度不同。

下颌侧移

xià hé cè yí

side-shift

文献中的释义略有差异。①非标准术语。是指旋转髁的侧向移动。②"下颌平移"的同义词。

参见:下颌平移。

下颌测绘图

xià hé cè huì tú

pantogram

【同】"下颌路径描记"。

下颌垂直轴

xià hé chuí zhí zhóu

vertical axis of the mandible

下颌骨可能绕水平面旋转的一条假想线。

下颌错位

xià hé cuò wèi

jaw malposition

过时的术语。是指下颌任何的异常位置。

下颌的

xià hé de

mandibular

关于下颌骨的,或与下颌骨有关的。

下颌钉

xià hé dīng

mandibular staple

"穿下颌骨种植体"的过时术语。种植体自颏孔间下颌骨下缘穿入、牙槽嵴顶穿出。

参见:穿下颌骨种植体。

下颌钉种植体

xià hé dīng zhòng zhí tǐ

staple implant

【同】"穿下颌骨种植体"。

下颌发育异常

xià hé fā yù yì cháng

mandibular dysplasia

下颌骨左右两侧的大小或形状不对称、不协调。

下颌复位

xià hé fù wèi

mandibular repositioning, jaw repositioning

相对于上颌的任何相对位置的改变,下颌归位的运动。

下颌骨

xià hé gǔ

mandible

下颌骨是位于面下 1/3 的骨,包括水平的下颌体部和两侧垂直的下颌支,下颌体下缘和下颌支后缘相连接的转角处称为下颌角,下颌支后上方的髁与颞骨的关节窝及关节结节共同参与颞下颌关节的构成,是颌面骨中唯一能通过关节活动的骨。

下颌骨骨折

xià hé gǔ gǔ zhé

mandible fracture

在外力作用下下颌骨的连续性中断,往往骨折段在咀嚼肌的牵拉下发生移位,出现𬌗错乱、咀嚼功能障碍。下颌联合、颏孔区、下颌角和髁颈是骨折的好发部位。

下颌骨块状骨移植物

xià hé gǔ kuài zhuàng gǔ yí zhí wù

mandibular block graft

通过口腔内入路获取的块状自体骨,通常取自下颌支颊侧骨板或下颌联合。

下颌骨髁

xià hé gǔ kē

mandibular condyle

下颌骨的关节突。

下颌骨挠曲

xià hé gǔ náo qū

mandibular flexure

在下颌骨功能作用过程中,升颌肌群和降颌肌群的协同作用导致的下颌骨形变。

下颌骨切除术

xià hé gǔ qiē chú shù

mandibulectomy

下颌骨部分或完全切除。

下颌骨下缘

xià hé gǔ xià yuán

inferior border of the mandible

下颌体最下方的边缘。

下颌功能重建

xià hé gōng néng chóng jiàn

functional reconstruction of mandible

进行下颌骨缺损修复时,修复下颌骨的连续性和患者的面形,重建殆关系,恢复患者的咀嚼、语言等口腔功能。

下颌关系记录

xià hé guān xì jì lù

mandibular relationship record

【同】"颌位记录"。

下颌管

xià hé guǎn

mandibular canal

位于下颌骨松质骨内的密质骨管道,后方入口为下颌孔,在下颌支内行向前下,至下颌体内则几乎水平向前,开口于颏孔。下牙槽神经及血管穿行其中。

下颌横断殆片

xià hé héng duàn hé piān

cross-sectional mandibular occlusal radiograph

可显示下颌体和牙弓横断面影像的口内放射线平片检查。

下颌后缩

xià hé hòu suō

retrognathic, retrognathism

【同】"颌后缩"。

下颌滑动

xià hé huá dòng

mandibular glide

过时的术语。当牙或其他殆面接触时,下颌的左右、向前和中间运动。

下颌尖牙

xià hé jiān yá

mandibular canine

是下颌牙列中线两侧的第三颗牙,牙冠呈单尖形状。

下颌颈

xià hé jǐng

mandibular canine

【同】"髁颈"。

下颌铰链位

xià hé jiǎo liàn wèi

neck of the mandible

过时的术语。是指下颌骨相对于上颌骨的位置,该位置上可围绕铰链轴进行开闭口运动。

下颌铰链轴

xià hé jiǎo liàn zhóu

hinge axis of the mandible

【同】"铰链轴"。

下颌矫形复位器

xià hé jiǎo xíng fù wèi qì

mandibular orthopedic repositioning device

可产生不同的、暂时性咬合位置的可摘装置,可引导下颌骨接近预定和更改的位置。

下颌矫形再定位装置

xià hé jiǎo xíng zài dìng wèi zhuāng zhì

mandibular orthopedic repositioning appliance (MORA)

为调整殆面的可摘修复体,以重新定位下颌骨,改善神经肌肉平衡和颌关系。

下颌孔

xià hé kǒng

mandibular foramen

位于下颌支内侧中央的一个开口,有下牙槽神经血管束通过。

下颌联合

xià hé lián hé

mandibular symphysis

双侧下颌骨在中线处的骨性融合,其外侧面形成一条纵向骨嵴。

下颌联合块状骨移植物

xià hé lián hé kuài zhuàng gǔ yí zhí wù

mandibular block graft from the symphysis

从下颌切牙根方的下颌联合获取的块状骨。优点是骨块尺寸较大、松质骨比例高、术野暴露清晰,缺点是术后可能出现局部感觉障碍。

下颌联合移植物

xià hé lián hé yí zhí wù

mandibular symphysis graft

【同】"颏部骨移植物"。

下颌隆突

xià hé lóng tū

torus mandibularis, mandibular torus

为下颌骨两侧舌侧隆起的圆形骨隆突,通常位于尖牙到前磨牙区。

下颌路径描记

xià hé lù jìng miáo jì

pantographic tracing

下颌运动的图像记录,通常用触笔在下颌路径描记仪的记录台或使用电子传感器在水平面和矢状面进行描记。

下颌路径描记仪

xià hé lù jìng miáo jì yí

pantograph

用于在一个或多个平面上以图形方式记录下颌运动的路径,并为上咬合架的程序提供信息。

下颌描记

xià hé miáo jì

mandibular tracing

下颌在给定平面内的运动图形描绘或记录。

下颌平衡

xià hé píng héng

mandibular equilibration

①使下颌平衡的动作。②所有作用于下颌的力被抵消的状态。③调整下牙弓天然牙或修复体的𬌗面形态,使作用于下颌的力被对颌抵消,形成平衡状态。

下颌平面

xià hé píng miàn

mandibular plane

在侧位头颅测量片上,下颌骨下缘所在的平面。

下颌平移

xià hé píng yí

mandibular translation

文献中的释义略有差异。①开口运动时下颌骨的前移。②从额状面观,下颌的中外侧平移运动。

下颌前部𬌗片

xià hé qián bù hé piān

mandibular anterior occlusal projection; anterior mandibular occlusal radiograph

可显示下颌颏部影像的口内放射线平片。

下颌前突

xià hé qián tū

mandibular protraction

颏点位于眶平面前方的面部畸形。

下颌切除后赝复体

xià hé qiē chú hòu yàn fù tǐ

mandibular resection prosthesis

一类颌面部修复体,用于保持下颌骨的功能位置,改善下颌骨和 / 或邻近组织在创伤后或术后的发音和吞咽。

下颌切除术

xià hé qiē chú shù

mandibulectomy, mandibular resection

切除部分或全部下颌骨及相关软组织的手术。

下颌舌骨沟

xià hé shé gǔ gōu

mylohyoid groove

下颌骨内侧表面向下、向前,向下颌下腺窝走行的凹槽,容纳了下颌舌骨动脉和神经。

下颌舌骨管

xià hé shé gǔ guǎn

mylohyoid canal

【同】"下颌舌骨沟"。

下颌舌骨后间隙

xià hé shé gǔ hòu jiàn xì

retromylohyoid space

位于牙槽嵴舌侧沟的一个解剖结构,位于磨牙后垫舌侧,前方为下颌舌骨嵴,为下颌全口义齿舌侧后缘的边界。

义齿舌侧基托越过下颌舌骨嵴,向外呈 S 形弯曲,可抵抗义齿向前脱位。

下颌舌骨后区

xià hé shé gǔ hòu qū

retromylohyoid area

过时的术语。指的是位于磨牙后垫舌侧的区域,向下延伸到口底,向远中延伸到下颌舌骨幕。

下颌舌骨嵴

xià hé shé gǔ jí

mylohyoid ridge

位于下颌骨后部的内面,从第三磨牙斜向前磨牙区,由宽变窄。为下颌舌骨肌的起点,形成口腔底部,其下方有不同程度的倒凹。

下颌舌骨区

xià hé shé gǔ qū

mylohyoid region

过时的术语。是指在下颌骨舌侧面的下颌舌骨肌附着的区域。

下颌舌骨窝

xià hé shé gǔ wō

mylohyoid concavity, mylohyoid fossa

位于下颌磨牙区的下颌舌骨线下方的凹陷。

下颌舌骨线

xià hé shé gǔ xiàn

mylohyoid line

【同】"下颌舌骨嵴"。

下颌神经

xià hé shén jīng

mandibular nerve

三叉神经的分支之一,起自三叉神经

节,含有一般躯体感觉及特殊内脏运动两种纤维,广泛分布于咀嚼肌、面部皮肤、口腔黏膜和牙。

下颌神经阻滞麻醉
xià hé shén jīng zǔ zhì má zuì
block anesthesia of mandibular nerve
将麻药注入卵圆孔附近以阻滞下颌神经的麻醉方法。麻醉范围包括同侧下颌牙、舌前 2/3、口底、下颌骨及颌周组织、升颌肌群、颞部皮肤及颊部皮肤黏膜等。

下颌升支
xià hé shēng zhī
mandibular ramus
【同】"下颌支"。

下颌矢状轴
xià hé shǐ zhuàng zhóu
sagittal axis of the mandible
【同】"矢状轴"。

下颌水平轴
xià hé shuǐ píng zhóu
horizontal axis of the mandible
【同】"铰链轴"。

下颌体
xià hé tǐ
mandibular body
下颌骨的水平部。呈弓形,具有内、外两面及牙槽突和下颌下缘。

下颌脱位
xià hé tuō wèi
mandibular dislocation
单侧或双侧下颌骨髁自关节窝中脱出移位,不能自行复位,同时妨碍牙正常

殆接触。

下颌位移
xià hé wèi yí
mandibular translation
①开口时的下颌前移。②从正面观察时,下颌骨的平移(中外侧)运动。

下颌下腺
xià hé xià xiàn
submandibular gland
人体三对大唾液腺之一,位于下颌下三角内,是以浆液性为主的混合性腺体。分泌的唾液经下颌下腺管排出。

下颌下腺管
xià hé xià xiàn guǎn
submandibular duct
下颌下腺的导管,自腺体内侧面发出,沿口底黏膜深面前行,开口于口底舌系带两侧的舌下肉阜。

下颌下缘
xià hé xià yuán
base of mandible, inferior border of the mandible
【同】"下颌骨下缘"。

下颌向后运动的决定因素
xià hé xiàng hòu yùn dòng de jué dìng yīn sù
posterior determinants of mandibular movement
颞下颌关节和相关结构。

下颌休息位
xià hé xiū xi wèi
mandibuler rest position
【同】"生理息止位"。

下颌牙槽嵴前后斜坡

xià hé yá cáo jí qián hòu xié pō

mandibular anteroposterior ridge slope

侧面观,自第三磨牙区到最前部的下颌剩余牙槽嵴顶部相对于下颌骨下缘的倾斜,通常发生于牙列缺失患者的下颌牙槽骨吸收。该斜坡对全口义齿的设计和制作具有特别重要的意义,因为会导致正常咬合和功能过程中义齿的前向移动。

下颌牙槽嵴斜坡

xià hé yá cáo jí xié pō

lower ridge slope

过时的术语。①从颊侧观,下颌第二磨牙和第三磨牙区下颌剩余牙槽嵴的倾斜。②下颌唇颊侧和舌侧剩余牙槽嵴的倾斜,位于牙槽嵴顶和颊黏膜皱襞或周围软组织反折线之间。

下颌牙关紧闭

xià hé yá guān jǐn bì

mandibular trismus

咀嚼肌的强直性收缩导致的下颌活动性降低、张开受限。

下颌移位

xià hé yí wèi

displacement of the mandible

①下颌超出其正常解剖边界的位置或运动。②下颌处于休息状态时任何异常位置关系。

下颌引导平面赝复体

xià hé yǐn dǎo píng miàn yàn fù tǐ

mandibular guide plane prosthesis

过时的术语。

参见:下颌切除后赝复体。

下颌缘支

xià hé yuán zhī

marginal mandibular nerve (MMN)

【同】"面神经下颌缘支"。

下颌运动

xià hé yùn dòng

mandibular movement, jaw movement

下颌向各个方向的运动。

下颌运动跟踪

xià hé yùn dòng gēn zōng

mandibular motion tracking

对下颌运动轨迹的记录过程。

下颌运动轨迹

xià hé yùn dòng guǐ jì

mandibular movement trace

下颌运动过程中指定标记点所经过的路线,常将下颌切牙作为指定标记点,以其轨迹代表下颌整体的运动。

下颌运动轨迹描记仪

xià hé yùn dòng guǐ jì miáo jì yí

tracing device

在上颌和下颌的𬌗堤或义齿之间提供支持中心点的设备,它由附着在一个𬌗堤或义齿上的触点和与附着在对颌的𬌗堤或义齿上的平板所组成,触点在平板上进行静止或移动的描记。描记仪分为口外描记仪和口内描记仪两种。

参见:哥特式弓。

下颌运动决定因素

xià hé yùn dòng jué dìng yīn sù

determinants of mandibular movement

包括支配或限制下颌运动的解剖结

构。前决定因素是骀，后决定因素为颞下颌关节及其相关结构。

下颌正中点
xià hé zhèng zhōng diǎn
median mandibular point
过时的术语。正中矢状面上，下颌牙槽嵴的前后向测量的中心点。

下颌支
xià hé zhī
mandibular ramus, ramus
下颌骨的垂直部。为一几乎垂直的长方形骨板，位于下颌骨体的后方，分为髁、髁颈、喙突及内、外两面。

下颌支骨内种植体
xià hé zhī gǔ nèi zhòng zhí tǐ
ramus endosteal implant
是指部分或全部植入下颌支内的种植体。

下颌支骨移植物
xià hé zhī gǔ yí zhí wù
ramus graft
从下颌支外斜线获取的自体骨，主要是皮质骨。

下颌支块状骨移植物
xià hé zhī kuài zhuàng gǔ yí zhí wù
mandibular block graft from the ramus
从下颌支颊侧骨板获取的块状骨。优点是供区并发症较少，缺点是骨块尺寸有限且松质骨成分较少。

下颌支移植物
xià hé zhī yí zhí wù
mandibular ramus graft
【同】"下颌支骨移植物"。

下颌支支架式骨内种植体
xià hé zhī zhī jià shì gǔ nèi zhòng zhí tǐ
ramus frame endosteal implant
【同】"下颌支支架式种植体"。

下颌支支架式种植体
xià hé zhī zhī jià shì zhòng zhí tǐ
ramus frame implant
为下颌无牙颌种植修复设计的三脚架式的一体式种植体，设计原型为一个U形龈上杆的两端向后穿过黏骨膜进入下颌支、中间凸起向下穿过黏骨膜进入下颌联合，修复体为种植体支持式覆盖义齿。

下颌支种植体
xià hé zhī zhòng zhí tǐ
ramus implant
植入下颌骨升支前缘的叶片状骨内种植体。

下颌中切牙
xià hé zhōng qiē yá
mandibular central incisor
下牙列中线两侧的第一颗牙，左右对称。

下颌轴
xià hé zhóu
mandibular axis
一条穿过两侧下颌髁的假想线。围绕该线，下颌可在开口运动的一部分中行旋转运动。

下颌姿势位
xià hé zī shì wèi
mandibuler postural position
【同】"生理息止位"。

下颌自由运动

xià hé zì yóu yùn dòng

free mandibular movement

①无干扰的下颌运动。②不受限制的下颌运动。

下型

xià xíng

drag

①浇注时铸型的基座部分。②耐火义齿型盒的下端，与义齿型盒的上端吻合。

下牙槽动脉

xià yá cáo dòng mài

inferior alveolar artery

上颌动脉的分支，为下牙槽神经的伴行动脉，穿下颌孔进入下颌管，提供下颌骨、下颌牙、牙槽突、牙周膜及牙龈的血供。

下牙槽管

xià yá cáo guǎn

inferior alveolar canal

【同】"下颌管"。

下牙槽神经

xià yá cáo shén jīng

inferior alveolar nerve

下颌神经的分支，与下牙槽动、静脉伴行自下颌孔进入下颌管，分布到下颌骨的骨膜、牙龈和牙。其分支走行向后、上、外方出颏孔后称为颏神经，分布于下唇和颏部的皮肤和黏膜。

下牙槽神经侧移

xià yá cáo shén jīng cè yí

inferior alveolar nerve lateralization

【同】"下牙槽神经移位"。

下牙槽神经移位

xià yá cáo shén jīng yí wèi

inferior alveolar nerve lateralization

去除下颌管颊侧骨板及颏孔周围骨板，将下牙槽神经血管束颊侧移位的外科程序，在严重骨吸收的下颌植入一定长度的种植体时，避免了垂直向骨增量程序。

下牙槽神经阻滞麻醉

xià yá cáo shén jīng zǔ zhì má zuì

block anesthesia of inferior alveolar nerve

将麻药注射到翼下颌间隙内以麻醉下牙槽神经的麻醉方法。临床常用于下颌后牙区的牙槽外科和种植外科手术。

下牙槽座点

xià yá cáo zuò diǎn

supramentale, point B

侧位头颅测量片的标志点之一，位于下颌中切牙和颏部之间，矢状向下颌骨最凹的点。

下牙弓

shàng yá gōng

lower dental arch

牙按顺序、方向和位置在下颌牙槽骨排列成的弓形结构。

下牙孔

xià yá kǒng

inferior dental foramen

【同】"下颌孔"。

下牙列

xià yá liè

lower dentition

在下颌牙弓中,按顺序、方向和位置在牙槽骨中排列的牙。

下移

xià yí

detrusion

下颌髁向下的运动。

先锋霉素 V

xiān fēng méi sù V

cefazolin

【同】"头孢唑啉钠"。

先锋钻

xiān fēng zuàn

pilot drill

【同】"导向钻"。

先天闭锁

xiān tiān bì suǒ

congenital atresia

身体的正常开口处或管状结构的先天性封闭或缺如。

先天的

xiān tiān de

congenital

是指在出生时或出生之前就存在的,与后天的相对应。

先天无牙症

xiān tiān wú yá zhèng

ongenitally anodontia

【同】"无牙症"。

先天性免疫

xiān tiān xìng miǎn yì

natrual immunity, native immunity

【同】"固有免疫"。

先天性无牙

xiān tiān xìng wú yá

anodontism

【同】"先天性无牙症"。

先天性无牙症

xiān tiān xìng wú yá zhèng

anodontia

牙的先天性缺失,包括全部牙缺失或部分的乳牙、恒牙或仅为恒牙缺失。

先天性牙缺失

xiān tiān xìng yá quē shī

hypodontia, congenitally absent teeth

先天性牙齿数目缺少,可分为个别牙缺失、多数牙缺失和先天无牙症,可为综合征性或非综合征性。

先天异常

xiān tiān yì cháng

congenital anomaly

出生时即存在的发育异常,包括畸形和发育不良等。

纤连蛋白

xiān lián dàn bái

fibronectin

【同】"纤维粘连蛋白"。

纤毛菌属

xiān máo jūn shǔ

Leptotrichia ssp.

革兰氏阴性厌氧杆菌,见于龈缘和龈下菌斑。

纤毛细胞

xiān máo xì bāo

ciliated cell

是呼吸道假复层纤毛柱状上皮中,胞

体呈柱状、游离面有纤毛的、数量最多的细胞。其与呼吸道分泌细胞一起构成呼吸黏膜纤毛防御系统。每个纤毛细胞有200~300个纤毛，每个纤毛每秒向咽部定向摆动20次，可将黏液或黏液黏附的异物推向咽部，然后咳出。所以具有清除异物和净化吸入空气的作用。

纤溶酶

xiān róng méi

plasmin, fibrinolysin

单一或多种蛋白酶的总称，可催化水解赖氨酸或精氨酸羧基端的肽键。以纤溶酶原的形式存在于血液中，可活化溶解纤维蛋白凝块，降解各种蛋白质，如纤维蛋白原和凝血因子Ⅴ和Ⅶ。

纤维

xiān wéi

fiber

组织器官中的丝状结构。

纤维-骨整合种植体

xiān wéi gǔ zhěng hé zhòng zhí tǐ

fibroosseous integrated implant, fibroosteal integrated implant

设想骨-种植体界面能仿生牙周膜的种植体，骨与种植体为纤维结缔组织结合。

纤维包裹

xiān wéi bāo guǒ

fibrous encapsulation

【同】"种植体纤维结合"。

纤维蛋白

xiān wéi dàn bái

fibrin

血液正常凝固过程中，由纤维蛋白原经凝血酶蛋白水解作用而来的不可溶性蛋白质，聚合后形成三维网状结构，与血小板及其他细胞成分形成血凝块。

纤维蛋白凝块

xiān wéi dàn bái níng kuài

fibrin clot

凝血过程中，经过一系列多种凝血因子相互作用的过程所形成的团块，主要由纤维蛋白组成。

纤维蛋白溶解

xiān wéi dàn bái róng jiě

fibrinolysis, fibrinolytic

血凝块中纤维蛋白的酶促分解过程。纤溶酶是该过程中最主要的酶，可降解纤维蛋白网。

纤维蛋白溶解系统

xiān wéi dàn bái róng jiě xì tǒng

fibrinolytic system

由纤溶酶原、纤溶酶、活化物与抑制物组成，具有调节纤溶酶原活化成活性纤溶酶的能力，主要与去除纤维蛋白和血凝块有关。

纤维蛋白网状结构

xiān wéi dàn bái wǎng zhuàng jié gòu

fibrin network

能将血小板与生长因子以化学键结合起来的三维立体网络结构，该结构为细胞提供了增殖分化的场所。

纤维蛋白原

xiān wéi dàn bái yuán

fibrinogen

在肝脏中合成的、在凝血和止血过程

中起关键作用的蛋白质。凝血酶原活化后,凝血酶切割纤维蛋白原为纤维蛋白,并在FXⅢ的参与下聚合成纤维网络。同时纤维蛋白原激活血小板并促进血小板聚集。

纤维骨结合

xiān wéi gǔ jié hé

fibroosseous integration, fibroosteal integration

"纤维结合"的过时术语。

参见:纤维结合。

纤维化

xiān wéi huà

fibrosis

①纤维组织形成。②机体组织变性,由纤维结缔组织替代的异常状态。③由于慢性炎症而发生的皮下或黏膜下胶原置换,厚而致密。④种植体周围的慢性炎症可能导致纤维化。随着周围牙龈组织的胶原沉积,变厚增大,沟的探测通常不出血。胶原沉积可能发生在种植体的邻面,模拟牙间乳头来填充楔状隙。

纤维结缔组织

xiān wéi jié dì zǔ zhī

fibrous connective tissue

结缔组织的一类,胶原纤维含量较多,因而有相对较高的拉伸强度。常构成韧带和肌腱。

纤维结合

xiān wéi jié hé

fibrous integration, fibrointegration

种植体与骨之间为健康的致密胶原组织,没有可分辨的中间组织。是与骨结合相反的概念。

纤维镜

xiān wéi jìng

fiberscope

【同】"光纤内镜"。

纤维瘤病

xiān wéi liú bìng

fibromatosis

为类肿瘤样病变,具有侵袭性,可有局部浸润性,手术难以完全切除。术后有复发可能,但不向机体其他部位转移。也可见自然消退及完全消失的病例。

纤维切断术

xiān wéi qiē duàn shù

fiberotomy

【同】"牙龈纤维切断术"。

纤维细胞

xiān wéi xì bāo

fibrocyte

功能处于静止状态的成纤维细胞。

纤维性

xiān wéi xìng

fibrous

由纤维组成或含有纤维。

纤维性强直

xiān wéi xìng qiáng zhí

fibrous ankylosis

由于纤维组织增生所导致的关节活动性降低。

纤维性渗出液

xiān wéi xìng shèn chū yè

fibrinous exudate

以丰富的纤维蛋白原为特征的渗出

液,从而在损伤部位形成纤维蛋白。

纤维性粘连
xiān wéi xìng zhān lián
fibrous adhesion
通过纤维带或纤维性结构形成的异常黏附。

纤维粘连蛋白
xiān wéi zhān lián dàn bái
fibronectin
细胞外基质中的大分子粘连性糖蛋白。其广泛存在于细胞表面、结缔组织、血液和其他体液中,可影响细胞的黏附、迁移或肿瘤转移、胚胎发育、生长和分化等。

纤维增强复合树脂
xiān wéi zēng qiáng fù hé shù zhī
fiber-reinforced composite resin
以玻璃纤维、碳纤维或聚乙烯纤维等作为增强材料的复合树脂。

纤维增强复合树脂修复体
xiān wéi zēng qiáng fù hé shù zhī xiū fù tǐ
fiber-reinforced composite resin prosthesis
以玻璃纤维、碳纤维或聚乙烯纤维等作为增强材料的复合树脂修复体。

纤维增强复合树脂桩
xiān wéi zēng qiáng fù hé shù zhī zhuāng
fiber-reinforced composite resin post
以玻璃纤维、碳纤维或聚乙烯纤维等作为增强材料的复合树脂桩。

酰胺类局麻药
xiān àn lèi jú má yào
amides-type local anesthetic drugs

化学结构中中间链为酰胺链的一类局部麻醉药,其化学结构三部分为芳香族环、酰胺链和胺基团。代表药物是利多卡因。

涎蛋白
xián dàn bái
sialoprotein
分子量约为 33 000kDa 的非胶原蛋白,包含精氨酸 - 甘氨酸 - 天冬氨酸(RGD)三肽序列,其特征是具有与细胞表面整联蛋白相互作用的附着蛋白。它有很高的钙结合潜力,能与羟基磷灰石(HA)以及细胞紧密结合。

涎石
xián shí
sialolith
微小的鹅卵石状钙化唾液团,形成于大唾液腺管或腺体中。主要发生在下颌下腺及其导管中,可能引起积脓或黏液囊肿。

涎腺瘘
xián xiàn lòu
salivary fistula
是唾液腺或导管通向面部的瘘道,瘘道开口在面部皮肤。主要原因是外伤、感染或手术损伤。

涎腺炎
xián xiàn yán
sialadenitis
唾液腺尤其是大唾液腺的炎症,多由手术创伤或感染引起。

衔铁
xián tiě
keeper

在口腔医学中，是指固定于修复体上、能够被磁化的合金部件。

显色剂

xiǎn sè jì

disclosant

能对牙菌斑染色的一类片剂或溶液染料，主要用于口腔卫生指导，可以确定牙菌斑的存在及识别牙菌斑积聚区，帮助患者判断其口腔日常维护的效果。

显色指数

xiǎn sè zhǐ shù

color rendering index

光源与纯白光的相对等效性的数字表示，光源的显色指数（CRI）在 1 到 100 之间，纯白光的显色指数（CRI）为 100。数字越接近 100，就越像纯白光。

显微放射照相技术

xiǎn wēi fàng shè zhào xiàng jì shù

microradiography

在高倍镜下对小或薄层样本的结构细节的放射线摄影，放大倍数为 50~100 倍。

显微计算机体层扫描

xiǎn wēi jì suàn jī tǐ céng sǎo miáo

micro computed tomography (micro CT)

利用实验用的计算机体层成像设备扫描活体小动物、离体标本和物体，成像范围小，分辨率高。

显微手术

xǎn wēi shǒu shù

microsurgery

借助于手术放大镜或显微镜进行的精

细外科操作。

显微外科器械

xiǎn wēi wài kē qì xiè

microsurgery instrument

在放大镜和手术显微镜下手术时所应用的精细外科器械。

现患率

xiàn huàn lǜ

prevalence

【同】"患病率"。

线剪

xiàn jiǎn

stitch scissors

直或弯形的专用剪线剪刀，用于口内者通常切割刃短、便于应用。

线角

xiàn jiǎo

line angle

①两面沿一条线相交所形成的角。②牙体表面的两个面的汇合处。③牙体预备的表面或窝洞内两个面的汇合处。

线结构光扫描

xiàn jié gòu guāng sǎo miáo

line structured light scanning

使用线结构光发射器向被测物体表面发射线结构激光束的结构光扫描技术。

线框模型

xiàn kuàng mó xíng

wireframe model

在三维计算机图形学中使用的三维或物理对象的视觉表示。

线弹性

xiàn tán xìng

linear elasticity

物体弹性变形阶段应力与应变的正比例关系。

线性殆

xiàn xìng hé

linear occlusion

过时的术语。其目的是提高全口义齿稳定性的人工牙的殆排列，其中下颌后牙咀嚼面形态为直线状的长窄形，与上颌后牙的平面相对应。

线性热膨胀系数

xiàn xìng rè péng zhàng xì shù

linear coefficient of thermal expansion

给定材料在温度下的长度比例变化。

线性牙龈红斑

xiàn xìng yá yín hóng bān

linear gingival erythema

一条局限于游离龈的明显线性带，通常是免疫抑制的表现，去除牙菌斑对此无效。

陷窝

xiàn wō

lacuna

小的空洞或凹陷。

腺病

xiàn bìng

adenopathy

腺体的病理性肿大，常为淋巴腺。

腺病毒

xiàn bìng dú

adenovirus

80~90 纳米大小的无外壳双链 DNA 病毒，常用于研究 DNA 复制、转录和作为基因工程载体。可以导致呼吸道疾病和人结膜炎。人类病毒包括至少 31 种血清型。

腺炎

xiàn yán

adenitis

腺组织的炎症，常伴有疼痛。

相对风险

xiāng duì fēng xiǎn

relative risk

对于疾病、死亡或其他结果，具有给定风险因素的个体中发病率与没有该因素的个体中发病率之比。

相对附着水平

xiāng duì fù zhuó shuǐ píng

relative attachment level

探诊时，牙周探针末端与被测牙、修复体或种植体其他部件上的固定基准点之间的距离。该测量是反映牙或种植体周组织健康的一项指标，健康状况影响测量结果。

相关色温

xiāng guān sè wēn

correlated color temperature

描述白色光源颜色的术语，即产生色度的普朗克（黑体）光源的温度，以开尔文为单位。

相关系数

xiāng guān xì shù

correlation coefficient

衡量两个变量线性相关的程度的数值，位于 −1 和 +1 之间。−1 表示两个变量之间存在完全的线性负相关关系,+1 表示完全的线性正相关关系,0 表示不存在任何线性关系。

相互保护𬌗

xiāng hù bǎo hù hé

mutually protected occlusion

【同】"相互保护咬合"。

相互保护咬合

xiāng hù bǎo hù yǎo hé

mutually protected articulation

在牙尖交错位时后牙接触而前牙轻接触或不接触,在前伸运动及侧方运动时由前牙引导并使所有后牙脱离接触,形成各组牙之间存在交互保护的𬌗型。

相邻牙侧

xiāng lín yá cè

adjacent flanks

由不平行于螺纹中径线的原始三角形两个边所形成的牙侧。

相容性

xiāng róng xìng

compatible

①两件事情能够共同存在而不会发生冲突。②两种或两种以上物质混合时,不产生相斥分离的现象。③材料与生物体间相互作用不发生排斥的现象。④一个种植体系统与另一个种植体系统的修复部件之间的可互换性。

相容性条件

xiāng róng xìng tiáo jiàn

compatible condition

模型中为满足有关要求,几个实体能共同存在或使用的特定条件。

香肠技术

xiāng cháng jì shù

Sausage technique

伊斯特万·厄本(Istvan Urban)提出一类水平向和 / 或垂直向牙槽嵴增量的临床程序,强调用膜钉或微螺钉固定包裹颗粒状自体骨与骨代用品混合物的生物可吸收性屏障膜,以增强骨增量材料及屏障膜的稳定性。

镶牙

xiāng yá

denturism

是指由非专业牙医制作、戴入和修理义齿。

镶牙匠

xiāng yá jiàng

denturist

挂牌为公众制作、戴入和修理义齿的非专业牙医。

向量

xiàng liàng

vector

具有大小和方向的量。力向量是在给定方向上施加给定大小的力。

相变增韧

xiàng biàn zēng rèn

phase transformation toughening

①耐火材料增韧方法之一。由应力诱导相变造成耗能机制,从而产生显著的增韧效果,包括马氏体相变、铁弹性相变以及孪晶现象等。②在口腔医学中,主要应用于氧化锆相变增韧陶瓷。应力集中、高于相变临界值时,氧化锆晶体发生马氏体相变,由四方相转变为单斜晶相,体积和形状的变化可使

裂纹尖端应力松弛,阻碍裂纹的进一步扩展,并压迫促使其他裂纹闭合,以提高陶瓷的断裂韧性,达到增韧效果。

相差显微镜

xiàng chā xiǎn wēi jìng

phase contrast microscopy

用于观察活细胞和未染色生物标本的显微镜。因细胞各部细微结构的折射率和厚度的不同,光波通过时,波长和振幅并不发生变化,仅相位发生变化,这种相位差人眼无法观察。而相差显微镜通过改变这种相位差,并利用光的衍射和干涉现象,把相差变为振幅差来观察活细胞和未染色的标本。

象限

xiàng xiàn

quadrant

①一个圆的每四分之一。②用于描述四分之一的牙弓,由双侧中切牙之间的假想中线将上颌与下颌的每个牙弓分为左右两半,每一半为一个象限。

像素

xiàng sù

pixel

构成图片的最小元素。

橡胶印模材料

xiàng jiāo yìn mú cái liào

rubber impression material

人工合成橡胶为主要成分的印模材料,包括聚硫橡胶、缩合型硅橡胶、加成型硅橡胶和聚醚橡胶。

消毒

xiāo dú

disinfection, disinfect

破坏和杀死病原微生物(但不一定能杀死细菌芽孢)或使其呈惰性的行为或过程,特别是指处理无生命物质以减少或消除传染性微生物。

消毒剂

xiāo dú jì

disinfectant

用于破坏或抑制产生疾病的微生物或其他有害物质的化学制剂,主要是指适用于无生命物体的消毒药剂。

消化链球菌属

xiāo huà liàn qiú jūn shǔ

Peptostreptococcus spp.

革兰氏阳性不动、不产芽孢的球菌,属严格厌氧和化学营养缺陷型细菌,可发现于正常人的口腔和肠道中。在口腔中,可侵入龈下菌群,导致感染并恢复缓慢。

消化球菌属

xiāo huà qiú jūn shǔ

Peptococcus spp.

革兰氏阳性不动厌氧球菌,分布不规则,经常作为龈下菌群的一部分,偶尔与口腔感染和牙周病相关。

消色差光

xiāo sè chā guāng

achromatic light

【同】"白光"。

硝苯地平

xiāo běn dì píng

nifedipine

属钙通道阻滞剂,用于预防和治疗冠心病心绞痛,特别是变异型心绞痛和冠状动脉痉挛所致心绞痛。

硝化甘油

xiāo huà gān yóu

nitroglycerin

【同】"硝酸甘油"。

硝酸甘油

xiāo suān gān yóu

nitroglycerine

为具有甜味的黄色油状透明液体。医学上,它通常以片剂形式或以含有醇(甘油基、硝酸酯)的 1% 溶液的形式使用。可松弛血管平滑肌。具有起效快、疗效肯定、使用方便和经济等优点。临床上用于防治心绞痛和控制性降压。

销钉

xiāo dīng

dowel

"桩"的非标准术语、过时术语。

参见:桩。

销钉冠

xiāo dīng guān

dowel crown

过时的非标准术语。曾经被"戴维斯冠"和"里士满冠"所替代。

参见:戴维斯冠、里士满冠。

销钉核冠

xiāo dīng hé guān

dowel core crown

非标准术语、过时的术语,曾经被"里士满冠"所替代。

参见:里士满冠。

销钉针

xiāo dīng zhēn

dowel pin

在口腔医学中,是指在石膏模型内、用于将模型部分移除并再将其准确归位的金属销钉。

小动物计算机体层成像仪

xiǎo dòng wù jì suàn jī tǐ céng chéng xiàng yí

small animal CT

【同】"显微计算机体层成像"。

小耳

xiǎo ěr

microtia

耳廓发育不全或发育性缺失、外耳道闭合或缺失。

小颌畸形

xiǎo hé jī xíng

micrognathia

①下颌骨异常小。②上颌骨异常小。

小径

xiǎo jìng

minor diameter

与外螺纹牙底或内螺纹牙顶相切的假想圆柱或圆锥的直径。对圆锥螺纹,不同螺纹轴线位置处的小径是不同的。

小颏畸形

xiǎo kē jī xíng

microgenia

颏极小,为下颌联合发育不全或错𬌗畸形所导致的,伴有牙槽结构过度前突和颏后缩。

小口

xiǎo kǒu

microstomia

口裂过小。

小连接体

xiǎo lián jiē tǐ

minor connector

可摘局部义齿的大连接体或基托与义齿其他部件(如卡环、间接固位体和支托等)之间的连接。

小梁

xiǎo liáng

trabecula

①松质骨中相互吻合的条索样的网状骨组织,内含骨髓。②支撑或定结缔组织的条索结构,例如从囊腔伸入到封闭器官内的条索。

小梁骨

xiǎo liáng gǔ

trabecular bone

由厚度在 50~400μm 的骨小梁所构成,为蜂窝状多孔结构,根据机械应力进行排列,确保能在最大程度上适应其所承受的机械应力。

小平面

xiǎo píng miàn

facet

①任何硬物表面的小的、平坦的、可见的平面。②牙由于对颌牙的磨耗产生的小面,通常位于牙的𬌗面或切端。

小上颌

xiǎo shàng hé

micromaxillae

【同】"小上颌畸形"。

小上颌畸形

xiǎo shàng hé jī xíng

micromaxilla, maxillary micrognathia

上颌骨体积较正常体积偏小,常伴有面中三分之一骨结构偏小。

小舌

xiǎo shé

microglossia

舌体过小。

小唾液腺

xiǎo tuò yè xiàn

minor salivary gland

分布于口腔及口咽部的黏膜下层,多为黏液性腺体,总数约在 450~750 个之间。无包膜,腺泡数量不多,每个小腺体均有一腺管直接开口于口腔黏膜。根据所在部位,分别称为唇腺、颊腺、腭腺、舌腺和磨牙后腺等。

小下颌畸形

xiǎo xià hé jī xíng

mandibular micrognathia, micromandible, brachygnathia

颏极小,为下颌联合发育不全或错𬌗畸形所导致,伴有牙槽结构过度前突和颏后缩。

小型固定板

xiǎo xíng gù dìng bǎn

internal fixation miniplate

坚固内固定的固定板的类型之一,一般厚度为 1.0~1.5mm,易塑形。

小直径种植体

xiǎo zhí jìng zhòng zhí tǐ

small diameter implant

【同】"细种植体"。

笑

xiào

smile

愉悦、友善或有趣的面部表情,常伴欢喜的声音。

笑气
xiào qì
laughing gas
【同】"氧化亚氮"。

笑线
xiào xiàn
smile line
微笑时上唇轮廓的假想线。下唇的轮廓通常平行于上颌前牙切缘曲线。排上颌人工牙时,切 - 龂平面平行于微笑线可以获得和谐外观。
参见:唇线。

效应器
xiào yìng qì
effector
①是指介导特定作用的介质,例如变构效应子或效应细胞。②响应于神经刺激而产生诸如收缩或分泌作用的器官。

效应器官
xiào yīng qì guān
effector organ
响应于神经刺激而产生诸如收缩或分泌作用的器官。

效应细胞
xiào yìng xì bāo
effector cell
对刺激反应活化的细胞。在免疫学中,是指能够发起特定的免疫应答的分化的淋巴细胞。特定的免疫应答是指抗体生成和淋巴因子的生成、辅助、抑制或杀灭功能,也被称为效应淋巴细胞。

楔缺
xiē quē
abfraction
【同】"楔状缺损"。

楔形
xiē xíng
cuneiform
具有一个较厚的一端并逐渐变细到刃状边缘的木、塑料或金属物体,在两个物体或物体内具有固定或分开作用。

楔形瓣手术
xiē xíng bàn shǒu shù
wedge procedure
用于减少无牙区(如上颌结节)过多软组织的术式。

楔形缺损
xiē xíng quē sǔn
abfraction
【同】"楔状缺损"。

楔状缺损
xiē zhuàng quē sǔn
abfraction
是指磨耗、腐蚀和 / 或龂力集中等因素导致的牙颈部硬组织的病理性楔状缺损。

楔状隙
xiē zhuàng xì
embrasure
【同】"外展隙"。

协调
xié tiáo
coordination
①流畅、受控、对称的运动。②身体系

统内部的协同运作。

协议
xié yì

protocol

①管理国家或外交场合事务的正式程序或规则体系。②外交文件的原始草案,特别是会议上商定并由当事方签署的条约条款的草案。③为开展临床研究而作的精确详细的条约条款,阐述该研究的目标、方法、理由,并说明需要纳入的受试者数量、包括和排除标准、施以研究药物或其他干预措施的种类和频率、对照组和测试组所采取的手段、将要采集的信息和信息的分析方法。

斜边
xié biān

bevel

①一个倾斜的边缘,即一个表面与另一个表面不成直角时产生的倾斜度。②在牙体预备或洞形预备中,是指倾斜的边缘完成线或洞壁形成大于 90 度角的切割预备形。

斜度测量法
xié dù cè liáng fǎ

clinometry

【同】"斜度法"。

斜度法
xié dù fǎ

clinometry

测量地层倾角的技术或操作。

斜嵴
xié jí

oblique ridge

斜穿过上颌磨牙𬌗面的长形牙釉质突起。

斜肩式完成线
xié jiān shì wán chéng xiàn

beveled shoulder finish line

在肩台外缘形成小斜面的肩台形式。

斜角瓣
xié jiǎo bàn

beveled flap

在牙龈或黏膜组织上以锐角切割形成的软组织瓣。

斜面
xié miàn

inclined plane

牙体的任何倾斜尖面。

斜切
xié qiē

chamfer

①通过把一块材料的两个面相交的角度切去而得到的表面,即斜边。②一个小沟或制造一个小沟的过程。③预备体龈壁与外轴壁呈钝角接触的终点线设计。④产生一条从轴壁到腔洞表面的曲线的过程。

斜切度
xié qiē dù

chamfer angle

【同】"倒角"。

斜切口
xié qiē kǒu

beveled incision

刀片与牙龈或黏膜表面成锐角,使切口呈一斜面。

斜行纤维

xié xíng xiān wéi

oblique fibers

牙周韧带中数量最多,力量最强的一组纤维,起于牙骨质,斜行向冠方进入牙槽嵴,可将牙悬吊在牙槽窝内,把牙承受的咀嚼压力转变为牵引力,均匀地分散到牙槽骨上。

谢 - 路菌斑指数

xiè lù jūn bān zhǐ shù

Silness-Löe plaque index

用视诊结合探诊检查,重视龈缘附近的菌斑和软垢的量。检查时用探针轻划牙或修复体表面,根据菌斑的量和厚度记分。每牙或修复体检查 4 个表面,即近中颊面、正中颊面、远中颊面以及舌面。结果判定标准如下:0= 龈缘区无菌斑;1= 龈缘区的牙面有薄的菌斑,但视诊不可见,若用探针尖的侧面可刮出菌斑;2= 在龈缘或邻面可见中等量菌斑;3= 龈沟内或龈缘区及邻面有大量软垢。

心得安

xīn dé ān

inderal

【同】"普萘洛尔"。

心肺复苏

xīn fèi fù sū

cardiopulmonary resuscitation (CPR)

为一急救程序,即用手压住心脏上方的胸部,迫使空气进入肺部,从而达到在心脏无法泵血时维持循环。

心绞痛

xīn jiǎo tòng

angina pectoris

突发性胸痛,有窒息感和濒死感。通常由于运动或兴奋导致心肌缺氧而引起。

心理物理的

xīn lǐ wù lǐ de

psychophysical

描述物理刺激与对物理刺激的感知之间关系的术语。

心理物理色

xīn lǐ wù lǐ sè

psychophysical color

通过科学定义的值(三刺激值坐标)对颜色刺激进行测量。

心律失常

xīn lǜ shī cháng

arrhythmia

心脏冲动的频率、节律、起源部位、传导速度或激动次序的异常。可见于生理情况,也可见于病理状态。

心内膜炎

xīn nèi mó yán

endocarditis

心内膜表面的渗出性和增生性炎症。

芯吸效应

xīn xī xiào yìng

wicking effect

①超细纤维的特性,是指超细纤维中孔细接近真空时,近水端纤维管口的吸湿效应。②缝合丝线的细菌定植效应。

芯轴

xīn zhóu

mandrel

①通常是在加工过程中放在孔中用作支撑的锥形或圆柱形轴、主轴或心轴。②用作芯材的金属棒，材料可围绕其铸造、模制、压缩、锻造、弯曲或成形。③安装工具的轴和轴承。

新附着

xīn fù zhuó

new attachment

原始附着丧失之后，结缔组织或上皮细胞与牙根表面的重新结合。这种新附着可能是上皮附着和／或结缔组织附着，也可能包含新的牙骨质。

新骨含量

xīn gǔ hán liàng

vital bone content

骨移植部位的新骨所占的百分比。通常从愈合的植骨部位取骨，通过组织学切片来测量。

新洁尔灭

xīn jié ěr miè

bromo-geramine

【同】"苯扎溴铵"。

信号分子

xìn hào fēn zǐ

signaling molecule

参与细胞内和细胞间机制的分子，参与细胞之间信息的化学传递。此类分子从发送信号的细胞中释放，穿越细胞间隙，与另一个细胞的受体相互作用，引发细胞内信号传导的级联反应，引起对于冲动的细胞反应。

信封技术

xìn fēng jì shù

envelope technique

【同】"袋状瓣"。

信使 RNA

xìn shǐ RNA

messenger RNA (mRNA)

携带着来自 DNA 的遗传信息到胞质核糖体指导合成蛋白质的 RNA，作为蛋白质合成的模板。

兴奋剂

xīng fèn jì

stimulant

产生刺激，特别是通过在神经组织中引起肌纤维紧张而产生的刺激。

行程

xíng chéng

kinematic travel, kinematic path

①路程或进程。②用于螺纹术语时，指两个配合螺纹相对转动某一角度所产生的相对轴向位移量。此术语通常用于传动螺纹。

形态

xíng tài

topography

对特定区域的解剖学表面轮廓的特征性描述。

形态发生素

xíng tài fā shēng sù

morphogen

是指引导细胞形态分化的形态发生蛋白。

形稳性

xíng wěn xìng

dimensional stability

材料改变其形状或尺寸的阻力。

形状
xíng zhuàng

form

任何事物的结构、外形或特殊的外观。

型盒
xíng hé

flask

通常是指用于包埋过程的金属容器。

胸苷磷酸化酶
xiōng gān lín suān huà méi

thymidine phosphorylase

【同】"内皮细胞生长因子"。

休眠种植体
xiū mián zhòng zhí tǐ

sleeper implant, sleeping implant, sleeper

①种植体已完成骨结合，但因各种原因并未被使用而存留的种植体。②"sleeper"为表达"休眠种植体"的英文俚语。

修复
xiū fù

restoration, restore, repair

①对损坏的物体进行修补和还原的过程。②通过健康的新细胞的生长，受损伤的组织或器官恢复到理想的状态。③在不恢复结构的情况下，新组织重新获得损伤或缺失的组织连续性的生物过程。④外科手术而对受损或患病的组织进行物理或机械性修复。⑤修复或替换牙、颌面部结构的过程。

修复单位
xiū fù dān wèi

restoration unit

修复体中牙或牙冠的数目，一颗牙或牙冠即一个修复单位。

修复的
xiū fù de

prosthetic

与修复或修复体相关的。

修复固位螺钉
xiū fù gù wèi luó dīng

prosthetic retaining screw

【同】"修复螺钉"。

修复阶段
xiū fù jiē duàn

restorative phase

在患者的序列治疗中与修复相关的时期，包括诊断、制订治疗计划和提供修复治疗。

修复空间
xiū fù kōng jiān

prosthetic space

【同】"修复体高度空间"。

修复螺钉
xiū fù luó dīng

prosthetic screw

将修复体固定到种植体、基台或中间结构的固位螺钉。

修复平台
xiū fù píng tái

restorative platform, prosthetic platform

【同】"平台"。

修复前前庭成形术
xiū fù qián qián tíng chéng xíng shù

preprosthetic vestibuloplasty

加深或延长前庭的外科手术程序,包括二期愈合、软组织或替代材料移植等。

修复前手术

xiū fù qián shǒu shù

preprosthetic surgery

为有利于制作、摘戴修复体或改善修复体护理及预后而采取的外科手术程序。

修复前准备

xiū fù qián zhǔn bèi

pre-restorative preparation

按照拟定的口腔修复设计方案,对口腔组织现有的情况进行适当的处理,为口腔修复做准备的过程。

修复时机

xiū fù shí jī

timing of restoration

泛指种植体植入之后戴入临时或最终修复体的时间,存在或不存在功能性殆接触。通常分类为即刻修复、即刻负荷、早期修复、早期负荷、常规负荷和延期负荷等。

参见:即刻修复、即刻负荷、早期修复、早期负荷、常规负荷、延期负荷。

修复台

xiū fù tái

prosthetic table

【同】"平台"。

修复体

xiū fù tǐ

prosthesis, restoration

是基于功能和 / 或美学目的,恢复缺失的机体器官或结构完整性的人工替代物。包括义齿、牙修复体、种植修复体和赝复体等。

修复体凹面

xiū fù tǐ āo miàn

intaglio surface

义齿或其他修复体的凹状组织面。

修复体非殆负荷

xiū fù tǐ fēi hé fù hè

nonocclusal loading

在最大牙尖交错位和 / 或下颌运动时,修复体与对颌牙列不存在殆接触。但是,颊、唇、舌和食物可能会接触到修复体。

修复体负荷的跷跷板模型

xiū fù tǐ fù hè de qiāo qiāo bǎn mó xíng

seesaw model of prosthesis loading

描述有关线性排列的牙或种植体在机械负荷方面的模型。

修复体高度空间

xiū fù tǐ gāo dù kōng jiān

crown height space (CHS)

从牙槽嵴顶到后牙殆面或前牙切端可容纳修复体的距离。

修复体殆负荷

xiū fù tǐ hé fù hè

occlusal loading, occlusal load

在最大牙尖交错位和 / 或下颌运动时,修复体与对颌牙列的殆接触。

修复体螺钉

xiū fù tǐ luó dīng

prosthetic screws

【同】"修复螺钉"。

修复体设计单

xiū fù tǐ shè jì dān

work authorization

口腔科医生签署给技工室的书面订单,详细说明将要进行的工作、修复体的类型和材料等,属于牙科就诊记录的内容。

修复体试戴

xiū fù tǐ shì dài

prosthesis try-in

在口内评估和调整修复体的过程,以期获得良好的功能和美观效果。

修复体微动

xiū fù tǐ wēi dòng

prosthesis micromotion, prosthesis micromovement

基台与修复体界面之间的相对位移。基台与修复体界面之间的微间隙越大,修复体的动度越大,易导致种植治疗的机械并发症。

修复学

xiū fù xué

prosthetics

研究人工修复体替代人体缺失组织与器官的科学与艺术。

修复牙科学

xiū fù yá kē xué

prosthetic dentistry

【同】“口腔修复学”。

修复医生

xiū fù yī shēng

prosthetist

从事用人工修复体替代人体缺失组织与器官的医生。

修理

xiū lǐ

repair

①修理或修补物品的动作。②重新粘接或更换义齿断裂部分的过程。

袖口

xiù kǒu

cuff

包绕物体的套筒样结构。

嗅觉过敏

xiù jué guò mǐn

hyperosmia

对气味异常敏感。

虚拟𬌗架

xū nǐ hé jià

virtual articulator

仅为中文文献对“虚拟咬合架”的释义与表达。

参见:虚拟咬合架。

虚拟模型

xū nǐ mó xíng

virtual model

通过口内或台式扫描所创建的牙科模型的数字三维表达。

虚拟手术

xū nǐ shǒu shù

virtual surgery

【同】“虚拟外科计划”。

虚拟外科计划

xū nǐ wài kē jì huà

virtual surgical planning

于术前在三维模型上进行外科方案设计和治疗效果预测的过程。

虚拟现实

xū nǐ xiàn shí

virtual reality (VR)

利用计算机模拟产生虚拟三维空间的技术,提供关于视觉、听觉、触觉等感官的模拟,让使用者如同身历其境,可及时、没有限制地观察三维空间内的事物。

虚拟现实建模语言

xū nǐ xiàn shí jiàn mó yǔ yán

virtual reality modeling language (VRML)

①文本文件格式之一,可以指定三维多边形的顶点和边缘以及表面颜色、纹理、亮度和透明度等。②是标记语言之一,用于构建三维的虚拟现实场景,可以为真实世界的场景模型或人们虚构的三维世界的场景,从而使媒体产生立体动画效果。

虚拟咬合

xū nǐ yǎo hé

virtual articulation

利用计算机软件模拟咬合的静态和动态关系的过程。

虚拟咬合架

xū nǐ yǎo hé jià

virtual articulator

基于虚拟现实技术在计算机中再现下颌运动及𬌗接触的软件系统。
参见:咬合架。

需氧微生物

xū yǎng wēi shēng wù

aerobe

在有氧或氧充足的环境中才能生长繁殖的微生物。

许可证

xǔ kě zhèng

license, activation key

用于解锁软件以供临时或永久使用的软件密钥。

许勒位放射线片

xǔ lè wèi fàng shè xiàn piān

Schüller position radiograph

用于检查颞下颌关节的口外放射线片。常拍摄两侧开、闭口位片,便于两侧组织结构的对比。可以同时显示关节窝、关节结节、髁和关节间隙等颞下颌关节外侧 1/3 侧斜位影像。

叙述性报告

xù shù xìng bào gào

narrative report

对特定患者的临床发现、诊断和治疗的完整描述。

悬臂

xuán bì

cantilever

①只有一端支撑的梁状结构。②修复体只有一端支撑的游离结构。

悬臂桥

xuán bì qiáo

cantilever bridge

"悬臂式固定修复体"的俚语。
参见:悬臂式固定修复体。

悬臂式固定修复体

xuán bì shì gù dìng xiū fù tǐ

cantilever fixed dental prosthesis

是指桥体部分为悬臂、只在一端由一个或多个基牙或种植体支持的固定修复体。

悬臂式固定义齿

xuán bì shì gù dìng yì chǐ

cantilever fixed dental prosthesis

【同】"悬臂式固定修复体"。

悬吊缝合

xuán diào féng hé

sling suture

利用术区的牙或固定修复体悬吊固定龈瓣的缝合方法。即通过缝线使两侧龈瓣分别复位于水平紧密贴合于牙与骨面。适用于唇（颊）与舌（腭）两侧龈瓣高度不一致或组织张力较大时。

悬突

xuán tū

overhang

修复材料超出窝洞边界或预备边缘。

悬雍垂裂

xuán yōng chuí liè

staphyloschisis

【同】"腭垂裂"。

旋出扭矩

xuán chū niǔ jǔ

removal torque

使用扭矩扳手反向旋出种植体过程中的最大扭矩。

旋出扭矩试验

xuán chū niǔ jǔ shì yàn

reverse torque test (RTT)

通过旋出种植体来测定种植体骨结合强度的动物试验研究。

旋出扭矩值

xuán chū niǔ jǔ zhí

reverse torque value (RTV)

将种植体从骨中旋出的最大扭矩。该值越大，说明骨 - 种植体接触率越大。

旋紧螺钉

xuán jǐn luó dīng

screw tightening

将螺钉旋入螺孔直到遇到阻力的行为，以增加螺钉的紧固度，并使被紧固部件达到被动就位和稳定。

参见：预负荷。

旋转

xuán zhuǎn

rotation

①物体绕旋转轴或中心的运动或过程。②绕旋转轴或中心转弯而不会相对于该轴发生任何位移的运动。③将错位牙围绕其牙体长轴转变至正常位置的程序。④牙绕其牙体长轴转位的异常过程。

旋转瓣

xuán zhuǎn bàn

rotated flap, rotational flap

①围绕枢轴点旋转的带蒂软组织瓣，由蒂提供软组织瓣的血供。②带蒂黏膜瓣以蒂为轴侧向移位，用于牙根覆盖和骨增量程序。

旋转就位可摘局部义齿

xuán zhuǎn jiù wèi kě zhāi jú bù yì chǐ

rotational path removable partial denture

就位道是弯曲或可变路径的可摘局部义齿，使支架的一个或多个刚性部分能够进入倒凹区。

旋转髁

xuán zhuǎn kē

rotating condyle

"工作侧髁"的过时术语。

参见:工作侧髁。

旋转皮瓣

xuán zhuǎn pí bàn

rotation flap

选择缺损附近的皮肤组织形成各种形态的皮瓣,利用旋转的方法整复缺损。

旋转线

xuán zhuǎn xiàn

rotational line

"支点线"的过时术语。

参见:支点线。

旋转中心

xuán zhuǎn zhōng xīn

center of rotation, rotation center

物体做旋转运动时,各个部位都围绕其旋转的点或线。

选磨

xuǎn mó

selective grinding

【同】"调𬌗"。

选择性激光熔融

xuǎn zé xìng jī guāng róng róng

selective laser melting (SLM)

增材制造技术之一。是指以金属为原料,利用金属粉末在激光束的热作用下完全熔化,经冷却凝固而成型的加工工艺。

选择性激光烧结

xuǎn zé xìng jī guāng shāo jié

selective laser sintering (SLS)

增材制造技术之一。是指以金属或非金属粉末为原料,通过计算机控制

激光照射层层烧结堆积成型的加工工艺。

选择性调𬌗

xuǎn zé xìng tiáo hé

selective grinding

通过在选定的位置调磨来改变牙的𬌗型,以改善𬌗功能,并降低或重新分布牙的𬌗力。

炫光

xuàn guāng

glare

当视野内出现远超平均亮度或强度时,视觉灵敏度受干扰的现象。

渲染

xuàn rǎn

render, rendering

在电脑制图中产生真实效果图像的过程。

参见:三维渲染。

削平高度

xuē píng gāo dù

truncation, crest truncation, root truncation

在螺纹牙型上,从牙顶或牙底到它所在原始三角形的最邻近顶点间的径向距离。

薛氏位放射线片

xuē shì wèi fàng shè xiàn piān

Schüller position radiograph

【同】"许勒位放射线片"。

血供

xuè gòng

vascular supply

①组织或器官的血液来源。②从脉管系统到组织瓣或外科手术区血液和营养物质的供应。

血管
xuè guǎn
blood vessels
输送血液的管道系统。分为动脉、小动脉、毛细血管、小静脉和静脉。

血管化
xuè guǎn huà
vascularization
血管浸润的过程,对活组织的健康和维持以及移植材料的愈合至为关键。

血管化腓骨肌皮瓣
xuè guǎn huà féi gǔ jī pí bàn
vascularized fibular myocutaneous flap
【同】"腓骨瓣"。

血管化骨膜 - 结缔组织夹层瓣
xuè guǎn huà gǔ mó jié dì zǔ zhī jiā céng bàn
vascularized interpositional periosteal-connective tissue flap, VIP-CT flap
将腭侧软组织内制备的骨膜 - 结缔组织瓣向唇侧旋转,将其插入黏膜瓣下方,蒂位于牙槽嵴顶。用于纠正上颌同侧前磨牙、尖牙和切牙区的软组织不足。

血管化骨移植
xuè guǎn huà gǔ yí zhí
vascularized bone graft
使用带血管的骨和软组织游离移植修复骨和 / 或软组织缺损。移植的组织植入受区之后通过显微外科技术即刻吻合血管、恢复其血供。

血管化游离腓骨移植
xuè guǎn huà yóu lí féi gǔ yí zhí
revascularized fibular free flap grafting
由腓动脉供血,应用显微外科技术进行血管吻合、血液循环重建的游离腓骨移植技术。

血管化游离骨移植
xuè guǎn huà yóu lí gǔ yí zhí
revascularized free bone grafting
应用显微外科技术行血管吻合、血液循环重建的骨游离移植技术。术中依次进行受区准备、游离骨(通常复合皮或肌皮)瓣切取、塑形、移植、固定与吻合。

血管化游离髂骨移植
xuè guǎn huà yóu lí qià gǔ yí zhí
revascularization free iliac bone grafting
带旋髂深动脉的髂骨游离移植技术,以旋髂深动脉供血,应用显微外科技术进行血管吻合、血液循环重建,不中断髂骨骨质的血供,可望获得骨的原位早期愈合。

血管降压药
xuè guǎn jiàng yā yào
vasodepressor
是一类抑制循环并引起血管舒缩抑制的药物,通过减少外周阻力来降低血压。

血管瘤
xuè guǎn liú
hemangioma
良性血管肿瘤,柔软、无痛,呈红色至紫色,受压后变白,可分为海绵状血管瘤和毛细血管瘤等。

血管内皮生长因子

xuè guǎn nèi pí shēng zhǎng yīn zǐ

vascular endothelial growth factor (VEGF)

有四种亚型的多肽因子,对血管内皮细胞具有促有丝分裂作用并促进组织血管形成。是生理性和病理性血管生成的重要调节因子。

血管内皮细胞

xuè guǎn nèi pí xì bāo

vascular endothelial cell (VEC)

位于血管内表面的单层扁平上皮细胞。是血液和血管组织之间的物理屏障层,也是感知和应对刺激的效应器官,同时具有重要的内分泌功能,可合成和释放多种内皮衍生的血管活性因子以调节血管功能,维持血管和血液循环稳态。

血管平滑肌细胞

xuè guǎn píng huá jī xì bāo

vascular smooth muscle cell (VSMC)

构成血管壁组织结构和维持血管张力的主要细胞之一,主要位于血管壁中层。有多种表型,在一定条件下各表型可以相互转化。

血管钳

xuè guǎn qián

hemostat

【同】"止血钳"。

血管生成

xuè guǎn shēng chéng

angiogenesis

①胚胎中血管的形成或任何新血管的形成。②在先前存在的血管网基础上新血管生长和增殖的生理过程,贯穿于整个生命过程中,包括健康和疾病,并且在生长、发育和创口愈合中起重要作用。

血管生成性

xuè guǎn shēng chéng xìng

angiogenic

是指促进血管发生或形成。

血管收缩剂

xuè guǎn shōu suō jì

vasoconstrictor

通过收缩血管使血管直径减少的药物。在口腔治疗时,局部使用可延长麻醉时间并减少术区出血。

血管舒张

xuè guǎn shū zhāng

vasodilation

增加血管特别是小动脉的管腔直径的过程。

血管型牙龈瘤

xuè guǎn xíng yá yín liú

vascular epulis

牙龈瘤的一类,为炎性增生物,非真性肿瘤,血管丰富但胶原纤维较少,极易损伤出血,妊娠期牙龈瘤多属于此型。

血管性疼痛

xuè guǎn xìng téng tòng

vascular pain

当血液流向组织、器官或神经时中断引起的深度疼痛,来自支配血管的传入神经。

血浆

xuè jiāng

plasma

血液中微粒成分悬浮的液体部分,是含晶体物质的溶液(包括水和溶解于其中的电解质、蛋白质与气体分子等),并透过毛细血管壁与组织液中的物质交换。血浆与血清不同,血清是血液中无细胞的部分,纤维蛋白原已从中分离出来。

血浆 B 细胞

xuè jiāng B xì bāo

plasma B cell

【同】"浆细胞"。

血浆蛋白

xuè jiāng dàn bái

plasma protein

血浆中的多种蛋白质的总称,包括白蛋白、α1- 球蛋白、α2- 球蛋白、β- 球蛋白、γ- 球蛋白和纤维蛋白原等。

血浆凝血活酶

xuè jiāng níng xuè huó méi

plasma thromboplastin

【同】"抗血友病球蛋白 B"。

血浆凝血活酶前体

xuè jiāng níng xuè huó méi qián tǐ

plasma thromboplastin antecedent (PTA)

【同】"抗血友病球蛋白 C"。

血链球菌

xuè liàn qiú jūn

Streptococcus sanguis

口腔正常菌群组分之一,通常在牙菌斑中发现,为革兰氏阳性需氧球菌,分为 I 型和 II 型。也可从亚急性细菌性心内膜炎患者的血液培养物中分离出来。

血凝块

xuè níng kuài

blood clot

血液中的多个凝血因子在凝血级联中相互作用之后引起血液凝固所形成的团块。主要由纤维蛋白、血小板及细胞成分组成。

血清

xuè qīng

serum

①任何体液中的清亮部分,可湿润浆膜。②为血浆中去除纤维蛋白原以及一些凝血因子后所得到的淡黄色液体,血液凝固后才能分离出来。由于缺一些凝血因子,故其无法凝结。

血清凝血酶原转化促进剂

xuè qīng níng xuè méi yuán zhuǎn huà cù jìn jì

serum prothrombin conversion accelerator (SPCA)

【同】"促凝血酶原激酶原"。

血清球蛋白

xuè qīng qiú dàn bái

globulin, serum globulin's

一类人体血清蛋白。具有免疫性,可经电泳法分成 α1- 球蛋白、α2- 球蛋白、β- 球蛋白和 γ- 球蛋白。

血清素

xuè qīng sù

serotonin

【同】"5- 羟色胺"。

血细胞

xuè xì bāo

blood cell

存在于血液中的细胞。可分为红细胞、白细胞和血小板三类。

血细胞渗出

xuè xì bāo shèn chū

diapedesis

细胞（如红细胞和白细胞）通过完整血管壁向外通道的溢出。

血纤维稳定因子

xuè xiān wéi wěn dìng yīn zǐ

fibrin stabilizing factor

构成稳定的纤维蛋白凝块所必需的凝血因子。在肝细胞和血小板内合成，可被凝血酶和钙激活为 FXIIIa，即谷氨酰胺转移酶，参与止血反应。

血小板

xuè xiǎo bǎn

blood platelet, blood platelet, thrombocyte

在巨核细胞中形成并从其细胞质中释放入血的胞质小块，无细胞核和 DNA，但含有活性酶和线粒体。血小板呈双凸圆盘状，直径 $2\sim4\mu m$，其表面吸附多种凝血因子，在血液凝固的过程中起重要作用。

血小板 α 颗粒

xuè xiǎo bǎn ǎ ěr fǎ kē lì

platelet alpha -granules

位于血小板中央部的颗粒区的特殊颗粒，呈圆形，内含多种活性蛋白，在血小板活化期间释放，促进血小板黏附、血液凝固和伤口愈合。

血小板分泌

xuè xiǎo bǎn fēn mì

platelet secretion

【同】"血小板释放"。

血小板减少症

xuè xiǎo bǎn jiǎn shǎo zhèng

thrombocytopenia

血液循环中的血小板数量异常减少，是出血性疾病的最常见原因。

血小板聚集

xuè xiǎo bǎn jù jí

platelet aggregation

纤维蛋白原、Ca^{2+} 和血小板膜上 GPIIb/IIIa 共同参与下发生的血小板间的黏附聚合。在血液凝固中起重要作用。

血小板来源内皮细胞生长因子

xuè xiǎo bǎn lái yuán nèi pí xì bāo shēng zhǎng yīn zǐ

platelet-derived endothelial cell growth factor (PD-ECGF)

【同】"内皮细胞生长因子"。

血小板膜

xuè xiǎo bǎn mó

platelet membrane

附着或镶嵌有蛋白质双分子层的脂膜，膜中含有多种糖蛋白。

血小板黏附

xuè xiǎo bǎn nián fù

platelet adhesion

血小板与非血小板表面的粘连。如血小板黏附于血管内皮细胞受损的内皮下组织或其他异物表面。

血小板凝胶

xuè xiǎo bǎn níng jiāo

platelet gel

由患者血液制得的血小板浓缩液。与钙和凝血酶混合形成凝胶，可在手术时使用。

血小板浓缩制品

xuè xiǎo bǎn nóng suō zhì pǐn

platelet concentrates

含有超生理浓度的活化血小板浓缩物,包括富血小板血浆和富血小板纤维蛋白等。

血小板破损

xuè xiǎo bǎn pò sǔn

platelet damage

【同】"血小板损伤"。

血小板生成素

xuè xiǎo bǎn shēng chéng sù

thrombopoietin

巨核细胞分化、成熟和血小板生成的特异性调控因子。

血小板释放

xuè xiǎo bǎn shì fàng

platelet release

是指血小板受刺激后将储存在致密体、α- 颗粒或溶酶体内的物质排出的现象。

血小板损伤

xuè xiǎo bǎn sǔn shāng

platelet damage

是指由于物理或生物因素造成血小板损伤、裂解,释放炎性递质和细胞因子。

血小板衍生生长因子

xuè xiǎo bǎn yǎn shēng shēng zhǎng yīn zǐ

platelet-derived growth factor (PDGF)

【同】"血小板源生长因子"。

血小板因子

xuè xiǎo bǎn yīn zǐ

platelet factor (PF)

血小板本身所含有的特异性物质,当血管受损时,血小板黏附、聚积于破损处,破裂释放出血小板因子,与凝血因子共同参与凝血及止血过程。

血小板因子 4

xuè xiǎo bǎn yīn zǐ sì

platelet factor 4 (PF4)

血小板被激活之后,从血小板 α- 颗粒中大量释放的带正电的血小板蛋白,是 CXC 趋化因子的成员之一,调节包括血管生成、巨核细胞生成和白细胞活化或增殖等过程。

血小板源生长抑制因子

xuè xiǎo bǎn yuán shēng zhǎng yì zhì yīn zǐ

platelet-derived growth inhibitor (PDGI)

来源于人血小板的多肽。在血管损伤后抑制内皮细胞复制与生长,进而调节血管再内皮化过程。

血小板源生长因子

xuè xiǎo bǎn yuán shēng zhǎng yīn zǐ

platelet-derived growth factor (PDGF)

血小板 α 颗粒中的蛋白质生长因子,为低分子量促细胞分裂素。可刺激成纤维细胞、神经胶质细胞和平滑肌细胞等多种细胞进入分裂增殖周期,促进器官发生人体骨骼的发育、血管生成和创口愈合。

血小板增多症

xuè xiǎo bǎn zēng duō zhèng

thrombocythemia

血液循环中的血小板数量异常增多。

血液

xuè yè

blood

简称血。在心血管系统内循环流动的流体组织,起运输物质的作用,由血浆和血细胞组成。

血液反应

xuè yè fǎn yìng

blood reaction

是指医用植入材料与血液中的血浆蛋白、免疫因子、细胞成分、凝血因子和血小板等产生相互影响的血液生物学反应,如蛋白黏附、溶血反应和白细胞反应等。

血液凝固

xuè yè níng gù

blood coagulation

【同】"凝血"。

血液相容性

xuè yè xiāng róng xìng

blood compatibility

医学植入材料与血液直接接触时,与血液相互作用的生物学反应和起有效作用的能力,如不引起凝血或血栓、不损伤血液组成和功能等。

血液循环

xuè yè xún huán

blood circulation

血液通过血管、器官和组织的流动。

血液循环重建血管化游离皮瓣

xuè yè xún huán chóng jiàn xuè guǎn huà yóu lí pí bàn

revascularized free flap

【同】"游离皮瓣"。

血肿

xuè zhǒng

hematoma, haematoma

血管壁破裂引起局限性的大量出血,导致血液在器官内、间隙内或组织内积聚。发生在皮肤或黏膜下时,会伴有皮肤或黏膜的显著隆起。血肿通常在形成数小时后会发生凝固,同时出现轻度的炎症反应。

荨麻疹

xún má zhěn

urticaria

皮肤的血管反应,表现为浅红色凸起发痒的肿块。通常发生于过敏反应,但也可以由非过敏性疾病诱导发生。

循证

xún zhèng

evidence-based

其特点是诊断和治疗方法是基于可证明的证据,即经过精心设计,且同行评议的研究证明了其有效性。

循证牙科学

xún zhèng yá kē xué

evidence-based dentistry (EBD)

口腔临床决策的跨学科方法。即审慎地整合与临床相关的最新科学证据的系统性评价、患者的局部与全身条件与病史、医生自身的专业知识以及患者的偏好与需求等方面,为每一位患者进行治疗决策的方法。

循证医学

xún zhèng yī xué

evidence-based medicine (EBM)

在医学实践中,医生根据现有的最佳的研究、临床专业知识以及患者的需求和偏好,寻求、评估和实施诊断和治疗方法,制订医疗决策。

迅即侧移

xùn jí cè yí

immediate side shift (ISS)

侧方运动中非工作侧髁离开正中关系位后立即出现的近乎直向中线方向的侧移。

迅即下颌侧移

xùn jí xià hé cè yí

immediate mandibular lateral translation

【同】"迅即侧移"。

Y

压出
yā chū

extrusion

通过施加压力将材料挤出的过程,例如当施加液压时,义齿制作所使用的丙烯酸树脂从铸造的型盒中逸出。

压低
yā dī

intrusion

正畸过程中,牙沿牙体长轴方向的根向移动。

压电骨刀
yā diàn gǔ dāo

piezosurgery device

【同】"超声骨刀"。

压电骨外科
yā diàn gǔ wài kē

piezoelectric bone surgery

【同】"压电外科"。

压电手术
yā diàn shǒu shù

piezoelectric surgery

【同】"压电外科"。

压电外科
yā diàn wài kē

piezoelectric surgery

使用超声设备在调制频率下操作的外科手术技术。通常频率为 24~29kHz,是多晶上施加电磁力产生的微振动运动,水平振幅为 60~200μm,旨在切割或研磨骨,而不会伤及相邻的软组织。

压接
yā jiē

press-fit

【同】"压配合"。

压力焊
yā lì hàn

pressure welding

对焊件施加垂直于表面的足够压力,使金属接合面产生永久变形,从而暴露出无膜金属触点的焊接方法。

压力缓冲
yā lì huǎn chōng

pressure relief

过时的术语。是指改变义齿承力的组织面,以减少作用于下方组织的压力。

参见:缓冲。

压力敏感探针
yā lì mǐn gǎn tàn zhēn

pressure sensitive probe

具有显示或控制探诊压力装置的牙周探针系统,可减少或消除因探诊力量给牙周探诊带来的误差。

压力平衡
yā lì píng héng

equalization of pressure

均等或均匀分布压力或负荷的行为。

压力指示剂
yā lì zhǐ shì jì

pressure indicating paste (PIP)

应用于义齿上、使修复体就位于组织上时,能够显示出其与所对应组织的适应性的材料。

压模成型
yā mó chéng xíng

compression molding

①在模具内挤压成型的动作。②在一定压力下,塑料材料进入模具的变形过程。

压配合
yā pèi hé

press-fit

①种植体植入之后,种植体对种植窝骨壁的轻微挤压产生的固位状态。②部件间的摩擦力所产生的锁合。③基台与种植体以摩擦固位的连接模式(单独或使用螺钉)。④根形柱状种植体植入之后,与种植窝骨壁的紧密接触。

压迫性坏死
yā pò xìng huài sǐ

pressure necrosis

①由于压力导致局部血供不足而引起的细胞死亡。②由于植入种植体所施加的多大压力导致的骨丧失。

压实
yā shí

condensation

①通过施加压力使材料致密,并析出多余水分的过程。②将牙科材料压入到预备的腔内,并析出多余液体成分的过程。

压缩
yā suō

compression

构件在轴向压力作用下沿该力方向的缩短变形。

压缩强度
yā suō qiáng dù

compressive strength

材料在逐渐施加的载荷下所能承受而不发生断裂的最大压应力。

压缩应力
yā suō yìng lì

compressive stress

【同】"压应力"。

压应力
yā yìng lì

compressive stress, compressive strength

①物体受到压缩力时内部产生的大小相等但方向相反的反作用力。②在与应力方向相平行的方向上,抵抗材料压缩趋势的应力。③单位面积上能抵抗趋向于压缩物体负荷所引起变形的感应力。

压铸金属陶瓷
yā zhù jīn shǔ táo cí

pressed-on-metal ceramics

在一定压力下,将熔化的均质陶瓷材料注入包含金属基底的型腔中形成所需要的形状。金属基底以不透明瓷饰面。

压铸陶瓷
yā zhù táo cí

pressed ceramics

成型陶瓷材料的技术之一,是指采用注射成型方法,在一定压力下将熔化的均质陶瓷材料注入型腔中,烧结后制成所需要的形状的陶瓷。

压铸氧化锆陶瓷

yā zhù yǎng huà gào táo cí

pressed-on-zirconia ceramics

在一定压力下，将熔化的均质陶瓷材料注入包含氧化锆基底的型腔中形成所需要的形状。氧化锆基底以瓷饰面。

牙

yá

tooth, thread

①牙(tooth)：自上颌骨或下颌骨牙槽突中突出的硬质钙化器官，由牙本质、牙釉质、牙骨质和牙髓组成，具有咀嚼食物和辅助发音等功能。②牙(thread)：在螺纹术语中同"牙体"。

参见：牙体。

牙本质

yá běn zhì

dentin

构成牙体的主体组织，包绕牙髓，并被其冠方的牙釉质和根方的牙骨质覆盖。

牙本质 - 牙骨质连接

yá běn zhì yá gǔ zhì lián jiē

cementodentinal junction

牙本质与牙骨质之间的连接面。

牙本质瓷

yá běn zhì cí

dentin porcelain

"体瓷"的过时术语。

参见：体瓷。

牙本质发育不良

yá běn zhì fā yù bù liáng

dentinal dysplasia

为牙本质的遗传性疾病，以牙本质异常、牙根形成缺陷、牙髓腔和根管的早期钙化和牙根吸收为特征。与牙本质发育不全的区别在于后者牙会发生磨损和相对无牙根吸收。

牙本质敏感

yá běn zhì mǐn gǎn

dentinal sensitivity

因边缘软组织退缩等原因，暴露的牙本质受到热、机械或化学刺激时引起的短暂的、尖锐的疼痛反应。

牙本质牙釉质界

yá běn zhì yá yòu zhì jiè

dentinoenamel junction (DEJ)

牙釉质和牙本质相连接的界面，与牙冠的形状相一致。

牙槽

yá cáo

groove

螺纹术语，指相邻牙侧间的非实体空间。

牙槽导程

yá cáo dǎo chéng

two-flank lead

处于同一牙槽内的两最邻近牙槽的对称线在中径线上对应两点间的轴向距离。通常采用最佳量针或量球进行测量。牙槽导程仅适用于对称螺纹，其牙槽对称线垂直于螺纹轴线。

牙槽骨

yá cáo gǔ

alveolar bone, dental alveolus

是上颌骨或下颌骨包围和支持牙根的骨质部分，牙根由牙周膜固定于牙槽骨中。牙槽骨是人体骨骼中改建最活跃的部分。

牙槽骨重建

yá cáo gǔ chóng jiàn

alveolar reconstruction

重建严重缺损或缺失的牙槽骨的手术。牙槽骨严重缺损或缺失可见于长期缺牙、创伤、肿瘤、感染或发育等原因。

牙槽骨弓

yá cáo gǔ gōng

alveolar arch

【同】"骨弓"。

牙槽骨骨量

yá cáo gǔ gǔ liàng

quantity of alveolar bone

是指牙槽骨的垂直向和水平向尺寸的大小。在理想情况下,种植体位点的垂直骨至少为 10mm,水平向骨量至少为 6mm。

牙槽骨骨增量

yá cáo gǔ gǔ zēng liàng

alveolar augmentation

用骨增量材料增加牙槽骨体积或剩余牙槽嵴轮廓的手术过程。

牙槽骨内板

yá cáo gǔ nèi bǎn

inner alveolar plates

【同】"固有牙槽骨"。

牙槽骨牵引成骨

yá cáo gǔ qiān yǐn chéng gǔ

alveolar distraction osteogenesis

将牙槽骨通过外科手术截骨、牵引和固定获得骨量扩增的过程。牵引器可

以控制在骨块每天移动 0.4mm 的距离。骨块移动到预计距离后,牵引器稳定 3~4 周以巩固新骨的形成。

牙槽骨切除术

yá cáo gǔ qiē chú shù

alveolectomy

去除上颌或下颌部分牙槽突的外科手术,目的是为传统义齿修复或种植体植入时获得可接受的骨嵴轮廓。

牙槽骨缺损

yá cáo gǔ quē sǔn

alveolar defect

牙槽骨外形在垂直向(冠根向)和 / 或水平向(颊舌向、近远中向)的缺损。

参见:垂直骨缺损、水平骨缺损。

牙槽骨丧失

yá cáo gǔ sàng shī

alveolar bone loss

牙槽骨生理性或病理性的骨吸收。

参见:垂直骨丧失、水平骨丧失。

牙槽骨萎缩

yá cáo gǔ wěi suō

alveolar atrophy, alveolar bone atrophy

是指牙槽突骨量的减少、轮廓缩小发生于牙缺失、功能减退和 / 或不合适的可摘局部义齿或全口义齿的局部过度负荷之后。

牙槽骨吸收

yá cáo gǔ xī shōu

alveolar resorption

牙槽骨在破骨细胞、白细胞介素 -1 等细胞和因子的作用下发生的骨量减少。可发生于所有年龄段,既可以是生理性重建的一部分,也可以是局部

病理过程的结果。

牙槽嵴

yá cáo jí

alveolar ridge

①容纳牙根的牙槽骨的冠方部分。
②拔牙窝愈合之后的骨性结构。

牙槽嵴保存

yá cáo jí bǎo cún

ridge preservation

【同】"拔牙位点保存"。

牙槽嵴测绘

yá cáo jí cè huì

ridge mapping

软组织麻醉后,用带刻度的探针或卡尺在数个位置上穿刺软组织至骨表面,并将信息转移到诊断模型上。根据软组织的深度修整模型,以复制出剩余牙槽嵴的形状。

牙槽嵴测量

yá cáo jí cè liáng

ridge sounding

软组织麻醉之后,穿刺软组织至骨表面,以确定下方骨的形态与维度。

牙槽嵴成形术

yá cáo jí chéng xíng shù

alveoloplasty

通过切割、平滑或重塑来改变牙槽嵴或其周围骨结构,以纠正牙槽嵴外部轮廓的外科手术。

牙槽嵴顶

yá cáo jí dǐng

alveolar crest

牙槽嵴的最冠方边缘。

牙槽嵴顶骨劈开技术

yá cáo jí dǐng gǔ pī kāi jì shù

split-crest technique

【同】"骨劈开"。

牙槽嵴顶骨丧失

yá cáo jí dǐng gǔ sàng shī

crestal bone loss

【同】"嵴顶骨丧失"。

牙槽嵴顶切口

yá cáo jí dǐng qiē kǒu

crestal incision

切开牙槽嵴顶黏骨膜以暴露术区的切口。在种植手术中通常是指近远中向走行的水平切口。

牙槽嵴顶纤维

yá cáo jí dǐng xiān wéi

alveolar crest fibers

牙周膜纤维的一组,起于釉牙骨质界下方的牙骨质,向外下方走行,止于牙槽嵴顶。

牙槽嵴顶硬骨板

yá cáo jí dǐng yìng gǔ bǎn

crestal lamina dura

牙槽嵴顶的皮质骨骨板。

牙槽嵴顶正中切口

yá cáo jí dǐng zhèng zhōng qiē kǒu

midcrestal incision

在牙槽嵴顶正中切开黏骨膜、翻黏骨膜瓣之后暴露术区的近远中向走行的水平切口。

牙槽嵴分类

yá cáo jí fēn lèi

classification of alveolar ridge

是对有牙或缺牙状态的牙槽嵴形态分类，为制订修复方案提供参考。目前有多种分类方法，例如卡伍德 - 豪厄尔分类、汉默勒分类、胜山 - 杰森分类、伊廉分类和特海登分类等。

牙槽嵴骨增量

yá cáo jí gǔ zēng liàng

alveolar ridge augmentation, ridge augmentation

当骨量不足影响种植治疗的功能和 / 或美学效果时，对牙槽嵴进行水平和 / 或垂直向的骨增量，包括引导骨再生、块状骨移植、上颌窦底提升、夹层骨移植和牵引成骨等多种外科技术。

牙槽嵴间距离

yá cáo jí jiān jù lí

interridge distance

在特定条件下，上颌与下颌在有牙或无牙牙弓之间的垂直距离。

牙槽嵴扩张技术

yá cáo jí kuò zhāng jì shù

ridge expansion technique, ridge expansion

【同】"骨劈开"。

牙槽嵴劈开技术

yá cáo jí pī kāi jì shù

split ridge technique, split-ridge technique

【同】"骨劈开"。

牙槽嵴坡度

yá cáo jí pō dù

ridge slope

过时的术语。是指下颌牙槽嵴自后牙区向前牙区沿内斜线形成的角度。

牙槽嵴牵引

yá cáo jí qiān yǐn

dento-alveolar distraction (DAD)

土耳其学者 Kisnisci RS 于 2002 年提出的通过牙槽骨牵引成骨辅助正畸治疗，从而缩短正畸治疗时间的方法。

牙槽嵴缺损

yá cáo jí quē sǔn

alveolar ridge defect, ridge defect

剩余牙槽嵴外形缺损，可为垂直向（冠根向）的和 / 或水平向（颊舌向、近远中向）的。

牙槽嵴缺损的再生治疗

yá cáo jí quē sǔn de zài shēng zhì liáo

regenerative therapy for alveolar ridge defect

使用屏障膜引导骨再生，以获得可预期的牙槽嵴轮廓，通常可同期种植。

牙槽嵴缺损的种植体植入

yá cáo jí quē sǔn de zhòng zhí tǐ zhí rù

implant placement in alveolar ridge defect

①在骨缺损的位点处植入种植体。②引导骨再生同期植入种植体的条件为：在修复体要求的正确位置上植入种植体；种植体初始稳定性良好；适宜的骨缺损形态以获得良好的骨再生效果。垂直向骨缺损比水平向骨缺损的处理难度更高，一壁、二壁和三壁型骨缺损也是如此。

牙槽嵴缺损形态

yá cáo jí quē sǔn xíng tài

morphology of alveolar ridge defect

骨缺损可以发生于各个维度,例如水平向和/或垂直向骨缺损。也可以按种植体周围剩余骨壁进行描述。

牙槽嵴外型颧种植
yá cáo jí wài xíng quán zhòng zhí
extra-crestal emergence
解剖引导法颧种植(ZAGA)分类中的颧种植体植入路径之一。上颌牙槽骨发生严重的水平向和垂直向吸收,颧种植体平行于上牙槽嵴颊侧穿出。

牙槽嵴萎缩
yá cáo jí wěi suō
ridge atrophy
骨吸收导致的牙槽嵴骨量减少。

牙槽嵴位置关系
yá cáo jí wèi zhì guān xì
ridge relationship, ridge relation
下颌与上颌剩余牙槽嵴之间的位置关系。

牙槽嵴吸收
yá cáo jí xī shōu
alveolar ridge resorption, ridge resorption
无牙区域的骨丧失,即剩余牙槽嵴的骨丧失。

牙槽嵴纤维
yá cáo jí xiān wéi
center of ridge
"牙槽嵴顶纤维"的非标准术语。
参见:牙槽嵴顶纤维。

牙槽嵴修整术
yá cáo jí xiū zhěng shù
alveoloplasty
【同】"牙槽嵴成形术"。

牙槽嵴中心
yá cáo jí zhōng xīn
center of ridge
从𬌗面观,在剩余牙槽嵴颊舌向的中心线处。

牙槽间
yá cáo jiān
interalveolar
相邻牙的牙槽之间的区域。

牙槽间隔
yá cáo jiàn gé
interalveolar septum, alveolar septum
相邻牙牙槽窝之间的骨性分隔。

牙槽间嵴顶
yá cáo jiān jí dǐng
interalveolar crest
牙间骨性间隔最冠方的部分。

牙槽间隙
yá cáo jiàn xì
interalveolar space
【同】"牙弓间距离"。

牙槽宽
yá cáo kuān
groove width
一个牙槽的相邻牙侧与中径线相交两点间的轴向距离。

牙槽螺距
yá cáo luó jù
two-flank pitch
相邻两牙槽的对称线在中径线上对应两点间的轴向距离。通常采用最佳量针或量球进行测量。牙槽螺距仅适用于对称螺纹,其牙槽对称线垂直于螺纹轴线。

牙槽黏膜

yá cáo nián mó

alveolar mucosa

表面平滑的暗红色黏膜,起于膜龈联合,止于口腔前庭黏膜。黏膜上皮薄、无角化,固有层乳头短而不明显,血管分布近黏膜表面。黏膜下层疏松,含附着于牙槽骨骨膜的弹力纤维。黏膜活动度较大。

牙槽上颌窦动脉

yá cáo shàng hé dòu dòng mài

alveolar antral artery (AAA)

为上牙槽后动脉和眶下动脉的吻合支。该血管增加了上颌窦底提升的术中出血风险。

牙槽神经

yá cáo shén jīng

alveolar nerve

三叉神经的第二支上颌神经的上牙槽神经分支(上牙槽后神经、上牙槽中神经和上牙槽前神经),为上颌磨牙、前磨牙或尖牙和切牙的感觉神经。下牙槽神经是三叉神经或第Ⅴ对脑神经的第三节下颌神经的最大分支,为下颌牙、下唇和下颌提供感觉神经支配。

牙槽突

yá cáo tū

alveolar process

【同】"牙槽骨"。

牙槽窝

yá cáo wō

alveoli socket, tooth socket, socket, alveolus socket

①牙槽骨容纳牙根的窝槽,其形态、大小、数目和深度与牙根相适应。②牙拔除之后牙槽突中的开放性空腔。

牙槽窝保存

yá cáo wō bǎo cún

socket preservation

【同】"拔牙位点保存"。

牙槽窝封闭

yá cáo wō fēng bì

socket seal

泛指促进牙槽窝愈合或牙槽嵴骨增量时封闭拔牙创口的外科技术,移植自体软组织(例如腭黏膜)或应用可吸收性胶原膜覆盖牙槽窝,以提高种植治疗的美学和功能效果。

牙槽窝骨移植物

yá cáo wō gǔ yí zhí wù

socket graft

泛指拔牙的同时植入牙槽窝的骨移植材料。

牙槽窝屏障术

yá cáo wō píng zhàng shù

socket-shield technique

是指在即刻种植时在种植窝内保留部分唇(颊)侧牙根残片。期望的效果是保持健康的牙周组织,从而将唇侧牙槽嵴顶和龈缘保持在原来的高度,获得可预期的美学效果。

牙槽窝愈合

yá cáo wō yù hé

alveolar socket healing

牙缺失(牙拔出或外伤脱落)之后,牙槽窝内骨和表面软组织的修复性再生过程。

牙槽龈纤维

yá cáo yín xiān wéi

alveologingival fibers, alveolar gingival fibers

牙龈胶原纤维的一组,自牙槽嵴向牙冠方向展开,穿过固有层止于游离龈和附着龈的固有层中。

参见:牙龈纤维。

牙槽隐窝

yá cáo yǐn wō

alveolar recess

上颌窦气化使上颌窦底沉入牙槽所形成的陷窝。

牙侧

yá cè

flank

螺纹术语,由不平行于螺纹中径线的原始三角形一个边所形成的螺旋表面。

牙侧角

yá cè jiǎo

flank angle

在螺纹牙型上,一个牙侧与垂直于螺纹轴线平面间的夹角。

牙侧接触高度

yá cè jiē chù gāo dù

flank overlap, depth of thread engagement

在两个同轴配合螺纹的牙型上,其牙侧重合部分的径向高度。

牙长轴

yá cháng zhóu

long axis of a tooth

沿冠根方向通过牙体中心的一条假想线。

牙错位

yá cuò wèi

dental malalignment

牙未处于牙列中的正常位置。

牙大小不调

yá dà xiǎo bù tiáo

tooth-size discrepancy

是指与牙弓内其他牙或者对颌牙相比,牙的大小与形态比例不在正常范围之内。

牙的

yá de

dental

属于或关于牙的。

牙底

yá dǐ

root

螺纹术语,指连接两个相邻牙侧的牙体顶部表面。

牙底高

yá dǐ gāo

dedendum

从一个螺纹牙体的牙底到其中径线间的径向距离。

牙顶

yá dǐng

crest

螺纹术语,指连接两个相邻牙侧的牙体顶部表面。

牙顶高

yá dǐng gāo

addendum

从一个螺纹牙体的牙顶到其中径线间

的径向距离。

牙动度测量值

yá dòng dù cè liáng zhí

periotest values (PTV)

【同】"牙周动度测量值"。

牙发育不良

yá fā yù bù liáng

dental aplasia, dental hypoplasia, dental dysplasia

外胚层发育不良的表现之一,先天缺失牙的牙数可能存在多种变异,典型的牙科表现是无牙症和发育不全的牙弓。

牙辅音

yá fǔ yīn

dental consonant

【同】"齿音"。

牙高

yá gāo

thread height

螺纹术语,同"牙型高度"。

牙膏

yá gāo

toothpaste

与牙刷配合使用的洁牙剂,通常为黏糊或凝胶状,含有温和的研磨剂、清洁剂、调味剂或黏合剂等,或含有预防龋齿和牙菌斑积聚以及使牙脱敏的活性成分。

牙根

yá gēn

root, dental root

牙骨质覆盖牙体的部分,位于釉牙骨质界的根方,通过附着于其上的牙周膜连接到相邻的牙槽骨。

牙根的

yá gēn de

radicular

与牙根及其相邻结构相关的。

牙根覆盖

yá gēn fù gài

root submergence

【同】"根面覆盖"。

牙根管

yá gēn guǎn

root canal

【同】"根管"。

牙根过近

yá gēn guò jìn

root proximity

相邻牙的牙根过近,通常与牙间组织不足有关。

牙根尖

yá gēn jiān

root apex

牙根的解剖学尖端,在每个牙根尖端处通常有根尖孔供牙髓的神经血管通过。

牙根切除术

yá gēn qiē chú shù

root resection, root amputation

【同】"根尖切除术"。

牙根敏感

yá gēn mǐn gǎn

root hypersensitivity

【同】"牙本质敏感"。

牙根融合
yá gēn róng hé
root concrescence
【同】"根融合"。

牙根吸收
yá gēn xī shōu
root resorption
【同】"根吸收"。

牙根预备
yá gēn yù bèi
root preparation
使用化学或机械方法去除牙根的污染物以促进创口愈合。
参见:根面平整。

牙根折断
yá gēn zhé duàn
root fracture
【同】"根折"。

牙弓
yá gōng
dental arch
①依据中文文献:是指牙按照一定的顺序、方向和位置排列形成弓形。
②依据英文文献:是指天然牙和牙槽嵴的弓形复合结构,或部分或全部牙缺失后的剩余牙槽嵴。
参见:方形牙弓、卵形牙弓、锥形牙弓。

牙弓闭合弧
yá gōng bì hé hú
arc of closure
表示下颌闭合路径所形成的椭圆形或圆形的弧。

牙弓长度
yá gōng cháng dù
arch length
牙弓的长度,通常测量方法为连接牙间的接触点。

牙弓长度差异
yá gōng cháng dù chā yì
arch length discrepancy
从𬌗面观,上颌骨或下颌骨的骨弓大小与存在的牙弓大小之间的不一致关系。

牙弓杆
yá gōng gǎn
arch bar
固定牙和种植体的刚性金属杆或金属丝,在治疗上颌骨或下颌骨骨折时的牙弓固定。

牙弓间距离
yá gōng jiān jù lí
interarch distance
在任何特定张口度的条件下,上颌牙与下颌牙牙之间的垂直距离。

牙弓间距压缩
yá gōng jiān jù yā suō
reduced interarch distance
允许过度闭合的垂直距离。与适当的颌间关系相比,下颌牙与上颌牙接触时牙弓间距减少,而下颌处于休息位时牙弓间距增大。

牙弓间开口器
yá gōng jiān kāi kǒu qì
interarch expansion device
"𬌗装置"的俚语。
参见:𬌗装置。

牙弓宽度

yá gōng kuān dù

arch width

【同】"牙列宽度"。

牙弓扩张

yá gōng kuò zhāng

expansion of the arch

【同】"上颌扩张"。

牙弓形态

yá gōng xíng tài

arch form

①英文文献释义：是指水平面上牙弓的几何形状，分为方形牙弓（即 U 形牙弓）、卵形牙弓和锥形牙弓（即 V 形牙弓）三种。②中文文献释义：从𬌗面观的牙弓的几何形状，通常分为尖圆形、卵圆形和方圆形三种形态。

牙功能紊乱

yá gōng néng wěn luàn

dental dysfunction

①咀嚼系统的紊乱或功能损伤。②咀嚼生理机能的非正常功能。③牙结构功能异常。

牙骨膜纤维

yá gǔ mó xiān wéi

dentoperiosteal fibers

牙龈胶原纤维中的一组，起自牙颈部的牙骨质，越过颊舌侧牙槽嵴止于骨膜、口底前庭肌肉或附着龈。

牙骨质

yá gǔ zhì

cementum

覆盖牙根的外胚层间质来源的薄层钙化组织，嵌入其中的胶原纤维将牙附着于牙槽骨。

牙骨质层

yá gǔ zhì céng

cemental lamella

数层牙骨质中的一层。

牙骨质断裂

yá gǔ zhì duàn liè

cementum fracture

牙骨质从牙根表面撕裂或剥脱。牙根折裂亦可导致牙骨质碎片移位。

牙骨质瘤

yá gǔ zhì liú

periapical cemental dysplasia

【同】"根尖周牙骨质异常增生"。

牙骨质形成

yá gǔ zhì xíng chéng

cementogenesis

由上皮根鞘形成覆盖在牙根部的钙化结缔组织即牙骨质的过程。

牙骨质牙本质界

yá gǔ zhì yá běn zhì jiè

cementodentinal junction

牙本质和牙骨质连接的界面。

牙骨质增生

yá gǔ zhì zēng shēng

hypercementosis

一个或多个牙根部牙骨质的过度沉积。

牙固定

yá gù dìng

tooth immobilization

固定牙，并使其不移动的任何程序。在牙周病学中，是指牙夹板固定。

牙关紧闭

yá guān jǐn bì

trismus

由于咀嚼肌痉挛而无法张口。

牙冠

yá guān

crown of tooth, crown, dental crown

①牙的切端或𬌗面至釉牙骨质界的部分,为牙釉质所覆盖的牙体组织。②任何就位于基牙、基台或基底上的牙冠样修复体。

牙冠暴露术

yá guān bào lù shù

crown exposure

在牙周健康位点切除增生的牙龈组织,使牙龈与牙冠的形态趋于协调。在某些情况下,可能需要切除部分支持骨。

牙冠成形

yá guān chéng xíng

coronoplasty

通过选择性减小𬌗接触区,机械性消除不良𬌗力,同时为牙周健康提供必需的功能刺激的过程。

牙冠分离器

yá guān fēn lí qì

crown slitter, splitter

【同】"去冠器"。

牙冠形态

yá guān xíng tài

shape of tooth crowns

①英文文献释义:分为矩形(rectangular)和三角形(triangular)两种形态。②中文文献释义:分为尖圆形、卵圆形和方圆形三种形态。

牙冠型盒

yá guān xíng hé

crown flask

为组合式的盒状容器,其中的组合式模具由人造石或石膏制成,用于处理义齿或其他树脂修复体。

牙冠延长术

yá guān yán cháng shù

crown lengthening

【同】"冠延长术"。

牙过长

yá guò cháng

tooth extrusion, extrusion

在缺乏对颌牙对抗时,牙超出自然𬌗平面的过度萌出或运动,可能同时伴有支持组织的同向移动。

牙颌面整形外科学

yá hé miàn zhěng xíng wài kē xué

dentofacial orthopedics

口腔医学的一个分支,预防和手术矫正颌骨、牙的异常关系。

牙厚

yá hòu

ridge thickness

一个牙体的相邻牙侧与中径线相交两点间的轴向距离。

牙尖

yá jiān

cusp

位于牙冠咀嚼面或其附近的圆锥状突起。牙尖斜度由从牙尖顶到中央窝最凹陷处的近远中和颊舌向斜面确定。

牙尖干扰

yá jiān gān rǎo

cuspal interference

【同】"偏斜殆接触"。

牙尖高度

yá jiān gāo dù

cusp height

①牙尖顶与其基底面之间的垂直距离。②后牙中央窝的最深处与连接牙尖点的线之间的最短距离。

牙尖交错

yá jiān jiāo cuò

intercuspation, interdigitation

上颌后牙和下颌后牙尖窝交错的相互关系。

牙尖交错殆

yá jiān jiāo cuò hé

intercuspal occlusion (ICO)

上颌牙与下颌牙的牙尖交错达到最广泛、最紧密接触时的殆关系。

牙尖交错位

yá jiān jiāo cuò wèi

intercuspal position

【同】"最大牙尖交错位"。

牙尖交错位自由域

yá jiān jiāo cuò wèi zì yóu yù

freedom in intercuspal position

【同】"牙尖接触区"。

牙尖角

yá jiān jiǎo

cusp angle

①在近远中或颊舌向测量,由牙尖的平均斜面与牙尖平面构成的角。②从近远中或颊舌向测量,牙尖斜面和穿过牙尖的平面并垂直于平分牙尖的线所构成的角。其中一半的角在颊舌向或近远中牙尖斜面内。③从近远中或颊舌向测量,由牙尖斜面和平分牙尖的垂线所构成的角。

牙尖接触

yá jiān jiē chù

intercuspal contact

上颌与下颌相对牙尖之间的接触。

牙尖接触区

yá jiān jiē chù qū

intercuspal contact area

最大牙尖交错时牙接触的范围。

牙尖平面

yá jiān píng miàn

cusp plane

一颗磨牙的两个颊尖和最高的舌尖所确定的平面。

牙尖平面角

yá jiān píng miàn jiǎo

cusp plane angle

牙尖平面相对于殆平面的倾斜度。

牙尖斜度

yá jiān xié dù

cusp inclination

是指人工牙或修复体的牙尖相对高度。与种植体支持式修复体的殆面及负荷方案设计相关。

牙间

yá jiān

interdental

同一牙弓的牙的邻面之间。

牙间 8 字形缝合

yá jiān bā zì xíng féng hé

figure 8 suture

【同】"8 字缝合"。

牙间刺激器

yá jiān cì jī qì

interdental stimulator

塑料手柄或牙刷末端的橡胶细头,以按摩牙间软组织和去除菌斑生物膜。

牙间骨高度

yá jiān gǔ gāo dù

interdental bone height

牙槽嵴顶与牙接触点之间的距离。

牙间夹板

yá jiān jiā bǎn

interdental splint

为塑料或金属材料制成的夹板,结扎在上颌和下颌牙的唇舌侧,用于颌间牵引和固定。

牙间间断缝合

yá jiān jiàn duàn féng hé

interrupted interdental suture

在牙邻间隙处将两侧的龈乳头直接拉拢缝合固定,适用于颊、舌两侧龈瓣张力相等、高度一致时,可以采用直接环形或 8 字形缝合。

牙间间隙

yá jiān jiàn xì

interdental space, interproximal space

【同】"邻间隙"。

牙间结扎

yá jiān jié zhā

teeth ligation

用结扎线(通常为金属丝)将牙连续固定。

牙间乳头

yá jiān rǔ tóu

interdental papilla

【同】"牙龈乳头"。

牙间软组织

yá jiān ruǎn zǔ zhī

interdental soft tissue

【同】"牙龈乳头"。

牙间刷

yá jiān shuā

interdental brushes

专门清理牙、种植体、基台和修复体邻面菌斑的一类牙刷,呈圆柱或圆锥形。

牙间外展隙

yá jiān wài zhǎn xì

interdental embrasure

【同】"外展隙"。

牙间隙刷

yá jiān xì shuā

interdental brushes

"牙间刷"的俚语。

参见:牙间刷。

牙间牙槽嵴顶

yá jiān yá cáo jí dǐng

interdental alveolar crest

相邻牙之间的骨性间隔的最冠方部分。

牙间牙槽间隔

yá jiān yá cáo jiàn gé

interdental alveolar septum

牙槽突的一个组成部分,由致密的骨

小梁构成,位于相邻的牙根之间。

牙间龈间隙
yá jiān yín jiàn xì

interdental gingival space

牙周病、外伤、机械或化学预备或冠延长术等原因导致的任何邻间软组织丧失。

牙胶
yá jiāo

gutta-percha

是反式异戊二烯的天然聚合物,被用作根管主充填材料。标准牙胶尖一般含有 20% 的有机成分(β 相牙胶,蜂蜡)、60%~75% 的氧化物、金属硫化物、蜡和树脂等。

牙胶尖
yá jiāo

gutta-percha

由牙胶制成的成品锥状物预成品,通常用于根管充填。具有良好的可塑性和可操作性。

牙拮抗
yá jié kàng

dental antagonist

牙与对颌牙的咬合。

牙结石
yá jié shí

tartar

"牙石"的俚语。

参见:牙石。

牙菌斑
yá jūn bān

dental plaque

【同】"菌斑"。

牙菌斑生物膜
yá jūn bān shēng wù mó

dental plaque biofilm

【同】"菌斑生物膜"。

牙科病史
yá kē bìng shǐ

dental history

患者口腔和一般健康在所有相关方面的完整记录。

牙科工程学
yá kē gōng chéng xué

dental engineering

过时的术语。是指:①物理、机械和数学原理在牙科中的应用。②工程原理在牙科中的应用。

牙科观测仪
yá kē guān cè yí

dental surveyor

在制作义齿的技工工艺程序中,用于定位和描绘基牙轮廓、相对位置以及相关结构的仪器。

牙科蜡
yá kē là

dental wax

两种或多种天然和合成蜡、树脂、着色剂以及其他添加剂的混合材料,用于制作铸造蜡型和非金属义齿基托蜡型、记录颌关系以及技工室使用。

牙科老年病学
yá kē lǎo nián bìng xué

dental geriatrics

【同】"口腔老年病学"。

牙科美学

yá kē měi xué

dental esthetics

美学原则在天然牙、人工牙和修复体上的应用。

牙科模型

yá kē mó xíng

dental cast

【同】"模型"。

牙科人造石

yá kē rén zào shí

dental stone

【同】"牙科石膏"。

牙科生物力学

yá kē shēng wù lì xué

dental biomechanics

【同】"口腔生物力学"。

牙科生物物理学

yá kē shēng wù wù lǐ xué

dental biophysics

【同】"口腔生物力学"。

牙科石膏

yá kē shí gāo

dental stone, dental plaster

由生石膏粉在 120~150℃密闭的压力容器中和饱和的水蒸气压力下加热脱水而得到的石膏模型材料,其主要成分为 β- 半水硫酸钙($CaSO_4 \cdot 1/2\ H_2O$)。

牙科石膏代型

yá kē shí gāo dài xíng

stone die

制作牙修复体时,用牙科石膏制作的牙预备体的模型。

牙科学

yá kē xué

dentistry

研究口腔及颌面部结构、功能和疾病的学科。在中文文献中通常被称为口腔医学。

牙科医生

yá kē yī shēng

dentist

研究、治疗和预防口腔及颌面部疾病的医生。在中文文献中通常被称为口腔科医生。

牙科印模

yá kē yìn mú

dental impression

【同】"印模"。

牙科印模蜡

yá kē yìn mú là

dental impression wax

用于制造牙科印模的热塑性蜡。

牙科铸造包埋材料

yá kē zhù zào bāo mái cái liào

dental casting investment

制作牙科铸模用的包埋材料,主要由硅的同素异形体和粘接剂组成,粘接基质可以是石膏(用于较低的铸造温度)或磷酸盐和硅(用于较高的铸造温度),用于在修复体铸造过程中封闭蜡或塑料模型。

牙列

yá liè

dentition

在牙弓中,按顺序、方向和位置在牙槽骨中排列的牙。

牙列不齐

yá liè bù qí

dental malalignment

牙在牙弓中相对正常位置的偏离和移位。

牙列长度

yá liè cháng dù

length of dentition

通常指左右侧中切牙唇侧最突点连线与牙列左右侧最后一颗牙远中最突点连线之间的垂直距离。

牙列宽度

yá liè kuān dù

width of dentition

左右侧同名牙同名解剖标志之间的距离。一般测量牙列三个部位的宽度，即牙列前段宽度（左右尖牙牙尖间的宽度）、牙列中段宽度（左右第一前磨牙中央窝间的宽度）、牙列后段宽度（左右第一磨牙中央窝间的宽度）。也有学者将左右第二磨牙颊面间最宽的距离定义为牙列宽度。

牙列缺失

yá liè quē shī

complete edentulism

上颌和 / 或下颌牙弓上的部分牙缺失，部分牙存在。

牙列缺损

yá liè quē sǔn

dentition defect, partially edentulous

上颌和 / 或下颌牙弓上的部分牙缺失。

牙瘤

yá liú

odontoma

成牙组织的错构瘤或发育畸形，肿物内含有成熟的牙釉质、牙本质、牙骨质和牙髓组织，可分为混合型牙瘤和组合型牙瘤。

牙美白

yá měi bái

tooth whitening

在牙表面涂美白剂（如过氧化脲等制剂）和 / 或使用研磨剂，以美化、去污和改善牙体颜色的技术。

牙面平行线

yá miàn píng xíng xiàn

perikymata

【同】"釉面横纹"。

牙面外科

yá miàn wài kē

dentofacial surgery

"口腔颌面外科"的过时术语。

参见：口腔颌面外科。

牙萌出

yá méng chū

dental eruption

【同】"萌出"。

牙敏感性

yá mǐn gǎn xìng

tooth sensitivity

【同】"临床敏感性"。

牙膜

yá mó

dental pellicle

清洁牙表面之后不久即覆盖在牙釉质表面的唾液蛋白膜，为牙釉质的矿物质扩散和初期细菌定植提供媒介。

牙内 - 骨内牙种植体

yá nèi gǔ nèi yá zhòng zhí tǐ

endodontic-endosteal dental implant

植入松动牙的根管、穿过根尖并延伸至根尖周牙槽骨内的金属钉,用于固定松动牙。

牙内 - 骨内种植体

yá nèi gǔ nèi zhòng zhí tǐ

endodontic-endosteal implant

"牙内 - 骨内牙种植体"的过时术语。

参见:牙内 - 骨内牙种植体。

牙内稳定器

yá nèi wěn dìng qì

endodontic stabilizer

"牙内 - 骨内牙种植体"的过时术语。

参见:牙内 - 骨内牙种植体。

牙内吸收

yá nèi xī shōu

tooth Internal resorption

【同】"内吸收"。

牙内陷

yá nèi xiàn

dens invaginatus

"牙中牙"的过时术语。

参见:牙中牙。

牙内针

yá nèi zhēn

endodontic pin

"牙内 - 骨内牙种植体"的过时术语。

参见:牙内 - 骨内牙种植体。

牙内种植体

yá nèi zhòng zhí tǐ

endodontic implants

"牙内 - 骨内牙种植体"的过时术语。

参见:牙内 - 骨内牙种植体。

牙胚瘤

yá pēi liú

gestant odontoma

"牙中牙"的过时术语。

参见:牙中牙。

牙片

yá piān

periapical radiograph

【同】"放射线根尖片"。

牙漂白

yá piǎo bái

tooth bleaching

【同】"牙美白"。

牙签

yá qiān

toothpick

是用于清洁牙或修复体邻面菌斑、软垢与食物残渣的工具,通常为木或塑料制品,其工作端呈细锥状。

牙缺失

yá quē shī

edentulous

个别牙或全部牙缺失。

牙色选择

yá sè xuǎn zé

tooth color selection

【同】"比色"。

牙伸长

yá shēn cháng

extrusion

【同】"牙过长"。

牙石

yá shí

calculus, dental calculus

由唾液和龈沟液中的矿物盐沉积于牙、种植体、基台或修复体表面的菌斑中而形成的钙化沉积物，位于龈上和/或龈下，是由磷酸钙、碳酸钙、磷酸镁等元素组成的有机基质，包含菌斑、脱落的上皮细胞、黏蛋白和微生物等成分，是牙周病的开始与持续的因素。

参见：龈上牙石、龈下牙石。

牙石指数

yá shí zhǐ shù

calculus index

由约翰·格林（John C. Greene）和杰克·维米林（Jack R. Vermillion）提出的牙石量评价指数，是简化口腔卫生指数（含软垢指数和牙石指数）的构成部分。临床检查时用肉眼直接观察或通过口镜观察，目测牙石占据牙面的面积。记分标准如下：0= 龈上、龈下无牙石；1= 龈上牙石覆盖面积占牙面1/3 以下；2= 龈上牙石覆盖面积在牙面1/3 与 2/3 之间，或牙颈部有散在龈下牙石；3= 龈上牙石覆盖面积占牙面2/3 以上，或牙颈部有连续而厚的龈下牙石。

牙数

yá shù

threads per inch (t.p.i.), number of teeth

①threads per inch（t.p.i.）：每 25.4mm 轴向长度内所包含的螺纹螺距个数。此术语主要用于寸制螺纹。牙数是英寸螺距值的倒数。②number of teeth：牙齿数量的简称。

牙衰老

yá shuāi lǎo

dental senescence

衰老所导致的牙和相关结构的退行性变和机能衰退。

牙松动

yá sōng dòng

tooth mobility

由于失去全部或部分附着和支持组织而产生的牙移动，见于牙周病、𬌗创伤等。

牙塑形

yá sù xíng

odontoplasty

对牙进行改形或重塑。

牙髓

yá suǐ

pulp, tooth pulp

位于牙髓腔内，具有丰富血运和神经的结缔组织，分为冠髓和根髓。

牙髓活力测试

yá suǐ huó lì cè shì

pulp vitality tests

通过敏感性测试来判断牙髓的活力、发炎或健康状态，包括电刺激、热刺激或治疗过程中侵入性的牙本质刺激等方法。

牙髓活力测试仪

yá suǐ huó lì cè shì yí

vitalometer

用于确定牙髓活力的仪器，测量牙对可变电刺激强度的反应。

牙髓活力计

yá suǐ huó lì jì

vitalometer

【同】"牙髓活力测试仪"。

牙髓脓肿

yá suǐ nóng zhǒng

pulpal abcess

发生在牙髓组织内、以脓性渗出物为特征的脓肿。

牙髓切除术

yá suǐ qiē chú shù

pulpectomy, pulp extirpation, pulp removal

去除全部冠髓和根髓。

牙髓炎

yá suǐ yán

pulpitis

牙髓处于可逆性或不可逆的炎症状态。

牙体

yá tǐ

ridge, tooth

①牙体（tooth）："牙"的俚语，是指牙本身，包括牙釉质、牙本质、牙骨质和牙髓。②牙体（ridge）: 在螺纹术语是指相邻牙侧间的材料实体。

牙体长轴

yá tǐ cháng zhóu

long axis of a tooth

【同】"牙长轴"。

牙体预备

yá tǐ yù bèi

tooth preparation

在口腔修复学中，为获得修复空间或修复体固位，机械性改变牙形态的过程，可能涉及去除龋坏的和/或健康的牙釉质、牙本质和牙骨质。

牙痛

yá tòng

odontalgia, toothache

牙因各种原因引起的疼痛，可见于龋齿、牙髓炎、根尖周炎、牙外伤、牙本质过敏、楔状缺损等。

牙外科

yá wài kē

dental surgery

"口腔颌面外科"的过时术语。

参见：口腔颌面外科。

牙外吸收

yá wài xī shōu

tooth external resorption

【同】"外吸收"。

牙线

yá xiàn

dental floss

专门清理牙邻面和修复体邻面及组织面菌斑和软垢的专用细线，通常为尼龙线和丝线。

牙小皮

yá xiǎo pí

dental cuticle, cuticula dentis

【同】"釉小皮"。

牙形

yá xíng

dentoform

类似牙形状的人工替代品。

牙形态

yá xíng tài

tooth form

螺纹术语。是指牙的曲线、直线、角度和轮廓等各种特征，可以对其进行识别和区分。

牙形态设计

yá xíng tài shè jì

tooth selection

设计牙修复体的大小、色泽和形状，以与患者的个体特征相协调。

牙形态调整

yá xíng tài tiáo zhěng

morphological tooth adaptation

改善一颗牙的性能和／或美观以适应周围组织的数字化技术之一。一个简单的做法是缩放比例，只是改变牙的体积（更小或更大），以达到更好的殆关系或改善的牙弓长度，或者关闭牙间隙。

牙形态学

yá xíng tài xué

dentogenics

以性别、个性和年龄为参考因素的义齿排列与解剖概念。

牙型

yá xíng

profile, form

螺纹术语，同"螺纹牙型"。

牙型高度

yá xíng gāo dù

thread height

从一个螺纹牙体的牙顶到其牙底间的径向距离。

牙型角

yá xíng jiǎo

thread angle, included angle

在螺纹牙型上，两相邻牙侧间的夹角。

牙修复体

yá xiū fù tǐ

dental prosthesis

修复或替代缺失的牙体结构、牙及相关支持结构的任何修复体。

牙修复体技工室程序

yá xiū fù tǐ jì gōng shì chéng xù

dental prosthetic laboratory procedures

非椅旁条件下完成修复体制作的程序。

牙修复学

yá xiū fù xué

prosthodontia

"口腔修复学"的过时术语。

参见：口腔修复学。

牙咬合

yá yǎo hé

dental articulation

下颌牙殆面与上颌牙殆面的动态接触关系（滑动殆）。

牙医

yá yī

dentist

"牙科医生"的俚语。

参见：牙科医生。

牙移动

yá yí dòng

tooth mobility

牙在外力作用下在牙槽窝中的移动情况。

牙龈
yá yín

gingiva

覆盖于牙槽突表面和牙颈部周围的口腔咀嚼黏膜，由上皮及其下方的结缔组织组成。

牙龈按摩
yá yín àn mó

gingival massage

对牙龈施加摩擦力、挤压力和抚摸力。

牙龈瓣
yá yín bàn

gingival flap

不延伸至膜龈联合根方的瓣。

牙龈表型
yá yín biǎo xíng

gingival phenotype

牙龈的组织学和生物学分类，包括薄龈 - 高弧线形龈缘、中厚龈 - 中弧线形龈缘和厚龈 - 低弧线形龈缘三种表型。

牙龈病
yá yín bìng

gingival diseases

各种局限于牙龈的疾病。

牙龈卟啉单胞菌
yá yín bǔ lín dān bāo jūn

Porphyromonas gingivalis

为非酵解糖的革兰氏阴性厌氧球杆菌，是研究广泛且证据充足的重要牙周致病菌之一，为红色复合体的成员。

牙龈材料
yá yín cái liào

gingival materials

被用于在工作模型上复制牙龈组织的硅橡胶类材料。

牙龈成形术
yá yín chéng xíng shù

gingivoplasty

通过外科手术修整牙龈形态。

牙龈瓷
yá yín cí

pink porcelain, gingival porcelain

【同】"龈瓷"。

牙龈袋
yá yín dài

gingival pocket

【同】"龈袋"。

牙龈点彩
yá yín diǎn cǎi

gingival stippling

健康牙龈表面的许多小凹陷，通常为点状或橘皮状。但并非健康牙龈所必须具备的。

牙龈顶点
yá yín dǐng diǎn

gingival zenith, gingival trigone

龈缘最根方的点。

牙龈肥大
yá yín féi dà

gingival hypertrophy

由于细胞变大所导致的牙龈组织增大。

牙龈沟液
yá yín gōu yè

gingival crevicular fluid (GCF), gingival sulcus fluid

【同】"龈沟液"。

牙龈刮治

yá yín guā zhì

gingival curettage

对牙周袋内壁进行刮治,从而清除牙周袋软组织壁的过程。

牙龈过度增生

yá yín guò dù zēng shēng

gingival overgrowth

【同】"牙龈增生"。

牙龈间充质干细胞

yá yín jiān chōng zhì gàn xì bāo

gingiva mesenchymal stem cells

存在于牙龈固有层,是具有间充质组织再生能力和多向分化潜能的干细胞。

牙龈胶原纤维

yá yín jiāo yuán xiān wéi

gingival collagen fibers

位于牙龈固有层中的柔软有弹性的蛋白质胶原纤维束,主要由I型胶原组成。包括排列方向不同的龈牙纤维、牙槽龈纤维、环行纤维、牙骨膜纤维、越隔纤维等五组牙龈胶原纤维。

牙龈瘤

yá yín liú

epulis

是关于炎性细胞增生、肿瘤样生长或牙龈肿块的非特异性术语,非真性肿瘤,切除后可能复发。

牙龈囊肿

yá yín náng zhǒng

gingival cyst

【同】"龈囊肿"。

牙龈脓肿

yá yín nóng zhǒng

gingival abscess, parulis

在附着龈或牙龈黏膜上的小结节,伴有肿胀和疼痛。与牙源性口腔脓肿的引流有关,破溃后形成瘘管。

牙龈平面

yá yín píng miàn

gingival plane

上颌中切牙与尖牙的牙龈顶点连线。

牙龈切除术

yá yín qiē chú shù

gingivectomy

切除部分牙龈组织,降低牙周袋探诊深度,或去除过度增生的牙龈组织。

牙龈乳头

yá yín rǔ tóu

gingival papilla

牙龈的一部分,填充相邻两牙之间的间隙,自颊舌向观,呈尖端朝向冠方的三角形。

牙龈上皮

yá yín shàng pí

gingival epithelium

为复层鳞状上皮,属于咀嚼黏膜,表面角化明显,上皮钉突多而细长,使上皮与其下方固有层结缔组织牢固地连接,以增加牙龈的抗咀嚼强度。

牙龈渗出液

yá yín shèn chū yè

gingival exudate

通过龈沟进入口腔的渗出液。

牙龈生物型

yá yín shēng wù xíng

gingiva biotype

根据组织学和生物学特征的牙龈分类，包括薄龈生物型、中厚龈生物型和厚龈生物型三种类型。

牙龈退缩

yá yín tuì suō

gingival recession

牙龈缘向釉牙骨质界根方移位致使牙根暴露的现象。牙龈退缩的原因较多，可能是生理性的，也可能是病理性的。组织学上表现为结合上皮附着至牙骨质表面。

牙龈退缩 I 类

yá yín tuì suō yī lèi

class I gingival recession

龈缘退缩未达到膜龈联合处，邻面无组织丧失。

牙龈退缩 II 类

yá yín tuì suō èr lèi

class II gingival recession

龈缘退缩达到或超过膜龈联合，邻面无牙槽骨或软组织的丧失。

牙龈退缩 III 类

yá yín tuì suō sān lèi

class III gingival recession

龈缘退缩达到或超过膜龈联合，邻面牙槽骨或软组织有丧失，或存在牙错位，使根面有暴露。

牙龈退缩 IV 类

yá yín tuì suō sì lèi

class IV gingival recession

龈缘退缩超过膜龈联合，邻面牙槽骨或软组织大量丧失，或有严重的牙错位，无法形成根面覆盖。

牙龈退缩的米勒分类

yá yín tuì suō de mǐ lè fēn lèi

Miller's classification of marginal tissue recession

普雷西翁·米勒（Presión D Miller）将牙龈退缩使牙根暴露的病损分为四类：I类：龈缘退缩未达到膜龈联合处，邻面无牙槽骨或软组织的丧失；II类：龈缘退缩达到或超过膜龈联合，但邻面无牙槽骨或软组织的丧失；III类：龈缘退缩达到或超过膜龈联合，邻面牙槽骨或软组织有丧失，位于釉牙骨质界的根方，但仍位于唇侧退缩龈缘的冠方；IV类：龈缘退缩超过膜龈联合。邻面骨丧失已达到唇侧龈退缩的水平。

牙龈纤维

yá yín xiān wéi

gingival fibers

由胶原纤维构成，为牙龈结缔组织基质的主要成分。包括环形组、龈牙组和越隔组。

参见：牙龈胶原纤维。

牙龈纤维瘤病

yá yín xiān wéi liú bìng

gingival fibromatosis

为牙龈弥漫性纤维过度增生性疾病，可能为特发性、遗传性，或与综合征相关。

牙龈纤维切断术

yá yín xiān wéi qiē duàn shù

gingival fiberotomy

贯穿牙龈及牙周纤维、直达牙槽嵴顶的环形切口。

牙龈炎

yá yín yán

gingivitis

【同】"龈炎"。

牙龈移植物

yá yín yí zhíwù

gingival graft

带上皮的自体软组织移植物,为取自腭部或邻近区域的游离或带蒂软组织,移植到受区,在牙或种植体周形成稳定的软组织带。

牙龈增生

yá yín zēng shēng

gingival hyperplasia

牙龈组织内细胞数量增多导致的局部或多个、甚至全口牙龈增大。病变以纤维结缔组织增生为主,病变的发生主要与全身因素相关,如激素水平变化、药物应用、营养缺乏、系统病和感染等。

牙龈指数

yá yín zhǐ shù

gingival index

由洛(Löe)和斯呐斯(Silness)提出,通过观察牙龈及种植体周黏膜的色、形、质及探诊出血情况评估牙龈炎症程度的指数。分级标准如下:0= 牙龈正常;1= 牙龈轻度炎症:轻度颜色改变,轻度水肿,探诊不出血;2= 牙龈中度炎症:颜色发红,水肿,光亮,探诊出血;3= 牙龈重度炎症:明显发红和水肿或有溃疡,有自发出血倾向。

牙釉质

yá yòu zhì

enamel, adamantine layer

覆盖在牙冠表面的呈乳白色半透明状的薄层坚硬组织,主要由釉柱和极少量基质构成,具有保护牙内部的牙本质和牙髓的作用。

牙釉质成形术

yòu zhì chéng xíng shù

enameloplasty

是指适当磨改牙釉质,形成圆滑表面以利于清洁的过程。

牙釉质界

yá yòu zhì jiè

dentoenamel junction

"牙本质牙釉质界"的俚语。

参见:牙本质牙釉质界。

牙釉质突

yá yòu zhì tū

enamel projection

牙釉质的根向延伸,通常向根分叉处延伸。

牙釉质牙本质界

yá yòu zhì yá běn zhì jiè

dentinoenamel junction (DEJ)

"牙本质牙釉质界"的俚语。

参见:牙本质牙釉质界。

牙源性

yá yuán xìng

odontogenic

①牙形成。②疾病起自于形成牙的组织。

牙源性钙化囊性瘤

yá yuán xìng gài huà náng xìng liú

calcifying cystic odontogenic tumor

一种牙源性囊肿,最常见于下颌尖牙

和前磨牙区。具有显著的镜下特征，例如存在类似成釉细胞的基底上皮细胞。

牙源性角化囊性瘤

yá yuán xìng jiǎo huà náng xìng liú

keratocystic odontogenic tumor

【同】"角化囊肿"。

牙源性囊肿

yá yuán xìng náng zhǒng

odontogenic cyst

源于牙形成器官的上皮或上皮剩余的囊肿，包括始基囊肿、含牙囊肿和根侧囊肿等。囊肿可发生于牙形成和发育的各个阶段，存在牙形成组织产生的上皮衬里，通常含有液体或半固体物质，几乎均位于颌骨内。一般分为发育性和炎症性两大类。

牙源性上颌窦炎

yá yuán xìng shàng hé dòu yán

odontogenic maxillary sinusitis

上颌前磨牙和磨牙相关病变导致的上颌窦黏膜感染，例如根尖周炎、根管预备牙胶或感染进入窦内或拔牙时牙根进入窦内。种植体周炎也是上颌窦炎的病因之一。

牙源性疼痛

yá yuán xìng téng tòng

odontogenous pain

起源自牙髓和 / 或牙周膜的深部躯体疼痛。

牙再植

yá zài zhí

tooth replantation

【同】"再植"。

牙折

yá zhé

tooth fracture

各种原因导致的天然牙或基牙的冠和 / 或根的碎裂或折断，也可能与牙脱位同时发生。

牙支持式

yá zhī chí shì

tooth supported

描述完全或部分由天然牙支持的义齿。

牙支持式基托

yá zhī chí shì jī tuō

tooth-supported base

缺牙区的可摘义齿基托完全由邻牙提供支持。

牙支持式外科导板

yá zhī chí shì wài kē dǎo bǎn

tooth-supported surgical guide

完全依靠天然牙支持与固位的外科导板。

牙支持式外科模板

yá zhī chí shì wài kē mú bǎn

tooth-supported surgical template

【同】"牙支持式外科导板"。

牙支持式义齿

yá zhī chí shì yì chǐ

tooth-supported denture

完全由天然牙支持的义齿。

牙中线

yá zhōng xiàn

dental midline

从上颌两侧中切牙之间的切外展隙处，画出的一条与面部美学平面的垂直线平行的参考线。

牙中牙

yá zhōng yá

dens in dente

牙形成过程中的发育异常,由牙冠发育相关的上皮细胞侵入即将发育成牙髓腔的间隙内而引起。主要见于上颌侧切牙,以牙釉质内陷为特征,放射学描述为"牙内包含牙"。

牙种植体

yá zhòng zhí tǐ

dental implant

【同】"种植体"。

牙种植体材料

yá zhòng zhí tǐ cái liào

dental-implant material

【同】"种植体材料"。

牙种植体负荷

yá zhòng zhí tǐ fù hè

dental implant loading

【同】"种植体负荷"。

牙种植体附着

yá zhòng zhí tǐ fù zhuó

dental implant attachment

【同】"种植体附着"。

牙种植体基台

yá zhòng zhí tǐ jī tái

dental implant abutment

【同】"基台"。

牙种植体基台替代体

yá zhòng zhí tǐ jī tái tì dài tǐ

dental implant abutment analog

【同】"基台替代体"。

牙种植体替代体

yá zhòng zhí tǐ tì dài tǐ

dental implant analog

【同】"种植体替代体"。

牙种植体系统

yá zhòng zhí tǐ xì tǒng

dental implant system

【同】"种植体系统"。

牙周表型

yá zhōu biǎo xíng

periodontal phenotype

【同】"牙龈表型"。

牙周病

yá zhōu bìng

periodontal diseases

发生在牙周支持组织的一组疾病的总称。

牙周病理学

yá zhōu bìng lǐ xué

periodontopathic

①研究牙周病变发生、发展与转归机制的学科。②研究诱发或引起牙周病变的药物和物质。

牙周病学

yá zhōu bìng xué

periodontology, periodontics

牙科学的一个分支专业,研究在健康和疾病状态下的牙周组织。①预防、诊断和治疗支持和围绕牙或种植体周组织的疾病。②维护这些结构和组织的健康、功能和美观。③通过种植和/或组织移植替代缺失的牙和支持结构。

牙周成形术

yá zhōu chéng xíng shù

periodontal plastic surgery

牙或种植体周围组织的成形程序,预防或矫正牙龈、牙槽黏膜或骨的解剖性、发育性、外伤或菌斑等因素所导致的缺陷。

牙周测量

yá zhōu cè liáng

periodontometry

测量牙动度的方法之一。

牙周袋

yá zhōu dài

periodontal pocket

牙与沟内上皮间病理性缝隙,有龈缘向冠方迁移、沟底向根方延伸两种情况。

牙周刀

yá zhōu dāo

periotome

用于分离牙周膜纤维的器械,旨在以最微创和 / 或最少损失牙槽骨的方式拔出牙齿。

牙周的

yá zhōu de

periodontal

位于牙周围的、围绕牙发生的、与牙周膜相关的。

牙周动度测量值

yá zhōu dòng dù cè liáng zhí

periotest values (PTV)

使用牙动度仪检测牙松动度或种植体骨结合情况时所显示的数值。是以数字显示牙周膜对该冲击力的阻力,牙越松动则阻力越小,测量值越大。天然牙的牙周动度测量值范围从 –8 到 +50,其高低主要取决于牙周组织状况及牙槽骨吸收程度;成功种植体的牙周动度测量值多在 –8 到 +5 之间。

牙周动度仪

yá zhōu dòng dù yí

periotest

测量牙或种植体相对动度的电子仪器,通过对牙或种植体轻微、快速冲击的阻力来计算牙或种植体的稳定程度。

牙周敷料

yá zhōu fū liào

periodontal dressing

【同】"牙周塞治剂"。

牙周附着结构

yá zhōu fù zhuó jié gòu

attachment apparatus

牙骨质、牙周韧带和牙槽骨的总称。

牙周骨内袋

yá zhōu gǔ nèi dài

periodontal intrabony pocket

【同】"骨下袋"。

牙周骨缺损

yá zhōu gǔ quē sǔn

periodontal bony defects

牙周围的牙槽嵴骨丧失。

牙周骨上袋

yá zhōu gǔ shàng dài

periodontal suprabony pocket

【同】"骨上袋"。

牙周骨再生

yá zhōu gǔ zài shēng

periodontal bone regeneration

支持牙的牙槽骨再生,包括在先前患病的牙根面形成新的牙骨质和牙周膜。

牙周刮治器

yá zhōu guā zhì qì

periodontal curette

具有精细刃、主要用于去除牙周袋内壁衬里上皮和上皮附着的牙周器械,也用于去除缺损骨壁上的牙周纤维和去除牙结石。

牙周记录

yá zhōu jì lù

periodontal documentation

对牙的支持性软组织与硬组织的诊断、放射线检查和治疗的图表记录。

牙周加速成骨正畸

yá zhōu jiā sù chéng gǔ zhèng jī

periodontally accelerated osteogenic orthodontics (PAOO)

与正畸治疗结合进行的外科手术干预,主要是唇舌侧牙槽嵴翻开全厚瓣并选择性切开颊舌侧皮质骨。

牙周间隙

yá zhōu jiàn xì

periodontal space

牙根与牙槽骨之间充满牙周膜的空间。

牙周膜

yá zhōu mó

periodontal membrane

围绕牙根、连接牙骨质与牙槽骨的富含血管和细胞的致密结缔组织,主要功能是抵抗和调节咀嚼过程中牙所承受的压力。

牙周膜刀

yá zhōu mó dāo

powertome, periotome

【同】"牙周刀"。

牙周膜干细胞

yá zhōu mó gàn xì bāo

periodontal ligament stem cell

是存在于牙周膜中的未分化的间充质干细胞,具有自我更新及多向分化潜能,维持牙周组织的稳态,参与牙周组织的再生。

牙周膜浸润麻醉

yá zhōu mó jìn rùn má zuì

periodontal membrane infiltration anesthesia

是在加压注射下,使麻醉药直接浸润牙周膜,麻醉其神经末梢而产生麻醉作用的麻醉方法。

牙周囊肿

yá zhōu náng zhǒng

periodontal cyst

来源于牙源性上皮衬里的发育性囊肿,沿活髓牙的牙根侧面发生。也称之为侧向根尖囊肿或侧向牙周囊肿。

牙周脓肿

yá zhōu nóng zhǒng

periodontal abscess

发生于牙周组织中的局限性化脓性炎症,可能涉及牙周支持组织或牙周袋软组织壁。

牙周韧带

yá zhōu rèn dài

periodontal ligament

【同】"牙周膜"。

牙周韧带内浸润麻醉

yá zhōu rèn dài nèi jìn rùn má zuì

intraligamentary infiltration anesthesia

【同】"牙周膜浸润麻醉"。

牙周软组织

yá zhōu ruǎn zǔ zhī

periodontal soft tissue

非矿化的牙周支持组织，包括牙龈和牙周膜，通常指牙龈。

参见：牙龈、牙周膜。

牙周塞治剂

yá zhōu sāi zhì jì

periodontal dressing, surgical dressing

牙周或种植手术之后用于创口区域的保护性屏障材料。

牙周上皮剩余

yá zhōu shàng pí shèng yú

periodontal epithelial rests

【同】"马拉瑟上皮剩余"。

牙周生物型

yá zhōu shēng wù xíng

periodontal biotype

【同】"牙龈生物型"。

牙周手术

yá zhōu shǒu shù

periodontal surgery

对牙周组织处理和治疗的外科程序。包括翻瓣、引导组织再生和膜龈手术等。

牙周探针

yá zhōu tàn zhēn

periodontal probe

用于探查和测量牙或种植体周龈沟或袋深度的细长器械，末端圆钝，带有刻度。

牙周探诊

yá zhōu tàn zhěn

periodontal probing

用牙周探针紧贴牙、基台、种植体或修复体表面探查龈沟和牙周袋的检查方法。

牙周痛

yá zhōu tòng

periodontalgia

与牙周结构相关的疼痛。

牙周退缩

yá zhōu tuì suō

periodontal recession

非标准术语、俚语。是指牙龈退缩，牙或种植体周组织（牙龈、牙周膜和牙槽骨）迁移至更靠近根方的位置。

参见：牙龈退缩。

牙周维护

yá zhōu wéi hù

periodontal maintenance

在选定的时间间隔内进行的牙周支持程序，以协助牙周病患者保持口腔健康。

牙周系统链

yá zhōu xì tǒng liàn

periosystemic links

牙周感染对全身健康的影响以及全身性疾病对牙周组织的影响。

牙周纤维

yá zhōu xiān wéi

periodontal fibers

主要由胶原纤维和弹性纤维组成，其中胶原纤维是构成牙周膜的主要成分。

牙周炎

yá zhōu yán

periodontitis

牙周支持组织的炎症性、破坏性疾病，炎症通常自牙龈发展至牙周支持组织，造成骨及牙周膜的丧失。

牙周医学

yá zhōu yī xué

periodontal medicine

研究牙周膜的健康与系统健康之间的生理性和病理性相互作用的学科。

牙周营养不良

yá zhōu yíng yǎng bù liáng

periodontal dystrophy

牙周组织因骨结构和循环改变而退化，导致生理功能异常的状态。

牙周再生

yá zhōu zài shēng

periodontal regeneration

丧失的牙周组织的修复性再生，包括形成解剖性和功能性的牙周膜、牙骨质、牙槽骨、生物学宽度和牙龈。

牙周诊断

yá zhōu zhěn duàn

periodontal diagnosis

鉴别牙周疾病的病因和性质的过程，通常包括医疗和牙科病史、临床、实验室和放射学检查等。

牙周支持治疗

yá zhōu zhī chí zhì liáo

supportive periodontal therapy (SPT)

【同】"牙周维护"。

牙周治疗

yá zhōu zhì liáo

periodontal treatment

牙周疾病的手术或非手术疗法。

牙周组织

yá zhōu zǔ zhī

periodontium

围绕并支持牙的牙龈、牙骨质、牙周膜和牙槽骨组织。

牙阻生

yá zǔ shēng

impaction of tooth, infraeruption

牙不能完全萌出的发育障碍，牙蕾或发育的牙被骨部分或完全包绕。

亚急性

yà jí xìng

subacute

急性和慢性之间的疾病阶段。

氩激光

yà jī guāng

argon laser

气体激光的类型之一，激光波长为514nm，用于治疗皮肤、唇、口腔等血管成分较多的疾病。

咽

yān

pharynx

口腔和鼻腔之后、食管以上的管状空腔，是饮食和呼吸的共同通道。

咽瓣

yān bàn

pharyngeal flap

插入软腭的咽后壁带蒂瓣,以减小腭咽间隙。

咽壁

yān bì

pharyngeal walls

鼻咽和口咽的侧壁和后壁。

咽部语音辅助赝复体

yān bù yǔ yīn fǔ zhù yàn fù tǐ

pharyngeal speech aid prosthesis

【同】"语音辅助赝复体"。

咽升动脉

yān shēng dòng mài

ascending pharyngeal artery

自颈外动脉起始部内侧壁分出,在颈外和颈内动脉之间上行,沿咽侧壁上行达颅底,分支分布于咽、软腭、腭扁桃体和颈深肌群等。

言语表达

yán yǔ biǎo dá

speech articulation

①与说话相关的声音的发出。②在说话过程中用于停顿或改变清音或浊音气流形成有意义声音的器官的运动和位置。③言语功能,主要通过下颌、唇、舌和软腭实现。

言语障碍

yán yǔ zhàng ài

dyslalia

由于错误的学习或外部语言器官的异常导致的发音障碍,而非中枢神经系统的损伤。

延长杆

yán cháng gǎn

extender

加长钻或种植体携带体长度的器械。

延长器

yán cháng qì

extender

【同】"延长杆"。

延迟

yán chí

delay

【同】"推迟"。

延迟负荷

yán chí fù hè

delayed loading

泛指相对即刻负荷之后的任何负荷时机。

延迟功能性负荷

yán chí gōng néng xìng fù hè

delayed functional loading

【同】"延迟负荷"。

延迟𬌗分离

yán chí hé fēn lí

delayed disclusion, delayed disocclusion

①由于前牙引导而延迟的后牙分离。②"delayed disocclusin"为英文表达的非标准术语。

延迟种植

yán chí zhòng zhí

delayed implant placement

泛指相对即刻种植之后的任何种植体植入时机。

延迟种植体植入

yán chí zhòng zhí tǐ zhí rù

delayed implant placement

【同】"延迟种植"。

延期负荷

yán qī fù hè

late loading

种植体植入 6 个月之后戴入最终种植修复体,修复体与对颌存在功能性殆接触。种植体愈合期间不进行即刻或早期负荷。

延期种植

yán qī zhòng zhí

late implant placement

牙缺失之后 6 个月或更长时间植入种植体,拔牙位点完成骨与软组织愈合。参见:Ⅳ型种植。

延期种植体植入

yán qī zhòng zhí tǐ zhí rù

late implant placement

【同】"延期种植"。

延伸

yán shēn

extension

①扩大范围、增加宽度或深度。②任何连接部分的两个元素相互远离的运动。③在颌面赝复体中,延伸部分的功能是填补缺损或增强功能,而不是承载义齿,如腭部延伸、咽部延伸。

延伸基托可摘局部义齿

yán shēn jī tuō kě zhāi jú bù yì chǐ

extension base partial removable dental prosthesis

是指由义齿基托近中的天然牙支持和固位、而功能性负荷由承托区对应的剩余牙槽嵴承担的可摘局部义齿。

延伸轮廓

yán shēn lún kuò

extension outline

过时的术语。是指义齿全部基托区域的轮廓,即义齿覆盖的整个区域黏膜表面的轮廓。

延伸桥

yán shēn qiáo

extension bridge

【同】"悬臂式固定修复体"。

延展性

yán zhǎn xìng

ductility

材料在拉伸载荷下承受永久变形而不断裂的能力。是用断裂时的长度与原长度所增加的百分比来衡量,称为延伸率。

炎性纤维增生

yán xìng xiān wéi zēng shēng

inflammatory fibrous hyperplasia

【同】"翼缘龈瘤"。

炎症

yán zhèng

inflammation

由微生物和 / 或组织损伤引起的局部保护反应,临床症状为红、肿、热、痛和功能障碍。

炎症性吸收

yán zhèng xìng xī shōu

inflammatory resorption

炎症导致的牙骨质、牙本质和骨的病

理性吸收，表现为牙根和邻近骨的缺损。

研究

yán jiū

study

花费一定时间和精力来探求事物的真相、性质和规律。

研究模型

yán jiū mó xíng

study cast

"诊断模型"的非标准术语。

参见:诊断模型。

研磨

yán mó

mill, mill in, milling in

①将物体在研磨设备或器械中磨碎。②用仪器或工具进行塑形和加工。③在咬合架上的可摘义齿或全口义齿的𬌗面之间放置研磨剂，通过各种咬合运动来精调𬌗面、改善咬合的过程。

研磨工具

yán mó gōng jù

lapping tool

改善两个相对表面适应性的器具。

研磨路径

yán mó lù jìng

milled in path

在多种下颌运动中，对颌的牙或描记针在𬌗堤的𬌗面上雕刻的轮廓图案。

研磨曲线

yán mó qū xiàn

milled in curve

"研磨路径"的过时术语。

参见:研磨路径。

研磨设备

yán mó shè bèi

lapping instrument

【同】"研磨工具"。

研磨陶瓷

yán mó táo cí

milled ceramics

通过计算机辅助减法制造，将均质瓷块加工成所设计的形状。

盐皮质激素

yán pí zhì jī sù

mineral corticoid

由肾上腺皮质球状带细胞合成和分泌的类固醇激素。包括醛固酮和去氧皮质酮等，具有明显的保钠排钾作用，在维持机体正常的水、电解质代谢方面起重要作用。

盐酸拉贝洛尔

yán suān lā bèi luò ěr

labetalol hydrochloride

【同】"拉贝洛尔"。

颜料

yán liào

pigment

精细研磨的、天然或合成的、无机或有机的不溶性分散颗粒(粉末)。当分散在液体媒介物中时，可以提供颜色及许多其他基本特性，例如不透明度、硬度、耐久性和耐腐蚀性等。

颜色

yán sè

color

是指通过眼、脑和人类生活经验所产生的对可见光的视觉感受。颜色具有色调、明度和饱和度三个特性。

颜色标准
yán sè biāo zhǔn
color standard
一种其心理物理维度被精确测量和指定的颜色。

颜色表示法
yán sè biǎo shì fǎ
color notation
以某种有序的方式使用符号,使颜色的属性可以被定义,也可以用公式表达出来的方法。

颜色混合
yán sè hùn hé
additive color mixture
当人眼视网膜的同一区域被不同光谱的光线照射时所感知的颜色。

颜色刻度
yán sè kè dù
color scale
是指有序的颜色排列,显示颜色的某个或多个属性作为刻度值的渐变。

颜色维度
yán sè wéi dù
dimensions of color
是指孟塞尔开发的描述颜色的三维系统,维度分别是色调、明度和饱和度。

颜色选择
yán sè xuǎn zé
shade selection
【同】"比色"。

衍生
yǎn shēng
derivative
基于其他来源的过程或物质。

眼 - 耳平面
yǎn ěr píng miàn
eye-ear plane
【同】"眶耳平面"。

眼 - 口 - 生殖器三联综合征
yǎn kǒu shēng zhí qì sān lián zōng hé zhēng
oculo-oral-genital syndrome
【同】"白塞综合征"。

眼耳平面
yǎn ěr píng miàn
eye-ear plane
【同】"眶耳平面"。

眼睑
yǎn jiǎn
eyelid, palpebra
覆盖在眼球前方、起保护作用的屏障,以睑裂为界分为上、下眼睑。可分为睑板部、眼眶部和皮肤黏膜结合部。

眼眶
yǎn kuàng
orbita, orbit
由筛骨、额骨、泪骨、鼻骨、腭骨、蝶骨、颧骨和上颌骨参与构成的骨质腔,位于鼻部两侧,容纳并保护眼球及其附属的肌肉、血管和神经。

眼眶切除术
yǎn kuàng qiē chú shù
orbital exenteration

【同】"眶全切"。

眼眶损伤

yǎn kuàng sǔn shāng

orbit invasion

在口腔种植学中,颧种植备洞过程中过于朝向眶底及眶外侧壁,导致眼眶损伤或穿孔。

眼神经

yǎn shén jīng

ophthalmic nerve

三叉神经的分支之一,起自三叉神经节,为感觉性神经,分布于眶、眼球、结膜、泪腺、上睑、睑裂以上前额及顶部皮肤、鼻的大部分皮肤以及部分鼻黏膜。

眼赝复体

yǎn yàn fù tǐ

ocular prosthesis, eye prosthesis

使用颌面部修复体人工替代外伤、手术或先天性等原因缺失的眼球。其形状和颜色类似于正常眼的前部,有种植体支持式、粘贴式或眼镜架固位式等多种固定形式。眼赝复体不替代缺失的眼睑或邻近皮肤、黏膜、肌肉。

眼占位假体

yǎn zhàn wèi jiǎ tǐ

ocular implant

眼球摘除后置入的假体,为义眼维持空间。

厌氧微生物

yàn yǎng wēi shēng wù

anaerobe

能在部分或完全没有氧气的情况下生存的微生物。

赝复体

yàn fù tǐ

prosthesis

泛指基于功能和 / 或美学目的,恢复缺失的机体器官或结构完整性的人工替代物,包括上颌或下颌切除后的赝复体、耳赝复体、眼赝复体、鼻赝附体、眶赝复体、颅赝复体、阻塞器、腭扩增 / 语音辅助赝复体和腭提升赝复体。

阳极化表面处理

yáng jí huà biǎo miàn chǔ lǐ

anodizing surface treatment

对种植体部件(如基台、螺钉)的表面进行阳极化着色,达到易于临床上识别的目的。例如着色金黄的阳极化钛被认为能减少置于薄牙龈下基台的灰色透色效应。

阳极化处理

yáng jí huà chǔ lǐ

anodization

金属表面的电解处理方式之一,以形成阳极化表面的过程。用于增加金属(如钛)表面天然氧化层的厚度,其过程中可加入染料对种植体部件进行染色。

阳极氧化

yáng jí yǎng huà

anodic oxidation

用电解法将作为阳极的金属制件的表面氧化形成一层致密的氧化膜的表面处理方法。

阳型

yáng xíng

patrix component

【同】"阳型部件"。

阳型部件

yáng xíng bù jiàn

patrix component

是附着体系统的组成部分,嵌入覆盖义齿内的阴极部件,从而实现机械固位的结构。

阳性预测值

yáng xìng yù cè zhí

positive predictive value

指筛检试验检出的全部阳性例数中,真阳性的例数所占的比例。反映筛检试验结果阳性者患目标疾病的可能性。计算时用表示为真阳性反应(TP)数除以真阳性反应加假阳性反应(FP)之和的比例表示,即阳性预测值 = TP / (TP + FP)。

杨氏模量

yáng shì mó liàng

Young's modulus

【同】"弹性模量"。

氧氟沙星

yǎng fú shā xīng

ofloxacin

第三代喹诺酮类药物,为广谱抗菌剂。对革兰氏阴性菌、部分革兰氏阳性菌等有较好的抗菌作用,对部分厌氧菌、铜绿假单胞菌、结核分枝杆菌等也有一定抗菌活性。临床上主要用于敏感菌所致的呼吸道、泌尿道、皮肤及软组织、胆道和耳鼻喉等感染的治疗。

氧化表面

yǎng huà biǎo miàn

oxide surfaces

①在可吸收表面形成含氧化合物和络合物。②钛种植体的表面暴露于空气或经表面处理会形成多种化学式的氧化钛。

氧化表面处理

yǎng huà biǎo miàn chǔ lǐ

oxidized surface treatment

通过改变钛氧化物层的厚度来改良钛种植体的表面特性。

氧化表面形成

yǎng huà biǎo miàn xíng chéng

oxidating surface treatment

①在金属表面形成金属氧化物。②钛暴露于空气时立刻发生氧化,在钛种植体表面形成对骨结合成功至关重要的氧化层。

氧化锆

yǎng huà gào

zirconium oxide, zirconia

以二氧化锆为主成分的高熔点金属氧化物,具有良好的耐磨性、生物相容性、化学稳定性和美观性等特点,主要用于制作修复体、基台和种植体等。

氧化锆陶瓷桩

yǎng huà gào táo cí zhuāng

zirconia ceramic post

为取得更佳的美学效果、用于修复根管治疗后患牙的陶瓷桩。通常与复合树脂或压铸陶瓷一起使用以成核。

氧化锆修复体

yǎng huà gào xiū fù tǐ

zirconia restoration

由氧化锆基底制成的修复体,包括全氧化锆或瓷饰面的氧化锆(用饰面瓷或压铸陶瓷饰面)两种类型的修复体。

氧化铝

yǎng huà lǚ

aluminum oxide, alumina

①可用于牙科陶瓷的金属氧化物替代品,可增加硬度和黏度。②高强度陶瓷晶体之一,分散在玻璃相中以增强其强度,如铝瓷冠。③精细研磨的陶瓷颗粒之一,如用于上瓷前的喷砂。

氧化铝陶瓷

yǎng huà lǚ táo cí

aluminous porcelain

以氧化铝为基相的陶瓷材料。

氧化钛

yǎng huà tài

titanium oxide

【同】"钛氧化物"。

氧化物

yǎng huà wù

oxide

氧元素与其他化学元素组成的二元化合物。其构成中只含两种元素,其一为氧元素,其二若为金属元素,则为金属氧化物;若为非金属,则为非金属氧化物。

氧化锌 - 丁香酚印模材料

yǎng huà xīn dīng xiāng fēn yìn mú cái liào

zinc oxide eugenol impression materials

由氧化锌和丁香酚组成的无弹性、不可逆印模材料。

氧化锌丁香酚水门汀

yǎng huà xīn dīng xiāng fēn shuǐ mén tīng

zinc oxide eugenol cement

由氧化锌和丁香酚为主要成分的水门汀或粘固剂,通常为粉剂和液剂两组分,也有双糊剂型。

氧化亚氮

yǎng huà yà dàn

nitrous oxide

气体麻醉剂,无色、芳香、不活泼。镇痛作用强,麻醉效能较弱。

氧化钇稳定四方氧化锆陶瓷

yǎng huà yǐ wěn dìng sì fāng yǎng huà gào táo cí

yttria-stabilized tetragonal zirconia, Y-TZP, Y-TZP ceramics

以氧化钇作为稳定剂的四方氧化锆多晶材料,在口腔医学中常用于制作修复体。

氧疗

yǎng liáo

oxygen therapy

【同】"高压氧疗"。

样本

yàng běn

specimen

①是观测或调查的一部分个体,总体是研究对象的全部。在总体中选取个体的过程为抽样,研究对象不同,抽样方法也有所不同。②从整体中取出的代表性部分,用于分析以做出诊断学或组织学描述。

样品

yàng pǐn

specimen

是能够代表商品品质或生物状态的少量实物,用于示例与检测。

咬

yǎo

bite

在牙之间切割或压碎的动作。

咬骨钳

yǎo gǔ qián

rongeur

咬除骨、修整骨面的钳式手术器械。

咬合

yǎo hé

articulation, occlude, bite

功能运动中,下颌牙或修复体与上颌牙或修复体的𬌗面的静态和动态接触关系。

咬合板

yǎo hé bǎn

bite plane, bite plate, bite guard, bite splint

"𬌗板"的俚语。

参见:𬌗板。

咬合叉

yǎo hé chā

bite-fork

为面弓的组成部分,用于将上颌与髁的位置关系转移至咬合架。

咬合堤

yǎo hé dī

bite rim

"𬌗堤"的俚语。

参见:𬌗堤。

咬合分离

yǎo hé fēn lí

disocclude, disclude

使下颌牙与上颌牙接触面的分离。

咬合分析

yǎo hé fēn xī

bite analysis

"𬌗分析"的俚语。

参见:𬌗分析。

咬合关系

yǎo hé guān xì

occluding relation

对颌牙或修复体在咬合状态下的𬌗接触关系。

咬合颌记录

yǎo hé hé jì lù

occluding jaw record

最大牙尖交错位时的颌记录。

咬合记录

yǎo hé jì lù

bite registration

"颌位记录"的俚语。

参见:颌位记录。

咬合架

yǎo hé jià

articulator, articulator articulation, dental articulator, occluding frame

①代表颞下颌关节、上颌和下颌的机械装置,可以承载并定位模型,模拟部分或全部下颌运动,被用于诊断、设计、调𬌗与排牙等。 ②occluding frame:为"咬合架"英文"articulator"的过时术语。是指排牙时固定上颌与下颌模型位置关系的装置。

参见:简单咬合架、平均值咬合架、半可调节咬合架、全可调节咬合架、阿克恩咬合架、非阿克恩咬合架、Ⅰ型咬合

架、Ⅱ型咬合架、Ⅲ型咬合架、Ⅳ型咬
合架。

咬合面
yǎo hé miàn

occlusal surface

"𬌗面（occlusal surface）"的非标准术语。
参见：𬌗面。

咬合器
yǎo hé qì

articulator

【同】"咬合架"。

咬合减低
yǎo hé jiǎn dī

bite closing

"垂直距离降低"的俚语。

咬合块
yǎo hé kuài

bite block

"𬌗堤"的俚语。
参见：𬌗堤。

咬合力
yǎo hé lì

biting force

"𬌗力"的非标准术语。
参见：𬌗力。

咬合翼片
yǎo hé yì piān

bitewing projection

用翼片将影像接收器咬合于上颌牙与
下颌牙舌侧拍摄的口内放射线片，可
以同时显示上颌牙与下颌牙的牙冠或
修复体冠部、部分牙根以及部分牙槽
嵴顶。

咬合纸
yǎo hé zhǐ

articulating paper, ribbon, tape

浸润染色剂的纤维片或者表面覆盖染
色剂的金属、树脂薄膜，在咬合及咀嚼
运动中指示和标记接触区。
参见：调𬌗。

咬肌
yǎo jī

masseter, musculus masseter

咀嚼肌之一，位于下颌支外侧，可分为
浅、中、深三层，在前部三层相互融合。
受下颌神经的咬肌神经支配。收缩时
可上提下颌骨发挥闭口功能。

咬肌神经
yǎo jī shén jīng

masseteric nerve

三叉神经之下颌神经的分支，支配咬
肌及颞下颌关节。

咬力
yǎo lì

biting pressure, biting strength

"𬌗力"的非标准术语。
参见：𬌗力。

药
yào

drug

①任何改变生命系统生理过程的化学
物质。②用于预防、治疗或减轻疾病
或疼痛、或在某些诊断过程中作为辅
助诊断的物质。

药理学
yào lǐ xué

pharmacology

研究药物与机体间相互作用规律及其药物作用机制的一门科学,主要包括药效动力学和药代动力学两个方面。前者是阐明药物对机体的作用及其原理,后者是阐明药物在体内的代谢过程、药物效应和血药浓度的消长规律。

药物半衰期
yào wù bàn shuāi qī
drug half-life
血药浓度降低 50% 所需的时间量。

药物激动剂
yào wù jī dòng jì
drug agonist
与受体反应并引发细胞反应的化学物质。这种反应类似于内源性激素或神经递质。

药物拮抗剂
yào wù jié kàng jì
drug antagonist
通过争夺受体、阻止药物激动剂与其受体发生反应的化学物质。

药物相关性颌骨坏死
yào wù xiāng guān xìng hé gǔ huài sǐ
medication-related osteonecrosis of the jaw (MRONJ)
因为治疗全身其他疾病而使用双膦酸盐类药物或其他靶向药物后发生的严重颌骨坏死并发症。诊断标准包括:正在接受或已经接受过抗骨吸收和抗血管新生治疗;颌面部死骨暴露,或能通过口内口外的瘘道探查到死骨,持续 8 周以上;口腔未经过放射性治疗且不存在明显的肿瘤转移性疾病。临床除骨暴露,还可见疼痛、软组织肿胀、溃疡等症状。

药物效应动力学
yào wù xiào yìng dòng lì xué
pharmacodynamics
研究药物对机体的作用机制、作用规律和作用方式,阐明药物对机体产生的生物效应的学科。也包括药物之间相互作用的影响。

药物性口炎
yào wù xìng kǒu yán
stomatitis medicamentosa
由于摄入全身性过敏原(通常是药物)而导致的口腔黏膜爆发性病变。全身反应可表现为哮喘、皮疹、荨麻疹、瘙痒、白细胞减少、淋巴结肿大和血小板减少性紫癜等,口腔病变包括红斑、溃疡、囊泡、大疱和血管神经性水肿等。

药物性龈炎
yào wù xìng yín yán
drug-influenced gingivitis
牙龈对药物的炎症反应。

药效
yào xiào
drug efficacy
是指化学制剂或药物产生生物效应的能力。

药效学
yào xiào xué
pharmacodynamics
【同】"药物效应动力学"。

叶
yè
lobe
①某物的圆形或扁平的部分,通常是两个或多个这样的部分中的每一个

被裂痕分开,并且经常突出或悬挂。
②身体器官或局部结构的弯曲的或圆形的突出物或部分。

叶规

yè guī

leaf gauge

测量距离或提供计量分隔的装置,由一组塑料或金属薄片组成。可测量间距离或评估间干扰的程度。

叶片状种植体

yè piàn zhuàng zhòng zhí tǐ

blade implant

薄片状金属种植体,依靠垂直向骨量获得固位,骨内部分有带孔、光滑、带凹槽、有纹理、带涂层和楔形等多种形态设计,直接带有单基台或多基台设计。

叶状乳头

yè zhuàng rǔ tóu

foliate papilla

一系列的平行的黏膜凸起,包含味蕾。它们位于腭舌皱襞正前方的舌侧缘上。

夜间殆垫

yè jiān hé diàn

night guard

"殆板"的非标准术语。是硬质丙烯酸树脂制成的可摘装置,覆盖牙弓内所有牙的殆面或切缘,并保持与对颌牙的精确殆接触。
参见:殆板。

夜间肌电图

yè jiān jī diàn tú

nocturnal electromyography

睡眠时的肌电图记录。

液压技术

yè yā jì shù

hydraulic pressure technique
【同】"水压技术"。

一壁骨袋

yī bì gǔ dài

one-wall intrabony pocket
为"一壁骨内袋"的非标准用语。
参见:一壁骨内袋。

一壁骨内袋

yī bì gǔ nèi dài

one-wall intrabony pocket

垂直性骨吸收形成的骨下袋的牙根或种植体只有一个面存在支持骨,其他三个面的支持骨破坏,但外周有骨壁存在。

一壁骨缺损

yī bì gǔ quē sǔn

one-wall bone defect

种植体植入之后,一个面有骨接触、另外三个面无骨壁存在的骨缺损形态。

一段式迷你种植体

yī duàn shì mí nǐ zhòng zhí tǐ

one-piece titanium mini-implant

通常是指种植体体部直径 <2.5mm、穿黏膜基台与种植体为一个整体的骨结合种植体。

一段式种植体

yī duàn shì zhòng zhí tǐ

one-stage implant, nonsubmergible implant
含有基台结构的种植体。

一阶段骨移植程序

yī jiē duàn gǔ yí zhí chéng xù

single-stage grafting procedures

【同】"同期骨增量外科程序"。

一阶段手术

yī jiē duàn shǒu shù

single-stage surgery

【同】"非潜入式种植"。

一阶段外科方案

yī jiē duàn wài kē fāng àn

single-stage surgical approach

一次手术达到治疗目的的外科程序。

一阶段种植

yī jiē duàn zhòng zhí

one-stage implant placement

【同】"非潜入式种植"。

一期关闭

yī qī guān bì

primary closure

【同】"初期关闭"。

一体式基台

yī tǐ shì jī tái

one-piece abument

基台的类型之一,基台的固位部分和基台本体为同一部件。两种情况:①基台本体含有螺丝结构设计,通过整体旋转使基台就位。②基台本体不含有螺钉设计,依靠摩擦力固位。

一体式螺钉固位式冠 - 基台复合体

yī tǐ shì luó dīng gù wèi shì guān jī tái fù hé tǐ

one-piece screw-retained crown, abutment complexes

在金合金或氧化锆个性化基台上直接饰瓷,具有传统的直接螺丝通道或角度螺丝通道的种植体支持式修复体。

一体式螺钉固位修复体

yī tǐ shì luó dīng gù wèi xiū fù tǐ

one-piece screw-retained prosthesis, one-piece screw-retained restoration

【同】"一体式螺钉固位式冠 - 基台复合体"。

一体式预成角度基台

yī tǐ shì yù chéng jiǎo dù jī tái

preangled abutment one piece

含基台螺钉的原厂角度基台。

一体式种植体

yī tǐ shì zhòng zhí tǐ

one-piece implant, one-part implant

种植体穿黏膜颈部与种植体位于骨内的体部为一体的种植体,种植体颈部位于软组织之内。

一期手术

yī qī shǒu shù

stage one surgery, first stage surgery

将种植体植入牙槽骨内,安放封闭螺钉,关闭软组织创口的手术过程。因为在种植体潜入式愈合之后要再次手术暴露种植体平台,故将此次手术称为"一期手术"。

一期愈合

yī qī yù hé

healing by first intention, primary soft tissue healing, primary union, primary adhesion

创口边缘通过纤维粘连直接对位愈合,无肉芽组织干扰。创口通常在

7~10 天内无干扰愈合。

一致意见
yī zhì yì jiàn
consensus
【同】"共识"。

伊红 - 亚甲蓝染色
yī hóng yà jiǎ lán rǎn sè
eosin-methylene blue staining
【同】"瑞氏染色"。

伊廉分类
yī lián fēn lèi
Elian classification
拔牙后剩余牙槽嵴形态分为三类,Ⅰ类:唇侧软组织和颊侧骨板高度正常,位于拔牙之前的釉牙骨质界处,且拔牙窝完整无骨缺损;Ⅱ类:唇侧软组织存在,但颊侧骨板部分缺失;Ⅲ类:唇侧软组织和颊侧骨板均显著性减少。

医疗
yī liáo
care, treatment
卫生专业人士给予患者的健康服务。

医疗标准
yī liáo biāo zhǔn
standard of care
①在相同或相似的情况或地域,卫生专业人士提供医疗保健的水准。②专家共识的、被广泛接受的治疗标准,卫生专业人士以此为治疗依据。③书面陈述,包括规则、行为和条件等。

医疗器械
yī liáo qì xiè
medical device
用于诊断、治疗和预防人类疾病的仪器、设备、机器或其他一切相关部件。

医学成像
yī xué chéng xiàng
medical imaging
非侵入方式获得内部组织影像的过程。包括不同的成像技术,例如放射线摄影、血管摄影、计算机体层成像、核磁共振成像、正子发射断层扫描和超音波检查等。

医学数字成像与通信
yī xué shù zì chéng xiàng yǔ tōng xìn
digital imaging and communications in medicine (DICOM)
医疗成像中处理、存储、打印和传输信息的标准,包括文件格式定义和网络通信协议。

医学图像处理
yī xué tú xiàng chǔ lǐ
medical image processing
对非侵入方式获得的内部组织影像做进一步处理的过程,例如三维重建、图像复原和突出处理等。

医学影像
yī xué yǐng xiàng
medical image
以非侵入方式获得的内部组织影像,包括成像技术与处理过程。

医用硫酸钙
yī yòng liú suān gài
medical-grade calcium sulfate (MGCS)
生物工程形式的硫酸钙,可作为骨替代品。通过修改半水合物晶体的形状和尺寸,实现可控且较慢的吸收曲线。

医源性的

yī yuán xìng de

iatrogenic

属于或关于由医学检查或治疗引起的精神、身体异常或疾病。

依从性

yī cóng xìng

compliance

① 遵守愿望或命令的行为或事实。② 患者对其承诺的治疗与保健过程的理解与服从。③ 当受到作用力时，材料发生弹性变形或体积变化的特性，它等于刚度的倒数。

仪器

yí qì

instrument

工具或器具，尤指用于精细工作和以艺术或科学为目的的工具。

仪器比色

yí qì bǐ sè

instrumental color matching

【同】"数字化比色"。

胰岛素

yí dǎo sù

insulin

由胰岛 β 细胞分泌的激素，能促进血糖的降低，其作用可能受垂体生长激素、促肾上腺皮质激素、肾上腺皮质激素、肾上腺素、胰高血糖素和甲状腺激素的影响。

胰岛素 1

yí dǎo sù yī

insulin 1

调节糖代谢的多肽激素，在胰腺内合成。除了对维持糖类（碳水化合物）的动态平衡起主要作用外，它还可通过改变肝脏释放脂肪储备的能力来影响脂肪代谢。胰岛素浓度对整个机体产生普遍影响。

胰岛素样生长因子

yí dǎo sù yàng shēng zhǎng yīn zǐ

insulin-like growth factor (IGF)

与胰岛素结构相似的多肽，包括两种配体（IGF-1 和 IGF-2）、两种细胞表面受体（IGF-1R 和 IGF-2R）以及数种结合蛋白，可控制多种组织的生长、分化和功能。在口腔组织中，胰岛素样生长因子与牙、牙周结构以及唾液腺的发生、发育及功能等多方面相关。

胰岛素样生长因子 -1

yí dǎo sù yàng shēng zhǎng yīn zǐ yī

insulin-like growth factor-1 (IGF-1)

分子结构与胰岛素相似的多肽，介导多种细胞过程，包括细胞黏附、迁移、增殖、分化、转化和存活，并刺激成骨细胞的复制和骨基质的合成，还能有效增强钛植入物周围的上皮整合。

胰岛素样生长因子 -2

yí dǎo sù yàng shēng zhǎng yīn zǐ èr

insulin-like growth factor-2 (IGF-2)

由 67 个氨基酸组成、相对分子质量为 7 500 道尔顿的多肽，主要由肝脏产生，其分子结构与胰岛素原相似，可与胰岛素受体结合而发挥生理作用，包括影响胚胎细胞的分化以及骨、肌肉、脂肪等组织的生成与功能。

胰岛素依赖型糖尿病

yí dǎo sù yī lài xíng táng niào bìng

insulin-dependent diabetes mellitus

【同】"1 型糖尿病"。

移动

yí dòng

mobile

能够被移动，能够自由移动或轻松移动。

移动骨段

yí dòng gǔ duàn

transport segment

在牵引成骨中，手术截断的可移动的牙槽骨骨段。

移位皮瓣

yí wèi pí bàn

transposition skin flap

【同】"转位皮瓣"。

移行性舌炎

yí xíng xìng shé yán

glossitis, migratory

【同】"地图样舌"。

移植

yí zhí

transplant, graft

从一个个体中取出组织或器官将其移入另一个个体或同一个个体的其他位置。

移植材料

yí zhí cái liào

grafting material

【同】"移植物"。

移植物

yí zhí wù

graft

①用于自体或同种移植的活体的组织或器官。②泛指自体，以及同种异体、异种或异质材料，以增强组织、增加组织量以修复缺损或用以促进不同组织之间的封闭。

参见：骨增量材料。

移植物愈合

yí zhí wù yù hé

graft healing

①移植的活组织修复的过程。②骨移植的愈合有两种结果：未能与受区整合而逐渐消失；与受区整合而行使功能。③成骨细胞或骨祖细胞可转移至受区。④在骨移植材料的吸收过程中，多种生长因子自骨基质的非胶原组织中释放。

遗传性牙龈纤维瘤病

yí chuán xìng yá yín xiān wéi liú bìng

hereditary gingival fibromatosis

较为罕见的牙龈组织的弥漫性纤维结缔组织增生疾病，可累及全口，但以上颌磨牙腭侧最为严重。可在幼儿期发病，一般开始于恒牙萌出之后。病因不明，可有或无家族史。

乙醇

yǐ chún

ethanol

在常温常压下是易燃、易挥发的无色透明液体，不同浓度用途不同。其中体积分数为 75% 的乙醇常用于杀菌消毒。

乙烯聚硅氧烷

yǐ xī jù guī yǎng wán

vinyl polysiloxane (VPS)

【同】"加成型硅橡胶"。

乙型肝炎

yǐ xíng gān yán

Hepatitis B (HBV)

由乙型肝炎病毒引起的肝脏感染性炎症。它可以在医疗环境中传播。发病隐匿，特征包括厌食、不适、恶心、呕吐、腹痛和黄疸。

乙氧基苯甲酸水门汀

yǐ yǎng jī běn jiǎ suān shuǐ mén tīng

ethoxybenzoic acid cement

以 2- 乙氧基苯甲酸取代丁香酚为增强剂的氧化锌丁香酚水门汀

以色列放线菌

yǐ sè liè fàng xiàn jūn

Actinomyces israelii

属于典型的共生细菌。革兰氏阳性不动兼性厌氧的多形性细菌。通常存在于土壤中，但也见于哺乳动物的牙菌斑和肠道中。

以修复为导向的种植理念

yǐ xiū fù wéi dǎo xiàng de zhòng zhí lǐ niàn

restoration-driven implant concept

以最终的功能与美学修复效果为目标，由此来设定种植外科方案、种植修复方案和种植维护方案的种植理念。

义鼻

yì bí

nasal prosthesis

【同】"鼻赝复体"。

义臂

yì bì

arm prosthesis

替代人手臂部分或全部结构的人工假体。

义齿

yì chǐ

denture

替代缺失牙及相关结构的人工修复体，由牙、种植体或黏膜提供支持与固位。

义齿边缘

yì chǐ biān yuán

denture border

①义齿基托的边缘，位于磨光面和组织面的交接处。②义齿基托的唇侧、舌侧和后缘。

义齿表面

yì chǐ biǎo miàn

denture surfaces

泛指包括义齿组织面在内的所有表面。

义齿承托区

yì chǐ chéng tuō qū

denture bearing area, denture foundation, denture foundation area

支持和固位整个或部分可摘义齿基托的口腔软组织结构。

义齿重衬

yì chǐ chóng chèn

denture reline

用新的基托材料重新处理、改善可摘义齿组织面的程序，从而使组织面与承托区获得精确匹配。

义齿戴入

yì chǐ dài rù

denture delivery, denture placement denture insertion

在患者口腔内戴入最终义齿的程序。

义齿服务
yì chǐ fú wù

denture service

涉及从诊断与设计到义齿制作、戴入和维护的整个程序。

义齿个性化
yì chǐ gè xìng huà

denture characterization

修饰义齿基托和人工牙的质地和色泽，以创造更自然和逼真的外观。

义齿固化
yì chǐ gù huà

denture curing

"义齿加工"的非标准术语。是指义齿基托材料在义齿型盒中聚合和硬化成义齿的过程。

参见：义齿加工。

义齿固位力
yì chǐ gù wèi lì

denture retention, retention of the denture

①义齿抵抗从脱位或移位的阻力，尤指与戴入方向相反的阻力。②义齿固位在基牙和/或组织上的能力。

义齿殆面
yì chǐ hé miàn

denture occlusal surface

义齿与对颌牙或修复体接触的表面。

义齿基板
yì chǐ jī bǎn

base plate

【同】"基托"。

义齿基托
yì chǐ jī tuō

denture base

义齿的牙龈色的部分，位于支持组织上，承载人工牙并向支持组织传导与分散殆力。

义齿基托表面
yì chǐ jī tuō biǎo miàn

denture basal surface, intaglio, foundation surface of denture

【同】"基托组织面"。

义齿基托材料
yì chǐ jī tuō cái liào

denture base material

用于制作基托的任何材料，例如制作粉红色牙龈部分的材料。

义齿基托轮廓
yì chǐ jī tuō lún kuò

gingival denture contour

模拟天然牙周围软组织的义齿基托的外形轮廓。

义齿加工
yì chǐ jiā gōng

denture processing

①义齿基托材料聚合形成义齿的过程。②把义齿或义齿的一部分的蜡型转换成丙烯酸树脂或其他材料从而完成义齿的制作过程。

义齿空间
yì chǐ kōng jiān

denture space

①可被上颌和/或下颌义齿占据的口腔三维空间。②上颌与下颌剩余牙槽嵴之间和剩余牙槽嵴周围可用于义齿

修复的空间。③之前由牙、牙槽骨和周围软组织所占据、现在要用于全口义齿或局部义齿修复的空间。④为修复体需要所占据的额外空间。

义齿美学
yì chǐ měi xué

denture esthetics

义齿被患者戴入之后所产生的外在美学效果,影响患者的美貌、魅力、性格和尊严。

义齿黏附剂
yì chǐ nián fù jì

denture adhesive, adherent

使义齿粘在口腔黏膜上、增加固位力的黏性制剂。

义齿抛光面
yì chǐ pāo guāng miàn

denture polished surface

"雕刻面"的过时术语。

参见:雕刻面。

义齿设计
yì chǐ shè jì

denture design

过时的术语。是指在研究了所有相关因素后,对义齿进行的符合预期外形的设计。

义齿树脂填塞
yì chǐ shù zhī tián sāi

denture resin packing

【同】"义齿填塞"。

义齿弹性衬里
yì chǐ tán xìng chèn lǐ

resilient denture liner

在全口义齿、可摘局部义齿或颌面赝复体组织面上使用的临时(甲基丙烯酸乙酯和邻苯二甲酸酯增塑剂)或最终的(经加工的硅橡胶)弹性衬里。

义齿填塞
yì chǐ tián sāi

denture packing

非标准术语。是指将义齿基托材料压入耐火型盒内的模具的过程。

义齿稳定性
yì chǐ wěn dìng xìng

denture stability

①义齿在承托区上运动的阻力,尤其是对侧向(水平向)力的抵抗,而非垂直向脱位力(即义齿固位力)。②义齿维持承托区和/或基牙相关平衡状态的能力。

义齿型盒
yì chǐ xíng hé

denture flask

为金属或玻璃纤维制作的容器,用于承载义齿聚合的石膏模具。

义齿修复体
yì chǐ xiū fù tǐ

denture prosthesis

使用很久的一个常用术语。是指牙及相关结构的可摘义齿,也用于区别种植体支持式修复体或颅颌面赝复体。

义齿修复学
yì chǐ xiū fù xué

denture prosthetics

过时的术语。是指:①使用人工替代物替换缺失牙及相关结构,以恢复和维持患者的口腔功能、舒适、美观和健康。②无牙颌修复的艺术与科学。

义齿学
yì chǐ xué
dentogenics
在做义齿的排列和解剖结构时将性别、个性和年龄作为参考因素。

义齿牙
yì chǐ yá
denture tooth
【同】"人工牙"。

义齿翼
yì chǐ yì
denture flange
义齿基托伸入前庭软组织的部分,从人工牙的颈端延伸到义齿的边缘。

义齿印模面
yì chǐ yìn mú miàn
impression surface of denture
【同】"基托组织面"。

义齿预测
yì chǐ yù cè
denture prognosis
临床医生或技师在义齿修复前对义齿修复效果的判断和尝试。

义齿支承结构
yì chǐ zhī chéng jié gòu
denture supporting structures
过时的术语。是指支撑可摘局部义齿或全口义齿的剩余牙槽嵴或牙。

义齿支承区
yì chǐ zhī chéng qū
denture supporting area

【同】"义齿承托区"。

义耳
yì ěr
ear prosthesis, auricular prosthesis
【同】"耳赝复体"。

义手
yì shǒu
hand prosthesis
替代人手的修复假体。

义眼
yì yǎn
artificial eye
【同】"眼赝复体"。

义肢
yì zhī
artificial limb
部分或全部上肢和/或下肢的人工假体。

异常
yì cháng
anomaly
①不同的、不正常的、特殊的或不易归类的事物、思维和行为。②偏离正常的解剖生长、发育或功能的失常或偏差。③明显偏离正常标准,尤指由于先天性缺陷所致。

异常系带
yì cháng xì dài
abnormal frenum
在口腔医学中,是指唇、颊或舌系带的形态异常(如过短或过宽)或位置异常(如附着在嵴顶附近),能牵拉龈缘、限制唇舌运动。

异构体

yì gòu tǐ

isoforms

①两种或多种不同蛋白质的任何蛋白组，由不同基因产生，对不同组织具有特异性，但具有相同的功能和相似的序列。②现已鉴定并表征了大约 20 种骨形态发生蛋白家族成员（异构体），每种异构体都参与一些发育过程，其中 BMP-2 对骨再生影响的研究最多。

异色边缘

yì sè biān yuán

limbus

相邻部分或结构之间具有颜色差异的边缘。

异位成骨

yì wèi chéng gǔ

heterotopic bone formation

【同】"异位骨生成"。

异位的

yì wèi de

ectopic

以不正常的位置、方式或形式的出现，如异位萌出。

异位骨生成

yì wèi gǔ shēng chéng

heterotopic bone formation

在机体的非骨组织内，由骨诱导因子诱导间充质干细胞分化为成骨细胞成骨。

异位骨形成

yì wèi gǔ xíng chéng

heterotopic bone formation

【同】"异位骨生成"。

异位萌出

yì wèi méng chū

ectopic eruption

牙在非预期、非正常或偏移位置的萌出，多见于下颌第一、第三磨牙，有时会导致邻牙的异常吸收。

异位痛

yì wèi tòng

heterotopic pain

在真正病变处之外区域感到的疼痛。

异位牙

yì wèi yá

transversion

未按其牙位萌出的牙。

异物

yì wù

foreign body

在正常情况下，组织或体腔中不属于自身的物质。

异物反应

yì wù fǎn yìng

foreign body reaction

组织或器官内，异物周围的肉芽肿反应，通常以巨细胞为特征。

异向性种植体表面

yì xiàng xìng zhòng zhí tǐ biǎo miàn

anisotropic implant surface

非各向同性的种植体表面，在不同方向测量和负荷有不同特性。

异质材料

yì zhì cái liào

alloplastic material

【同】"异质性材料"。

异质物

yì zhì wù

alloplast

用于植入机体的生物惰性异质材料，通常是指异质骨移植材料。

异质性材料

yì zhì xìng cái liào

alloplastic material

适合植入体内的非生物材料，如金属、陶瓷和塑料等。

异质移植物

yì zhì yí zhí wù

alloplastic graft

源自非生命来源的生物惰性移植材料。通常是指异质骨移植材料，如磷酸钙（羟基磷灰石、磷酸三钙和双向磷酸钙）、生物活性玻璃和聚合物等类型。

异种移植物

yì zhǒng yí zhí wù

heterograft, xenograft, heterogeneous graft

取自另一物种供体（不同物种个体之间）的移植物。通常是指异种骨移植材料，骨或骨样基质中的有机成分已经去除，以避免排异反应和疾病传染，例如去蛋白牛骨矿物质。

抑菌剂

yì jūn jì

bacteriostat

抑制或延缓细菌生长和增殖的药剂。

抑菌性

yì jūn xìng

bacteriostatic

抑制或延缓细菌的生长和繁殖。

易变因子

yì biàn yīn zǐ

labile factor

【同】"促凝血球蛋白原"。

意识镇静

yì shí zhèn jìng

conscious sedation

镇静状态的一个类型，对知觉水平最低程度的抑制以达到消除恐惧、忧虑和焦虑的作用。患者能够独立维持气道，并能对身体刺激和口头指令做出适当反应。

意外骨折

yì wài gǔ zhé

accidental fracture

因供骨区取骨量过大和／或剩余的基骨骨量过少而诱发的骨折，在术中及术后均可发生。

溢脓

yì nóng

suppuration

①脓的形成或排出。②发生于牙或种植体周时，提示有支持组织的活动性破坏。

翼

yì

flange

在口腔医学中，是指义齿基托的一部分，自牙颈部延伸至边缘，突入义齿的颊、舌或唇组织区域。

翼板

yì bǎn

pterygoid plates

为蝶骨翼突的外板和内板。内板与外

板的前上部融合,下部分离形成翼切迹,其内有腭骨锥突。内板与外板之间的窝称为翼突窝,为翼内肌的起始处。外板宽而薄,为翼外肌上头的起始处。内板窄而长,其下端形成较尖并弯向外下方的翼钩,有腭帆张肌肌腱呈直角绕过。

翼丛

yì cóng

pterygoid plexus

【同】"翼静脉丛"。

翼腭间隙

yì è jiàn xì

pterygopalatine space

位于眶尖的下方,颞下窝的内侧,为一伸长的三角形间隙。前界上颌骨体,后界蝶骨翼突,上为蝶骨大翼,内以腭骨垂直板为界。间隙内主要有上颌神经、翼腭神经节、上颌动脉的第三段及其分支。

翼腭窝

yì è wō

pterygopalatine fossa

【同】"翼腭间隙"。

翼静脉丛

yì jìng mài cóng

pterygoid plexus

位于颞下窝内,相当于上颌结节后上方处,分布于颞肌及翼内肌与翼外肌之间。凡与上颌动脉分支伴行的静脉均参与此静脉丛的构成。该静脉丛向后汇集成上颌静脉。进行上牙槽后神经传导阻滞麻醉时,应正确掌握注射的方向、角度及深度,避免刺破翼丛发生血肿。

翼内肌

yì nèi jī

medial pterygoid

咀嚼肌之一,位于颞下窝和下颌支的内侧面,有深浅两头,深头起于翼外板内面及腭骨锥突,浅头起于腭骨锥突及上颌结节,两头环抱翼外肌的下头。受下颌神经支配,收缩时上提下颌骨。

翼切迹

yì qiē jì

pterygoid notch

【同】"翼上颌切迹"。

翼上颌切迹

yì shàng hé qiē jì

pterygomaxillary notch

为蝶骨翼突钩与上颌结节后缘之间的明显切迹,表面覆盖黏膜亦凹陷成切迹状,是颊侧前庭的后缘,也是上颌全口义齿两侧后缘的界限。

翼窝

yì wō

pterygoid fossa

翼突的外板和内板之间的窝,为翼内肌的起始处。

翼下颌缝

yì xià hé fèng

pterygomandibular raphe, raphe

是颊肌和咽上缩肌的肌腱样融合,附着于翼状钩和下颌磨牙后三角区,表面覆盖为连接上颌和下颌牙槽区域最后边界的黏膜皱褶。

翼下颌间隙

yì xià hé jiàn xì

pterygomandibular space

位于下颌支内侧骨壁与翼内肌外侧面之间,间隙内主要有舌神经、下牙槽神经及下牙槽动、静脉通过。间隙内疏松的蜂窝组织向上与颞下间隙及颞间隙通连,向前通颊间隙,向下与舌下、下颌下间隙相通,向后与咽旁间隙连通,向外通咬肌间隙,还可经颅底神经血管束通入颅内。

翼缘
yì yuán
flange edges
义齿雕刻面与组织面的转折处,可为基托隆起的嵴、边缘或突出部分。

翼缘轮廓
yì yuán lún kuò
flange contour
过时的术语。是指翼形状的扩展、突起的形式或义齿组织面延伸的设计。

翼缘龈瘤
yì yuán yín liú
epulis fissuratum
过长的义齿翼缘刺激口内组织过度生长形成幕状褶皱。

翼种植
yì zhòng zhí
pterygoid implant
可用于上颌骨后部骨量严重不足患者的种植技术。翼种植起自第一磨牙或第二磨牙区域,斜向后上,穿过上颌结节直至翼板区,从而避免上颌后牙区植骨或修复体末端的悬臂。

阴极
yīn jí
cathode

电解过程中的负极。

阴模
yīn mú
matrix
用于铸造的铸模,或塑料成型的模具。

阴型
yīn xíng
matrix
附着于义齿组织面、与附着体阳型相匹配的附着体系统的组成部件。

阴型部件
yīn xíng bù jiàn
matrix component
附着体系统的组成部分,固定于覆盖义齿基托组织面,其被阳型部件嵌入,从而实现机械固位。

阴性预测值
yīn xìng yù cè zhí
negative predictive value
诊断疾病的阴性反应所占比例,是人口中真正不存在疾病的准确指标。该比例计算为真阴性反应的数量除以真阴性反应加假阴性反应的总和,即阴性预测值 = TN / (TN + FN)。

龈凹痕
yín āo hén
gingival groove
【同】"龈凹线"。

龈凹线
yín āo xiàn
gingival groove
牙龈表面的线形浅凹,为游离龈和附着龈的分界。

龈瓣

yín bàn

operculum

覆盖部分萌出或未萌出牙（通常指第三磨牙）的软组织瓣，可能导致冠周炎。

龈变性

yín biàn xìng

gingivosis

"剥脱性龈炎"的过时术语。

参见：剥脱性龈炎。

龈侧楔状隙

yín cè xiē zhuàng xì

gingival embrasure

邻牙间的从颈部至接触区的楔状缝隙。

龈瓷

yín cí

pink porcelain, gingival porcelain

用于修复体颈部边缘、代替牙龈组织的瓷，多为粉红色，模拟牙龈及牙龈乳头。

龈袋

yín dài

gingival pocket

为病理学上加深的龈沟，深度 2mm 或以上，但无结缔组织附着丧失。

龈袋炎

yín dài yán

pericoronitis

【同】"冠周炎"。

龈的

yín de

gingival

与牙龈有关的。

龈点彩

yín diǎn cǎi

gingival stippling

【同】"牙龈点彩"。

龈方聚合角

yín fāng jù hé jiǎo

angle of gingival convergence

基牙根方与外形高点之间所形成的角度，可以通过测量牙表面最龈方与观测线形成的角度，以及通过模型观测仪上的分析杆或倒凹测量尺来确定。龈方聚合角的大小对可摘局部义齿的固位具有影响。

龈沟

yín gōu

gingival crevice, gingival sulcus, gingival trough

游离龈与牙之间的 V 形间隙。其软组织壁为沟内上皮。

龈沟内切口

yín gōu nèi qiē kǒu

sulcular incision, intracrevicular incision

沿牙的轮廓，在龈沟内切开直达牙槽嵴顶的切口。

龈沟上皮

yín gōu shàng pí

sulcular epithelium

牙或种植体周龈沟的非角化上皮。覆盖龈沟壁，为复层鳞状上皮，无角化，有上皮钉突，其下方结缔组织内常见炎细胞浸润。与结合上皮有明显分界。

龈沟生理学维度

yín gōu shēng lǐ xué wéi dù

crevicular physiologic dimension

【同】"生物学宽度"。

龈沟液

yín gōu yè

crevicular fluid, gingival crevicular fluid
(GCF), gingival sulcus fluid, sulcular
fluid

龈沟上皮和结合上皮渗入到龈沟内的
透明组织间液,含有与细菌、炎症、结
缔组织稳态及宿主反应相关的多种成
分,通过所携带抗体等物质,作为结缔
组织和龈沟抵抗感染的防御机制。

龈谷

yín gǔ

col, gingival col

连接唇侧和舌侧牙龈乳头的牙间牙龈
组织的 V 形凹陷,与牙邻面接触区形
态一致。

龈厚测量尺

yín hòu cè liáng chǐ

gingival thickness gauge

用于测量牙龈黏骨膜厚度。

龈口炎

yín kǒu yán

gingivostomatitis

涉及牙龈和口腔黏膜的炎症和溃疡。
主要病因为病毒感染。

龈裂

yín liè

gingival cleft

牙根或种植体表面因骨缺损所导致的
牙龈组织的垂直向裂缝,通常为 V 字
形。有多种病因,例如不正确的刷牙
方式、牙周袋形成后的表面穿通或牙
错位等。

龈囊肿

yín náng zhǒng

gingival cyst

在牙龈内发生的囊肿,最常见于下颌
尖牙和前磨牙区。可能起源于牙板的
上皮剩余,包括成人牙龈囊肿和新生
儿牙龈囊肿两种类型。

龈脓肿

yín nóng zhǒng

gingival abcess, parulis

【同】"牙龈脓肿"。

龈乳头

yín rǔ tóu

gingival papilla

【同】"牙龈乳头"。

龈乳头保存

yín rǔ tóu bǎo cún

papilla preservation

拔牙后为了维持牙间乳头而采取的措
施,以避免种植体与邻牙之间或种植
体之间产生黑三角。这些措施可能包
括微创拔牙、拔牙位点保存和 / 或种植
体植入时遵循既定的参数,如冠根向
位置和种植体间距。

龈乳头不完整

yín rǔ tóu bù wán zhěng

papillary incompleteness

牙龈未完全充满牙或种植修复体邻间
隙,出现"黑三角"。

龈乳头成形

yín rǔ tóu chéng xíng

papilla reformation

①建立修复体接触点和邻间龈乳头
空间后,自发性的重新形成龈乳头。

②通过手术方法重建丧失的邻间龈乳头。

龈乳头充盈

yín rǔ tóu chōng yíng

papillary completeness

牙间乳头充满相邻牙（或种植修复体）接触点（区）根方的整个牙间隙。

龈乳头重建

yín rǔ tóu chóng jiàn

papilla reconstruction

通过带蒂瓣移位术、结缔组织移植术和／或修复治疗等来重建牙与牙、牙与种植体间或种植体与种植体之间龈乳头的技术。

龈乳头重建术

yín rǔ tóu chóng jiàn shù

papilla reconstruction

通过带蒂瓣移位术、结缔组织移植术和／或修复治疗等来重建牙与牙、牙与种植体间或种植体与种植体之间龈乳头的技术。

龈乳头高度

yín rǔ tóu gāo dù

height of gingival papilla

龈乳头顶点至两侧牙龈顶点连线之间的垂直距离。

龈乳头切除术

yín rǔ tóu qiē chú shù

papillectomy

手术去除龈乳头。

龈乳头缺失

yín rǔ tóu quē shī

papillary absence

牙或种植修复体邻间隙中无牙龈乳头，也无正常龈曲线形态。

龈乳头再生

yín rǔ tóu zài shēng

papilla regeneration

【同】"龈乳头重建术"。

龈乳头指数

yín rǔ tóu zhǐ shù

papilla index (PI)

托斯滕·杰姆特（Torsten Jemt）提出的用于评价牙与种植体龈乳头高度的临床指标，具体评分标准如下，指数评分0：无龈乳头，也无与单个种植修复体相邻的软组织轮廓曲线；指数评分1：龈乳头高度不足1/2，与单个种植冠和邻牙相邻的软组织轮廓呈凸形弯曲；指数评分2：龈乳头高于1/2，但不完整，与邻牙龈乳头不完全协调；指数评分3：龈乳头完全充满邻间隙，与邻牙龈乳头协调一致，软组织轮廓理想；指数评分4：龈乳头增生，对单个种植修复体和／或邻牙覆盖过多，软组织轮廓不规则。

龈上的

yín shàng de

supragingival

①位于牙龈组织冠方的。②位于天然牙或人工牙龈缘冠方的结构。

龈上菌斑生物膜

yín shàng jūn bān shēng wù mó

supragingival plaque biofilm

位于龈缘冠方的牙、种植体、基台或修复体表面的菌斑生物膜，与龋病、龈上牙石、龈炎或种植体周黏膜炎的发生有关。

龈上牙石

yín shàng yá shí

supragingival calculus

沉积在龈缘冠方的牙、种植体、基台或修复体表面的牙石,肉眼可见。

龈外展隙

yín wài zhǎn xì

gingival embrasure

朝向龈方(根方)的外展隙。

龈下边缘

yín xià biān yuán

subgingival margin

位于游离龈缘根方的修复体边缘或牙预备体终止线。

龈下刮治

yín xià guā zhì

subgingival scaling

用龈下刮治器刮除牙周袋内牙根面或种植体表面的菌斑和牙石的牙周非手术治疗方法。

龈下刮治术

yín xià guā zhì shù

subgingival curettage

【同】"龈下刮治"。

龈下菌斑生物膜

yín xià jūn bān shēng wù mó

subgingival plaque biofilm

位于龈缘以下,即龈沟与牙周袋内或种植体周黏膜沟与袋内的菌斑生物膜。上皮表面的以 G^- 厌氧菌和能动菌为主,紧贴根面的以 G^+ 菌为主,与牙周炎和根面龋的形成密切相关。

参见:非附着性龈下牙菌斑生物膜、附着性龈下牙菌斑生物膜。

龈下牙石

yín xià yá shí

subgingival calculus

沉积在龈缘根方牙、种植体、基台或修复体表面上的牙石,通常位于牙或种植体周袋内。因为也与血清渗出相关,又被称为血清结石。

龈下终止线

yín xià zhōng zhǐ xiàn

subgingival finish line

位于游离龈缘顶部根方的牙预备体终止线。

龈袖口

yín xiù kǒu

transition zone

【同】"穿龈区"。

龈牙单位

yín yá dān wèi

dentogingival unit

结合上皮对牙表面的附着,因牙龈纤维而得到进一步加强,并且牙龈纤维使游离龈更紧密地贴附于牙面。因此,将结合上皮和牙龈纤维视为一个功能单位,称为龈牙单位。

龈牙结合

yín yá jié hé

dento-gingival junction (DGJ)

【同】"生理性龈牙结合"。

龈牙纤维

yín yá xiān wéi

dentogingival fibers

是牙龈胶原纤维的一组,自牙槽嵴上方的牙骨质向冠方散开,止于游离龈和附着龈的固有层。

龈炎

yín yán

gingivitis

局限于牙龈组织的炎性病变,是最常见的牙龈病。

龈液

yín yè

gingival fluid

通过龈沟和结合上皮渗出的组织液,有炎症时会增加。

龈缘

yín yuán

gingival margin

游离龈的冠方边缘,构成龈沟壁牙龈组织的顶部边缘。

引导

yǐn dǎo

guidance

控制或引导物体运动方向的过程。

引导骨再生

yǐn dǎo gǔ zài shēng

guided bone regeneration (GBR)

在骨缺损区,利用屏障膜维持空间并阻挡增殖较快的上皮细胞和成纤维细胞长入,保证增殖速度较慢的成骨细胞优势增长而形成骨。通常,在屏障膜下方植入自体骨和/或其他骨增量材料。

参见:屏障膜、骨增量材料。

引导𬌗

yǐn dǎo hé

guiding occlusion

过时的术语。是指在下颌运动中引导牙接触。

引导环

yǐn dǎo huán

guided sleeve

数字化种植外科导板的配套工具,引导环外径与导向环内径相匹配,内径与钻针的直径相匹配。

引导螺纹

yǐn dǎo luó wén

thread start, lead thread

在螺纹旋入端的螺纹,其牙底完整,而牙顶不完整。

引导模板

yǐn dǎo mú bǎn

guide stent

【同】"外科导板"。

引导平面

yǐn dǎo píng miàn

guide plane

①引导运动的平面。②在𬌗堤𬌗面上制作的小平面(正中关系时定义下颌位置)。③固定或可摘正畸矫治器中,为偏转下颌的功能路径并改变特定牙的位置所设计的平面。

引导牙侧

yǐn dǎo yá cè

leading flank

在螺纹即将装配时,面对与其配合螺纹工件的牙侧。

引导组织再生

yǐn dǎo zǔ zhī zài shēng

guided tissue regeneration (GTR)

在屏障膜保护下的牙周软组织和硬组织再生,包括在患病的牙根表面形成新的牙骨质、牙周膜、牙槽骨、上皮附着和结缔组织附着。

参见:印模区。

引发剂

yǐn fā jì

initiator

添加到树脂中以引发聚合反应的化学试剂。

隐窝

yǐn wō

crypt

完全或部分在平面下的盲腔。

隐形可摘局部义齿

yǐn xíng kě zhāi jú bù yì chǐ

flexible resin removable partial denture

"弹性树脂可摘局部义齿"的俚语。

参见:弹性树脂可摘局部义齿。

隐形义齿

yǐn xíng yì chǐ

flexible resin removable partial denture

"弹性树脂可摘局部义齿"的俚语。

参见:弹性树脂可摘局部义齿。

印模

yìn mú

impression

①与物体表面相反的阴模,用于记录口腔软、硬组织表面形态。②"数字化印模"是"数字化扫描"的俚语。是对物体表面的正向复制,而不是制作阴模的传统"印模"。

参见:数字化扫描。

印模表面

yìn mú biǎo miàn

impression surface

"印模区"的非标准术语。

印模材料

yìn mú cái liào

impression material

用于制取阴模的材料。

印模膏

yìn mú gāo

impression compound

"塑性印模材"过时的术语。

参见:塑形印模材。

印模技术

yìn mú jì shù

impression technique

在口腔医学中,是指用印模材料和印模托盘制取口腔有关组织阴模或使用口内扫描仪获得图像数据的操作技术。

印模蜡

yìn mú là

impression wax

【同】"牙科印模蜡"。

印模帽

yìn mú mào

impression coping, impression transfer coping

在印模中记录种植体或基台位置与轴向的配件。用于转移牙或骨内种植体与牙槽嵴和相邻牙列及其他结构之间的空间关系。开窗印模帽会固位在阴模中,非开窗印模帽需从口内种植体上分离并固定安装于阴模中的替代体上。

参见:开窗托盘印模帽、非开窗托盘印模帽。

印模帽螺钉

yìn mú mào luó dīng

coping screw

固位印模帽的螺钉,用于印模帽的定位与稳定。

印模区

yìn mú qū

impression area

印模上记录的口腔结构表面。

印模托盘

yìn mú tuō pán

impression tray

①将印模材料置入形成阴模的容器。②在制取印模时用来携带、限制和控制印模材料的装置。

印模柱

yìn mú zhù

impression post

【同】"印模帽"。

印模转移帽

yìn mú zhuǎn yí mào

impression transfer coping

【同】"印模帽"。

婴儿龈囊肿

yīng ér yín náng zhǒng

newborn gingival cyst

是发生于新生儿的牙龈囊肿,位于牙槽黏膜,内含角蛋白,类似于新生儿的腭囊肿。

荧光免疫分析

yíng guāng miǎn yì fēn xī

fluorescent immunoassay (FIA), fluoroimmunoassay

将免疫学方法(抗原抗体特异性结合)与荧光标记技术结合起来研究特异蛋白在细胞内分布的技术。

荧光屏电影摄影检查术

yíng guāng píng diàn yǐng shè yǐng jiǎn chá shù

cinefluoroscopy

用电影文件记录的动态荧光透视图像。

荧光染料

yíng guāng rǎn liào

fluorochrome

用于生物标本染色或标记的荧光物质。在种植学中,用于评估种植体表面成骨和骨结合的动态变化。

荧光显微镜

yíng guāng xiǎn wēi jìng

fluorescence microscope

是以短波长的光为光源,激发被检物体中荧光染料标记的物质,使之发出荧光,观察和分辨样品中产生荧光物质的成分和位置。

影像接收器

yǐng xiàng jiē shōu qì

imaging receptor

医学成像技术中的图像数据采集设备,主要包括数字探测器及传统放射线胶片 - 增感屏系统。

影像片

yǐng xiàng piān

skiagraph, skiagram

①通过阴影形成的轮廓图像。②在表达放射线产生的内部结构的阴影(即放射线片)时,英文"skiagraph"是过时

的术语。

影像缩放

yǐng xiàng suō fàng

image scaling

【同】"图像缩放"。

影像撷取

yǐng xiàng xié qǔ

image capture

【同】"图像采集"。

影像引导

yǐng xiàng yǐn dǎo

image guidance

使用基于计算机设计工具的术前诊断影像、虚拟种植体植入和修复体制作的通用技术。

参见：导航外科。

应变

yìng biàn

strain

物体内任一点因各种外部因素（如力、温度、湿度等）作用所发生的形状和尺寸变化。

应力

yìng lì

stress

物体发生形变时内部产生的大小相等但方向相反的反作用力，包括正应力和剪应力。

应力 - 应变曲线

yìng lì yìng biàn qū xiàn

stress-strain curve

表示材料与拉应力或压应力相关的应变图形。

应力定向装置

yìng lì dìng xiàng zhuāng zhì

stress director

解除部分或全部殆力，并将这些力重新导向其他负荷结构或区域的装置或系统。

应力分布

yìng lì fēn bù

stress distribution

【同】"应力分散"。

应力分散

yìng lì fēn sàn

stress distribution

①避免应力集中和分散应力。②负荷施加到一个或一组对象上时的应力分散模式。例如，种植体支持式修复体在骨中的应力分散取决于种植体的数量和位置、修复体上部结构的设计以及周围骨的解剖结构。

应力集中

yìng lì jí zhōng

stress concentration

在对象或系统中，与其他区域或其他点相比，对于特定的负荷应力显著更高的位置。

应力屏蔽

yìng lì píng bì

stress shielding

①两个弹性模量不同的材料共同受力时，弹性模量大者会承受较多的应力。②植入体比承载骨硬时发生的应力状态，尤其是在骨关节置换术中。在负荷下，植入体承受负荷，而周围的骨可能会发生废用性萎缩。植入体保护骨免受功能性负荷。

应力弯曲

yìng lì wān qū

stress bending

施加到结构上倾向于使之变形的负荷。对于种植体,弯曲应力会使种植体体部长轴变形。

参见:非轴向负荷。

应力引向装置

yìng lì yǐn xiàng zhuāng zhì

stress director

【同】"应力中断装置"。

应力遮蔽

yìng lì zhē bì

stress shielding

【同】"应力屏蔽"。

应力遮挡

yìng lì zhē dǎng

stress shielding

【同】"应力屏蔽"。

应力中断装置

yìng lì zhōng duàn zhuāng zhì

stressbreaker, stress-breaker

在可摘局部义齿或固定 - 活动义齿修复中设置的应力中断设计或系统,以减轻基牙的负荷(该负荷可能超过其生理耐受能力),将力分散至其他承力结构或承力区域。

参见:应力定向装置。

硬度计

yìng dù jì

durometer

测量材料硬度的仪器。以 A(较软)至 D(较硬)的尺度量度,每一尺度值为 0(较软)至 100(较硬)。

硬腭

yìng è

hard palate

腭的前部,由上颌骨的腭部延伸部分和腭骨所支撑。

硬腭黏膜

yìng è nián mó

hard palatal mucosa, mucosa of the hard palate

位于腭部前 2/3,为咀嚼黏膜。上皮角化层较厚,以正角化为主,与深部组织附着牢固,不能移动。固有层结缔组织乳头多而长,与上皮紧密附着。胶原纤维粗大、排列致密。硬腭的牙龈区和中间区无黏膜下层,固有层与骨膜紧密相连,形成黏骨膜,是种植和牙周手术中软组织移植的主要供区。腭中间区两侧有黏膜下层,前部为脂肪区,后部为腺区,其中有很多胶原纤维将脂肪和腺体分成若干大小不一,形状各异的小隔。腺区内的腺体与软腭的腺体连为一体,为纯黏液腺。

硬骨板

yìng gǔ bǎn

lamina dura

【同】"固有牙槽骨"。

硬管式内镜

yìng guǎn shì nèi jìng

rigid endoscope

硬质镜管内含棱镜光学系统的内镜,成像清晰。因其不可弯曲,多用于可通过直线通路到达的部位。

硬化

yìng huà

sclerosis

通常由慢性炎症反应或间质纤维结缔组织增生引起身体的部分出现硬结、增厚或变硬。在颌骨中表现为致密性骨炎样的钙化增加。

硬化的

yìng huà de

indurated

变硬的，尤其是指在纤维结缔组织增加之后。

硬化膨胀

yìng huà péng zhàng

setting expansion

【同】"固化膨胀"。

硬化性骨髓炎

yìng huà xìng gǔ suǐ yán

sclerosing osteomyelitis

以骨沉积大于骨吸收为病变的慢性炎症，多认为由低毒性感染引起，放射线检查可见髓腔密度增高和闭塞。

硬化作用

yìng huà zuò yòng

indurate, induration

尤其是指在纤维结缔组织增加之后的变硬。

硬皮病

yìng pí bìng

scleroderma

【同】"系统性硬化病"。

拥挤

yōng jǐ

crowding

牙弓中所有牙的近远中宽度之和超过牙弓长度和/或牙位置异常导致的牙排列不整齐、牙之间接触关系异常。

永久粘接剂

yǒng jiǔ zhān jiē jì

permanent cement

长效的黏合剂或封闭剂，如磷酸锌水门汀、树脂和玻璃离子水门汀等。

游离黏膜

yóu lí nián mó

free mucosa

【同】"游离龈"。

游离皮瓣

yóu lí pí bàn

free flap

身体远处的轴型皮瓣断蒂移植到颌面或口腔缺损处，应用显微血管外科技术行血管吻合，血液循环重建后供给皮瓣的血供和营养。

游离皮片移植

yóu lí pí piàn yí zhí

free skin graft

自体组织移植方法之一，使用游离的皮肤作为移植物，修复身体表面其他位置的缺失部分。

游离龈

yóu lí yín

free gingiva

围绕牙或修复体但不直接与其附着的牙龈。包绕牙或修复体颈部，有轻微的移动性。

游离龈沟

yóu lí yín gōu

free gingival groove

游离龈与附着龈交界处所形成的浅线

或浅凹陷样结构。

游离龈移植

yóu lí yín yí zhí

free gingival grafting

为带角化上皮的结缔组织移植,以增宽牙或种植体周角化组织。

游离龈移植物

yóu lí yín yí zhí wù

free gingival graft

软组织移植物的类型之一,为取自患者腭部的包含上皮的角化黏膜,移植至受区以实现增宽角化组织、加深前庭沟的目的。

游离龈缘

yóu lí yín yuán

free gingival margin

【同】"龈缘"。

游离自体软组织移植

yóu lí zì tǐ ruǎn zǔ zhī yí zhí

free soft tissue autograft

【同】"牙龈移植"。

游溢脓肿

yóu yì nóng zhǒng

wandering abcess

又称之为游走性脓肿。脓液向抵抗力低的组织流动并在远位排溢的脓肿。通常是指局限性脓肿的脓液沿筋膜平面深入,形成指状延伸,可能会在距感染病灶有一定距离处排脓。

有毒的

yǒu dú de

noxious

描述有害、有毒对健康无益的物质。

有害

yǒu hài

pernicious

①以渐进或微妙的方式产生的破坏性影响。②对机体组织损害或破坏。

有害刺激

yǒu hài cì jī

noxious stimulus

对组织有破坏性的刺激。

有汗性外胚层发育不良

yǒu hàn xìng wài pēi céng fā yù bù liáng

hidrotic ectodermal dysplasia (HED)

由基因突变引起的常染色体显性疾病,以少毛、指甲营养不良或发育不全、关节表面皮肤色素过度沉着、手掌和脚掌过度角化、正常牙列和正常的汗腺功能为特征。

有机改性陶瓷

yǒu jī gǎi xìng táo cí

organically modified ceramic (ORMOCER)

将有机物单体浸入陶瓷基质成分中形成的改良复合材料,其中有机物的侧链相互聚合形成三维交联共聚物,聚合收缩较小,残余单体少。

有利结构

yǒu lì jié gòu

positive architecture

用于描述牙间乳头或牙槽嵴的顶点位于唇/舌侧龈缘中点的冠方。

有限元分析

yǒu xiàn yuán fēn xī

finite element analysis

计算机模拟的数值分析方法之一,其

基本原理是把整个构件分解为有限个单元,以每个单元力学效应的集合效果反映出构件的整体力学特征。

有限元模型

yǒu xiàn yuán mó xíng

finite element model

由计算机程序制作的结构模拟。

有牙的

yǒu yá de

dentulous, dentate

在口腔中存在天然牙的状态。

有效螺纹

yǒu xiào luó wén

useful thread, effective thread

由完整螺纹和不完整螺纹组成的螺纹,它不包含螺尾。

右旋螺纹

yòu xuán luó wén

right-hand thread (RH)

顺时针旋转时旋入的螺纹。

诱导

yòu dǎo

induction

有诱因发生的行为,如诱导骨生成。

诱发痛

yòu fā tòng

allodynia

由对正常皮肤或黏膜无伤害性的、通常不会引起疼痛的刺激而引发的疼痛。

釉基质蛋白衍生物

yòu jī zhì dàn bái yǎn shēng wù

enamel matrix derivative (EMD)

牙釉质基质、釉基质蛋白和发育中牙釉质原的无菌蛋白聚合物,其中90%是疏水的釉基质蛋白。通过特殊的加工程序从发育中的动物胚胎牙齿周围获取。已被用于牙周再生治疗。

釉结节

yòu jié jié

enamel tubercule

牙冠上釉质过度钙化形成的小突起。

釉面

yòu miàn

overglaze

添加在较低温度下玻璃化的助熔玻璃来获得玻璃质表面。

釉面横纹

yòu miàn héng wén

perikymata

恒牙表面上的波浪状小横嵴,表现为牙釉质结构中的重叠。

釉突

yòu tū

enamel projection

【同】"牙釉质突"。

釉小皮

yòu xiǎo pí

enamel cuticle

覆盖于新萌出牙表面的薄层有机固体物质,一经咀嚼即被磨除,其结构与上皮下基板相似,可能是成釉细胞在形成牙釉质之后所分泌的基板样物质。

釉牙本质界

yòu yá běn zhì jiè

dentinoenamel junction (DEJ)

"牙本质牙釉质界"的俚语。
参见:牙本质牙釉质界。

釉牙骨质界

yòu yá gǔ zhì jiè

cementoenamel junction

牙釉质和牙骨质在牙颈部的交界。

釉质

yòu zhì

enamel, adamantine layer

【同】"牙釉质"。

釉珠

yòu zhū

enamel pearl

属于牙的发育异常。在釉牙骨质界处局部异常分化形成的一小块形似珍珠的牙釉质,常发生于磨牙根分叉处,具有放射线阻射性。

瘀斑

yū bān

ecchymosis

皮肤或黏膜下出血所形成的直径大于5mm 的黄色、蓝色或紫色斑片。

瘀点

yū diǎn

petechia

是指皮肤或黏膜下出血所形成的直径小于 2mm 的不突起的紫红色圆形斑点。

余像

yú xiàng

afterimage

是视觉感官体验的延长,由外部刺激停止后残余的兴奋产生。

羽状终止线

yǔ zhuàng zhōng zhǐ xiàn

feather-edge finish line

通过最小化的牙体预备获得预备的牙体和未预备的牙体之间的界线。与肩台或斜面边缘不同,羽状终止线并非清晰可见。

语齿音

yǔ chǐ yīn

dental consonant

【同】"齿音"。

语音辅助假体

yǔ yīn fǔ zhù jiǎ tǐ

prosthetic speech aid

是指用于改善语音的假体、装置或电子设备。

语音辅助赝复体

yǔ yīn fǔ zhù yàn fù tǐ

speech aid prosthesis

为一类可摘的颌面部修复体,临床上用于修复软腭的先天性或获得性缺损,一部分延伸至咽部协助腭咽闭合,以在发音和吞咽过程中分离口咽部和鼻咽部。

语音辅助赝复体调改

yǔ yīn fǔ zhù yàn fù tǐ tiáo gǎi

speech aid prosthesis modification

对儿童或成人的语音辅助赝复体进行调改而无需更换。

语音间隙

yǔ yīn jiàn xì

speaking space

发出语音时口腔内结构之间(如对颌牙切端或殆面之间)的动态空隙。

语音球

yǔ yīn qiú

speech bulb

【同】"语音辅助赝复体"。

语音赝复体

yǔ yīn yàn fù tǐ

speech prosthesis

【同】"语音辅助赝复体"。

预备

yù bèi

preparation

①准备、准备使用或考虑的行动或过程。②按照修复体的设计要求或口腔内的具体情况对基牙或种植体基台的个性化改形。

预备轴向

yù bèi zhóu xiàng

axis of preparation

修复体设计的就位和脱位路径,与其轴面相关。

预成的

yù chéng de

prefabricated

以标准化的形式或方法制作的原厂部件。

预成基台

yù chéng jī tái

prefabricated abutment

制造商为其种植体制作的成品基台。

预成角度基台

yù chéng jiǎo dù jī tái

preangled abutment

是指原厂角度基台,而非调改或个性化制作的角度基台。

预成圆筒基底

yù chéng yuán tǒng jī dǐ

prefabricated cylinder

一类预成的中空贵金属铸造基底,带有基台连接结构设计,用于制作个性化基台以及粘接固位或螺钉固位的修复体。

预防

yù fáng

prophylaxis

采取措施预防疾病发作,特别是通过特定手段或针对特定疾病的预防措施。

预防性的

yù fáng xìng de

preventive

用于避免发生的。

预防性维护

yù fáng xìng wéi hù

preventive maintenance

【同】"牙周维护"。

预防性应用抗生素

yù fáng xìng yīng yòng kàng shēng sù

antibiotic prophylaxis

为预防术后感染在术前或术中给予患者抗生素。尽管用于常规治疗程序还没有共识,但在临床中使用广泛。在口腔种植治疗中,对于大量骨增量(如块状骨移植、上颌窦内骨移植)或组织愈合能力差的病例(如糖尿病)可常规使用。对于有感染心内膜炎风险的病例,建议采用标准的预防性抗生素使用方案。

预焊
yù hàn
presolder
【同】"陶瓷前焊接"。

预后
yù hòu
prognosis
对疾病发展、病程和结果的预测。

预紧力
yù jǐn lì
preload
【同】"预载荷"。

预载荷
yù zài hè
preload
是指将螺钉拧紧后在螺钉中产生的拉力,由此将螺钉固定在相应的位置。在口腔种植学中,通常指螺钉的紧固程度。

阈值分割
yù zhí fēn gē
thresholding
是将图像中的灰度值在同一段内的所有像素归属为同一目标的图像分割方法。

愈合
yù hé
heal
受损伤组织或器官恢复至结构完整的状态。

愈合部件
yù hé bù jiàn
healing component

【同】"愈合帽"。

愈合过程
yù hé guò chéng
healing
受损伤组织或器官治愈的过程。

愈合基台
yù hé jī tái
healing abutment
【同】"愈合帽"。

愈合领圈
yù hé lǐng quān
healing collar
【同】"愈合帽"。

愈合螺钉
yù hé luó dīng
healing screw
【同】"封闭螺钉"。

愈合帽
yù hé mào
healing cap
为种植体穿黏膜的临时部件,同时具有引导种植体周围软组织愈合的作用,有各种不同的材质、形状和尺寸。

愈合期
yù hé qī
healing phase, healing period
愈合阶段。同一位点术后、下一程序之前的愈合时间。

元色
yuán sè
primary colors
【同】"原色"。

元素

yuán sù

elements

在化学中,是指不能用化学方法分解的单一物质,由周围电子结构和化学性质相似但原子核、原子量和放射性不同的原子组成。

原癌基因

yuán ái jī yīn

protooncogene

存在于正常人基因组中的基因,处于低表达或不表达状态,并在正常细胞生理中起作用,被异常激活之后转变为癌基因,诱导细胞发生癌变。

原厂基台

yuán chǎng jī tái

original abutment, proprietary abutment

由种植体品牌的厂商基于种植体内的种植体-基台连接界面的精准数据加工而成的基台。

原发性干燥综合征

yuán fā xìng gān zào zōng hé zhēng

primary Sjögren syndrome

【同】"原发性舍格伦综合征"。

原发性骨质疏松症

yuán fā xìng gǔ zhì shū sōng zhèng

primary osteoporosis

由于年龄增加、器官生理功能退行性改变和性激素分泌减少或一些不明原因引起的骨质疏松症。

原发性𬌗创伤

yuán fā xìng hé chuāng shāng

primary occulsal trauma

异常或过大的𬌗力作用于具有正常牙周支持的牙所产生的创伤。

原发性上颌黏液囊肿

yuán fā xìng shàng hé nián yè náng zhǒng

primary maxillary mucocele

由于上颌窦开口阻塞引起的上颌窦病变,可能形成穿过窦壁的疝。

原发性舍格伦综合征

yuán fā xìng shě gé lún zōng hé zhēng

primary Sjögren syndrome (PSS)

病变只限于泪腺、唾液腺等外分泌腺体,仅有口干及眼干临床特征的舍格伦综合征。

原发性疼痛

yuán fā xìng téng tòng

primary pain

与有害刺激最直接相关的疼痛。

原发性痛觉过敏

yuán fā xìng tòng jué guò mǐn

primary hyperalgesia

由于痛阈降低,刺激引起原发性疼痛。

原发性釉小皮

yuán fā xìng yòu xiǎo pí

primary enamel cuticle

【同】"内斯密斯膜"。

原色

yuán sè

primary colors

可以通过混合获得所有其他颜色的任何基本颜色。①色彩三原色(CMYK):品红色、黄色、青色。②光学三原色(RGB):红色、绿色、蓝色。

原始骨

yuán shǐ gǔ

primitive bone

【同】"编织骨"。

原始三角形

yuán shǐ sān jiǎo xíng

fundamental triangle

由延长基本牙型的牙侧获得的三个连续交点所形成的三角形。

原始三角形高度

yuán shǐ sān jiǎo xíng gāo dù

fundamental triangle height

由原始三角形底边到与此底边相对的原始三角形顶点间的径向距离。

原始小皮

yuán shǐ xiǎo pí

primary cuticle

【同】"釉小皮"。

原位

yuán wèi

in situ

①在自然或正常的位置。②局限于起源部位,而不会侵犯邻近组织。

原位成骨

yuán wèi chéng gǔ

orthotopic bone formation

【同】"原位骨生成"。

原位骨生成

yuán wèi gǔ shēng chéng

orthotopic bone formation

与骨缺损直接接触的组织中的骨原细胞对诱导信号做出反应,迁徙到骨缺损区增殖和分化为成骨细胞,完成骨缺损处的修复性骨再生。

原位骨形成

yuán wèi gǔ xíng chéng

orthotopic bone formation

【同】"原位骨生成"。

原子力显微镜

yuán zǐ lì xiǎn wēi jìng

atomic force microscope (AFM)

分析探针尖与样品之间的原子间作用力来获取所观察表面的微观信息的显微镜,具有极高的分辨率且无需试样具有导电性。

圆环形固位卡环

yuán huán xíng gù wèi qiǎ huán

retentive circumferential clasp

具有弹性的圆环形卡环臂,卡臂末端与基牙倒凹区贴合。

圆筒状扳手

yuán tǒng zhuàng bān shǒu

cylinder wrench

适配于种植体的工具,通常为棘轮扳手,用于在种植窝内拧入种植体或在种植体植入后拧紧种植体,也可以为基台或修复体的螺钉加力。

圆筒状种植体

yuán tǒng zhuàng zhòng zhí tǐ

cylinder implant

为压配合的骨内根形中空种植体,具有平行的侧壁。

圆柱螺纹

yuán zhù luó wén

cylindrical thread, parallel thread, straight thread

在圆柱表面上所形成的螺纹。

圆锥螺纹
yuán zhuī luó wén
taper thread
在圆锥表面上所形成的螺纹。

圆锥全息术
yuán zhuī quán xī shù
conoscopic holography
可以确定真实世界物体三维几何形状的方法，即将从物体反射的光 / 激光通过使用具有不同折射率的晶体分裂成单独的光束，当两束光离开晶体后，产生与光源距离有关的干涉图样。通过这种干涉模式构造出物体的三维立体图像。

缘
yuán
border
【同】"边缘"。

远位效应
yuǎn wèi xiào yìng
abscopal effect
局部治疗引起的远处抗肿瘤作用，例如当对原发肿瘤予以局部放疗，导致远处转移的肿瘤（包括淋巴结及转移灶等）随之消退。

远中错𬌗
yuǎn zhōng cuò hé
distocclusion, disto-occlusion
【同】"安氏Ⅱ类错𬌗"。

远中的
yuǎn zhōng de
distal
远离面部正中矢状面、随牙弓向后弯曲的位置。

远中𬌗
yuǎn zhōng hé
distocclusion
【同】安氏错𬌗分类Ⅱ类。

远中面
yuǎn zhōng miàn
distal surface, facies distalis
远离中线的邻面。

远中楔切
yuǎn zhōng xiē qiē
distal wedge
在牙弓最后磨牙远中的软组织楔状瓣切除手术，目的是切除过多的软组织、减少牙周袋深度以及促进该区域的卫生维护。

远中延伸
yuǎn zhōng yán shēn
distal extension
向现存的牙或种植体远端延伸的无牙区域。

远中延伸局部义齿
yuǎn zhōng yán shēn jú bù yì chǐ
distal extension partial denture
向单侧或双侧的牙或种植体远端延伸的可摘局部义齿。

远中延伸修复体
yuǎn zhōng yán shēn xiū fù tǐ
distal extension prosthesis
在口腔医学中，是指向单侧或双侧的牙或种植体远端延伸的修复体的总称，可以是单侧或双侧、单牙或多牙、固定修复体的悬臂端或可摘局部义齿。

远中移位

yuǎn zhōng yí wèi

distoversion

任何在正中矢状面从切牙到磨牙后垫方向上的偏离。

月经周期相关性龈炎

yuè jīng zhōu qī xiāng guān xìng yín yán

menstrual cycle-associated gingivitis

随着月经周期的变化而发生的牙龈对菌斑的炎症反应改变或加重。

越隔纤维

yuè gé xiān wéi

transseptal fibers

牙龈胶原纤维的一组,起于结合上皮根方的牙骨质,横跨牙槽中隔,连接相邻两牙。仅存在于牙齿邻面。

越隔纤维切断术

yuè gé xiān wéi qiē duàn shù

transseptal fiberotomy

【同】"牙龈纤维切断术"。

云存储

yún cún chǔ

cloud storage

数据存储模型之一,其中数字数据存储在逻辑池中,而物理存储跨越多个服务器(通常位于多个位置)。物理环境通常由托管公司拥有和管理。云存储提供商负责保持数据的可用性、可访问性和安全性,并确保物理环境的保护和运行。个人和单位从提供商购买或租用存储容量来存储用户的关键数据。

云计算

yún jì suàn

cloud computing

使用在线托管的远程服务器网络而非本地服务器或个人计算机来存储、管理和处理数据的方式。

云外包

yún wài bāo

cloud sourcing

将特定的云产品和服务及其调度和维护外包给一个或多个云服务提供商的过程。

运动范围

yùn dòng fàn wéi

range of motion

①关节可伸展或弯曲的程度,以度为单位。②颞下颌关节的运动程度(包括开口、前伸和侧移)。

运动面弓

yùn dòng miàn gōng

kinematic facebow

【同】"动态面弓"。

运动面弓记录

yùn dòng miàn gōng jì lù

kinematic facebow record

【同】"动态面弓记录"。

运动图形

yùn dòng tú xíng

envelope of motion

【同】"波塞特运动图形"。

运动伪影

yùn dòng wěi yǐng

motion artifact

①是由被测物体发生位移引起的伪影,在图像中出现但在原始图像中并不存在。②在放射线扫描过程中,由于患者移动导致重建图像中出现阴影或条纹现象。

运动学
yùn dòng xué
kinematics
与物体可能出现的运动有关的力学阶段。

运动障碍
yùn dòng zhàng ài
dyskinesia
不自主运动能力的障碍,即运动受损或不完全运动。

运动轴
yùn dòng zhóu
kinematic axis
连接左右髁旋转中心的水平横轴。

运动追踪
yùn dòng zhuī zōng
motion tracking
追踪运动物体相对于参考坐标系的空间位置。

Z

杂交体
zá jiāo tǐ
hybrid
由遗传上不同的亲本,尤其是不同种属的亲本产生的后代。

在后的
zài hòu de
posterior
位于后面。在人类解剖学上通常称之为尾侧或背侧。

再附着
zài fù zhuó
reattachment
上皮和 / 或结缔组织与牙根或骨表面的附着被手术等操作破坏之后的再次附着,与"新附着"的概念不同。

再上皮化
zài shàng pí huà
re-epithelialization
通过伤口的上皮化恢复完整的表皮屏障。受伤时角化细胞激活,与细胞外基质之间相互作用,迁移、增殖分化,完成上皮组织创伤愈合。

再生
zài shēng
regeneration
结构的自然更新,替代缺失或受损伤的组织并将其还原到原始状态。

再生骨成熟
zài shēng gǔ chéng shú
regenerate maturation
再生的骨完成矿化和改建。

再生骨矿化
zài shēng gǔ kuàng huà
regenerate maturation
【同】"再生骨成熟"。

再生医学
zài shēng yī xué
regenerative medicine
研究、开发和使用组织工程、细胞移植、人工器官、生物人工器官和组织等手段修复或替代受损、患病或代谢缺陷的器官、组织和细胞的医学领域。

再形成螺纹
zài xíng chéng luó wén
rethreading
用螺纹丝锥修复根形种植体受损的内螺纹。

再植
zài zhí
reimplantation
将完全脱位的牙(源自外伤或特殊目的)重新植回原有的牙槽窝。

载荷
zài hè
load
【同】"负荷"。

载体
zài tǐ
vector
将疾病从一方传染到另一方的介质。

暂基托

zàn jī tuō

trial base

在修复体制作之前,代替可摘义齿基托的介质或材料(如蜡或树脂),通常带有蜡𬬮堤。用于记录上颌与下颌的位置关系,在功能美观兼具的位置上试排牙。

暂义齿

zàn yì chǐ

trial denture

在暂基托(通常是在蜡上)排牙的义齿,以评估修复体的上颌与下颌的位置关系、美学效果和功能。

凿

záo

chisel

①带有斜切的切削刃的长刃工具,用锤子或木槌敲打手柄,切割或塑形木材、石材和金属等硬质材料。②带有斜切的切削刃的长刃金属器械,在手术中用于切割或劈开硬组织,有直凿和弯凿。③用带有斜切的切削刃的长刃工具进行物体切割或塑造的动作。

早发性牙周炎

zǎo fā xìng yá zhōu yán

early onset periodontitis (EOP)

为 1989 年牙周病分类中的青少年牙周炎、快速进展性牙周炎及青春前期牙周炎的合称。

早接触

zǎo jiē chù

premature contact

英文"premature contact"和"prematurity"均为"偏斜𬌗接触"的非标准术语、过时术语。

参见:偏斜接触。

早期侧移

zǎo qī cè yí

early side shift (ESS)

侧方运动中非工作侧髁离开正中关系位后在早期就已完成近乎全部的侧移。

早期负荷

zǎo qī fù hè

early loading

种植体植入之后,在 1 周至 2 个月之间戴入临时或最终种植修复体,修复体与对颌存在功能性𬌗接触。

早期下颌侧移

zǎo qī xià hé cè yí

early mandibular lateral translation

【同】"早期侧移"。

早期修复

zǎo qī xiū fù

early restoration

种植体植入后 1 周 ~2 个月之间戴入种植修复体,修复体与对颌无功能性𬌗接触。

早期种植

zǎo qī zhòng zhí

early implant placement

牙缺失后 4~16 周植入种植体,拔牙位点的黏膜已经愈合,但骨愈合不完全。

参见:Ⅱ型种植、Ⅲ型种植。

早期种植体失败

zǎo qī zhòng zhí tǐ shī bài

early implant failure

【同】"初期种植体失败"。

早期种植体植入
zǎo qī zhòng zhí tǐ zhí rù
early implant placement
【同】"早期种植"。

藻类
zǎo lèi
algae
包括海藻和许多单细胞形式,含有叶绿素,但缺乏真正的茎、根和微管组织,绝大多数种类生活在水中。

藻酸盐
zǎo suān yán
alginate
从海藻中提取的印模材料,当与水按精确比例混合时,形成不可逆的水胶体凝胶,用于制取印模。

造血干细胞
zào xuè gàn xì bāo
hematopoietic stem cell
生成各种血细胞的原始细胞,存在于骨髓中,具有自我复制、多向分化和重建长期造血的能力。在一定的微环境和某些因素调节下,增殖分化为各种血细胞的祖细胞。可分化为包括骨髓来源和淋巴来源的所有血细胞。

造影剂
zào yǐng jì
contact agent
【同】"对比剂"。

噪声
zào shēng
noise
①干扰人们休息、学习和工作的声音。②在成像过程中,是指妨碍人们感觉器官对所接受的信息源信息理解的因素。

增材制造
zēng cái zhì zào
additive manufacturing (AM)
在计算机的控制下根据三维模型数据逐层增加材料的成型过程。
参见:三维打印。

增材制造文件
zēng cái zhì zào wén jiàn
additive manufacturing file (AMF)
美国测试材料协会(ASTM)提出的用以描述增材制造对象的开放式标准数据格式,可用于在任何三维打印机上制造任何的三维物体。与它的前身STL格式不同,AMF支持颜色、材料和纹理特征。

增加
zēng jiā
augment
使更大、更多或更强烈。

增量
zēng liàng
augmentation
①扩大或增加的行为,如在规模、范围或数量上超过现有的规模。②为增加现有组织的体积而设计的外科程序,例如骨和软组织增量。③在牙槽嵴增量中,通常是为种植体提供足够的骨支持和/或为美学目的而改善组织轮廓,骨增量材料通常为自体骨和/或骨代用品。
参见:骨增量、软组织增量。

增龄性萎缩

zēng líng xìng wěi suō

age atrophy

由于正常衰老而引起的机体组织的体积减小或生理活动减弱。

增强现实

zēng qiáng xiàn shí

augmented reality (AR)

利用实时跟踪等技术,将计算机生成的虚拟景物或数字信息叠加到真实世界的画面中,以扩展对真实世界的认知。

增生

zēng shēng

hyperplasia

组织或器官中正常排列的正常细胞数量的异常增殖或增加,导致组织或器官增厚或增大。

增生组织

zēng shēng zǔ zhī

hyperplastic tissue

多余的组织,通常是对慢性刺激的反应。

增殖

zēng zhí

proliferate, proliferation

通过相似细胞的繁殖而生长。

渣滓

zhā zǐ

dross

①被认为毫无价值的东西、垃圾、废物。②金属熔化时在金属表面形成的固体浮渣,通常由各种金属的氧化物形成,但有时由杂质和废料产生。

窄谱抗菌药

zhǎi pǔ kàng jūn yào

narrow-spectrum antibiotics

仅对某种细菌或局限于某属细菌有抑制或杀灭作用的药物。

窄直径种植体

zhǎi zhí jìng zhòng zhí tǐ

narrow-diameter implants

【同】"细种植体"。

粘接

zhān jiē

bonding, cementation

①使用粘接材料将物体间表面连接成为一体的过程。②用水门汀等粘接剂牢固地黏合在一起的过程。③对牙釉质和/或牙本质进行条件处理,从而在牙结构中创建微孔来机械性地固位修复材料的过程。④用粘接剂把修复体固定在基牙或种植体基台的过程。

粘接固位

zhān jiē gù wèi

cement retention

用粘接剂将修复体或基底固位于基台或一体式种植体的穿黏膜平台。此固位方式不便于修复体取下、种植体周维护和并发症处理等。

粘接固位的

zhān jiē gù wèi de

cement-retained

描述修复体是通过粘接剂进行固位的。

粘接固位基台

zhān jiē gù wèi jī tái

cement-retained abutment

通过粘接剂来固位基底、上部结构或

修复体的基台。包括临时基台与最终基台。

粘接固位金属烤瓷冠

zhān jiē gù wèi jīn shǔ kǎo cí guān

cement-retained metal-ceramic crowns

【同】"粘接固位金属烤瓷修复体"。

粘接固位金属烤瓷修复体

zhān jiē gù wèi jīn shǔ kǎo cí xiū fù tǐ

cement-retained metal-ceramic prosthesis

在基牙或基台上粘接固位的金属烤瓷修复体。

粘接固位全瓷冠

zhān jiē gù wèi quán cí guān

cement-retained all-ceramic crowns

【同】"粘接固位全瓷修复体"。

粘接固位全瓷修复体

zhān jiē gù wèi quán cí xiū fù tǐ

cement-retained all-ceramic prosthesis

在基牙或基台上粘接固位的全瓷修复体。

粘接固位针

zhān jiē gù wèi zhēn

cemented pin

插入牙本质预备的洞中来增强固位的金属针。

粘接剂

zhān jiē jì

adhesive, bonding agent

①使物体相邻表面连接的黏合材料。②用于托槽和修复体的粘接固位材料。

粘接桥

zhān jiē qiáo

bonded bridge

俚语。

参见：马里兰桥、树脂粘接修复体。

粘接失败

zhān jiē shī bài

adhesive failure

由于拉力或剪切力导致的两种材料界面的粘接破坏。

粘接树脂

zhān jiē shù zhī

adhesive resin

任何含有粘接化学物质的树脂材料，如10-甲基丙烯酰氧基十二烷基二氢磷酸酯(MDP)、有机磷或4-甲基丙烯酰氧基偏苯酐(4-META)及相关羧基改性丙烯酸树脂。

粘接线

zhān jiē xiàn

cement line

嵌体或冠被粘接于预备的基牙之后仍然可见的线。

粘连

zhān lián

adhesion

结缔组织在损伤修复后发生的异常黏附，通常为纤维结缔组织相互连接的异常现象，例如包膜纤维化、纤维粘连和包膜内粘连等。

粘连性关节囊炎

zhān lián xìng guān jié náng yán

adhesive capsulitis

①关节囊与肩关节周围软骨之间的

黏着性炎症,伴有三角肌下囊的闭塞,以逐渐发作的肩痛为特征,伴有疼痛加剧、僵硬和运动受限。②关节囊与颞下颌关节周围软骨之间的黏着性炎症,关节盘位于正常的位置,但关节空间体积减少,运动受限的情况。

张口器

zhāng kǒu qì

trismus appliance

俚语。是指可以帮助患者增加张口度以进食和维持口腔健康的辅助性装置。

参见:开口器。

樟脑醌

zhāng nǎo kūn

camphoroquinone

是对可见光敏感的化学物质,可引发自由基的聚合。

掌趾角化 - 牙周破坏综合征

zhǎng zhí jiǎo huà yá zhōu pò huài zōng hé zhēng

syndrome of palmarplantar hyperkeratosis and premature periodontal destruction

常染色体隐性遗传病、罕见病,通常发生于 1~5 岁患儿。主要表现为手掌和脚掌部位的皮肤过度角化、皲裂和脱屑,乳牙和恒牙的牙周组织快速、严重的破坏。

帐篷钉

zhàng peng dīng

tent pole

部分钉入骨内,为屏障膜提供支撑以维持空间的专业钉。通常用于引导骨再生的临床程序。

参见:引导骨再生。

帐篷法植骨

zhàng peng fǎ zhí gǔ

tent pole procedure

【同】"帐篷杆式技术"。

帐篷杆式技术

zhàng peng gǎn shì jì shù

tent pole procedure

利用杆撑起帐篷的原理,创造并维持成骨空间的骨增量技术。"帐篷杆"通常为专用的螺钉或种植体,"帐篷"通常为生物可吸收性屏障膜或聚四氟乙烯膜,在所创造的空间内植入骨移植材料。

帐篷杆式植骨技术

zhàng peng gǎn shì zhí gǔ jì shù

tent pole procedure

【同】"帐篷杆式技术"。

帐篷技术

zhàng peng jì shù

tenting

用帐篷钉、帐篷螺钉或钛网等加强屏障膜以在膜和骨之间创建并维持空间的技术。

帐篷螺钉

zhàng peng luó dīng

tenting screw

部分拧入骨内,为屏障膜提供支撑以维持空间的专业螺钉。

兆帕斯卡

zhào pà sī kǎ

megapascal (MPa)

压力或应力单位,等于一百万帕斯卡。相当于 145psi(磅／平方英寸)或者 $9.87kg/cm^2$。

照度

zhào dù

illuminance

①表面光通量密度。②单位面积所接受的光通量。

照片

zhào piàn

photograph, photo

使用相机拍摄的图片,其中将图像聚焦在胶片或其他光敏材料上,然后通过化学或数字化处理使其显像,或以数字方式永久存储。

照相

zhào xiàng

photography

【同】"摄影"。

遮色

zhē sè

masking

使用不透明性覆盖物遮盖基台、基底的金属色的过程。

折射

zhé shè

refraction

光或能量波从某一介质斜射入另一介质时传播方向发生的偏折。

针测描记

zhēn cè miáo jì

stylus tracing

确定颌位关系时,装置绘制出的平面描记线,显示下颌骨的边缘运动。上颌固定描记针,下颌固定描记板,产生的形状取决于下颌边缘运动时它们的相对位置。

参见:哥特式弓。

针尖描记

zhēn jiān miáo jì

needle point tracing, stylus tracing

【同】"哥特式弓"。

针尖描记器

zhēn jiān miáo jì qì

arrow point tracer

在选定平面上追踪下颌运动模式的装置,选定的平面通常平行于𬌗平面。标记点与描记板分别放置在上颌或下颌,通过下颌运动从而记录其运动方向和范围。

针尖示踪

zhēn jiān shì zōng

arrow point tracing

【同】"针测描记"。

针外固定

zhēn wài gù dìng

external pin fixation

骨折固定方法之一,穿过覆盖的皮肤在骨折两端钻入固定针,通过金属杆连接以固定骨断端。

针吸活检

zhēn xī huó jiǎn

aspiration biopsy

是外科穿刺活检的常见手法,通过针吸组织进行诊断,用于诊断骨或深部软组织病变。

针吸活体组织检查

zhēn xī huó tǐ zǔ zhī jiǎn chá

aspiration biopsy

【同】"针吸活检"。

真杆菌

zhēn gǎn jūn

eubacterium timidum

革兰氏阳性不动的厌氧杆菌,从伤口和其他感染中分离得到,与其他厌氧菌和兼性细菌相关。可能与菌血症和心内膜炎有关。

真菌

zhēn jūn

fungi

一类真核(有核)微生物。不进行光合作用的色素,也不能从简单化合物中合成蛋白质或其他有机物,因此多为寄生或腐生。

真菌的

zhēn jūn de

mycotic

与真菌病有关或由真菌引起的。

真菌性鼻窦炎

zhēn jūn xìng bí dòu yán

fungal rhinosinusitis

由真菌引起的鼻窦感染性疾病,常见致病菌为曲霉菌和念珠菌。

参见:非侵袭型真菌性鼻窦炎、侵袭型真菌性鼻窦炎。

真菌性上颌窦炎

zhēn jūn xìng shàng hé dòu yán

fungal maxillary sinusitis

由真菌引起的上颌窦内特异性感染性疾病。

真菌性牙龈病

zhēn jūn xìng yá yín bìng

gingival diseases of fungal origin

局部或系统性疾病所导致的牙龈组织真菌感染。

真空包埋

zhēn kōng bāo mái

vacuum investing

在真空或部分真空条件下调拌包埋材和包埋的过程。

真空保持器

zhēn kōng bǎo chí qì

vacuform retainer

使用真空热成型的保持器。

真空采血管

zhēn kōng cǎi xuè guǎn

vacuum blood collection tube

【同】"采血管"。

真空电子束熔炼

zhēn kōng diàn zǐ shù róng liàn

vacuum electron beam melting, vacuum electronic torch melting

【同】"电子束熔炼"。

真空管

zhēn kōng guǎn

vacuum tube

【同】"X射线管"。

真空搅拌

zhēn kōng jiǎo bàn

vacuum mixing

在真空或部分真空条件下混合材料(如石膏和水)的方法。

真空热成型

zhēn kōng rè chéng xíng

vacuum thermomold, vacuum thermo-molding

通过真空热模具成型聚合物材料的过程。

真空热压膜

zhēn kōng rè yā mó

vacuum thermomold, vacuum thermomolding

【同】"真空热成型"。

真空铸造

zhēn kōng zhù zào

vacuum casting

金属在真空或部分真空条件下进行熔炼、浇注和结晶的铸造过程。因将金属中的气体含量降至最低，可以防止其氧化。

真皮移植物

zhēn pí yí zhí wù

dermal graft

从人或动物尸体上制取移植组织，经过去上皮和去细胞化处理转变成免疫惰性的无血管结缔组织。

参见：脱细胞真皮基质。

诊断

zhěn duàn

diagnosis, diagnose

①通过对病人表现出的症状和体征的研究和思考来确定疾病或病理状态的过程。②通过对病人表现和一系列检查来确定疾病或病症的性质、部位和原因的过程。

诊断测量尺

zhěn duàn cè liáng chǐ

diagnostic measuring guage

用于测量缺牙区牙槽骨宽度及高度的诊断器械，由主尺、内测量爪、高度测量爪及附在主尺上能够滑动的游标组成。

诊断蜡型

zhěn duàn là xíng

diagnostic wax-up

①为评估和设计修复体在模型上制作的蜡制修复体轮廓。②为所制订的治疗计划制作的蜡制模型。③将缺牙区的人工牙或所制作的蜡牙在技工室进行设计及排列，以评估预期修复效果的过程。④在种植治疗中，为制订治疗计划、制作外科导板或放射模板和设计修复体等目的，在技工室制作蜡型以评估预期修复效果的过程。

诊断模型

zhěn duàn mó xíng

diagnostic cast, diagnostic study cast

①用于研究和制订治疗计划、对口腔和／或颌面部结构进行原尺寸复制的模型。②将牙科石膏注入印模而形成的或 CAD/CAM 制作的牙及其相关结构的正向复制，以对牙结构进行评估和𬌗分析。

诊断排牙

zhěn duàn pái yá

diagnostic setups

"排牙"的俚语。

参见：排牙。

诊断性成像

zhěn duàn xìng chéng xiàng

diagnostic imaging

为诊断和／或制订治疗计划而进行的机体内部结构的透视体现，包括放射线检查、计算机体层成像、锥形束计算机体层成像、磁共振成像、超声检查和数字体层成像等。

诊断性的
zhěn duàn xìng de

diagnostic

①与诊断有关或用于诊断的。②为了作出诊断采取的措施。

诊断性辐射
zhěn duàn xìng fú shè

diagnostic radiation

放射线检查时患者所接受的辐射。

诊断性𬌗板
zhěn duàn xìng hé bǎn

diagnostic splint

为诊断和 / 或制订治疗计划而制作的𬌗板。

诊断性𬌗面修复体
zhěn duàn xìng hé miàn xiū fù tǐ

diagnostic occlusal prosthesis

包含𬌗面覆盖层的、通常由丙烯酸树脂材料制作的可摘修复体,用于评估患者对广泛性修复干预的反应。

诊断性上𬌗架
zhěn duàn xìng shàng hé jià

diagnostic mounting

仅为中文文献对"诊断性上咬合架"的释义与表达。

参见:诊断性上咬合架。

诊断性上咬合架
zhěn duàn xìng shàng yǎo hé jià

diagnostic mounting

为诊断和 / 或制订治疗计划而将颌位关系转移至咬合架的过程。

参见:上咬合架。

诊断性调𬌗
zhěn duàn xìng tiáo hé

diagnostic occlusal adjustment

是指在咬合架上进行调𬌗,用以确定调𬌗的位置、程度,并评估调𬌗的益处和效果的过程。

诊断性修复体
zhěn duàn xìng xiū fù tǐ

diagnostic prosthesis

由丙烯酸树脂制作的可摘局部义齿、全口义齿、覆盖义齿或𬌗装置,可包括𬌗面覆盖以评估患者对广泛性修复干预的反应。

参见:诊断义齿、𬌗装置。

诊断性牙体预备
zhěn duàn xìng yá tǐ yù bèi

diagnostic tooth preparation

在实际口内牙体预备之前,在模型上进行模拟预备与评估,最终确定实际牙体预备量。

诊断性研究模型
zhěn duàn xìng yán jiū mó xíng

diagnostic study cast

【同】"诊断模型"。

诊断性义齿蜡型
zhěn duàn xìng yì chǐ là xíng

diagnostic denture wax-up

在模型上模拟重建或修复效果的义齿蜡型。

诊断性阻滞镇痛
zhěn duàn xìng zǔ zhì zhèn tòng

analgesic diagnostic block

选择性地使用麻醉剂局部注射或涂布以确定疼痛源的过程。

诊断义齿

zhěn duàn yì chǐ

diagnostic denture

用于预期最终治疗的功能和美学效果的可摘临时义齿。

诊断与设计程序

zhěn duàn yǔ shè jì chéng xù

diagnostic and design procedures, diagnostic and planning procedures

基于患者的全身状态、口腔检查、放射线检查和模型分析等,判断骨、软组织、𬌗、颞下颌关节和全身健康状态,分析治疗难度与风险、确定治疗计划,包括治疗的时间安排与进度、费用、外科程序与步骤、修复程序与步骤和维护方法等,主要部分需要患者知情同意。数字化技术有助于提高诊断与设计的效果,在开始治疗之前虚拟种植体植入和修复体效果,并有助于不同专业的医生之间的交流和医患沟通。

诊断指数

zhěn duàn zhǐ shù

diagnostic index

口腔患者的临床诊断分级,基于特定的诊断标准将治疗的复杂程度分为四个等级:I类,不复杂;II类,中度复杂;III类,高度复杂;IV类,极其复杂。

枕骨

zhěn gǔ

occipital bone

脑颅骨之一,位于颅的后下部,呈勺状。前下部有枕骨大孔。

阵发性三叉神经痛

zhèn fā xìng sān chā shén jīng tòng

paroxysmal trigeminal neuralgia

是指在三叉神经分布区域(尤其是第二支和第三支)严重的阵发性的疼痛发作,通常为单侧。见于中老年人。对扳机点的轻微刺激可能会突然激发疼痛。

震颤

zhèn chàn

fremitus

①一种可以通过肉眼观察到或触诊感觉到的震动。②下颌牙与上颌牙接触时能感受到的震动。

镇静

zhèn jìng

sedation

安静、镇定的行为或过程。

镇静催眠药

zhèn jìng cuī mián yào

sedative-hypnotics

是一类能够非特异性抑制中枢神经系统功能,而产生镇静催眠作用的药物。一般小剂量时起到镇静、嗜睡作用,用于焦虑、紧张等的治疗;较大剂量可诱导睡眠,用于催眠。

镇静剂

zhèn jìng jì

sedative, tranquilizer

一类镇静药物,产生的生理变化可缓解情绪,减轻烦躁不安或焦虑患者的兴奋性。

镇痛

zhèn tòng

analgesia

对疼痛缺乏感觉,尤指在没有失去知觉的情况下减轻疼痛。

镇痛剂

zhèn tòng jì

analgesic blocking agent

任何阻滞或阻止感觉知觉的镇痛药物。

镇痛药

zhèn tòng yào

analgesics, obtundent

减轻或缓解疼痛或敏感性的药物,包括阿片类和非阿片类。

蒸汽清洁

zhēng qì qīng jié

steam cleaning

①使用加压蒸汽清除物体上的杂屑。②用加压蒸汽清除修复体、基底或义齿上的杂屑。

整合

zhěng hé

integration, integrating

不同事物间的结合,使它们成为一个整体。

整合素

zhěng hé sù

integrins

属于细胞黏附分子家族,是介导基底上皮细胞与细胞外基质相互作用的特异性受体。

整容外科

zhěng róng wài kē

cosmetic surgery

【同】"美容外科"。

整形外科

zhěng xíng wài kē

plastic surgery, reconstructive surgery

是恢复、矫正、重建或改善外观形状和功能的手术,旨在治疗因创伤、疾病或生长发育而导致的机体结构的缺陷、缺损或畸形等。

正常𬌗

zhèng cháng hé

normal occlusion

【同】"理想𬌗"。

正常生物学宽度

zhèng cháng shēng wù xué kuān dù

normal biologic width

包括结缔组织附着、上皮附着和龈沟,分别长约 1mm。

正颌外科

zhèng hé wài kē

orthognathic surgery

①是口腔颌面外科学的分支学科,研究颌骨畸形的发生与发展、颌骨畸形的诊断与外科治疗。通常外科手术与口腔正畸治疗相结合,在矫正颌骨畸形的同时恢复正常的颌位关系、牙齿排列以及𬌗接触。②正颌外科的狭义概念,专门是指矫正颌骨畸形的各类手术。

正畸带环

zhèng jī dài huán

orthodontic band

用于正畸的环绕牙的金属带环,外表面可固定托槽或颊面管。

正畸结扎丝

zhèng jī jié zā sī

orthodontic ligature

将正畸附件或牙固定在弓丝上的金属丝。

正畸支抗种植体

zhèng jī zhī kàng zhòng zhí tǐ

orthodontic anchorage implant

用作正畸牙移动的支抗的骨内根形种植体。支抗种植体通过骨结合界面锚固于骨内,可以是微型种植体或标准直径种植体。

正畸种植体

zhèng jī zhòng zhí tǐ

orthodontic implant

【同】"正畸支抗种植体"。

正畸种植体即刻负荷

zhèng jī zhòng zhí tǐ jí kè fù hè

orthodontics and immediate loading

正畸用临时种植体植入之后的即刻负荷。

正角化

zhèng jiǎo huà

orthokeratinization

咀嚼黏膜上皮的角化层细胞不含细胞核的现象。这些细胞的细胞器及细胞核消失,胞质内充满角蛋白。常见于硬腭。

正面观

zhèng miàn guān

frontal view

①对人体前部所向的一面的观察视角,与侧面观和背面观等相对。②面对物体主要的一面的视角。③物体主要被使用的一面的视角。

正面像

zhèng miàn xiàng

frontal image, frontal view, frontal photograph

①人体正前面的照片,与侧面像和背面像等相对。②对物体主要的一面所拍摄的照片。③物体主要被使用的一面的照片。

正态分布

zhèng tài fēn bù

normal distribution

具有对称性钟形分布的数据,该组数据均数、中位数和众数一致。

正位头颅测量片

zhèng wèi tóu lú cè liáng piān

anteroposterior cephalometric projection

使用头颅定位仪拍摄的头颅正位放射线片。可用于矢状向及水平向对称性的辅助分析测量。

正位头颅片

zhèng wèi tóu lú piān

anteroposterior cephalogram

观察颅面骨(包括颅骨、颧骨与颌骨等)的对称性及骨板厚度的口外放射线片,通常用于头颅结构的测量与分析。

正向工程

zhèng xiàng gōng chéng

forward engineering (FE)

也称之为前向工程。①是将抽象但具有逻辑性的设计具体实现的过程。②在计算机科学中,是指通过对特定的实现语言的映射将模型转化为程序代码的过程。

正中垂直距离

zhèng zhōng chuí zhí jù lí

verticentric

正中关系时对𬌗垂直距离的记录,用于制作可摘全口义齿。

正中的

zhèng zhōng de

centric

【同】"中心的"。

正中范围

zhèng zhōng fàn wéi

centric range

从水平面和矢状面观,正中关系与最大牙尖交错位之间存在的物理距离。

正中关系

zhèng zhōng guān xì

centric relation (CR)

独立于牙,在铰链开口度的范围内下颌对上颌的位置关系,髁位于关节窝前上位或前中位,经关节盘与关节结节后斜面保持紧密接触。

正中关系𬌗

zhèng zhōng guān xì hé

centric relation occlusion

【同】"正中𬌗"。

正中关系𬌗间记录

zhèng zhōng guān xì hé jiān jì lù

centric relation interocclusal record

【同】"正中关系记录"。

正中关系记录

zhèng zhōng guān xì jì lù

centric relation record

当下颌髁处于正中关系时,上颌与下颌关系的口内或口外记录。

正中关系位

zhèng zhōng guān xì wèi

centric relation position

【同】"正中关系"。

正中𬌗

zhèng zhōng hé

centric occlusion

当下颌位于正中关系时,上颌牙与下颌牙𬌗面之间的位置关系,与最大牙尖交错位相同或不相同。

正中𬌗间记录

zhèng zhōng hé jiān jì lù

centric interocclusal record

【同】"正中关系记录"。

正中颌关系

zhèng zhōng hé guān xì

median jaw relation, centric jaw relation

下颌位于正中矢状面时的任何颌位关系。

正中颌记录

zhèng zhōng hé jì lù

centric jaw record

【同】"正中关系记录"。

正中滑动

zhèng zhōng huá dòng

centric slide

过时的术语。是指从最初的𬌗接触到最大牙尖交错位的下颌运动。

正中记录

zhèng zhōng jì lù

centric record

【同】"正中关系记录"。

正中联合

zhèng zhōng lián hé

mandibular symphysis

"下颌联合"的非标准术语。

参见:下颌联合。

正中面

zhèng zhōng miàn

median plane

一个假想平面,从前到后纵向将身体分成左右两侧。

正中矢状面

zhèng zhōng shǐ zhuàng miàn

median sagittal plane

通过人体正中线,将人体沿平行于人体长轴的前后方向,分为左右两部分的纵切面。

正中位

zhèng zhōng wèi

centric position

过时的术语。是指正中关系时的下颌位置。

正中咬合记录

zhèng zhōng yǎo hé jì lù

centric check bite

"正中关系记录"的俚语。

参见:正中关系记录。

正中早接触

zhèng zhōng zǎo jiē chù

centric prematurity

在正中𬌗或正中关系下达到平衡稳定的颌关系之前发生的𬌗接触或𬌗干扰。

正中止

zhèng zhōng zhǐ

centric stop

上颌牙和下颌牙之间的稳定接触点,维持上颌牙弓和下颌牙弓之间的𬌗垂直距离,可位于后牙的中央窝、边缘嵴、颊尖和舌尖以及前牙的切缘和舌侧。

症状

zhèng zhuàng

symptom

患者主观感知的疾病或医学状况的任何特征。

支撑板

zhī chēng bǎn

stay plate

临时局部义齿的类型之一,在患者拔牙之后的愈合阶段替代缺失的一颗或多颗牙,并协助咀嚼和发音,直到患者完成永久修复。除此之外,还可用于改善外观和防止同一牙弓中其余牙的移位。

支撑区

zhī chēng qū

supporting area

①口腔内可用于支持义齿的表面。②义齿行使功能时,上颌或下颌剩余牙槽嵴最适合承受咀嚼力的区域。

支持

zhī chí

support

①防止虚弱或失败。②承担全部或部分重量。③承受其他重量的结构。④提供援助,特别是在财政上。⑤维持其他功能的机制、安排或行动。⑥在口腔医学中,基牙、种植体或软组织对修复体的支撑与固位,也是指通过修复体,基牙、种植体或义齿承托区抵抗咀嚼的朝向基底组织的垂直向的力。

支持尖

zhī chí jiān

supporting cusp

与对颌牙的𬌗面窝接触,有支持颌间

距离作用的后牙牙尖。通常为上颌后牙的舌尖和下颌后牙的颊尖。

支点线

zhī diǎn xiàn

fulcrum line

①穿过杠杆作用点并与其运动路径成直角的理论线。②可摘局部义齿中，连接𬌗支托的假想线，义齿在咀嚼力的作用下有旋转的可能。

支架

zhī jià

framework, scaffold

①支架（framework）是对物体起支撑作用的框架或骨架，为基底（framework）的类型之一，是修复体的金属或瓷制的桥架式结构。②支架（scaffold）是指具有生物相容性的三维的结构（可植入细胞），在组织工程学中作为支持组织生长的框架。

支托

zhī tuō

rest

可摘局部义齿的刚性的凸起或延伸，用以支持义齿、防止义齿龈向移位及传递𬌗力。

支托凹

zhī tuō āo

rest seat

在可摘局部义齿修复中，在牙表面预备的或修复体上承载支托的凹陷，以支持垂直或侧向的𬌗力。

支托区

zhī tuō qū

rest area

【同】"支托凹"。

支原体属

zhī yuán tǐ shǔ

Mycoplasma spp.

一类没有细胞壁的小细胞，生理特性介于细菌和病毒之间，可生长繁殖。能够凝集红细胞，发现有时与人类牙周病相关。

知情同意书

zhī qíng tóng yì shū

informed consent

①在书面告知目的、方法、程序、利益和风险之后，由患者书面签字表示知晓并同意参与研究、探查治疗或护理。②口腔种植治疗前，与患者充分交流，书面告知患者已经确定的种植治疗方案、手术步骤、最终效果、可能出现的并发症和费用等，由患者书面签字表示知晓并同意。

脂多糖

zhī duō táng

lipopolysaccharide (LPS)

脂质和糖通过化学键结合而成的大分子，是革兰氏阴性细菌细胞壁的主要成分，可参与形成内毒素和特异性抗原。

脂肪干细胞

zhī fáng gàn xì bāo

adipose-derived stem cells, ADSCs, adipose stem cells (ASCs)

来源于脂肪组织的间充质多功能干细胞，具有自我更新和多向分化潜能，可分化为脂肪细胞、成骨细胞、成软骨细胞、成肌细胞和成神经细胞等，以恢复组织细胞的功能，促进细胞的再生。

脂肪萎缩
zhī fáng wěi suō
adipose atrophy
脂肪组织的减少。

脂肪组织
zhī fáng zǔ zhī
adipose tissue
属于结缔组织，由大量脂肪细胞组成，可分为黄色脂肪组织和褐色脂肪组织两种。

蜘蛛静脉
zhī zhū jìng mài
spider veins
【同】"毛细血管扩张"。

直槽钻
zhí cáo zuàn
straight flute drill, straight fluted drill
一类旋转切削钻，切削部包括主体和切削刃，特点为切削刃呈直形，与主体平行，刃之间形成排屑槽。优势是切割效率高、水冷却效果好。但与麻花钻相比，排屑能力略显不足。

直肠弯曲杆菌
zhí cháng wān qū gǎn jūn
Campylobacter rectus
为表面迁移革兰氏阴性可动的兼性细菌，显微镜下常为螺旋状、弯曲状或直线形。此菌存在于牙周炎患者中。其鞭毛位于其细胞体的一极，运动速度极快。

直肠沃林菌
zhí cháng wò lín jūn
Wolinella recta
【同】"直肠弯曲杆菌"。

直堆技术
zhí duī jì shù
direct lift technique
用瓷粉制作唇侧边缘时，在代型上直接堆瓷的技术。

直基台
zhí jī tái
straight abutment
基台长轴与种植体长轴相一致的基台。

直角技术
zhí jiǎo jì shù
right angle technique
【同】"平行投照技术"。

直接窦内移植
zhí jiē dòu nèi yí zhí
direct sinus graft
通过侧壁开窗上颌窦底提升的窦内骨增量。
参见：侧壁开窗上颌窦底提升。

直接堆积技术
zhí jiē duī jī jì shù
direct lift technique
【同】"直堆技术"。

直接盖髓
zhí jiē gài suǐ
direct pulp capping
是指用保护牙髓并促进其修复的药物或材料直接覆盖暴露的活髓组织的操作程序。

直接固位
zhí jiē gù wèi
direct retention
防止可摘局部义齿殆向脱位，起主要

固位作用的结构设计。

直接固位体

zhí jiē gù wèi tǐ

direct retainer

防止可摘局部义齿𬌗向脱位,起主要固位作用的固位部件,包括冠内固位体(如栓体-栓道式冠内附着体)和冠外固位体(如卡环型固位体)。

直接金属激光烧结

zhí jiē jīn shǔ jī guāng shāo jié

direct metal laser sintering (DMLS)

金属增材制造技术之一,利用使用大功率(200 瓦镱)光纤激光器和金属合金粉末烧结来打印三维物体的技术。

直接螺钉通道的粘接固位冠

zhí jiē luó dīng tōng dào de zhān jiē gù wèi guān

cement-retained crowns with direct screw access

【同】"直接螺钉通道的粘接固位修复体"。

直接螺钉通道的粘接固位修复体

zhí jiē luó dīng tōng dào de zhān jiē gù wèi xiū fù tǐ

cement-retained prosthesis with direct screw access

钛基台(如钛结构基台)和传统的冠在口外完成粘接的修复体,同时具备从𬌗面/舌隆突穿出的螺钉通道。

直接咬合记录

zhí jiē yǎo hé jì lù

check bite

"𬌗间记录"的俚语。

参见:𬌗间记录。

直接印模

zhí jiē yìn mú

direct impression

制取种植印模时,从口内取出印模托盘时须旋松印模帽螺钉,使印模帽留在阴模中的印模方式。

直立

zhí lì

uprighting

将倾斜度超过正常的牙调整到正常的垂直向轴向。

直立位

zhí lì wèi

upright

牙的垂直或正常位置。

直面型

zhí miàn xíng

orthognathous

侧貌较直,上下颌骨基本无前突或后缩,面角为 85°~90°。

值

zhí

value

①价值或效率的衡量。②对物质的活性、浓度或某些其他质量的定量测量。

植入

zhí rù

place, placement

将种植体置入骨内。

植入扭矩

zhí rù niǔ jǔ

placement torque, insertion torque

理论上是指种植体植入时的最大扭

矩,实际上是指种植体植入时的最终扭矩,单位为牛·厘米(N·cm),为种植体机械稳定性的指标。

植入体

zhí rù tǐ

implant fixture, fixture

是种植体的过时术语。泛指具有生物相容性、替代缺失组织和器官的人工合成植入物。

参见:种植体。

植物

zhí wù

plant

是具有细胞壁的真核生物,通常在一个永久性的地点生长,通过其根吸收水和无机物质,并通过叶绿素的光合作用在叶片中合成养分,例如农作物、树木、灌木、草药、花、草、蕨类和苔藓等。

止停器

zhǐ tíng qì

drill stop

是安装于钻针上,控制种植窝预备深度的装置。

止血

zhǐ xuè

hemostasis

通过患者的内在凝血能力或采取临床措施来控制出血。

止血带

zhǐ xuè dài

tourniquet

用于捆扎于血管近 / 远心端肢体上间接压迫血管的带状物,控制血管出血或阻碍血液回流以备采血。

止血剂

zhǐ xuè jì

astringent, hemostatic agent

能引起组织收缩并起止血作用的药剂。

止血钳

zhǐ xuè qián

hemostat

一类手柄具有锁扣设计的钳式手术器械,主要用于夹持血管阻断血运,可分为直弯两种类型。

指关节置换

zhǐ guān jié zhì huàn

finger-joint replacement

人工置换指关节,包括拇指。

酯类局麻药

zhǐ lèi jú má yào

ester-type local anesthetic drugs

化学结构中中间链为酯链的一类局部麻醉药,即其化学结构包含芳香族环、酯链和胺基团三部分。包括普鲁卡因、丁卡因等。

质粒

zhì lì

plasmid

为环状 DNA 分子,是与细胞的染色体 DNA 分开的,并且能够自我复制。主要存在于细菌和某些真核生物中,可编码抗生素抗药性基因。

治疗

zhì liáo

treatment, therapy

①消除或缓解疾病的方法与过程。
②以补救的方式干预或改变特定疾病状态的过程。

治疗的

zhì liáo de

curative

为克服疾病和促进康复的行动。

治疗计划

zhì liáo jì huà

treatment plan, treatment planning

①确诊之后,为患者安排的系列性治疗程序的顺序。②基于诊断与治疗方案设计,对种植治疗程序和参与医生(如外科医生、修复医生)进行的组织和顺序安排。

治疗前记录

zhì liáo qián jì lù

pretreatment records

在治疗之前,为诊断、记录患者病史或制订治疗计划而做的任何记录。

治疗位

zhì liáo wèi

treatment position

最大牙尖交错位的治疗位置(如果与术前位置不同)。

治疗性修复体

zhì liáo xìng xiū fù tǐ

therapeutic prosthesis

辅助治疗牙周病的装置。

治疗学

zhì liáo xué

therapeutics

与疾病治疗有关的医学分支。

治疗义齿

zhì liáo yì chǐ

treatment denture

在愈合阶段起组织支持作用的可摘过渡义齿,为最终修复做准备。

治愈

zhì yù

cure

是指对疾病或创伤治疗的获得了成功结果。

制霉菌素

zhì méi jūn sù

nystatin, fungicidin

多烯类抗生素类抗真菌药,有广谱抗真菌作用,对念珠菌的抗菌活性较高。临床用于抑制或杀灭口腔、皮肤、黏膜和阴道等处的浅表真菌。

制取印模

zhì qǔ yìn mú

impression making, impression taking

【同】"取模"。

制作

zhì zuò

fabrication

修复体的生产或制造。

致畸

zhì jī

teratogenesis

物质(通常是药物)影响胚胎所导致的出生缺陷。

致密板

zhì mì bǎn

lamina dense

基底层中位于透明板下方的一层电子致密结构,主要由Ⅳ型胶原纤维和硫酸肝素组成。

致密层

zhì mì céng

lamina dense

【同】"致密板"。

致密颗粒

zhì mì kē lì

dense granule, dense bodies

血小板中存在的电子致密颗粒,存储和分泌腺苷核苷酸和血清素。

致密性骨炎

zhì mì xìng gǔ yán

condensing osteitis

感染或反复机械应力引起的骨的局灶性炎症反应,表现为骨的高密度阻射影像。

秩和检验

zhì hé jiǎn yàn

rank sum test

统计学中非参数假设检验的方法之一,对两组反应变量的中位数比较,其零假设为两个样本从同一总体中抽取。

痣

zhì

nevus

①皮肤或黏膜上有或无色素的病变。②皮肤的一类局限性畸形,尤指因色素沉着或血管增多而着色。③良性的局部过度生长。④一类先天性局限性新生长物,可为血管性的或非血管性的。

滞后

zhì hòu

hysteresis

①系统变化导致的延迟。②口腔科学中,是指耐火材料和粘接剂在冷却和再加热时无法恢复初始形状,会导致铸件不精确。

中等镇静

zhōng děng zhèn jìng

moderate sedation

由药物引起的意识抑制,在此期间,病人可对口头命令有意识反应,无论是单独的口头命令还是伴随着轻微触觉刺激。可无需干预而保持气道通畅和自然通气。

中厚皮片

zhōng hòu pí piàn

split-thickness graft, Blair-Brown graft

包括表皮和一部分真皮层的皮片。根据所含真皮层的厚度,可分为薄中厚皮片和厚中厚皮片。

中厚龈表型

zhōng hòu yín biǎo xíng

medium-thick gingival phenotype

【同】"中厚龈生物型"。

中厚龈生物型

zhōng hòu yín shēng wù xíng

medium-gingiva biotype

介于薄龈和厚龈生物型之间某些特征的牙龈生物型。

中间颌运动

zhōng jiān hé yùn dòng

intermediary jaw movement

非标准术语、过时的术语。是指下颌

运动极限范围间的所有运动。

中间结构

zhōng jiān jié gòu

mesostructure

在种植体支持的修复体(上部结构)与种植体基台(下部结构)之间,提供支持和固位作用的基底。

中间链球菌

zhōng jiān liàn qiú jūn

Streptococcus intermedius

革兰氏阳性的兼性需氧球菌,与复发性牙周炎有关。

中间普氏菌

zhōng jiān pǔ shì jūn

Prevotella intermedia

是指无芽孢革兰氏阴性厌氧杆菌,可在口腔和其他身体部位分离出,常存在于龈沟内,与龈炎、慢性牙周炎等口腔感染有关,也与头、颈和胸膜的感染有关。

中间区基台

zhōng jiān qū jī tái

intermediate abutment

位于末端种植体基台之间的种植体基台,基于非刚性连接的应力中断式保护性原理,为固定修复体或可摘义齿提供支持和/或固位。

中间区基牙

zhōng jiān qū jī yá

intermediate abutment

位于末端基牙之间的基牙,基于非刚性连接的应力中断式保护性原理,为固定修复体或可摘义齿提供支持和/或固位。

中径

zhōng jìng

pitch diameter

中径圆柱或中径圆锥的直径。对圆锥螺纹,不同螺纹轴线处的中径不同。

中径圆锥锥度

zhōng jìng yuán zhuī zhuī dù

taper of pitch cone

在中径圆锥上,两个位置的直径差与这两个位置间的轴向距离之比。

中空篮状种植体

zhōng kōng lán zhuàng zhòng zhí tǐ

hollow basket implant

中空壁存在多空设计的根形种植体。种植体骨内部分,即贯穿种植体体部至根尖的内部为中空的圆筒形设计,类似于倒扣的篮筐,壁也存在多空设计。在根端的种植窝保留部分骨核,种植体植入之后,嵌入中空的根部。

中空牙

zhōng kōng yá

tube teeth

从基底中心到体部有一垂直圆柱形孔的人造牙,固位钉插入此孔,将牙连接到固定或可摘义齿基托上。

中空圆柱体

zhōng kōng yuán zhù tǐ

hollow cylinder

中空种植体的体部结构。

中空柱状种植体

zhōng kōng zhù zhuàng zhòng zhí tǐ

hollow cylinder implant

中空的根形种植体。种植体骨内部分,即贯穿种植体体部至根尖的内部为中空的圆筒形设计,类似于倒扣的篮筐。在根端的种植窝保留部分骨核,种植体植入之后,嵌入中空的根部。

中空钻

zhōng kōng zuàn

cannulated drill

用于种植窝预备的扩孔钻为空心,水从钻针的顶端进入、工作端末端的出口流出,由此冷却手术钻并冲走骨碎屑。

中位数

zhōng wèi shù

median

区分上 50% 和下 50% 数值的中间点。因为其与均数相比较少受到偏离分布的异常数据(极值)的影响,可用于对非正态分布数据的集中趋势进行描述。

中位笑线

zhōng wèi xiào xiàn

medium smile line

大笑时主要显露上颌前牙的大部分牙冠,以及部分龈缘、龈乳头和很少的附着龈。

中线

zhōng xiàn

median line

平分颅颌面部为左右两等份的一条假想线。

中心的

zhōng xīn de

centric

①位于中心的。②围绕或指向中心的。③描述颌骨、𬌗和牙的位置关系。

中心点

zhōng xīn diǎn

pivot point

【同】"枢轴点"。

中心线平均高度

zhōng xīn xiàn píng jūn gāo dù

central line average height

是指轮廓上所有点绝对值的算术平均值。

中心支承

zhōng xīn zhī chéng

central bearing

过时的术语。是指将上颌和下颌之间的力施加在尽可能靠近上颌骨和下颌支持区域中心点的装置。

中心支承尖

zhōng xīn zhī chéng jiān

central bearing point

过时的术语。是指中心支承装置针尖所接触的精确点。

中心支承追踪

zhōng xīn zhī chéng zhuī zōng

central bearing tracing

记录中心支承追踪装置在位于口内或口外的水平板上的运动轨迹。

中心支承追踪装置

zhōng xīn zhī chéng zhuī zōng zhuāng zhì

central bearing tracing device

在上颌牙弓和下颌牙弓之间提供支撑尖的装置,包括一个附着在一侧牙弓上的针和附着在对侧牙弓上的板,板提供为支承针进行描记的表面,记录下颌运动的轨迹。

中心钻

zhōng xīn zuàn

center drill

加工中心孔的刀具的类型之一,用于孔加工的预制精确定位,容屑槽可为直槽、斜槽或螺旋槽。

中性错𬌗

zhōng xìng cuò hé

neutroclusion, neutro-occlusion

【同】"安氏Ⅰ类错𬌗"。

中性𬌗

zhōng xìng hé

neutrocclusion

【同】"安氏错𬌗分类Ⅰ类"。

中性粒细胞

zhōng xìng lì xì bāo

neutrophils

细胞核呈杆状或分叶状、胞质含许多细小的淡紫色嗜天青颗粒和淡红色中性颗粒的粒细胞。具有吞噬杀伤、趋化、抗感染和应激等功能,在机体抗感染中发挥重要作用。为血液中含量最丰富的粒细胞(约90%以上)。

中性粒细胞减少

zhōng xìng lì xì bāo jiǎn shǎo

neutropenia

外周血中中性粒细胞数量异常减少,可能与病毒感染、恶性贫血、营养不良、肿瘤和慢性中毒等有关。

中性区

zhōng xìng qū

neutral zone

义齿处于口内的最佳区域,该区域中舌与唇颊之间的力相互对抗。

中央管

zhōng yāng guǎn

central canal

①是指位于骨单位中央的细长管道,内含血管、神经纤维与少量结缔组织,由多层呈同心圆状排列的哈弗斯骨板围绕构成。②是指位于灰质连合中央的细长管道,纵贯脊髓全长,成人长8~10cm。

中央性巨细胞肉芽肿

zhōng yāng xìng jù xì bāo ròu yá zhǒng

central giant cell granuloma

为骨的无痛良性病变,通常局限于下颌骨。可见富含毛细血管的疏松纤维结缔组织、大量多核巨细胞。

终模型

zhōng mó xíng

definitive cast, final cast

用于修复体制作的模型,复制了牙、牙弓、剩余牙槽嵴和/或面部结构等。

终末颌关系记录

zhōng mò hé guān xì jì lù

terminal jaw relation record

终末铰链位(正中关系位)时下颌与上颌的位置关系记录。

终末铰链位

zhōng mò jiǎo liàn wèi

terminal hinge position

【同】"正中关系位"。

终末铰链轴

zhōng mò jiǎo liàn zhóu

terminal hinge axis

【同】"横向水平轴"。

终印模

zhōng yìn mú

final impression

①对物体最终记录完成的印模。②为灌注制作修复体的主模型所进行的印模，也称之为二次印模。

终止线

zhōng zhǐ xiàn

finish line

①由两点决定的分界线。②牙体预备的边缘延伸。③不同材料间预定的接缝。

肿大

zhǒng dà

tumefaction

变得肿胀或者肿胀的状态。

肿瘤

zhǒng liú

neoplasm, tumor

任何新的和异常增长，特别是新的组织生长，为不受控制的渐进性生长。恶性肿瘤与良性肿瘤的区别在于，前者表现出较大程度的增生，并具有侵袭和转移的特性。

肿瘤坏死因子

zhǒng liú huài sǐ yīn zǐ

tumor necrosis factor (TNF-β)

在调节免疫应答、杀伤靶细胞和诱导细胞凋亡等过程中发挥重要作用的细胞因子，包括由活化的单核 / 巨噬细胞产生的 TNF-α 和由活化的 T 细胞产生的 TNF-β。

肿瘤坏死因子 β

zhǒng liú huài sǐ yīn zǐ bèi tǎ

tumor necrosis factor beta

【同】"淋巴毒素"。

种子细胞

zhǒng zi xì bāo

seed cell

泛指应用组织工程的方法再造组织和器官所用的各类细胞。

中毒剂量

zhòng dú jì liàng

toxic dose

某种药物在大多数人中引起不良症状的剂量。

众数

zhòng shù

mode

观测中出现次数最多的值，即最频繁出现的值。

种植

zhòng zhí

implant

①种植（plant）是指植物的种植，即种子或植物（如农作物、树木、灌木、草药、花和草等）的栽培和栽种的行为或过程。②种植（implant）在医学中，泛指以治疗、诊断或实验为目的，将任何无机物体或人工合成材料植入到人体内的行为或过程。③种植（implant）在口腔医学中，是指将具有生物相容性、替代缺失组织和器官的无机种植体植入到人体内的行为或过程。④在英文中"implant"和"plant"并非同义词。"implant"为"im-"和"plant"的结合，"im-"为"否定，与……相反"之义，意译为非生命体的植入。因此，将"implant"翻译为"种植"并不不确切，但已经是"习惯成自然"。

种植成功标准

zhòng zhí chéng gōng biāo zhǔn

implant success criteria

尽管释义存在分歧,但仍然要满足如下方面:放射线检查种植体周的蝶形骨丧失在戴入修复体后一年内小于2.0mm,之后每年不超过0.2mm;种植体无动度;种植修复体功能正常;患者感觉无异常;正常维护状态下无生物学并发症;无美学并发症。

种植成功率

zhòng zhí chéng gōng lǜ

implant success rate

根据种植成功标准,所获得成功的种植体所占的百分比。

种植负荷

zhòng zhí fù hè

implant loading

【同】"种植体负荷"。

种植覆盖义齿

zhòng zhí fù gài yì chǐ

implant overdenture

【同】"种植体支持式覆盖义齿"。

种植机

zhòng zhí jī

dental implant motor

种植体植入的基本设备,由主机、马达和蠕动泵等构成,有独立的供水系统。

种植美学标准

zhòng zhí měi xué biāo zhǔn

implant esthetic criterion

评价美学区种植治疗美学效果的客观评价指标。

参见:白色美学、红色美学、轮廓美学。

种植时机

zhòng zhí shí jī

timing of implant placement

按照牙缺失后不同的牙槽窝愈合阶段所选择的种植体植入时间,按照如下分类:即刻种植、早期种植和延期种植,或I型种植、II型种植、III型种植和IV型种植。

种植手机

zhòng zhí shǒu jī

implant handpiece

用于种植窝预备的减速手机。其特点是可以降低钻速、提高扭矩,有利于在实现高力矩输出的同时控制种植窝的热损伤。有多种减速比手机,如16∶1,20∶1,32∶1等。

种植手术

zhòng zhí shǒu shù

implant surgery

与种植体的植入、暴露、取出、硬组织或软组织移植以及其他相关程序的手术。

种植术后预约复诊

zhòng zhí shù hòu yù yuē fù zhěn

recall appointment after implantation

种植体植入术后对患者安排的计划性复诊。

种植体

zhòng zhí tǐ

implant, implant fixture, fixture

①泛指具有生物相容性、替代缺失组织和器官的人工合成植入物。②泛指为缺失牙或颅颌面修复体提供支持和/或固位的骨内、骨膜下和穿下颌骨种植体。③为骨内根形骨结合种植

体的简称。④英文"implant fixture"和英文"implant"是过时的术语、俚语。⑤"fixture"是英文"implant"的非标准术语。

种植体 - 骨界面

zhòng zhí tǐ gǔ jiè miàn

implant-bone interface

当使用骨代用品时,新骨在种植体表面和牙槽骨之间形成的骨结合界面。

种植体 - 冠比例

zhòng zhí tǐ guān bǐ lì

implant-crown ratio

【同】"冠 - 种植体比"。

种植体 - 基台界

zhòng zhí tǐ jī tái jiè

implant-abutment junction (IAJ)

是指位于种植体冠方与基台或修复体连接的外部边缘。

种植体 - 基台界面

zhòng zhí tǐ jī tái jiè miàn

implant-abutment interface

种植体的一部分结构设计,是指与基台相连接的界面。

种植体 - 软组织界面

zhòng zhí tǐ ruǎn zǔ zhī jiè miàn

implant-tissue interface

种植体、基台或修复体与周围软组织形成的界面,包括上皮附着与结缔组织附着,其稳定性与种植体周围软组织封闭密切相关。

种植体 - 组织支持式修复体

zhòng zhí tǐ zǔ zhī zhī chí shì xiū fù tǐ

implant-tissue-supported prosthesis

由种植体和修复体下方的软组织联合支持的覆盖义齿,包括可摘局部和全口义齿。

种植体拔除强度

zhòng zhí tǐ bá chú qiáng dù

implant pullout strength

【同】"拔出强度"。

种植体暴露

zhòng zhí tǐ bào lù

implant exposure

①在种植体愈合期,因血供和感染等因素导致的创口裂开、种植体平台或体部的暴露。②在种植体愈合期或戴入修复体之后的不同时期,因种植体周骨吸收或黏膜退缩导致的种植体平台或体部的暴露。

种植体表面

zhòng zhí tǐ biǎo miàn

implant surface

是指种植体的外表面,包括宏观表面和微观表面。宏观表面通常是指是否存在螺纹和螺纹设计,微观表面包括光滑、粗糙、微粗糙、疏水或亲水表面等。

种植体表面成形

zhòng zhí tǐ biǎo miàn chéng xíng

implantoplasy

种植体周炎的治疗方法之一。是指使用旋转器械去除暴露或感染的种植体表面的螺纹,以平滑和抛光粗糙的种植体表面的过程。

种植体表面处理

zhòng zhí tǐ biǎo miàn chǔ lǐ

surface treatment of implant

对种植体表面进行结构或化学修饰，以改善其性能。

种植体表面粗糙度

zhòng zhí tǐ biǎo miàn cū cāo dù

surface roughness of implants

评定种植体表面由峰、谷和间距等构成的微观几何形状的物理量，通常用表面微孔直径大小来界定。

种植体表面酸蚀

zhòng zhí tǐ biǎo miàn suān shí

implant surface acid-etching

利用强酸性溶液（如盐酸、硫酸、氢氟酸或硝酸等不同比例的混合液）化学处理方法，在种植体表面生成氧化膜的改性技术。主要目的是增强骨结合性能。

种植体表面特征

zhòng zhí tǐ biǎo miàn tè zhēng

implant surface characteristics

一个由种植体形状和纹理所定义的种植体形貌特征。形状表示宏观的结构设计或外形，纹理包括波纹度和粗糙度，粗糙度则表示微观的表面形态的不规则性。种植体表面特征分为两类：机械加工的光滑表面和纹理化粗糙表面。

种植体材料

zhòng zhí tǐ cái liào

implant material

用于制作牙种植体的材料，要具备良好的化学稳定性和生物相容性、无局部组织刺激和全身毒副作用以及良好的生物力学和机械性能等。
参见：工业纯钛、钛六铝四钒、钛锆合金、二氧化锆。

种植体长度

zhòng zhí tǐ cháng dù

implant length

位于骨内的种植体体部的纵轴直线长度。

种植体成功标准

zhòng zhí tǐ chéng gōng biāo zhǔn

implant success criteria

【同】"种植成功标准"。

种植体成功率

zhòng zhí tǐ chéng gōng lǜ

implant success rate

【同】"种植成功率"。

种植体粗糙表面

zhòng zhí tǐ cū cāo biǎo miàn

rough implant surface, rough surface

与机械加工表面相比的种植体不规则表面，粗糙度可以分为三个等级：微糙（0.5~1μm）、中等粗糙（1~2μm）和粗糙（大于2μm）。粗糙表面种植体的骨-种植体接触（BIC）表面积和骨结合速率均优于机械抛光的光滑表面。

种植体错位

zhòng zhí tǐ cuò wèi

malpositioned implant

种植体植入的三维位置与轴向出现偏差，可危及种植体周围骨和软组织的稳定，影响美学和功能性治疗效果。
参见：种植体三维位置。

种植体动度

zhòng zhí tǐ dòng dù

implant mobility

可检测到的种植体与支持骨之间的相对位移，包括种植体宏观和微观动度。

种植体动度传感器

zhòng zhí tǐ dòng dù chuán gǎn qì

implant motion-sensing device

是评价种植体与支持骨相对动度的仪器。

种植体分布

zhòng zhí tǐ fēn bù

implant configuration

植入骨内的两颗或两颗以上相邻种植体的相互位置与排列。

种植体辅助修复体

zhòng zhí tǐ fǔ zhù xiū fù tǐ

implant-assisted prosthesis

由种植体完全或部分支持的修复体。

种植体负荷

zhòng zhí tǐ fù hè

implant loading

戴入临时或最终修复体之后,功能性或副功能性活动施加于种植体的牙合力。

种植体负荷后牙槽骨生长

zhòng zhí tǐ fù hè hòu yá cáo gǔ shēng zhǎng

alveolar bone growth and implant loading

在下颌骨悬臂修复中观察到的骨增生现象,被认为是骨负荷后沃夫定律的范例。

种植体附着

zhòng zhí tǐ fù zhuó

implant attachment

①种植体与结缔组织复合体之间的生物化学 / 机械接触。②种植体与骨之间的生物化学 / 机械接触。③种植体对基台的固位。

种植体刚度

zhòng zhí tǐ gāng dù

implant stiffness

种植体体部在载荷作用下抵抗弹性变形的能力,取决于种植体的几何形状、材料种类和直径等。

种植体根部

zhòng zhí tǐ gēn bù

implant root

【同】"种植体体部"。

种植体根端

zhòng zhí tǐ gēn duān

implant apex

根状种植体的根端。某些种植体品牌,在根端有自攻性设计。

种植体根尖

zhòng zhí tǐ gēn jiān

implant apex

【同】"种植体根端"。

种植体根尖周病变

zhòng zhí tǐ gēn jiān zhōu bìng biàn

implant periapical lesion

是指围绕种植体根尖周区存在低密度的放射线影像,伴有或不伴有临床症状。

种植体根尖周脓肿

zhòng zhí tǐ gēn jiān zhōu nóng zhǒng

implant apical abscess

位于种植体根尖周的化脓性感染。

种植体根尖周炎

zhòng zhí tǐ gēn jiān zhōu yán

apical periimplantitis

原发于种植体根尖周的感染性疾病。

种植体骨结合

zhòng zhí tǐ gǔ jié hé

osseointegration of implant, implant osseointegration

【同】"骨结合"。

种植体固位

zhòng zhí tǐ gù wèi

implant retention

①种植体抵抗脱位力,尤其是抗垂直向脱位。②种植体和 / 或基台对修复体的固位力。

种植体固位式修复体

zhòng zhí tǐ gù wèi shì xiū fù tǐ

implant-retained prosthesis

【同】"种植体支持式修复体"。

种植体刮治器

zhòng zhí tǐ guā zhì qì

implant scaler

用于种植体周龈沟内的菌斑去除和清创的刮治器。对于钛表面,有金属、塑料、石墨、尼龙和特氟隆涂层工作尖的多种建议。

种植体基台

zhòng zhí tǐ jī tái

implant abutment

【同】"基台"。

种植体基台界面

zhòng zhí tǐ jī tái jiè miàn

implant-abutment interface

【同】"种植体 - 基台界面"。

种植体基台替代体

zhòng zhí tǐ jī tái tì dài tǐ

implant abutment analog

【同】"基台替代体"。

种植体基台组件

zhòng zhí tǐ jī tái zǔ jiàn

implant abutment element

【同】"基台组件"。

种植体记录装置

zhòng zhí tǐ jì lù zhuāng zhì

implant indexing device

为种植体定位而制作的导板等记录装置,便于后续的印模转移和验证种植体与种植体之间的位置关系。

种植体夹板

zhòng zhí tǐ jiā bǎn

implant splinting

将种植体与种植体、或种植体与天然牙夹板式相连,增强对修复体的支持强度、稳定性和应力分布。

种植体间距

zhòng zhí tǐ jiān jù

interimplant distance

相邻两颗种植体平台之间的水平距离。

种植体间黏膜乳头

zhòng zhí tǐ jiān nián mó rǔ tóu

interimplant mucosal papilla

【同】"种植体间乳头"。

种植体间乳头

zhòng zhí tǐ jiān rǔ tóu

interimplant papilla

位于两个种植修复体之间,或种植修复体与天然牙之间的尖端朝向冠方的三角形软组织。是"龈乳头"的同义词。

种植体间龈乳头

zhòng zhí tǐ jiān yín rǔ tóu

interimplant papilla

【同】"种植体间乳头"。

种植体肩台平齐牙槽嵴

zhòng zhí tǐ jiān tái píng qí yá cáo jí

crestal implant shoulder position

是指种植体植入之后,种植体平台与牙槽嵴顶平齐。

种植体肩台位置

zhòng zhí tǐ jiān tái wèi zhì

implant shoulder position

是指在种植体植入后,种植体平台相对于牙槽嵴顶的位置,例如在牙槽嵴顶根方、与牙槽嵴顶平齐或在牙槽嵴顶冠方。

种植体肩台在牙槽嵴上方

zhòng zhí tǐ jiān tái zài yá cáo jí shàng fāng

supracrestal implant shoulder position

是指种植体植入之后,种植体平台位于牙槽嵴冠方,即牙槽嵴顶之上。

种植体肩台在牙槽嵴下方

zhòng zhí tǐ jiān tái zài yá cáo jí xià fāng

subcrestal implant shoulder position

是指种植体植入之后,种植体平台位于牙槽嵴根方,即牙槽嵴顶之下。

种植体角度

zhòng zhí tǐ jiǎo dù

implant angulation

植入的种植体与邻近种植体或天然牙长轴形成的角度。在种植体植入过程中,可通过使用方向指示杆来指示种植体角度。

种植体界面

zhòng zhí tǐ jiè miàn

implant interface

是指种植体表面与周围组织的接触界面。与骨之间为骨结合。与软组织之间为结缔组织附着。与软组织之间界面的广义概念为生物学宽度,包括结缔组织附着与上皮附着。

参见:骨结合、生物学宽度。

种植体颈部

zhòng zhí tǐ jǐng bù

implant neck

种植体冠方位于平台之下的部分,其表面处理和直径可与种植体体部相同或不同。

种植体连接杆

zhòng zhí tǐ lián jiē gǎn

implant connecting bar

俚语。是指对安装于一个或多个种植体基台上的基底,由金属或其他材料制成。

种植体累积成功率

zhòng zhí tǐ lěi jī chéng gōng lǜ

cumulative success rate of implant

应用统计学中寿命表法,根据预先设定的种植成功标准,在设定的时间内估计种植成功的比例。

种植体累计留存率

zhòng zhí tǐ lěi jì liú cún lǜ

implant cumulative survival rate

应用统计学中寿命表法,根据预先设定的种植存留标准,在设定的时间内估计种植体留存的比例。

种植体类型

zhòng zhí tǐ lèi xíng

implant type

代表不同的品牌或同一品牌的不同设计的种植体分类，包括种植体材料、几何形状、表面和种植体-基台界面等的分类。临床选择通常是基于缺牙位点的解剖条件、治疗方案和维护考量等。

种植体临床性能量表

zhòng zhí tǐ lín chuáng xìng néng liáng biǎo

clinical implant performance scale

比较各种情况下不同种植体系统的量化指标，包括治疗阶段的并发症和维护阶段的必要治疗程序。

种植体领口

zhòng zhí tǐ lǐng kǒu

implant collar

种植体的光滑部分，仅位于平台边缘或种植体-基台界。不同的种植体可能存在或不存在此设计。

种植体留存

zhòng zhí tǐ liú cún

implant survival

是指种植体存留在骨内并行使功能，但不评价其骨结合状态、美学效果和是否存在其他临床症状。

种植体留存率

zhòng zhí tǐ liú cún lǜ

implant survival rate

在指定时间内种植体存留的百分比。

种植体螺纹

zhòng zhí tǐ luó wén

implant thread

种植体体部的外表面螺纹。不同的品牌或同一品牌的不同型号的种植体存在设计差异，包括螺纹长度、数量、螺纹牙型、牙型角、牙侧角等方面，代表不同的设计理念。

种植体排异

zhòng zhí tǐ pái yì

implant rejection

针对种植体的免疫反应，导致无法发生种植体骨结合。

种植体喷砂表面

zhòng zhí tǐ pēn shā biǎo miàn

sandblasted implant surface

是砂粉（如硅砂）在高压、高速下冲击种植体所产生的粗糙纹理表面，主要目的是增加骨-种植体接触面积、改善生物力学性能。

种植体平台

zhòng zhí tǐ píng tái

implant platform

【同】"平台"。

种植体取出

zhòng zhí tǐ qǔ chū

implant removal

种植体植入后由于生物并发症、机械并发症或植入位置不良等原因，无法满足功能和/或美学要求而需要自患者体内取出。

种植体三维位置

zhòng zhí tǐ sān wéi wèi zhì

three-dimensional implant position

种植体位于种植位点的三维位置，包括种植体的近远中位置、颊舌位置和冠根向位置。

种植体上颌窦内脱位

zhòng zhí tǐ shàng hé dòu nèi tuō wèi

implant migration into the maxillary sinus

种植体从种植窝脱出进入上颌窦,位于窦腔内或黏骨膜与骨壁之间。可发生于种植体植入术中或种植体骨结合失败之后。

种植体设计

zhòng zhí tǐ shè jì

implant design

概念化的种植体构型设计,这将贯穿种植体生产过程。

种植体设计与骨 - 种植体界面

zhòng zhí tǐ shè jì yǔ gǔ zhòng zhí tǐ jiè miàn

implant design and bone-implant interface

强调种植体的结构或整体设计(包括螺纹牙型、牙型角和牙侧角等)影响种植体获得初始稳定性的能力。

种植体生存率

zhòng zhí tǐ shēng cún lǜ

implant survival rate

【同】"种植体留存率"。

种植体生物学封闭

zhòng zhí tǐ shēng wù xué fēng bì

implant biologic seal

【同】"种植体周生物学封闭"。

种植体失败

zhòng zhí tǐ shī bài

implant failure

【同】"失败的种植体"。

种植体受力

zhòng zhí tǐ shòu lì

implant loading

①戴入临时或最终修复体之后,功能性和/或副功能性活动施加于种植体的𬌗力。②泛指种植体受到轴向或剪切力的过程,包括种植体植入、暴露种植体、印模、戴入修复体、𬌗负荷、舌、食物团块和牙槽骨形变等施加的任何力。可为静态或动态的、主动或被动的及功能性、非功能性或副功能性的。

种植体数据库

zhòng zhí tǐ shù jù kù

implant database

各种种植体的数据信息库,包含种植体 - 基台连接等所有结构的数据。

种植体双皮质骨固位

zhòng zhí tǐ shuāng pí zhì gǔ gù wèi

bicortical implant anchorage

【同】"双皮质骨固位"。

种植体水平印模

zhòng zhí tǐ shuǐ píng yìn mú

implant-level impression

将种植体在口腔内的平台位置和方向复制到主模型上的印模方式。

种植体松动

zhòng zhí tǐ sōng dòng

implant macromotion

种植体的临床动度。例如种植体植入时缺乏稳定性的状态,或由于骨结合丧失导致的种植体状态。

种植体松动度

zhòng zhí tǐ sōng dòng dù

implant mobility

种植体与支持骨间的相对动度。

种植体体部

zhòng zhí tǐ tǐ bù

implant body, implant shaft

植入骨内的种植体部分。

种植体替代标志模型

zhòng zhí tǐ tì dài biāo zhì mó xíng

implant index cast

为带有种植体替代体的石膏模型,便于后续的印模转移和验证种植体与种植体之间的位置关系。如果复制了患者相应的解剖结构,则为终模型或主模型。

种植体替代体

zhòng zhí tǐ tì dài tǐ

implant analog

模拟种植体工作面的替代体,用于制作临时或最终修复体。

种植体头部

zhòng zhí tǐ tóu bù

implant head

骨膜下种植体或叶片状种植体颈部上方的部分,用于连接修复体。

种植体脱落

zhòng zhí tǐ tuō luò

implant loss

未发生骨结合或骨结合失败种植体的松动、脱落。

种植体微动

zhòng zhí tǐ wēi dòng

implant micromotion, implant micromovement

种植体愈合期间种植体与支持骨之间的相对位移,可通过共振频率分析仪等设备测得。超过阈值将影响种植体骨结合,甚至导致骨结合失败。

种植体微动效应

zhòng zhí tǐ wēi dòng xiào yìng

effects of implant micromotion

种植体微动对种植体骨结合的影响。

种植体稳定系数

zhòng zhí tǐ wěn dìng xì shù

implant stability quotient (ISQ)

使用共振频率分析技术评估种植体稳定性的表达值。取值范围为 1~100,数值越大、稳定性越好。

种植体稳定性

zhòng zhí tǐ wěn dìng xìng

implant stability

种植体与支持骨之间相对动度的临床评估,评价方法包括扭矩测试、共振频率分析和传感测试等。

种植体稳定性的有限元分析

zhòng zhí tǐ wěn dìng xìng de yǒu xiàn yuán fēn xī

finite element analysis and implant stability

计算机生成的种植体宏观设计和模拟骨密度模型来预测可以获得的种植体稳定性,为种植体设计提供参考。

种植体系统

zhòng zhí tǐ xì tǒng

implant system

狭义的种植体系统是指某一品牌的种植体以及与其配套的基台和相关部件。广义的种植体系统还包括为其特殊设计、配套使用的外科和修复工具盒与器械。该术语可以被用来表示一个特定的概念、发明人或专利。

种植体下部结构
zhòng zhí tǐ xià bù jié gòu

implant substructure

为骨膜下种植体（种植体与基台为一体式设计）在基台根方、骨膜与软组织之间的部分，通过骨内螺钉与骨啮合。

种植体纤维结合
zhòng zhí tǐ xiān wéi jié hé

fibrous integration of implant

种植体与骨组织之间形成健康致密的纤维结缔组织层，表明骨结合失败。

种植体携带体
zhòng zhí tǐ xié dài tǐ

implant carrier

与种植体适配的部件，手术时将种植体旋入种植窝，随后将其取下。

种植体形状
zhòng zhí tǐ xíng zhuàng

implant shape

种植体宏观构型的设计，例如柱状、锥状、锥柱状、叶片状和螺纹状、骨水平和软组织水平种植体等。

种植体旋入扳手
zhòng zhí tǐ xuán rù bān shǒu

implant-inserting adapter

【同】"棘轮扳手"。

种植体选择
zhòng zhí tǐ xuǎn zé

implant selection

根据种植位点的解剖部位、骨与软组织状态（包括可用骨量与骨密度）、缺失

牙空间、手术入路和修复方案以及修复之后的种植体周维护等因素，选择种植体类型和尺寸的过程。

种植体龈沟
zhòng zhí tǐ yín gōu

implant gingival sulcus

【同】"种植体周黏膜沟"。

种植体龈沟液
zhòng zhí tǐ yín gōu yè

peri-implant gingival sulcus fluid

【同】"种植体周黏膜沟液"。

种植体愈合
zhòng zhí tǐ yù hé

implant healing

种植体发生骨结合的过程。

种植体运动传感器
zhòng zhí tǐ yùn dòng chuán gǎn qì

implant motion-sensing device

评价种植体与支持骨相对动度的仪器。

种植体折断
zhòng zhí tǐ zhé duàn

implant fracture

种植体的体部折断，通常发生于完成骨结合之后的行使功能过程中。

种植体折裂
zhòng zhí tǐ zhé liè

implant crack

种植体发生的颈部开裂，在植入、旋出或行使功能时都可能发生。

种植体支持式鼻赝复体
zhòng zhí tǐ zhī chí shì bí yàn fù tǐ

implant supported nasal prosthesis

种植体支持或固位的鼻赝复体,可采用磁性附着体或杆附着体等固位方式。

种植体支持式耳赝复体

zhòng zhí tǐ zhī chí shì ěr yàn fù tǐ

implant supported ear prosthesis

种植体支持或固位的耳赝复体,可采用磁性附着体或杆附着体等固位方式。

种植体支持式覆盖义齿

zhòng zhí tǐ zhī chí shì fù gài yì chǐ

implant supported overdenture

由独立或夹板相连的种植体以及软组织所支持的可摘局部或全口义齿,固位方式包括球附着体、自固位附着体、杆附着体、磁性附着体和双层冠附着体等。

参见:附着体系统。

种植体支持式杆连接体

zhòng zhí tǐ zhī chí shì gǎn lián jiē tǐ

implant-supported bar connector

将多个牙种植体基台夹板式相连的杆式结构,为种植覆盖义齿提供支持和固位。

种植体支持式冠

zhòng zhí tǐ zhī chí shì guān

implant-supported crown, implant crown

①种植体支持的人造牙冠。②英文"implant crown"是英文"implant-supported crown"的俚语。

种植体支持式局部修复体

zhòng zhí tǐ zhī chí shì jú bù xiū fù tǐ

implant supported partial denture

种植体支持和固位的可摘或固定局部义齿。

种植体支持式局部义齿

zhòng zhí tǐ zhī chí shì jú bù yì chǐ

implant supported partial denture

【同】"种植体支持式局部修复体"。

种植体支持式全口覆盖义齿

zhòng zhí tǐ zhī chí shì quán kǒu fù gài yì chǐ

implant supported complete overdenture

由独立或夹板相连的种植体以及软组织所支持的可摘全口义齿,固位方式包括球附着体、自固位附着体、杆附着体、磁性附着体和双层冠附着体等。

参见:附着体系统。

种植体支持式全口固定修复体

zhòng zhí tǐ zhī chí shì quán kǒu gù dìng xiū fù tǐ

implant supported complete fixed prosthesis

完全由种植体提供支持、固位及稳定作用的固定全口义齿。

种植体支持式修复体

zhòng zhí tǐ zhī chí shì xiū fù tǐ

implant-supported prosthesis (ISP), implant prosthesis

部分或全部由种植体支持和固位的牙修复体或颅颌面赝复体。

种植体支持式修复体硬度

zhòng zhí tǐ zhī chí shì xiū fù tǐ yìng dù

rigidity of implant-supported prosthesis

是指种植修复体的相对刚度。受修

复体材料、修复体横截面积和形状的影响。

种植体支持式修复体有限元模型

zhòng zhí tǐ zhī chí shì xiū fù tǐ yǒu xiàn yuán mó xíng

finite element model and implant-supported prosthesis

计算机生成的种植体支持式修复体的有限元模型。

种植体支持式眼赝复体

zhòng zhí tǐ zhī chí shì yǎn yàn fù tǐ

implant supported artificial eye

种植体支持或固位的眼赝复体,可采用磁性附着体或杆附着体等固位方式。

种植体支持式义齿

zhòng zhí tǐ zhī chí shì yì chǐ

implant-supported denture

由种植体提供支持和固位的义齿,包括可摘或固定义齿、局部或全口义齿等。

种植体支持式义耳

zhòng zhí tǐ zhī chí shì yì ěr

implant supported ear prosthesis

【同】"种植体支持式耳赝复体"。

种植体支持式义眼

zhòng zhí tǐ zhī chí shì yì yǎn

implant supported artificial eye

【同】"种植体支持式眼赝复体"。

种植体支抗

zhòng zhí tǐ zhī kàng

implant anchorage

正畸过程中使用骨内种植体来作为牙移动或牙弓扩张的支抗。

种植体直径

zhòng zhí tǐ zhí jìng

implant diameter

穿过种植体体部中心的水平轴宽度。

种植体植入

zhòng zhí tǐ zhí rù

implant insertion, implant installation, implant placement

种植窝预备和植入种植体的过程。

种植体植入三维导向系统

zhòng zhí tǐ zhí rù sān wéi dǎo xiàng xì tǒng

three-dimensional guidance system for implant placement

计算机断层扫描(CT)提供种植体植入的三维结构的图像数据,并由此引导定点和种植窝预备。

种植体植入时机

zhòng zhí tǐ zhí rù shí jī

timing of implant placement

【同】"种植时机"。

种植体周

zhòng zhí tǐ zhōu

periimplant

种植体周围的区域或结构,通常情况下是指种植体周围的硬组织和/或软组织。

种植体周边缘区

zhòng zhí tǐ zhōu biān yuán qū

marginal periimplant area

紧邻种植体周围的龈缘区域,包括种植体之间的牙龈。

种植体周病

zhòng zhí tǐ zhōu bìng

peri-implant disease

发生于种植体周围软组织和／或硬组织的炎性病变。

种植体周袋

zhòng zhí tǐ zhōu dài

periimplant pocket, peri-implant pockets

由菌斑微生物等引起种植体周围结合上皮向根方增殖迁移，导致种植体冠方软组织与种植体表面分离形成的袋状结构，是种植体周围炎的重要临床表现之一。

种植体周碟形骨吸收

zhòng zhí tǐ zhōu dié xíng gǔ xī shōu

pericervical saucerization, paracervical saucerization

出现在种植体颈部周围的渐进性的浅碟形骨丧失。可能的病因包括手术创伤、种植体周炎、过度负荷、微间隙、种植体平台位置或补偿生物学宽度等，因此可以是病理性或生理性的骨吸收。放射线片上可见围绕种植体颈部的骨丧失呈杯形或碟形。

种植体周沟内上皮

zhòng zhí tǐ zhōu gōu nèi shàng pí

peri-implant sulcular epithelium, periimplant crevicular epithelium

种植体周黏膜沟内的非角化上皮衬里，细胞层次少于天然牙。

种植体周疾病

zhòng zhí tǐ zhōu jí bìng

peri-implant disease

发生于种植体、基台或修复体周围软组织和硬组织的任何病变。

种植体周健康

zhòng zhí tǐ zhōu jiàn kāng

peri-implant health

种植体周无炎症表现，包括黏膜无红肿、无轻探出血或溢脓、探诊深度与基线相比无增加。

种植体周结缔组织附着

zhòng zhí tǐ zhōu jié dì zǔ zhī fù zhuó

peri-implant connective tissue attachment

附着于种植体或基台表面的结缔组织，为生物学宽度靠根方部分。胶原纤维与种植体或基台表面平行或垂直排列，但平行排列更为常见。与天然牙相比，种植体周结缔组织胶原纤维更多、成纤维细胞和血管结构较少。

种植体周结合上皮

zhòng zhí tǐ zhōu jié hé shàng pí

peri-implant junction epithelium

附着于种植体、基台或修复体表面的上皮，与种植体周龈沟上皮相延续，由单层或多层非角化细胞所构成，通过基底板和半桥粒附着于种植体、基台或修复体表面。

种植体周口腔上皮

zhòng zhí tǐ zhōu kǒu qiāng shàng pí

peri-implant oral epithelium

与种植体周黏膜沟相连，是角化的复层鳞状上皮，有钉突，能够抵御咀嚼等机械外力作用。

种植体周黏膜

zhòng zhí tǐ zhōu nián mó

peri-implant mucosa

围绕种植体、基台或修复体周围的角化或非角化黏膜。

种植体周黏膜沟

zhòng zhí tǐ zhōu nián mó gōu

peri-implant mucosal sulcus

游离龈环绕种植体、基台或修复体表面之间的 V 形间隙。其软组织壁为沟内上皮。

种植体周黏膜沟液

zhòng zhí tǐ zhōu nián mó gōu yè

peri-implant mucosa sulcus fluid

从种植体周软组织产生,渗入种植体周黏膜沟的液体。

种植体周黏膜退缩

zhòng zhí tǐ zhōu nián mó tuì suō

peri-implant mucosa recession

种植体周黏膜边缘向种植体根方退缩,甚至暴露修复体 - 种植体连接、基台或种植体。

种植体周黏膜炎

zhòng zhí tǐ zhōu nián mó yán

peri-implant mucositis

为种植体周病的类型之一,其炎症范围仅局限于种植体周黏膜,属于可逆性的炎症反应,无种植体周边缘骨丧失。

参见:种植体周炎。

种植体周黏膜组织

zhòng zhí tǐ zhōu nián mó zǔ zhī

mucosal periimplant tissue

是紧密附着于种植体周围的黏膜组织条带,由复层鳞状角化上皮覆盖的致密胶原固有层组成。沟内上皮和结合上皮与天然牙相似,但结缔组织附着与天然牙明显不同。

种植体周屏障上皮

zhòng zhí tǐ zhōu píng zhàng shàng pí

peri-implant barrier epithelium

【同】"种植体周结合上皮"。

种植体周软组织

zhòng zhí tǐ zhōu ruǎn zǔ zhī

peri-implant soft tissues

【同】"种植体周黏膜组织"。

种植体周软组织成形

zhòng zhí tǐ zhōu ruǎn zǔ zhī chéng xíng

peri-implant tissue remodeling

为获得健康、稳定、美学的种植体周围软组织而采用的外科(例如软组织移植等)或修复程序(例如使用临时修复体或个性化基台成形等)。

种植体周软组织处理

zhòng zhí tǐ zhōu ruǎn zǔ zhī chù lǐ

management of peri-implant tissue

①临时修复体成形种植体周软组织。

②通过黏膜移植增加种植体周软组织量和 / 或改善软组织质量。

种植体周软组织附着

zhòng zhí tǐ zhōu ruǎn zǔ zhī fù zhuó

peri-implant soft tissue attachment

种植体周黏膜组织与种植体之间形成的附着,包括结合上皮和结缔组织,构成软组织封闭。

种植体周软组织沟

zhòng zhí tǐ zhōu ruǎn zǔ zhī gōu

peri-implant soft tissue sulcus

【同】"种植体周黏膜沟"。

种植体周软组织沟液
zhòng zhí tǐ zhōu ruǎn zǔ zhī gōu yè
peri-implant soft tissue sulcus fluid
【同】"种植体周黏膜沟液"。

种植体周软组织退缩
zhòng zhí tǐ zhōu ruǎn zǔ zhì tuì suō
peri-implant tissue recession
【同】"种植体周黏膜退缩"。

种植体周软组织维护
zhòng zhí tǐ zhōu ruǎn zǔ zhī wéi hù
implant soft tissue management
维持种植体周软组织健康的程序,包
括定期洁治、刮治和抛光等非手术方
法以及口腔卫生宣教。

种植体周软组织血供
zhòng zhí tǐ zhōu ruǎn zǔ zhī xuè gòng
vascular supply for peri-implant soft tissue
主要来源于牙槽嵴骨膜上的血管,其
分支形成口腔上皮下结缔组织乳头的
毛细血管和结合上皮下方的毛细血管
丛和小静脉。与天然牙相比,缺少牙
周膜血管丛。

种植体周软组织炎
zhòng zhí tǐ zhōu ruǎn zǔ zhī yán
peri-implant mucositis
由菌斑微生物、残留的粘接剂或不良
修复体等所导致的种植体周围软组织
炎症性病变,临床表现为种植体周围
软组织红肿、质地松软、探诊出血等。
但无种植体周围支持骨组织的吸收,X
射线检查可无明显异常。

种植体周上皮附着
zhòng zhí tǐ zhōu shàng pí fù zhuó
peri-implant epithelium attachment
附着于基台或修复体表面的结合上
皮,为生物学宽度靠冠方部分,起到生
物学封闭作用。

种植体周上皮组织
zhòng zhí tǐ zhōu shàng pí zǔ zhī
peri-implant epithelium
解剖形态和功能与天然牙牙周上皮组
织相似,包括被覆在口腔内的口腔上
皮、面向种植体但不与之附着的沟内
上皮和起到生物学封闭作用的结合
上皮。

种植体周生物学封闭
zhòng zhí tǐ zhōu shēng wù xué fēng bì
implant biological seal
是指种植体周围的上皮附着,构成
保护种植体骨结合的第一道生理性
屏障。

种植体周生物学宽度
zhòng zhí tǐ zhōu shēng wù xué kuān dù
peri-implant biological width
由种植体周黏膜沟、上皮附着和结缔
组织附着所组成。

种植体周探诊
zhòng zhí tǐ zhōu tàn zhěn
peri-implant probing
用牙周探针探查种植体周黏膜沟或种
植体周袋,检查探诊深度、附着丧失量
和有无探诊出血,从而评估种植体周
组织健康状况。目前,已经开发出用
于种植体周探诊的专用探针。

种植体周炎

zhòng zhí tǐ zhōu yán

peri-implantitis, periimplantitis

是由菌斑微生物、粭创伤、骨灼伤等因素引起的不利于种植体周围软硬组织整合的炎症性病损,其临床表现为种植体周围软组织红肿出血、支持骨组织吸收、种植体周围袋形成,可伴有自发出血和溢脓,严重时可导致种植体骨结合失败,种植体松动、脱落。放射线检查可表现为种植体周围透射影区。

参见:种植体周黏膜炎。

种植体周龈沟

zhòng zhí tǐ zhōu yín gōu

peri-implant sulcus

【同】"种植体黏膜沟"。

种植体周增生性黏膜炎

zhòng zhí tǐ zhōu zēng shēng xìng nián mó yán

peri-implant sulcular epithelium

种植体周黏膜组织表现为肥大增生的炎症性病损,是种植体周黏膜炎的表现形式之一。

种植体周组织

zhòng zhí tǐ zhōu zǔ zhī

peri-implant tissue

是指围绕并支持种植体的软组织和骨。

种植体轴向

zhòng zhí tǐ zhóu xiàng

implant axial

种植体长轴与未来修复体之间的相对倾角或倾斜,包括颊舌向倾角和近远中向倾角。

种植体组件

zhòng zhí tǐ zǔ jiàn

implant component

泛指种植体系统或基台的结构部件。

种植外科

zhòng zhí wài kē

Implant surgery

①与种植体的植入、暴露和去除以及相关硬组织或软组织移植相关的手术程序。②在医院或诊所,进行种植外科手术及相关手术或操作的手术室或诊室。

种植外科并发症

zhòng zhí wài kē bìng fā zhèng

implant surgical complication

种植外科术中或术后发生的并发症,如骨折、出血、水肿、上颌窦或鼻腔损伤、感染、创口裂开和神经损伤等。

种植外科程序

zhòng zhí wài kē chéng xù

implant surgery procedures

种植治疗程序之一。基于种植治疗与设计,为患者实施的外科过程,包括种植体植入以及各种骨与软组织增量,例如引导骨再生、上颌窦底提升、块状骨移植、夹层骨移植、骨劈开和黏膜移植等。在外科程序中会用到多种数字化技术,如导板外科、导航外科和骨增量所使用的个性化钛网等。

种植外科导板

zhòng zhí wài kē dǎo bǎn

implant surgical guide

①引导种植窝定点、轴向和/或深度预备以及种植体植入的导板。②引导牙槽突修整或取骨的导板。

种植外科模板

zhòng zhí wài kē mú bǎn

implant surgical templete

【同】"种植外科导板"。

种植维护程序

zhòng zhí wéi hù chéng xù

implant maintenance procedures

种植治疗程序之一。①狭义的概念：
在选定的时间间隔内进行的种植体周
支持程序，以保持种植体周软组织与
硬组织的健康与稳定。②广义的概念：
除种植体周支持程序之外，包括对修
复体的维护和维修以及对生物学并发
症、机械并发症和工艺并发症的治疗
与处理等。

种植位点

zhòng zhí wèi diǎn

implant site

计划植入种植体的缺牙区域。

种植位点成形

zhòng zhí wèi diǎn chéng xíng

site development, site development
implant

在种植体植入之前，对种植位点进行
软组织和 / 或硬组织增量的过程，为分
阶段种植外科程序。

种植位点重建

zhòng zhí wèi diǎn chóng jiàn

implant site development

种植体植入区域的骨或骨与软组织增
量，用于将来植入种植体。

种植窝测量杆

zhòng zhí wō cè liáng gǎn

implant try-in, trial-fit gauge

与种植窝直径相匹配的、替代种植体
直径与形态的、带刻度的圆柱状锥状
或锥柱状测量尺，用于指示种植窝的
轴向与深度。

种植窝级差预备

zhòng zhí wō jí chā yù bèi

undersized osteotomy preparation,
undersized osteotomy

【同】"级差预备"。

种植窝预备

zhòng zhí wō yù bèi

bone preparation

为植入种植体制备受植骨床的外科过
程，通常为水冷却下的逐级扩孔。

种植相关肯尼迪分类

zhòng zhí xiāng guān kěn ní dí fēn lèi

implant-corrected Kennedy (ICK)
classification

是基于肯尼迪分类改良的、用于描述
种植治疗时的牙列缺损分类。主要分
类及相应亚类与肯尼迪分类相同，但
后附括号，括号内根据种植体在牙弓
内的位置依次列出，在第一个种植体
前面加上符号 #。

种植相关肯式分类

zhòng zhí xiàng guān kěn shì fēn lèi

implant-corrected Kennedy (ICK)
classification

【同】"种植相关肯尼迪分类"。

种植修复并发症

zhòng zhí xiū fù bìng fā zhèng

implant prosthesis complication

种植修复体发生的并发症，包括机械
并发症和工艺并发症。

种植修复程序

zhòng zhí xiū fù chéng xù

implant prosthetic procedures

口腔种植治疗程序之一。基于种植治疗与设计以及种植外科的结果，为患者实施的修复过程，包括种植体的临时修复和最终修复。除传统的印模与修复体制作，在修复程序中会用到多种数字化技术，如口腔扫描、计算机辅助设计与计算机辅助制造和三维打印等。

种植修复美学指数

zhòng zhí xiū fù měi xué zhǐ shù

implant crown aesthetic index

迈耶（Meijer）等于 2005 年提出了美学区单颗牙缺失种植修复的美学评价指数，包括修复体的近远中向维度、修复体的切缘位置、修复体的唇侧突度、修复体的颜色和透明度、修复体的表面特征、种植体唇侧黏膜高度、龈乳头的高度、唇侧黏膜的轮廓和唇侧黏膜色泽与表面特征 9 项指标。每项评分为"5-4-3-2-1-0"：0- 优，1/2- 良，3/4-中，5- 差。

种植修复体

zhòng zhí xiū fù tǐ

implant prosthesis, implant-supported prosthesis (ISP)

【同】"种植体支持式修复体"。

种植修复体的有限元模型

zhòng zhí xiū fù tǐ de yǒu xiàn yuán mó xíng

finite element model and implant-supported prosthesis

【同】"种植体支持式修复体有限元模型"。

种植修复体硬度

zhòng zhí xiū fù tǐ yìng dù

rigidity of implant-supported prosthesis

【同】"种植体支持式修复体硬度"。

种植修复学

zhòng zhí xiū fù xué

implant prosthodontics

口腔种植学的一个分支，指用种植体支持的修复体修复天然牙和相关组织的缺损。

种植学

zhòng zhí xué

implantology

英文"implantology"是英文"implant dentistry"的过时术语，是指种植体植入和修复的研究或科学。

参见：口腔种植学。

种植牙冠

zhòng zhí yá guān

implant crown

种植体独立支持和固位的修复体。

种植牙科学

zhòng zhí yá kē xué

implant dentistry

【同】"口腔种植学"。

种植义齿

zhòng zhí yì chǐ

implant denture

由种植体支持和固位的固定或可摘义齿。

种植治疗

zhòng zhí zhì liáo

implant therapy

替代缺失牙及相关结构、实现功能与美学修复效果的临床过程,包括诊断与设计、种植外科、种植修复与技工工艺和种植维护等临床程序。

种植治疗并发症

zhòng zhí zhì liáo bìng fā zhèng

implant treatment complication

意外偏离正常的种植治疗结果。是在材料和技术发展过程之中,仍然无法完全避免的临床负面结果。

种植治疗方案

zhòng zhí zhì liáo fāng àn

dental implant program, dental implant scheme

在详细的检查与评估之后,为患者拟定并获得患者知情同意的种植治疗计划,包括外科程序、修复程序、进度安排和治疗费用等方面。

种植钻

zhòng zhí zuàn

implant drill

是指用于制备种植窝的旋转切割工具。

重度牙周病

zhòng dù yá zhōu bìng

advanced periodontal disease

临床附着丧失 5 毫米以上、支持牙槽骨吸收超过三分之一以上的慢性或侵袭性牙周炎。

周围神经炎

zhōu wéi shén jīng yán

peripheral neuritis

一条或多条周围神经的炎症,可伴有疼痛、麻木和感觉异常和反射消失等。

周围型骨化纤维瘤

zhōu wéi xíng gǔ huà xiān wéi liú

peripheral ossifying fibroma

由骨膜或表浅牙周膜引起的牙龈增生,可能有蒂或无蒂。

周围性巨细胞肉芽肿

zhōu wéi xìng jù xì bāo ròu yá zhǒng

peripheral giant cell granuloma

为骨膜或牙周膜表面破骨细胞的反应性增殖,可能是对局部刺激或创伤的反应。

周向的

zhōu xiàng de

circumferential

位于边缘或边缘外的。

轴

zhóu

axis

①穿过物体中心的真实或假想直线。②通过牙冠和牙根中央的纵向线。③物体可以围绕其旋转的真实或假想的直线。

轴壁

zhóu bì

axial wall

①机体以长轴为方向的外表面。②预备基牙在牙体长轴方向上的表面。

轴眶平面

zhóu kuàng píng miàn

axis orbital plane

下颌骨横向水平轴所确定的水平假想线或面,它与位于左侧与右侧眶下缘的最低点的连线相重合。该平面可被用作水平参考点。

轴面

zhóu miàn

axial surface

物体以长轴为方向的外表面。

轴倾度

zhóu qīng dù

axial inclination

①一个物体的长轴与指定平面之间的角度关系。②由牙、种植体或其他物体(如钻针)的长轴与选定平面之间的角度关系,例如水平面、骨平面或殆平面等。

轴突断伤

zhóu tū duàn shāng

axonotmesis

神经损伤的类型之一,是指轴索失去连续性,但髓鞘仍然连续,导致感觉和 / 或运动功能受损。在口腔种植中可由钻穿下颌管、麻醉针穿透神经干或过度反射引起。

轴向断层

zhóu xiàng duàn céng

axial slice

依据计算机体层成像数据重建的与患者长轴垂直的薄断层,理想情况下与殆平面平行。

轴向负荷

zhóu xiàng fù hè

axial loading

沿牙或种植体长轴方向的负荷,通常为殆力所致。

轴向力

zhóu xiàng lì

axial force

沿着物体轴向或穿过长轴的力。

轴向轮廓

zhóu xiàng lún kuò

axial contour

①物体在其长轴上的形状。②从釉牙骨质界到外形高点的垂直部分的轮廓。

轴向倾斜

zhóu xiàng qīng xié

axial inclination

【同】"轴倾度"。

轴向缩减

zhóu xiàng suō jiǎn

axial reduction

沿理想的长轴方向调改牙体或种植体的冠方结构(如基台),调改的位置与量取决于调改的原因。

轴向误差

zhóu xiàng wù chā

axis error

①被测量对象在轴线上的测量值对真实值的偏离。②使用种植外科导板时,种植体植入轴向的实际值对设计值的偏离。

轴型皮瓣

zhóu xíng pí bàn

axial flap

血液供应源自其长轴中包含的知名动脉的皮瓣类型。

皱襞

zhòu bì

ruga, rugae

黏膜的脊或皱纹。

皱襞区

zhòu bì qū

rugae area, rugae zone

硬腭上有皱襞的部分。

皱褶

zhòu zhě

corrugation

为增加相对表面积或提高材料的硬度而在表面添加的平行波纹或沟槽。

珠刷技术

zhū shuā jì shù

bead-brush technique

应用自固化树脂的方法之一,即将刷头先浸在树脂单体中,然后蘸聚合粉末形成一个小珠,通过堆塑逐渐成形。

猪骨源性羟基磷灰石

zhū gǔ yuán xìng qiǎng jī lín huī shí

porcine bone-derived hydroxyapatite (PHA)

源自猪骨矿物质的异种骨移植材料,具有良好生物相容性和骨引导能力。

潴留囊肿

zhū liú náng zhǒng

retention cyst

由于腺体导管阻塞,腺体分泌物滞留而形成的囊肿。

逐级备洞

zhú jí bèi dòng

drilling sequence

【同】"逐级扩孔"。

逐级扩孔

zhú jí kuò kǒng

drilling sequence

在种植体植入程序的种植窝预备过程中,使用不同直径的钻针逐级扩大种植窝直径,逐渐达到与期望直径的种植体相适配的过程。

主动波前采样

zhǔ dòng bō qián cǎi yàng

active wavefront sampling

只使用一个摄像机和一个离轴单一旋转光圈的最简单形式的三维物体成像方法。当光圈绕光轴旋转时,相机上的点会旋转成一个圈。这些点的深度由合成的图像旋转的直径编码,并通过扫描对象的点云重建。

主动萌出

zhǔ dòng méng chū

dental active eruption, active eruption

文献上的解释略有差异:①发育中的牙从颌骨内的牙发育区进入口腔成为牙弓的一部分的运动。②牙根完全形成后的持续性牙萌出,包括牙的殆向运动,并与磨耗相协调。

主动三角测量

zhǔ dòng sān jiǎo cè liáng

active triangulation

确定真实物体的三维几何结构的方法。其中,光源或激光源与传感器或相机保持固定的距离,扫描对象反射光/激光于相机。利用反射光的角度可以计算出物体上点的位置。通过确定物体上多个点的位置重建物体的三维图像。

主动追踪

zhǔ dòng zhuī zōng

active tracking

光学追踪定位技术之一。导航术中被

追踪装置自主发射信号,立体摄像机实时空间位置测量和精确定位。

主模型

zhǔ mó xíng

master definitive cast

用于修复体制作的最终模型。

主诉

zhǔ sù

complaint

患者报告的症状、不适或疾病等。

主纤维

zhǔ xiān wéi

principal fibers

牙周膜中按照一定方向排列的纤维束,将牙悬吊、固定在牙槽窝内。主要由I型胶原纤维和耐酸水解纤维组成。

主要结果

zhǔ yào jié guǒ

primary outcome

【同】"主要结局指标"。

主要结局指标

zhǔ yào jié jú zhǐ biāo

primary outcome

事先在研究方案中定义的、最能说明此项试验所研究问题的结局指标。

主要组织相容性复合体

zhǔ yào zǔ zhī xiāng róng xìng fù hé tǐ

major histocompatibility complex (MHC)

①一组与抗原提呈密切相关的、细胞表面的穿膜糖蛋白。可分为 MHC I 和 MHC II 两种类型。膜外部分的肽链折叠为免球蛋白结构域样的立体结构,

能与抗原衍生的肽段结合,为适当的 T 细胞所识别。②决定主要组织相容性抗原的一组紧密连锁的基因群,位于同一染色体片段上。

主印模

zhǔ yìn mú

master impression

为制作修复体而制取的阴模。

注浆成型陶瓷

zhù jiāng chéng xíng táo cí

slip-cast ceramics

一类细颗粒的陶瓷材料(例如氧化铝、氧化铝镁或氧化铝和氧化锆的混合物),部分烧结形成多孔微结构,随后注入熔融的玻璃中形成固定修复体的坚固基底。

注射

zhù shè

injection

通过压力,将无菌药液注入体内(如皮下或黏膜下组织、血管以及器官内)的行为。

注射成型玻璃陶瓷

zhù shè chéng xíng bō li táo cí

injection-molded glass ceramics

【同】"热压铸陶瓷"。

注射器

zhù shè qì

injector

用于注射的器械。

注塑成型

zhù sù chéng xíng

injection molding

通过适当的浇口将塑料材料注入封闭模具的阴型的过程。

柱状种植体

zhù zhuàng zhòng zhí tǐ

cylindrical implant

圆柱形的非螺纹状骨内根形种植体。

助焊剂

zhù hàn jì

soldering flux

【同】"焊媒"。

助听器

zhù tīng qì

hearing aid

用于放大进入外耳道的声波的电子装置。

铸瓷

zhù cí

castable ceramics

【同】"铸造陶瓷"。

铸道

zhù dào

sprue

在铸造工艺中,用蜡或树脂材料制作的通道。连接蜡型与坩锅底座,保持蜡型在铸圈中的位置,在加热焙烧时挥发形成空腔,提供铸造时熔化合金流入的通道。

铸道模型

zhù dào mó xíng

sprue former

用于形成一个或多个铸道的蜡、塑料或金属材料,使熔融金属流入铸模中进行铸造。

铸道针

zhù dào zhēn

sprue pin

①用于连接坩锅的实心或空心的金属段。②为熔融金属进入铸模的金属针通道。

铸底

zhù dǐ

sprue button

铸造后残留在铸圈或坩锅底的物质。

铸锭

zhù dìng

ingot

铸成的便于储存和测量形状的金属块,可重新熔化后铸造。

铸模

zhù mú

ingot

铸造金属模型的模具。

铸圈

zhù quān

casting ring

在铸造过程中使用的、由难熔的金属制作的圆筒状模具。

铸造

zhù zào

casting

在模具中形成铸件的过程,即把液体注入模具后变成固体,从而形成了物体的复制品。

铸造基台

zhù zào jī tái

cast abutment

【同】"个性化铸造基台"。

铸造金属核

zhù zào jīn shǔ hé

cast metal core

使用失蜡铸造技术制作的修复体基底,以对固定修复体提供支撑与固位。

铸造金属修复体

zhù zào jīn shǔ xiū fù tǐ

full-cast metal prosthesis

由铸造工艺完成的金属修复体。

铸造蜡

zhù zào là

casting wax

热膨胀和收缩性能相对可控的蜡复合物,用于制作与金属铸件形状相同的蜡型。蜡型在铸造模具中通过加热失蜡,溶化的金属取代蜡型,凝固之后形成铸件。

铸造连接体

zhù zào lián jiē tǐ

cast connector

固定义齿的固位体和桥体之间的通过铸造而成的金属连接体。

铸造卡环

zhù zào qiǎ huán

cast clasp

通过使用失蜡铸造技术制成的可摘义齿卡环。

铸造陶瓷

zhù zào táo cí

castable ceramics

兼具口腔修复材料性能和可通过失蜡法铸造的玻璃陶瓷材料。

铸造桩核

zhù zào zhuāng hé

cast post-and-core

在经过根管治疗后的患牙中使用铸造技术制作的桩核,包括根管内的桩和用于支持修复体的核。

专性

zhuān xìng

obligate

仅能够在单一特定条件下生存的特性,如专性厌氧菌。

转导

zhuǎn dǎo

transduction

由病毒介导的细胞间进行遗传物质(DNA)交换的方式之一。遗传物质通过细菌病毒(噬菌体)从一个细菌细胞传播到另一个细菌细胞,从而改变后者的遗传结构,使受体菌获得供体菌的部分遗传性状的过程。

转动瞬轴

zhuǎn dòng shùn zhóu

instantaneous axis of rotation

在既定平面上任何时间可观察到的运动物体旋转的假设中心。

转动轴

zhuàn dòng zhóu

retentive fulcrum line

【同】"固位支点线"。

转化生长因子

zhuǎn huà shēng zhǎng yīn zǐ

transforming growth factor (TGF)

由转化细胞所分泌的蛋白质,分为 α 和 β 两种类型,可促进正常细胞的生长,但并不导致细胞转化。

转化生长因子 -α

zhuǎn huà shēng zhǎng yīn zǐ ǎ ěr fǎ

transforming growth factor-alpha (TGF-α)

由 50 个氨基酸构成的多肽,与表皮生长因子受体结合而发挥生理作用,可促进微血管内皮细胞生长。

转化生长因子 -β

zhuǎn huà shēng zhǎng yīn zǐ bèi tǎ

transforming growth factor-beta (TGF-β)

转化生长因子的两种类型之一,在人体以三种亚型(TGF-β1、TGF-β2、TGF-β3)存于造血组织中,在组织再生、细胞分化和胚胎发育过程中起重要作用。

转化生长因子 β-1

zhuǎn huà shēng zhǎng yīn zǐ bèi tǎ yī

transforming growth factor beta-1 (TGF-β1)

源自人血小板的细胞因子,是转化生长因子 β(TGF-β)的亚型之一,对上皮细胞有特异性抑制作用。

转换

zhuǎn huàn

transforms

通过操纵表面网格结构的多边形顶点、点和线的变化,来更改三维数字对象的几何形状和形式的过程。

转位皮瓣

zhuǎn wèi pí bàn

transposition skin flap

移植时需顺轴心点与轴心线侧向移动的皮瓣,而不是弧形旋转。常为矩形、正方形或菱形。

转移

zhuǎn yí

metastasis

是指疾病从一个身体部位或器官转移到另一个与之不直接相连的部位或器官,如恶性肿瘤细胞、病原微生物的转移。

转移导板

zhuǎn yí dǎo bǎn

transfer index

记录或标记牙、解剖结构或种植体之间相互关系的硬质装置,可精确转移三维信息。

转移记录

zhuǎn yí jì lù

index

用于记录和转移牙、解剖结构或种植体相对位置关系的印模。记录所用的介质具有可逆性或不可逆性。

转移夹板

zhuǎn yí jiā bǎn

transfer jig

【同】"转移阴模"。

转移帽

zhuǎn yí mào

transfer coping

【同】"印模帽"。

转移体

zhuǎn yí tǐ

transfer

【同】"印模帽"。

转移种植体印模

zhuǎn yí zhòng zhí tǐ yìn mú

transfer implant impression

【同】"非开窗式印模"。

转运 RNA

zhuǎn yùn RNA

transfer RNA (tRNA)

根据信使 RNA（mRNA）中特定的代码将氨基酸转运至核糖体的 RNA，用于在蛋白质合成过程中形成多肽。

桩

zhuāng

post

通常由金属、纤维增强的复合树脂或氧化钇稳定的氧化锆制成，充填于预备好的天然牙根管中。与核联合使用时，可以为人工牙冠提供固位和抗力。也可作为固位附着体系统的平台或非固位覆盖义齿的基牙。

桩顶

zhuāng dǐng

post-and-dome

"桩帽"的非标准术语、过时术语。

参见：桩帽。

桩核

zhuāng hé

post-and-core

是指桩和与之相匹配的核，为人造冠提供固位和抗力，也可作为固位附着体系统的平台或非固位覆盖义齿的基牙。

桩帽

zhuāng mào

post-and-coping

桩以及与之相匹配的顶帽，顶帽覆盖牙根，作为覆盖义齿、固定局部义齿或固定全口义齿的基牙。

装盒

zhuāng hé

flasking

在口腔医学中，是指将铸模和蜡型放在型盒中的过程。

装置

zhuāng zhì

device

泛指用来达到每一特定目的或发挥某种特殊功能而制造的器械、仪器或机器。

撞伤

zhuàng shāng

impingement

在口腔医学中，是指食物或修复体对软组织施加的过大压力。

锥

zhuī

cone

①几何形状之一，基部为圆形、均匀地向顶点逐渐变细的实心或空心物体。②为牙胶或银的固体物质形状之一，形态呈类似于根管长度和直径的锥形，用于根管充填。③牙科放射线机上的管球，用来指示射线束的中轴方向，并控制放射源至胶片或传感器的距离。④位于视网膜层的色觉感受器，主要集中在黄斑上。

锥度

zhuī dù

taper

一端朝向一个点或另一端有规律地缩小而形成的形状,其计算方式为两个垂直圆锥轴线截面的圆锥直径之差与该两截面之间的轴向距离之比。

参见:莫尔斯锥度。

锥度连接

zhuī dù lián jiē

conical connection

基台与种植体接触面为锥形嵌合的连接方式。

锥尖角

zhuī jiān jiǎo

point angle

【同】"点角"。

锥形侧切牙

zhuī xíng cè qiē yá

peg lateral, peg lateral incisor

上颌侧切牙的发育异常,为局部小牙畸形,牙形态类似于锥形。

锥形骨折

zhuī xíng gǔ zhé

pyramidal fracture

涉及上颌骨的面中部复合性骨折,主要的骨折线在鼻骨上方汇合,与颅骨形成三角形的分离。

锥形基台

zhuī xíng jī tái

conical abutment

穿黏膜的基台类型之一,用于制作螺钉固位的修复体。

锥形束 CT

zhuī xíng shù CT

cone beam CT

【同】"锥形束计算机体层成像"。

锥形束计算机体层成像

zhuī xíng shù jì suàn jī tǐ céng chéng xiàng

cone beam computed tomography (CBCT)

锥形 X 射线束和平板探测器围绕受检者一次旋转获取不同角度的平面数据,然后进行三维容积数据重建的一项成像技术,适用于口腔颌面部硬组织检查。

锥形束计算机体层摄影

zhuī xíng shù jì suàn jī tǐ céng shè yǐng

cone beam computed tomography (CBCT)

【同】"锥形束计算机体层成像"。

锥形牙弓

zhuī xíng yá gōng

tapering arch

①英文文献释义:是指分别穿过双侧磨牙和前磨牙中央沟的连线在中切牙之前 2.5cm 内相交。②中文文献释义:是指形态呈尖圆形的牙弓,上颌牙列自侧切牙就开始向后弯曲,弓形牙列的前牙段向前突出比较明显。

锥形印模帽

zhuī xíng yìn mú mào

tapered impression coping

殆向锥形缩窄的印模帽,长度不一。

锥形种植体

zhuī xíng zhòng zhí tǐ

tapered implant

【同】"锥状种植体"。

锥柱状种植体
zhuī zhù zhuàng zhòng zhí tǐ

tapered implant

横截面或三维观兼具锥状和柱状特点的种植体。

锥状种植体
zhuī zhuàng zhòng zhí tǐ

conical implant

冠方向根方逐渐变细的锥形螺纹状骨内根形种植体。

准确度
zhǔn què dù

accuracy

是指观测值或估计值与真实值的接近程度。

着色
zhuó sè

coloring

①涂颜色的动作。②产生颜色或颜色效果。③组合颜色所产生的效果。

着色剂
zhuó sè jì

stain

【同】"染色剂"。

着色模型
zhuó sè mó xíng

moulage

石膏或蜡复制的身体结构、解剖部位或病变的模型,通常被上色。

姿势收缩
zī shì shōu suō

postural contraction, postural muscle contraction

①抵抗重力、维持身体姿势的肌肉紧张和收缩的状态(通常为等长收缩)。②维持下颌姿势所需要的最小肌肉收缩。

姿势位
zī shì wèi

postural position

在最小程度的肌肉收缩过程中出现的任何下颌位置。

姿势位垂直距离
zī shì wèi chuí zhí jù lí

postural vertical dimension

【同】"息止垂直距离"。

姿势性收缩
zī shì xìng shōu suō

postural contraction

【同】"姿势收缩"。

紫癜
zǐ diàn

purpura

皮肤或黏膜下出血所形成的 3~5mm 直径的红色、紫色或黄色斑片。

紫胶基托
zǐ jiāo jī tuō

shellac base

【同】"虫胶基托"。

紫外线
zǐ wài xiàn

ultraviolet

电磁辐射的波长短于可见光谱的紫端,但比 X 射线的波长长。通常指 <380nm 的波长,不能引起人视觉反应。可用于灭菌。

紫药水

zǐ yào shuǐ

methylrosanilnium chloride solution

【同】"龙胆紫"。

自动聚合

zì dòng jù hé

autopolymerization

【同】"化学引发聚合"。

自动上釉

zì dòng shàng yòu

autoglaze

通过提高陶瓷材料的烧结温度来制造流动的表面,从而在陶瓷修复体上产生釉层的过程。

自发性骨折

zì fā xìng gǔ zhé

spontaneous fracture

在没有任何明显的外部损伤或创伤的情况下,继发于骨质疏松症、骨肉瘤或其他骨坏死等病变的骨折。

自发性前脱位

zì fā xìng qián tuō wèi

spontaneous anterior dislocation

咀嚼肌紊乱或颞下颌关节结构紊乱的患者在大开口(如打哈欠、唱歌、大口咬物等)末,有可能发生翼外肌继续收缩将髁过度向前拉过关节结节,同时闭口肌群反射性收缩,使髁脱位于关节结节的前上方而不能自行复回原位。

自分离石膏

zì fēn lí shí gāo

self-separating plaster

过时的术语。是指在热水中可崩解的印模石膏。

自分泌

zì fēn mì

autocrine

体液调节方式之一,细胞分泌的激素或化学物质反馈作用于产生该激素或化学物质的细胞本身。如胰腺 β 细胞释放的胰岛素能抑制同一细胞进一步释放胰岛素。

自攻

zì gōng

self-tapping

是指种植体的外形和螺纹设计存在自攻螺钉的能力。在种植体植入时,允许利用自身螺纹切割骨壁而攻入种植窝,不必预先进行种植窝的螺纹成形。

自攻螺纹销

zì gōng luó wén xiāo

self-threading pin

是指带有自攻能力的细螺纹柱,能够拧入预备之后的牙本质内,以增强固位力。

自固化树脂

zì gù huà shù zhī

autopolymerizing resin, autopolymer, self-curing resin

①任何不需要外部加热就能被活化剂和催化剂促进聚合的树脂材料。②英文"self-curing resin"是英文"autopolymerizing resin"的俚语。

自固位附着体系统

zì gù wèi fù zhuó tǐ xì tǒng

locator attachment system

由安装在种植体上呈圆盘按扣状的阳型自固位基台和与其相配套的镶嵌于义齿内带有衬垫的阴型部件构成,利用机械力固位覆盖义齿。

自固位基台
zì gù wèi jī tái
locater abutment
自固位附着体系统的圆柱状基台,为螺钉固位。圆柱状基台相配套的阴性结构镶嵌于义齿内,依靠机械力固位覆盖义齿。

自聚合
zì jù hé
autopolymerization
通过化学方法而非外部加热或光照完成聚合的过程,即较小分子链分子与活化剂发生化学反应形成较大的分子链的过程。例如,叔胺激活引发剂过氧化苯甲酰,过氧化苯甲酰与甲基丙烯酸甲酯单体反应生成聚甲基丙烯酸甲酯。

自聚合树脂
zì jù hé shù zhī
autopolymer
【同】"自固化树脂"。

自凝树脂
zì níng shù zhī
autopolymer
【同】"自固化树脂"。

自然色系统
zì rán sè xì tǒng
natural color system
以白色、黑色、黄色、红色、蓝色和绿色六种颜色为基础,使用各颜色百分比来定义细微差异。

自身免疫
zì shēn miǎn yì
autoimmunity
机体对自身组织或成分产生免疫反应。

自酸蚀处理剂
zì suān shí chǔ lǐ jì
self-etching primer
由酸性树脂和挥发性成分组成的溶液,在修复性复合树脂粘接之前,同时酸蚀和预处理牙本质。

自体干细胞移植
zì tǐ gàn xì bāo yí zhí
autologous stem cell transplantation
将自身的干细胞在自体内转移的生物疗法,根据移植来源不同可以分为脐带血干细胞移植、造血干细胞移植和间充质干细胞移植等。临床主要应用于肿瘤和免疫治疗。

自体骨移植
zì tǐ gǔ yí zhí
bone grafting, autografting
同一个体从供区获取骨(口内或口外)并移植到受区的外科程序,包括血管化骨移植和非血管化骨移植。

自体骨移植物
zì tǐ gǔ yí zhí wù
autogenous bone graft
①骨移植时,与受区同一个体的口内或口外供区获取的骨。②口内供区包括下颌支、下颌骨颏部和上颌结节等部位。口外供区包括髂骨嵴、腓骨和顶骨等部位。③自体骨的形状包括块状、颗粒状、骨屑和骨泥等。

自体凝血酶原 C

zì tǐ níng xuè méi yuán C

autothrombin C

参与内源性和外源性凝血途径的、储存稳定的糖蛋白凝血因子，被激活为 FXa 因子后与钙、磷脂和因子 V 形成复合物即凝血酶原酶，可裂解并激活凝血酶原至凝血酶。

自体移植

zì tǐ yí zhí

autotransplant

将同一患者身体上取下的组织从一个部位移植到另一个部位。

自体移植物

zì tǐ yí zhí wù

autogenous graft, autograft

同一患者身体上取下的组织，从一个部位移植到另一个部位。

自主神经系统

zì zhǔ shén jīng xì tǒng

autonomic nervous system

由交感和副交感神经两大系统组成，主要支配心肌、平滑肌和内脏活动以及腺体分泌功能。

综合征

zōng hé zhēng

syndrome

与某种解剖结构、生理或生化特性有关的一组疾病或功能失调的体征或症状，通常同时出现。不包括明确的病因，但可提供诊断和处理的思路框架。

综述

zōng shù

review

作者经过综合分析、消化整理，在使材料更精练、更明确、更有层次和逻辑的基础上，比较专门地、全面地、深入地、系统地对某方面的问题加以论述。

总电离剂量

zǒng diàn lí jì liàng

absorbed radiation dose

【同】"吸收辐射剂量"。

总聚𬌗

zǒng jù hé

total occlusal convergence

【同】"总聚𬌗角"。

总聚𬌗角

zǒng jù hé jiǎo

total occlusal convergence

当一颗或多颗牙进行牙冠或固定义齿修复时，在相对的轴壁之间形成的角度，以度数表示。

总义齿

zǒng yì chǐ

full denture

【同】"全口义齿"。

总义齿修复学

zǒng yì chǐ xiū fù xué

complete denture prosthetics

【同】"全口义齿修复学"。

纵𬌗曲线

zòng hé qū xiàn

sagittal curve of occlusion

为下颌牙列𬌗面在前后方向形成的曲线，从下颌尖牙的牙尖开始，连接前磨牙和磨牙的颊尖，并延续到下颌支前缘。

纵向研究

zòng xiàng yán jiū

longitudinal study

在两个或两个以上的时间点对研究对象进行观察的研究。

纵行切口

zòng xíng qiē kǒu

vertical incision

【同】"垂直切口"。

走马疳

zǒu mǎ gān

noma, gangrenous stomatitis

【同】"坏疽性口炎"。

阻射物

zǔ shè wù

radiodensity

放射线成像研究中,相对不透明的白色致密材料或物质。

阻生牙

zǔ shēng yá

impacted tooth (impaction)

因邻牙、骨或软组织的阻挡而无法完全萌出或未萌出的牙。

阻滞麻醉

zǔ zhì má zuì

block anesthesia

将局部麻醉药物注射到神经干或其主要分支附近,阻断神经末梢传入刺激,产生局部麻醉效果。

组胺

zǔ àn

histamine

为广泛存在的低分子量生物活性胺类物质,可引起毛细血管舒张、通透性增加,平滑肌收缩,胃液分泌增加等。

组合卡环

zǔ hé qiǎ huán

combination clasp

一组可摘局部义齿的卡环,是一个圆环形的固位体,包括一个由钢丝制成固位臂和一个铸造的对抗臂。

组盒

zǔ hé

flask closure

将型盒的各部分组合在一起的过程。

组件

zǔ jiàn

elements

①组成更复杂实体的任何组成部分。②一个大组里面的单独并可辨别的部分或小组。③与种植体相关的任何组成部件,如基台和基台螺钉等。

组牙功能

zǔ yá gōng néng

group function

下颌侧向运动时,工作侧上颌牙和下颌牙同时存在多重接触,从而多牙作为一组来分配和承担𬌗力。

组牙功能𬌗

zǔ yá gōng néng hé

group function occlusion

对"组牙功能"的习惯性称谓。

参见:组牙功能。

组织

zǔ zhī

tissue

一组特殊分化的、形态和功能相同或相似的细胞和特征性的细胞间质的集合,构成并具有一定的形态结构和生理功能。尽管细胞间质可能占主要部分,但主要根据组织所含细胞的主要类型对其进行分类,包括上皮组织、结缔组织、肌组织和神经组织。

组织表型
zǔ zhī biǎo xíng

tissue phenotype

种植位点处软组织和硬组织的组织学和生物学特点个体表达,包括形态、轮廓和质量等,是对基因表达形式的表述,与牙缺失之后的软组织和硬组织变化不相关联。

组织病理学
zǔ zhī bìng lǐ xué

histopathology

显微镜下对组织结构内病理变化的组织水平的研究。

组织承托区
zǔ zhī chéng tuō qū

tissue-bearing area

【同】"义齿承托区"。

组织蛋白酶
zǔ zhī dàn bái méi

cathepsin

是一类存在细胞内的肽键水解酶,主要为溶酶体内肽酶,在酸性条件下具有活性。基于不同的催化位点,该酶可分为丝氨酸、半胱氨酸和天冬氨酸蛋白酶。这些蛋白酶参与各种生理病理活动,如凝血、骨吸收、免疫调节、细胞凋亡、血管生成和癌症的发生发展等。

组织蛋白酶 D
zǔ zhī dàn bái méi D

cathepsin D

水解酶类的天冬氨酸内肽酶,该酶存在于溶酶体中,在酸性 pH 下具有最佳活性,在蛋白质降解和生物活性蛋白质的产生中起重要作用。

组织反应
zǔ zhī fǎn yìng

tissue reaction

是医用材料植入体内后引起周围组织的不同程度的炎症反应,如细胞黏附、炎细胞反应、细胞增殖或异常分化等。

组织工程
zǔ zhī gōng chéng

tissue engineering

一门生物技术与材料科学相结合的科学,通过细胞培养技术模拟构建机体组织或器官,用于修复或改善缺损组织、恢复器官结构和功能或产生生物替代物。

组织剪
zǔ zhī jiǎn

block anesthesia

用于锐性分离和剪切组织,可分为直剪和弯剪两种,也有锐头、钝头之分。

组织结合
zǔ zhī jié hé

tissue integration

软组织和硬组织与植入的生物材料(如种植体)之间的交连附着。

组织结合修复体
zǔ zhī jié hé xiū fù tǐ

tissue-integrated prosthesis

泛指由骨结合的骨内种植体支持的固定或可摘义齿和口腔颌面赝复体,最初是指布兰马克(Brånemark)等提出的全口种植修复体。

组织可移位性

zǔ zhī kě yí wèi xìng

tissue displaceability

口腔软组织的特点之一,在牵拉或加压时会向自然或放松状态下之外的位置移动。不同的组织可移位性不同。

组织库

zǔ zhī kù

tissue bank

获取、表征和存储人体器官或组织以供其他人将来使用的中心,例如骨库、皮肤库等。

组织镊

zǔ zhī niè

tissue forceps

手术镊的类型之一,喙端有细齿,不易损伤组织。

组织凝血激酶

zǔ zhī níng xuè jī méi

tissue thromboplastin

【同】"组织因子"。

组织水平种植体

zǔ zhī shuǐ píng zhòng zhí tǐ

tissue level implant (TL)

一体式种植体的一种,穿黏膜光滑颈部与位于骨内的体部为一体,种植体平台带有修复体肩台设计。平台可以与骨平面平齐,也可以位于软组织内,因此也被称为软组织水平种植体。

参见:软组织水平种植体。

组织调理

zǔ zhī tiáo lǐ

tissue conditioning

①用弹性树脂内衬可摘义齿或颌面赝复体,在短期内保护手术或机械创伤后的软组织愈合,通常使用组织调理剂。②在进行龈下结石之前改善牙龈健康的牙菌斑控制措施。

组织调理剂

zǔ zhī tiáo lǐ jì

tissue conditioner

具有一定流动性的弹性材料,用于修复体组织面以保护受损伤性或愈合过程中的软组织。通常为改良的丙烯酸树脂,由聚合物(例如甲基丙烯酸乙酯或共聚物)和芳族酯 - 乙醇混合物所组成。

组织微阵列

zǔ zhī wēi zhèn liè

tissue microarrays (TMA)

【同】"组织芯片技术"。

组织细胞

zǔ zhī xì bāo

histiocyte

为存在于结缔组织中的大吞噬细胞,起源于网状内皮细胞,具有抗原处理、免疫调节等功能。

组织芯片技术

zǔ zhī xīn piàn jì shù

tissue chip technology

将组织样品固定在固相支持物上制成芯片,借助免疫组织化学、聚合酶链式反应等检测手段对样品中的蛋白质、DNA、RNA 等进行高通量、多样本定性和定量分析的技术。

组织形态计量学

zǔ zhī xíng tài jì liàng xué

histomorphometry

对组织标本(如骨、软组织等)中的微观组织和结构进行精确量化和分析的学科,其研究包括一系列测量(如数量、长度、表面积、体积、角度和曲率等)并用计算机辅助分析从显微镜获取的图像。

组织学

zǔ zhī xué

histology

解剖学研究的一部分,研究组织的微细结构、组成和功能。

组织移位

zǔ zhī yí wèi

tissue displacement

牵拉或加压时软组织的形状或位置可能发生的改变,可能会影响取口腔软组织印模的准确性。

组织因子

zǔ zhī yīn zǐ

tissue factor (TF)

参与外源性凝血级联反应的凝血因子。是凝血因子Ⅶa的辅助因子,与Ⅶa的复合物催化凝血因子Ⅹ和Ⅸ的活化,激活凝血酶。

组织引导

zǔ zhī yǐn dǎo

tissue conduction

【同】"骨引导"。

祖细胞

zǔ xì bāo

progenitor cell

相对未分化的细胞,具有复制和分化的能力,可产生一类或多种类型的特化细胞。

钻

zuàn

bur, burr, drill

是指由一种钢、碳化钨或陶瓷等材料制成的旋转切削工具,具有不同形状的切削头。

钻柄

zuàn bǐng

bur shank

钻的非工作端,供手握持或为钻机的轴所卡抱,以供摩擦式啮合或锁紧式锁合。

钻机

zuàn jī

drill

通过旋转钻孔的切割设备,通常配合钻头使用。

钻加长器

zuàn jiā cháng qì

drill extender

用来加长连接于牙科手机的钻针柄或种植窝预备及种植体植入器械上的工具柄的中间器械。

钻尖角

zuàn jiān jiǎo

drill-point angle, drill point angle

硬质合金钻头的顶角。

钻头

zuàn tóu

bur head

钻的切割端。

钻头长度

zuàn tóu cháng dù

bur head length

钻头的轴向尺寸。

钻头形状

zuàn tóu xíng zhuàng

bur head shape

钻切削表面的几何轮廓。

钻向导

zuàn xiàng dǎo

drill guide, drilling guide

在种植窝预备时用来引导或控制钻针的导板、套筒等工具或系统。

钻延长器

zuàn yán cháng qì

drill extender

【同】"钻加长器"。

钻针

zuàn zhēn

bur

【同】"钻"。

钻止停器

zuàn zhǐ tíng qì

drill stop

匹配于扩孔钻的止动装置，可准确控制种植窝的预备深度。

最大螺纹直径

zuì dà luó wén zhí jìng

major thread diameter

螺钉螺纹的最大直径，对应于标示的螺钉直径。

最大牙尖交错接触

zuì dà yá jiān jiāo cuò jiē chù

maximal intercuspal contacts

下颌闭合时上下颌牙弓之间形成最大牙尖接触的位置。

最大牙尖交错位

zuì dà yá jiān jiāo cuò wèi

maximal intercuspal position (MIP), freedom in intercuspal position

独立于髁，上颌牙与下颌牙的牙尖交错达到最广泛、最紧密接触时下颌所处的位置。

最大咬合力

zuì dà yǎo hé lì

maximum bite force (MBF)

患者咬合指示装置时施加的最大负荷，可影响修复设计，尤其在患者可产生极端负荷的情况下。

最低杀菌浓度

zuì dī shā jūn nóng dù

minimum bactericidal concentration (MBC)

体外杀死纯菌群所需的抗菌剂的最低浓度。

最小发音间隙

zuì xiǎo fā yīn jiàn xì

closest speaking space

发出摩擦音和齿擦音时上颌切牙和下颌切牙之间的间隙。

最小螺纹直径

zuì xiǎo luó wén zhí jìng

minor thread diameter

螺钉螺纹的最小直径，小于标示的螺钉直径。

最小抑菌浓度

zuì xiǎo yì jūn nóng dù

minimum inhibitory concentration (MIC)

体外抑制纯菌群生长和／或繁殖所需的抗菌剂的最低浓度。

最小有效应变

zuì xiǎo yǒu xiào yìng biàn

minimum effective strain (MES)

源于弗罗斯特（Frost）的骨适应力学稳定性理论。最小有效应变本质上是一个最小的应变值，必须超过该值才能在骨中产生适应反应，刺激骨改建。

最终腭提升赝复体

zuì zhōng è tí shēng yàn fù tǐ

definitive palatal lift prosthesis

供患者长期使用的腭提升赝复体。

最终修复体

zuì zhōng xiū fù tǐ

definitive prosthesis

为长期使用而设计和制作的修复体或赝复体。

最终义齿基托

zuì zhōng yì chǐ jī tuō

definitive denture base, completed denture base

可摘局部义齿、全口义齿和阻塞器等最终修复体的经聚合之后的基托，覆盖上颌或下颌的口腔黏膜，可被用于上颌与下颌关系记录和试排牙。

最终语音辅助赝复体

zuì zhōng yǔ yīn fǔ zhù yàn fù tǐ

definitive speech aid prosthesis

供患者长期使用的语音辅助赝复体。

最终阻塞器

zuì zhōng zǔ sè qì

definitive obturator

用于替换部分或全部上颌骨及相关解剖结构的最终赝复体。

左旋螺纹

zuǒ xuán luó wén

left-hand thread (LH)

逆时针旋转时旋入的螺纹。

左氧氟沙星

zuǒ yǎng fú shā xīng

levofloxacin

具有广谱作用的氟喹诺酮类抗生素，可用于上颌窦炎等严重感染。

坐标测量仪

zuò biāo cè liáng yí

coordinate measuring machine (CMM)

通过探头的物理接触和线性追踪来探测物体表面几何特征的扫描仪器。可以由操作员手动控制，也可以由计算机控制，通过连接在这台机器的第三个移动轴上的探针进行接触式扫描测量。

唑来膦酸

zuò lái lìn suān

zoledronate

是非常有效的静脉注射用含氮双膦酸盐，用于预防多发性骨髓瘤和前列腺癌等癌症患者的骨折和由癌症引起的高钙血症。有引发药物相关性颌骨坏死并发症的风险。

座面

zuò miàn

seating surface

【同】"平台"。

数字、西文字母开头的词语

1 型糖尿病

yī xíng táng niào bìng

type 1 diabetes mellitus (T1DM)

胰岛 β 细胞破坏导致胰岛素绝对缺乏的一类糖尿病。

2 型糖尿病

èr xíng táng niào bìng

type 2 diabetes mellitus (T2DM)

糖尿病中最常见的类型。特征为胰岛素作用异常和 / 或分泌障碍，包括胰岛素抵抗、胰岛素进行性分泌不足，或两者共同存在。

3D 打印

3D dǎ yìn

three-dimensional printing, 3D printing

【同】"三维打印"。

3D 建模

3D jiàn mó

three-dimensional modeling, 3D modeling

【同】"三维打印"。

3- 羟酪胺

sān qiǎng lào àn

3-hydroxytyramine

【同】"多巴胺"。

5- 羟色胺

wǔ qiǎng sè àn

5-hydroxytryptamine (5-HT)

是抑制性神经递质，又名血清素，由吲哚和乙胺组成。广泛分布于神经组织、胃、肠、血小板及乳腺细胞等组织细胞中。

8 字缝合

bā zì féng hé

figure-of-eight suture, figure 8 suture

①缝合线呈 8 字轮廓的缝合方法。②牙间或种植体间的间断缝合方法。缝针由颊、舌侧分别两次从牙龈组织表面向内层进针，在邻面形成 8 字交叉后，原位打结，使颊、舌两侧软组织瓣紧贴牙或种植体表面固定。适用于颊、舌两侧软组织高度不一致、间距较远或张力较大时，缝针不能同时穿过两侧龈瓣的缝合。

I 类可摘局部义齿

yī lèi kě zhāi jú bù yì chǐ

class I removable partial denture

修复肯尼迪分类为第一类牙列缺损的可摘局部义齿。

参见:肯尼迪分类。

I 型单纯疱疹病毒

yī xíng dān chún pào zhěn bìng dú

herpes simplex viruses type I

单纯疱疹病毒是人类最普遍的传染性病毒，可引起人类多种疾病。其中单纯疱疹病毒I型通常引起口腔病变。

I 型𬌗架

yī xíng hé jià

class I articulator

仅为中文文献对"I型咬合架"的释义与表达。

参见:I型咬合架。

I 型咬合架

yī xíng yǎo hé jià

class I articulator

一个简单的、可以按上颌与下颌之间的静态位置关系放置上颌与下颌模型的咬合架。该类型的咬合架只可以进行垂直向运动。

Ⅰ型原发性骨质疏松症

yī xíng yuán fā xìng gǔ zhì shū sōng zhèng

type Ⅰ primary osteoporosis

【同】"绝经后骨质疏松症"。

Ⅰ型种植

yī xíng zhòng zhí

type Ⅰ implant placement

按照牙槽窝愈合阶段定义的种植体植入时机：拔牙同期植入种植体，拔牙位点没有任何骨和软组织愈合。

Ⅱ类可摘局部义齿

èr lèi kě zhāi jú bù yì chǐ

class Ⅱ removable partial denture

修复肯尼迪分类为第二类牙列缺损的可摘局部义齿。

参见：肯尼迪分类。

Ⅱ型单纯疱疹病毒

èr xíng dān chún pào zhěn bìng dú

herpes simplex viruses type Ⅱ

单纯疱疹病毒是人类最普遍的传染性病毒，可引起人类多种疾病。其中单纯疱疹病毒Ⅱ型通常引起生殖器病变。

Ⅱ型𬭚架

èr xíng hé jià

class Ⅱ articulator

仅为中文文献对"Ⅱ型咬合架"的释义与表达。

参见：Ⅱ型咬合架。

Ⅱ型咬合架

èr xíng yǎo hé jià

class Ⅱ articulator

能够进行水平向和垂直向运动、不能模拟颞下颌关节相对位置和运动的咬合架。

Ⅱ型原发性骨质疏松症

èr xíng yuán fā xìng gǔ zhì shū sōng zhèng

type Ⅱ primary osteoporosis

【同】"老年型骨质疏松症"。

Ⅱ型种植

èr xíng zhòng zhí

type Ⅱ implant placement

按照牙槽窝愈合阶段定义的种植体植入时机：牙缺失后 4~8 周植入种植体，拔牙位点软组织愈合，但牙槽窝内没有具备临床意义的骨愈合。

Ⅲ类可摘局部义齿

sān lèi kě zhāi jú bù yì chǐ

class Ⅲ removable partial denture

修复肯尼迪分类为第三类牙列缺损的可摘局部义齿。

参见：肯尼迪分类。

Ⅲ型𬭚架

sān xíng hé jià

class Ⅲ articulator

仅为中文文献对"Ⅲ型咬合架"的释义与表达。

参见：Ⅲ型咬合架。

Ⅲ型咬合架

sān xíng yǎo hé jià

class Ⅲ articulator

能够通过使用平均值或机械装置来部

分或全部模拟髁道的咬合架,能够根据颞下颌关节的位置定位上颌与下颌模型,可能是阿克恩或非阿克恩型咬合架。

Ⅲ型种植

sān xíng zhòng zhí

type Ⅲ placement

按照牙槽窝愈合阶段定义的种植体植入时机:牙缺失后 12~16 周植入种植体,拔牙位点软组织愈合,并有部分骨愈合。

Ⅳ类可摘局部义齿

sì lèi kě zhāi jú bù yì chǐ

class Ⅳ removable partial denture

修复肯尼迪分类为第四类牙列缺损的可摘局部义齿。

参见:肯尼迪分类。

Ⅳ型𬌗架

sì xíng hé jià

class Ⅳ articulator

仅为中文文献对"Ⅳ型咬合架"的释义与表达。

参见:Ⅳ型咬合架。

Ⅳ型咬合架

sì xíng yǎo hé jià

class Ⅳ articulator

能够接受下颌三维动态的记录,根据颞下颌关节的位置定位模型,同时模拟下颌运动的咬合架。

Ⅳ型种植

sì xíng zhòng zhí

type Ⅳ implant placement

按照牙槽窝愈合阶段定义的种植体植入时机:牙缺失后 6 个月或更长时间植入种植体,拔牙位点完成骨与软组织愈合。

ANB 角

ANB jiǎo

ANB angle

ANB 为"上牙槽座点 - 鼻根点 - 下牙槽座点"的英文首字母缩写。在侧位头颅测量片中,ANB 角为上牙槽座点(A)与鼻根点(N)的连线与鼻根点(N)与下牙槽座点(B)连线所成的角度,亦即 SNA 角与 SNB 角之差,既反映上颌骨与下颌骨的相互位置关系,也反映上颌骨和下颌骨与颅骨的相对位置关系。

AP 展

AP zhǎn

anteroposterior spread, AP spread

【同】"前后展"。

A 点

A diǎn

point A

【同】"上牙槽座点"。

A 型咬合架

A xíng yǎo hé jià

arcon type articulator

【同】"阿克恩咬合架"。

B 点

B diǎn

point B

【同】"下牙槽座点"。

B 淋巴细胞

B lín bā xì bāo

B lymphocyte

【同】"B 细胞"。

B 细胞

B xì bāo

B cell

一般是指 B 淋巴细胞,来源于骨髓的多能干细胞。作为免疫系统的一部分,B 细胞在抗原刺激下可分化为产生抗体的浆细胞。

CAD/CAM 个性化基台

CAD/CAM gè xìng huà jī tái

CAD/CAM custom abutment

【同】"CAD/CAM 基台"。

CAD/CAM 基台

CAD/CAM jī tái

CAD/CAM abutment

利用计算机辅助设计(CAD)/计算机辅助制造(CAM)制作的基台。

CAD/CAM 牙科学

CAD/CAM yá kē xué

CAD/CAM dentistry

利用计算机辅助设计/计算机辅助制造进行设计和生产牙修复体,包括冠、贴面、嵌体、高嵌体、牙或种植体支持式固定修复体和正畸装置等。

CAM 基台

CAM jī tái

CAM abutment

【同】"计算机辅助制造基台"。

cDNA

cDNA

complementary DNA (cDNA)

与特定 RNA 序列互补的 DNA 片段,在体外经逆转录合成。cDNA 探针可用于牙菌斑标本中致病菌的鉴定。

CT 仿真内镜

CT fǎng zhēn nèi jìng

CT virtual endoscopy (CTVE)

【同】"仿真内镜"。

CT 非增强成像扫描

CT fēi zēng qiáng chéng xiàng sǎo miáo

non-enhanced computed tomography scan

不用对比剂增强或造影的 CT 扫描,是最常用的 CT 检查方式。

CT 分辨力

CT fēn biàn lì

CT resolution

【同】"CT 分辨率"。

CT 分辨率

CT fēn biàn lǜ

CT resolution

CT 图像对被检查物体的分辨能力,是判断 CT 性能和图像质量的重要指标。参见:空间分辨率、密度分辨率、时间分辨率。

CT 平扫

CT píng sǎo

CT plain scan

【同】"CT 非增强成像扫描"。

CT 扫描

CT sǎo miáo

CT scan

是利用 X 射线束或 X 射线束和探测器同时旋转获取人体某一横断面 CT 图像的过程。

CT 图像

CT tú xiàng

CT image

由一定数目的、由黑到白不同灰度的像素所构成,反映相应体素 X 射线的吸收系数,是按矩阵排列并经数字转换的重建模拟图像。

CT 血管造影

CT xuè guǎn zào yǐng

computed tomography angiography (CTA)

是经周围静脉快速注入水溶性有机碘对比剂,通过 CT 的连续快速扫描,采集容积数据,处理之后生成三维血管影像。

CT 增强成像扫描

CT zēng qiáng chéng xiàng sǎo miáo

contrast-enhanced computed tomography scan

在静脉注射对比剂后进行的 CT 扫描,以增加病变组织与正常组织之间的对比度,利于显示平扫过程中未发现或显示不清的病变及病变范围。

CT 值

CT zhí

CT number

是表示 CT 影像中每个像素对应区域的 X 射线衰减平均值的量,通常以亨氏单位(Hu)为单位。水的 CT 值定为 0Hu,气体为 –1 000Hu,人体中各种组织的 CT 值则居于 –1 000Hu 到 +1 000Hu 的 2 000 个分度之间。

C- 端肽交联 1 型胶原蛋白

C duān tài jiāo lián yī xíng jiāo yuán dàn bái

C-telopeptide cross-linked collagen type 1

骨改建和代谢过程中释放的胶原蛋白碎片,是多种骨代谢疾病如骨质疏松症的生化标记物。

C 端端肽 1 型胶原蛋白

C duān duān tài yī xíng jiāo yuán dàn bái

C-terminal telopeptide of type 1 collagen

【同】"C- 端肽交联 1 型胶原蛋白"。

C 型咬合架

C xíng yǎo hé jià

condylar articulator

【同】"阿克恩咬合架"。

EB 病毒

EB bìng dú

Epstein-Barr virus (EBV)

为 DNA 疱疹病毒,可引起传染性单核细胞增多症,并与伯基特(Burkitt)淋巴瘤、鼻咽癌以及多种淋巴瘤的发生有非常密切的关系,且可能与艾滋病有关。

EBA 水门汀

EBA shuǐ mén tīng

ethoxybenzoic acid cement

为乙氧基苯甲酸(ethoxybenzoic acid)水门汀的缩写。

参见:乙氧基苯甲酸水门汀。

GLA 蛋白

GLA dàn bái

GLA protein

【同】"骨钙素"。

HbA1c 试验

HbA1c shì yàn

HbA1c test

【同】"糖化血红蛋白 A1c 试验"。

I 形杆形卡环

I xíng gǎn xíng qiǎ huán

I-bar clasp

为垂直于唇侧外形高点的 I 形固位卡环。

JPEG

JPEG

joint photographic experts group (JPEG)

联合图像专家组（joint photographic experts group，JPEG）开发的一种图像格式的代名词，在获得极高压缩率的同时能保留丰富生动的图像。JPEG 文件的扩展名为 .jpg 或 .jpeg，与标准 JPEG 相比，JPEG 2000 以更好的压缩格式提供更好的图像质量。

JPEG 2000

JPEG 2000

joint photographic experts group 2000 (JPEG 2000)

图像压缩标准及编码系统，由联合图像专家组在 2000 年创建，目的是用新设计的基于小波方法取代他们最初基于离散余弦变换的 JPEG 标准（创建于 1992 年）。

JPG

JPG

joint photographic experts group

【同】"JPEG"。

L 型

L xíng

L-forms

失去细胞壁的细菌阶段。自然发生或由于各种不同的刺激发生。该阶段的细菌仍有繁殖和分裂能力，通常具有多种形态。其在自然界中的作用尚不清楚，在人体上则可能与疾病有关。

MIE 理论

MIE lǐ lùn

MIE theory

把单个球形粒子在介质中的散射与粒子的直径、粒子与介质之间折射率的差异以及介质中入射到粒子上的辐射能波长联系起来的理论。该理论在直接观察单个球形粒子在介质中的散射有关粒子方面与库贝尔卡 - 蒙克（Kubelka-Munk）理论相比，还考虑了粒子可能表现出的吸收。

OBJ 文件

OBJ wén jiàn

.obj

是基于工作站的三维建模和动画软件的文本文件格式，直线、多边形、表面和自由形态曲线，不包含面的颜色定义信息、动画、材质特性、贴图路径、动力学、粒子等信息，特别适用于三维软件模型之间的互导。

O 形圈

O xíng quān

O-ring

附着体的组成部分，位于修复体组织面的圈形结构，具有增加义齿固位和稳定的作用。

PEEK 基台

PEEK jī tái

polyetheretherketone abutment, PEEK abutment

【同】"聚醚醚酮基台"。

P 值

P zhí

P value

用来判定假设检验结果的一个参数，由费舍尔(Fisher)首先提出。是指在一个概率模型中，统计摘要(如两组样本均值差)与实际观测数据相同，或甚至更大这一事件发生的概率。

PT 值

PT zhí

periotest values (PTV)

【同】"牙周动度测量值"。

Ra

Ra

Ra

轮廓上所有点绝对值的算术平均值。

RPI 卡环组

RPI qiǎ huán zǔ

RPI

RPI 为"𬌗支托、远中邻面板、I 形杆(rest, proximal plate, and I-bar)"的英文首字母缩写。是指由近中𬌗支托、远中邻面板、颊侧 I 形杆形卡环三部分组成的卡环组，常用于牙列远中游离端缺损的可摘局部义齿修复。

Rt

Rt

Rt

整个测量轨迹上最大的峰 - 谷间高度。

RUNT 相关转录因子 2

RUNT xiāng guān zhuǎn lù yīn zǐ èr

Runt-related transcription factor 2, runx2

【同】"核结合因子 α 1"。

R 值

R zhí

R value

用于测量表面形貌的二维粗糙度参数，可以通过过滤数据后根据实验轮廓计算得出。

Sa

Sa

Sa

轮廓上所有点的绝对值的算数平均数，是高度的描述性参数。

SAC 分类

SAC fēn lèi

SAC classification

由塞伊勒(Sailer)和帕哈罗拉(Pajarola)于 1999 年在口腔外科图谱中首次提出，用于评价病例的治疗难度和风险。其中 S(simple) 为简单(低难度和低风险类)、A(advanced) 为复杂(中等难度和中等风险类)和 C(complex) 为高度复杂(高难度和高风险类)。

Scx

Scx

Scx

空间描述参数。

Sdr

Sdr

Sdr

已开发的表面积比率。

SNA 角

SNA jiǎo

SNA angle

SNA 为"蝶鞍点 - 鼻根点 - 上牙槽座点"的英文首字母缩写。在侧位头颅测量片中,SNA 角为蝶鞍点(S)与鼻根点(N)的连线和鼻根点(N)与上牙槽座点(A)连线所成的角度,代表上颌骨相对于前颅底的矢状向位置关系,包括正常、前突和后缩。

SNB 角
SNB jiǎo

SNB angle

SNB 为"蝶鞍点 - 鼻根点 - 下牙槽点"的英文首字母缩写。在侧位头颅测量片中,SNB 角为蝶鞍点(S)与鼻根点(N)的连线和鼻根点(N)与下牙槽座点(B)连线所成的角度,代表下颌骨相对于前颅底的矢状向位置关系,包括正常、前突和后缩。

S 值
S zhí

S value

①根据形貌图像计算的三维的粗糙度的参数。②在研究种植体表面粗糙度和形貌时,S 值是三维尺寸不规则性的量度。

t 检验
t jiǎn yàn

t test, student t test

计量资料两总体均数比较的统计检验方法。

T 细胞
T xì bāo

T cell

参与细胞介导的免疫反应的主要细胞。来源于骨髓的多能干细胞,在胸腺中分化、发育成熟后,通过淋巴和血液循环分布到全身的免疫器官和组织中发挥免疫功能。

T 形诊断测量尺
T xíng zhěn duàn cè liáng chǐ

diagnostic T

为 T 字形状的诊断测量尺,用于测量缺牙间隙、颌间距离以及种植体间距离等。

UCLA 冠
UCLA guān

UCLA crown

种植体支持式基台 - 冠修复体,通过修复螺钉直接固定于种植体,无独立的基台。

UCLA 基台
UCLA jī tái

UCLA abutment

由美国加州大学洛杉矶分校(UCLA)开发的可铸造基台,通过在中空塑料基底上加蜡来自定义个性化的形态和尺寸,连同修复体基底铸造为一体。由此,用修复螺钉直接将其固定于种植体上。

UNC-15 探针
UNC shí wǔ tàn zhēn

UNC-15 probe

其刻度标记间距为 1mm,每 5mm 刻度有加粗颜色标记的牙周探针。

U 形半岛瓣
U xíng bàn dǎo bàn

U-shape peninsula flap

【同】"腭侧半岛瓣"。

U 形半岛状瓣
U xíng bàn dǎo zhuàng bàn

U peninsula flap

【同】"腭侧半岛瓣"。

U 形牙弓

U xíng yá gōng

U-shaped arch

【同】"方形牙弓"。

VIP-CT 瓣

VIP-CT bàn

vascularized interpositional periosteal-connective tissue flap (VIP-CT flap)

【同】"血管化骨膜 - 结缔组织夹层瓣"。

V-Y 皮瓣成形术

V Y pí bàn chéng xíng shù

V-Y flap

切口呈 V 形、缝合成 Y 形以增加软组织长度的滑行皮瓣。或者相反，切口呈 Y 形的、缝合成 V 形以缩短软组织。

V 形牙弓

V xíng yá gōng

V-shaped arch

【同】"锥形牙弓"。

WHO 探针

WHO tàn zhēn

WHO probe

具有 0.5mm 直径的球状头端，刻度标记分别为 3.5mm、5.5mm、8.5mm 和 11.5mm，并在 3.5mm 至 5.5mm 之间有颜色标记的牙周探针。

X 射线

X shè xiàn

X-ray

【同】"X 线"。

X 射线电子能谱

X shè xiàn diàn zǐ néng pǔ

X-ray photoelectron spectroscopy (XPS)

使用 X 射线作为激发源的电子能谱。

X 射线管

X shè xiàn guǎn

X-ray tube

用于产生 X 射线光子的真空管。管中有一个阴极向真空中发射电子，另一个阳极收集电子，X 射线是由轫致辐射产生的。

X 射线衍射仪

X shè xiàn yǎn shè yí

X-ray diffractometer

利用 X 射线的衍射原理研究物质内部微观结构的设备，进行精确物相分析、定性分析和定量分析等。

X 线

X xiàn

x-ray

1895 年由威尔海姆·伦琴（Wilhelm Röntgen）发现，为高速电子撞击原子产生的波长为 0.01~10.00nm 的电磁辐射，具有辐射性。

X 线片

X xiàn piān

X-ray photograph, X-ray picture

【同】"放射线片"。

X 线阻射标记

X xiàn zǔ shè biāo jì

radiopaque marker

【同】"放射线阻射标记"。

X 线阻射对比剂

X xiàn zǔ shè duì bǐ jì

radiopaque contrast medium

【同】"放射线阻射标记"。

Z 成形术

Z chéng xíng shù

Z-plasty

【同】"Z 形皮瓣"。

Z 形皮瓣

Z xíng pí bàn

Z-flap

用于松弛收缩瘢痕组织的皮瓣手术,制作皮肤三个切口连接成 Z 形,构成两个相对的三角形皮瓣彼此交换位置后缝合。

α- 磷酸三钙

ǎ ěr fǎ lín suān sān gài

alpha-tricalcium phosphate (α-TCP)

高温相单斜晶系磷酸三钙,化学式为 $\alpha\text{-}Ca_3(PO_4)_2$。

α- 颗粒

ǎ ěr fǎ kē lì

α- granules

【同】"血小板 α 颗粒"。

β- 磷酸三钙

bèi tǎ lín suān sān gài

β-tricalcium phosphate (β-TCP)

低温相三方晶系磷酸三钙,分子式为 $\beta\text{-}Ca_3(PO_4)_2$。

β- 内酰胺类抗生素

bèi tǎ nèi xiān àn lèi kàng shēng sù

β-lactam antibiotics

含有 β- 内酰胺环的抗生素,如青霉素类、头孢菌素类和碳青霉烯类抗生素等。

β- 内酰胺酶

bèi tǎ nèi xiān àn méi

β-lactamase

是通过打开青霉素和头孢菌素的 β- 内酰胺环,从而形成对 β- 内酰胺抗生素对抗效应的细菌酶。

β- 血栓球蛋白

bèi tǎ xuè shuān qiú dàn bái

β-thromboglobulin

存在于血小板 α- 颗粒中、血小板激活之后释放的特异性蛋白质,参与炎症应答过程,结合并使肝素失活,阻断内皮细胞释放前列环素。

γ- 干扰素

gā mǎ gān rǎo sù

interferon-gamma (IFN-γ)

T 细胞在特异性抗原或有丝分裂刺激下产生的一组可溶性的碱性抗病毒低分子量糖蛋白,同时又是一类具有广泛免疫调节作用的淋巴因子,在机体的免疫系统中起重要作用。通过重组 DNA 技术,γ- 干扰素可用于控制感染和治疗肿瘤等。

γ- 亚麻酸蛋白

gā mǎ yà má suān dàn bái

gamma-linolenic acid protein

【同】"骨钙素"。

ΔE

dé ěr tǎ E

delta E

用色差方程计算出的总色差。ΔE 的一般计算公式为色度差和明度差平方和的平方根,表示样本和标准之间的差异。

X^2 检验

kǎ fāng jiǎn yàn

Chi-square test

【同】"卡方检验"。

附录:相关参考资料

中文词典:

1. 司徒博.齿科医学全书第一集.上海:中国齿科医学书局,1929.
2. 司徒博.齿科医学全书第二集.上海:中国齿科医学书局,1929.
3. 司徒博.齿科医学全书第三集.上海:中国齿科医学书局,1930.
4. 司徒博.齿科医学全书第四集.上海:中国齿科医学书局,1932.
5. 邹海帆.牙医学词典.成都:华西大学牙学院,1945.
6. 卫生部卫生教材编审委员会.口腔医学名词.北京:人民卫生出版社,1955.
7. 钟宛.口腔牙医名词辞典.台北:五洲出版社,1981.
8. 黄大斌.英汉口腔医学词汇.天津:天津科学技术出版社,1987.
9. 张强志.牙科医学辞典.台北:五洲出版社,1988.
10. 黄大斌.英汉汉英口腔医学词典.天津:天津科技翻译出版公司,1996.
11. 王邦康.英汉汉英医学分科词典 口腔科学分册.西安:世界图书出版西安公司,1998.
12. 刘洪臣.口腔医学专业术语词典.北京:人民军医出版社,2001.
13. 王翰章.口腔医学辞典.上海:上海科学技术出版社,2005.
14. 郑麟蕃,章魁华,李宏毅,等.英汉口腔医学词典.北京:北京大学医学出版社,2011.
15. 周学东,王翰章.中华口腔医学词典.北京:人民卫生出版社,2012.

外文词典:

1. Academy of Prosthodontics. The Glossary of Prosthodontic Terms. 9th ed. J Prosthet Dent,2017,117:S5.
2. ALMAS K,JAVED F,SMITH S. Glossary of Dental Implantology. Hoboken:John Wiley & Sons,2018.
3. American Academy of Implant Dentistry (AAID). JOI Glossary of Terms. Chicago:AAID,2016.
4. American Academy of Periodontology. Glossary of Periodontal Terms.4th ed. Chicago:American Academy of Periodontology,2001.
5. American College of Prosthodontists. Glossary of Digital Dental Terms. Journal of Prosthodontics,2016,25:S2-S9.
6. Elsevier Saunders Company. Dorland's Illustrated Medical Dictionary. 32nd ed. Philadelphia:Elsevier Saunders,2012.
7. LANEY W R. Glossary of Oral and Maxillofacial Implant. Berlin:Quintessence,

2007.
8. Merriam-Webster. Merriam-Webster's Medical Dictionary. Springfield: Merriam-Webster, Incorporated, 2016.
9. Mosby. Mosby's dental dictionary. 4th ed. St. Louis: Mosby, 2019.
10. 関根弘. 歯科医学大事典. 東京: 医歯薬出版株式会社, 1989.

国家标准:

1. 全国自然科学名词审定委员会. 医学名词 口腔医学 (1992). 北京: 科学出版社, 1992.
2. 全国科学技术名词审定委员会. 口腔词汇 第 1 部分: 基本和临床术语. 非书资料: GB/T 9937.1—2008. 北京: 中国标准出版社, 2008.
3. 全国科学技术名词审定委员会. 口腔词汇 第 3 部分: 口腔器械. 非书资料: GB/T 9937.3—2008. 北京: 中国标准出版社, 2008.
4. 全国科学技术名词审定委员会. 口腔词汇 第 5 部分: 与测试有关的术语. 非书资料: GB/T 9937.5—2008. 北京: 中国标准出版社, 2008.
5. 全国螺纹标准化技术委员会. 螺纹 术语. 非书资料: GB/T 14791—2013. 北京: 中国标准出版社, 2014.

团体标准:

中华口腔医学会. 口腔医学交叉学科的数字化词汇和专业术语. 非书资料: T/CHSA 009—2019.

中文教材及参考书:

临床医学:

1. 郭光文, 王序. 人体解剖彩色图谱. 北京: 人民卫生出版社, 1986.
2. 步宏, 李一雷. 病理学. 9 版. 北京: 人民卫生出版社, 2018.
3. 陈孝平, 汪建平, 赵继宗. 外科学. 9 版. 北京: 人民卫生出版社, 2018.
4. 陈誉华, 陈志南. 医学细胞生物学. 6 版. 北京: 人民卫生出版社, 2018.
5. 崔慧先, 李瑞锡. 局部解剖学. 9 版. 北京: 人民卫生出版社, 2018.
6. 丁文龙, 刘学政. 系统解剖学. 9 版. 北京: 人民卫生出版社, 2018.
7. 葛均波, 徐永健, 王辰. 内科学. 9 版. 北京: 人民卫生出版社, 2018.
8. 李凡, 徐志凯. 医学微生物学. 9 版. 北京: 人民卫生出版社, 2018.
9. 李继承, 曾园山. 组织学与胚胎学. 9 版. 北京: 人民卫生出版社, 2018.
10. 李康, 贺佳. 医学统计学. 7 版. 北京: 人民卫生出版社, 2018.
11. 李文志, 姚尚龙. 麻醉学. 4 版. 北京: 人民卫生出版社, 2018.
12. 沈洪兵, 齐秀英. 流行病学. 9 版. 北京: 人民卫生出版社, 2018.
13. 孙虹, 张罗. 耳鼻咽喉头颈外科学. 9 版. 北京: 人民卫生出版社, 2018.
14. 万学红, 卢雪峰. 诊断学. 9 版. 北京: 人民卫生出版社, 2018.
15. 王建枝, 钱睿哲. 病理生理学. 9 版. 北京: 人民卫生出版社, 2018.

16. 王庭槐.生理学.9版.北京:人民卫生出版社,2018.

17. 杨宝峰,陈建国.药理学.9版.北京:人民卫生出版社,2018.

18. 杨培增,范先群.眼科学.9版.北京:人民卫生出版社,2018.

19. 袁同山,阳小华.医学计算机应用.6版.北京:人民卫生出版社,2018.

20. 张学军,郑捷.皮肤性病学.9版.北京:人民卫生出版社,2018.

21. 周春燕,药立波.生物化学与分子生物学.9版.北京:人民卫生出版社,2018.

口腔医学:

1. 边专.口腔生物学.4版.北京:人民卫生出版社,2012.

2. 樊明文.牙体牙髓病学.4版.北京:人民卫生出版社,2012.

3. 胡德渝.口腔预防医学.6版.北京:人民卫生出版社,2012.

4. 胡开进.牙及牙槽外科学.北京:人民卫生出版社,2016.

5. 刘宝林.口腔种植学.北京:人民卫生出版社,2011.

6. 马绪臣.口腔颌面医学影像诊断学.6版.北京:人民卫生出版社,2012.

7. 孟焕新.牙周病学.4版.北京:人民卫生出版社,2015.

8. 宿玉成.口腔种植学.2版.北京:人民卫生出版社,2014.

9. 宿玉成.现代口腔种植学.北京:人民卫生出版社,2004.

10. 孙皎.口腔生物材料学.2版.北京:人民卫生出版社,2015.

11. 王美青.口腔解剖生理学.7版.北京:人民卫生出版社,2012.

12. 易新竹.𬌗学.3版.北京:人民卫生出版社,2012.

13. 于世凤.口腔组织病理学.7版.北京:人民卫生出版社,2012.

14. 张志愿.口腔颌面外科学.7版.北京:人民卫生出版社,2014.

15. 赵信义.口腔材料学.5版.北京:人民卫生出版社,2012.

16. 赵铱民.口腔修复学.7版.北京:人民卫生出版社,2012.

17. 傅民魁,林久祥.口腔正畸学.2版.北京:北京大学医学出版社,2014.

18. 孟焕新.临床牙周病学.2版.北京:北京大学医学出版社,2014.

19. 周永胜,佟岱.口腔修复工艺学.北京:北京大学医学出版社,2014.

20. 宫苹.口腔种植学.北京:人民卫生出版社,2020.

国外参考书及翻译书:

1. BELSER U,MARTIN W,JUNG R,et al. ITI Treatment Guide,Volume 1,Implant Therapy in the Esthetic Zone:Single-Tooth Replacements. Berlin:Quintessence Publishing Co,Ltd,2007.

   [中文版:

   BELSER U,MARTIN W,JUNG R,et al. 国际口腔种植学会(ITI)口腔种植临床指南 第一卷 美学区种植治疗:单颗牙缺失的种植修复.宿玉成,译.沈阳:辽宁科学技术出版社,2019.]

2. MORTON D,GANELES J. ITI Treatment Guide,Volume 2,Loading Protocols in Implant Dentistry:Partially Dentate Patients. Berlin:Quintessence Publishing Co,Ltd,2008.

[中文版：

MORTON D,GANELES J. 国际口腔种植学会(ITI)口腔种植临床指南 第二卷 牙种植学的负荷方案：牙列缺损的负荷方案. 宿玉成,译. 沈阳:辽宁科学技术出版社,2019.]

3. CHEN S,BUSER D. ITI Treatment Guide,Volume 3,Implant Placement in Post-Extraction Sites. Berlin:Quintessence Publishing Co,Ltd,2008.

[中文版：

CHEN S,BUSER D. 国际口腔种植学会(ITI)口腔种植临床指南 第三卷 拔牙位点种植：各种治疗方案. 宿玉成,译. 沈阳:辽宁科学技术出版社,2019.]

4. WISMEIJER D,CASENTINI P,GALLUCCI G,et al. ITI Treatment Guide,Volume 4,Loading Protocols in Implant Dentistry:Edentulous Patients. Berlin:Quintessence Publishing Co,Ltd,2010.

[中文版：

WISMEIJER D,CASENTINI P,GALLUCCI G,et al. 国际口腔种植学会(ITI)口腔种植临床指南 第四卷 牙种植学的负荷方案：牙列缺失的负荷方案. 宿玉成,译. 沈阳:辽宁科学技术出版社,2019.]

5. KATSUYAMA H,JENSEN S S. ITI Treatment Guide,Volume 5,Sinus Floor Elevation Procedures. Berlin:Quintessence Publishing Co,Ltd,2011.

[中文版：

KATSUYAMA H,JENSEN S S. 国际口腔种植学会(ITI)口腔种植临床指南 第五卷 上颌窦底提升的临床程序. 宿玉成,译. 沈阳:辽宁科学技术出版社,2019.]

6. WITTNEBEN J G,WEBER H P. ITI Treatment Guide,Volume 6,Extended Edentulous Spaces in the Esthetic Zone. Berlin:Quintessence Publishing Co,Ltd, 2012.

[中文版：

WITTNEBEN J G,WEBER H P. 国际口腔种植学会(ITI)口腔种植临床指南 第六卷 美学区连续多颗牙缺失间隙的种植修复. 宿玉成,译. 沈阳:辽宁科学技术出版社,2019.]

7. CORDARO L,TERHEYDEN H. ITI Treatment Guide,Volume 7,Ridge Augmentation Procedures in Implant Patients:A staged Approach. Berlin:Quintessence Publishing Co,Ltd,2014.

[中文版：

CORDARO L,TERHEYDEN H. 国际口腔种植学会(ITI)口腔种植临床指南 第七卷 口腔种植的牙槽嵴骨增量程序：分阶段方案. 宿玉成,译. 沈阳:辽宁科学技术出版社,2019.]

8. BRÄGGER U,HEITZ-MAYFIELD L J A. ITI Treatment Guide,Volume 8, Biological and Hardware Complications in Implant Dentistry. Berlin:Quintessence Publishing Co,Ltd,2015.

[中文版：

BRÄGGER U,HEITZ-MAYFIELD L J A. 国际口腔种植学会(ITI)口腔种植临床指南 第八卷 口腔种植生物学和硬件并发症. 宿玉成,译. 沈阳:辽宁科学技术出版社,2017.]

9. MÜLLER F,BARTER S. ITI Treatment Guide,Volume 9,Implant Therapy in the Geriatric Patient. Berlin:Quintessence Publishing Co,Ltd,2016.
   [中文版:
   MÜLLER F,BARTER S. 国际口腔种植学会(ITI)口腔种植临床指南 第九卷 老年患者的口腔种植治疗. 宿玉成,译. 沈阳:辽宁科学技术出版社,2019.]

10. CHAPPUIS V,MARTIN W. ITI Treatment Guide,Volume 10,Implant Therapy in the Esthetic Zone:Current Treatment Modalities and Materials for Single-tooth Replacements. Berlin:Quintessence Publishing Co,Ltd,2017.
    [中文版:
    CHAPPUIS V,MARTIN W. 国际口腔种植学会(ITI)口腔种植临床指南 第十卷 美学区种植治疗:单颗牙种植的最新治疗方法与材料. 宿玉成,译. 沈阳:辽宁科学技术出版社,2020.]

11. GALLUCCI G,EVANS C,TAHMASEB A. ITI Treatment Guide,Volume 11, Digital Workflows in Implant Dentistry. Berlin:Quintessence Publishing Co,Ltd, 2019.

12. DAWSON A,CHEN S. The SAC Classification in Implant Dentistry. Berlin: Quintessence Publishing Co,Ltd,2019.
    (中文版:
    DAWSON A,CHEN S. 国际口腔种植学会(ITI)口腔种植临床指南 牙种植学的 SAC 分类. 宿玉成,译. 沈阳:辽宁科学技术出版社,2019.)

13. 阿尔 - 法拉杰. 牙种植外科并发症——病因、预防和治疗. 刘倩,彭玲燕,译. 北京:人民军医出版社,2013.

14. 舒瓦茨,贝克. 种植体周围感染. 宿玉成,译. 北京:人民军医出版社,2011.

15. 西拉. 口腔种植的软组织美学. 戈怡,陈德平,译. 北京:人民军医出版社,2009.

16. BERKOVITZ K B,HOLLAND G R,MOXHAM B J. Oral Anatomy and Histology. China:Elsevier Inc,2009.

17. BUSER D. 20 Years of Guided Bone Regeneration in Implant Dentistry. 2nd ed. Chicago:Quintessence,2009.
    [中文版:
    BUSER D. 牙种植学的引导骨再生——20 年的进展. 宿玉成,译. 2 版. 北京: 人民军医出版社,2011.]

18. BUSER D,CHO J-Y,ALVIN B Y. Surgical Manual of Implant Dentistry:Step-By-Step Procedures. Hanovor Park:Quintessence,2007.

19. COHEN E S. Atlas of Cosmetic and Reconstructive Periodontal Surgery,3rd ed. Ontario:BC Decker,2007.

20. DRAGO C. Implant Restorations. A Step by Step Guide. 3rd ed. Ames,Iowa:

Wiley-Blackwell, 2014.

21. HEASMAN P, MCCRACKEN G (eds). Harty's Dental Dictionary. 3rd ed. Edinburgh: Churchill Livingstone, 2007.

22. HIATT J L, GARTNER L P. Textbook of Head and Neck Anatomy. 3rd ed. Philadelphia, Baltimore: Lippincott Williams & Wilkins, 2002

23. JAN L. Clinical Periodontology and Implant Dentistry. UK: Blackwell Munksgaard, 2008.

24. JENSEN O T. The Sinus Bone Graft. 2nd ed. Chicago: Quintessence Publishing, 2006.

25. JOKSTAD A. Osseointegration and Dental Implants. Chichester: Wiley-Blackwell, 2009.

26. LANG N P, LINDHE J. Clinical Periodontology and Implant Dentistry. 6th ed. Chichester: John Wiley & Sons, 2015.

27. LANG N P, KARRING T. Proceedings of the First European Workshop on Periodontology. London: Quintessence, 1994.

28. LANG N P, KARRING T, LINDHE J. Proceedings of the 3rd European Workshop on Periodontology and Implant Dentistry. London: Quintessence, 1999.

29. LANG N P, KARRING T, LINDHE J, et al. Proceedings of the 3rd European Workshop on Periodontology: Implant Dentistry. Berlin: Quintessence, 1999.

30. LYNCH S E, MARX R E, NEVINS M, et al. Tissue Engineering: Applications in Oral and Maxillofacial Surgery and Periodontics. 2nd ed. Chicago: Quintessence Publishing, 2008.

31. MISCH CE. Comtemporary Implant Dentistry. 3rd ed. St. Louis: Mosby, 2008.

32. MISCH C E. Dental Implant Prosthetics. 2nd ed. St Louis: Mosby, 2015.

33. NEWMAN M G, TAKEI H, KLOKKEVOLD P R, et al. Newman and Carranza's Clinical Periodontology. 13th ed. Philadelphia: Elsevier, 2019.

34. NORTON N S. Netter's Head and Neck Anatomy for Dentistry. 3rd ed. Philadelphia: Elsevier, 2017.

35. SAADOUN A P. Esthetic Soft Tissue Management of Teeth and Implants. Amsterdam: Elsevier, 2013.

36. SCLAR A G. Soft Tissue and Esthetic Considerations in Implant Therapy. New Malden, Surrey: Quintessence, 2003.

37. SETHI A, KAUS T. Practical Implant Dentistry. The Science and Art. 2nd ed. Chicago: Quintessence, 2012

38. SHILLINGBURG H T, HOBO S, WHITSETT L D, et al. Fundamentals of Fixed Prosthodontics, 3rd ed. Chicago: Quintessence, 1997.

39. VON ARX T, LOZANOFF S. Clinical Oral Anatomy. A Comprehensive Review for Dental Practitioners and Researchers. Berlin: Springer, 2017.

40. ZARB G A, ALBREKTSSON T. Tissue-integrated prostheses: osseointegration in

clinical dentistry. Chicago:Quintessence Pub Co,1985.

中文文献:

1. 刘宝林,汪济广. 我国口腔种植学的回顾与展望. 中华口腔医学杂志,2001, 36(5):324-327.

2. 孟焕新. 2018年牙周病和植体周病国际新分类简介. 中华口腔医学杂志,2019, 54(2):73-78.

3. 宿玉成. 种植外科中的软组织处理及其美学效果. 中华口腔医学杂志,2006,41: 148-150.

4. 王大章. 与骨结合的种植牙. 国外医学·口腔医学分册,1982,6:12.

5. 王兴,刘宝林. 我国口腔种植学的进展. 中华口腔医学杂志,2001,36(5):321- 323.

6. 王兴. 现代口腔种植学的发展趋势. 中华口腔医学杂志,2003,38(4):241-243.

7. 中华口腔医学杂志编委会. 全国种植义齿学术工作研讨会会议纪要. 中华口腔 医学杂志,1995,30(5):307-309.

国外文献:

1. ADELL R,LEKHOLM U,ROCKLER B,et al. A 15-year study of osseointegrated implants in the treatment of the edentulous jaw. Int J Oral Surg,1981,10(6):387- 416.

2. ALBREKTSSON T,BRÅNEMARK P I,HANSSON H A,et al. Osseointegrated titanium implants.Requirements for ensuring a long-lasting,direct bone-to-implant anchorage in man. Acta Orthop Scand,1981,52:155-170.

3. ALBREKTSSON T,ZARB G A. Current interpretations of the osseointegrated response:clinical significance. Int J Prosthodont,1993,6(2):95- 105.

4. ALBREKTSSON T,ZARB G,WORTHINGTON P,et al. The long-term efficacy of currently used dental implants:a review and proposed criteria of success. Int J Oral Maxillofac Implants,1986,1(1):11-25.

5. American Academy of Implant Dentistry. Glossary of terms. Oral Implant,1986,12: 284

6. American Association of Oral and Maxillofacial Surgeons,Advisory Task Force on Bisphosphonate-Related Osteonecrosis of the Jaws. American Association of Oral and Maxillofacial Surgeons position paper on bisphosphonate-related osteonecrosis of the jaws. J Oral Maxillofac Surg,2007,65(3):369-376.

7. ARAÚJO M G,LINDHE J. Ridge alterations following tooth extraction with and without flap elevation:an experimentalstudy in the dog. J Clin Periodontol,2005, 32:212-218.

8. ARAÚJO M G,LINDHE J. Dimensional ridge alterations following tooth extraction. An experimental study in the dog. J Clin Periodontol,2005,32(2):212-218.

9. ATHANASIOU K A, ZHU C, LANCTOT D R, et al. Fundamentals of biomechanics in tissue engineering of bone. Tissue Eng, 2000, 6(4): 361-381.

10. BARAZANCHI A, LI K C, AL-AMLEH B, et al. Additive technology: update on current materials and applications in dentistry. J Prosthodont, 2017, 26: 156-163.

11. BARONE A, ALDINI N N, FINI M, et al. Xenograft Versus Extraction Alone for Ridge Preservation After Tooth Removal: A Clinical and Histomorphometric Study. J Periodontol, 2008, 79(8): 1370-1377.

12. BERGLUNDH T, ARMITAGE G, ARAUJO M G, et al. Peri-implant diseases and conditions: Consensus report of workgroup 4 of the 2017 World Workshop on the Classification of Periodontal and Peri-Implant Diseases and Conditions. J Periodontol, 2018, 89(Suppl 1): S313-S318.

13. BRÅNEMARK P I. Osseointegration methods for rehabilitation in mouth, jaw and face regions. Phillip Journal, 1990, 7(6): 275.

14. BRÅNEMARK P I, ZARB G A, ALBREKTSSON T. Tissue-integrated prostheses: osseointegration in clinical dentistry. Chicago: Quintessence Pub Co, 1985.

15. BRÅNEMARK P I, HANSSON B O, ADELL R, et al. Osseointegrated Implants in the Treatment of the Edentulous jaw. Experience from a 10-year period. Scand J Plast Reconstr Surg Suppl, 1977, 16: 1-132.

16. BERGLUNDH T, LINDHE J, ERICSSON I, et al. The soft tissue barrier at implant and teeth. Clin Oral Implants Res, 1991, 2: 81-90.

17. BUSER D, CHEN S T, WEBER H P, et al. Early implant placement following single-tooth extraction in the esthetic zone: biologic rationale and surgical procedures. Int J Periodontics Restorative Dent, 2008, 28(5): 441-451.

18. BUSER D, MERICSKE-STERN R, BERNARD J P, et al. Long-term evaluation of non-submerged ITI implants. Part 1: 8-year life table analysis of a prospective multi-center study with 2359 implants. Clin Oral Implants Res, 1994, 9: 627-635.

19. BUSER D, JANNER S F, WITTNEBEN J G, et al. 10-year survival and success rates of 511 titanium implants with a sandblasted and acid-etched surface: a retrospective study in 303 partially edentulous patients. Clin Implant Dent Relat Res, 2012, 14(6): 839-851.

20. CARDAROPOLI D, RE S, CORRENTE G. Reconstruction of the maxillary midline papilla following a combined orthodontic-periodontic treatment in adult periodontal patients. J Clin Periodontol, 2004, 31(2): 79-84.

21. CATON J G, ARMITAGE G, BERGLUNDH T, et al. A new classification scheme for periodontal and peri-implant diseases and conditions-Introduction and key changes from the 1999 classification. J Periodontol, 2018, 89 (Suppl 1): S1-S8.

22. CAWOOD J I, HOWELL R A. A classification of the edentulous jaws. International journal of oral and maxillofacial surgery, 1988, 17(4): 232-236.

23. CHAN H L, WANG H L. Sinus Pathology and Anatomy in Relation to

Complications in Lateral Window Sinus Augmentation. Implant Dent, 2011, 20(6): 406-412.

24. CHAPPLE I L C, MEALEY B L, VAN DYKE T E, et al. Periodontal health and gingival diseases and conditions on an intact and a reduced periodontium: Consensus report of workgroup 1 of the 2017 World Workshop on the Classification of Periodontal and Peri-Implant Diseases and Conditions. J Periodontol, 2018, 89 (Suppl 1): S74-S84.

25. CHEN S T, BUSER D. Clinical and esthetic outcomes of implants placed in postextraction sites. Int J Oral Maxillofac Implants, 2009, 24 (Suppl): 186-217.

26. CONSOLO U, TRAVAGLINI D, TODISCO M, et al. Histologic and biomechanical evaluation of the effects of implant insertion torque on peri-implant bone healing. J Craniofac Surg, 2013, 24(3): 860-865.

27. COPE J. Temporary anchorage devices in orthodontics: a paradigm shift. Semin Orthod, 2005, 11: 3-9.

28. CROLL B M. Emergence profiles in natural tooth contour. Part II: Clinical Considerations. J Prosthet Dent, 1990, 63(4): 374-379.

29. DAOOD U, BANDEY N, QASIM S B, et al. Surface characterization analysis of failed dental implants using scanning electron microscopy. Acta Odontol Scand, 2011, 69(6): 367-373.

30. DURIE B G M, KATZ M, CROWLEY J. Osteonecrosis of the jaws and bisphosphonates. N Engl J Med, 2005, 353: 99-102.

31. ESPOSITO M, GRUSOVIN M G, WILLINGS M, et al. The effectiveness of immediate, early, and conventional loading of dental implants: a Cochrane systematic review of randomized controlled clinical trials. Int J Oral Maxillofac Implants, 2007, 22(6): 893-904.

32. ESPOSITO M, HIRSCH J M, LEKHOLM U, et al. Biological factors contributing to failures of osseointegrated oral implants (I). Success criteria and epidemiology. Eur J Oral Sci, 1998, 106(1): 527-551.

33. ESPOSITO M, HIRSCH J M, LEKHOLM U, et al. Biological factors contributing to failures of osseointegrated oral implants (II). Etiopathogenesis. Eur J Oral Sci, 1998, 106: 721-764.

34. ESPOSITO M, HIRSCH J M, LEKHOLM U, et al. Differential diagnosis and treatment strategies for biologic complications and failing oral implants: a review of the literature. Int J Oral Maxillofac Implants, 1999, 14: 473-490.

35. ESPOSITO M, WORTHINGTON H V, LOLI V, et al. Interventions for replacing missing teeth: antibiotics at dental implant placement to prevent complications. Cochrane Database Syst Rev, 2010, 7(7): CD004152.

36. FIORELLINI J P, ENGEBRETSON S P, DONATH K, et al. Guided bone regeneration utilizing expanded polytetrafluoroethylene membranes in combination

with submerged and non-submerged dental implants in beagle dogs. J Periodontol, 1998,69(5):528-535.

37. FROST H M. From Wolff's law to the Utah paradigm:insights about bone physiology and its clinical applications. Anat Rec,2001,262(4):398-419.

38. GALINDO-MORENO P,AVILA G,FERNÁNDEZ-BARBERO J E,et al. Evaluation of sinus floor elevation using a composite bone graft mixture. Clin Oral Implants Res,2007,18(3):376-382.

39. GARGIULO A W,WENTZ F M,ORBAN B. Dimensions and relations of the dentogingival junction in humans. J Periodontol,1961,32:261-267.

40. GOODACRE C J,BERNAL G,RUNGCHARASSAENG K,et al. Clinical complications with implants and implant prostheses. J Prosthet Dent,2003,90(2):121-132.

41. GOODACRE C J,BERNAL G K,KAN J Y. Clinical complications with implants and implant prostheses. J Prosthet Dent,2003,90:121-132.

42. GOTTLOW J,NYMAN S,LINDHE J,et al. New attachment formation in the human periodontium by guided tissue regeneration. J Clin Periodontol,1986, 13(3):604-616.

43. GRÄBER H G,CONRADS G,WILHARM J,et al. Role of interactions between integrins and extracellular matrix components in healthy epithelial tissue and establishment of a long junctional epithelium during periodontal wound healing:a review. J Periodontol,1999,70(12):1511-1522.

44. HÄMMERLE C H F,CHEN S T,WILSON T G JR. Consensus statements and recommended clinical procedures regarding the placement of implants in extraction sockets. Int J Oral Maxillofac Implants,2004,19(suppl):26-28.

45. HÄMMERLE C H F,GLAUSER R. Clinical evaluation of dental implant treatment. Periodontology 2000,2004,34(1):230-239.

46. HOEFERT S,HOEFERT C S,ALBERT M,et al. Zoledronate but not denosumab suppresses macrophagic differentiation of THP-1 cells. An aetiologic model of bisphosphonate- related osteonecrosis of the jaw (BRONJ). Clin Oral Investig, 2015,19(6):1307-1318.

47. HOLMSTRUP P,PLEMONS J,MEYLE J. Non-plaque-induced gingival diseases. J Periodontol,2018,89(Suppl 1):S28-S45.

48. IROKAWA D,TAKEUCHI T,NODA K,et al. Clinical outcome of periodontal regenerative therapy using collagen membrane and deproteinized bovine bone mineral:a 2.5-year follow-up study. BMC Research Notes,2017,10:102.

49. JAMBHEKAR S,KERNEN F,BIDRA A S. Clinical and histologic outcomes of socket grafting after flapless tooth extraction:a systematic review of randomized controlled clinical trials. J Prosthet Dent,2015,113(5):371-382.

50. JENSEN O T,SHULMAN L B,BLOCK M S,et al. Report of the sinus consensus

conference of 1996. Int J Oral Maxillofac Implants, 1998, 13 (Suppl): 11-45.

51. JEPSON S, CATON J G, ALBANDAR J M, et al. Periodontal manifestations of systemic diseases and developmental and acquired conditions: Consensus report of workgroup 3 of the 2017 World Workshop on the Classification of Periodontal and Peri-Implant Diseases and Conditions. J Periodontol, 2018, 89(Suppl 1): S237-S248.

52. JUNG R, SIEGENTHALER D, HÄMMERLE C H F. Postextraction tissue management: a soft tissue punch technique. Int J Periodontics Restorative Dent, 2004, 24: 545-553.

53. KAN J Y, RUNGCHARASSAENG K, UMEZU K, et al. Dimensions of peri-implant mucosa: an evaluation of maxillary anterior single implants in the humans. J Periodontol, 2003, 74(4): 557-562.

54. KOIS J C, KAN J Y. Predictable peri-implant gingival aestheics: surgical and prosthodontic rationales. Pract Proced Aesthet Dent, 2001, 13(9): 691-698, 700, 721-722.

55. KRAUS K H, KIRKER-HEAD C. Mesenchymal stem cells and bone regeneration. Vet Surg, 2006, 35(3): 232-242.

56. Lang N P, Bartold P M. Periodontal health. J Periodontol, 2018, 89(Suppl 1): S9-S16.

57. LANG N P, WETZEL A C, STICH H, et al. Histologic probe penetration in healthy and inflamed peri-implant tissues. Clin Oral Implants Res, 1994, 5(4): 191-201.

58. LAVIV A, JENSEN O T, TARAZI E, et al. Alveolar sandwich osteotomy in resorbed alveolar ridge for dental implants: a 4-year prospective study. J Oral Maxillofac Surg, 2014, 72(2): 292-303.

59. LAZZARA R J, PORTER S S. Platform switching: a new concept in implant dentistry for controlling postrestorative crestal bone levels. Int J Periodontics Restorative Dent, 2006, 26: 9-17.

60. LEE A, BROWN D, WANG H L. Sandwich bone augmentation for predictable horizontal bone augmentation. Implant Dent, 2009, 18(4): 282-290.

61. LINDHE J, MEYLE J, Group D of European Workshop on Periodontology. Peri-implant diseases: Consensus Report of the Sixth European Workshop on Periodontology. J Clin Periodontol, 2008, 35(s8): 282-285.

62. LIOUBAVINA-HACK N, LANG N P, KARRING T. Significance of primary stability for osseointegration of dental implants. Clin Oral Implants Res, 2006, 17(3): 244-250.

63. MANGANO F, MANGANO C, RICCI M, et al. Single-tooth Morse taper connection implants placed in fresh extraction sockets of the anterior maxilla: an aesthetic evaluation. Clin Oral Implants Res, 2011, 23(11): 1302-1307.

索 引 （附数字、西文字母开头的词语）

734

C

E

F

Q

808

数字、西文字母开头的词语

跋

　　口腔医学界，尤其是口腔种植学专业和与之相关专业的同行们经常向我提及，在口腔种植学蓬勃兴旺发展的当今，非常希望能够有一本严谨、规范的中文口腔种植学专业术语词典，以供学术研究与交流时参考使用，并希望笔者能够担当组织、编撰这一重任。人民卫生出版社领导更是高度重视，甚至用"盛世修典"（意指口腔种植学的蓬勃发展）和"功在千秋"（意指口腔种植学词条亟待规范）来鼓励笔者。笔者深知这是一项极其艰苦而十分艰巨的工作，此前虽有承担过其他医学词典、百科全书的部分词条编写工作的些许经验，实在难承其重。但是，出版一部专业术语统一、准确、规范且涵盖面广的中文口腔种植学专业词典，是当今我国口腔种植学健康、规范、有序发展迫在眉睫之所需。多位口腔医学界的前辈也鼓励笔者"不畏艰难，勇担使命"。因此，经过与人民卫生出版社的审慎、细致磋商，笔者下定决心，在刘宝林教授等口腔医学界前辈和同行们的支持下，以必胜之心、责任之心和严谨之心，誓必打好这场攻坚战。2018 年 11 月 8 日于人民卫生出版社召开了《口腔种植学词典》编撰启动大会"，中华口腔医学会名誉会长、第一届中华口腔医学会口腔种植专业委员会主任委员王兴教授和人民卫生出版社领导亲自莅会鼓励，由56 家院校、180 名专家共同组成的编辑委员会自此拉开了《口腔种植学词典》编撰工作的序幕。全体编委历经 2 年的艰苦奋斗，本书终于成稿！回想启动大会时的誓师场面，笔者感慨万千，在此再一次向各位顾问、主审、副主审和全体编委鞠躬致谢！感谢大家的辛勤付出和通力合作！

　　回顾词典编撰过程这 2 年，笔者作为编委会中的一员，深感此过程可谓呕心沥血。口腔种植学文献浩繁、所涉众多，国内学说纷纭、各有其是，作为我国第一本口腔种植学词典，编委会在词典的编撰过程中遇到的困难可想而知。本着学术求真、求是、求准的原则，几易方案，最终艰苦跋涉度过了三个编写阶段，得以在严谨的学术比对基础上完成本书。学术之路道阻且长，但行则将至，笔者也时刻以不忘初心自勉，以不负口腔医学界同行之重托为己任。这 2 年中，笔者将词典的编撰工作置于临床、教学和学术交流之前的绝对第一位，连续 2 年的春节等假期都在办公室与词条的撰写和修改中度过，在此笔者也深切地感谢家人的理解和支持！

　　笔者借此跋，将本词典的成书过程作一简要记述：

　　《口腔种植学词典》编撰委员会成立后，162 名编委分为 19 个专题组进行相应撰写。同时成立《口腔种植学词典》编撰办公室,抽调王璐、王瞳、韩雨亭三位医生,全脱产投入词典编撰工作。如前所述,本词典的成书过程历经了三个阶段。第一阶段为独立撰写阶段。相应专题组通过概念梳理提出词条目录,每一词条经历文献查询、编委撰写、副主编审改、主编审改这一流程,最终经分组审稿会定稿。主审、副主审及相应专题组全体编委出席会议,对每一个词条展开学术讨论,作出审定。在京内、京外共召开联合审稿会 11 次,共撰写词条 2 690 条。第二阶段为英文相关辞典的词条纳入阶段。《口腔种植学词典》编撰办公室在大量文献的基础上,借鉴相关英文词典、参考相关行业标准,撰写词条 5 274 条。第三阶段为与国内既有的口腔医学词典的词条比对阶段,查检订正。编撰办公室进行了大量严谨的学术比对,和笔者一道、同心协力、分秒必争、夜以继日,以高度的责任心、使命感和严谨求实的学术精神,完成了堪称海量的工作。在此,笔者再次感谢所有参与者为词典编撰工作付出的辛劳汗水和奉献!

　　浏览全稿,笔者无比欣慰、振奋而又心情复杂。从词典编撰启动到完稿,历经 2 年时间,既恍若白驹过隙、转瞬即逝,又每个时刻都历历在目——每一个词条的详尽追溯、比对辨析、研讨争论和精益求精的修改……有的词条的修改历经了整个编撰过程,十易其稿,随着对词条的学术知识的更新和理解,收纳的词条愈发准确和精彩。对于笔者来说,每一个词条不仅仅是纸面上几行质朴的文字,而是在学术进步历程中对知识认知的演进、理解和概念的升华。坦率来说,成书过程中,笔者所感受到的最大的压力,并不是时间、精力和体力的付出,而是面对某些词条释义和既有释义上的差异、面对学术争议时抉择真理时的压力。在此,笔者例举了出现释义差异的原因,既是剖析自我,也是与前辈和同行的商榷,敬请教诲。

例举之一:关于"颌学(gnathology)"。

　　"颌学"来自英文词条"gnathology"。后者为前缀 gnatho-(颌)与后缀 -logy(学)的组合词,意指一门学科即"颌学"。"颌学(gnathology)"的释义:①Dorland: The science that deals with the anatomy, histology, physiology and pathology of the jaws and the masticatory system as a whole, including the applicable diagnostic, therapeutic and rehabilitative procedures. ②Mosby: The study of the functional and occlusal relationships of the teeth; sometimes also used to identify a specific philosophy of occlusal function. ③GPT-9: A general term for the study of the biology of the masticatory mechanism and the kinematic recording of mandibular position. ④GDI: The science of relating tooth position, anatomy and function to the exact movements of the temporomandibular joints bilaterally, in an attempt to define ideal masticatory function and stability. Also known as neuromuscular dentistry. ⑤GOMI: Division of the dental art and science concerned with the interrelationship of the biologic elements of the masticatory system in their occlusal static and functional states. These elements include the anatomy, histology, physiology and pathology applicable to diagnosis and restorative treatment.

"𬌗"字最早见于《牙科学词典》(邹海帆, 1945)第66页: occlusion *n.* 𬌗。显然, 是用"𬌗"对应"occlusion"。

"𬌗(occlusion)"的释义: ①Dorland: (a) obstruction. (b) the trapping of a liquid or gas within cavities in a solid or on its surface. (c) the relationship between the teeth as components of the masticatory system in normal function, dysfunction and parafunction. (d) momentary closure of part of the vocal tract, which produces a plosive. ②Mosby: occlusion *n.* (a) the act of closure or state of being closed. *n.* (b) a contact between the incising or masticating surfaces of the maxillary and mandibular teeth. ③GPT-9: (a) the act or process of closure or of being closed or shut off; (b) the static relationship between the incising or masticating surfaces of the maxillary or mandibular teeth or tooth analogues. ④GDI: Any contact of opposing teeth. ⑤GOMI: The state of being closed or shut off. In dentistry, the occluding of teeth or artificial replacements.

由此可见, "𬌗(occlusion)"只是对"𬌗"的一种描述, 并非是指一门学科。

以上所鉴, "𬌗(occlusion)"是指"正常功能、副功能、功能障碍等任何状态下, 下颌牙或修复体与上颌牙或修复体的切端或咀嚼面相接触的静态关系。""颌学(gnathology)"是指"涉及𬌗、颌骨和整个咀嚼系统的解剖学、生理学、组织学和病理学的一门学科, 包括相关的检查、诊断、治疗和重建程序。"换言之, "𬌗(occlusion)"只是"颌学(gnathology)"中的一个组成部分。"𬌗学(occlusion)"为中文文献对"颌学(gnathology)"的释义与表达。

在1992年由全国自然科学名词审定委员会公布、科学出版社出版的《医学名词 口腔医学(1992)》中, 同时出现了"𬌗学(occlusion)与"颌学(gnathology), 但均无释义。

笔者无意改变中文的"𬌗学"释义。但迄今为止, 诸本相关的英文辞典中"occlusion"只有"𬌗"之意, 并无"𬌗学"之意。因此, 无法将"𬌗学"与"occlusion"

相等同。否则,长期以往将影响中外学者对该学科的相互理解。因此,本词典以"颌学(gnathology)"释义。

例举之二:关于"殆(occlusion)"。

如前所述,邹海帆(邹海帆.牙医学词典.成都:华西大学牙学院,1945)将英文词条"occlusion"在口腔医学中的专门含义翻译为"殆"。在中文文献中,经常将"殆"与"咬合"混淆使用,甚至也认为"殆(occlusion)"具有"咬合(occlude)"的含义。显然,这并不准确。根据邹海帆在《牙科学词典》的表述,"occlusion"为名词,在Mosby以及GPT-9中,同样均将"occlusion"标识为名词,所指为下颌牙或修复体与上颌牙或修复体的接触,为一静态关系。在汉字中,作为口腔医学专有名词的"殆"并不等同于"咬合",同样,在英文中"occlusion"也不等同于"occlude"。

英文"occlusion"的含义较多。"殆"只是其用于口腔医学中的专有描述。

例举之三:关于"咬合架(articulator)"。

英文词条"articulator"源自"articulation"。"articulation"的中文释义有"关节"或"咬合",英文词典的解释:1.Dorland:①joint. ②a place of junction between two different parts or objects. ③the forming of speech sounds. ④in dentistry: (a) the contact relationship of the occlusal surfaces of the teeth while in action; (b) the arrangement of artificial teeth so as to accommodate the various positions of the mouth and to serve the purpose of the natural teeth that they are to replace.2.Mosby: *n.* (a) a joint where the bones are joined together. *n.* (b) the relationship of cusps of teeth during jaw movement.3.GPT-9:*n.* (a) the place of union or junction between two or more bones of the skeleton. (b) in speech,the enunciation of words and sentences. 3. in dentistry,the static and dynamic contact relationship between the occlusal surfaces of the teeth during function. 4.GDI:(a) The contact relationships of mandibular teeth with maxillary teeth in excursive movements of the mandible. (b) A junction or union between two or more bones. (c) A skeletal joint. 5.GOMI:Static and dynamic relationships of contacting occlusal surfaces during function. It also pertains to the junctions or contacting surfaces of bones of the skeleton.

英文词条"articulator"在《齿科医学全书》第四集(司徒博,1933)第46页称为"咬合器",词典的中文翻译最早见于《牙科学词典》(邹海帆,1945)第 66 页：
articulator *n.* 𬌗架。

"articulator" 的英文词典的解释：1. Dorland：a mechanical device that represents
the temporomandibular joint and jaws and simulates jaw movements, and to which
maxillary and mandibular dental casts may be attached. It is used for the mounting of
dental casts for diagnosis, treatment planning, and patient presentation; fabrications
of occlusal surfaces for dental restorations; and arrangement of teeth for complete
and partial dentures. 2. Mosby: the use of a device that incorporates artificial
temporomandibular joints that permit the orientation of casts in a manner duplicating
or simulating various positions or movements of the mandible. 3. GPT-9：a mechanical
instrument that represents the temporomandibular joints and jaws, to which maxillary
and mandibular casts may be attached to simulate some or all mandibular movements.
4. GDI：Apparatus designed to mechanically orient the essential elements of
mastication (i.e., temporomandibular joints, jaws and teeth) in their simulated spatial
relationship outside the mouth. The design is based on the degree of mandibular
movement simulation desired for the development of an occlusal scheme. 5. GOMI：
Apparatus designed to mechanically orient the essential elements of mastication (ie,
temporomandibular joints, jaws and teeth) in their simulated spatial relationship outside
the mouth. The design is based on the degree of mandibular movement simulation
desired for the development of an occlusal scheme.

以上所鉴，"𬌗(occlusion)"是指"正常功能、副功能、功能障碍等任何状态下，
下颌牙或修复体与上颌牙或修复体的切端或咀嚼面相接触的静态关系"。"关节
(articulation)"是指"①两个或多个部件之间的界面。②两块或多块骨或软骨连接
处。""咬合(articulation)"是指"功能运动中，下颌牙或修复体与上颌牙或修复体的
𬌗面的静态和动态接触关系。"

"咬合架(articulator)"是指"代表颞下颌关节、上颌和下颌的机械装置，可以承
载并定位模型，模拟部分或全部下颌运动，被用于诊断、设计、调𬌗与排牙等。"换言
之，"咬合架(articulator)"，更加贴切于该设备的确切含义。"𬌗架(articulator)"为
中文文献对"咬合架(articulator)"的释义与表达。

笔者无意改变中文的"𬌗架"释义。但迄今为止，在诸本相关的英文辞典中均
为"articulator"释义此设备，而且"𬌗(occlusion)"与"咬合(articulation)"并非同义

词。因此,本词典以"咬合架(articulator)"为首选术语。否则,长期以往将影响业界对该设备的理解。无疑,该设备可承载并定位模型,但更强调的是一种代表颞下颌关节、上颌和下颌的机械装置、并模拟部分或全部下颌运动。例如,简单咬合架、平均值咬合架、半可调节咬合架、全可调节咬合架、阿克恩咬合架、非阿克恩咬合架强调的是解剖式或非解剖式关节(articulation)或咬合(articulation),并非解剖式或非解剖式**殆**(occlusion)。

例举之四:关于"髁(condyle)"。

笔者认为不应该混淆"髁""髁颈""髁突"之间的概念。"髁(condyle)"是指"位于下颌支后缘顶端的椭圆形关节突起,其前外侧径大于前后径。髁与相对的关节窝形成关节,向下延续为髁颈。髁与髁颈构成髁突。""髁颈(condyle neck)"是指"下颌骨髁向下延续的缩窄部分,连接髁与下颌支。"(本词典第199页)。"髁突(condylar process)"是指"下颌支后缘上端的关节突起,由髁与髁颈所构成。顶端为椭圆形的髁,向下延续为髁颈。髁与关节盘、颞骨的关节窝和关节结节等共同构成颞下颌关节。"

目前,在中文的辞典中对"髁(condyle)"与"髁突(condylar process)"混淆使用,既不严谨,也产生一些表达与理解的混乱。

……。笔者再次强调,词典的词条与词条释义必须溯本溯源、力求准确。

书既付梓,望着疫情期间无日休息,与我共同奋斗的王瞳、王璐、韩雨亭、刘倩和陈德平等编委,顿感泪眼模糊,你们的严谨、毅力与贡献,永远流淌在本书的文字之中!你们完美的诠释了何为"不破楼兰终不还"之精神。在此,向你们致敬!

本书的编撰过程中,收集并参考了所有的中文版口腔医学词典以及部分英文版医学、口腔医学和口腔种植学辞典,在此,向前辈们致敬!

笔者衷心希望本书能为读者在口腔种植学及相关的学术交流和实际工作中略尽绵薄之力。本书虽收词近8 000条,但仍不免有遗珠之憾;虽力求严谨、中立,但仍不免有疏失不当之处。在此,敬请广大读者、同行不吝批评、指正。

宿玉成

2020 年 9 月 16 日于阿尔山